ABDOMEN Tomo I
El Tubo Digestivo

COLECCION
RADIOLOGIA E IMAGEN
DIAGNOSTICA Y TERAPEUTICA

Editor-Director

Dr. Juan M. Taveras

Profesor de Radiología, Emeritus
Universidad de Harvard

Editor-Subdirector

Dr. J. Manuel Cardoso

Profesor Titular de Radiología
Universidad Nacional Autonoma de México

Editores

Dr. Jesús Rodríguez Carbajal	*Neurorradiología Cabeza y Cuello*
Dr. J. Manuel Cardoso	*Torax*
Dra. Luz A. Venta	*Mamografía*
Dr. Miguel E. Stoopen	*Abdomen I, II, III*
Dr. Kenji Kimura	*Abdomen I, II, III*
Dr. Sergio Fernández Tapia	*Musculoesquéletico*
Dr. Yukiyoshi Kimura	*Intervenciónista*

Editores Asociados

Dr. José Luis Criales
Dr. Rogelio Moncada
Dr. Enrique Palacios
Dr. Pablo R. Ros

Consultantes

Dr. Wilfrido R. Castañeda Zúñiga
Dr. Mauricio Castillo
Dr. Guillermo Elizondo
Dr. Carlos R. Giménez
Dr. Diego Nuñez Jr.
Dr. Pedro Salmeron

COLECCION

RADIOLOGIA E IMAGEN

DIAGNOSTICA Y TERAPEUTICA

ABDOMEN Tomo I

El Tubo Digestivo

Editores

Dr. Miguel E. Stoopen
Editor de la Revista Mexicana de Radiología
Director del Centro de Diagnóstico por Imágenes
C.T. Scanner
México D.F.

Dr. Kenji Kimura
Profesor Asociado de Radiología
Universidad Nacional Autónoma de México
Director del Departamento de Radiología C.T. Scanner
México D.F.

Dr. Pablo R. Ros
Profesor de Radiología
Vice Jefe Departamento de Radiología
Harvard Medical School
Brigham and Women's Hospital
Boston, Massachusetts
U.S.A.

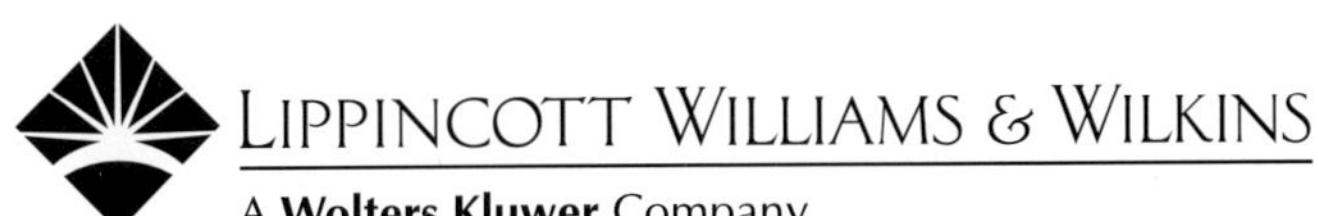

LIPPINCOTT WILLIAMS & WILKINS
A **Wolters Kluwer** Company
Philadelphia • Baltimore • New York • London
Buenos Aires • Hong Kong • Sydney • Tokyo

Acquisitions Editor: James Ryan
Developmental Editor: Michelle LaPlante
Manufacturing Manager: Tim Reynolds
Production Manager: Liane Carita
Production Service: GTS Graphics
Cover Designer: Diana Andrews
Indexer: Janet Perlman
Compositor: GTS Graphics, Inc.
Printer: Maple Press

Printed in the United States of America.

9 8 7 6 5 4 3 2 1

Library of Congress Cataloging-in-Publication Data
Abdomen / editores, Miguel E. Stoopen, Kenji Kimura, Pablo R. Ros.
          p.   cm. – (Radiología e imagen)
    Includes bibliographical references and index.
    Contents: t.   1.   El tubo digestivo.
    ISBN 0-7817-1665-9
    1. Abdomen–Radiography.   I. Stoopen, Miguel E.   II. Kimura, Kenji   III. Ros, Pablo R.
IV. Series.
    [DNLM: 1. Digestive System Diseases–radiography.   WI 141A1345 1998]
RC944.A152   1998
616.3′07572–dc21
DNLM/DLC
for Library of Congress   98-27737
                                                                                                  CIP

Care has been taken to confirm the accuracy of the information presented and to describe generally
accepted practices. However, the authors, editors, and publisher are not responsible for errors or omis-
sions or for any consequences from application of the information in this book and make no warranty,
expressed or implied, with respect to the contents of the publication.

The authors, editors, and publisher have exerted every effort to ensure that drug selection and
dosage set forth in this text are in accordance with current recommendations and practice at the time
of publication. However, in view of ongoing research, changes in government regulations, and the
constant flow of information relating to drug therapy and drug reactions, the reader is urged to check
the package insert for each drug for any change in indications and dosage and for added warnings
and precautions. This is particularly important when the recommended agent is a new or infrequently
employed drug.

Some drugs and medical devices presented in this publication have Food and Drug Administration
(FDA) clearance for limited use in restricted research settings. It is the responsibility of the health care
provider to ascertain the FDA status of each drug or device planned for use in their clinical practice.

A nuestras esposas e hijos

Véronique, Valeria y Lorena
— Miguel Stoopen

Ma. Luisa, Alejandro, David y Eric
— Kenji Kimura

Ana María, Pablo Manuel y Cristina Mercedes
— Pablo R. Ros

Contenido

Parte IV. Intestino Delgado

Parte V. El Colon

Parte VI. Nuevos Métodos de Imagen

Parte VII. Imagenología Pediátrica

Autores y Colaboradores

Dra. Sara Eli Arboleyda Nava. *Radiólogo Adscrito, Departamento de Imagenología, Hospital de Especialidades del CMN, Siglo XXI (IMSS), México D.F.*

Dra. Paulina Bezaury Rivas. *Profesor Adjunto de Radiología Clínica, Escuela Mexicana de Medicina, Universidad La Salle, Jefe de la Sección de Ultrasonido del Departamento de Radiología e Imagen "Dr. Adan Pitol Croda," Instituto Nacional de la Nutrición "Salvador Zubirán," México, D.F.*

Dr. José Botet. *Profesor Asociado de Radiología, New York Medical College, Director del Departamento de Radiología, St. Agnes Hospital, White Plains, NY, USA.*

Dr. Gaspar Cantú García. *Profesor Conferencista, Curso Universitario de Radiología Clínica Londres, Universidad Nacional Autónoma de México. Jefe del Departamento de Imagen, Centro Cmi-Scanner, México D.F.*

Dr. Javier Casillas Del Moral. *Profesor Asociado de Radiología Clínica, University of Miami, Radiólogo del Departmento de Radiología del Jackson Memorial Hospital, Miami, FL, USA.*

Dra. Cecilia de Castro Cuellar. *Profesor Conferencista, Universidad Nacional Autónoma de México, Médico Radiólogo, Unidad Radiológica, Clínica Londres, México D.F.*

Dr. Rodolfo de Castro Curti. *Profesor Conferencista, Curso Universitario de Radiología Clínica Londres, Universidad Nacional Autónoma de México, Radiólogo de la Unidad Radiológica Clínica Londres, México D.F.*

Dr. Claudio Cortés. *Profesor de Radiología, Universidad de Chile, Jefe de la Sección de Radiología Gastrointestinal, Hospital José Joaquin Aguirre, Santiago, Chile.*

Dr. Eduardo Espinosa Badial. *Profesor Adjunto del Curso de Especialización de Radiología del IMSS, Universidad Autónoma de Guadalajara, Jefe de la Sección de Ultrasonido, Consultorio de Imagen, Guadalajara, Jal. México.*

Dra. Helen M. Fenlon. *Profesor Asistente, Departamento de Radiología, Boston University School of Medicine, Radiólogo, Boston Medical Center, Boston, MA, USA.*

Dr. Joseph T. Ferrucci. *Profesor de Radiología, Boston University School of Medicine, Jefe del Departamento de Radiología, Boston Medical Center, Boston, MA, USA.*

Dr. Hans Gerdes. *Profesor Asociado, Cornell University, Memorial Sloan-Kettering Hospital, New York, NY, USA.*

Dr. Amit K. Gupta. *Departamento de Radiología, Boston University School of Medicine, Boston Medical Center, Boston, MA, USA.*

Dr. Jorge Hernández Ortiz. *Profesor de Radiología, Universidad Nacional Autónoma de México, Jefe del Departmento de Radiología e Imagen, "Dr. Adan Pitol Croda," Instituto Nacional de la Nutrición Salvador Zubirán, México D.F.*

Dr. Fabio G. Herrera Quiroz. *Radiólogo Adscrito, Departamento de Imagenología, Hospital de Especialidades del CMN Siglo XXI (IMSS), México D.F.*

Dr. Kenji Kimura. *Profesor Asociado, Curso Universitario de Radiología Clínica Londres, Universidad Nacional Autónoma de México, Director del Departamento de Radiología Grupo C. T. Scanner, México D.F.*

Dr. Marc S. Levine. *Profesor de Radiología. University of Pennsylvania Hospital, Jefe de la Sección de Radiología Gastrointestinal, Philadelphia, PA, USA.*

Dr. Horacio Lozano-Zalce. *Departamento de Radiología, Instituto Nacional de la Nutrición, México, D.F.*

Dr. Felipe Munera. *Profesor de Radiología, Universidad de Antioquía, Radiólogo de Medimagen, Medellín, Colombia.*

Dr. Diego Núñez Jr. *Profesor de Radiología, University of Miami, Director de Radiología de Urgencias y Trauma, Jackson Memorial Hospital, Miami, FL, USA.*

Dr. Vanildo José Ozelame. *Profesor Asociado de Radiología, Universidade Federal de Santa Catarina, Jefe del Servicio de Radiología, Hospital Infantil Joana de Gusmão, Florianópolis, Santa Catarina, Brasil.*

Dr. Sergio B. Peregrina. *Director de Radiología, Consultorio de Imagen, Guadalajara, Jal. México.*

Dra. Aida Pérez Lara. *Profesor Titular del Diplomado Universitario en Radiología Pediátrica Básica y Avanzada, Universidad Nacional Autónoma de México, Jefe del Departamento de Radiología, Hospital Infantil de México "Federico Gómez," México D.F.*

Dra. Julieta Rodríguez Jerkov. *Profesor Asociado del Departamento de Radiología, Universidad Nacional Autónoma del México, Jefe del Departamento de Radiología Gastrointestinal, Hospital de Especialidades, CMN Siglo XXI, México D.F.*

Dr. Jaime A. Saavedra Abril. *Profesor Conferencista, Curso de Radiología de la Universidad Nacional Autónoma de México, Jefe de Radiología Urológica, Departamento de Radiología, Centro de Diagnóstico C.T. Scanner, México, D.F.*

Dra. Telma Sakuno. *Radiólogo Pediatra, Hospital Infantil Joana de Gusmão, Florianópolis, Santa Catarina, Brasil.*

Dr. Miguel E. Stoopen. *Editor Revista Mexicana de Radiología, Director Grupo C.T. Scanner, México, D.F.*

Dr. Andrew J. Taylor. *Profesor Asociado de Radiología, Medical College of Wisconsin, Froedtert Memorial Lutheran Hospital, Milwaukee, WI, USA.*

Dr. Jorge Vázquez Lamadrid. *Profesor Titular de Radiología Clínica, Escuela Mexicana de Medicina, Universidad La Salle, Jefe de la Sección de Diagnostico por Imagen Digital, Departamento de Imagenología "Dr. Adan Pitol Croda," Instituto Nacional de la Nutrición "Salvador Zubirán," México, D.F.*

Dr. Rodrigo Vieira Ozelame. *Practicante de Radiología, Hospital Universitário, Universidad Federal de Santa Catarina, Florianópolis, Santa Catarina, Brasil.*

Dr. Albert Weinfeld. *University of Miami School of Medicine, Miami, FL, USA.*

Dr. Alejandro Zuluaga. *Profesor de Radiología, Instituto de Ciencias de la Salud (C.E.S.), Radiólogo de Medimagen-Hospital General de Medellín, Medellín, Colombia.*

Prefacio

Durante el siglo pasado y la primera mitad del actual, el campo de la Medicina tuvo una influencia notable de la escuela francesa, en ese entonces considerada en Latinoamérica como la Medicina de mayor progreso; esta circunstancia obligó a incluir el idioma francés como una materia indispensable en la educación de los estudiantes de Medicina de muchos paises.

En los últimos tres cuartos de este siglo una de las luchas sobresalientes en la Medicina ha sido la expansión del concepto de Diagnóstico Médico, lo que favoreció un crecimiento enorme en la Radiología y en la creación de los métodos de imagen: el Ultrasonido, la Tomografía computada y la Resonancia magnética. La literatura médica de esta especialidad se ha enriquecido al multiplicarse las revistas, libros y los novedosos métodos de comunicación.

Durante este tiempo el inglés ha tomado el liderazgo entre los demás idiomas, convirtiéndose en el lenguaje de comunicación de los continuos adelantos en la ciencia y en la tecnología. Esto ha obligado a los médicos hispanohablantes a aprender el inglés como segundo idioma.

Esta situación nos hizo reflexionar sobre lo siguiente: ¿Qué porcentaje de estos médicos y estudiantes de Medicina pueden lograr este aprendizaje? y ¿Cuántas generaciones se requieren para lograr este objetivo de una manera completa permitiendo al estudiante leer y discutir la Medicina?

Las preguntas anteriores nos motivaron a contestar con otro cuestionamiento. ¿Por qué no editar una obra completa de Radiología en español? En la actualidad nuestro idioma lo hablan más de 300 millones de habitantes en el mundo y es el idioma oficial en 25 países. Octavio Paz dijo alguna vez: "El lenguaje claro nos obliga a pensar". ¡Qué puede ser más didáctico y estimulante que aprender en nuestra lengua materna!

El ambicioso proyecto de crear una obra completa de Radiología Diagnóstica en español culminó cuando se firmó el convenio con la empresa Lippincott Williams & Wilkins, compañía editora de libros de Medicina de gran prestigio en Norteamérica.

Esta colección se inicia con ocho volúmenes, cada uno de ellos dedicado a differentes regiones corporales o subespecialidades de la Radiología. La subdivisión es, pues, a base de los órganos y no de las técnicas. Todas la técnicas son aplicables al examen de los órganos.

Los editores de cada volumen fueron escogidos por su prestigio académico y gran experiencia en las áreas de su especialidad.

En los editores recayó la responsabilidad de integrar y desarrollar el contenido de sus respectivos libros, incorporando los aspectos más relevantes de su especialidad, así como de invitar a profesores de Radiología de reconocido prestigio, a participar con el propósito de obtener la colaboración de Radiólogos originarios de la mayor parte de los países de habla hispana, así como aquéllos que radican en países de habla inglesa.

En cada volumen se abordan los procedimientos convencionales con sus modificaciones actuales, se describen con minuciosidad los métodos más recientes y se divulgan los numerosos adelantos que han surgido en la Radiología y los métodos de Imagen, en los que se destaca con énfasis la patología imperante en nuestros países de origen.

La publicación de esta obra responde a los objetivos establecidos, con lo cual se desea contribuir al progreso de nuestra especialidad en los países de habla hispana.

Dr. Juan M. Taveras
Editor – Director
Dr. J. Manuel Cardoso
Editor – Subdirector

Prólogo

Las enfermedades del aparato digestivo son frecuentes en países latinos donde un buen número constituyen problemas de salud pública. Por ello la Radiología gastroenterológica suele formar parte de la práctica cotidiana de los radiólogos generales, la mayoría de los cuales la manejan en mayor a menor grado.

Por otra parte, progreso en el conocimiento y en la disponibilidad de los métodos de diagnóstico por imágenes seccionales ha propiciado también el desarrollo de una subespecialidad de la radiología, que no se limita ya a los órganos del aparato digestivo, sino que se ha extendido al retroperitoneo y la pelvis, integrándose así en una más amplia, que es la de la Radiología abdominal.

La divulgación de su conocimiento se plasma hoy en múltiples obras, revistas y libros o instrumentos electrónicos como los CD-Rom y las páginas de la Internet, escritos habitualmente por prestigiados profesores anglosajones, que han sido nuestra fuente de aprendizaje.

Muy escasa ha sido en cambio la producción de obras de Radiología abdominal escritas en nuestra lengua, ello no obstante contar también en nuestros países con grandes maestros que la practican y la enseñan en la cátedra cotidiana.

A sabiendas de que su contribución sería bien recibida por la creciente comunidad radiológica, los Editores que firmamos estos libros, invitamos a escribir con nosotros a una pléyade de autores de diversos países de América Latina o España y a otros que siendo también latinos, desempeñan su trabajo en los Estados Unidos de Norteamérica.

A este grupo se sumaron por invitación varios destacados maestros de Norteamérica y Japón, líderes indiscutibles de la especialidad, quienes aceptaron en forma por demás generosa, brindarnos su valiosa aportación que fue traducida a nuestra lengua.

Con ellos, integramos un temario que contiene tanto los temas clásicos de la Radiología abdominal, así como los conocimientos adquiridos con los nuevos métodos de imagen seccional y también los más novedosos que han surgido de técnicas apenas emergentes.

Otra característica central de esta obra la constituye el enfoque con el que se ha tratado el diagnóstico radiológico. El lector encontrará en todos los capítulos la integración de las modalidades que pueden emplearse para el estudio de una entidad patológica, la discusión de su eficacia, sus ventajas o limitaciones y la conducta de diagnóstico recomendada por cada autor.

Finalmente, pero como punto fundamental, el lector observará que cada tema ha sido analizado ampliamente en el contexto del enfermo y la enfermedad.

Las nociones de etiología, epidemiología, fisiopatología, patología y clínica de cada padecimiento y su orientación terapéutica, han sido expuestas sistemáticamente ya que su conocimiento es hoy imprescindible para el radiólogo quien debe desempeñarse como parte integral del equipo clínico y quirúrgico que atiende al paciente.

La amplitud del material condujo a los Editores y a los Directores de la obra a obtener de la empresa editorial, Lippincott Williams & Wilkins, que fuera dividida en tres Tomos para facilitar el manejo.

El Tomo I está dedicado a la Radiología del tubo digestivo. En él se analizan las enfermedades más comunes desde la orofaringe hasta el recto, se revisa el estado actual de las técnicas de la Radiología convencional en la patología del esófago, estómago, intestino y colon, y se incluyen también las aportaciones y los beneficios que se obtienen con los métodos de imagen y las que traen consigo las técnicas más recientes de Ultrasonido endoscópico, las reconstrucciones tridimensionales y la novedosa endoscopía virtual.

El Tomo II ha sido dedicado al diagnóstico radiológico de los padecimientos del hígado, la vesícula, las vías biliares, el páncreas y el bazo, donde el Ultrasonido, la Medicina nuclear, la Tomografía computada y la Resonancia magnética han abierto al radiólogo posibilidades antes insospechadas y le permiten hacer el diagnóstico en forma cada vez más precisa.

En este Tomo se analizan además, los resultados de las nuevas técnicas de Doppler a color, la Tomografía helicoidal y la Resonancia magnética ultrarápidas y dinámicas. El análisis incluye las técnicas más recientes como el empleo de ecorealzadores en Ultrasonido, y las reconstrucciones volumétricas en Tomografía computada y Resonancia magnética, cuyas aplicaciones han empezado a ingresar a la práctica cotidiana.

El Tomo III, que bajo la dirección editorial del Dr. Kenji Kimura seguirá pronto, abarcará las áreas del retroperitoneo y la pelvis con lo que se completará así esta trilogía de libros dedicados a la Radiología abdominal, que forman parte de esta *Colección de Radiología Diagnóstica y Terapéutica*.

Es nuestro deseo que sean útiles a nuestros lectores.

Dr. Miguel E. Stoopen

Dr. Kenji Kimura

Dr. Pablo R. Ros

Editores

Noviembre, 1998

PARTE I

Faringe y Esófago

Abdomen: El Tubo Digestivo, Tomo I.
Editores: M. E. Stoopen, K. Kimura y P. R. Ros.
Lippincott Williams & Wilkins, Philadelphia © 1999.

CAPITULO 1

La faringe

Julieta Rodríguez Jerkov, Sara Eli Arboleyda Nava y Fabio G. Herrera Quiroz

La demostración radiológica de la anatomía de la faringe ha sido siempre difícil, debido al rápido tránsito de los alimentos a través de ella, por lo que frecuentemente este segmento del tubo digestivo no se evalúa de manera adecuada, pasando desapercibidos los trastornos que lo alteran y catalogando a menudo síntomas vagos como alteraciones psicosomáticas, con retraso en el diagnóstico y tratamiento.

El síntoma más frecuente de patología faríngea es la disfagia, que se define como la dificultad para deglutir o la sensación de bloqueo en la deglución. La disfagia a nivel de la faringe o el tórax es debida a varias causas y aunque su ubicación puede orientar al sitio de la patología, hasta en un 25% de los casos no tiene relación con él, por lo que es necesario hacer un análisis completo de la faringe y el esófago en todos los pacientes.

ANATOMIA

La faringe está cubierta por células escamosas y un número pequeño de glándulas salivales menores. Es una estructura tubular compuesta y suspendida por músculos dentro de un marco óseo. Los grupos musculares se clasifican en músculos extrínsecos o de soporte y músculos intrínsecos. Todos participan en el desarrollo de sus diversas funciones, siendo de vital importancia en la respiración, deglución y fonación. En estas funciones la faringe interactúa con la boca y la laringe de una manera coordinada, regulada por varios pares craneales.

La faringe está dividida en tres compartimientos: nasofaringe (epi), orofaringe (meso) e hipofaringe. La nasofaringe es un tracto puramente respiratorio que se extiende desde la base del cráneo hasta la punta del paladar blando, conocida como la úvula, y bordea la orofaringe en el istmo, el cual está demarcado por el paladar blando y por la pared faríngea posterior, arriba del arco anterior del atlas.

La orofaringe va desde el espacio faríngeo del paladar blando, por arriba de la base de la lengua, hasta el hueso hioides. Anteriormente se comunica con la cavidad oral y su pared anterior está formada por la base de la lengua. Sus paredes posterior y laterales están formadas por una parte de los músculos constrictores de la faringe. Las alas mayores del hueso hioides están incluidas en la pared lateral faríngea y las valléculas también quedan comprendidas dentro de este segmento.

La hipofaringe se extiende desde las valléculas hasta el segmento faringoesofágico, terminando en el borde inferior del músculo cricofaríngeo. Su pared anterior está formada por la epiglotis y la mucosa adyacente al proceso muscular del cartílago aritenoides, el extremo epiglótico forma el *aditus* laríngeo, que la comunica con la laringe; sus paredes posterior y laterales están constituidas por los músculos tirofaríngeos y cricofaríngeos. La laringe, que comprime la parte más inferior de la hipofaringe, conjuntamente con la contracción tónica del esfinter esofágico superior, hace que la hipofaringe se encuentre colapsada, salvo durante la deglución (1).

FISIOLOGIA

La deglución ocurre como un proceso fisiológico ordenado que transporta el material ingerido y la saliva desde la boca hasta el estómago. Este proceso es tan sutil, que no parece estar en relación con el complicado aparato neuromuscular que lo ejecuta. Generalmente la deglución es considerada como voluntaria, dado que puede ser realizada concientemente cuando se piensa en deglutir, sin embargo, muchas degluciones ocurren de una manera espontánea, iniciadas por la

Dra. J. Rodríguez Jerkov: Profesor Asociado del Departamento de Radiología, Universidad Nacional Autónoma del México, Jefe del Departamento de Radiología Gastrointestinal, Hospital de Especialidades, CMN Siglo XXI, México D.F.

Dra. S.E. Arboleyda Nava: Radiólogo Adscrito, Departamento de Imagenología, Hospital de Especialidades del CMN, Siglo XXI (IMSS), México D.F.

Dr. F.G. Herrera Quiroz: Radiólogo Adscrito, Departamento de Imagenología, Hospital de Especialidades del CMN Siglo XXI (IMSS), México D.F.

salivación, que produce 0.5 mL/min de saliva, la cual debe ser deglutida o expectorada. El índice de deglución en la vigilia es de 1000 degluciones. Durante las comidas la deglución está asociada con un aumento en la salivación, que actúa como lubricante, para facilitar el paso del bolo a la orofaringe. Durante el sueño, la deglución y la salivación casi cesan, pero el patrón de vigilia recurre durante períodos (2).

Los componentes anatómicos del aparato de la deglución incluyen: estructuras de apoyo óseo y cartilaginoso, músculos estriados y elementos neurales. Las estructuras de apoyo óseo están formadas por la base del cráneo, el paladar duro, la mandíbula y la columna cervical. Los planos membranosos que encierran la faringe aseguran un movimiento axial libre durante la deglución. El hueso hioides sirve como apoyo intermediario para la laringe y la plataforma de la lengua. La membrana tirohioidea y los músculos tirohioideos conectan la laringe al hioides.

Componentes musculares de la deglución y su inervación

Hay 31 pares de músculos estriados que participan en las diversas fases de la deglución. Los músculos mandibulares y faciales juegan un papel importante en la masticación; los primeros están inervados por la rama (V3) para el maxilar inferior del nervio trigémino (V) y los segundos por el nervio facial (VII). Los movimientos de la lengua participan activamente en la masticación, la fase oral de la deglución y una parte de la fase faríngea. En estos movimientos intervienen cuatro músculos intrínsecos y cuatro extrínsecos. Los músculos intrínsecos están inervados por el hipogloso (XII) y los extrínsecos, con excepción del palatogloso (X), por el *ansa cervicalis* (C1-C2), que corre con el hipogloso. La musculatura del paladar blando interviene durante la fase oral de la deglución y está bajo control del vago (X), excepto por el tensor del velo del paladar, el cual es inervado por la rama V3 del trigémino. Con excepción del estilofaríngeo, inervado por el glosofaríngeo (IX), todos los músculos faríngeos constrictores y elevadores, incluyendo el cricofaríngeo que actúan en la fase oral y faríngea de la deglución, son inervados por el vago. Además, el vago inerva todos los músculos intrínsecos de la laringe. Los movimientos hioideos y laríngeos son producidos por un grupo de músculos supra e infrahioideos inervados por la rama V3 del trigémino, el facial y el *ansa cervicalis.*

Los músculos intrínsecos de la faringe consisten en una capa externa circular, formada por los constrictores superior, medio e inferior, y una capa interna de fibras longitudinales. Los constrictores de la faringe en la parte superior se insertan en la aponeurosis bucofaríngea, la cual se une a la fascia prevertebral por un rafe medio. Más abajo la pared del constrictor es móvil en sentido vertical en relación con la fascia prevertebral.

El segmento faringoesofágico incluye fibras del constrictor y fibras musculares circulares del esófago cervical proximal. Este segmento cerrado normalmente entre las degluciones tiene una longitud de 3 a 5 cm y es una zona de alta presión, cuyo mantenimiento durante el reposo es vital para proteger la faringe de la exposición al contenido esofagogástrico regurgitado y para evitar el paso del aire al esófago durante la respiración. Durante la deglución el esfínter debe estar relajado. La elevación de la laringe y su clausura aseguran la separación entre la vía aérea y la vía digestiva.

Control neural

El control de los músculos involucra cuatro componentes principales: fibras motoras eferentes, contenidas en los nervios craneales y en el *ansa cervicalis,* fibras sensitivas aferentes contenidas en los nervios craneales, fibras cerebrales, mesencefálicas y cerebelosas que hacen sinapsis dentro de los centros de la deglución del mesencéfalo y centros de la deglución pares, localizados en el tallo cerebral. Las fibras desde los centros más altos del sistema nervioso central y las fibras sensoriales orales y faríngeas, envían señales de entrada hacia los centros craneales que operan la maquinaria muscular de la deglución.

Señales de entrada sensorial aferentes

La entrada sensorial que inicia la deglución, va directamente a los centros de la deglución y es proporcionada principalmente por los nervios glosofaríngeo y palatogloso, con alguna participación de la rama V3 del trigémino y del facial.

La sensación del gusto es un estímulo débil para la deglución. El estímulo óptimo que inicia la deglución muestra variaciones regionales, siendo más efectivo el contacto a nivel de las fauces y el líquido en la hipofaringe y el *aditus* de la laringe. Muchos autores piensan que hay una información sensitiva codificada, dentro de un campo receptivo de intensidad variada en la cavidad oral, la lengua y la faringe, que sirven como el principal detonador de la deglución. Estímulos como el intento conciente de deglutir parecen facilitar los estímulos de entrada existentes.

Centros de la deglución del tallo cerebral

Estos centros residen en el cerebro posterior. No son áreas focales concretas, sino que están pobremente definidas, comprendiendo los tractos del núcleo solitario y la formación reticular ventromedial. Las fibras sensoriales de entrada desde los nervios craneales y los centros cerebrales superiores hacen sinapsis dentro del núcleo del tracto solitario y la formación reticular. Así cada centro de la deglución consiste de una elaborada orden de interneuronas, conocido como neurópilo, éstas procesan la información de entrada, generan una respuesta de deglución preprogramada y distribuyen las señales adecuadas a los núcleos de los nervios craneales y sus axones. Estos nervios posteriormente liberan señales neurales a los músculos involucrados en la deglución.

Hay dos hipótesis para describir el mecanismo de control neural que ejecutan la fase oral y faríngea de la deglución: la hipótesis de la cadena de reflejos y la hipótesis del patrón generador central. De acuerdo con la hipótesis de la cadena de reflejos, un bolo moviéndose a través de la boca y la faringe estimula receptores sensoriales que secuencialmente provocan el siguiente paso de la deglución. Se piensa que incluso en ausencia de un bolo, la excursión posterior de la lengua estimula los mecanoreceptores de las fauces o faríngeos que disparan la deglución faríngea. La hipótesis del patrón generador central sugiere que cuando se inicia una deglución, está programada de una forma estereotipada por la red de nervios en los centros de la deglución del tallo cerebral, cuya función es independiente de cualquier sensación de retroalimentación. En una variación de la segunda hipótesis, se piensa que la deglución ocurre como un programa básico que puede ser modificado al variar el volumen o la consistencia del bolo. Así, el volumen del bolo deglutido puede alterar la duración de apertura del esfínter esofágico superior, pero no otras variables, como la magnitud de la contracción faríngea.

FASES DE LA DEGLUCION

El mecanismo de la deglución comprende tres fases: la fase I u oral que es voluntaria y se puede dividir a su vez en dos etapas: una preparatoria y otra de transporte; la fase II o faríngea que es involuntaria y permite el tránsito del bolo por la hipofaringe hasta la boca de Killian, y la fase III o esofágica que también es involuntaria y comprende el tránsito del bolo en el esófago por peristalsis primaria y secundaria hasta el esfínter esofágico inferior. Por lo tanto, la preparación del tamaño y consistencia del bolo en la cavidad oral se realiza bajo control voluntario, mientras que la fase faríngea y esofágica de la deglución son reflejas.

Fase oral

La fase oral consta de una etapa de preparación del tamaño y la consistencia del bolo y una etapa de transporte del bolo de la boca a la orofaringe. En la fase oral se manifiesta el control de la unión de la boca y la faringe y el cierre de la nasofaringe.

Inicialmente el bolo es atrapado en la boca por aposición de la lengua y el paladar blando. Al deglutir, la lengua y el paladar blando se elevan y desplazan en sentido posterior. Este desplazamiento posterosuperior del paladar blando, conjuntamente con la contracción local de las fibras superiores del constrictor superior, hacen que el segmento anterior y la pared posterior de la faringe converjan, cerrando la entrada a la nasofaringe. La lengua se encaja empujando el bolo dentro de la orofaringe.

Fase faríngea

Esta fase incluye la propulsión del bolo a través de la faringe, la protección de la vía aérea y la apertura del segmento faringoesofágico.

El bolo es propulsado a través de la faringe por una combinación de factores, incluyendo el empuje del dorso de la lengua, las contracciones secuenciales de los músculos constrictores de la faringe, el efecto de la gravedad y la presión propia del bolo. El empuje de la lengua es el principal factor en la propulsión del bolo, en tanto que las contracciones de los músculos constrictores son más bien de limpieza de la orofaringe e hipofaringe, eliminando pequeñas cantidades de bolo retenidas en las valléculas o en los senos piriformes.

La base de la lengua y la pared posterior de la faringe al oponerse obliteran completamente la luz detrás del bolo, formando una pequeña cola de contraste.

Antes que el bolo alcance la laringe, ésta se eleva y se cierra. Al mismo tiempo la epiglotis se angula, primero a una posición horizontal y después a una posición invertida, cubriendo el aditus laríngeo y desviando el bolo a los canales laterales formados por el borramiento de los senos piriformes. La laringe y el hioides se oponen, más cercanamente que durante el reposo.

La apertura de la luz a nivel cricofaríngeo se obtiene por varios factores. El primero corresponde a la relajación del esfínter, que logra una apertura de pocos milímetros. Los otros factores que consiguen la apertura de la luz restante consisten en la tracción superior y anterior de la pared del esófago cervical la cual es secundaria a la elevación de la laringe, la fuerza de la contracción faríngea y la presión del bolo (3).

En resumen, se pueden observar seis pasos durante el trago normal: a) preparación del bolo en la boca, b) propulsión del bolo a la orofaringe, c) protección de la regurgitación nasal, d) propulsión del bolo hacia abajo con protección de la laringe, e) relajamiento del esfínter esofágico superior, con paso del bolo al esófago y f) regreso a la posición normal. La figura 1 muestra los pasos que componen el proceso de la deglución.

FACTORES EXTERNOS QUE MODIFICAN EL TRAGO FARINGEO

El trago faríngeo cambia constantemente para propulsar el bolo de comida o bebida al esófago. Cada trago está sujeto a variaciones, que pueden ser del bolo en sí, o del aparato de la deglución. El bolo en la cavidad oral varía en consistencia, volumen y temperatura. Es posible que mecanismos sensoriales en la cavidad oral desempeñen un papel importante en el registro de las características del bolo, para que el trago pueda ser adaptado a éstas.

Un bolo grande determina un inicio más rápido del movimiento de la lengua, el paladar y la laringe, con abertura más rápida del esfínter. Conforme aumenta el volumen del bolo, el esfínter esofágico superior también permanece más tiempo abierto y su diámetro es mayor.

Los sólidos y los líquidos tienen diferentes relaciones con la relajación del esfínter esofágico superior y la contracción faríngea. La relajación del esfínter es mayor con los líquidos (5 mL de agua), y finaliza después de la contracción faríngea. Con los sólidos (⅛ de bombón), la fase oral y la fase faríngea se encuentran retardadas, la duración de las ondas peristálticas se prolonga y la relajación del esfínter esofágico superior finaliza antes de la contracción faríngea.

La deglución también debe adaptarse a cambios en la postura de la cabeza y el cuello, ya que ésta altera las relaciones anatómicas de la faringe. La posición de la cabeza tiene efecto en las presiones de la faringe y el esfínter esofágico superior. Cuando está hiperextendida resulta en un aumento de la presión residual del esfínter esofágico superior y disminución de la relajación del mismo. La extensión no produce cambios en la presión faríngea ni en la duración de la contracción, pero fluoroscópicamente produce disminución progresiva de la luz a nivel del cricofaríngeo. Cuando está flexionada produce estrechez de la entrada de la laringe, con lo que se protege la vía aérea. Esta posición también amplía las valléculas. En posición erecta y supina la presión en reposo del esfínter esofágico superior permanece igual, pero la postura de pie ocasiona una relajación tardía del esfínter esofágico superior y una prolongación en la contracción faríngea (4).

ENVEJECIMIENTO Y DEGLUCION

La deglución también se altera por cambios anatómicos que ocurren con la edad. Los cambios en la deglución que ocurren durante la senectud se dividen en dos grupos. El primero comprende los relacionados con el proceso de envejecimiento de los órganos de la deglución y el segundo los efectos que producen sobre la deglución otras enfermedades propias de la edad, como ocurre con los accidentes cerebrovasculares y la enfermedad de Parkinson.

Durante el envejecimiento normal se producen cambios orales, faríngeos y laríngeos. Los cambios orales consisten en xerostomía, disminución de la sensación del gusto y el

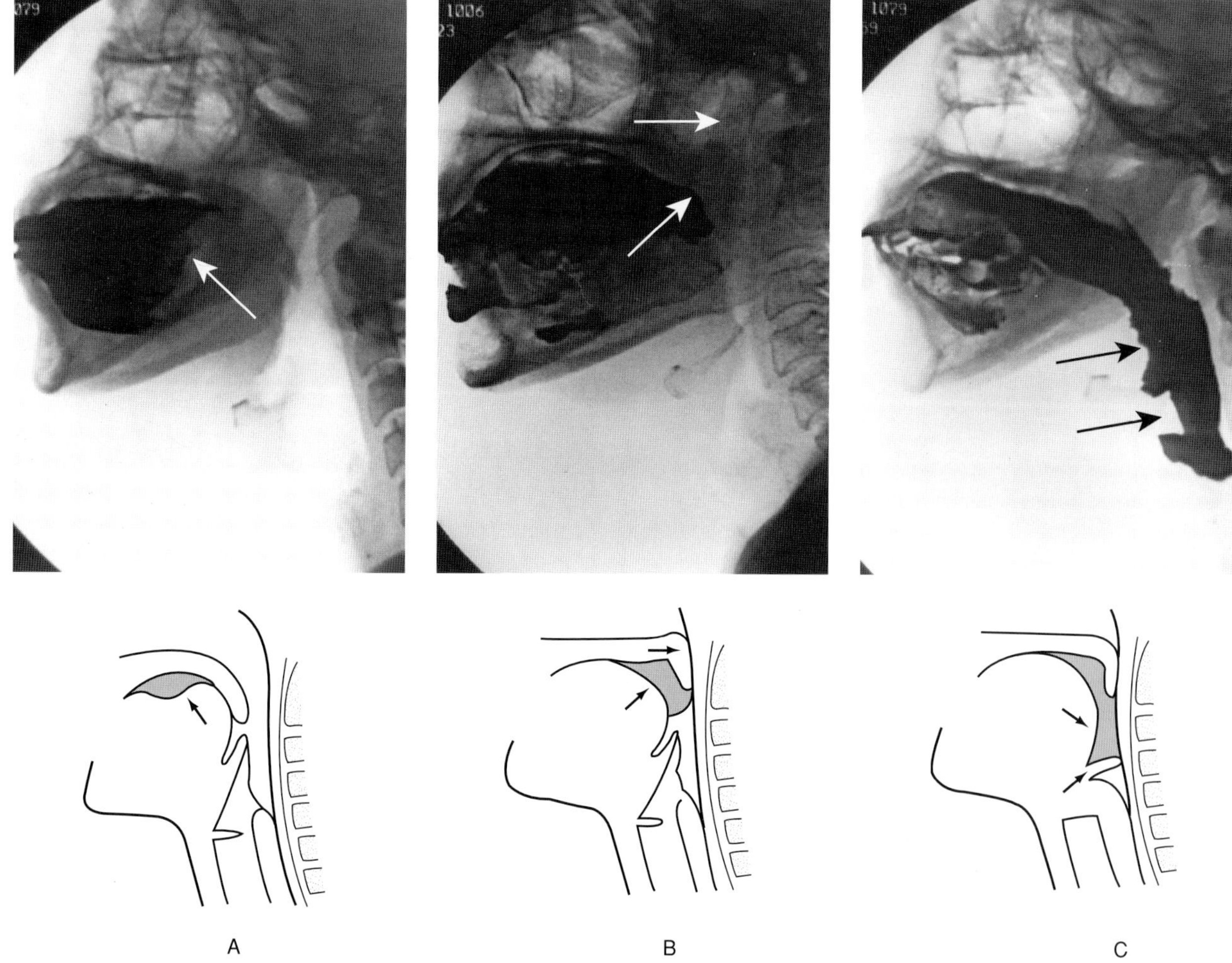

A   B   C

FIG. 1. Esquema y faringografía donde se muestra el mecanismo de la deglución: **A:** Bolo retenido en la cavidad oral. **B:** Propulsión del bolo hacia la orofaringe con elevación de la laringe. **C:** Protección de la nasofaringe, descenso del bolo por la orofaringe, epiglotis horizontal, laringe en suposición más alta. *(continúa)*

olfato, con menor atracción por los alimentos, disminución en la amplitud y duración de las ondas peristálticas orales y laxitud de los tejidos, con posición más baja de la lengua y el hueso hioides.

Los cambios faríngeos y laríngeos consisten en envejecimiento de los músculos suspensores con menor elevación de la laringe, lo cual puede producir penetración o retención del bolo en las valléculas o senos piriformes. Debido a la atrofia muscular hay pérdida del contacto del paladar blando con la faringe posterior con reflujo a la nasofaringe, disminución de la flexibilidad de la epiglotis, con reducción de su movilidad e insuficiencia para cubrir el *aditus* laríngeo, con la consiguiente penetración y menor sensibilidad de la laringe al material aspirado, aspiraciones silenciosas y cuadros frecuentes de afecciones pulmonares. Aparentemente no hay diferencias significativas en la velocidad de la peristalsis, pero puede haber retardo en el inicio de la fase

faríngea y acortamiento de los intervalos de apertura del cricofaríngeo (5).

ESTUDIO RADIOLOGICO DE LA FARINGE

La onda peristáltica viaja en la faringe a una velocidad de 10 a 25 cm/s. De esta manera, el tiempo que tarda en llegar el material de contraste al esfínter esofágico superior es menos de un segundo. Debido a la rapidez con que se sucitan los diferentes pasos de la deglución, su estudio requiere una evaluación dinámica, que se logra con el empleo de cine-fluoroscopía o videofluoroscopía. Es importante entender que la deglución debe ser revisada varias veces, aun existiendo descompensación obvia, con fuga del material de contraste, regurgitación nasal, retención o aspiración, para determinar qué estructura es la que no está funcionando adecuadamente.

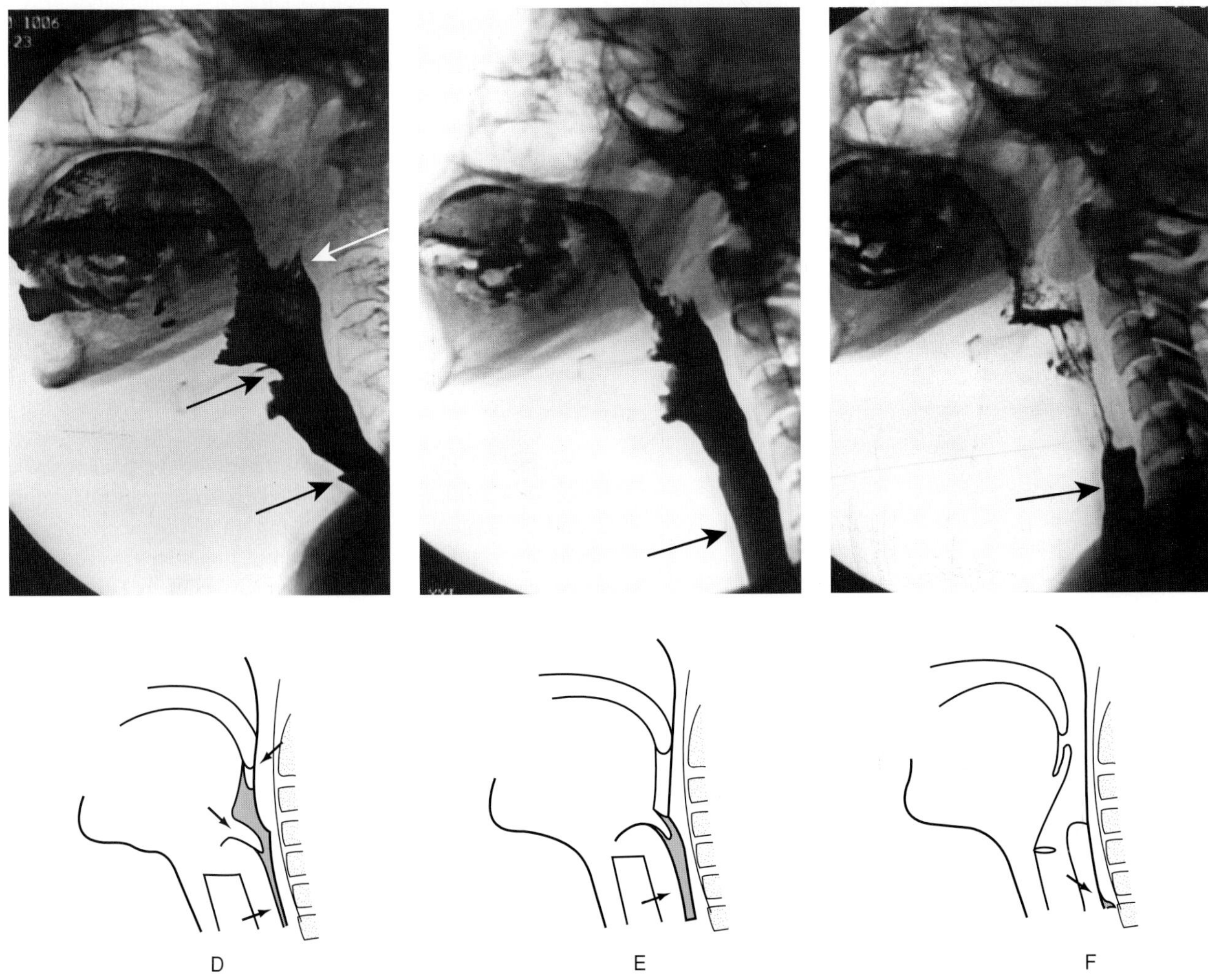

FIG. 1. *(Continúa de la página anterior.)* **D:** Bolo en hipofaringe, epiglotis invertida. **E:** Relajación del esfínter esofágico superior, bolo en el segmento faringoesofágico. **F:** Bolo en esófago. Regreso a la posición inicial de todas las estructuras.

La valoración estructural de la faringe se realiza con la toma de radiografías de doble contraste, en proyecciones lateral y anteroposteriores, con respiración suspendida y con fonación de la letra *i* y, con maniobra de Valsalva modificada, es decir, soplando con los labios cerrados, en posición anteroposterior. También debe incluirse el análisis de la peristalsis esofágica, igualmente con toma de radiografías en posición oblicua en bipedestación y en decúbito prono. Las proyecciones simples no son requeridas rutinariamente, pero pueden ser útiles en casos de sospecha de cuerpo extraño, absceso o fístula (Fig. 2).

Técnica

El estudio se inicia con el paciente en posición erecta y lateral, la dentadura deberá mantenerse en su sitio, para no alterar la dinámica de la deglución. Se observa el movimiento del paladar blando durante la fonación, buscando su elevación y aposición con la pared posterior de la faringe. Se puede incluir una radiografía para tejidos blandos, antes de continuar con la fase dinámica de la exploración.

En seguida el paciente llena la boca con un trago normal de 8 a 10 mL de bario de alta densidad. Es importante recalcar que no se debe emplear material hidrosoluble, ya que éste puede pasar a las vías aéreas, en donde resulta dañino.

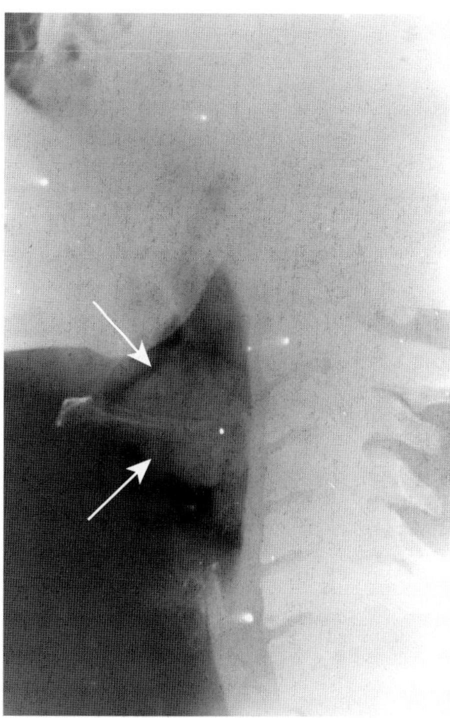

FIG. 2. Proyección lateral de cuello con técnica de tejidos blandos en donde se demuestra la utilidad de la radiografía simple, se observa una lesión tumoral que ocupa la orofaringe e hipofaringe (*flechas*), la cual es lobulada y presenta calcificaciones en su interior, correspondió con un sarcoma de Kaposi.

El trago inicial se realiza con foco en la porción distal de la faringe para detectar, de manera temprana, la posibilidad de penetración o aspiración del material de contraste. Con los siguientes tragos se hace un enfoque proximal para valorar mejor la función del paladar y la lengua. Un bolo posterior más grande de lo normal puede requerirse para máxima distensión del segmento faringoesofágico.

Una vez completado el estudio dinámico, se toman las radiografías de doble contraste. Se dan instrucciones al paciente para que no realice degluciones de limpieza posteriores, dado que esto causa deterioro de la mucosografía. Las radiografías deben abarcar desde la superficie superior del paladar blando hasta el extremo del cricofaríngeo.

Durante la apnea y la fonación de la letra *i*, la lengua se mueve hacia adelante, separándose de la epiglotis y distendiendo la orofaringe. El paladar blando se eleva, los pliegues aritenoepiglóticos se disponen en un plano oblicuo y se ven claramente sobre las otras estructuras. Los dos centímetros distales de la hipofaringe cricofaríngea y esófago cervical proximal no son observados.

La fonación, que es el movimiento de las cuerdas vocales, se estudia inicialmente en posición frontal anteroposterior. A continuación se pide al paciente que realice varios tragos. Estos van acompañados de tomas de radiografías de doble contraste para valorar la distensión y características de las paredes. Es conveniente efectuar la maniobra de Valsalva modificada, para lograr una mejor distensión de la faringe.

La proyección anteroposterior es la mejor para mostrar la superficie de la base de la lengua, contornos de la fosa amigdalina, valléculas y paredes laterales de la hipofaringe de perfil. Para lograr una mejor exposición de las estructuras faríngeas, la mandíbula y el paladar duro se sobreponen sobre el occipucio, angulando la cabeza bajo control fluoroscópico.

Las proyecciones oblicuas no se realizan de manera rutinaria. Son útiles para evaluar la epiglotis, las paredes anteriores de las valléculas y senos piriformes, el espacio entre éstos y el cartílago tiroides. Rara vez muestran alteraciones que no se hayan visto con las otras proyecciones, pero pueden ayudar a sustentar hallazgos sospechosos en las proyecciones estándares. Una proyección oblicua hecha a través de los hombros durante la deglución puede ser necesaria para visualizar la región del cricofaríngeo (Fig. 3) (6).

Cuando se sospecha un trastorno de la motilidad, puede requerirse el uso de bario de varias consistencias. Si la penetración laríngea ocurre durante el examen inicial, la deglución con bario más espeso o pasta de bario, usualmente muestra menor penetración, dado que la pasta permanece como un bolo más cohesivo. El bario acuoso, de baja densidad, usualmente penetra más lejos.

Es importante observar si el paciente tose durante la penetración o aspiración, ya que sin retroalimentación sensorial, el paciente enfermo está en riesgo de aspiración silenciosa. También, deben identificarse y señalarse las modificaciones en la posición del cuerpo y la cabeza que pueden ser utilizadas para compensar las deficiencias en la deglución.

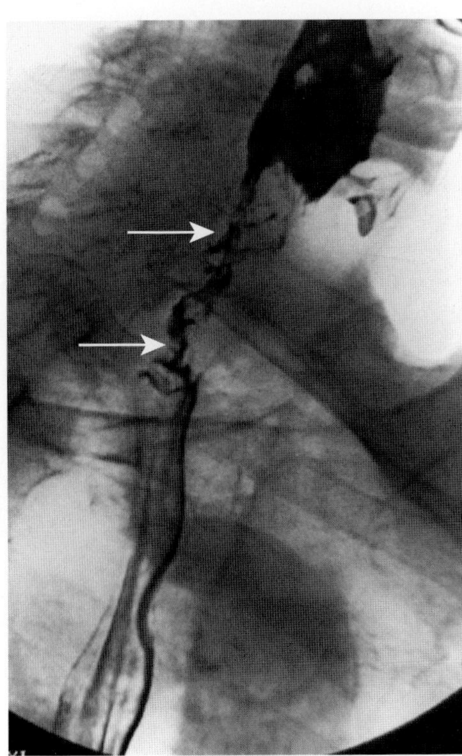

FIG. 3. Faringograma en proyección oblicua, en el que se demuestra el segmento faringoesofágico que presenta una estrechez de la luz (*flechas*) y un aspecto nodular en sus paredes, indicando la posibilidad de carcinoma epidermoide.

Si el paciente presenta disnea o aspira masivamente y el bario llega a la carina, el estudio debe ser suspendido, el paciente aspirado y evaluado clínicamente en seguida. Una vez completado el estudio de la faringe, se continúa con la valoración del esófago con el paciente de pie, en posición oblicua y, posteriormente, en decúbito prono y en posición oblicua (7).

MORFOLOGIA NORMAL DE LA FARINGE

La mucosa normal de la faringe tiene un aspecto indistinto y puede presentar estrías longitudinales en sus paredes posterior y laterales, por los músculos longitudinales subyacentes (salpingofaríngeo, palatofaríngeo, estilofaríngeo), o estrías horizontales en la región postcricoidea, por redundancia de la mucosa sobre los procesos musculares de los cartílagos aritenoides y cricoides. La superficie del paladar y las amígdalas suele ser nodular. Estos nódulos usualmente lisos, redondeados u ovoideos se encuentran uniformemente distribuidos, representan hiperplasia linfoide secundaria como respuesta a alergia o infección y pueden extenderse hacia las valléculas, pliegues aritenoepiglóticos o senos piriformes.

ALTERACIONES DE LA FARINGE

Los trastornos que alteran la faringe pueden presentarse en cualquier etapa de la vida. Las causas que los producen son múltiples, ya sean secundarias a disfunciones neuromusculares, que a su vez pueden estar asociadas con una gran variedad de enfermedades sistémicas, o como resultado de un daño local, congénito o adquirido, de naturaleza inflamatoria o neoplásica. Sus manifestaciones iniciales pueden ser similares, independientemente de la etiología y consisten en alteraciones en el mecanismo de la deglución y, a veces, daño estructural demostrable.

Para identificar y precisar las alteraciones funcionales se requiere un análisis detallado del estudio dinámico. Para mejor analizar el daño estructural, se utiliza el faringograma. Cuando este daño sugiere neoplasia, también se hace necesario el empleo de otros métodos diagnósticos, como la Tomografía computada (TC) y la Resonancia magnética (RM), las cuales proporcionan información más precisa sobre el grado de extensión tumoral.

Alteraciones funcionales

Estas alteraciones pueden afectar la fase oral o la fase faríngea. Todas se manifiestan inicialmente por mecanismos de compensación y posteriormente por descompensación. Los mecanismos de compensación tienen la finalidad de lograr un trago efectivo alterando la dinámica normal. Estos mecanismos pueden pasar desapercibidos durante el examen, si no se está familiarizado con los movimientos normales de la faringe durante la deglución. La descompensación ocurre cuando fallan los procesos compensadores, dando como consecuencia una deglución inefectiva, con retención del bolo en la hipofaringe, penetración de la laringe o reflujo a la nasofaringe, con manifestaciones radiológicas que son evidentes.

Mecanismos de compensación

Una afección del aparato de la deglución se manifiesta por el desarrollo de una deficiencia localizada. Para cada deficiencia inicialmente se produce una compensación que permite lograr un trago adecuado a pesar de la afección subyacente. Cualquier problema, ya sea de origen motor, sensorial o estructural, puede afectar la deglución y ser compensado.

La compensación puede ser voluntaria o involuntaria. En la compensación voluntaria el paciente conscientemente modifica el volumen o la consistencia de sus alimentos, desde la preparación, evitando aquéllos que le producen disfagia, o con la masticación. A veces puede recurrir a cambios en la posición de la cabeza o el cuello, que le permiten efectuar el trago. Una historia clínica adecuada puede proporcionar datos claves para reconocer que se ha efectuado esta compensación. En la forma involuntaria, los ajustes se hacen por sí mismos, de tal manera que esta compensación se valora mejor con videofluoroscopía.

Se puede decir que la compensación en la faringe es una extensión de su proceso normal de adaptación a los cambios del bolo. Las modificaciones que produce representan una exageración de los movimientos normales en la parte opuesta a la zona deficiente de la faringe. Aún así, son sutiles y sólo se encuentran cuando se buscan de manera intencionada.

Deficiencias en la fase oral

Estas pueden ocurrir en la lengua o en el paladar. La deficiencia de la lengua se compensa con desplazamiento hacia abajo del paladar (Fig. 4A) y, al contrario, las deficiencias del paladar se compensan por la lengua con desplazamiento hacia arriba (Fig. 4C).

La deficiencia del paladar faríngeo puede compensarse con mayor convergencia de los músculos constrictores de la faringe (Fig. 5A).

Deficiencias en la fase faríngea

Estas pueden ocurrir en la lengua, los músculos constrictores de la faringe o en la laringe. La deficiencia de los músculos constrictores de la faringe se compensa con desplazamiento exagerado de la lengua hacia atrás y de la laringe hacia adelante (Fig. 6A). La deficiencia de la lengua en la compresión del bolo se compensa por un desplazamiento anterior de la pared constrictora (Fig. 6C).

La deficiencia de la angulación de la epiglotis o de la clausura de la glotis puede ser compensada por un desplazamiento mayor de la laringe hacia arriba y hacia adelante (Fig. 7A).

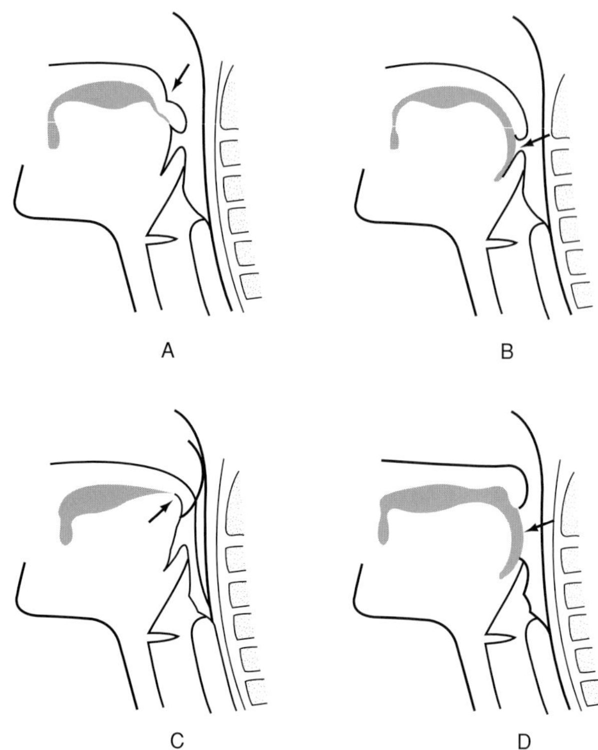

FIG. 4. Esquema de las alteraciones en la fase oral del mecanismo de la deglución. **A:** Deficiencia de la lengua, descenso compensador del paladar hacia abajo. **B:** Deficiencia de la lengua no compensada. Paso del bolo hacia las valléculas. **C:** Deficiencia del paladar con desplazamiento compensador de la lengua hacia arriba. **D:** Deficiencia de paladar no compensada. Bolo grande en orofaringe.

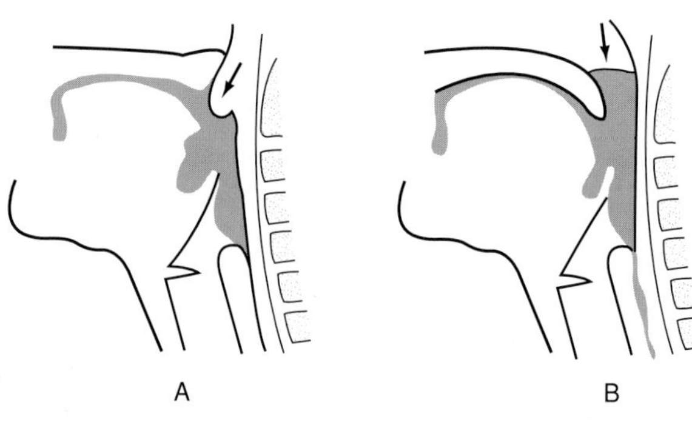

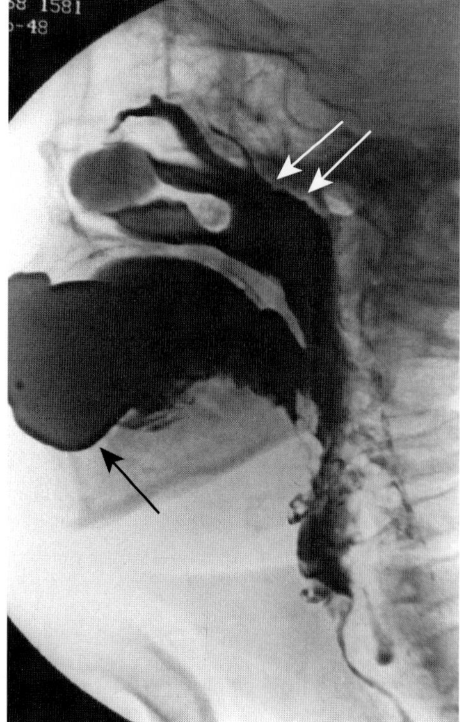

FIG. 5. Esquema que muestra alteraciones en la fase oral del mecanismo de la deglución. **A:** Deficiencia del paladar faríngeo compensada por convergencia de los músculos constrictores con reflujo a la nasofaringe. **B:** Esquema y **C:** Faringograma en proyección lateral que demuestra deficiencia en la fase oral (*flechas*), con fuga del contraste de la cavidad oral y reflujo hacia la nasofaringe del mismo.

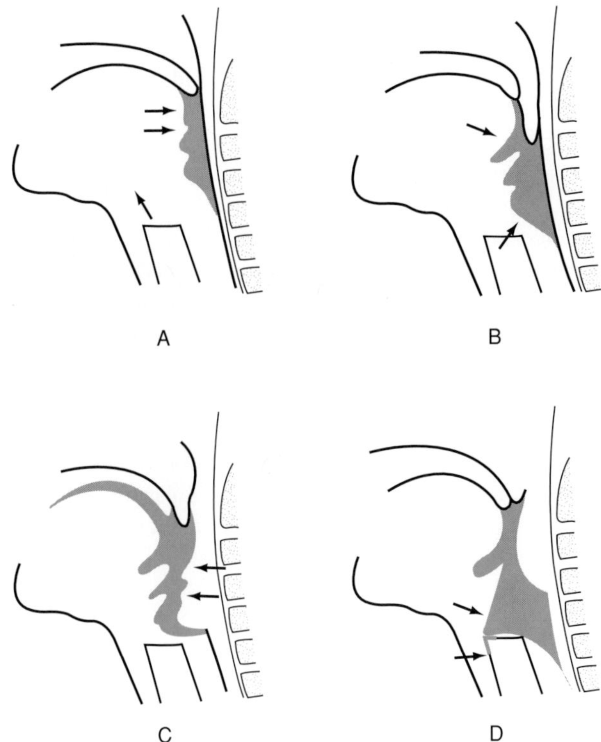

FIG. 6. Esquemas de alteraciones de la fase faríngea del mecanismo de la deglución. **A:** Deficiencia de los músculos constrictores compensada con movimiento hacia atrás de la lengua y de la laringe hacia adelante (*flechas*). **B:** Deficiencia de los músculos constrictores no compensada, con retención en valléculas y senos pririformes (*flechas*). **C:** Deficiencia de la lengua compensada con desplazamiento anterior de los constrictores (*flechas*). **D:** Deficiencia de la lengua no compensada, con penetración laríngea (*flechas*).

La deficiencia del desplazamiento laríngeo, como uno de los factores que participan en la apertura del segmento faringoesofágico, puede compensarse con angulación anterior de la cabeza y un empujón anterior de la mandíbula (Fig. 8A).

Descompensación

Cuando falla la compensación, ocurre la descompensación. La deglución se hace inefectiva, y parte del bolo queda retenido en la hipofaringe o penetra a la nasofaringe o laringe. La falla puede ocurrir cuando la alteración subyacente progresa, es demasiado severa para ser compensada, o bien cuando existe una conjunción de múltiples causas que dificultan una compensación exitosa.

Los síntomas de la descompensación como la tos, ahogamiento al tratar de comer, neumonía por aspiración y asfixia por un bolo sólido que obstruye la vía aérea, suelen ser dramáticos. Otros síntomas son la regurgitación nasal, el frecuente aclaramiento de la garganta, la voz húmeda, la retención de partículas sólidas de alimento en la faringe, así como el retraso en el paso del alimento. Las características de la descompensación son evidentes en la exploración radiológica, a diferencia de los cambios sutiles de la compensación. Sin embargo, cuando hay pérdida sensorial de la faringe o laringe, la descompensación puede ocurrir sin síntomas evidentes. Algunos factores sistémicos y algunos medicamentos interfieren también con los mecanismos de compensación.

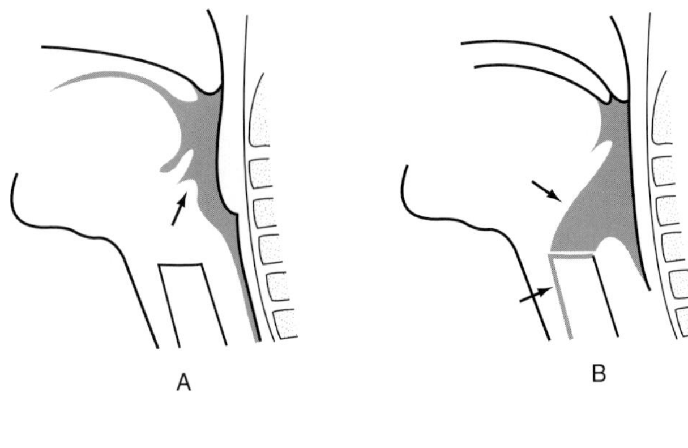

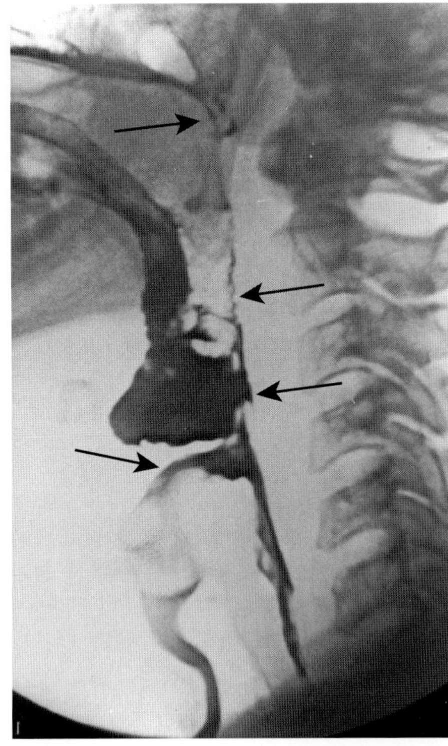

FIG. 7. Esquema que muestra las alteraciones de la fase faríngea. **A:** Deficiencia de angulación de la epiglotis compensada con desplazamiento laríngeo hacia arriba y adelante (*flecha*). **B:** Esquema y (*flechas*) **C:** Faringograma lateral, que muestran: Deficiencia de la epiglotis no compensada. Penetración laríngea.

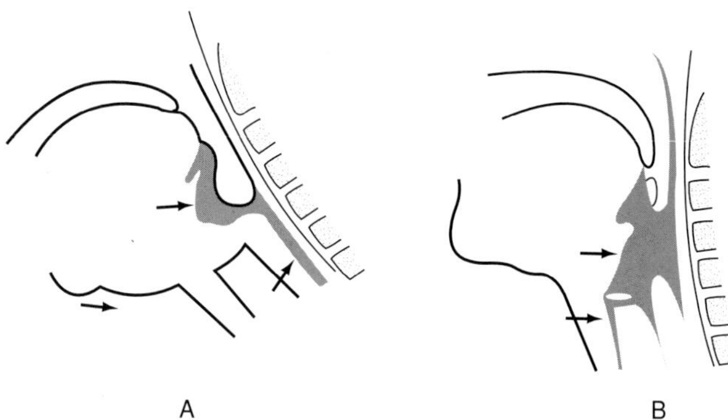

FIG. 8. Esquema que muestra las alteraciones en la fase faríngea. **A:** Deficiencia del desplazamiento laríngeo compensada con angulación anterior de la cabeza (*flechas*). **B:** Deficiencia de la larínge no compensada. Falta de apertura del segmento esofágico, retención del bolo y aspiración (*flechas*).

Durante la fase oral la preparación del bolo puede ser inadecuada, debido a pobre dentición, afección neurológica, salivación deficiente, o porque la boca no ha medido el bolo adecuadamente.

La debilidad no compensada de la lengua, puede producir incapacidad para retener el bolo en la boca con escurrimiento hacia afuera, o fuga prematura hacia las valléculas, debido a que en este momento la laringe está abierta y puede ocurrir una aspiración (Fig. 4B). El bolo también puede quedar retenido en la cavidad oral, preferentemente en dos sitios, el más común es el surco medial de la lengua y el otro en localización sublingual. Cuando el bolo ha quedado retenido en la boca, se hacen necesarias varias degluciones para vaciarla. Con el bolo retenido en el surco medial, la lengua se mueve hacia atrás y hacia arriba en una deglución inclinada para llevarlo a la faringe. En la posición sublingual, el bolo debe ser enviado a la cavidad oral antes de poder ser transferido a la faringe en una deglución en "cuchara". Algunos pacientes con debilidad de la lengua decantan el bolo desde la boca hacia la faringe, moviendo la cabeza hacia atrás en extensión máxima, para que la gravedad más que la propulsión mueva el bolo hacia la faringe.

La deficiencia no compensada del paladar resulta en permanencia de un bolo grande al entrar a la faringe (Fig. 4D). La debilidad, atrofia o resección del paladar blando o del contrictor superior pueden ocasionar una falla en el cierre con reflujo nasofaríngeo (Fig. 5B). También puede ocasionar una voz nasal.

La debilidad de los contrictores para limpiar la orofaringe (Fig. 6B), o la debilidad no compensada de la lengua en la compresión del bolo (Fig. 6D), al completar la deglución, producen retención de porciones del bolo en las valléculas y senos piriformes, con el riesgo de aspiración al abrirse la laringe.

La deficiencia no compensada del movimiento de la epiglotis o de la clausura de la laringe producen penetración

del bolo que durante el examen consiste en la entrada del bario al vestíbulo laríngeo por arriba de las cuerdas vocales durante la deglución. Esta puede ser debida a una duración anormal de las fases oral y faríngeas, o a una actividad neuromuscular anormal de la musculatura faríngea intrínseca y extrínseca (Fig. 7B).

La deficiencia no compensada del segmento faringoesofágico propicia la retención del bolo en los senos piriformes y la posible aspiración o entrada de bario al vestíbulo laríngeo o a la tráquea. La aspiración ocurre durante la respiración normal, se asocia frecuentemente con estasis en la faringe, debido a trastornos neuromusculares, tumor faríngeo, sacos o divertículos. La aspiración también puede ocurrir durante el reflujo del contenido esofágico hacia la faringe, por reflujo gastroesofágico o por obstrucción esofágica funcional o mecánica (Fig. 8B) (8). La aspiración clínicamente significativa puede ser vista sólo en un registro de pocos cuadros con un promedio de 30 cuadros por segundo.

Disfunción del cricofaríngeo

La prominencia del cricofaríngeo se ha visto hasta en 40% de pacientes con reflujo gastroesofágico y cuando existe obstrucción esofágica, al surgir un mecanismo compensador para proteger la faringe del contenido refluido del esófago. En muchos otros pacientes es el resultado de una alteración en la peristalsis faríngea y en otros más, no hay una causa

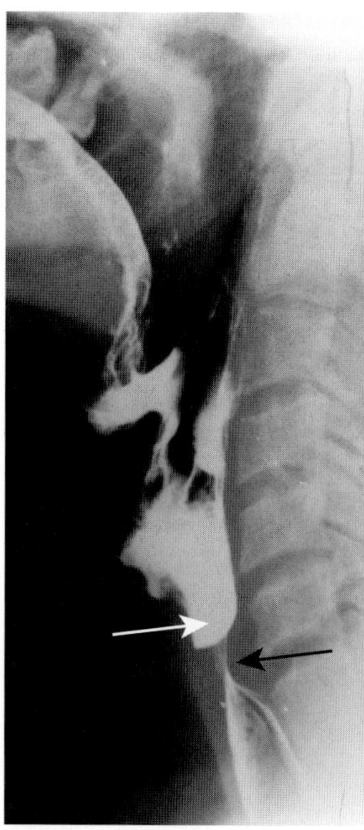

FIG. 9. Faringograma lateral en donde se observa, estrechez del cricofaríngeo (*flecha negra*), con rentención del bolo en hipofaringe (*flecha blanca*).

que la explique. La disfunción del cricofaríngeo puede verse como una apertura retardada, una apertura incompleta o un cierre prematuro, que determinan que parte del bolo quede atrapado por arriba del esfínter, formando una pequeña colección en la parte más baja de la hipofaringe por arriba de la indentación del cricofaríngeo (Fig. 9). Se puede referir como barra hipofaríngea o acalasia del cricofaríngeo.

Un esfínter apretado puede ser secundario a poliomielitis bulbar, parálisis bulbar y en algunos casos, a reflujo gastroesofágico. La falta de coordinación entre la contracción faríngea y la apertura del cricofaríngeo puede contribuir a la formación del divertículo de Zenker o de divertículos laterales. Las compresiones extrínsecas por osteofitos pueden semejar una prominencia del cricofaríngeo, pero las compresiones son fijas en relación con la columna, en tanto que las indentaciones del cricofaríngeo se mueven con la faringe y el esófago durante la deglución.

ENFERMEDADES ASOCIADAS CON TRASTORNOS DE LA DEGLUCION

Las molestias asociadas con deglutir, comer o beber se encuentran hasta en un 35% de la población en general, con verdaderos síntomas obstructivos en 3% de los pacientes. Los trastornos neuromusculares pueden afectar la deglución por impulsos aferentes o eferentes anormales. La alteración puede encontrarse en cualquier nivel, desde la corteza cerebral, ganglios de la base, nervios craneales, núcleos de nervios craneales, la unión neuromuscular y los músculos, incluso la fascia circundante. Los accidentes cerebrovasculares producen disfagia en 20 a 40% de los pacientes.

LESIONES ESTRUCTURALES DE LA FARINGE

Sacos faríngeos y divertículos

La pared muscular faríngea tiene varias zonas donde hay pequeños espacios donde las bandas musculares son muy delgadas y tienen poco apoyo sobre los tejidos blandos del cuello adyacente. Durante la deglución hay un aumento transitorio de la presión en estas áreas de debilidad muscular que origina la formación de sacos. Estos sacos se vacían una vez interrumpida la presión, pero cuando persisten constituyen los divertículos faríngeos.

Los sacos faríngeos laterales son hallazgos comunes durante los estudios baritados de la faringe, y en la mayoría de los pacientes son asintomáticos, aunque pueden producir disfagia, sofocación o molestias en el cuello durante la deglución. Los sacos usualmente son bilaterales y se identifican mejor en la radiografía frontal como protrusiones a través de la membrana tirohioidea, en las paredes superior y laterales de la faringe, justo por debajo del hueso hioides. Son de forma hemisférica y superficie lisa. Se llenan de bario durante la deglución o con aire durante la maniobra de Valsalva modificada, y se vacían una vez que la deglución ha terminado.

Los divertículos pueden ser congénitos o adquiridos, laterales, posteriores o anteriores y persisten a pesar de haber concluido la deglución. Son raros y suelen encontrarse en pacientes cuya ocupación determina aumento de la presión intrafaríngea en forma crónica, como los artesanos del vidrio soplado o los músicos que tocan instrumentos de viento. Puede haber disfagia, sofocación, tos, regurgitación de comida no digerida y formación de una masa cervical indolora. El divertículo que se forma en la pared anterolateral del esófago proximal, inmediatamente por abajo del cricofaríngeo se conoce como divertículo de Killian-Jamieson (Fig. 10).

Divertículo de Zenker

El divertículo de Zenker que es el más común de los divertículos, es una enfermedad de la senectud, y se forma en la parte posterior de la faringe, en la unión faringoesofágica. Es un divertículo de pulsión, probablemente resultado del debilitamiento de las fibras horizontales y oblicuas del músculo cricofaríngeo. En un tercio de la población el espacio débil es congénito y se conoce como dehiscencia de Killian. No se sabe porqué ocurre la herniación. Los cambios manométricos en el esfínter esofágico superior en pacientes con divertículo de Zenker son variables; en algunos casos hay relajación normal del esfínter y duración normal de la contracción faríngea, en tanto que en otros la relajación es

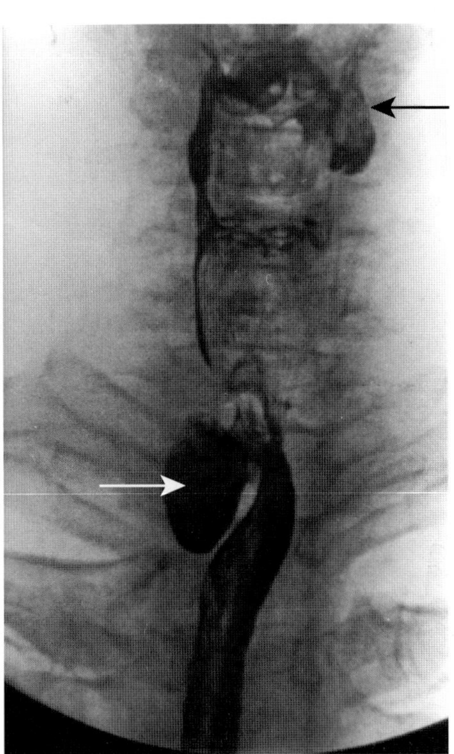

FIG. 10. Faringograma en AP con maniobra de Valsalva en donde se observa un divertículo anterolateral derecho (*flecha inferior*) del esófago proximal (divertículo de Killian-Jamieson), presencia de pequeño divertículo lateral faríngeo izquierdo (*flecha superior*).

anormal, con contracciones prematuras del esfínter. El papel del reflujo gastroesofágico en la función del esfínter esofágico superior y en la formación del divertículo de Zenker tampoco se conoce, aunque casi todos los pacientes con este tipo de divertículo tienen hernia hiatal y reflujo gastroesofágico.

Este divertículo inicialmente se observa como un pequeño abombamiento posterior que crece de manera progresiva, formando un saco que cuelga por atrás del esófago, con estasis del material de contraste y formación de nivel hidroaéreo. Puede alcanzar gran tamaño y ocasionar compresión y obstrucción de la luz esofágica. Por debajo del divertículo suele observarse un esfínter esofágico prominente. Una vez que ha pasado la deglución, su contenido puede refluir a la hipofaringe. Muchos pacientes con esta lesión tienen déficit motor faríngeo coexistente (Fig. 11).

Bandas o valvas hipofaríngeas

Estas estructuras consisten de pliegues mucosos delgados localizados a lo largo de la pared anterior del segmento faringoesofágico o del esófago proximal. Aparecen hasta en l6% de las autopsias y en 3 a 8% de los estudios del tracto gastrointestinal superior. A menudo son asintomáticas y se observan como un defecto de llenado liso de 1 a 2 mm de espesor, a lo largo de la pared anterior, pudiendo extenderse de manera circunferencial. Para demostrarlas es necesario el uso de grandes volúmenes de material de contraste, ya que por su tamaño sólo se ven en replesión máxima.

Las valvas hipofaríngeas producen obstrucción cuando estrechan más de 50% de la luz, con dilatación del segmento proximal o con salida rápida del bario a través del sitio estrecho. No se deben confundir con el defecto triangular postcricoideo normal, ni con redundancia de la mucosa. Se han asociado con enfermedades que cicatrizan el esófago como la epidermolisis bulosa y el penfigoide benigno. Dado que las valvas de la porción distal del esófago se han asociado con reflujo gastroesofágico, se acepta que las valvas faringoesofágicas también puedan estar relacionadas con reflujo. Aunque antes se les consideraba de carácter premaligno, esto en la actualidad es contradictorio (Fig. 12).

TRASTORNOS INFLAMATORIOS

La faringografía está contraindicada en pacientes que tienen trastornos inflamatorios agudos que comprometen la vía aérea, por ejemplo, en pacientes con estridor y sospecha de epiglotitis aguda.

Las enfermedades sistémicas que ulceran las mucosas escamosas, como la enfermedad de Behcet, el síndrome de Stevens Johnson, la enfermedad de Reiter, la epidermolisis bulosa y el pénfigo benigno, pueden afectar la faringe. La ingestión de cuerpos extraños y drogas también pueden ulcerar y cicatrizar la faringe (Fig. 13).

A–C

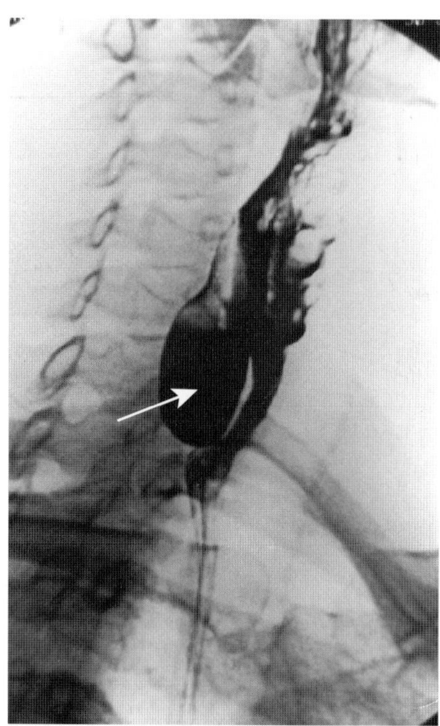
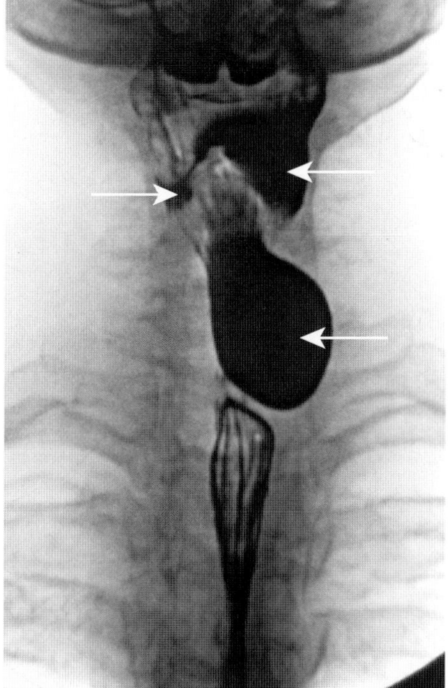
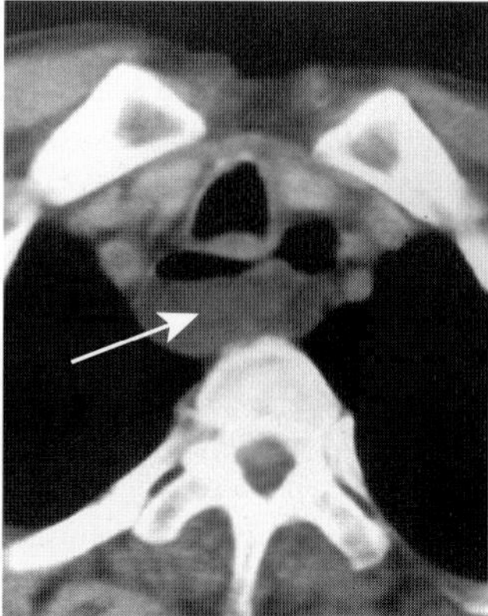

FIG. 11. A: Faringograma en proyección oblicua que muestra divertículo de la unión faringoesofágica (divertículo de Zenker) de localización posterior. **B:** Faringograma AP en donde se observa saco ligeramente a la izquierda (*flecha inferior*) con retención del contraste en senos piriformes y valléculas (*flechas superiores*). **C:** Imagen de TC en donde se observa saco posterior al esófago por delante de la columna con presencia de nivel hidroaéreo (*flecha*).

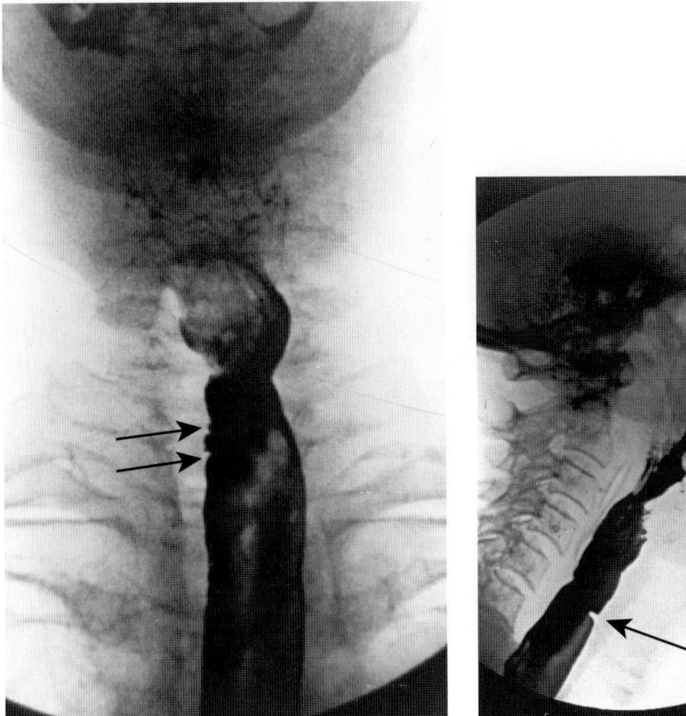

FIG. 12. A: Faringograma en AP en donde se observan valvas faringoesofágicas, como pequeños defectos de 1 mm en la pared lateral derecha (*flechas*). **B:** Faringoesofagograma lateral en donde se observa defecto con una valva de 1mm de diámetro en la pared anterior de la unión faringoesofágica (*flecha*).

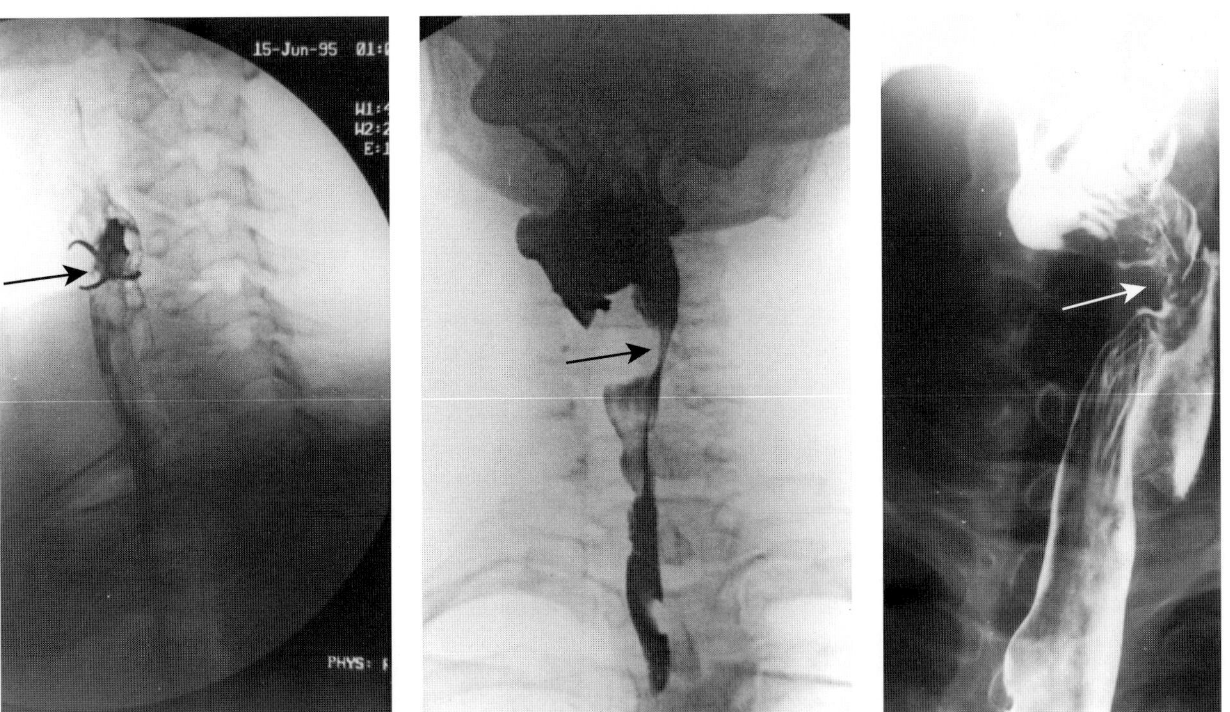

FIG. 13. A: Faringograma en proyección oblicua en la que se observa un cuerpo extraño (prótesis dental) en la hipofaringe (*flecha*). **B:** Faringograma en AP, en donde se demuestra estenosis faringoesofágica (*flecha*) secundaria a la extracción del cuerpo extraño, y retención del medio de contraste en la hipofaringe. **C:** Control posquirúrgico (*flecha*).

La secuela más comunmente encontrada de la inflamación de la faringe es la hiperplasia linfoide en la amígdala palatina y en la base de la lengua. Radiográficamente se observa con un aspecto nodular múltiple, con nódulos de 5 a 7 mm de diámetro, un poco elevados, que cubren la superficie vertical de la lengua y pueden extenderse hacia las valléculas, la epiglotis y los senos piriformes. En la proyección lateral el tejido linfoide protruye hacia la luz de la orofaringe. El diagnóstico radiográfico de hiperplasia linfoide no es importante y la línea divisoria con la apariencia normal no está definida. Es más importante detectar asimetrías en la mucosa, aunque sean sutiles, ya que la presencia de una masa o nodularidad asimétrica puede indicar neoplasia y requiere exploración laringológica.

TUMORES FARINGEOS

Tumores benignos

Los verdaderos tumores benignos de los tejidos blandos de la faringe, como el lipoma, el tumor de células granulosas o los tumores de las glándulas salivales menores son raros. Los quistes de retención son vistos frecuentemente en la base de la lengua y en los repliegues aritenoepiglóticos.

Los tumores faríngeos benignos aparecen como masas submucosas. De perfil se identifican como protrusiones hemisféricas, lisas y con angulación abrupta de la superficie mucosa. En proyección frontal tienen aspecto redondeado, de superficie lisa y bien circunscrita. Rara vez están pediculados como en el caso de los papilomas o pólipos fibrovasculares. Aunque se recomienda la endoscopía para confirmar la naturaleza benigna, debe recordarse que las lesiones submucosas de la faringe pueden pasar inadvertidas durante la misma.

Tumores malignos

La faringografía es el estudio radiológico que evalúa mejor la función laríngea en el preoperatorio de una neoplasia, y establece además la línea de comparación basal en los estudios de control. Puede determinar el tamaño, la extensión, el límite inferior del tumor y el grado de daño funcional. Los estudios baritados revelan más de 95% de las lesiones estructurales por debajo de los pliegues faringoepiglóticos. Las áreas difíciles de ver en la endoscopía como las valléculas, la base profunda de la lengua, los extremos de los senos piriformes y el segmento faringoesofágico se demuestran bien con la faringografía. Sin embargo, los estudios baritados pueden no conseguir la detección de pequeñas lesiones o lesiones planas en las amígdalas palatinas o a lo largo de la superficie vertical de la lengua, ni determinar el grado de infiltracion a los planos profundos. Por lo tanto, la faringografía no puede ser utilizada como un estudio de selección para el cáncer faríngeo. Más bien se considera que ambos métodos diagnósticos son complementarios.

La TC y la RM son excelentes modalidades para diagnosticar la patología estructural del tracto digestivo superior, principalmente en los casos de las neoplasias malignas. Las técnicas actuales de TC requieren el uso de contraste intravenoso (IV), la realización de cortes delgados y reconstrucciones para tejidos blandos y hueso. Cuando sea posible los cortes axiales deben complementarse con cortes coronales directos.

La RM tiene una alta resolución espacial y un buen contraste entre los tejidos blandos. Su técnica requiere una antena especial y cortes delgados. Ofrece la posibilidad de obtener imágenes multiplanares y demostrar los elementos vasculares, sin la necesidad de material de contraste. Todavía no se ha definido la utilidad del empleo del contraste paramagnético IV, para el diagnóstico de las lesiones del segmento faríngeo (9).

En la cavidad oral y en la faringe predominan tres tipos de tejido: muscular, linfático y graso. En TC los tejidos musculares y linfáticos son difíciles de diferenciar del tejido tumoral, ya que todos tienen densidades similares. Con la RM es posible diferenciar entre grasa y músculo con las imágenes en tiempo de relajación T1, y entre músculo y tejido linfoide en tiempo de relajación T2. Los tumores tienen un tiempo de relajación prolongado, casi siempre con intensidad de señal alta en T2. Cuando su señal de intensidad es baja en esta secuencia, sugieren alto grado de malignidad. Sin embargo, puede ser que la RM no sea capaz de diferenciar lesiones benignas de malignas en todos los casos.

Carcinoma de la faringe

El carcinoma más común de esta estructura es el carcinoma de células escamosas que representa más de 90% de las neoplasias malignas de la orofaringe e hipofaringe. En más de 20% de los pacientes puede haber carcinoma primario múltiple en la cavidad oral, faringe, laringe y pulmón. El carcinoma sincrónico o metacrónico del esófago se ve en 2 a 10% de pacientes con carcinoma de células escamosas de cabeza y cuello. Por lo tanto, es necesario excluir por métodos radiológicos y endoscópicos un carcinoma del esófago, antes del tratamiento de un carcinoma faríngeo. El adenocarcinoma de la faringe es muy raro y puede originarse en los mismos sitios que los linfomas o tumores de células escamosas. Tiene alta recurrencia y es el carcinoma de peor pronóstico.

La localización más frecuente de estos tumores son las amígdalas palatinas. Los tumores del paladar son los de mejor pronóstico y suelen estar bien diferenciados. Los tumores más agresivos tienden a afectar las regiones posteriores o dependientes de la faringe. Sólo en 5% de los pacientes son exofíticos, semejantes a los con papilomas. Muchos infiltran los planos profundos, extendiéndose por la submucosa y conservando la apariencia normal de la mucosa, haciendo difícil su diagnóstico y mucho más la determinación clínica de su extensión. Pueden invadir el periostio de la mandíbula y posteriormente destruir el hueso, o bien diseminarse al sistema nervioso central por la cubierta de los nervios regionales, así como tener extensión ganglionar, generalmente con afección de las cadenas submandibular y yugulodigástricas.

En las etapas iniciales el diagnóstico de carcinoma es difícil y puede manifestarse sólo por trastornos en la deglución, los cuales muchas veces están compensados. Cuando se detecta daño estructural, los hallazgos radiográficos son similares a los encontrados en las lesiones tumorales mucosas a todo lo largo del tracto gastrointestinal, con pérdida de la distensibilidad e irregularidad de la mucosa. Sin embargo, aun grandes tumores pueden quedar obscurecidos durante la deglución, por lo que es importante utilizar bario de alta densidad que permita una adecuada impregnación de las paredes y no olvidar las tomas de radiografías en distensión y con maniobra de Valsalva modificada, tanto en posición lateral, anteroposterior y oblicuas. En lesiones exofíticas, la protrusión de la tumoración hacia la luz produce aumento de la densidad focal en las tomas con doble contraste, o defectos de llenado cuando la faringe está en replexión con contraste (Fig. 14). Las áreas de ulceración se manifiestan como depósitos baritados o de aspecto nodular o granular de la superficie mucosa, que reemplaza la superficie faríngea lisa. Las lesiones ulcerativas sugieren la posibilidad de invasión de las fascias, en tanto que las lesiones exofíticas pueden no afectarlas, ya que se deslizan hacia arriba y hacia abajo durante la deglución. El aplanamiento asimétrico, la falta de distensibilidad o un movimiento anormal reflejan la presencia de tumor infiltrante o el efecto de masa extrínseco, debido a los nódulos linfáticos o la metástasis.

Los hallazgos por TC dependen del tamaño y extensión de la lesión y se caracterizan por aumento de volumen en el sitio afectado, obliteración de los planos vecinos y realce discreto o nulo con el contraste IV (Fig. 15). Para evaluar el paladar es mejor utilizar cortes coronales directos, ya que estos tumores se pierden en el plano axial.

La RM es ideal para estudiar el paladar en plano sagital y coronal. Las imágenes en T1 son suficientes, ya que el paladar tiene una alta intensidad de señal en esta secuencia, debido a la presencia de glándulas mucosas y grasa, que contrastan con la señal más baja de las neoplasias (Fig. 16).

Los tumores de las amígdalas se desarrollan generalmente en el pilar anterior e inicialmente son difíciles de identificar, ya que normalmente existe asimetría. Debido a su tendencia a infiltrar, suelen acompañarse de afección nodal en el momento de su presentación. Esta afección puede ser bilateral debido al rico sistema linfático de la orofaringe y se detecta tanto por TC como por RM.

Cuando el tumor se origina en la base de la lengua la afección tiende a ser unilateral, a menos que el tumor se encuentre muy extendido. Se disemina en cualquier sentido y puede infiltrar los vasos carotídeos. La valoración de este tipo de infiltración se hace mejor con ultrasonido, o con TC y RM con uso de material de contraste.

La invasión cartilaginosa puede ser difícil de identificar, ya que la mineralización del cartílago no es uniforme. En pacientes de edad avanzada en los que a menudo se desarrolla el carcinoma de células escamosas, pueden identificarse tres materiales en el cartílago: hueso cortical, médula grasa y cartílago no osificado. En TC el tumor tiene la misma

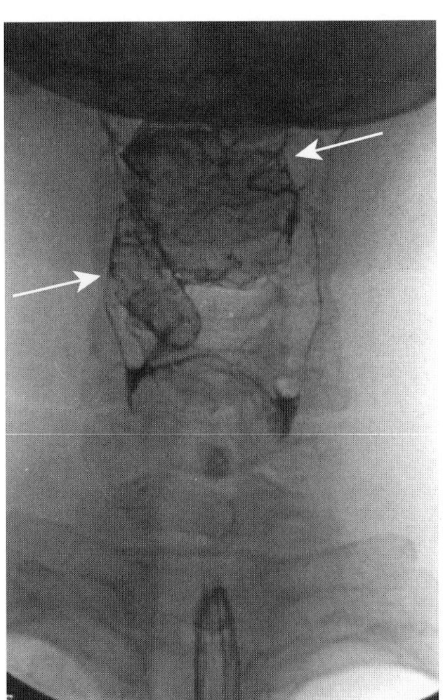
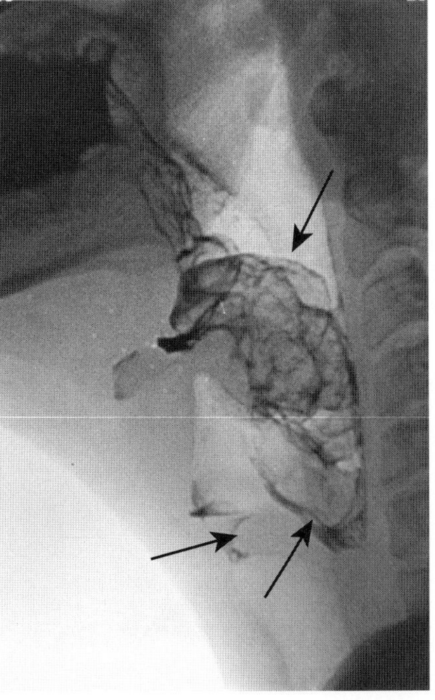
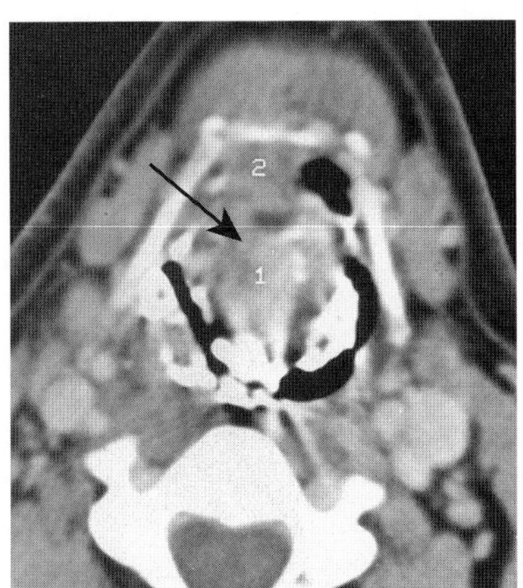

A–C

FIG. 14. A: Faringograma de doble contraste en AP en donde se observa una tumoración en la hipofaringe de aspecto polipoide (*flechas*). **B:** Proyección lateral en donde se observa que afecta la hipofaringe, senos piriformes y valléculas (*flechas*). **C:** Imagen de TC axial a nivel de la hipofaringe en donde se demuestra la lesión tumoral de contornos lobulados, con presencia de calcificaciones amorfas y un realce heterogéneo, cual correspondió a un sarcoma de Kaposi (*flecha*).

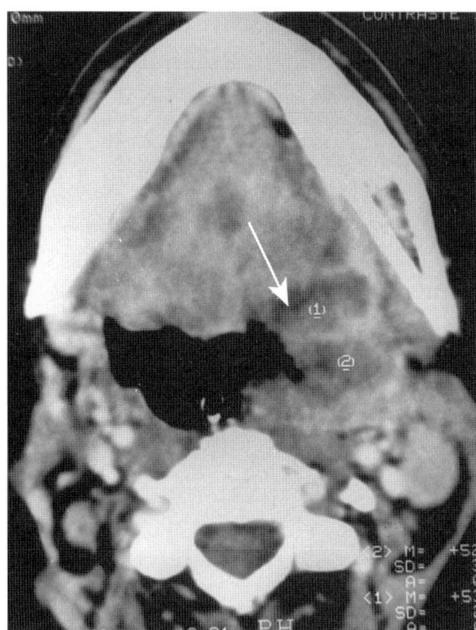
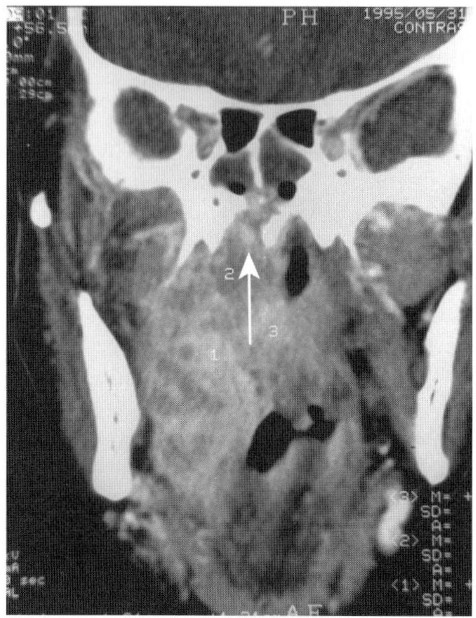

FIG. 15. A: Corte axial de tomografía computada, de un tumor de la base de la lengua, en donde se observa aumento de volumen de los tejidos blandos hacia la izquierda, densidad heterogénea del tumor (*flecha*) en relación con necrosis. **B:** Imagen de TC coronal en donde se observa extensión del tumor hacia la orofaringe y nasofaringes, así como erosión e invasión hacia las celdillas etmoidales (*flecha*).

densidad que el cartílago no osificado y por lo mismo la evaluación es muy difícil. La única manera confiable de establecer el diagnóstico de invasión cartilaginosa por TC, es la de encontrar tumor en el lado opuesto del cartílago.

En RM el cartílago osificado no produce señal, el cartílago no osificado aparece más oscuro que la grasa, pero menos que el hueso, y la médula grasa es brillante en T1 aunque más oscura en T2. El tumor es indistinguible del cartílago no osificado en T1, pero se hace brillante en T2, en tanto que el cartílago no cambia de apariencia. El gadolinio aumenta la señal del tumor, pero no la del cartílago (9).

Linfoma

Los linfomas son la segunda neoplasia más común de la faringe y constituyen aproximadamente 5 a 10% de las neoplasias malignas más frecuentes. Casi todos los linfomas son de tipo no Hodgkin. Se localizan en la amígdala palatina (40 a 60%), la nasofaringe (18 a 28%) y la base de la lengua (10%). En una cuarta parte de pacientes afectan múltiples sitios. La afección amigdalina bilateral ocurre en 15% de los pacientes enfermos. Sus manifestaciones radiográficas son indistinguibles del carcinoma de células escamosas, pudiendo presentarse como una tumoración grande, lobulada o exofítica que también involucra la nasofaringe, la amígdala palatina o la base de la lengua. La superficie mucosa puede ser irregularmente nodular. Si el linfoma afecta la base de la

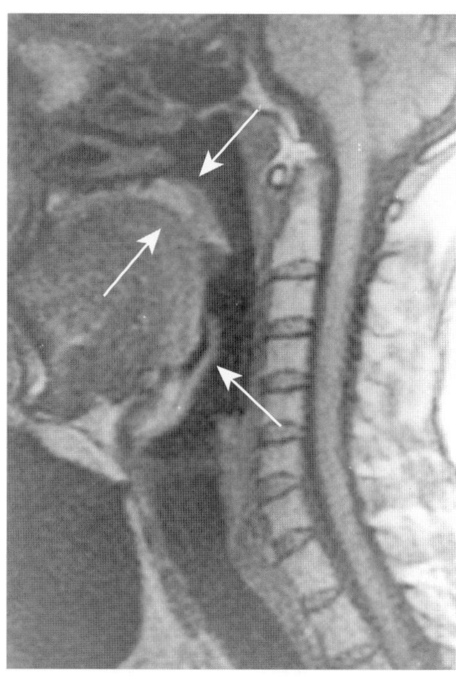

FIG. 16. Imagen de resonancia magnética en T1 corte sagital en donde se observan las estructuras normales de la faringe. Las flechas superiores marcan el paladar, y la inferior la epiglotis.

lengua, la superficie normal de la amígdala lingual puede estar borrada por la infiltración tumoral.

Daños de posradiación

La radioterapia se utiliza como forma primaria o adyuvante de tratamiento del carcinoma o linfoma faríngeo. La faringe se puede incluir dentro del campo de radiación en el tratamiento de tumores de la laringe y los ganglios linfáticos cervicales.

Durante la radiación hay edema, disfagia, odinofagia y paresia. La sintomatología remite gradualmente después de 2 a 6 semanas. Un número sustancial de pacientes tienen disfagia persistente, molestia cervical, sequedad o un nudo en la faringe. La continuación o recurrencia de síntomas puede indicar actividad tumoral o una complicación secundaria a la radioterapia, tal como osteomielitis o condronecrosis.

La faringografía se realiza usualmente después de terminar el tratamiento con radioterapia para evaluar la función faríngea o excluir recurrencia tumoral. El edema difuso de la faringe se manifiesta por un aumento en el tamaño de la superficie lisa de la epiglotis, los pliegues aritenoepiglóticos y la mucosa subyacente a los procesos musculares de los cartílagos aritenoides. También se manifiesta por paresia faríngea y cierre anormal del vestíbulo laríngeo. La nodularidad de la mucosa sugiere persistencia o recurrencia de cáncer.

REFERENCIAS

1. Rubesin SE. The pharynx: structural disorders. *RCNA* 1994;32: 1083–1101.
2. Dodds WJ, Stewart ET, Lagemann JA. Physiology and radiology of the normal oral and pharyngeal phases of swallowing. *AJR* 1990;154: 953–963.
3. Bronwyn J. The pharynx. *RCNA* 1994;32:1103–1115.
4. Rasley A, Logemann JA, Kahrilas PJ et al. Prevention of barium aspiration during videofluoroscopic swallowing studies: value of change in posture. *AJR* 1993;160:1005–1009.
5. Ren J, Shaker R, Zamir Z et al. Effect of age and bolus variables on the coordination of the glottis and upper esophageal sphincter during swallowing. *AJG* 1993;88:665–669.
6. Taylor AJ, Dodds WJ, Stewart ET. Pharynx: Value of oblique projections for radiographic examination. *Radiology* 1991;178:59–61.
7. Loww VH, Rubesin SE. Contrast evaluation of the pharynx and esophagus. *RCNA* 1993;31:1265–1279.
8. Buchholz DW, Bosma JF, Donner MJ. Adaptation, compensation and decompensation of the pharyngeal swallow. *Gastrointestinal Radiol* 1985;10:235–239.
9. Smoker WR, Harnsberger HR, Reede DL et al. The neck. En: Sam PM, Bergeron RT, ed. *Head and neck imaging.* 2nd ed. St. Louis, Missouri: Mosby-Year Book, 1991:497–591.

Abdomen: El Tubo Digestivo, Tomo I.
Editores: M. E. Stoopen, K. Kimura y P. R. Ros.
Lippincott Williams & Wilkins, Philadelphia © 1999.

CAPITULO 2

Esófago: Técnica y anatomía normal, alteraciones motoras, tumores benignos y malignos, alteraciones misceláneas

Marc S. Levine

Los estudios del esófago con bario se realizan para evaluar, tanto su morfología, como su función. Por lo general, las proyecciones verticales de doble contraste son las mejores para evaluar la superficie mucosa del esófago, mientras que las proyecciones oblicuas simples son las mejores para evaluar la distensibilidad y la motilidad esofágicas. Por lo tanto, nuestro esofagograma de rutina se realiza en dos fases que incluyen proyecciones verticales de doble contraste y proyecciones simples oblicuas del esófago (1). En ambas proyecciones, el paciente ingiere primero un agente efervescente, e inmediatamente después deglute una suspensión de bario de alta densidad en las posiciones vertical y Oblicua posterior izquierda (OPI) con la finalidad de obtener óptimas imágenes de doble contraste. A continuación se coloca al paciente en decúbito lateral derecho para obtener proyecciones de doble contraste del cardias y el fondo gástrico. Posteriormente, se coloca al paciente en decúbito oblicuo anterior derecho (OAD) y se le pide ingiera un trago de suspensión de bario de baja densidad para evaluar la peristalsis esofágica. Finalmente se pide al paciente que degluta rápidamente el bario de baja densidad en dicha posición para lograr la óptima distensión del esófago, principalmente el tercio inferior, con la finalidad de descartar anillos, estenosis u otras causas de baja distensibilidad.

El esófago normalmente tiene una apariencia lisa sin rasgos característicos, visto de frente y en su contorno se observa un delgado relieve blanco visible en el perfil (Fig. 1). En las proyecciones del esófago colapsado pueden observarse los pliegues longitudinales normales como estructuras

delgadas y delicadas de un grosor no mayor de unos milímetros (Fig. 2). Ocasionalmente, se pueden observar finos pliegues transversales o estrías, como un fenómeno transitorio debido a la contracción de la *muscularis mucosae* dispuesta longitudinalmente (Fig. 3) (1). Anteriormente, esto se

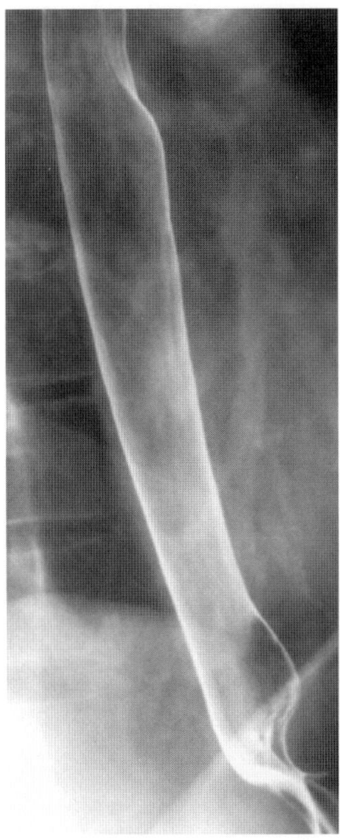

FIG. 1. Esofagograma de doble contraste normal. Observe cómo el esófago tiene una apariencia lisa sin rasgos característicos.

Dr. M.S. Levine: Profesor de Radiología. University of Pennsylvania Hospital, Jefe de la Sección de Radiología Gastrointestinal, Philadelphia, PA, USA.

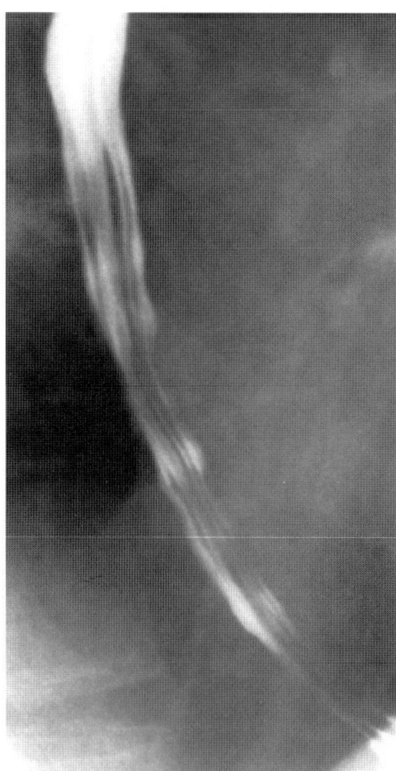

FIG. 2. Proyección enfocada en la mucosa. Proyección reforzada del esófago que muestra los pliegues longitudinales normales como estructuras finas y delicadas.

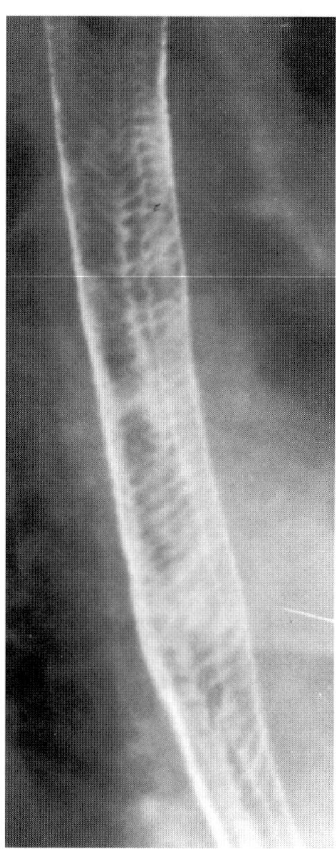

FIG. 3. Esófago felino. Observe las estrías transversales finas del esófago. Estas estrías generalmente se observan como un fenómeno transitorio en la fluoroscopía.

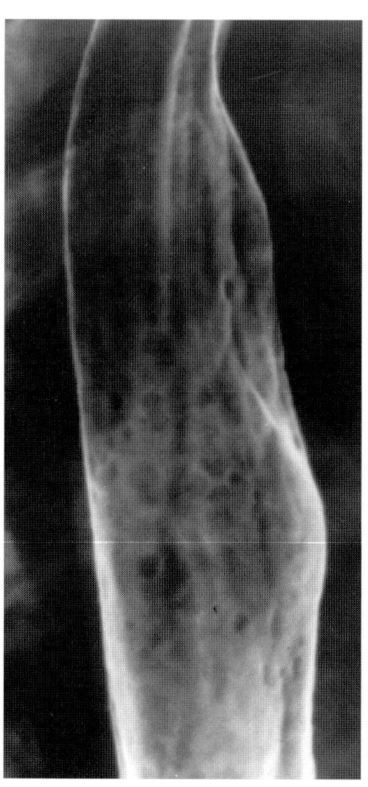

FIG. 4. Acantosis glicogénica. En el tercio medio del esófago se observan múltiples nódulos redondos. Esta apariencia puede confundirse radiológicamente con la esofagitis por *Cándida.*

describía como "esófago felino". También puede presentarse la espiculación focal y transitoria de la porción superior del esófago torácico como un hallazgo transitorio, debido al retardo que sufre la peristalsis en la región esofágica donde se unen el músculo liso y el estriado (2). A mayor edad, se puede observar múltiples pseudoplacas o lesiones nodulares en los tercios medio y distales del esófago, debidas a la acantosis glucogénica, una condición degenerativa benigna, en la cual hay acumulación de glucógeno citoplasmático en las células del epitelio escamoso que cubren el esófago (Fig. 4) (3). Esta entidad es importante, principalmente porque puede confundirse con otras entidades patológicas como *Cándida* o esofagitis por reflujo.

El cardias gástrico puede identificarse en radiografías de doble contraste por la presencia de tres o cuatro pliegues en forma de estrella que se extienden hacia un punto central en la unión gastroesofágica, también llamada roseta del cardias (Fig. 5). En algunos pacientes, los tumores del cardias pueden deformar, borrar u obliterar este marcador anatómico normal (4). Por lo tanto, es importante evaluar cuidadosamente el cardias en todos los pacientes con disfagia.

En una proyección OAD en decúbito prono, con tragos de bario, se puede reconocer una secuencia peristáltica primaria normal como una onda de contracción hacia la boca que

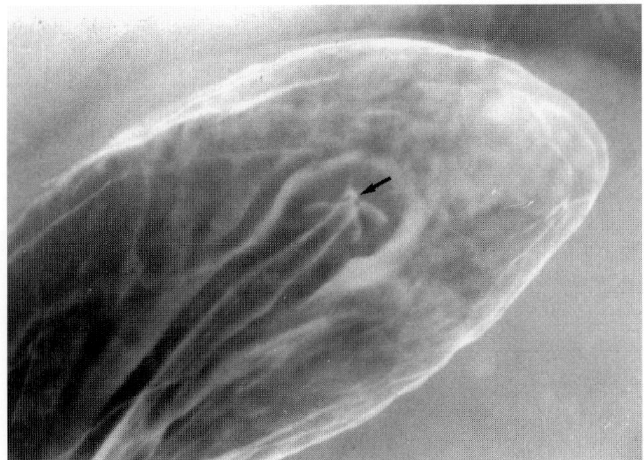

FIG. 5. Cardias gástrico normal. Proyección del cardias de coden doble contraste en decúbito lateral derecho que muestra tres o cuatro pliegues que se extienden a un punto central en la unión gastroesofágica (*flecha*). Esto se conoce como roseta del cardias.

obltera la luz del esófago y exprime progresivamente el bolo de bario del esófago. Esta onda que oblitera la luz produce una forma de *V* invertida en la parte superior del bolo de bario, conforme la onda pasa la unión gastroesofágica. En individuos más jóvenes, la contracción primaria normalmente retira todo el bario del esófago. A una mayor edad, sin embargo, se puede encontrar residuo de bario en el sitio del arco aórtico como hallazgo normal (5).

ALTERACIONES DE LA MOTILIDAD

Acalasia

La acalasia primaria o idiopática es causada por alteraciones de los ganglios mientéricos del esófago (5). Esta condición tiende a presentarse en las décadas intermedias de la vida, y se manifiesta con disfagia a sólidos y líquidos, y progresa gradualmente en un período de años. La acalasia se caracteriza en una manometría por la falta de peristalsis esofágica y disfunción del Esfínter esofágico inferior (EEI), el cual no relaja durante la deglución como ocurre normalmente. Los estudios con bario típicamente muestran un esófago dilatado sin contracciones primarias, afilado y con su extremo distal "en punta de lápiz" (Fig. 6) (5). En la enfermedad avanzada, el esófago se encuentra tortuoso con apariencia sigmoidea.

La acalasia primaria debe diferenciarse de la secundaria o pseudoacalasia, cuya causa más frecuente es el carcinoma del cardias u otros tumores que involucran el cardias y causan falta de peristalsis y estrechez del esófago distal "en punta de lápiz". Sin embargo, la acalasia secundaria debida a tumores metastásicos tiende a presentarse en individuos mayores de 60 años con disfagia de aparición reciente y pérdida de peso (6). El segmento estrecho también tiende a ser más largo y asimétrico. Por lo anterior, usualmente es posi-

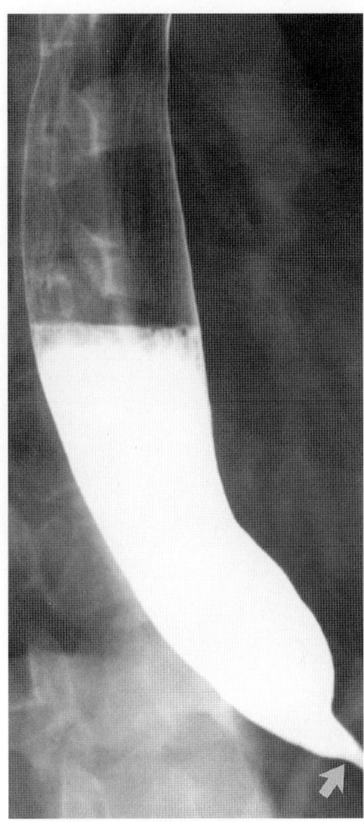

FIG. 6. Acalasia. El esófago está dilatado con estrechamiento en punta de lápiz en la unión gastroesofágica (*flecha*). No hubo evidencia de peristalsis primaria esofágica en la fluoroscopía.

ble diferenciar la acalasia primaria de la secundaria, en base a los hallazgos clínicos y radiológicos.

Espasmo esofágico difuso

El espasmo esofágico difuso es un trastorno motor poco frecuente caracterizado por dolor torácico, disfagia o por ambos. Esta condición típicamente involucra la porción esofágica con músculo liso. El principal criterio manométrico para el espasmo esofágico difuso es la presencia de contracciones no peristálticas simultáneas en más de 10% de las degluciones con peristalsis normal intermitente (7). Los estudios con bario típicamente revelan la ausencia intermitente de la peristalsis primaria con múltiples contracciones no peristálticas que obstruyen la luz, produciendo la típica apariencia en "sacacorchos" o en "cuentas de rosario" (Fig. 7) (7).

Esófago en cascanueces

El esófago en cascanueces es un trastorno de la motilidad esofágica de etiología desconocida que se presenta en algunos pacientes con dolor torácico y disfagia. Se caracteriza manométricamente por peristalsis normal con contracciones intermitentes de gran amplitud. En la mayoría de los pacientes con esófago en cascanueces, los estudios con bario

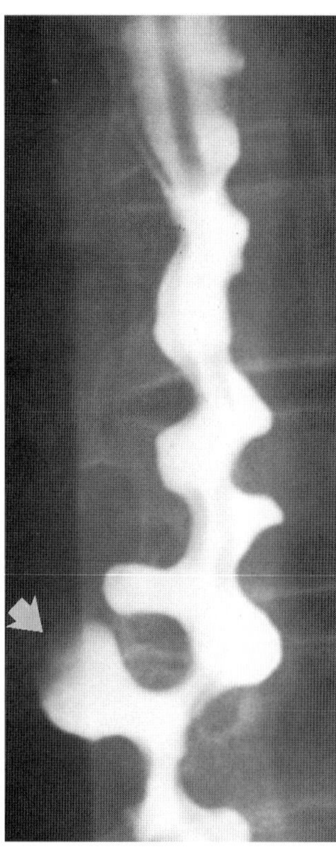

FIG. 7. Espasmo esofágico difuso. El esófago tiene una apariencia en sacacorchos debido a múltiples contracciones no peristálticas intensas. También observe cómo el paciente está desarrollando un divertículo por pulsión (*flecha*).

son normales o muestran sólo hallazgos no específicos con contracciones no peristálticas ocasionales (8).

Trastorno no específico de la motilidad esofágica

El trastorno no específico de la motilidad esofágica es una categoría usada para englobar a todos los pacientes con alteraciones de la motilidad, que difieren de una clasificación específica. Los estudios con bario muestran hallazgos no específicos con debilidad intermitente o ausencia de peristalsis primaria y contracciones no peristálticas ocasionales (5). Sin embargo, en éste grupo de pacientes los estudios radiográficos frecuentemente son normales.

Presbiesófago

El término "presbiesófago" se refiere a la alteración en la motilidad asociada al envejecimiento. El principal criterio manométrico para esta entidad incluye disminución en la frecuencia de la peristalsis normal, aumento en la frecuencia de contracciones no peristálticas y, menos comunmente, disfunción del EEI. Los estudios con bario pueden mostrar debilidad intermitente de la peristalsis primaria con un número variable de contracciones no peristálticas (5). Esta condición tiene un significado clínico dudoso en individuos de edad avanzada que no presentan dolor torácico o disfagia.

Esclerodermia

La esclerodermia es una enfermedad del tejido conectivo, caracterizada por atrofia del músculo liso y fibrosis, que afecta el esófago de aproximadamente 75% de los pacientes. La afección esofágica se caracteriza por la ausencia de peristalsis primaria en la porción de músculo liso del esófago torácico y un EEI abierto e incompetente (5). Los individuos afectados tienden a presentar un reflujo gastroesofágico marcado con pobre eliminación del ácido regurgitado al esófago después de presentarse el reflujo. Como resultado, estos pacientes desarrollan una esofagitis por reflujo intensa, estenosis péptica, esófago de Barrett y hasta adenocarcinoma esofágico.

TUMORES BENIGNOS

Papiloma escamoso

Los papilomas escamosos del esófago están constituidos patológicamente por un centro fibrovascular con múltiples proyecciones digitiformes rodeadas por epitelio escamoso hiperplásico. Los papilomas tienen un dudoso significado clínico ya que usualmente se presentan como lesiones pequeñas, asintomáticas con poco o ningún riesgo de degeneración maligna. Algunos pacientes pueden tener múltiples papilomas, entidad rara conocida como papilomatosis esofágica.

Los papilomas escamosos usualmente se observan en la esofagografía de doble contraste como pequeños pólipos sésiles de contorno liso o ligeramente lobulado (9). Sin embargo, en los estudios baritados no siempre pueden diferenciarse con certeza del cáncer esofágico, por lo que se puede requerir la endoscopía y la biopsia para un diagnóstico definitivo.

Leiomioma

Los leiomiomas son los tumores submucosos benignos más frecuentemente encontrados en el esófago. Estas lesiones están constituidas histológicamente por bandas o espirales de músculo liso rodeado por una cápsula bien definida. La mayoría de los pacientes son asintomáticos, pero algunos pueden presentar disfagia, dependiendo del tamaño de la lesión y de cuánto invade la luz. El tratamiento de elección para los pacientes sintomáticos es la enucleación quirúrgica del tumor.

Los estudios con bario típicamente muestran una pequeña masa submucosa que no puede diferenciarse radiológicamente de otras lesiones intramurales del esófago (Fig. 8). Con menor frecuencia, los leiomiomas pueden manifestarse como lesiones anulares, masas gigantes intraluminales, lesiones múltiples o como una rara entidad conocida como leiomiomatosis, en la que hay proliferación neoplásica del músculo liso en el esófago distal, provocando un marcado engrosamiento circunferencial de la pared esofágica (10).

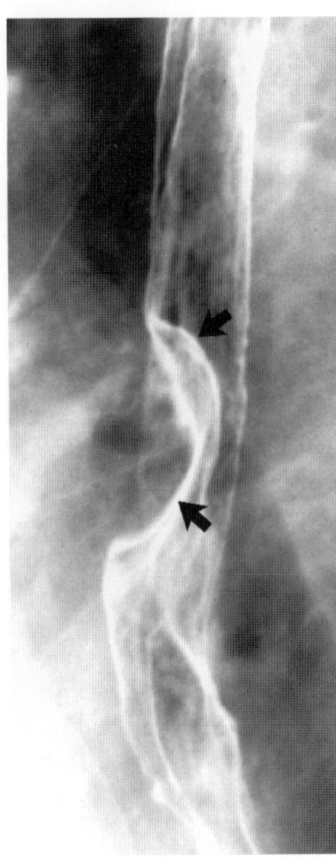

FIG. 8. Leiomioma. Se observa una masa submucosa, lisa (*flechas*) en el tercio medio del esófago. Observe cómo la lesión forma pequeños ángulos obtusos con la pared esofágica adyacente.

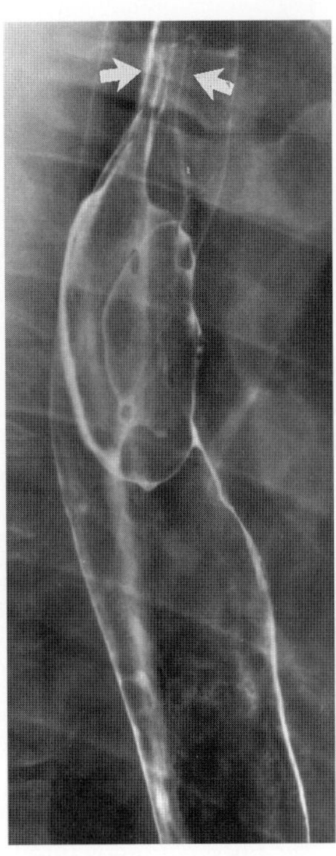

FIG. 9. Pólipo fibrovascular. Se observa una masa lisa en forma de salchicha en la parte superior del esófago torácico. También observe el pequeño pedículo (*flechas*) que se extiende al esófago cervical. Esta es la apariencia característica del pólipo fibrovascular.

Pólipo fibrovascular

El pólipo fibrovascular es una rara lesión parecida a un tumor y caracterizada por el desarrollo de una masa intraluminal pediculada que puede crecer hasta alcanzar un enorme tamaño en el esófago. Estas lesiones están constituidas histológicamente por cantidades variables de tejidos fibroso y adiposo, y vasculares cubiertos por epitelio escamoso normal. Dependiendo del componente histológico predominante, estas lesiones llevan varios nombres: hamartomas, fibromas, lipomas, fibrolipomas y angiolipomas. Sin embargo, recientemente todas se han clasificado simplemente como pólipos fibrovasculares (11).

Estos pólipos casi siempre surgen del esófago cervical cerca del nivel del cricofaríngeo. Probablemente se originan de tejido conectivo submucoso desprendido, elongándose progresivamente durante un período de años, mientras que son arrastrados hacia abajo por la peristalsis esofágica hasta que el extremo intraluminal llega al esófago medio o distal. Sin importar el tamaño del pólipo, el extremo proximal está casi siempre unido al esófago cervical por un pequeño pedículo.

Los pólipos fibrovasculares clásicamente se presentan en gente mayor que presenta disfagia de larga evolución. Rara vez, estos pacientes tienen una presentación clínica espectacular con regurgitación de una masa carnosa hacia la faringe o la boca, o con asfixia y muerte súbita si el pólipo regurgitado ocluye la laringe.

Algunas veces se puede detectar los pólipos fibrovasculares en radiografías del tórax por la presencia de una masa mediastinal superior derecha, con aumento en la densidad retrotraqueal e inclinación anterior de la tráquea en radiografías laterales. Los estudios con bario pueden revelar una masa lisa en forma de salchicha, en la parte superior del tórax, con un pedículo que se extiende proximalmente hacia el esófago cervical (Fig. 9), pero el tamaño, localización y contorno de las lesiones son variables (11). Dependiendo de la cantidad de grasa y tejido fibrovascular de los pólipos, éstos pueden observarse con la Tomografía computada (TC) como lesiones con densidad de grasa, lesiones con densidad de tejido blando o lesiones heterogéneas con áreas geográficas de grasa intercalada con áreas de la misma densidad que la grasa (11).

TUMORES MALIGNOS

Carcinoma de células escamosas

En los Estados Unidos el consumo de alcohol y tabaco son los dos factores de riesgo principales para el desarrollo de carcinoma de células escamosas del esófago.

Otras condiciones que se cree predisponen al desarrollo de este tumor incluyen acalasia, estenosis por lejía, tumores de cabeza y cuello, enfermedad celíaca, síndrome de Plummer-Vinson y tilosis. Los pacientes con carcinoma de células escamosas del esófago por lo general se presentan con disfagia de reciente inicio y pérdida de peso. Algunos pacientes pueden tener odinofagia si el tumor está ulcerado, o dolor torácico sin relación con la deglución si el tumor ha invadido el mediastino. Otros pacientes pueden tener tos paroxística asociada con la deglución, si el tumor ha erosionado hacia el árbol traqueobronquial. Desafortunadamente, los síntomas se presentan después de que el cáncer ha invadido estructuras mediastinales adyacentes. De hecho, la mayoría de los pacientes tiene enfermedad avanzada en el momento del diagnóstico, con tasas de supervivencia a 5 años menores de 10% (12).

Los cánceres esofágicos tempranos se manifiestan en una esofagografía de doble contraste como pequeños pólipos sésiles (Fig. 10), lesiones como placas, o irregularidad focal de la pared (13). Otros pacientes pueden tener diseminación superficial de las lesiones manifestada por nodularidad de la mucosa, sin que exista una masa pequeña. En esos casos, los nódulos tienden a ser poco definidos, produciendo un área confluente de la enfermedad. Cuando se sospecha un cáncer esofágico temprano en estudios con bario, se debe realizar endoscopía y biopsia para establecer el diagnóstico definitivo, ya que los pacientes con cáncer esofágico temprano muestran una tasa de supervivencia a 5 años de un 95%.

Los carcinomas de células escamosas del esófago generalmente se observan en estudios con bario como lesiones infiltrantes (Fig. 11), polipoides o ulceradas (Fig. 12), que tienden a localizarse en el esófago superior o torácico medio (12). Menos frecuentemente, pueden aparecer como lesiones varicosas con múltiples defectos submucosos en el esófago, que pueden confundirse con várices en una radiografía simple (14). Sin embargo, estos defectos tienen una apariencia fija que no cambia en la fluoroscopía. Por el contrario, las várices cambian de tamaño y forma con los cambios en la distensión y peristalsis esofágica.

La clasificación del cáncer esofágico está fuera del objetivo de esta revisión. La TC se puede usar para evaluar la invasión a las estructuras mediastinales adyacentes y para detectar adenopatías mediastinales. Hasta ahora, las imágenes de Resonancia magnética (RM) son comparables con las de la TC para la etapificación del cáncer esofágico. La literatura reciente sugiere que el ultrasonido endoscópico también se puede usar para evaluar la profundidad de la invasión tumoral en la pared esofágica, así como la presencia de metástasis que ha llegado a ganglios linfáticos (12).

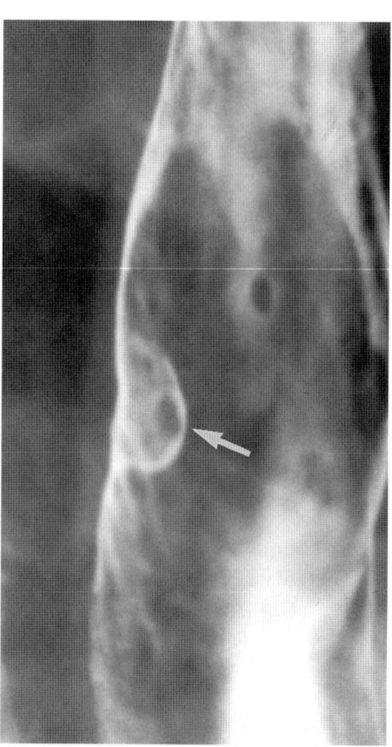

FIG. 10. Carcinoma temprano de células escamosas. Se observa un pequeño pólipo sésil de perfil (*flecha*) en el esófago medio. [Reproducido con autorización de Dr. M. Levine (redactor). *Radiology of the esophagus*. Philadelphia, WB Saunders, 1989.]

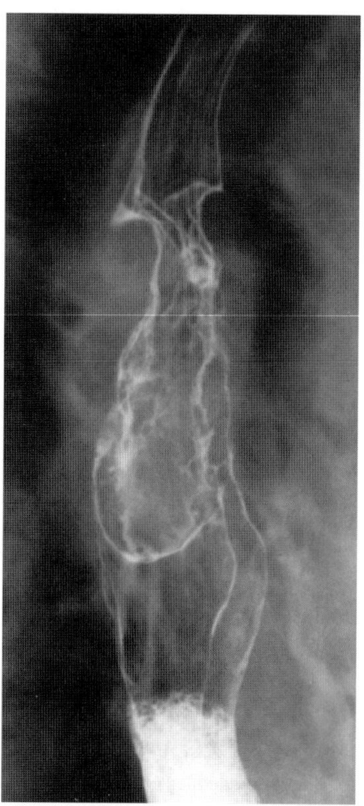

FIG. 11. Carcinoma avanzado de células escamosas. El esofagograma de doble contraste muestra una lesión infiltrante que ocasiona estrechamiento irregular del esófago medio con ulceración, nodularidad y bordes abruptamente elevados.

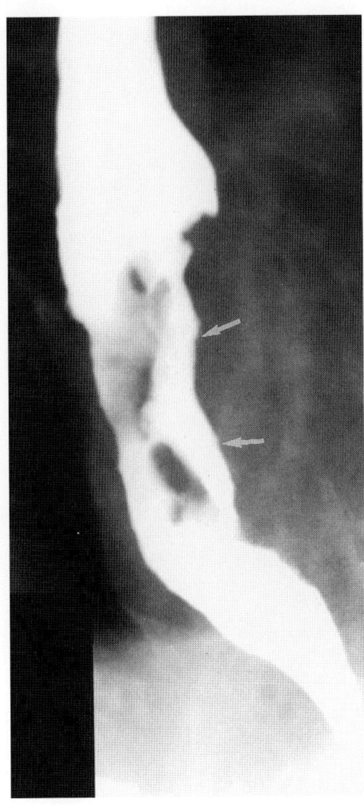

FIG. 12. Carcinoma avanzado de células escamosas. Se observa una larga lesión ulcerada (*flechas*) en el esófago distal con un borde tumoral delgado que rodea la úlcera. [Reproducido con autorización de Dr. M. Levine (redactor). *Radiology of the esophagus*. Philadelphia, WB Saunders, 1989.]

Adenocarcinoma

Se cree que casi todos los adenocarcinomas del esófago se presentan en pacientes con mucosa de Barrett esofágica subyacente.

Los datos disponibles sugieren que la prevalencia total de adenocarcinoma en los pacientes con esófago de Barrett es de un 10% (12,15). Al contrario del carcinoma de células escamosas, que tiende a presentarse en la parte superior del tercio medio del esófago, los adenocarcinomas que se originan en esófago de Barrett se localizan principalmente en el esófago distal y muestran una marcada tendencia a invadir el cardias y el fondo gástrico (16,17). Anteriormente, estos adenocarcinomas esofágicos que involucraban la región proximal del estómago se clasificaron incorrectamente como carcinomas gástricos primarios que involucraban el esófago. Sin embargo, actualmente se sabe que los adenocarcinomas que se originan de la mucosa de Barrett comprenden de 20 a 50% de todos los cánceres esofágicos, por lo que se considera que éste es un tumor maligno más común de lo que previamente se pensó (18).

Los pacientes con adenocarcinomas esofágicos típicamente se presentan con disfagia de reciente inicio y pérdida de peso. Desafortunadamente, con el paso del tiempo desarrollan disfagia y generalmente presentan tumores avanza-

dos, por lo que los adenocarcinomas tienen un pronóstico tan pobre el de los carcinomas de células escamosas. Sin embargo, se cree que estos adenocarcinomas se desarrollan a partir de una serie de intensos cambios displásicos epiteliales en pacientes con mucosa de Barrett subyacente. Por ello, varios investigadores proponen el seguimiento endoscópico de pacientes asintomáticos con esófago de Barrett conocido, con la finalidad de detectar estos cambios displásicos antes del desarrollo de un carcinoma evidente (15). Ocasionalmente, los adenocarcinomas tempranos pueden ser hallazgos fortuitos en pacientes que se presentan por enfermedad de reflujo subyacente.

Los adenocarcinomas tempranos pueden observarse en la esofagografía de doble contraste como pequeños pólipos sésiles, lesiones tipo placa, o lesiones diseminadas superficialmente que causan nodulación de la mucosa, sin una masa discreta (13,15). Ocasionalmente, estos carcinomas tempranos también se pueden observar como irregularidades focales, planas o nodulares dentro de una estenosis péptica subyacente. Por lo tanto, ante la presencia de cualquier rasgo sospechoso en la región de una estenosis péptica, debe realizarse endoscopía y biopsia para descartar un adenocarcinoma sobrepuesto.

Los adenocarcinomas avanzados se pueden detectar en una esofagografía como lesiones infiltrantes (Fig. 13), polipoides o ulceradas que se localizan principalmente en el

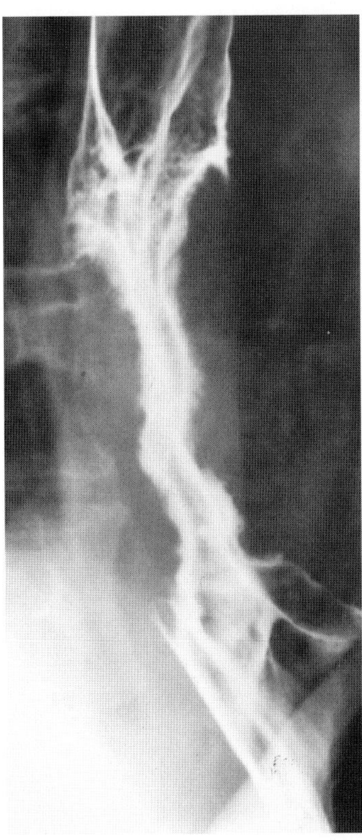

FIG. 13. Adenocarcinoma avanzado. Este paciente tiene una lesión infiltrante en el esófago distal que se proyecta cerca de la unión gastroesofágica. La lesión resultó ser adenocarcinoma que surgió en la mucosa de Barrett.

esófago distal y tienen una marcada tendencia a invadir el cardias y el fondo gástrico (15). La afección gástrica se identifica en ocasiones por la presencia de un pólipo o masa ulcerada en el fondo gástrico. Sin embargo, otros tumores que involucran el fondo pueden manifestarse con hallazgos relativamente sutiles como distorsión u obliteración de los rasgos anatómicos normales del cardias, como la roseta del cardias. Por ello, se requieren proyecciones específicas del cardias y del fondo gástrico para detectar estas lesiones. Cuando el cardias está afectado por un tumor, puede ser imposible diferenciar esta lesión de un carcinoma primario del cardias que invade el esófago distal. Sin embargo, se debe sospechar el adenocarcinoma de Barrett cuando la masa tumoral se localiza en el esófago distal.

Carcinoma de células fusiformes

El carcinoma de células fusiformes es un tumor maligno, poco frecuente del esófago, que contiene elementos de carcinoma y de sarcoma con metaplasia de células fusiformes en la fracción carcinomatosa del tumor. Estas lesiones consisten patológicamente en innumerables células fusiformes parecidas al tumor con algunas islas o nidos de células carcinomatosas. Las personas afectadas generalmente tienen un

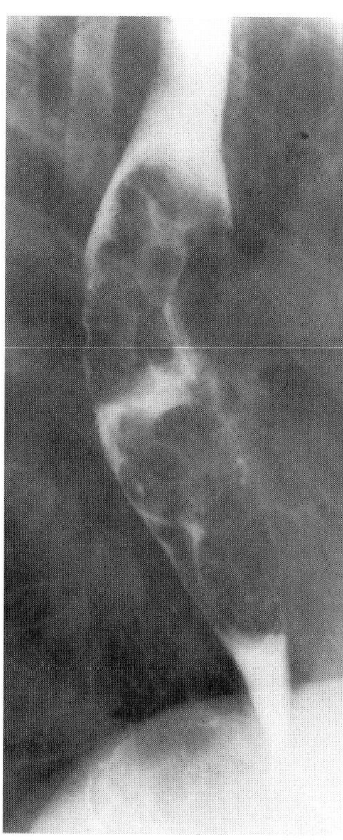

FIG. 14. Carcinoma de células fusiformes. Una masa polipoide intraluminal expande la luz del esófago sin causar obstrucción. Esta es la apariencia característica de carcinoma de células fusiformes. [Reproducido con autorización de Dr. M. Levine (redactor). *Radiology of the esophagus.* Philadelphia, WB Saunders, 1989.]

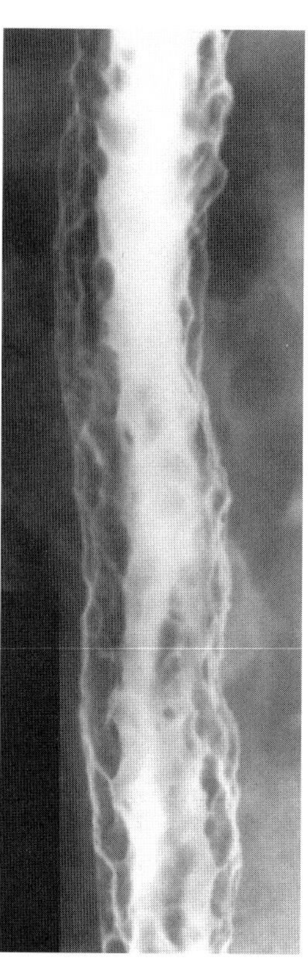

FIG. 15. Linfoma no Hodgkin del esófago. El esofagograma con doble contraste muestra innumerables nódulos submucosos en el esófago distal y medio.

pronóstico tan pobre como el de los pacientes con carcinoma de células escamosas del esófago.

El carcinoma de células fusiformes se observa típicamente en la esofagografía como largas masas polipoides intraluminales que característicamente expanden o dilatan el esófago sin causar obstrucción (Fig. 14) (19). El diagnóstico diferencial de estas masas expandibles intraluminales se realiza con otros raros tumores malignos del esófago como el leiomiosarcoma y melanoma maligno.

Linfoma

El linfoma esofágico es una enfermedad rara, que corresponde sólo en 1 a 2% de todos los casos de linfoma gastrointestinal. Estos pacientes generalmente tienen linfoma non Hodgkin generalizado con invasión directa al esófago por los ganglios linfáticos mediastinales, diseminación por contigüidad de linfoma del fondo gástrico o por desarrollo sincrónico de linfoma en la pared del esófago. Es muy raro que se presente un linfoma esofágico en pacientes sin enfermedad extraesofágica.

El linfoma esofágico primario se observa en una esofagografía como nódulos submucosos múltiples pequeños y separados (Fig. 15), innumerables nódulos pequeños, masas polipoides o estenosis (20). Ocasionalmente, estos tumores pueden producir pliegues gruesos y tortuosos que simulan la aparición de várices. Cuando se observan múltiples nódulos en el esófago, el diagnóstico diferencial incluye infiltración leucemoide, metástasis hematógenas, sarcoma de Kaposi y leiomiomas múltiples.

VARICES

Las várices esofágicas se clasifican como várices ascendentes cuando son causadas por hipertensión portal, y descendentes cuando son causadas por la obstrucción de la vena cava superior. De vez en cuando se pueden producir várices idiopáticas debido a las alteraciones congénitas en la pared del vaso. Cualquiera que sea su causa, las várices son importantes, debido al potencial riesgo de muerte por sangrado. Las várices esofágicas ascendentes generalmente se observan en la esofagografía como defectos de llenado longitudinales tortuosos o serpiginosos, en el tercio distal del esófago (Fig. 16). Debido a que las várices se distienden y colapsan en forma alterna con los diferentes grados de distensión esofágica, tienen apariencia cambiante y frecuentemente quedan borradas u obliteradas durante el estudio fluoroscópico.

Por el contrario, las várices descendentes típicamente aparecen como defectos de llenado longitudinales tortuosos o festoneados en el esófago medio o superior debido a la obstrucción de la vena cava. Muchas son causadas por carcinoma pulmonar que involucra el mediastino, pero otros tumores del mediastino, la fibrosis mediastinal y el bocio subesternal también pueden ocasionar la obstrucción de la vena cava superior, que resulta en várices descendentes.

Una o varias várices idiopáticas se manifiestan en los estudios baritados por una o más masas lisas submucosas indistinguibles en una radiografía simple de los leiomiomas u otras lesiones intramurales. Sin embargo, una várice idiopática puede ser borrada o aun obliterada por gran distensión esofágica.

LESIONES DIVERSAS

Síndrome de Mallory-Weiss

El desgarro de Mallory-Weiss es una lesión común en la que el incremento rápido y repentino de la presión esofágica intraluminal provoca una laceración lineal de la mucosa en la región del cardias gástrico. La mayoría de éstos son causados por un vómito intenso o arqueo después de una ingestión importante de alcohol. Las personas afectadas generalmente se presentan con sangrado del tubo digestivo alto, pero muchos de los desgarros cicatrizan espontáneamente en un lapso de 48 a 72 horas, por lo que el sangrado tiende a autolimitarse. La mayoría de los desgarros de Mallory-Weiss se diagnostican por endoscopía. Sin embargo, en ocasiones, estos desgarros pueden observarse en un esofagograma de doble contraste como colecciones de bario superficiales, lineales, de 1 a 4 cm de largo en el esófago distal. Aunque los hallazgos radiográficos pueden sugerir una úlcera lineal ocasionada por esofagitis por reflujo, la historia del vómito reciente y hematemesis en un alcohólico pueden sugerir el diagnóstico correcto.

Hematoma

La mayoría de los hematomas esofágicos son causados por la laceración o el desgarro de la mucosa del esófago distal. Si se ocluye el desgarro, la persistencia de la hemorragia puede provocar una disección submucosa progresiva por la sangre, provocando un hematoma intramural. Los hematomas esofágicos son más comunmente causados por endoscopía u otros procedimientos esofágicos instrumentados. De vez en cuando, los hematomas pueden ser causados por trombocitopenia, otros trastornos hemorragíparos o por anticoagulación. La mayoría de los hematomas se resuelven espontáneamente con tratamiento conservador.

Los hematomas esofágicos se pueden observar en estudios con bario como masas submucosas ovoides y alargadas en el esófago. Cuando existe una laceración de la mucosa, que ocurre principalmente después de una lesión iatrogénica, el medio de contraste en ocasiones diseca por debajo de la mucosa hacia el hematoma. Esta disección intramural puede ocasionar la característica apariencia de "doble barril", debido a colecciones paralelas del medio de contraste en el lumen verdadero y el falso que quedan separados

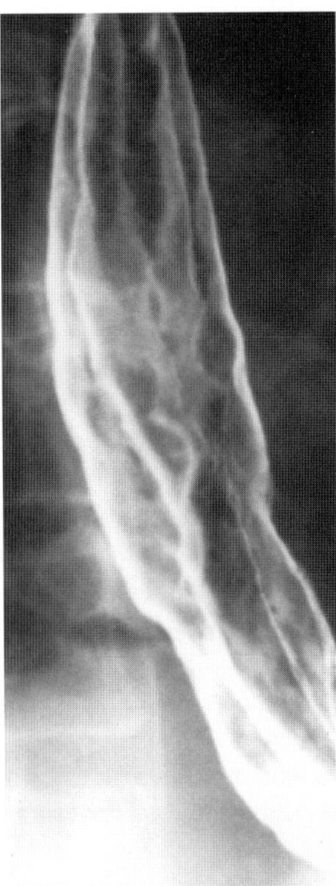

FIG. 16. Várices. Se observan múltiples defectos serpiginosos en el tercio distal del esófago. Las várices tuvieron una apariencia cambiante en la fluoroscopía.

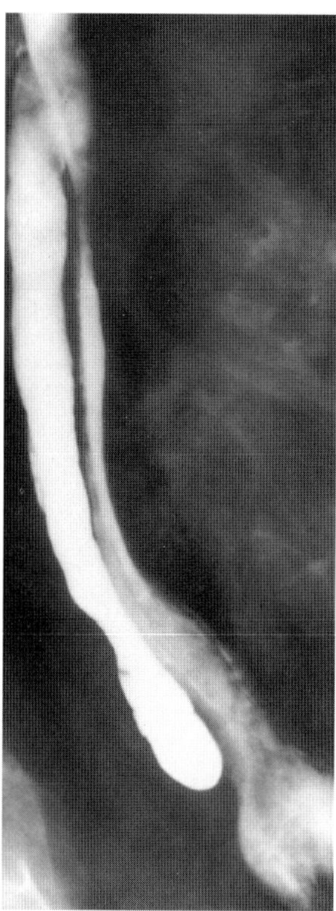

FIG. 17. Esófago en "doble barril". El esofagograma con medio de contraste sencillo muestra una disección intramural con restos de bario detrás del esófago, provocando la apariencia de "doble barril". Esta lesión fue el resultado de una laceración esofágica realizada durante la endoscopía. Observe la comunicación entre la luz esofágica y el vestigio intramural proximal al sitio de la laceración. (Cortesía del Dr. Frank H. Miller, Chicago, Illinois)

por una delgada banda radiolúcida (Fig. 17) (21). Las bandas intramurales también pueden ser causadas por la enfermedad de Crohn, esofagitis por *Cándida* o esofagitis fímica.

Perforación

La mayoría de las perforaciones esofágicas son causadas por endoscopía u otros estudios esofágicos instrumentados. Otros pacientes pueden presentar perforación espontánea del esófago, conocida como síndrome de Boerhaave, como resultado de un incremento rápido y repentino de la presión esofágica intraluminal. Estas perforaciones esofágicas espontáneas generalmente se presentan en la cara posterolateral del esófago distal, justo por arriba de la unión gastroesofágica. Las perforaciones del esófago torácico generalmente se manifiestan por un dolor retroesternal súbito, vómito y enfisema subcutáneo con crepitación del tejido blando de la cara anterior del tórax ("crujido" mediastinal). Desafortunadamente, el pronóstico está directamente relacionado con el tiempo transcurrido entre la perforación y el inicio del tratamiento. Después de 24 horas, la mortalidad de la perforación del esófago torácico es mayor de 50%.

En pacientes con perforación esofágica espontánea, las radiografías del tórax muestran neumomediastino asociado con derrame pleural izquierdo y, menos frecuentemente, derrame pleural derecho o derrame bilateral. La esofagografía demuestra la extravasación del medio de contraste de la cara lateral izquierda del esófago distal al mediastino adyacente.

Obstrucción por cuerpo extraño

En adultos, la obstrucción del esófago por un cuerpo extraño generalmente es causada por carne u otro bolo alimenticio mal masticado. Estas obstrucciones por alimento frecuentemente se presentan por arriba de una estenosis o un anillo esofágico. La mayoría de los pacientes con alimento impactado refieren dolor torácico de inicio súbito, odinofagia, y/o disfagia. La perforación esofágica es rara, pero el riesgo de perforación aumenta significativamente si la obstrucción persiste por más de 24 horas.

Cuando se sospecha obstrucción por un cuerpo extraño en el esófago se debe realizar tempranamente un trago de bario para determinar dónde se encuentra el cuerpo extraño y dónde está causando la obstrucción. Los estudios con bario típicamente muestran un defecto de llenado polipoide en el esófago con un menisco irregular, debido al contorno que produce el bario en el borde superior del bolo alimenticio impactado (Fig. 18A). Aunque la apariencia radiológica se puede confundir con un carcinoma esofágico que obstruye el esófago completamente, el diagnóstico correcto casi siempre se sugiere desde la historia clínica. Después de que se haya resuelto la obstrucción, deberá realizarse un esofagograma de seguimiento para descartar un anillo de Schatzki subyacente o una estenosis péptica como la causa de la obstrucción (Fig. 18B). En raras ocasiones, las obstrucciones por alimentos pueden ser causadas por estenosis malignas del esófago.

Los radiólogos han intentado resolver las impactaciones de alimento en el esófago, administrando glucagón, agentes formadores de gas o ambos. El glucagón facilita el paso del cuerpo extraño relajando el esfínter esofágico inferior (22), mientras que los agentes formadores de gas distienden el esófago por arriba del bolo, permitiendo que el bolo pase al estómago (23). Aunque estas maniobras no invasivas han sido exitosas en más de 50% de los pacientes, no deben intentarse si la obstrucción tiene más de 24 horas de evolución, debido al riesgo de perforación esofágica.

Divertículos

Los divertículos pueden formarse por pulsión, debido al incremento de la presión esofágica intraluminal o por tracción, debido a la fibrosis en los tejidos periesofágicos adyacentes. La gran mayoría de los divertículos esofágicos se deben a la pulsión. Estos divertículos por pulsión generalmente se asocian con alteraciones de la motilidad esofágica. Los divertículos por pulsión se observan en la esofagografía como uno o más sacos hacia fuera, del esófago medio al distal

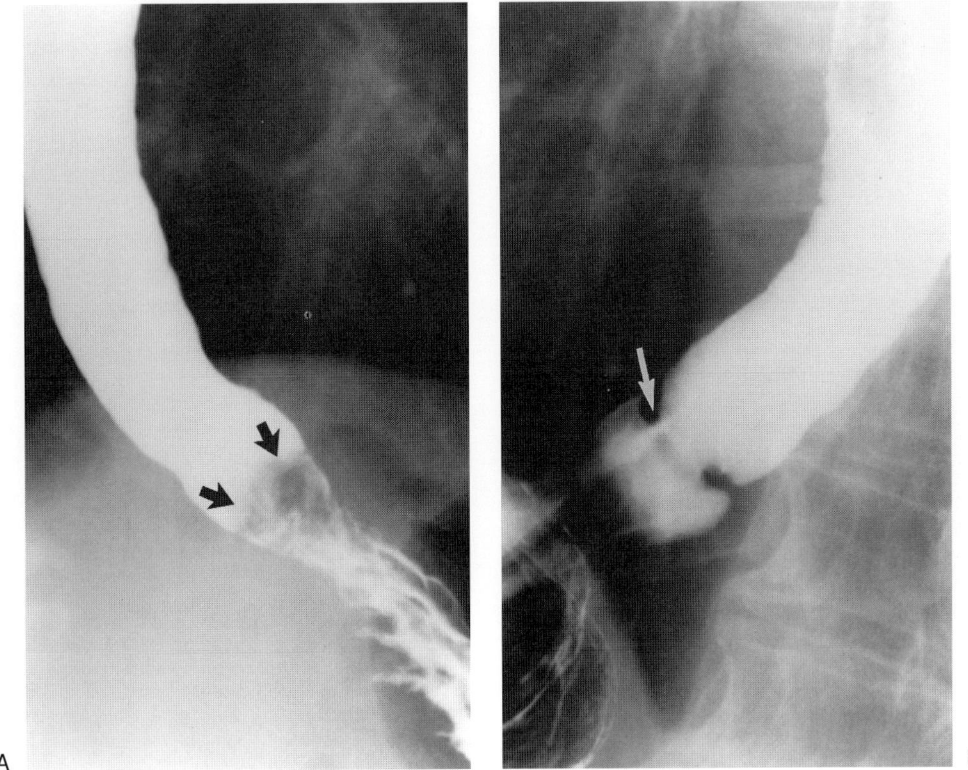

A   B

FIG. 18. Impactación esofágica por alimento. **A:** El esofagograma inicial muestra un defecto de llenado polipoide, que obstruye parcialmente (*flechas*) el esófago distal, debido a un trozo de carne impactado. El impacto fué resuelto con la administración intravenosa de glucagon y un agente efervescente. **B:** Un segundo esofagograma en decúbito OAD unos minutos después mostró un anillo de Schatzki subyacente (*flecha*) responsable de la obstrucción.

(Fig. 7). Debido a que su pared no tiene músculo, tienden a mantenerse llenos después de que el esófago ha vaciado el bario. Ocasionalmente, un divertículo gigante por pulsión, también conocido como divertículo epifrénico, puede desarrollarse adyacente a la unión gastroesofágica. Contrariamente, los divertículos por tracción usualmente se localizan en el esófago medio y tienen forma triangular o de toldo, debido a la retracción y fibrosis de una enfermedad granulomatosa por debajo de la carina adyacente o en los ganglios linfáticos del hilio. Los divertículos por tracción contienen todas las capas de la pared esofágica, incluyendo el músculo, por lo que tienden a vaciarse cuando se contrae el esófago. De hecho, generalmente es posible diferenciar los divertículos por pulsión y los divertículos por tracción, en base a los hallazgos radiológicos.

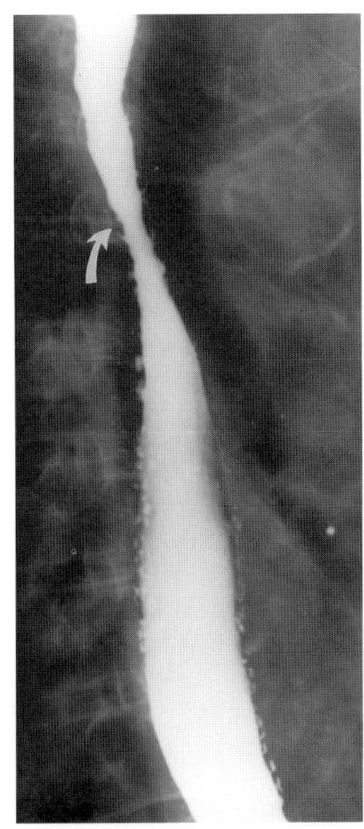

FIG. 19. Pseudodiverticulosis esofágica intramural. Se observan múltiples sacos en forma de botella dispuestos en columnas longitudinales paralelas al eje mayor del esófago. Este paciente tiene una estenosis asociada (*flecha*) en el esófago torácico superior.

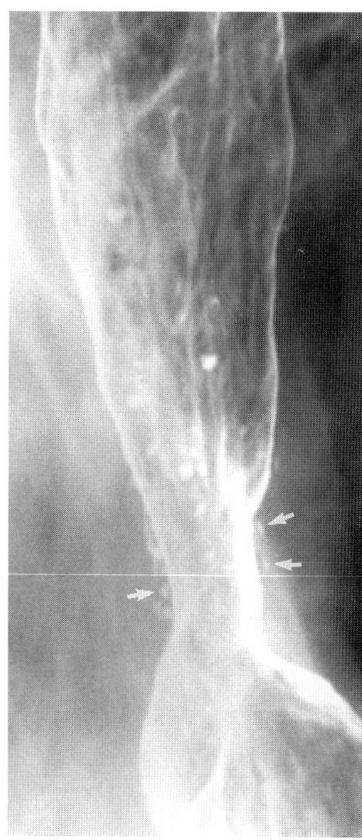

FIG. 20. Pseudodiverticulosis esofágica intramural. El esofagograma de doble contraste muestra una estenosis péptica leve en el esófago distal con un grupo de pseudodivertículos en la región de la estenosis. Cuando se observan de frente, los pseudodivertículos pueden confundirse con pequeñas úlceras. Sin embargo, cuando se observan de perfil los pseudodivertículos aparentan estar flotando afuera de la pared del esófago (*flechas*) sin comunicación aparente con la luz. Esta es la apariencia característica de los pseudodivertículos. [Reproducido con autorización de Dr. I. Laufer, Dr. M. Levine (editores). *Double contrast gastrointestinal radiology.* Philadelphia, WB Saunders, 1992.]

Pseudodiverticulosis intramural del esófago

Los pseudodivertículos intramurales del esófago están constituidos patológicamente por dilatación de los conductos excretores de las glándulas mucosas del esófago. Los pseudodivertículos no tienen significado clínico, excepto el hecho de que pueden asociarse con una gran variedad de condiciones, incluyendo diabetes, alcoholismo y cicatrices de esofagitis por reflujo.

Los pseudodivertículos intramurales esofágicos se observan en una esofagografía como sacos en forma de botella dispuestos en líneas longitudinales paralelas al eje mayor del esófago (Fig. 19). Clásicamente tienen una distribución difusa y frecuentemente se asocian con estenosis esofágicas altas (24). Sin embargo, un estudio mostró que es más común encontrar grupos localizados de pseudodivertículos

en el esófago distal en la región de la estenosis péptica (25). Cuando se observan de frente, estas estructuras algunas veces se pueden confundir con pequeñas úlceras. Cuando se ven de perfil, sin embargo, frecuentemente se ven flotando fuera de la pared del esófago sin ninguna comunicación aparente con la luz (Fig. 20), mientras que las úlceras verdaderas casi siempre se comunican directamente con la luz.

REFERENCIAS

1. Levine MS, Rubesin SE, Herlinger H et al. Double-contrast upper gastrointestinal examination: technique and interpretation. *Radiology* 1988;168:593–602.
2. Levine MS, Low V, Laufer I et al. Focal spiculation of the upper thoracic esophagography. *Radiology* 1992;183:807–809.
3. Glick SN, Teplick SK, Goldstein J et al. Glycogen acanthosis of the esophagus. *AJR* 1982;139:683–688.
4. Freeny PC, Marks WM. Adenocarcinoma of the gastroesophageal junction: barium and CT examination. *AJR* 1982;138:1077–1082
5. Ott DJ. Motility disorders. En: Gore RM, Levine MS, Laufer I, ed. *Textbook of gastrointestinal radiology.* Philadelphia: WB Saunders, 1994;346–359
6. Tucker HJ, Snape WJ, Cohen SC. Achalasia secondary to carcinoma: manometric and clinical features. *Ann Intern Med* 1978;89:315–318.
7. Chen YM, Ott DJ, Hewaon EG et al. Diffuse esophageal spasm: radiographic and manometric correlation. *Radiology* 1989;170:807–810.
8. Ott DJ, Richter JE, Wu WC et al. Radiologic and manometric correlation in "nutcracker esophagus". *AJR* 1986;147:692–695.
9. Montesi A, Alessandro P, Graziani L et al. Small benign tumors of the esophagus: radiological diagnosis with double-contrast examination. *Gastrointest Radiol* 1983;8:207–212.
10. Levine MS, Buck JL, Pantongrag-Brown L et al. Esophageal leiomyomatosis. *Radiology* 1996;199:533–536.
11. Levine MS, Buck JL, Pantongrag-Brown L et al. Fibrovascular polyps of the esophagus: clinical, radiographic, and pathologic findings in 16 patients. *AJR* 1996;166:781–787.
12. Levine MS. Esophageal cancer: radiologic diagnosis. *Radiol Clin North Am* 1997;35:265–279.
13. Levine MS, Dillon EC, Saul SH et al. Early esophageal cancer. *AJR* 1986;146:507–512.
14. Yates CW, Levine MA, Jensen KM. Varicoid carcinoma of the esophagus. *Radiology* 1977;122:507:605–608.
15. Levine MS, Hernan JB, Furth EE. Barrett´s esophagus and esophageal adenocarcinoma: the scope of the problem. *Gastrointest Radiol* 1995;20:291–298.
16. Keen SJ, Dodd GD, Smith JL. Adenocarcinoma arising in Barrett's esophagus: pathologic features. *Mt Sinai J Med* 1984;51:442–450.
17. Levine MS, Caroline D, Thompson JJ et al. Adenocarcinoma of the esophagus: relationship to Barrett mucosa. *Radiology* 1984;150:305–309.
18. Pera M, Cameron AJ, Trastek VF et al. Increasing incidence of adenocarcinoma of the esophagus and esophagogastric junction. *Gastroenterology* 1993;104:510–513.
19. Agha FP, Keren DF. Spindle-cell squamous carcinoma of the esophagus; a tumor with biphasic morphology. *AJR* 1985;145:541–545.
20. Levine MS, Sunsgine AG, Reynolds JC et al. Diffuse nodularity in esophageal lymphoma. *AJR* 1985;145:1218–1220.
21. Pellicano A, Watier A, Gentile J. Spontaneous double-barreled esophagus. *J Clin Gastroenterol* 1987;9:149–154.
22. Trenkner SW, Maglinte DDT, Lehman GA et al. Esophageal food impaction: treatment with glucagon. *Radiology* 1983;149:401–403.
23. Rice BT, Spiegel PK, Dombrowski PJ. Acute esophageal food impaction treated by gas-forming agents. *Radiology* 1983;146:299-301.
24. Cho SR, Sanders MM, Turner MA et al. Esophageal intramural pseudodiverticulosis. *Gastrointest Radiol* 1981;6:9–16.
25. Levine MS, Moolten DN, Herlinger H et al. Esophageal intramural pseudodiverticulosis: a reevaluation. *AJR* 1986;147:1165–1170.

Abdomen: El Tubo Digestivo, Tomo I.
Editores: M. E. Stoopen, K. Kimura y P. R. Ros.
Lippincott Williams & Wilkins, Philadelphia © 1999.

CAPITULO 3

Esofagitis

Kenji Kimura

La esofagitis es la enfermedad más frecuente del tubo digestivo. La técnica de doble contraste permite el estudio detallado de la mucosa esofágica y es un método sensible y preciso para detectar las manifestaciones relativamente sutiles de la esofagitis. El análisis cuidadoso de los hallazgos radiológicos hace posible el diagnóstico correcto en la mayoría de los casos. La esofagitis por reflujo es la afección más frecuente. Sin embargo, en la actualidad se ha observado un incremento en la frecuencia de la esofagitis infecciosa por gérmenes oportunistas en pacientes inmunocomprometidos, constituyendo la segunda causa más común de las enfermedades inflamatorias del esófago. Otros factores etiológicos menos comunes incluyen los medicamentos orales, ingestión de cáusticos, irradiación y enfermedades granulomatosas.

ESOFAGITIS POR REFLUJO GASTROESOFAGICO

En la patogénesis de la esofagitis por reflujo contribuyen múltiples factores relacionados con la frecuencia del reflujo gastroesofágico, volumen y características del material refluido, resistencia de la mucosa y eficacia de la limpieza esofágica que se realiza por efecto de la peristalsis esofágica, el efecto de la gravedad y la saliva. El reflujo gastroesofágico ocurre cuando existe disminución o pérdida del tono del esfínter esofágico inferior que es la principal barrera para el reflujo (1).

La relación entre la hernia hiatal y el reflujo gastroesofágico permanece en controversia. Algunos autores postulan que la hernia hiatal predispone al reflujo gastroesofágico (2), mientras que otros opinan que la hernia hiatal no juega un papel importante en la génesis de la enfermedad por reflujo (3). Esta controversia surge por el hecho de que muchos pacientes con hernia hiatal no tienen evidencia de reflujo gas-

troesofágico y en sentido inverso, muchos pacientes con reflujo gastroesofágico, no tienen hernia hiatal. Por lo tanto, la disfunción intrínseca del esfínter esofágico inferior es el factor principal para el desarrollo del reflujo gastroesofágico, independientemente de la localización anatómica del esfínter esofágico por arriba o por debajo del diafragma (4).

Clínicamente la esofagitis péptica se manifiesta por pirosis, acedías, regurgitación o vómitos, disfagia y dolor retroesternal. El dolor puede ser intenso y en ocasiones, difícil de distinguir del dolor causado por enfermedad cardíaca isquémica. En algunos casos la esofagitis por reflujo puede manifestarse por dolor epigástrico o en el cuadrante superior derecho y en otros casos, por hemorragia del tubo digestivo. El desarrollo de estenosis péptica se manifiesta por disfagia progresiva.

Hallazgos radiológicos

La técnica de doble contraste tiene una sensibilidad de 75% en el diagnóstico de la esofagitis por reflujo y llega a 95% en lesiones, de moderadas a intensas (5–7). El esofagograma con técnica convencional tiene una sensibilidad de 50 a 80% (5,8,9). Sin embargo, ésta última técnica demuestra mejor las alteraciones del esófago distal como el anillo esofágico inferior y las estenosis.

Los hallazgos radiológicos de la esofagitis por reflujo son variados y dependen del grado de intensidad de la misma. El examen identifica correctamente las alteraciones morfológicas en la mayoría de los pacientes con evidencia de esofagitis, de moderada a intensa. Estas anormalidades incluyen una gran variedad de signos.

Alteraciones de la mucosa

Con la técnica de doble contraste, la mucosa esofágica normal se observa con una apariencia fina y lisa (Fig. 1). En los estadios tempranos o leves de la esofagitis por reflujo, el edema y la inflamación mucosa se manifiestan por un aspecto granular o finamente nodular, con pequeñas imágenes de defectos de

Dr. K. Kimura: Profesor Asociado, Curso Universitario de Radiología Clínica Londres, Universidad Nacional Autónoma de México, Director del Departamento de Radiología Grupo C. T. Scanner, México D.F.

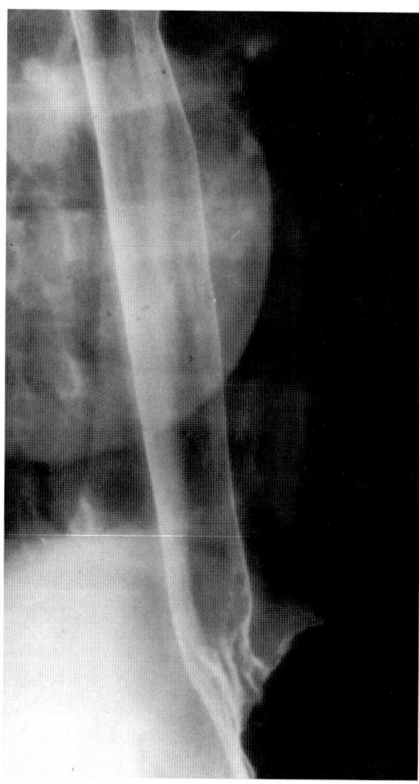

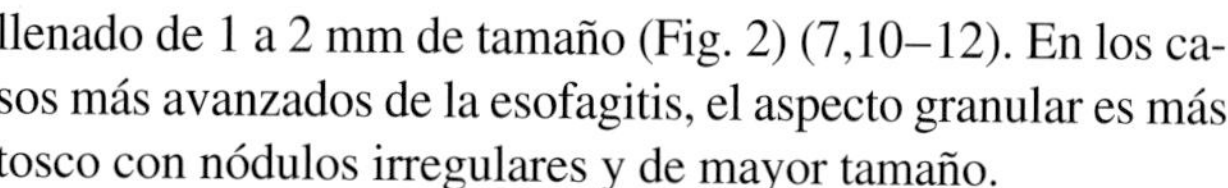

FIG. 1. Esófago normal. Doble contraste del esófago en proyección oblicua izquierda posterior con el paciente en posición de pie. El esófago se aprecia de contornos regulares y de apariencia lisa.

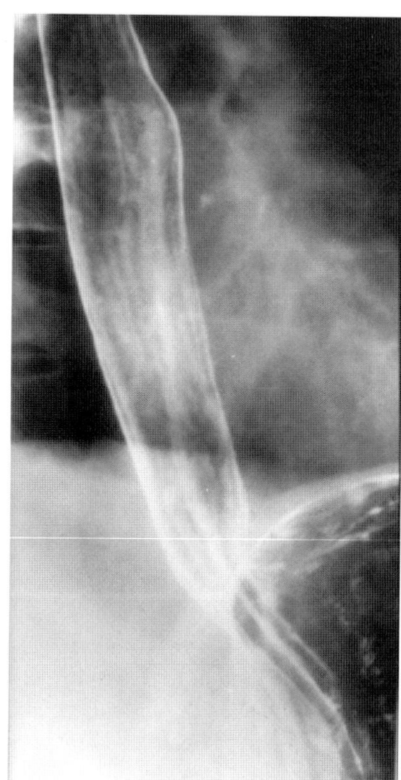

FIG. 2. Esofagitis por reflujo gastroesofágico: Aspecto granular de la mucosa con pequeñas imágenes de defecto de llenado.

llenado de 1 a 2 mm de tamaño (Fig. 2) (7,10–12). En los casos más avanzados de la esofagitis, el aspecto granular es más tosco con nódulos irregulares y de mayor tamaño.

Engrosamiento de los pliegues mucosos

En la mucosografía del esófago, la esofagitis por reflujo puede manifestarse por engrosamiento de los pliegues mucosos longitudinales mayor de 3 mm de espesor (Fig. 3) (6,10). Estos pliegues engrosados pueden tener un aspecto liso, nodular o tortuoso. En ocasiones también se puede observar engrosamiento de los pliegues transversos, cuya apariencia ha sido denominado "esófago felino" porque su aspecto radiológico simula los pliegues mucosos observados en el esófago distal del gato (Fig. 4) (13). Estos pliegues de 1 a 2 mm de amplitud han sido atribuidos a la contracción transitoria de la *muscularis mucosae*, particularmente en pacientes con alteraciones motoras relacionadas con reflujo gastroesofágico (14). Los pliegues transversos fijos se observan ocasionalmente y al parecer son producidos por cicatrización longitudinal de la esofagitis por reflujo (15).

Ulceración

Las erosiones y las úlceras superficiales sólo son observadas con la técnica de doble contraste y se identifican como pe-

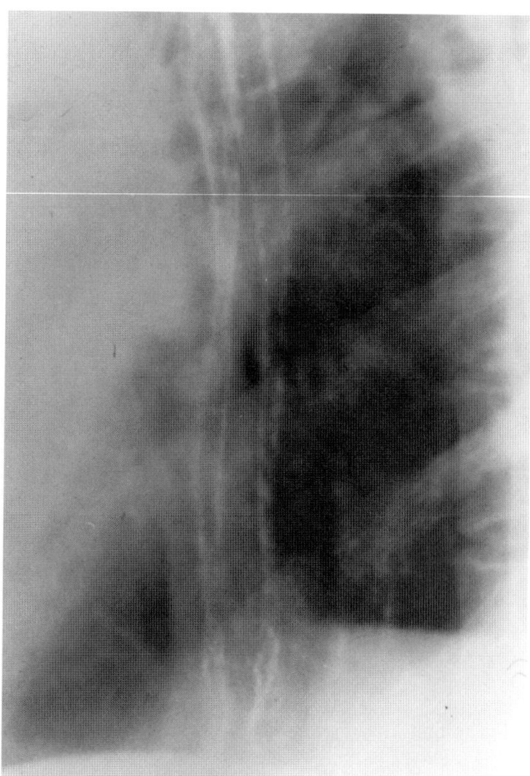

FIG. 3. Engrosamiento e irregularidad de los pliegues mucosos longitudinales en paciente con esofagitis por reflujo.

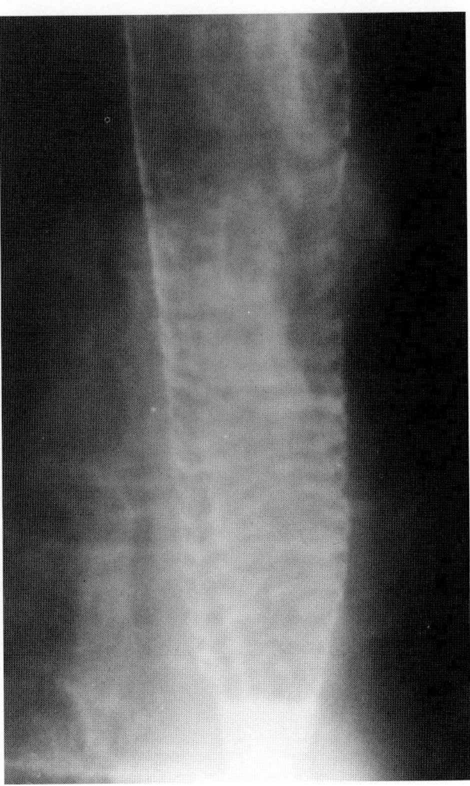

FIG. 4. "Esófago felino" con engrosamiento de los pliegues mucosos transversos.

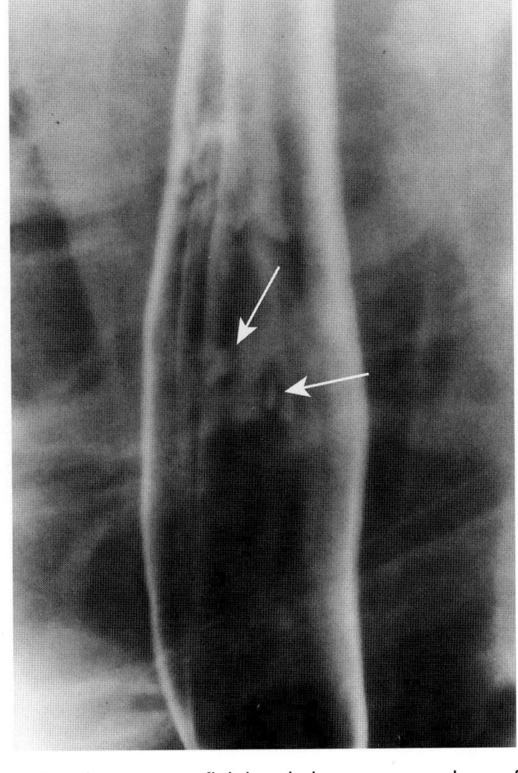

FIG. 5. Erosiones superficiales de la mucosa en la esofagitis por reflujo. Se identifican pequeños acúmulos de bario rodeados por halo radiolúcido (*flechas*).

queños acúmulos de bario que regularmente se encuentran rodeados por un halo radiolúcido que manifiesta el edema de la mucosa vecina (Fig. 5). La localización distal de las úlceras y la asociación de hernia hiatal o reflujo gastroesofágico y el cuadro clínico del paciente sugieren el diagnóstico correcto. Por lo tanto, este tipo de úlceras en el tercio medio del esófago, sin alteraciones en el tercio distal del mismo, debe sugerir otra causa de esofagitis.

La intensidad progresiva de la enfermedad produce úlceras de mayor profundidad que pueden tener una apariencia irregular o lineal con irradiación de los pliegues mucosos y retracción o saculaciones de la pared esofágica adyacente (12). Las úlceras pueden ser únicas o múltiples y de tamaño variable (Fig. 6).

Limitación segmentaria de la distensibilidad

La cicatrización causada por la esofagitis crónica por reflujo, puede producir retracción de la pared esofágica con limitación segmentaria de la distensibilidad, sin el desarrollo de una estenosis circunferencial. Puede ser demostrada con la técnica de repleción o de doble contraste y se observa en más de 50% de los pacientes con esofagitis moderada o intensa (Fig. 7) (6). Se puede acompañar de saculaciones o pseudodivertículos entre las áreas de cicatrización, que no se deben confundir con ulceraciones (11).

Pólipo inflamatorio esofagogástrico

Algunos pacientes con esofagitis crónica por reflujo, presentan un pliegue prominente como una protuberancia polipoide que se origina en el fondo gástrico y se extiende hacia la unión esofagogástrica (16). En el diagnóstico diferencial se incluyen las várices esofagogástricas, pólipos adenomatosos, cuerpos extraños, leiomiomas y carcinomas.

Estenosis

Esta afección se puede observar hasta en un 20% de los pacientes con esofagitis por reflujo (9) y en la mayoría se localiza en el esófago distal por arriba de una hernia hiatal que se observa en más de 95% de los pacientes. La apariencia clásica de una estenosis péptica es de una zona corta (1 a 4 cm) de disminución de calibre, concéntrica, de contornos lisos. Sin embargo en ocasiones es asimétrica, puede afectar una gran longitud del esófago distal o mostrar contornos irregulares (Fig. 8).

Dismotilidad esofágica

Las alteraciones en la peristalsis esofágica están presentes en un 25 a 33% de los pacientes con esofagitis por reflujo (17). En los pacientes con esofagitis intensa pueden llegar a pre-

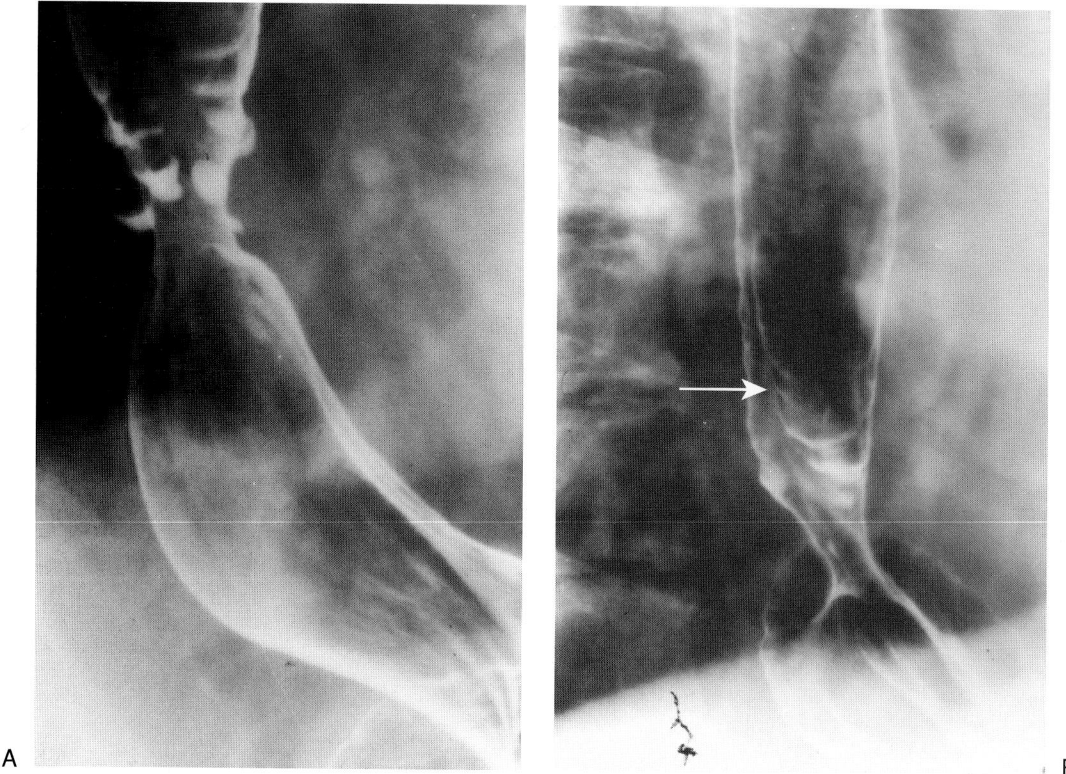

FIG. 6. A: Ulceración múltiple en el tercio distal del esófago por esofagitis por reflujo. **B:** Ulcera lineal (*flecha*) con confluencia de pliegues mucosos.

sentar aperistalsis por daño transitorio o permanente del plexo de Auerbach secundaria a la afectación directa por la inflamación esofágica (18). Estas alteraciones en la motilidad contribuyen al retardo en el vaciamiento esofágico.

Pseudodiverticulosis intramural

La pseudodiverticulosis intramural es una condición rara que se observa en menos de 1% de los exámenes radiológicos del esófago (19). Probablemente representa una secuela de esofagitis crónica por reflujo, ya que de 80 a 90% de los pacientes con pseudodiverticulosis intramural tienen evidencia endoscópica o histológica de enfermedad inflamatoria del esófago (20). Sin embargo no es posible explicar claramente por qué pocos pacientes con esofagitis presentan este hallazgo.

Histológicamente los pseudodivertículos intramurales representan la dilatación sacular de los conductos excretores de las glándulas mucosas profundas del esófago que se localizan en la capa submucosa del esófago en un número aproximado de 200 (20).

Radiológicamente los pseudodivertículos se manifiestan por múltiples y pequeñas saculaciones de 1 a 4 mm de tamaño, orientadas en forma perpendicular al eje mayor del esófago (Fig. 9). Se pueden presentar en forma segmentaria o difusa y asociarse con estenosis esofágica. En 70% de los pacientes, la estenosis se localiza en el tercio distal y muestra características radiológicas de origen péptico (19). Ex-

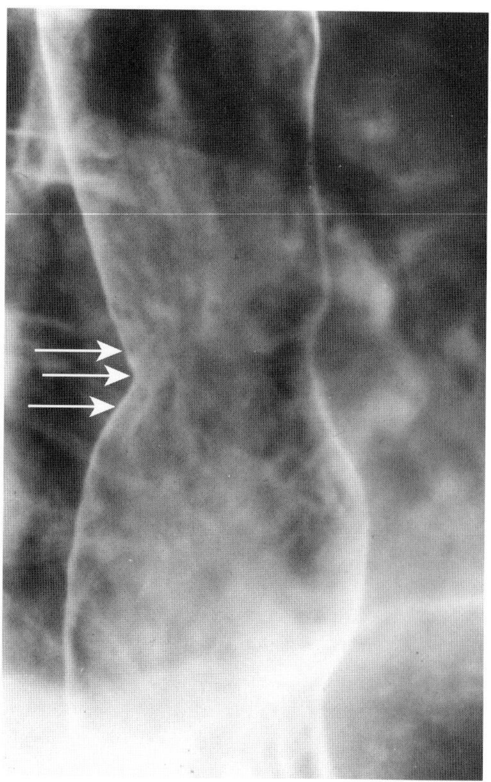

FIG. 7. Esofagitis por reflujo con pérdida de la distensibilidad normal (*flechas*) y aspecto granular de la mucosa.

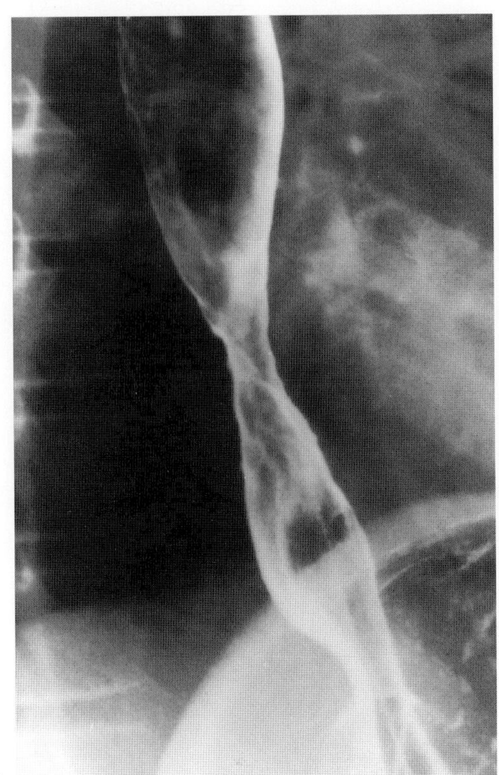
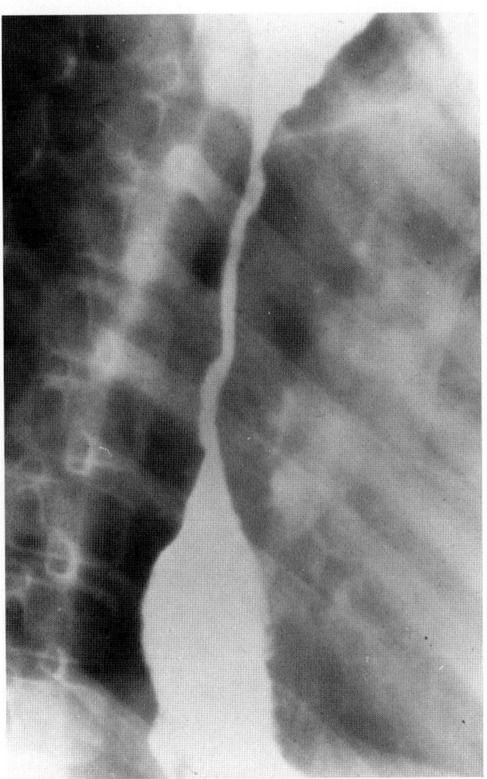

A

B

FIG. 8. A: Estenosis péptica en tercio distal del esófago en paciente con esofagitis por reflujo. **B:** Estenosis extensa en el tercio medio en otro paciente con esofagitis por reflujo.

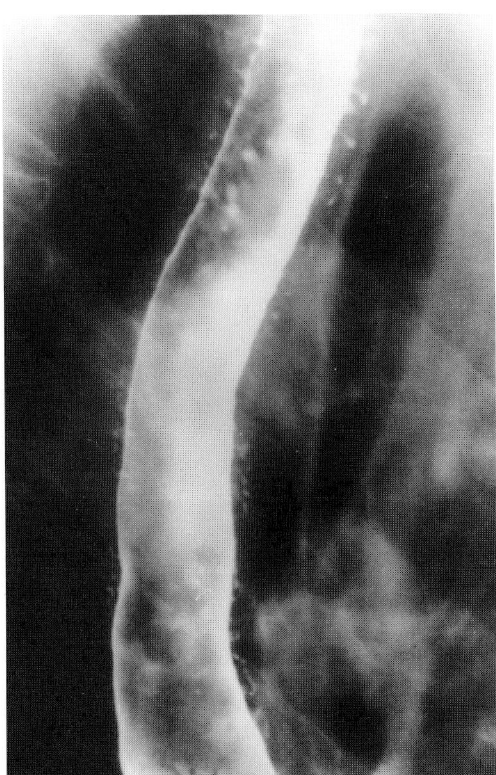

FIG. 9. Pseudodiverticulosis intramural. Múltiples y pequeñas saculaciones orientadas en forma perpendicular al eje longitudinal del esófago.

cepcionalmente pueden complicarse con diverticulitis, produciendo una masa inflamatoria que puede simular carcinoma esofágico (21). Recientemente se ha notado que la frecuencia de pseudodiverticulosis intramural es significativamente más alta en pacientes con carcinoma esofágico, presumiblemente por la metaplasia del epitelio escamoso de los ductos excretores de las glándulas profundas de la submucosa. Sin embargo, esta asociación de pseudodiverticulosis intramural y carcinoma esofágico requiere confirmación adicional en estudios prospectivos para evaluar su relación secuencial (22).

Esófago de Barrett

El esófago de Barrett ocurre en 10% de los pacientes con reflujo gastroesofágico de larga evolución y esofagitis por reflujo. Por lo tanto, es una enfermedad adquirida y se caracteriza por metaplasia columnar progresiva del esófago. Se acepta que es una condición premaligna y precursora de adenocarcinoma esofágico. Se estima que los pacientes con esófago de Barrett tienen el riesgo de desarrollar carcinoma del esófago, 40 veces mayor que la población general (23).

Los hallazgos radiológicos que acompañan al esófago de Barrett incluyen hernia hiatal (87%), estenosis (72%), engrosamiento de pliegues (65%), reflujo gastroesofágico (60%), dilatación esofágica distal (44%), úlcera esofágica (40%) y patrón mucoso reticular (23%) (23).

La hernia hiatal es un signo inespecífico para el esófago de Barrett, sin embargo es raro observar el esófago de Barrett en ausencia de hernia hiatal. La estenosis esofágica es más común en el esófago distal, pero más específica cuando se localiza en el tercio medio. Pueden aparecer como constricciones anulares o zonas de disminución de calibre gradual en forma de huso. Las úlceras de Barrett típicamente se observan como úlceras relativamente profundas en la zona de transición de la mucosa escamocolumnar o a nivel de la estenosis. El patrón mucoso reticular que semeja el área gástrica, representa precisamente el epitelio columnar del esófago de Barrett y constituye un signo relativamente específico de esta entidad (Fig. 10) (24).

Prácticamente todos los adenocarcinomas primarios del esófago están asociados con el esófago de Barrett, siguiendo una secuencia de epitelio columnar-dislasia severa-carcinoma *in situ* y adenocarcinoma invasivo. El desarrollo de adenocarcinoma en pacientes con esófago de Barrett y displasia severa toma de 2.6 a 4.5 años (23). La mayoría de los adenocarcinomas se localizan a nivel de la estenosis o ulceración, y la apariencia radiológica más frecuente es de una neoplasia infiltrante, generalmente de mayor longitud que la observada en el carcinoma de células escamosas. También puede presentarse como una masa ulcerada, exofítica o polipoide.

La tomografía computada y la endosonografía son métodos útiles para valorar la etapificación de estos tumores y evaluar la invasión directa de las estructuras vecinas y las metástasis a distancia. La apariencia radiológica con estos métodos es similar a la observada en el carcinoma de células escamosas (25,26).

ESOFAGITIS INFECCIOSA

El incremento en la supervivencia de pacientes con enfermedades debilitantes crónicas o de los inmunocomprometidos como los pacientes con neoplasias malignas, posterior a transplantes de órganos y con SIDA, ha provocado que en las últimas dos décadas se observe con mayor frecuencia la esofagitis infecciosa. Los agentes infecciosos que con mayor frecuencia se observan son la *Cándida albicans,* el virus del *Herpes simplex* y el *Citomegalovirus.*

Esofagitis por *Cándida albicans*

La candidiasis es la causa más frecuente de esofagitis infecciosa (11,27,28). La *C. albicans* es un comensal saprófito que se encuentra en la orofaringe de las personas sanas. Llega a ser patógeno cuando existe un compomiso en la inmunidad celular que inhibe la respuesta de fagocitosis, y favorece el crecimiento excesivo del hongo con la subsecuente invasión del esófago. En un 25% de los casos la estasis esofágica mecánica o fisiológica como en la estenosis esofágica, acalasia o esclerodermia, es el factor predisponente para el desarrollo de la candidiasis esofágica (29).

Clínicamente la candidiasis esofágica se manifiesta por disfagia u odinofagia, y menos comunmente por dolor torácico o hemorragia del tubo digestivo alto. La presencia de

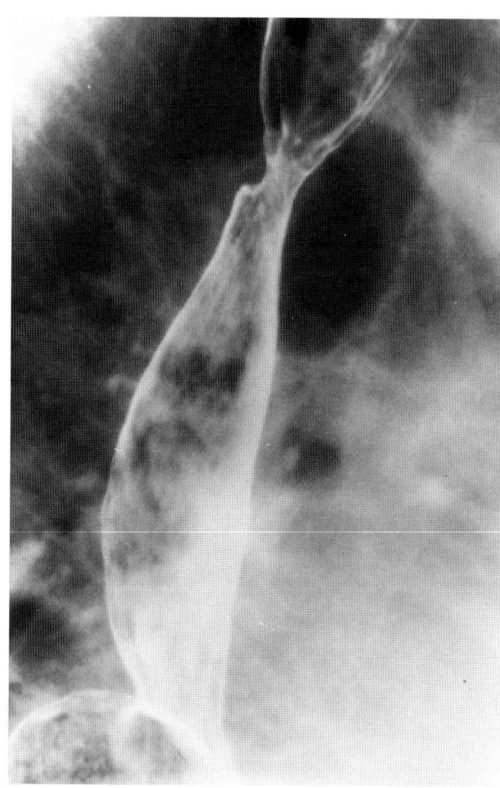

FIG. 10. Esófago de Barrett. La presencia de hernia hiatal, reflujo gastroesofágico, estenosis, ulceración y un aspecto reticular de la mucosa sugieren fuertemente la posibilidad de esófago de Barrett.

placas blanquecinas en la mucosa oral por moniliasis puede sugerir el diagnóstico, pero la mayoría de los pacientes con esofagitis por *C. albicans,* no tienen infección activa de la orofaringe, mientras que otros con candidiasis orofaríngea pueden tener esofagitis por otros gérmenes oportunistas como el herpes o *Citomegalovirus* (30).

La esofagitis por *C. albicans* se manifiesta en el esofagograma con técnica de doble contraste como defectos de llenado en forma de placas que tienden a estar orientadas longitudinalmente entre la mucosa normal (Fig. 11). Estas lesiones se observan inicialmente en el tercio proximal o medio del esófago y corresponden a las placas blanquecinas características vistas en el examen endoscópico y compuestas por detritus epiteliales necróticas y colonias de *C. albicans* (30). En los casos avanzados, se observa el esófago de contornos francamente irregulares, "hirsuto", debido a la coalescencia de placas y pseudomembranas, y afectar en forma difusa el esófago. Esta forma fulminante de moniliasis esofágica se ha observado con mayor frecuencia en pacientes con SIDA. Por lo tanto la forma fulminante se debe sospechar cuando se identifica un esófago hirsuto en los estudios baritados (12,28,30). En forma rara, la candidiasis esofágica puede mostrar ulceraciones que simulan úlceras aftosas o superficiales que se presentan en la esofagitis viral (31). La sensibilidad de la técnica de doble contraste para el diagnóstico de este tipo de esofagitis es de 90% (29).

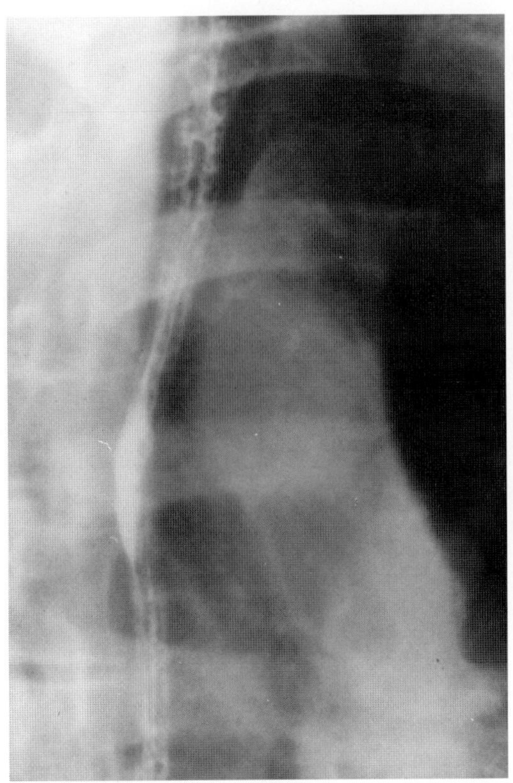

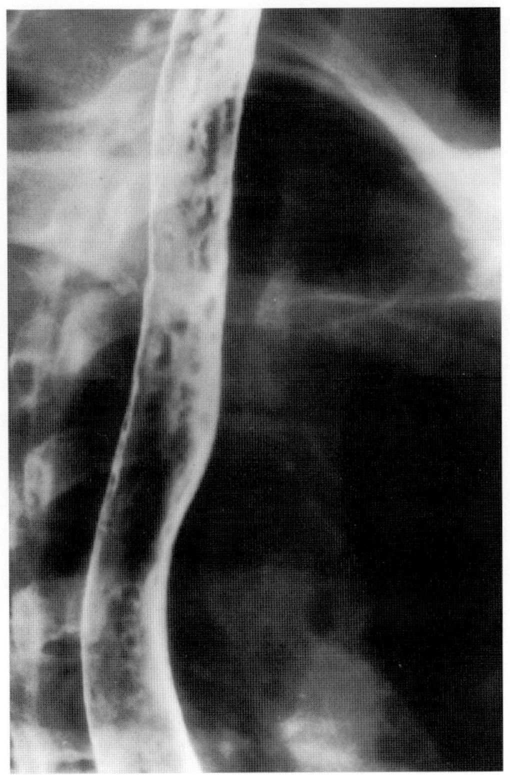

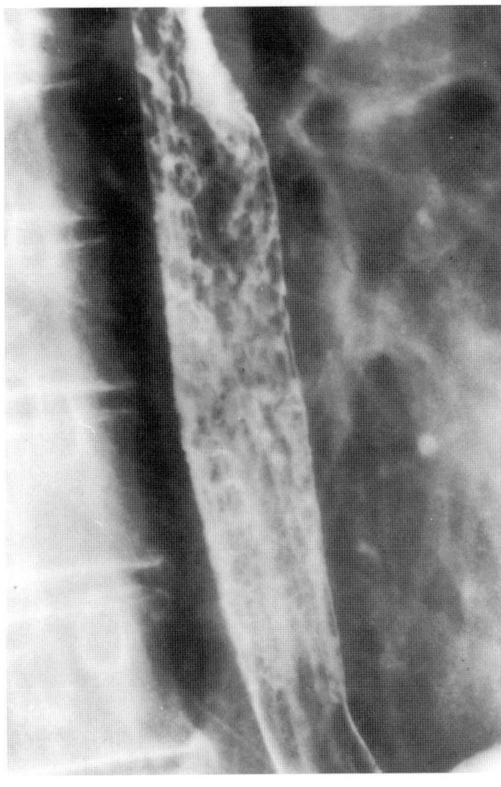

FIG. 11. Esofagitis infecciosa por *C. albicans*. Mucosografía **A:** y técnica de doble contraste **B:** del esófago que muestran múltiples defectos de llenado en forma de placas amorfas orientadas en forma longitudinal. **C:** Otro paciente con esofagitis intensa por *C. Albicans* que afecta la totalidad del esófago.

Esofagitis por *Herpes simplex*

El virus tipo I del *Herpes simplex* es la segunda causa más común de esofagitis infecciosa en pacientes inmunocomprometidos (28). Ocasionalmente puede presentarse en pacientes sin problema inmunológico subyacente y que muestran un pródromo de cuadro gripal con fiebre, faringitis y mialgias, antes de los síntomas esofágicos (32).

La odinofagia es el síntoma más común caracterizado por dolor retroesternal severo durante la deglución. Menos comunmente se presenta con disfagia o hemorragia gastrointestinal.

Radiológicamente la esofagitis herpética se manifiesta por pequeños acúmulos de bario, puntiformes, lineales o estelares rodeados por un halo radiolúcido que representan pequeñas úlceras superficiales con edema de la mucosa vecina. Generalmente se observan en el tercio medio del esófago, sin evidencia de placas. En casos avanzados se puede observar ulceración extensa con formación de placas o por una ulceración gigante (33).

Esofagitis por *Citomegalovirus*

El *Citomegalovirus* (CMV) es un miembro del grupo del herpes virus que se ha reconocido como otro agente oportunista en pacientes con SIDA (34,35). La odinofagia intensa es el síntoma más común.

El hallazgo radiológico y endoscópico típico es la presencia de una úlcera gigante, plana, de forma ovoide, que puede tener varios centímetros de longitud. Generalmente se localizan en el tercio medio o distal del esófago y se pueden acompañar de uno o varias úlceras satélites de menor tamaño. Las úlceras se rodean de un halo radiolúcido de mucosa edematosa (Fig. 12). El diagnóstico histológico se basa en la presencia de cuerpos de inclusión intranucleares o citoplásmicos de las células epiteliales de la base de las úlceras (34).

Esofagitis por virus de inmunodeficiencia humana (VIH)

En años recientes se ha observado un incremento en la frecuencia de úlceras esofágicas gigantes en pacientes con infección por VIH, en donde la biopsia endoscópica, el cepillado y los exámenes histológicos no han demostrado una causa identificable, pero la microscopía electrónica de las muestras de las biopsias ha demostrado partículas similares al retrovirus que sugieren que el VIH es el agente etiológico. En un estudio de 21 pacientes VIH positivos y con úlceras gigantes del esófago, se encontró que 76% de las mismas fueron causadas por VIH y sólo 14% por CMV (36). Los hallazgos radiológicos son similares, lo que hace imposible el diagnóstico diferencial mediante el estudio radiológico. Para un diagnóstico definitivo, el estudio endocópico es necesario (Fig. 13).

Esofagitis tuberculosa

La afección esofágica por tuberculosis es muy rara y en la mayoría de los casos es producida por extensión local de los ganglios linfáticos tuberculosos del mediastino que compromen, erosionan o se fistulizan hacia el esófago. Más raramente se presentan en pacientes con tuberculosis pulmonar activa o por diseminación hematógena (27,28).

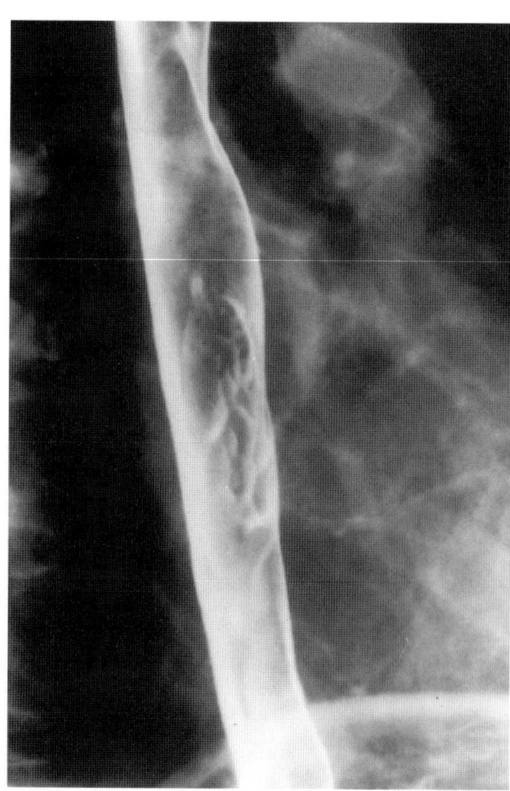

FIG. 12. Esofagitis por *Citomegalovirus*. Imagen típica de úlcera gigante plana, rodeada de halo de edema y úlcera satélite en el tercio medio del esófago.

FIG. 13. Esofagitis por virus de inmunodeficiencia humana (VIH). Ulcera gigante indistinguible de la úlcera producida por *Citomegalovirus*.

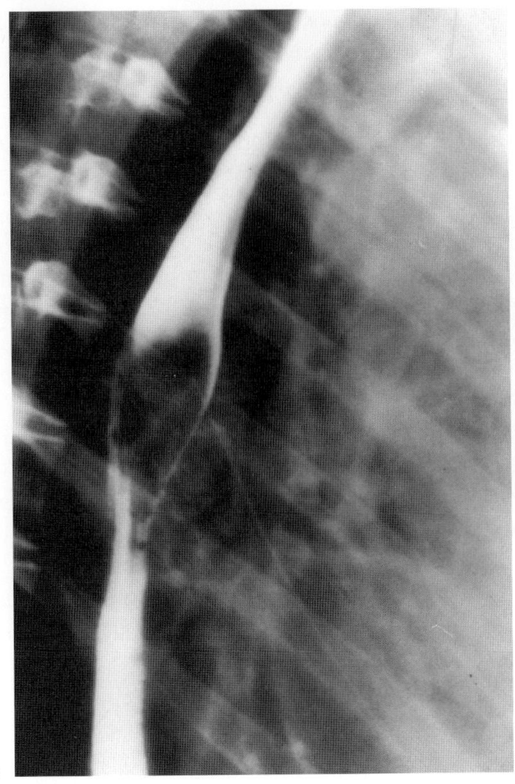

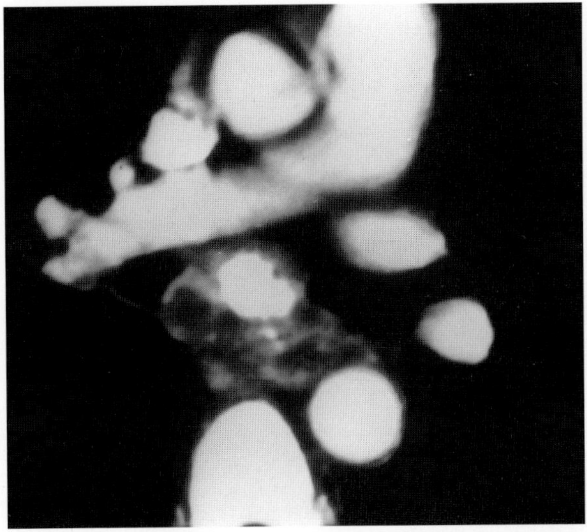

FIG. 14. Esofagitis tuberculosa. A: Imagen de compresión en el tercio medio del esófago por adenopatías tuberculosas y que se confirman en el estudio de tomografía computada (B) en paciente con odinofagia.

Clínicamente la esofagitis tuberculosa puede ser asintomática o puede presentarse con disfagia, odinofagia o dolor torácico. El examen radiológico muestra compresión, desplazamiento o disminución en el calibre del esófago por una masa ganglionar mediastinal adyacente.

La tomografía computada es un método útil para su confirmación (Fig. 14). Ocasionalmente los ganglios caseosos pueden erosionar el esófago y producir ulceraciones superficiales o profundas o trayectos fistulosos, principalmente en pacientes con SIDA (37).

ESOFAGITIS MEDICAMENTOSA

Se ha descrito una variedad de drogas como agentes etiológicos en la esofagitis medicamentosa entre las cuales las más frecuentemente implicadas son los antibióticos como la doxicilina y la tetraciclina, tabletas de potasio, aspirina, otras drogas anti-inflamatorias, multivitaminas etc. (11,38,39).

El desarrollo de la esofagitis se relaciona primariamente con la forma en la cual se toma el medicamento. La gran mayoría de los pacientes tienen la historia de ingerir sus medicamentos sin agua o con poca agua inmediatamente antes de acostarse. Se presenta habitualmente en el tercio medio por la detención o retardo en el paso del medicamento a este nivel, debido a la compresión extrínseca del esófago por el arco aórtico o bronquio principal izquierdo (40). En un pequeño porcentaje de pacientes, puede presentarse en el tercio distal del esófago, principalmente en pacientes con crecimiento auricular izquierdo que comprime el esófago (41). Otras causas predisponentes son las alteraciones en la motilidad esofágica o las estenosis esofágicas preexistentes que retardan el paso del medicamento y prolongan el contacto con la superficie mucosa, produciendo lesión local y ulceración (40).

Los síntomas se presentan rápidamente en horas o pocos días después de la ingestión de los medicamentos y consisten en odinofagia o dolor retroesternal durante la deglución. En ocasiones presentan sensación de cuerpo extraño en el esófago.

El esofagograma con técnica de doble contraste muestra ulceraciones superficiales únicas o múltiples, en el tercio medio del esófago (Fig. 15) (40). La apariencia radiológica es similar a la observada en la esofagitis herpética; sin embargo el antecedente de ingestión reciente de drogas sugiere el diagnóstico correcto. La sintomatología desaparece rápidamente en 7 a 10 días después de suspendido el medicamento en la mayoría de los pacientes (38–40).

ESOFAGITIS CAUSTICA

La ingestión acidental o con intento suicida de agentes cáusticos como los álcalis o ácidos, pueden causar lesiones intensas del esófago por necrosis por licuefacción (substancias alcalinas) o coagulativa (ácidos). La gravedad de esas lesiones depende de la concentración, volumen, viscosidad y duración del contacto entre el agente cáustico y el tejido (39,42–44).

En el estadio agudo o necrótico, la necrosis celular aguda se inicia inmediatamente después de la ingestión del cáustico y se acompaña de intensa reacción inflamatoria de los

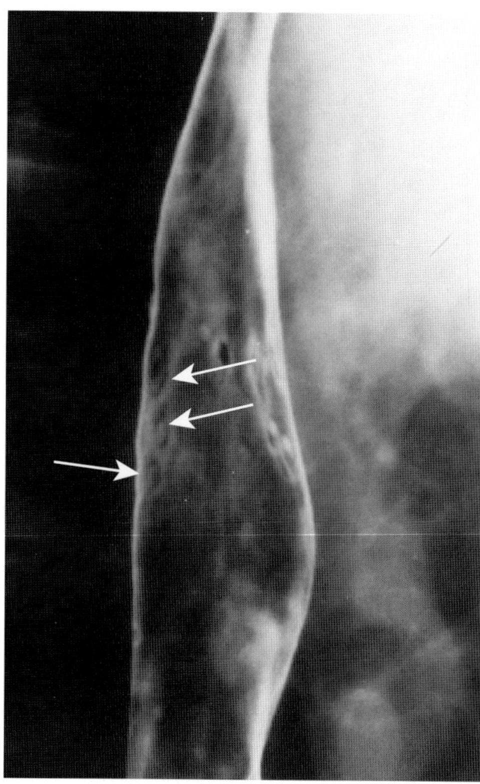

FIG. 15. Esofagitis medicamentosa. Varias ulceraciones superficiales (*flechas*) en el tercio medio del esófago, rodeadas por edema.

tejidos vecinos. La segunda fase de granulación-ulceración (3 a 14 días), se caracteriza por edema, ulceración y desprendimiento de la mucosa necrótica, seguida de producción de tejido de granulación en las áreas lesionadas. La fase final de cicatrización empieza a las 3 o 4 semanas después de la ingestión del agente causal.

En la fase aguda se recomienda obtener radiografías simples de tórax y abdomen que pueden demostrar el esófago dilatado con gas o neumomediastino y derrame pleural si existe perforación esofágica. El esofagograma con medio de contraste hidrosoluble puede confirmar la perforación esofágica y demostrar alteraciones en la motilidad. El esófago se observa atónico por ausencia de peristalsis o con espasmo difuso. Estas alteraciones motoras se atribuyen a edema, inflamación o destrucción del plexo de Auerbach (45). El esófago se observa de contornos borrosos, que reflejan la ulceración y la necrosis mucosa, la formación de pseudomembranas y colecciones lineales de medio de contraste en la pared esofágica (46). La esofagoscopía, particularmente en los estadios agudos es peligrosa, por lo que la radiología juega un papel importante en el diagnóstico y permite valorar la extensión de las lesiones.

La cicatrización y la fibrosis se desarrollan de 1 a 3 meses posteriores a la ingestión de cáusticos y se identifican como zonas relativamente largas de disminución de calibre, generalmente en el tercio medio. En algunos casos severos, el esófago se observa afectado en su totalidad con un aspecto filiforme de contornos irregulares y en otros casos, las zonas de estenosis son segmentarias, excéntricas y con saculaciones (Fig. 16) (47).

ESOFAGITIS POR RADIACION

La radioterapia de tumores mediastinales o pulmonares con dosis mayores de 4500 rad (50 Gy o más), pueden ocasionar esofagitis intensas y estenosis subsecuente hasta en un 40% de los pacientes (48). El tratamiento combinado de radiación y quimioterapia con adriamicina puede ocasionar esofagitis severa o estenosis, aún con dosis baja de radiación probablemente porque la adriamicina potencia los efectos de la radioterapia, inhibiendo la capacidad de recuperación y reparación de las células dañadas por la radiación (49).

La sintomatología se presenta 2 o 3 semanas después de iniciada la radioterapia y se manifiesta por sensación de quemadura retroesternal, odinofagia o disfagia.

El examen radiológico en este período puede demostrar ulceraciones de la mucosa superficiales e irregulares o una apariencia granular con espasmo, edema y limitación de la distensibilidad del segmento radiado (50).

La estenosis postradiación se presenta habitualmente 4 a 8 meses después de concluida la radioterapia y típicamente aparece como zonas de disminución de calibre, de contornos regulares en forma de huso (Fig. 17) (51).

ESOFAGITIS POR SONDA NASOGASTRICA

La intubación nasogástrica puede ser causa de esofagitis y estenosis esofágica por el efecto mecánico irritativo de la sonda misma o secundario al reflujo gastroesofágico que se produce alrededor de la sonda.

Generalmente los síntomas se desarrollan varias semanas después de retirada la sonda y consisten en odinofagia, disfagia o dolor retroesternal.

El esofagograma puede mostrar un segmento largo de ulceración extensa en el tercio medio e inferior del esófago. La formación de estenosis se puede observar 1 a 4 meses después de la intubación y la apariencia radiológica puede ser similar a la estenosis cáustica (Fig. 18) (39).

ESOFAGITIS EOSINOFILICA

La esofagitis eosinofílica es una condición rara que se debe considerar en pacientes con disfagia intermitente o gradual y que tienen una historia de enfermedad alérgica hasta en un 77% de los pacientes y eosinofilia periférica en un 92% de los casos.

Tiende a involucrar las capas musculares de la pared esofágica, produciendo estenosis en el tercio proximal o medio del esófago torácico. El diagnóstico puede confirmarse mediante la biopsia obtenida mediante endoscopía, que muestra un infiltrado eosinofílico en la pared esofágica (52).

Radiológicamente la esofagitis eosinofílica se manifiesta por una o más zonas segmentarias de estenosis, general-

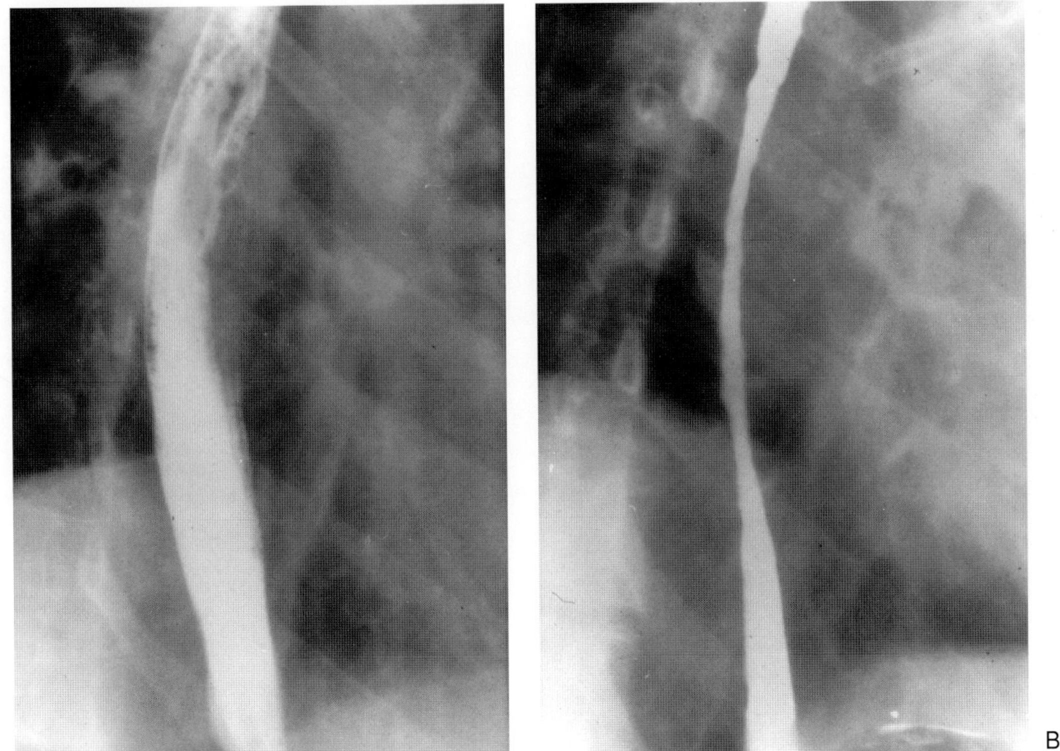

FIG. 16. Esofagitis por cáusticos. **A:** Esófago atónico de contornos mal definidos en la fase aguda y (**B**) aspecto filiforme de contornos irregulares en la fase de cicatrización.

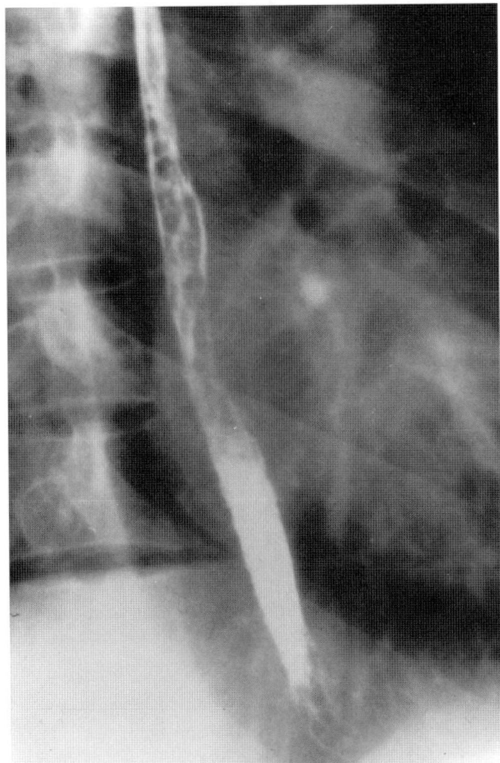

FIG. 17. Esofagitis postradiación. Discreta disminución en el calibre y aspecto granular de la mucosa en el tercio medio del esófago.

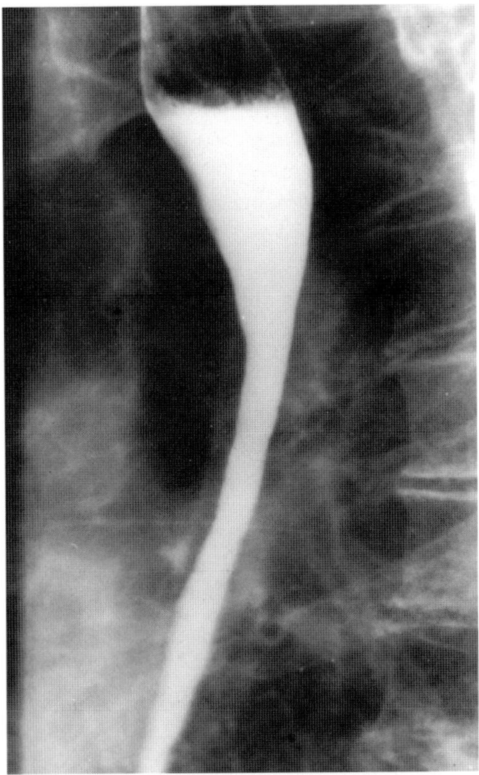

FIG. 18. Estenosis por sonda nasogástrica. Extenso segmento de disminución de calibre en paciente con antecedente de intubación nasogástrica.

mente a la altura del cayado aórtico. En ocasiones se puede encontrar nodularidad o ulceración en el segmento afectado. El diagnóstico temprano es importante porque el tratamiento con esteroides produce una rápida remisión clínica en la mayoría de los pacientes (53).

ENFERMEDADES POR INJERTO VS HUESPED CRONICA

En 30% de los pacientes con transplantes de médula ósea para el tratamiento de leucemia aguda, anemia aplástica u otra enfermedad hematológica maligna, desarrollan una enfermedad de injerto versus huésped crónica. En esta enfermedad inmunológica, los linfocitos del donador dañan a los tejidos del huésped por diferencias antigénicas. Los órganos más frecuentemente afectados son la piel, el hígado, los ojos y las membranas mucosas del tubo digestivo. La afección del esófago ocurre en el 15% de los pacientes con esta enfermedad, causando descamación y escaras de la mucosa esofágica, cuya cicatrización subsecuente puede dar lugar a membranas o estenosis.

La sintomatología incluye disfagia, odinofagia, dolor retroesternal y pérdida de peso que se desarrollan 3 a 12 meses después del transplante de médula ósea.

Radiológicamente el esófago puede mostrar un contorno irregular aserrado y con el desarrollo de cicatrización, el esofagograma mostrará membranas a nivel del cricofaríngeo o zonas de estenosis en el tercio superior o medio del esófago. Estos hallazgos radiológicos son similares a las estenosis postinflamatorias descritas en pacientes con epidermolisis bulosa penfigoide o distrófica (54).

REFERENCIAS

1. Dodds W. The pathogenesis of gastroesophageal reflux disease. *AJR* 1988;151:49–56.
2. Ott DJ, Gelfand DW, Chen MY et al. Predictive relationship of hiatal hernia to reflux esophagitis. *Gastrointest Radiol* 1985;10:317–320.
3. Ellis FH. Current concepts: esophageal hiatal hernia. *N Engl J Med* 1992;287:646–649.
4. Dodds WJ, Hogan WJ, Helm JF et al. Pathogenesis of reflux esophagitis. *Gastroenterology* 1981;81:376–394.
5. Koelher RE, Weyman PJ, Oakley HF. Single and double contrast techniques in esophagitis. *AJR* 1980;135:15–19.
6. Ott DJ, Wu DC, Gelfand DW. Reflux esophagitis revisited: prospective analysis of radiologic accuracy. *Gastrointest Radiol* 1981;6:1–7.
7. Kimura K, Candelas E, Cardoso M et al. La técnica de doble contraste en el diagnóstico de la esofagitis por reflujo. *Rev Mex Radiol* 1982; 36:54–58.
8. Ott DJ, Gelfand DW, Wallace C. Reflux esophagitis: radiographic and endoscopic correlation. *Radiology* 1979;130:583–588.
9. Creteur V, Thoeni R, Federle M et al. The role of single and double contrast radiography in the diagnosis of reflux esophagitis. *Radiology* 1983;147:71–75.
10. Kressel H, Gleks, Laufer I et al. Radiologic features of esophagitis. *Gastrointest Radiol* 1981;6:103–108.
11. Low VH, Rubesin SE. Contrast evaluation of the pharynx and esophagus. *Radiol Clin North Amer* 1993;31:1265–1291.
12. Levine MS. Radiology of esophagitis: a pattern approach. *Radiology* 1991;179:1–7.
13. Furth E, Rubesin S, Rose D. Feline esophagus. *AJR* 1995;164:900.
14. Willims SM, Harned RK, Kaplan P et al. Transverse striations of the esophagus: association with gastroesophageal reflux. *Radiology* 1983;146:25–27.
15. Levine MS, Golstein H. Fixed transverse fold in the esophagus: a sign of reflux esophagitis. *AJR* 1984;143:275–278.
16. Styles RA, Gibb SP, Tarshis A et al. Esophagogastric polyps: radiographic and endoscopic findings. *Radiology* 1985;154:307–311.
17. Dodds WJ. Current concepts of esophageal motor function: clinical implications for radiology. *AJR* 1977;128:549–561.
18. Simeone JF, Burell M, Toffler R et al. Aperistalsis and esophagitis. *Radiology* 1977;123:9–14.
19. Levine MS, Moulten DN, Herlinger H et al. Esophageal intramural pseudodiverticulosis: a reevaluation. *AJR* 1986;147:1165–1170.
20. Cho SR, Sanders MM, Turner MA et al. Esophageal intramural pseudodiverticulosis. *Gastrointest Radiol* 1981;6:9–16.
21. Kim S, Choi S, Groskin SA. Esophageal intramural pseudodiverticulitis. *Radiology* 1989;173:418.
22. Plausic BM, Chen MY, Gelfand DW et al. Intramural pseudodiverticulosis of the esophagus detected on barium esophagograms: increased prevalence in patients with esophageal carcinoma. *AJR* 1995;165: 1381–1385.
23. Chen MY, Frederick MG. Barrett esophagus and adenocarcinoma. *Radiol Clin North Amer* 1994;32:1167–1181.
24. Levine MS, Kressel HY, Caroline DF et al. Barrett esophagus: reticular pattern of the mucosa. *Radiology* 1983;147:663–667.
25. Trenkner S, Halvorsen RA, Thompson WM. Neoplasms of the upper gastrointestinal tract. *Radiol Clin North Amer* 1994;32:15–24.
26. Botet JF, Lightdale CJ, Zauber AG et al. Preoperative staging of esophageal cancer: comparison of endoscopic US and dynamic CT. *Radiology* 1991;181:419–425.
27. Levine MS. Infectious esophagitis. En: Gore RM, Levine MS, Laufer I. (ed): Textbook of gastrointestinal radiology. Philadelphia: WB Saunders. 1994;385–402.
28. Yee J, Wall S. Infectious esophagitis. *Radiol Clin North Amer* 1994; 32(6):1135–1145.
29. Levine S, Macones AJ, Laufer I. Candida esophagitis: accuracy of radiographic diagnosis. *Radiology* 1985;154:581–587.
30. Levine MS, Woldenberg R, Herlinger H et al. Opportunistic esophagitis in AIDS: radiographic diagnosis. *Radiology* 1987;165:815–820.
31. Glick SN. Barium studies in patients with candida esophagitis: pseudoulcerations simulating viral esophagitis. *AJR* 1994;163: 349–352.
32. Shortslicue MJ, Levine MS. Herpes esophagitis in otherwise healthy patients: clinical and radiographic findings. *Radiology* 1992;182: 859–861.
33. Levine MS, Loevner LA, Saul SH et al. Herpes esophagitis: sensitivity of double contrast esophagography. *AJR* 1988;151:57–62.
34. Balthazar E, Megibow A, Hulnick D et al. Cytomegalovirus esophagitis in AIDS: radiographic features in 16 patients. *AJR* 1987;149: 919–923.
35. Teixidor H, Honig C, Narsoph E et al. Cytomegalovirus infection of the alimentary canal: radiologic findings with pathologic correlation. *Radiology* 1987;163:317–323.
36. Sor S, Levine MS, Kowolski T et al. Giant ulcers of the esophagus in patients with human inmunodeficiency virus: clinical, radiographic and pathologic findings. *Radiology* 1995;194:447–451.
37. De Silva R, Stoopack PM, Raufman JP. Esophageal fistulas associated with mycobacterial infection in patients at risk for AIDS. *Radiology* 1990;175:449–453.
38. Creteur V, Laufer I, Kressel H et al. Drug induced esophagitis detected by double contrast radiography. *Radiology* 1983;147:365–368.
39. Levine MS. Other Esophagitides. En: Gore RM, Levine MS, Laufer I. (eds): Textbook of gastrointestinal radiology. Philadelphia: WB Saunders, 1994;403–430.
40. Bava J, Dutton J, Goldstein H et al. Medication induced esophagitis: diagnosis by double contrast esophagography. *AJR* 1987;148: 731–732.
41. Teplick JG, Teplick SK, Ominsky SH et al. Esophagitis caused by oral medications. *Radiology* 1980;134:23–25.
42. Reeder J, Kramer S, Dudgren D. Transverse esophageal folds: association with corrosive injury. *Radiology* 1985;155:303–304.
43. Muhlethaler CA, Gerlock AJ Jr, De Soto L et al. Acid corrosive esophagitis: radiographic findings. *AJR* 1980;134:1137–1140.
44. Donner MW, Saba GP, Martinez CR. Diffuse disease of the esophagus: a practical approach. *Semin Roentgenol* 1981;16:198–213.
45. Guelrud M, Arocha M. Motor function abnormalities in acute caustic esophagitis. *J Clin Gastroenterol* 1980;2:247–250.

46. Martel W. Radiologic features of esophagogastritis secondary to extremely caustic agents. *Radiology* 1972;103:31–36.
47. Franken EA. Caustic damage of the gastrointestinal tract: roentgen features. *AJR* 1973;118:77–85.
48. Lepke RA, Libshitz HI. Radiation-induced injury of the esophagus. *Radiology* 1983;148:375–378.
49. Boal DKB, Newburger PE, Tecle RL. Esophagitis induced by combined radiation and adriamycin. *AJR* 1979;132:567–570.
50. Northway MG, Libshitz HI, West JJ et al. The opposum as an animal model for studying radiation esophagitis. *Radiology* 1979;131:731–735.
51. Golstein HM, Rogers LF, Fletcher GH et al. Radiological manifestations of radiation induced injury to the normal gastrointestinal tract. *Radiology* 1975;117:135–140.
52. Picus D, Frank PH. Eosinophilic esophagitis. *AJR* 1983;136:1001–1003.
53. Vitellas K, Bennett W, Bova J et al. Idiophatic eosinophilic esophagitis. *Radiology* 1993;186:789–793.
54. McDonald G, Sullivan K, Plumey T. Radiographic features of esophageal involvement in chronic graft-vs-host disease. *AJR* 1984;142:501–506.

PARTE **II**

Estómago

Abdomen: El Tubo Digestivo, Tomo I.
Editores: M. E. Stoopen, K. Kimura y P. R. Ros.
Lippincott Williams & Wilkins, Philadelphia © 1999.

CAPITULO 4

Anatomía y técnicas de examen del estómago

Gaspar Cantú García y Kenji Kimura

En los últimas veinte años ha habido un cambio dramático en el enfrentamiento con los problemas del tubo digestivo debido a la introducción de diversos métodos de imagen que hace necesaria una recapitulación de los mismos. El empleo con una frecuencia creciente de la Ultrasonografía (US), la Tomografía computada (TC) y la Resonancia magnética (RM) en pacientes con síntomas abdominales, el uso indiscriminado y empírico de los bloqueadores H2 en pacientes con dispepsia y la utilización de la endoscopía como método diagnóstico principal en estos pacientes, ha provocado una disminución gradual e importante en el número de estudios de serie gastroduodenal que durante varias décadas fue el método de elección para su estudio. El desarrollo de la técnica de doble contraste incrementó la habilidad del radiólogo para diagnosticar las enfermedades inflamatorias y neoplásicas del estómago. Sin embargo, la revitalización de la serie gastroduodenal depende fundamentalmente de los radiólogos que deben convencer a los médicos clínicos con resultados tangibles en términos de calidad de imagen, precisión diagnóstica y costo-beneficio (1). Su costo, accesibilidad e inocuidad hacen que la serie gastroduodenal continúe siendo un examen importante en el estudio de los pacientes con dispepsia u otros síntomas gastrointestinales.

EMBRIOLOGIA

El desarrollo del aparato digestivo se inicia en la cuarta semana de gestación y consta de un intestino primitivo que consiste en un tubo relativamente sencillo que con fines descriptivos se divide en tres secciones: intestino anterior, medio y posterior.

El intestino anterior se extiende desde la membrana bucofaríngea hasta el duodeno y de éste se derivan la faringe, aparato respiratorio inferior, esófago, estómago y duodeno. El segmento que habrá de transformarse en el estómago, está delimitado en cierta medida por una dilatación que aun en esta etapa temprana sugiere notoriamente a la del estómago adulto. Durante las siguientes semanas aumenta de tamaño y gira lentamente 90 grados en dirección a las manecillas del reloj sobre el eje longitudinal.

Del intestino medio se derivan el intestino delgado, el ciego, colon ascendente y la mitad derecha del colon transverso.

Los derivados del intestino posterior son la mitad izquiera del colon transverso, colon descendente, sigmoides, recto y los tercios proximales del conducto anal (2,3).

ANATOMIA

El estómago es la parte del tubo digestivo interpuesta entre el esófago y el duodeno. Comprende cuatro segmentos principales: a) *fundus*, que es la porción proximal redondeada del estómago que se encuentra por arriba de una línea horizontal que cruza el estómago a nivel del orificio distal del esófago; b) el *cardias*, que es el área del estómago que rodea la unión esofagogástrica y es conocido con ese nombre por su proximidad al corazón a través del diafragma; c) *cuerpo gástrico*, que es el segmento más grande del estómago, señalado por la incisura angularis de la curvatura menor; y d) *antro gástrico* que comprende el segmento del estómago distal a la incisura angularis (4).

La forma más común del estómago se parece a la letra *J*. Sin embargo, en las personas obesas, el estómago tiende a orientarse en forma transversa. El estómago "en cascada" es una variante menos común, en la cual el fondo tiene una posición posterior e inferior respecto al cuerpo. Durante el examen fluoroscópico el bario entra al fondo sin llenar de inmediato el cuerpo gástrico, hasta que el bario acumulado se derrama por rebosamiento hacia el cuerpo, produciendo un efecto con aspecto de cascada.

Dr. G. Cantú García: Profesor Conferencista, Curso Universitario de Radiología Clinica Londres, Universidad Nacional Autónoma de Mexico. Jefe del Departamento de Imagen, Centro Cmi-Scanner, México D.F.

Dr. K. Kimura: Profesor Asociado, Curso Universitario de Radiología Clínica Londres, Universidad Nacional Autónoma de México, Director del Departamento de Radiología Grupo C. T. Scanner, México D.F.

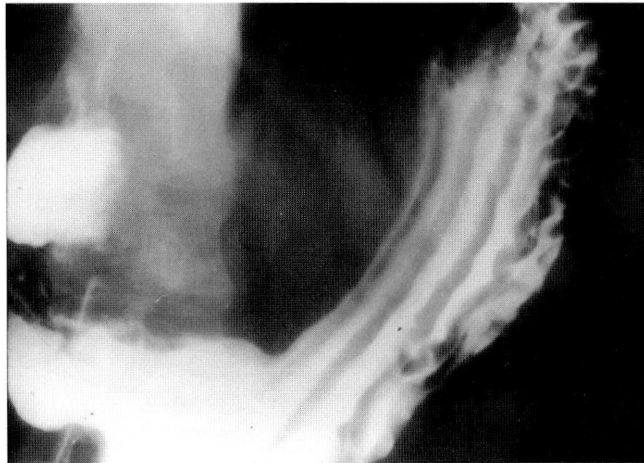

FIG. 1. Pliegues mucosos de la cara anterior del estómago. Con el paciente en decúbito ventral se delimitan los pliegues mucosos de la pared anterior.

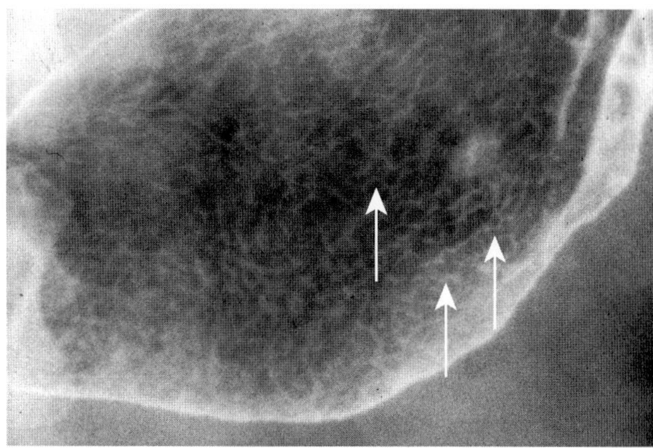

FIG. 2. Area gástrica normal del estómago. Imagen reticular producida por los islotes mucosos y separados por las fisuras gástricas (*flechas*).

La posición del estómago en el abdomen es tal que la porción proximal se encuentra en una posición posterior, adyacente a las estructuras retroperitoneales, mientras que el segmento distal tiene una situación anterior. Esta posición en el abdomen afecta de manera importante la manera en la cual el estómago es examinado radiológicamente con los diferentes métodos de exploración.

La superficie mucosa del estómago está compuesta de dos tipos de estructuras: pliegues mucosos gástricos y área gástrica. Los primeros tienden a ser paralelos al eje mayor del estómago. Normalmente miden de 3 a 5 mm de grosor y son claramente visibles radiográficamente cuando el estómago está parcialmente lleno (Fig. 1). Pueden borrarse completamente con la distensión gástrica.

El área gástrica se identifica con la técnica de doble contraste. Está formada por islotes mucosos de 1.5 a 2 mm de tamaño, con una altura de 0.3 a 0.5 mm. Estos están separados por surcos finos o fisuras gástricas, que en su conjunto, producen un patrón reticular uniforme (Fig. 2) (5). Los cambios en la apariencia de los pliegues mucosos y del área gástrica son de importancia diagnóstica, puesto que la ausencia, prominencia o distorsión de los mismos pueden ser señal de varias condiciones anormales.

La actividad peristáltica del estómago generalmente está ausente en la porción proximal a la región de la unión esofagogástrica, pero es visible en el cuerpo del estómago progresando distalmente hasta alcanzar el canal pilórico. Las alteraciones funcionales de la motilidad gástrica raramente son la causa de síntomas. Sin embargo, la ausencia de actividad peristáltica en forma local o generalizada es de importancia radiológica y puede ser un signo fluoroscópico de un proceso infiltrante.

En el píloro se encuentra un músculo circular prominente, que constituye la válvula pilórica. Este músculo actúa como una válvula de salida, regulando la velocidad del vaciamiento gástrico hacia el duodeno. La anormalidad de esta acción valvular puede ser indicación de la presencia de patología en la región pilórica, frecuentemente debida a úlcera péptica u otra lesión inflamatoria.

TECNICAS DE EXPLORACION

Radiografía simple de abdomen

Por su contenido de aire y líquido en forma constante, el estómago puede ser reconocido en el cuadrante superior izquierdo por su forma característica y el patrón de los pliegues mucosos.

La radiografía simple de abdomen puede ser útil en pacientes con dilatación gástrica masiva o en otros casos al mostrar alteraciones en la morfología del gas del estómago que delimitan úlceras gástricas gigantes, tumores o desplazamientos (Fig. 3). Sin embargo, los estudios contrastados generalmente son necesarios para confirmar las alteraciones vistas en la radiología simple.

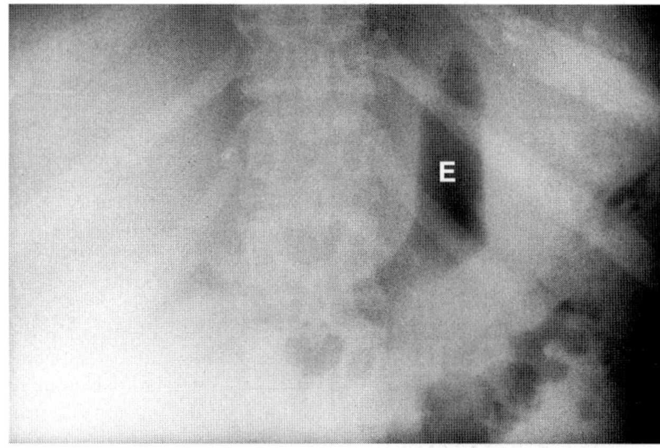

FIG. 3. Radiografía simple de abdomen. Patrón gaseoso anormal. El gas de la luz gástrica delimita un estómago deformado, rígido por un carcinoma infiltrante (*E, estómago*).

Estudios con bario

El examen radiológico baritado del tubo digestivo alto continúa utlizándose para evaluar las alteraciones funcionales y orgánicas del esófago, estómago y duodeno a pesar del impacto de la endoscopía. Los avances en las técnicas radiológicas y el mejor entendimiento de las enfermedades que afectan estos órganos, han incrementado la eficacia de los métodos de imagen. La correlación radiológica-endoscópica ha mostrado que en la detección de lesiones grandes o en la inflamación severa o moderada, la serie gastroduodenal es muy precisa y 96% de los carcinomas gástricos fueron detectados en un estudio bien realizado (1). Las úlceras mayores de 5 mm de diámetro son demostrables por examen baritado en la mayoría de los pacientes enfermos con una precisión similar a la de la endoscopía (6).

El examen convencional utiliza tres técnicas de exploración radiológica que son la mucosografía, técnica de llenado y técnica de compresión. La introducción de la técnica de doble contraste desarrollada por Shirakabe e Ichikawa en el Japón hace posible el examen detallado de la superficie mucosa gástrica y puede demostrar lesiones superficiales y detectar el cáncer gástrico temprano (7,8,9).

Cada una de las técnicas de exploración tiene ventajas y limitaciones por lo que es recomendable la utilización combinada de estas técnicas de examen para el estudio del estómago (10).

La mucosografía o estudio del relieve mucoso permite examinar el curso normal o anormal de los pliegues mucosos, su amplitud, confluencia, interrupción o destrucción, y detectar elevaciones o excavaciones de la superficie mucosa. Dentro de las desventajas de esta técnica de exploración se encuentran que las lesiones con tamaño menor que el espesor de un pliegue mucoso no son visibles y la pequeña cantidad de bario que se utiliza para esta técnica puede ser floculada fácilmente por la secreción gástrica.

La técnica de llenado o repleción no es alterada por el jugo gástrico y permite valorar la distensibilidad de los diferentes segmentos, detectar alteraciones en el contorno gástrico y la deformidad del mismo (Fig. 4). Las limitaciones de esta técnica incluyen la incapacidad para demostrar lesiones finas y el tener múltiples áreas ciegas.

La técnica de compresión es efectiva para demostrar lesiones pequeñas y es particularmente útil en lesiones protuberantes de la cara anterior. Tiene la desventaja de no ser realizable en la parte superior del estómago y de ser difícil en los pacientes obesos.

La técnica de doble contraste tiene como mayor ventaja el poder demostrar lesiones pequeñas, lo que permite la detección del carcinoma gástrico temprano, gastritis erosivas, cicatrices ulcerosas, así como mostrar fácilmente la distensibilidad y los contornos del estómago. Además, es el mejor método para el examen del fondo gástrico.

El término de "doble contraste" se debe al uso de dos tipos de medios de contraste. Uno es positivo y es la suspensión baritada para cubrir la mucosa con una capa delgada y

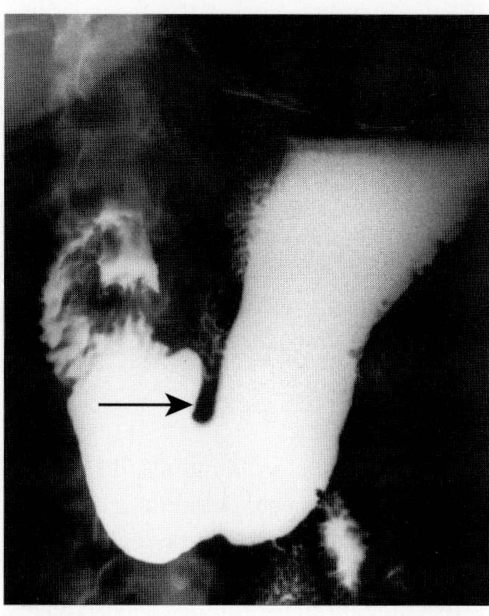

FIG. 4. Técnica de repleción o llenado que permite valorar la morfología, distensibilidad y contornos de un estómago normal (*la flecha señala la incisura angularis*).

uno es negativo y utiliza el aire para la distensión de la víscera (Fig. 5). Por lo tanto, los elementos necesarios son la suspensión de sulfato de bario de alta densidad y baja viscosidad y los gránulos efervescentes compuestos por bicarbonato de sodio, ácido tartárico y ácido cítrico, cuya reacción química con el agua producen bióxido de carbono (11).

Los problemas y desventajas de la técnica de doble contraste incluyen un mayor grado de complejidad que las técnicas convencionales y la dificultad en obtener imágenes de la pared anterior del estómago (12).

Técnica de examen

Al tener una conversación previa con el paciente, se permite conocer el motivo por el cual se indica el procedimiento, explicar la naturaleza del mismo y dar indicaciones que permitirán obtener la cooperación deseada. Es importante conocer

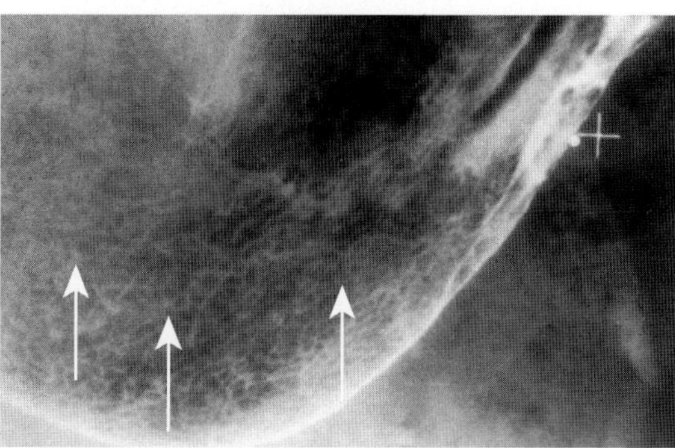

FIG. 5. Doble contraste de estómago. Proyección oblicua izquierda posterior que muestra la distensión gástrica y el área gástrica del cuerpo y antro (*flechas*).

algunos síntomas como la disfagia u odinofagia que dificultan la deglución o el antecedente de cirugía gástrica que altera la anatomía. Asimismo, la revisión de estudios previos similares son importantes para establecer comparación y valorar la evolución de la enfermedad. El interrogatorio previo permite determinar si existe alguna contraindicación para la ingestión de bario como sería si se sospecha que hay perforación del tubo digestivo. En estos casos se recomienda la utilización de un medio de contraste hidrosoluble que permite confirmar o descartar esta sospecha.

Angiografía

El papel de la angiografía en la últimas dos décadas se ha modificado significativamente debido a la introducción de métodos nuevos y más efectivos para el cuidado de los pacientes. La aplicación de los métodos de imagen seccionales y el avance tecnológico en los equipos endoscópicos y de terapia, han dado como resultado pocas indicaciones para los procedimiento sangiográficos. En la actualidad la mayoría de los pacientes son sometidos a angiografía para el control de hemorragia gastroduodenal por medio de vasopresina intra arterial o embolización (13).

Ultrasonido

El ultrasonido tiene un valor limitado en el diagnóstico de las enfermedades que afectan la mucosa gastroduodenal. Sin embargo, puede ser útil en aquellas enfermedades que producen alteraciones de la pared y para descubrir anormalidades de los tejidos blandos u órganos sólidos adyacentes.

En algunos pacientes el US se realiza específicamente para confirmar la sospecha clínica de una enfermedad como la estenosis hipertrófica del píloro del lactante. En otros pacientes la anormalidad puede ser detectada en el examen ultrasonográfico realizado por razones no específicas como la evaluación de una masa palpable o dolor abdominal, o bien, como resultado de una observación incidental. En la mayoría de los casos, el reconocimiento de una alteración ultrasonográfica gastrointestinal propicia una investigación adicional.

Para el examen ultrasonográfico por vía transabdominal se utilizan transductores de superficie amplia, con frecuencia de 5 a 7 MHz. Se recomienda distender el estómago con un volumen de agua de 300 a 400 cc. La posición del paciente varía de acuerdo a la región del estómago que se desea estudiar. El examen del antro se realiza con el paciente en posición semierecta y el decúbito lateral derecho. Para el estudio del cuerpo se acuesta el paciente en decúbito dorsal o en decúbito lateral izquierdo.

En el examen ultrasonográfico la pared normal del estómago y, en general, de toda víscera hueca, muestra 5 capas alternas de ecogenicidad e hipoecogenicidad. Estas corresponden a las capas histológicas que se ven en la Fig. 6 y se identifican como (14):

1. Ecogénica: Interface de aire y la mucosa superficial
2. Hipoecoica: Mucosa profunda incluyendo la *muscularis mucosae*
3. Ecogénica: Submucosa
4. Hipoecoica: *Muscularis propia*
5. Ecogénica: Serosa o adventicia

Estas capas son fácilmente diferenciables con el empleo del US endoscópico. Sin embargo, son menos fáciles de reconocer por la vía transabdominal. El grosor de la pared en los

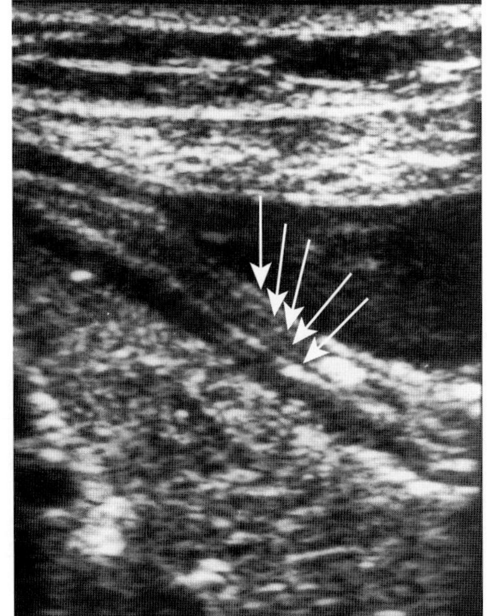
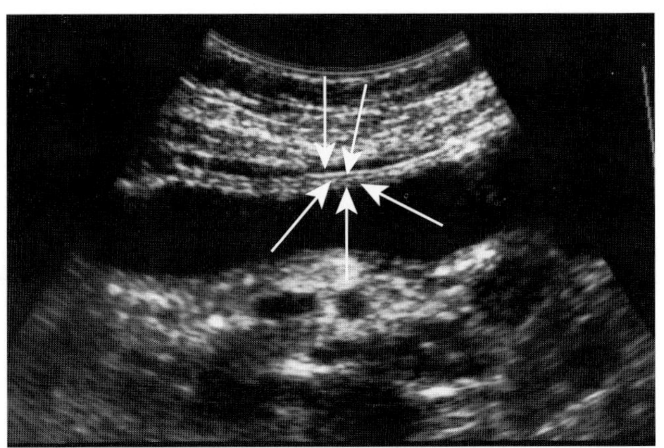

A   B

FIG. 6. Ultrasonografía gástrica normal. **A:** Técnica de compresión graduada que muestra las 5 capas de la pared gástrica (*flechas*). **B:** Distensión gástrica con agua. Las flechas delimitan las capas de la pared del estómago.

niños no debe sobrepasar los 3 mm y en el adulto la pared gástrica a nivel del antro debe medir menos de 8 mm.

El engrosamiento de la pared es el signo ultrasonográfico de patología inflamatoria o neoplásica y se manifiesta como "pseudoriñón" o "tiro al blanco" en donde la ecogenicidad central representa el aire que está presente en la luz y el anillo hipoecoico corresponde al engrosamiento de la pared. El engrosamiento benigno puede ser focal o difuso pero muestra preservación de las capas de la pared intestinal. En los procesos malignos, generalmente el engrosamiento es focal, asimétrico y con pérdida de la interfase entre las diferentes capas (14). Los hallazgos ultrasonográficos no son específicos y es necesaria la correlación clínica o la realización de otros métodos de imagen.

La sonografía endoscópica o endosonografía es una técnica relativamente nueva que combina las ventajas de la visualización endoscópica directa con la capacidad de la ultrasonografía de alta precisión para visualizar las capas de la pared intestinal y de las estructuras que la rodean. La limitación de la TC en determinar la profundidad de la invasión de la pared en el cáncer gástrico y en detectar metástasis a ganglios linfáticos regionales parecen resolverse con la endosonografía (15). Sin embargo, es necesaria una mayor experiencia para conocer los límites y los méritos de la endosonografía (16). Otras aplicaciones de esta técnica incluyen la localización y caracterización de las lesiones gástricas no mucosas, la detección y evaluación de las varices gástricas y la valoración del linfoma gástrico (17).

Tomografia computada

En la actualidad la TC es el método de imagen más utilizado para evaluar la extensión del cáncer gástrico. El refinamiento continuo de la tecnología de TC incrementa la capacidad para estadificar el cáncer gástrico.

El examen se realiza en forma ideal con la TC helicoidal que permite obtener el examen completo en pocos segundos. También permite realizar imágenes adicionales interpoladas con la computadora para el examen detallado de pequeñas lesiones o engrosamientos de la pared, opacificar en forma óptima las estructuras vasculares y estudiar con detalle los órganos vecinos.

Para el examen con TC es de gran importancia distender el estómago adecuadamente. Para este propósito se han utilizado diversos elementos como el bario diluido, medios de contraste hidrosolubles, agua, agentes efervescentes y emulsiones oleosas. Al igual que en la ultrasonografía la evaluación en forma óptima de regiones específicas del estómago se puede realizar con cortes en diferentes posiciones de decúbito del paciente. Cuando el estómago está bien distendido, el grosor de la pared es menor de 10 mm (Fig. 7A–B y Fig. 8A–B). El cáncer gástrico generalmente se presenta con un engrosamiento focal o difuso de la pared. Para estadificar en forma precisa el tumor se tienen que evaluar los siguientes parámetros: profundidad de la invasión, extensión a los órganos adyacentes, ganglios linfáticos regionales y metástasis a distancia.

Imagen tridimensional y gastroscopía virtual con TC

En la actualidad es posible obtener imágenes en tercera dimensión del estómago utilizando equipos de TC de alta resolución, con el método helicoidal y capacidad computacional para reconstruir en tercera dimensión. Es necesario poder seleccionar grosor de cortes menor a 1 mm, reconstrucciones interpoladas y kilovoltaje y miliamperaje altos, con programas de reconstrucción de proyección de máxima y mínima intensidad (MIP).

Las reconstrucciones tridimensionales son posibles, con selección de rango de densidad de la pared gástrica durante

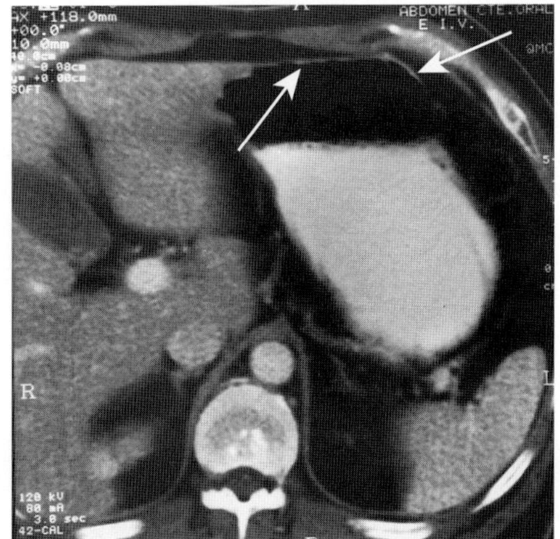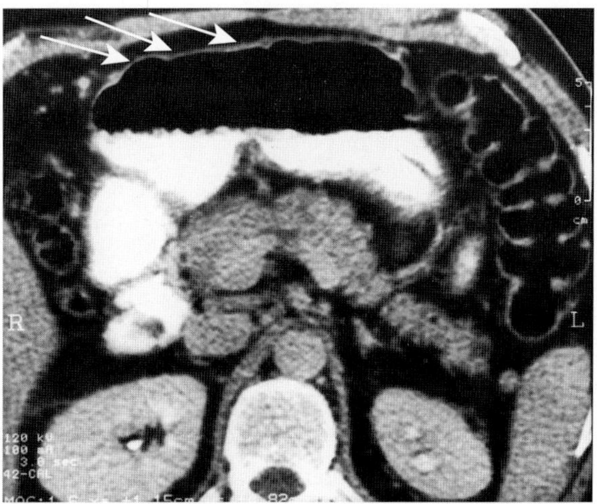

FIG. 7. Tomografía computada de estómago. **A:** Estómago distendido con medio de contraste y aire que muestra una pared gástrica delgada (*flechas*). **B:** Distensión del estómago que permite valorar la pared anterior del cuerpo y el antro gástrico (*flechas*).

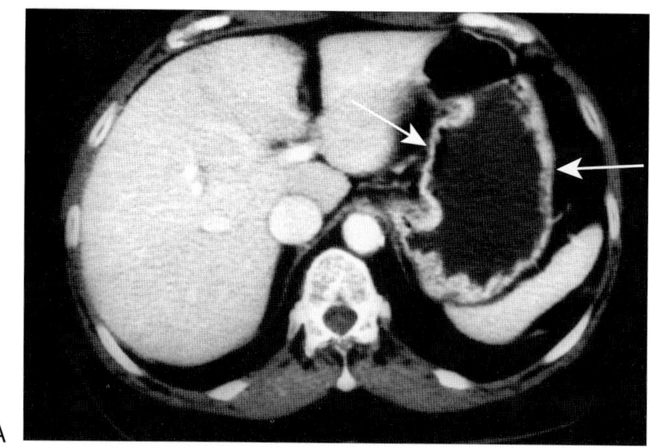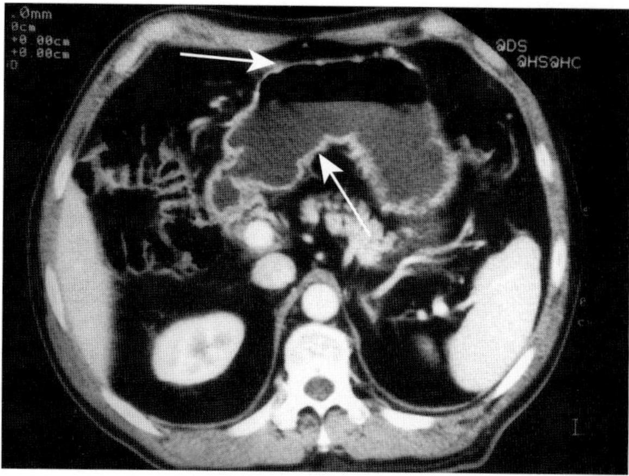

FIG. 8. Tomografía computada de estómago. **A:** Estómago distendido con agua y aire a nivel del fondo y (**B**) a nivel del cuerpo, que también demuestran, con mayor claridad la pared gástrica (*flechas*), la cual capta el contraste endovenoso.

la inyección de contraste endovenoso, cuando el examen de TC gástrica se realiza utilizando agua como medio de contraste negativo.

La gastroscopía virtual utilizando reconstrucciones tridimensionales de TC provee una vista única de la superficie interna de las estructuras anatómicas y revelan lesiones mucosas (Fig. 9). A diferencia de la endoscopía real, la endoscopía virtual no está restringida al espacio definido por la superficie interna. Por su profundidad de campo potencialmente infinito, la endoscopía virtual puede pasar a través de las paredes del órgano y valorar la extensión de las lesiones dentro y fuera de la pared, así como estudiar las estructuras anatómicas adyacentes. Por lo tanto la endoscopía virtual es

aun más informativa que la endoscopía convencional y es una técnica no invasiva (18).

Resonancia magnética

Actualmente la RM tiene un papel muy limitado en la valoración de la patología gastroduodenal debido a los artificios de los movimientos y la falta de medios de contraste accesibles comercialmente para opacificar el tracto gastroduodenal. Hasta el momento éstos se encuentran en fase de experimentación (19). Se espera que la RM se utilice con mayor frecuencia cuando tecnológicamente sea posible obtener adquisiciones mucho más rápidas. En la actualidad la RM es

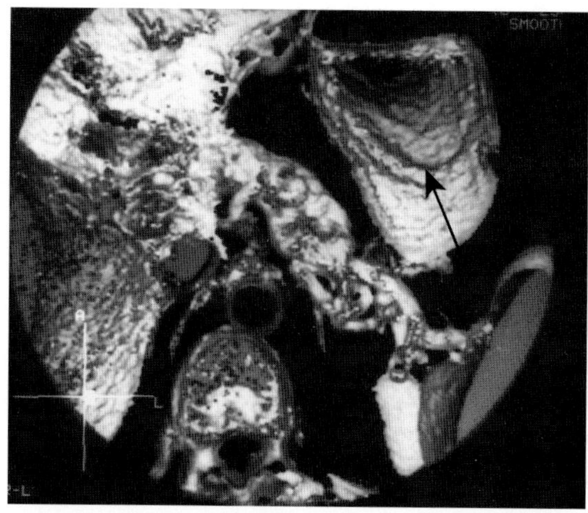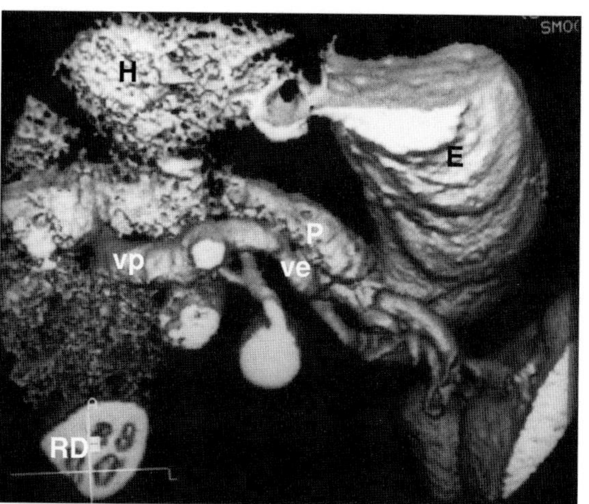

FIG. 9. Tomografía computada tridimensional que demuestra, **A:** imagen de acercamiento en la cual se observa el interior del estómago con efecto endoscópico (*flecha*) y (**B**) reconstrucción de la superficie externa del estómago, así como de los órganos y estructuras vasculares que se relacionan con el mismo (*E, estómago; P, páncreas; H, hígado; RD, riñón derecho; vp, vena porta; ve, vena esplénica*).

muy efectiva para la detección de metástasis hepáticas y ocasionalmente para valorar la totalidad del abdomen en pacientes con carcinoma gástrico avanzado.

REFERENCIAS

1. Levine MS, Laufer I. The upper gastrointestinal series at crossroads. *AJR* 161:1131–1137.
2. Moore KL. Aparato digestivo. En: Moore KL ed. *Embriología clínica.* México: McGraw-Hill Interamericana, 1989;240–270.
3. Carlson BM. Aparatos digestivo y respiratorio y cavidades corporales. En: Carlson BM, ed. *Embriología básica de Patten.* México: McGraw-Hill Interamericana, 1990;523–547.
4. Gelfand DW. Normal anatomy and related considerations. En: Gelfand DW, ed. *Gastrointestinal Radiology.* New York: Churchill Livingstone, 1984;105–124.
5. Mackintosh CE, Kreel L. Anatomy and radiology of the Area *Gastricae. Gut* 1977;18:855–864.
6. Chandie Shaw P, Van Romunde LKJ, Griffoen G et al. Peptic ulcer and gastric carcinoma: diagnosis with biphasic radiography compared with fiberoptic endoscopy. *Radiology* 1987;163:39–42.
7. Ichikawa H. What is double contrast radiography? En: Shirakabe H, ed. *Double contrast studies of the stomach.* Tokyo: Bunkodo Co. LTD, 1971;4–6.
8. Op den Orth JO, Phloem S. The standard biphasic-contrast gastric series. *Radiology* 1977;122:530–532.
9. Gelfand DW, Chen YM, Ott DJ. Multiphasic examinations of the stomach: efficacy of individual techniques and combinations of techniques in detecting 153 lesions. *Radiology* 1987;162:829–834.
10. Kimura K, Stoopen M, Candelas E et al. La técnica de doble contraste del estómago: II. Método de estudio, *Rev Mex Radiol* 1982;36:59–61.
11. Kimura K, Stoopen M, Martínez Vera E et al. La técnica de doble contraste del estómago: I. Material Necesario. *Rev Mex Radiol* 1982;36:47–50.
12. Ichikawa H. The advantages of the double contrast radiography. En: Shirakabe H, ed. *Double contrast studies of the stomach.* Tokyo: Bunkodo Co LTD, 1971;7–10.
13. Nemcek AA, Vogelzang IR. Introduction to angiography of the hollow viscera. En: Gore RM, Levine MS, Laufer I, ed. *Textbook of gastrointestinal radiology.* Philadelphia: WB Saunders Co. 1994;140–150.
14. Wilson SR. Ultrasonography of the Hollow Viscera. En: Gore RM, Levine MS, Laufer I, eds. *Textbook of gastrointestinal radiology.* Philadelphia: WB Saunders Co., 1994;93–102.
15. Botet JF, Lightdale CJ, Zauber AG. Preoperative staging of the gastric cancer: comparison of the endoscopic US and dynamic CT. *Radiology* 1991;181:426–432.
16. Murayama M, Baba Y. Gastric Carcinoma. *Radiol Clin North Am* 1994;32:1233–1252.
17. Wojtowycz A, Spirt B, Kaplan D et al. Endoscopic US of the gastrointestinal tract with endoscopic, radiographic and pathologic correlation. *RadioGraphics* 1995;15:735–753.
18. Jolesz FA, Lorensen W, Shinnoto H et al. Interactive virtual endoscopy. *AJR* 1997;169:1229–1235.
19. Mattrey R, Trambert M, Brown J et al. Perfobron as an oral contrast agent for MR imaging: results of a phase III clinical trial. *Radiology* 1994;191:841–848.

Abdomen: El Tubo Digestivo, Tomo I.
Editores: M. E. Stoopen, K. Kimura y P. R. Ros.
Lippincott Williams & Wilkins, Philadelphia © 1999.

CAPITULO 5

Gastritis y enfermedad ulcerosa péptica

Kenji Kimura

GASTRITIS

Gastritis es un término utilizado para describir un grupo de enfermedades que tienen como característica común presentar cambios inflamatorios de la mucosa gástrica. Aún no existe un acuerdo general entre endoscopistas y patólogos para establecer los criterios estrictos para el diagnóstico y clasificación de las gastritis. Debido a esto se han dividido de acuerdo al tiempo de evolución, hallazgos histológicos, patogénesis o distribución anatómica de las gastritis (1). Recientemente se ha propuesto una clasificación patológica simplificada que ofrece una descripción sencilla enfocada en las causas de las gastritis (2). Esta se explica en la siguiente lista:

Clasificación de las gastritis

a. Aguda: Erosiva, hemorrágica
b. Crónica: *Helicobacter pylori*
      Química
      Atrófica autoinmune (Tipo A)
      Atrófica no autoinmune (Tipo B)
      Misceláneas:
         Enfermedad de Crohn
         Otras gastritis granulomatosas
         Alérgica
         Síndrome de Zollinger-Ellison
         Enfermedad de Ménétrier

Gastritis aguda

La forma más dramática de la gastritis aguda es la gastritis hemorrágica aguda o gastritis erosiva aguda. Macroscópicamente existe una mucosa friable, edematosa, con erosiones y/o hemorragia. La erosión se define como un defecto

Dr. K. Kimura: Profesor Asociado, Curso Universitario de Radiología Clínica Londres, Universidad Nacional Autónoma de México, Director del Departamento de Radiología Grupo C. T. Scanner, México D.F.

epitelial que no penetra más allá de la *muscularis mucosae*. Generalmente se asocia a una enfermedad grave y es más frecuente en los pacientes que se encuentran en la unidad de cuidados intensivos por trauma, cirugía mayor, insuficiencia hepática, renal o respiratoria, estado de choque, quemaduras graves, septicemia, y otras causas. Los factores que contribuyen a este tipo de gastritis inducida por estrés incluyen la isquemia de la mucosa gástrica, difusión de ácido de la luz gástrica a los elementos tisulares de la mucosa y probablemente al reflujo de los ácidos biliares y secreciones pancreaticoduodenales hacia el estómago (1). Otros agentes etiológicos conocidos que pueden inducir la gastritis erosiva incluyen la aspirina, antiinflamatorios no esteroideos, alcohol, esteroides, enfermedad de Crohn y recientemente *Helicobacter pylori* (3–5). En un 50% de los pacientes no existe un factor predisponente aparente (6).

Las gastritis clínicamente pueden cursar asintomáticas o con síntomas de dispepsia, dolor epigástrico o hemorragia.

Las erosiones gástricas pueden ser demostradas mediante la técnica de compresión (Fig. 1) (7,8). Sin embargo, la técnica de doble contraste es el mejor método para su diagnóstico. Su prevalencia con esta técnica se ha reportado en 0.5 a 10% de pacientes (8–11).

La mayoría de los pacientes con gastritis erosiva, muestran erosiones varioliformes que se manifiestan radiológicamente como acúmulos superficiales o puntiformes de bario, rodeadas por un halo radiolúcido y que respectivamente representan el defecto epitelial y el edema de la mucosa que la rodea. Se observan con mayor frecuencia en el antro y siguen el trayecto de los pliegues mucosos (Fig. 2) (5,6,8,9). Con menor frecuencia se observan erosiones incompletas o planas que aparecen como acúmulos puntiformes de bario sin halo edematoso y que pueden ser diagnosticadas radiológicamente con gran dificultad (Fig. 3) (8).

Las erosiones incompletas lineales o serpinginosas, particularmente a lo largo de la curvatura mayor del estómago sugieren fuertemente la sospecha de gastritis erosiva causada por aspirina o medicamentos antiinflamatorios no

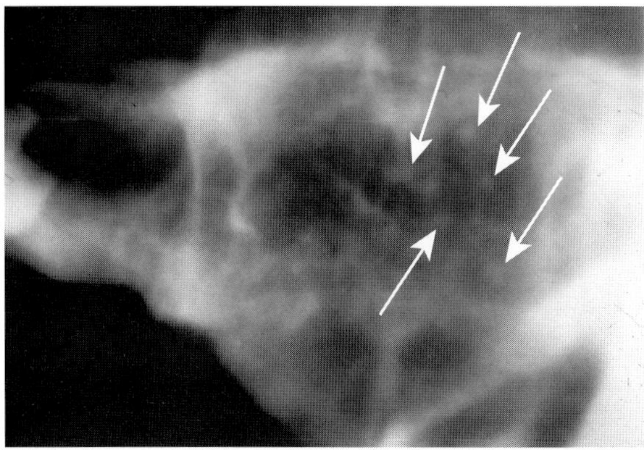

FIG. 1. Gastritis erosiva demostrada con la técnica de compresión. Se observa múltiples acúmulos puntiformes de bario (*flechas*) en el antro gástrico.

esteroideos. La suspensión de estos medicamentos produce una rápida respuesta clínica en estos pacientes (12).

Gastritis crónica por *Helicobacter pylori*

Antes de la descripción inicial del *H. pylori* por Marshall y Warren en el año 1983 (13,14), el estómago fue considerado como un medio estéril. Presumiblemente el ácido gástrico servía como una barrera a la colonización por bacterias y otros microorganismos (15). En la actualidad el *H. pylori* es reconocido como la causa más importante de la gastritis crónica, la úlcera gástrica y duodenal, adenocarcinoma gástrico distal y linfoma gástrico (15–17).

El *H. pylori* conocido inicialmente como *Campylobacter pylori* es un bacilo gram negativo de forma espiral de 0.2 a 0.5 μm de tamaño, microaerofílico, que sobrevive al ácido gástrico por la potente actividad enzimática de la ureasa que degrada la urea a amonio y bicarbonato, generando un microambiente alcalino en la capa mucosa. Produce una reacción inflamatoria aguda que es seguida en pocas semanas por una reacción crónica con linfocitos, macrófagos y plasmocitos. Asociado al proceso inflamatorio se encuentra insuficiencia de las células parietales y aclorhidria. La etapa madura de la infección ocurre cuando el *H. pylori* ocasiona inflamación crónica localizada a la porción distal del estómago (gastritis antral) y bulbo duodenal (duodenitis) (15).

El *H. pylori* tiene una distribución mundial pero es más prevalente en los países en desarrollo en donde más de 50% de la población está afectada a los 10 años de edad y más de 80% de los jóvenes adultos. Conforme se avanza en la edad, se incrementa la prevalencia de la infección por *H. pylori*. En los Estados Unidos, 50 a 60% de la población mayor de los 60 años de edad se encuentra infectada por este bacilo (15–17).

Se desconoce en forma precisa su modo de transmisión. Probablemente la transmisión se hace por contacto directo de persona a persona por las secreciones orofaríngeas (17). Sólo una minoría de los pacientes presentan dispepsia u otros síntomas del tubo digestivo alto y la mayoría de la población con *H. pylori* permanece asintomática (16).

Las manifestaciones radiológicas de la gastritis por *H. pylori* han sido descritas por Sohn et al. (4) quienes encontraron alteraciones en la serie gastroduodenal con técnica de doble contraste en 82% de los pacientes. Los signos radiológicos más comunes incluyen el engrosamiento de los pliegues mucosos a más de 5 mm. Estos pueden adoptar una forma lobulada de tipo polipoide. La gastritis erosiva con erosiones varioliformes son un signo menos frecuente y se encuentran en 14% de los pacientes. Los signos radiológicos adicionales incluyen diminución en el calibre del antro, pólipos inflamatorios y área gástrica prominente. El engrosamiento de los pliegues mucosos probablemente es cau-

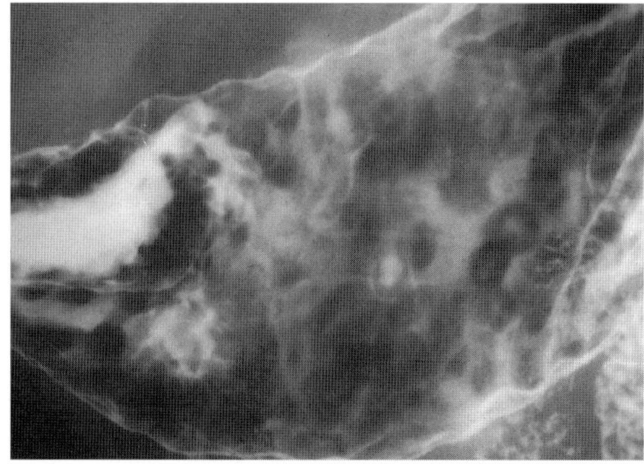
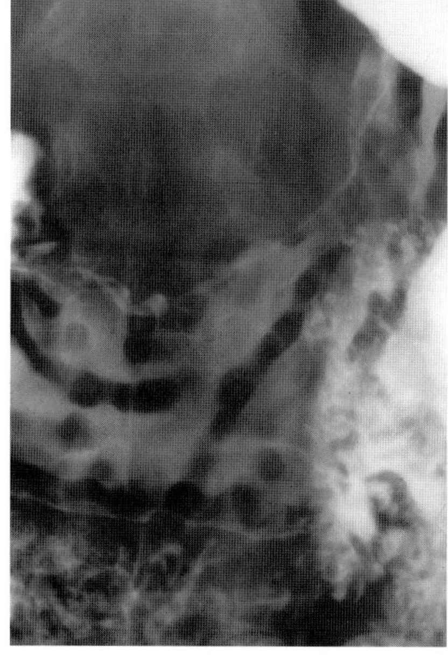

FIG. 2. Gastritis erosiva. **A:** Múltiples erosiones varioliformes que se manifiestan por acúmulos de bario rodeadas de un halo radiolúcido. **B:** Las erosiones se observan sobre las crestas de los pliegues mucosos.

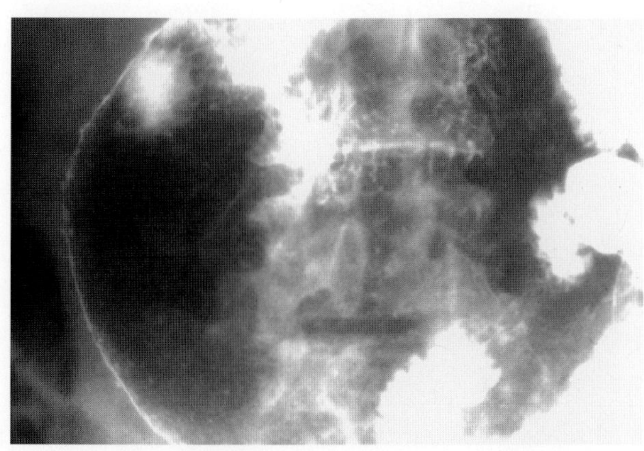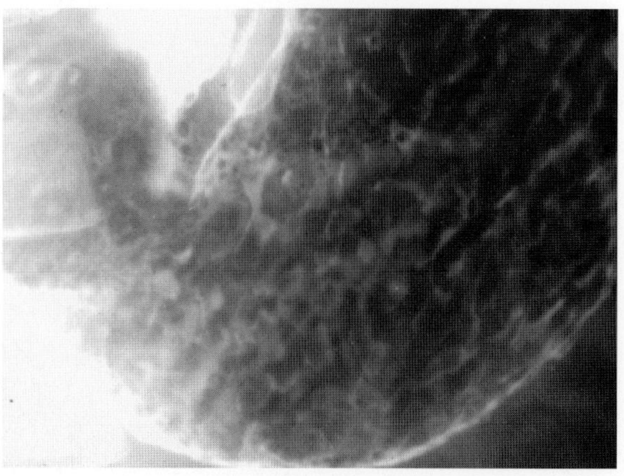

FIG. 3. A: Gastritis erosiva con erosiones incompletas. **B:** En otro paciente con gastritis erosiva se identifican tanto erosiones varioliformes como las incompletas.

sado por una combinación de edema mucoso o submucoso, inflamación e hiperplasia e hipertrofia de la mucosa (4). Es importante reconocer que el engrosamiento de los pliegues mucosos es un hallazgo radiológico inespecífico que puede ser causado por una variedad de condiciones inflamatorias (4,18). Aproximadamente 70% de los pacientes con *H. pylori* y área gástrica prominente, tienen engrosamiento de los pliegues mucosos, por lo que esta combinación de hallazgos debe sugerir la posibilidad de gastritis por *H. pylori* (Fig. 4) (4). La inflamación por *H. pylori* predomina en la región antral, lo que sugiere la posibilidad de que los hallazgos radiológicos que en el pasado se describieron para la gastritis antral probablemente sean los mismos de la gastritis por *H. pylori* (Fig. 5) (19,20). Sin embargo, el cuerpo gástrico o la totalidad del estómago pueden estar afectados (pangastritis).

En Tomografía computada (TC), la gastritis por *H. pylori* puede manifestarse por un engrosamiento circunferencial de la pared del antro o engrosamiento focal de la pared gástrica a lo largo de la curvatura mayor con o sin evidencia de ulceración. Estas alteraciones fueron encontradas por Urban, Fishman y Ruban (21) en 31% de 61 pacientes con gastritis por *H. pylori*. En ninguno de sus pacientes enfermos se encontró adenopatías, obliteración de los planos grasos o extensión directa a los órganos adyacentes. La ausencia de estos signos secundarios puede ser de utilidad para el diagnóstico diferencial con los procesos neoplásicos, que también se manifiestan por engrosamiento focal o difuso de la pared gástrica.

El diagnóstico de la infección por *H. pylori* se basa en la demostración del bacilo en el material de biopsia o por técnicas no invasivas que incluyen las pruebas serológicas o los exámenes que miden la actividad de la ureasa mediante la administración de urea marcada con C13 o C14 y medición de la cantidad de CO_2 radioactivo. Las pruebas serológicas tienen una sensibilidad de 90 a 100% (16). Por lo tanto la combinación de las pruebas serológicas para *H. pylori* en conjunto con la serie gastroduodenal con técnica de doble contraste, representa la mejor conducta diagnóstica, racional y con mayor costo/beneficio para los pacientes con dispepsia o sintomatología digestiva alta y puede eliminar la necesidad de endoscopía o un procedimiento más costoso e invasivo en muchos pacientes (15,16).

Gastritis crónica atrófica

El diagnóstico histopatológico de la gastritis atrófica se basa en la disminución o atrofia de las glándulas mucosas, adelgazamiento de la mucosa y grados variables de metaplasia intestinal (2,22). Tradicionalmente la gastritis crónica atrófica ha sido diferenciada en tipo A y tipo B que tienen distribución y características histológicas diferentes. La gastritis tipo A afecta principalmente la zona fúndica de la mucosa gástrica que comprende el fondo y cuerpo y en donde se encuentran las células principales que secretan pepsinógeno y las células parietales que secretan ácido clorhídrico y el factor intrínseco. Se postula que en la patogénesis, de este tipo

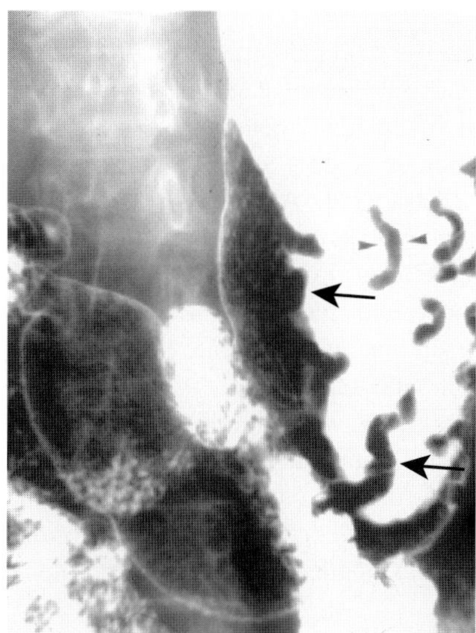

FIG. 4. Gastritis por *Helicobacter pylori*. Engrosamiento y tortuosidad de los pliegues mucosos (*flechas*) y área gástrica prominente.

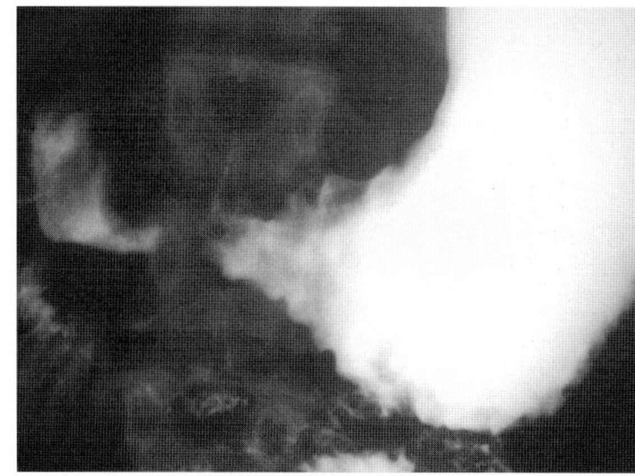

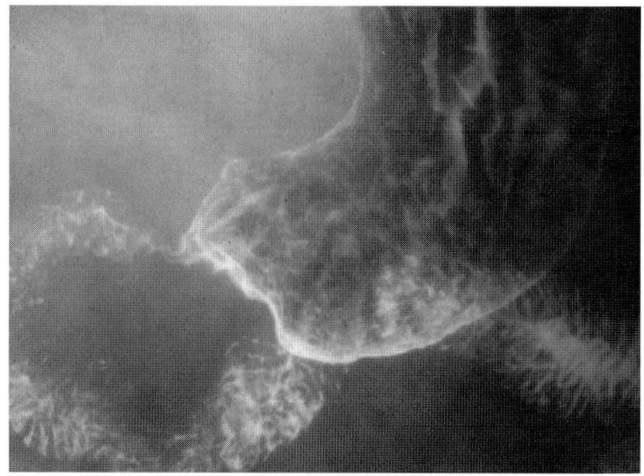

FIG. 5. Gastritis antral. **A:** Técnica de llenado que muestra disminución de calibre del antro, engrosamiento de pliegues mucosos y contornos corrugados. **B:** Gastritis antral en otro paciente. Con la técnica de doble contraste se observa pérdida de la distensibilidad del antro, engrosamiento de los pliegues mucosos y prominencia del área gástrica.

de gastritis existe un mecanismo autoinmune por encontrarse anticuerpos contra las células parietales o factor intrínseco. Predispone a la anemia perniciosa, una anemia megaloblástica causada por disminución de la síntesis de factor intrínseco y la subsecuente mala absorción de vitamina B12 (2,20).

La gastritis crónica atrófica tipo B se caracteriza por atrofia de la zona antral en donde la capa glandular delgada produce material mucoso. Este tipo de gastritis es más común y en su patogénesis se postula la lesión mucosa por agentes endógenos o exógenos que incluyen la hiperacidez, ácidos biliares, alcohol y *H. pylori* (20).

Radiológicamente la gastritis atrófica se manifiesta por pérdida de la distensibilidad normal del estómago que muestra una configuración tubular con disminución o pérdida de los pliegues mucosos (Fig. 6). El área gástrica está ausente o no es visible en 60% de los estudios de doble contraste practicada en los pacientes con anemia perniciosa y gastritis atrófica. En el 40% restante, el área gástrica tiene una apariencia pequeña y uniforme (23). Cuando existe una área focal de

área gástrica heterogénea con islotes mucosos mayores de lo normal, se debe sospechar la posibilidad de metaplasia intestinal o carcinoma gástrico superficial. En raras ocasiones se pueden identificar múltiples y pequeños defectos de llenado producidos por microcarcinoides en el estómago atrófico producidos por la hiperplasia neuroendócrina consecutiva a la hipergastrinemia que resulta de la aclorhidria (20).

Gastritis hipertrófica

Tradicionalmente el término "gastritis hipertrófica" se ha utilizado como sinónimo de hiperrugosidad para describir el engrosamiento de los pliegues mucosos y aplicado en ocasiones a la enfermedad de Ménétrier o al síndrome de Zollinger-Ellison (24).

Gastritis hipertrófica hipersecretora

Esta es una causa de engrosamiento de los pliegues mucosos y caracterizada por grados variables de hiperplasia de células mucosas foveolares y células parietales con incremento en la secreción de ácido y asociada con frecuencia a úlcera duodenal y gástrica (22). Aún no se ha determinado si es una entidad verdadera o si representa una variante del síndrome de Zollinger-Ellison o de la enfermedad de Ménétrier (2). Los pacientes con gastritis hipertrófica hipersecretora pueden presentarse clínicamente con dolor apigástrico, náuseas, vómitos o hemorragia.

Desde el punto de vista radiológico, la serie gastroduodenal muestra engrosamiento de los pliegues mucosos con predominio en el fondo y cuerpo y aumento en la secreción gástrica (Fig. 7). Se debe investigar cuidadosamente la presencia de úlceras pépticas por su alta prevalencia en estos pacientes (22).

Enfermedad de Ménétrier

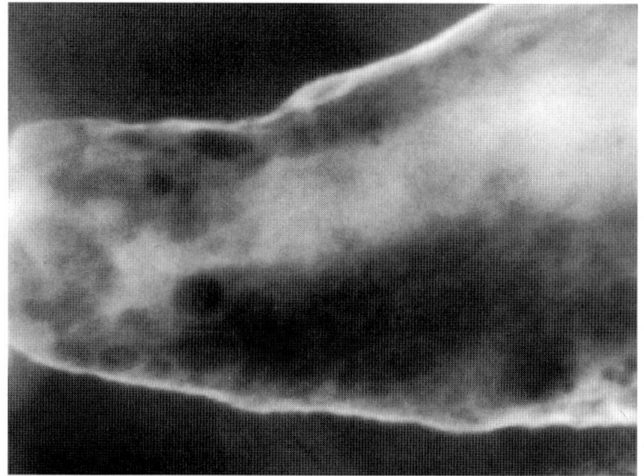

FIG. 6. Gastritis atrófica. Configuración tubular del antro del estómago con pequeños pólipos hiperplásicos.

Esta es una enfermedad rara, de etiología desconocida, caracterizada por importante hiperplasia de las células mu-

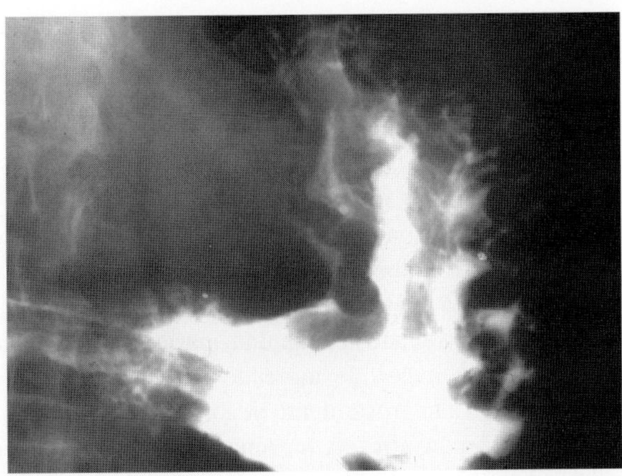

FIG. 7. Gastritis hipertrófica. Mucosografía que muestra importante engrosamiento de los pliegues mucosos en el cuerpo gástrico.

cosas foveolares, pliegues mucosos gigantes, hipoclorhidria e hipoproteinemia por la hipersecreción de moco (25). Las foveolas se encuentran alargadas, tortuosas y ocasionalmente quísticas (2). En el pasado ha tenido varias denominaciones que incluyen: gastritis quística, gastritis hipertrófica gigante, hipertrofia mucosa gigante y gastropatía hiperplásica (22). Es más comun en el sexo masculino y en la edad media. Clínicamente presenta dolor epigástrico, náuseas, vómitos, diarrea y pérdida de peso. La hipoproteinemia puede condicionar edema de miembros inferiores, derrame pleural, ascitis y edema pulmonar (20).

En los estudios baritados se manifiesta clásicamente por importante engrosamiento, lobulación y tortuosidad de los pliegues mucosos en el fondo, cuerpo y curvatura mayor del estómago. Estos pliegues mucosos gigantes producen defectos de llenado que simulan lesiones polipoides (Fig. 8). La forma típica de la enfermedad de Ménétrier respeta al antro

gástrico, aun cuando se ha demostrado que este segmento se encuentra afectado hasta en un 46% de los pacientes (26). En el examen de TC los pliegues mucosos cerebriformes alteran la superficie interna y se proyectan hacia la luz gástrica como elevaciones pseudotumorales, pero la superficie serosa permanece lisa y la pared gástrica entre los pliegues engrosados es normal (25,27).

El diagnóstico diferencial incluye el síndrome de Zollinger-Ellison, gastritis eosinofílica, amiloidosis, linfoma, várices gástricas y carcinoma. Aunque el epitelio hiperplásico puede sufrir cambios de metaplasia y displasia, la transformación a adenocarcinoma es rara (25).

Síndrome de Zollinger-Ellison

Esta se caracteriza por hipersecreción de ácido gástrico, diarrea y ulceración gastroduodenal recurrente. Es producido por los gastrinomas que representan el segundo tumor funcionante más comun de las células insulares del páncreas. Los gastrinomas frecuentemente son múltiples, extrapancreáticos y tienen un comportamiento maligno en 60% de los casos (28). Un 90% de los tumores extrapancreáticos se encuentran en el denominado "triángulo del gastrinoma", limitado superiormente por la unión del conducto cístico y el conducto biliar común, inferiormente por la segunda y tercera porción del duodeno y medialmente por la unión del cuerpo y cuello del páncreas (29). Pueden estar asociados a tumores endócrinos de la paratiroides, hipófisis y suprarrenales en 20 a 60% de los casos (28). Por la secreción de varios litros de ácido en el intestino, pueden dañar la mucosa intestinal provocando atrofia vellosa, mala absorción y esteatorrea.

Los estudios baritados pueden demostrar una serie de hallazgos que virtualmente son patognomónicos de este síndrome (30). Dentro de estos hallazgos se encuentran la

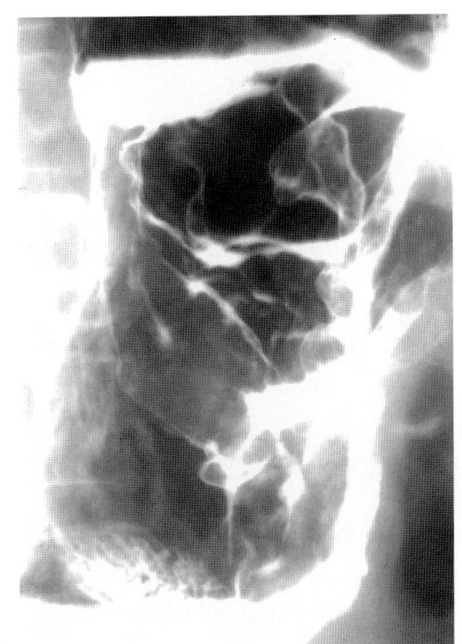

A

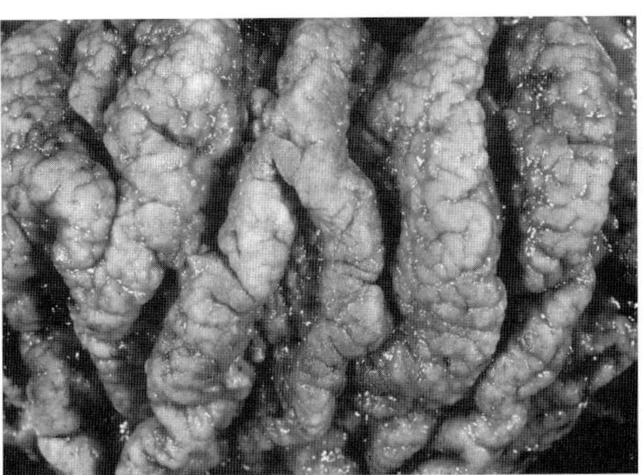

B

FIG. 8. Enfermedad de Ménétrier. **A:** Pliegues mucosos gigantes con aspecto lobulado y polipoide que afectan principalmente el cuerpo y curvatura mayor. El diagnóstico diferencial debe realizarse con el linfoma gástrico. **B:** Pieza anatómica en donde se observa el aspecto cerebriforme de los pliegues mucosos.

hipersecreción con un gran volumen de líquido en el estómago, duodeno y yeyuno que diluyen y floculan la suspensión de bario e impiden una impregnación adecuada de la mucosa; engrosamiento de los pliegues mucosos principalmente del fondo y cuerpo del estómago por inflamación e hiperplasia de células parietales inducidas por la gastrina; engrosamiento de los pliegues mucosos del duodeno y yeyuno; y úlcera péptica que en 75% de los casos se localizan en el estómago y bulbo duodenal y en el 25% restante en la región postbulbar y yeyuno proximal (Fig. 9). Puesto que la úlcera péptica se presenta raramente distal al ámpula de Vater, la presencia de una o más úlceras en la tercera o cuarta porción del duodeno o en el yeyuno proximal, sugieren fuertemente la posibilidad de síndrome de Zollinger-Ellison (31).

El diagnóstico se establece al demostrar niveles séricos elevados de gastrina en ayunas y asociado a una alta producción total de ácido gástrico en condiciones basales (20,30). Los métodos de imagen como la ultrasonografía (US) pre y transoperatoria, la TC, la Resonancia magnética (RM) y la angiografía tienen como objetivos la localización del tumor y valorización de la relación que guarda con las estructuras vitales adyacentes para su resección quirúrgica (28).

Gastritis flegmonosa y gastritis enfisematosa

La gastritis flegmonosa es una forma rara de gastritis bacteriana con infiltración extensa de la pared gástrica, necrosis tisular y manifestaciones de sepsis generalizada. La gastritis enfisematosa es un tipo de gastritis flegmonosa en donde se observa la presencia de aire en la pared gástrica producida por bacterias formadoras de gas. Los agentes causales más frecuentes son la *Escherichia coli*, *Proteus vulgaris*, *Clostridium perfringens* y *Staphylococcus aureus* (32). Se caracteriza por un curso agudo fulminante y una mortalidad mayor de 60% (20,22). Los factores predisponentes incluyen cirugía gastroduodenal, ingestión de materiales corrosivos, abuso de alcohol, gastroenteritis e infarto gastrointestinal (33). La inflamación subyacente, isquemia o necrosis permiten la entrada de los organismos productores

de gas a la pared gástrica. Clínicamente estos pacientes se presentan con un cuadro abdominal agudo, hematemesis, taquicardia, fiebre y estado de choque. La presencia de vómito purulento o el aspirado gástrico son diagnósticos.

Radiológicamente la gastritis flegmonosa se manifiesta por engrosamiento de los pliegues mucosos, rigidez de la pared gástrica y ocasionalmente gas intramural, sin afección del esófago ni del bulbo duodenal. Puede acompañarse de absceso de la pared gástrica y ser demostrada por TC (34).

La gastritis enfisematosa tiene una apariencia radiológica característica de imagen de moteado gaseoso en la pared gástrica asociado a engrosamiento de los pliegues mucosos y ocasionalmente con aire en la vena porta. La TC puede demostrar pequeñas colecciones de gas en la pared gástrica, no visible en las radiografías simples (27,33).

El diagnóstico diferencial desde el punto de vista radiológico incluye el enfisema gástrico y la neumatosis gástrica. En el primero, el gas se presenta como una colección lineal en la pared gástrica y generalmente es causado por laceración de la misma y debido a un incremento de la presión intraluminal por obstrucción gástrica o secundaria a endoscopía o instrumentación (Fig. 10). La neumatosis gástrica es una forma rara de *Neumatosis quistoides intestinalis* en la cual múltiples quistes con gas se encuentran en la pared gástrica. Los pacientes generalmente cursan asintomáticos (35).

Gastritis corrosiva

La ingestión accidental o con intento suicida de agentes corrosivos producen lesiones severas en el tubo digestivo alto. Los ácidos fuertes como el ácido clorhídrico, sulfúrico, acético, oxálico y nítrico son los agentes más frecuentemente ingeridos, aunque en un 5 a 10% de los casos, las lesiones gastroduodenales ocurren en pacientes con ingestión de sustancias alcalinas (36).

El estancamiento de esos agentes corrosivos en el antro gástrico asociado al severo piloroespasmo que la acompaña, retardan el vaciamiento gástrico por lo que el segmento más severamente dañado es el antro, mientras que el duodeno es relativamente respetado. En la fase aguda necrótica que

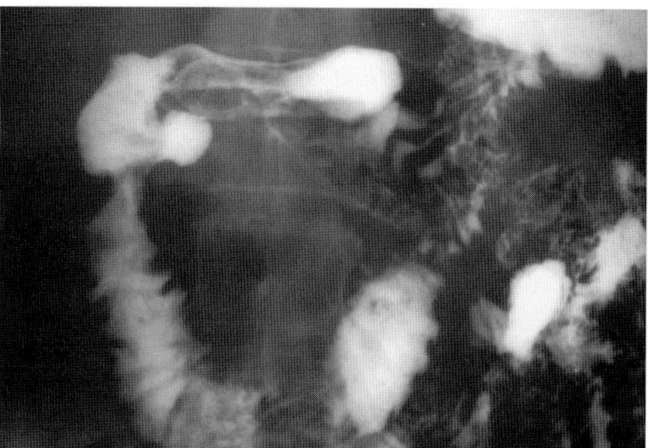

FIG. 9. Síndrome de Zollinger-Ellison. Engrosamiento de pliegues mucosos del estómago, duodeno y yeyuno con úlcera en región postbulbar.

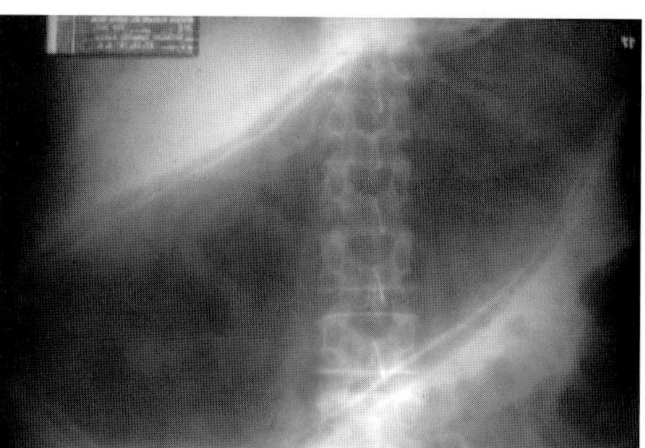

FIG. 10. Enfisema gástrico. Colección lineal de gas en la pared gástrica por incremento de la presión intraluminal por obstrucción gástrica.

comprende de 1 a 4 días despues de la ingestión cáustica o durante la fase de ulceración o granulación que comprende de 5 a 28 días, los estudios radiológicos simples o con medio de contraste hidrosoluble muestran atonía gástrica, pliegues engrosados, edematosos, ulceración o defectos de llenado por edema y hemorragia. En casos fulminantes, la necrosis gástrica puede manifestarse en las radiografías simples con colecciones gaseosas en forma de burbujas o imagen de moteado (37). Los estudios con medio de contraste hidrosoluble pueden demostrar una perforacion libre o confinada con disección intramural, colecciones extragástricas o extravasación libre en la cavidad peritoneal.

Durante la fase crónica que se inicia 4 semanas despues de la ingestión cáustica, los estudios baritados pueden demostrar deformidad y disminución en el calibre del antro del estómago debido a fibrosis submucosa (Fig. 11) (20). La estenosis del antro puede tener una configuración tubular lisa o mostrar un contorno irregular que simula un carcinoma escirro. Aun cuando el píloro espasmo protege al duodeno, en algunas ocasiones pueden observarse lesiones duodenales severas y los estudios radiológicos demostrar espasmo, atonía, pliegues edematosos, ulceración y estenosis (38).

Gastritis por *Citomegalovirus* (CMV)

El CMV es un miembro del grupo del Herpes-virus y es uno de los agentes más comunes que causan enfermedad enteral, representando 13% de los casos de enfermedad gastrointestinal en pacientes inmunocomprometidos, particularmente en pacientes con el Síndrome de inmunodeficiencia adquirida (SIDA). Cualquier segmento del tracto gastrointestinal puede ser afectado, y en orden de frecuencia decreciente son: el colon, intestino delgado, esófago y estómago (39).

La gastritis por CMV se observa con mayor frecuencia a nivel del antro que puede mostrar engrosamiento nodular de la pared y disminución del calibre. Otros hallazgos radiológicos incluyen la gastritis erosiva con úlceras aftosas, ulceraciones superficiales y profundas, formación de fístulas y engrosamiento de los pliegues mucosos (40,41). Puede simular otras entidades como la gastritis erosiva, enfermedad péptica, linfoma y adenocarcinoma. El diagnóstico se confirma al demostrar los cuerpos de inclusión en las muestras de biopsia o cepillado o en los cultivos positivos para CMV (40).

Enfermedades granulomatosas

Las enfermedades granulomatosas pueden ser infecciosas o no infecciosas e incluyen la tuberculosis, sífilis y la enfermedad de Crohn. Como regla general estas lesiones afectan la capa submucosa y muscular más que la mucosa. Típicamente afectan al segmento distal del estómago y producen engrosamiento de los pliegues mucosos.

Enfermedad de Crohn

La enfermedad de Crohn afecta primariamente al intestino delgado y colon. El tracto gastrointestinal superior puede estar afectado en 1 a 7% de los casos aun cuando la técnica de doble contraste puede identificar úlceras aftosas que representan la manifestación temprana de la enfermedad de Crohn en 20 a 40% de los pacientes con ileocolitis granulomatosa (42).

Radiológicamente en la fase inicial se pueden observar úlceras aftosas que son indistinguibles de las erosiones varioliformes observadas por otras causas (3). Con la progresión de la enfermedad se pueden observar úlceras profundas, distorsión, engrosamiento o aspecto nodular de la mucosa

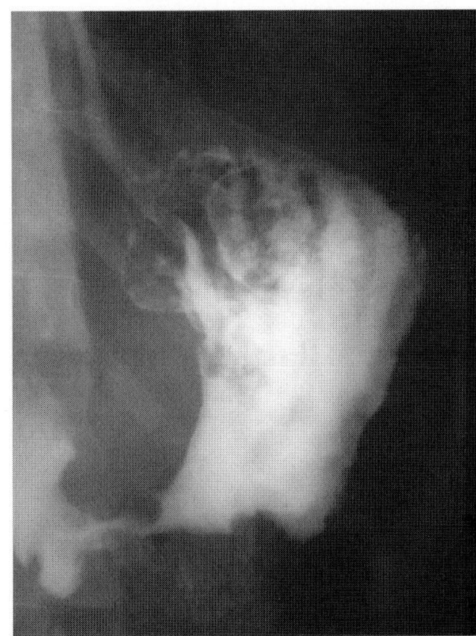
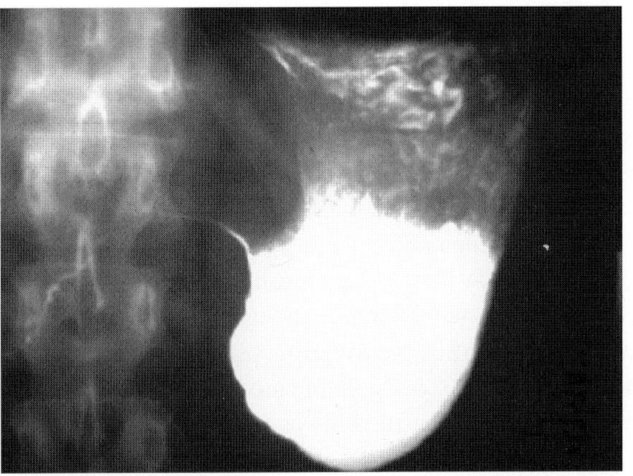

FIG. 11. Gastritis corrosiva. **A:** Deformidad, disminución de calibre e irregularidad de los contornos del antro gástrico consecutivo a ingestión de cáusticos. **B:** Estenosis gástrica secundaria a fibrosis por ingestión de ácido muriático.

del cuerpo y antro. En los estadios avanzados, la fibrosis y la cicatrización producen disminución tubular en el calibre del antro y duodeno con obliteración de los límites anatómicos normales y simulan la apariencia de un estómago operado con gastroduodenoanastomosis que se ha descrito como el signo de "pseudo Billroth I" (24). Raramente se pueden observar pólipos filiformes y fístulas gastrocólicas.

Tuberculosis

Aun cuando la infección por *Mycobacterium tuberculosis* muestra un incremento en la frecuencia, particularmente en pacientes con SIDA, la tuberculosis gastroduodenal continúa siendo rara (24,39,43). El cuerpo y antro gástrico son los sitios más afectados. La infección gastroduodenal es causada presumiblemente por la ingestión de bacilos o por diseminación hematógena o linfática a la pared del estómago o duodeno. En la forma ulcerativa puede simular úlcera péptica benigna o aparecer como una infiltración nodular de la pared gástrica en la forma hipertrófica.

La afección duodenal es extremadamente rara y puede manifestarse como ampliación del arco duodenal con engrosamiento de pliegues mucosos, disminución en su calibre por linfadenopatía adyacente o la presencia de fístulas (44).

Sífilis gástrica

Al igual que la tuberculosis, la incidencia de sífilis se ha incrementado en forma drástica en los últimos 10 años particularmente en los pacientes con SIDA. El estómago es infectado por la espiroqueta *Treponema pallidum* durante la fase secundaria de diseminación hematógena. Puede ocasionar una amplia gama de lesiones gástricas y simular muchas otras entidades. En la enfermedad temprana se observa engrosamiento de pliegues mucosos o pliegues nodulares con o sin úlceras detectables. Los pacientes no tratados pueden progresar a sífilis terciaria y la reacción inflamatoria progresa a una reacción fibrosa que ocasiona una pérdida de la distensibilidad de la pared gástrica que simula carcinoma gástrico, ingestión de cáusticos o tuberculosis gástrica (45).

Gastroenteritis eosinofílica

La gastroenteritis eosinofílica es una enfermedad rara de causa desconocida que se caracteriza por eosinofilia en 75 a 96% de los pacientes, disfunción gastrointestinal e infiltración eosinofílica del estómago e intestino delgado. Más de 50% de los pacientes tienen antecedentes de alergia o intolerancia a los alimentos (24,46). La sintomatología depende del sitio y extensión del segmento afectado. De esta forma la gastritis eosinofílica se manifiesta por dolor epigástrico, náuseas, vómitos y ocasionalmente hemorragia. En cambio, en la enteritis eosinofílica los pacientes presentan diarrea o mala absorción.

Los estudios baritados pueden mostrar nodularidad, engrosamiento de los pliegues mucosos, disminución de calibre o rigidez, especialmente del antro, que es el sitio clásico de afección (24,46). En el intestino delgado se observa engrosamiento difuso y nodularidad de los pliegues mucosos. El tratamiento con esteroides produce una respuesta pronta y prolongada (20).

ÚLCERA PÉPTICA

El término "úlcera péptica" es usado para referirse a un grupo de enfermedades ulcerativas del tracto gastrointestinal superior que afectan principalmente el estómago y la porción proximal del duodeno y que tienen en común la participación de ácidopepsina. El desarrollo de una úlcera o la resistencia a la ulceración depende del balance entre los factores agresivos, principalmente el ácido gástrico y la pepsina, y los factores que comprenden la defensa o resistencia mucosa a la ulceración. La úlcera péptica se presenta cuando los factores agresivos sobrepasan los factores de defensa de la mucosa gástrica o duodenal (1).

La enfermedad ulcerosa péptica comprende tanto las úlceras gástricas como duodenales. Sin embargo, en la patogénesis de la úlcera gástrica se ha postulado que la alteración en la resistencia mucosa es el factor crítico a diferencia de las úlceras duodenales que resultan del incremento de la secreción de ácido péptico. Otros posibles factores en la patogénesis de la úlcera gástrica se incluyen la gastritis crónica, el reflujo biliar duodenogástrico y el retardo en el vaciamiento gástrico (5). Tanto los factores hereditarios y del medio ambiente como estrés, tabaco, alcohol, y café entre otros, parecen contribuir al desarrollo de la úlcera gástrica.

Aún cuando la fisiopatología es incierta, la infección por *H. pylori* parece ser un factor importante en el desarrollo de la úlcera gástrica. La prevalencia de *H. pylori* en pacientes con úlcera gástrica es de 60 a 80% (16). Los factores que pueden predisponer a la ulceración en pacientes con gastritis por *H. pylori* incluyen factores extrínsecos como el tabaquismo y factores fisiológicos inducidos indirectamente por la infección, como el incremento de la secreción ácida y, al parecer, por la producción de ciertas citotoxinas que inducen una reacción inflamatoria más pronunciada (15). Sin embargo, la relación entre *H. pylori* y úlcera gástrica permanece controversial puesto que la úlcera gástrica puede ocurrir en ausencia de *H. pylori* y la gastritis por *H. pylori* se observa con frecuencia sin úlcera gástrica (5).

La aspirina y las drogas antiinflamatorias no esteroideas son responsables de hasta un 30% de úlceras gástricas en los Estados Unidos (15). Al parecer es debida a la inhibición de la síntesis de prostaglandinas que contribuyen a la integridad de la barrera mucosa gástrica (1).

Hallazgos radiológicos

Forma

En forma clásica las úlceras gástricas aparecen como acúmulo de bario de forma redonda u ovoide. Sin embargo,

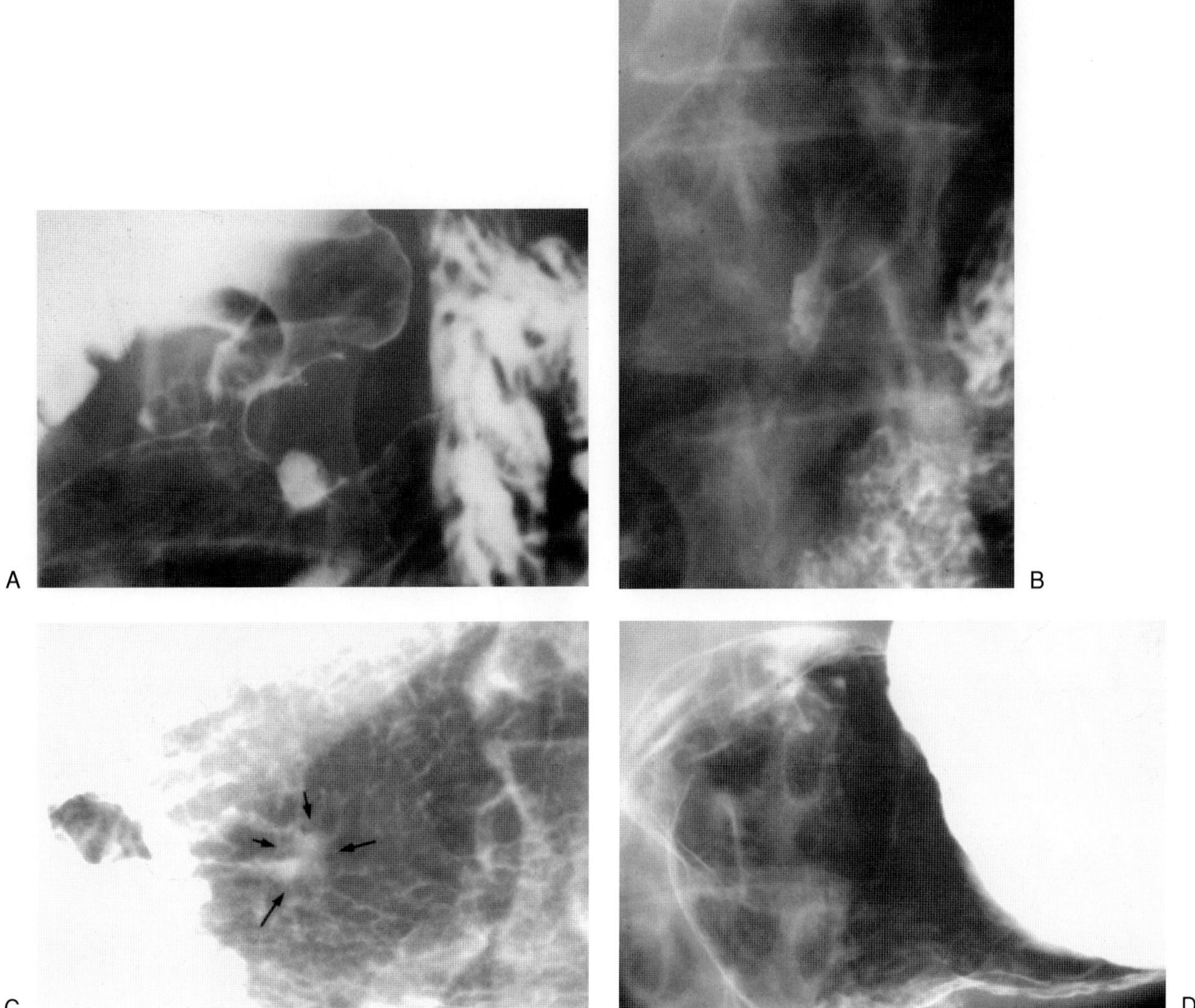

FIG. 12. Diferentes formas de úlcera gástrica. **A:** Redonda en la región prepilórica. **B:** Rectangular en la cara posterior del cuerpo. **C:** Irregular que debe diferenciarse del carcinoma gástrico temprano. **D:** Lineal en la unión del cuerpo y antro.

pueden tener una forma variable, y así encontramos úlceras lineales, redondas, estelares, rectangulares, en forma de flama o irregulares (Fig. 12) (47). Los autores japoneses refieren que las úlceras redondas u ovaladas representan úlceras crónicas o profundas que se extienden hasta la capa muscular, mientras que las úlceras estelares o irregulares son úlceras agudas o superficiales y deben diferenciarse del carcinoma gástrico temprano deprimido.

Las úlceras lineales constituyen del 5% a 20% de las úlceras gástricas que sólo son visibles con la técnica de doble contraste. Se localizan con mayor frecuencia a nivel de la *incisura angularis* y pueden tener una longitud de 10 a 12 cm en dirección caudal lo que ocasiona una deformidad abolsada del estómago con acortamiento de la curvatura menor (48,49).

Tamaño

Las úlceras gástricas pueden tener un tamaño variable, desde muy pequeñas, menores de 5 mm, hasta las llamadas úlceras gigantes que alcanzan un tamaño mayor de 3 cm y tienen un alto índice de complicaciones como el sangrado y la perforación. En la actualidad, la mayoría de las úlceras demostradas radiológicamente son menores de 1 cm debido a que frecuentemente los pacientes reciben tratamiento médico o se automedican antes de acudir al médico o al estudio radiológico (5). La técnica de doble contraste hace posible la detección de las úlceras pequeñas al distender el estómago y borrar los pliegues mucosos. El tamaño de las úlceras no tiene relación con carcinoma y la mayoría de las úlceras gigantes son benignas (Fig. 13).

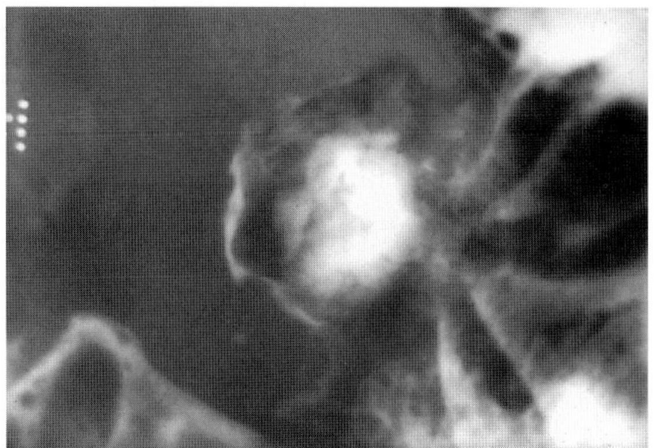

FIG. 13. Ulcera gástrica gigante benigna en la curvatura menor.

Localización

Más de 90% de las úlceras gástricas se localizan en la curvatura menor o en la cara posterior del cuerpo y antro, y menos de 10% se localizan en la pared anterior o en la curvatura mayor (Fig. 14 y 15) (50).

La distribución de las úlceras gástricas parece estar influenciada por la edad. En los pacientes jóvenes se observa una tendencia a ocurrir en la parte distal del estómago, mientras que en los pacientes de edad avanzada tienden a localizarse más próximamente. En las personas que toman aspirinas o drogas antiinflamatorias, el efecto de la gravedad influye para que las úlceras se presenten en la curvatura mayor del antro. La rareza de encontrar úlceras gástricas benignas sobre la curvatura mayor del fondo sugiere que una úlcera con esa localización debe ser considerada maligna hasta no demostrar lo contrario.

Cuando la úlcera se localiza en el canal pilórico, generalmente son menores de 1 cm de tamaño y se observan en el borde superior. Pueden causar edema importante y espasmo

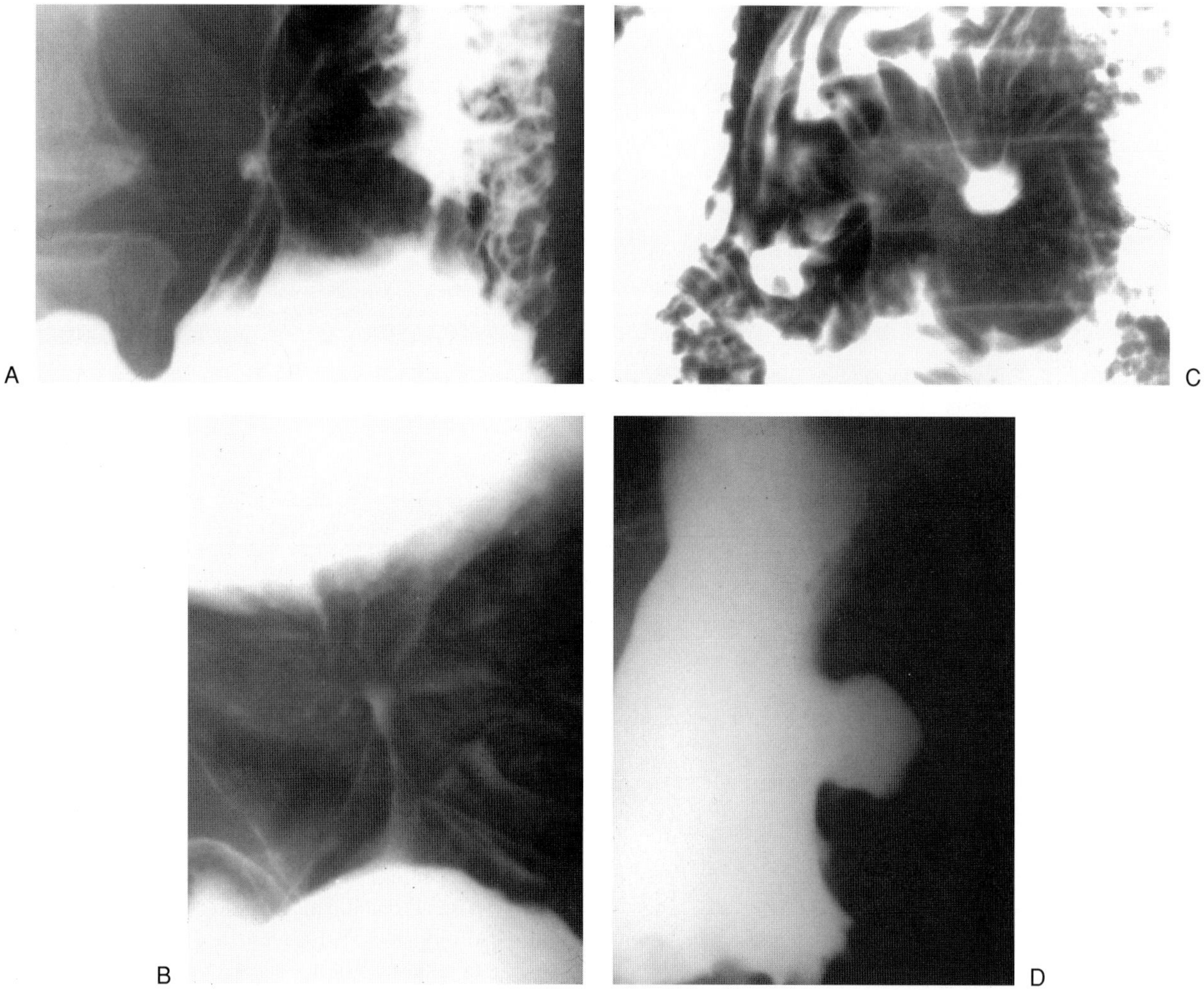

FIG. 14. Localización de las úlceras gástricas. **A:** La mayoría de las úlceras se localizan en la curvatura menor. **B:** Ulcera en cara posterior del cuerpo. **C:** Ulcera benigna en la curvatura mayor del antro. **D:** Ulcera maligna gigante en la curvatura mayor.

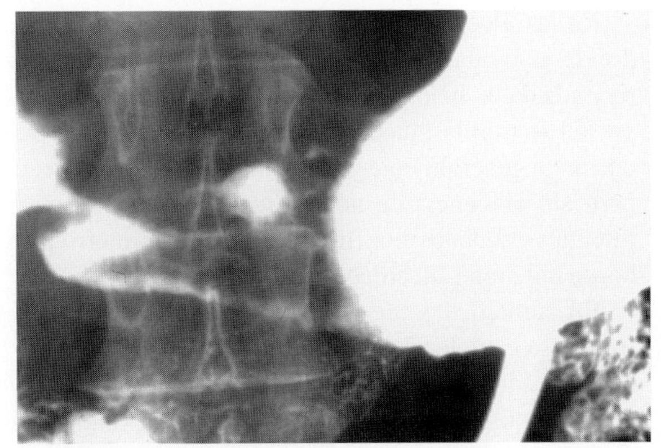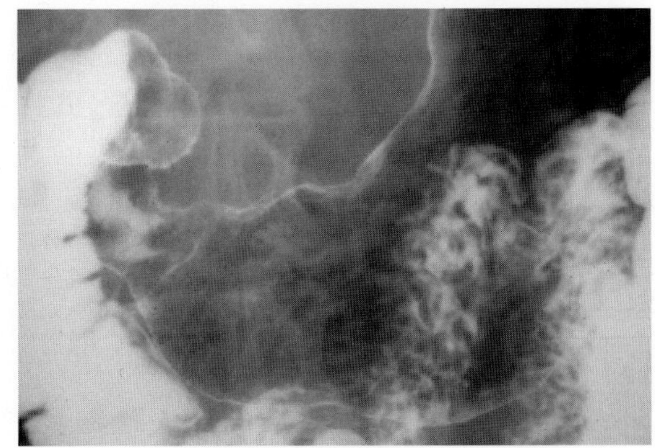

FIG. 15. Ulcera en cara anterior demostrada mediante la técnica de compresión **(A)** y que no es visible con la técnica de doble contraste **(B)**.

pilórico o del antro prepilórico por lo que la evaluación radiológica adecuada puede ser difícil. La curación de la úlcera pilórica puede causar estenosis y obstrucción gástrica.

Multiplicidad

La presencia de dos o más úlceras gástricas se observa aproximadamente en 20% de los estudios realizados con la técnica de doble contraste (Fig. 16) (51). La multiplicidad no significa benignidad, por lo que cada úlcera debe ser evaluada individualmente para determinar su naturaleza benigna o maligna (52).

Ulcera gástrica benigna y maligna

Una vez detectada la úlcera gástrica, el siguiente objetivo del examen radiológico es tratar de determinar su naturaleza. La técnica de doble contraste ofrece un examen detallado de la úlcera y de la mucosa vecina por lo que en la mayoría de los casos es posible diferenciar una úlcera benigna de una neoplasia ulcerada. En un pequeño porcentaje de los casos la úlcera gástrica muestra un carácter indeterminado en donde no es posible categorizar una úlcera, siendo necesaria la intervención endoscópica o quirúrgica.

Idealmente las úlceras deben ser estudiadas de perfil y de frente. Las úlceras de la curvatura mayor y menor son fácilmente visibles de perfil, en tanto que las úlceras de la pared anterior y posterior pueden ser difíciles o imposibles observar de perfil y deben ser evaluadas en base a su apariencia de frente.

Cuando son vistas de perfil se analiza su tamaño, forma y profundidad. Las úlceras benignas se proyectan por fuera del contorno de la pared gástrica y pueden estar asociadas a otros signos que han sido considerados clásicos de úlceras gástricas benignas. Estos signos asociados son la línea de Hampton que representa la mucosa subyacente que rodea al orificio del cráter. Se identifica como una línea radiolucente, delgada de 1 o 2 mm, bien definida que separa el bario contenido en el

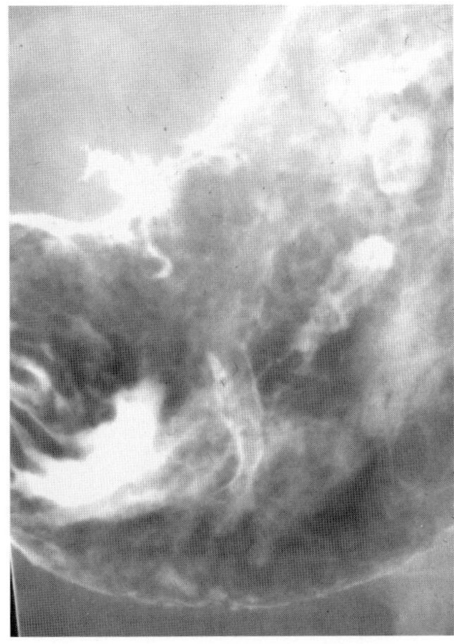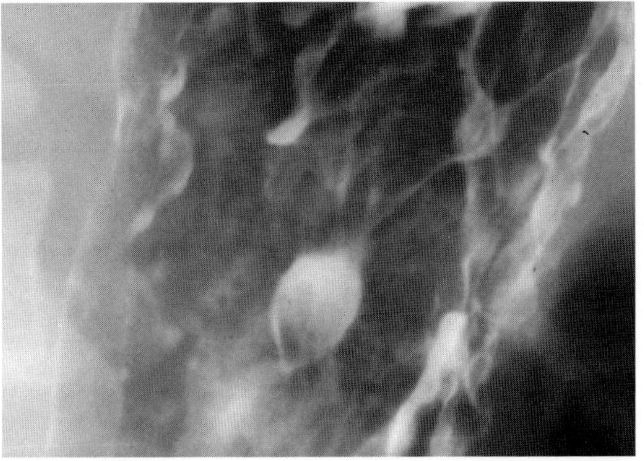

FIG. 16 A y B. Ulceras gástricas múltiples. **A:** Dos úlceras agudas con edema en su periferia. **B:** Otro paciente con múltiples úlceras benignas en la cara posterior del cuerpo.

cráter del bario de la luz gástrica. Cuando la mucosa que rodea el cráter se encuentra edematosa, produce una banda radiolúcida más ancha que la línea de Hampton y se denomina "collar ulceroso". El edema importante y la reacción inflamatoria de la mucosa vecina al cráter produce el montículo de la úlcera que se manifiesta como una masa que se proyecta hacia la luz gástrica, de contornos regulares a ambos lados de la úlcera y que terminan suavemente en ángulo obtuso en la pared gástrica vecina. La retracción de la pared gástrica a nivel de la úlcera ocasiona la confluencia de los pliegues mucosos hacia el contorno del cráter ulceroso (Fig. 17).

Cuando las úlceras son vistas de frente, producen la apariencia convencional de acúmulo de bario. Sin embargo, en ocasiones en los estudios de doble contraste, el cráter puede estar vacío y solamente impregnado por una capa de bario produciendo un signo de anillo. En tales casos la técnica de flujo manipulado de bario permite el llenado del cráter ulceroso (Fig. 18).

En las úlceras benignas vistas de frente, la forma es redonda u ovalada, de contornos regulares y puede estar rodeada de un halo radiolúcido regular, simétrico, producido por edema de la mucosa vecina. El área gástrica puede ser normal o generalmente prominente por inflamación y edema pero sin evidencia de nodularidad o efecto de masa y los pliegues mucosos confluyen en forma simétrica hacia el borde del cráter ulceroso.

En cambio, las úlceras malignas, cuando son vistas de frente, se caracterizan por tener una forma irregular, localizada excéntricamente en una masa asimétrica con distorsión o destrucción del área gástrica vecina. Si existe confluencia de los pliegues mucosos, tienden a ser irregulares o nodulares y sus extremos pueden estar fusionados, amputados o en forma de "dedos de guante". Cuando son vistas de perfil se proyectan por dentro del contorno gástrico y se encuentran rodeadas por una masa que forma un ángulo agudo con la pared gástrica adyacente.

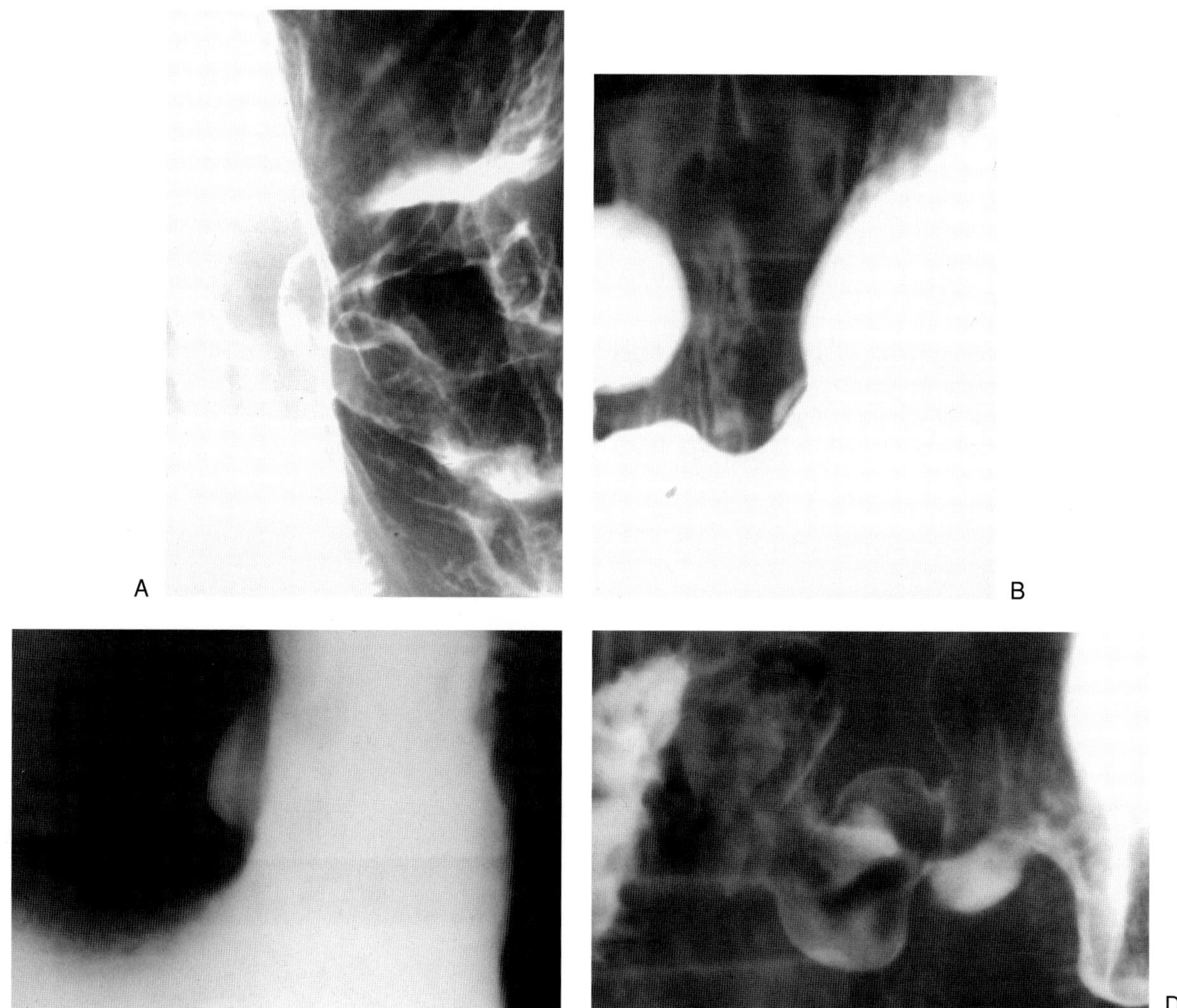

FIG. 17. Características de las úlceras gástricas benignas cuando son vistas de perfil. **A:** Extraluminal, de contornos regulares. **B:** Línea de Hampton. **C:** "Collar ulceroso" **D:** Montículo de contornos regulares y simétricos.

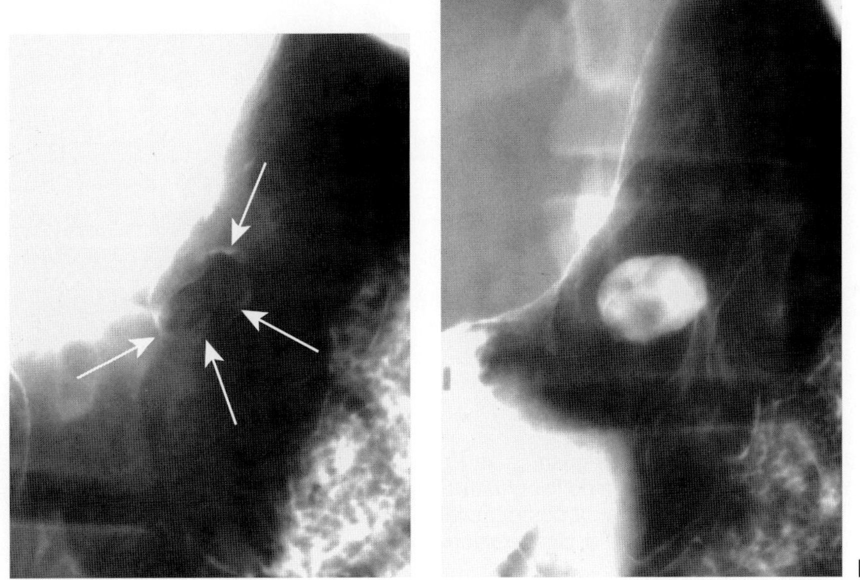

FIG. 18. A: Signo del "anillo" (*flechas*) en cráter ulceroso vacio y (**B**) llenado del cráter con la técnica del flujo.

El menisco de Carman y el complejo de Kirklin son hallazgos radiológicos confiables de malignidad que se observan ocasionalmente. Es producido por un carcinoma ulcerado en la curvatura menor del antro o cuerpo en el cual el tumor es una lesión plana, de base amplia con ulceración central y márgenes elevados. El cráter ulceroso tiene una forma meniscoide cuyo contorno interno es convexo dirigido hacia la luz gástrica de bordes irregulares y se encuentra rodeado por un efecto radiolúcido producido por el borde elevado de tejido neoplásico. El contorno externo cóncavo representa la base amplia de la úlcera, tiende a ser de bordes regulares y generalmente no se proyecta más allá del contorno gástrico (Fig. 19) (53).

Las úlceras de carácter indeterminado tienen una combinación de características benignas y malignas por lo que no es posible un diagnóstico confiable basado en los hallazgos radiológicos. La mayoría de éstas úlceras finalmente resultan benignas. Sin embargo, requieren un examen complementario por la posibilidad de carcinoma (54,55).

Cicatrización

La cicatrización de una úlcera gástrica se considera como un signo confiable de benignidad puesto que raramente existe curación completa de una úlcera maligna con el tratamiento médico. Una respuesta favorable al tratamiento instituido se

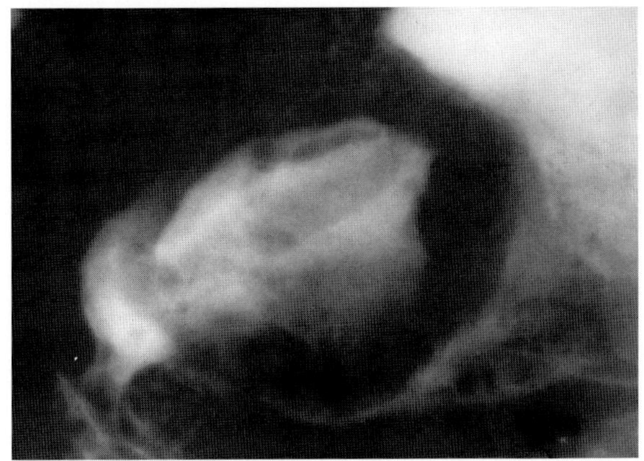

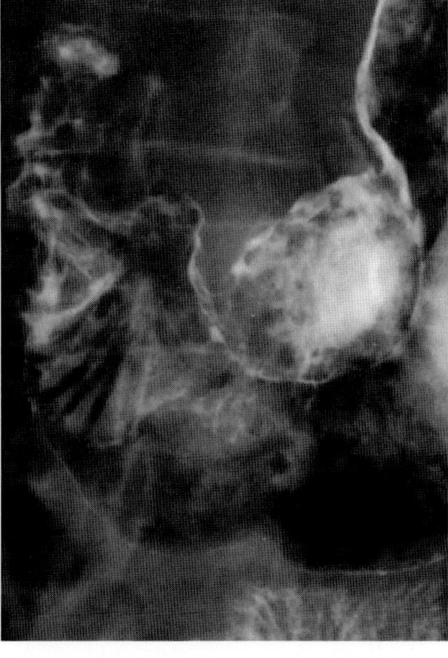

FIG. 19. Ulcera gástrica maligna. **A:** Ulcera gigante dentro de una masa tumoral vista de frente. **B:** En otro paciente con úlcera maligna vista de perfil y con menisco de Carman.

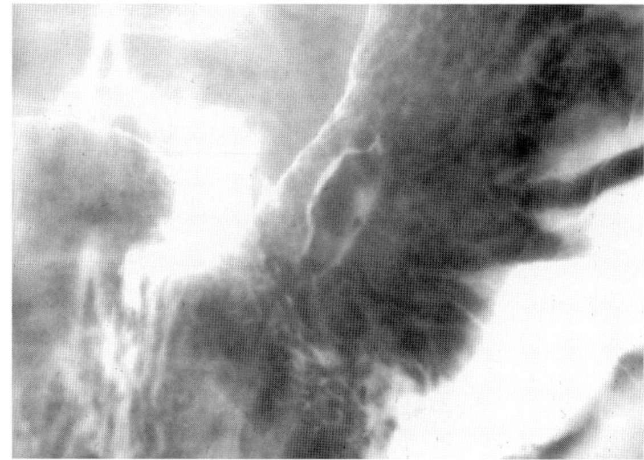
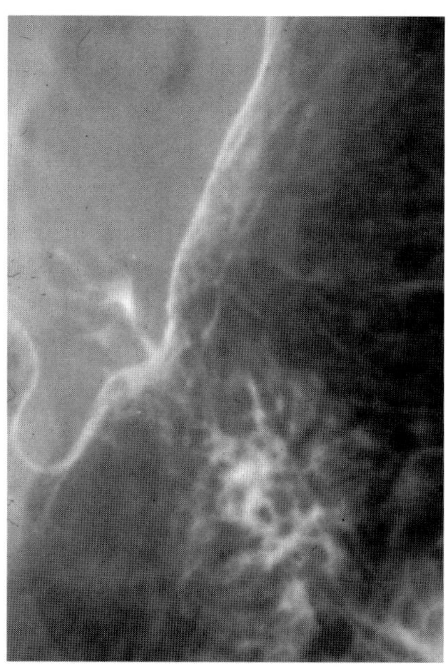

FIG. 20. Cicatrización de úlcera gástrica. **A:** El estudio inicial muestra a la úlcera cerca de la curvatura menor. **B:** Estudio radiológico de control postratamiento que muestra curación de la ulcera y cicatrización de tipo lineal.

manifiesta radiológicamente como una disminución en el tamaño y un cambio en la forma, observando que las úlceras ovoides o redondas adoptan una forma lineal. De 60 a 90% de las úlceras benignas producen una cicatriz que es visible radiológicamente y la técnica de doble contraste es particularmente útil para su demostración. La cicatriz ulcerosa se manifiesta con una discreta depresión puntiforme o lineal y puede estar asociada a confluencia de pliegues mucosos y/o reacción de la pared vecina con un área gástrica de aspecto normal que indica una reepitelización adecuada (Fig. 20) (55,56).

REFERENCIAS

1. McGuigan JE. Peptic ulcers and gastritis. En: Isselbacher KJ, Braunwald E, Wilson JD, Martin J, Fauci A, Kasper D, ed. *Harrison's principles of internal medicine.* New York: McGraw Hill; 1944: 1363–1382.
2. Furth EE, Rubesin SE, Levin MS. Pathologic primer on gastritis. An illustrated sum and substance. *Radiology* 1995;197:693–698.
3. Ariyama J, Wehlin L, Linsdtrom CG et al. Gastroduodenal erosions in Crohn's disease. *Gastrointest Radiol* 1980;5:121–125.
4. Sohn MD, Levine MS, Furth EE et al. *Helicobacter pylori* gastritis: A radiographic finding. *Radiology* 1995;195:763–767.
5. Levine MS. Erosive gastritis and gastric ulcers. *Radiol Clin North Am* 1994;32:1203–1214.
6. Laufer I, Hamilton J, Mullens JE. Demonstration of superficial gastric erosions by double contrast radiography. *Gastroenterology* 1995;68: 387–391.
7. Amaral NM. Value of the compressive technique associated with pharmacological hypotonia in the diagnosis of erosive gastritis. *Gastrointest Radiol* 1978;3:161–163.
8. Op den Orth JO. Stomach. En: Op den Orth, ed. *The standard biphasic contrast examination of the stomach and duodenum: Method, results and radiological atlas.* The Hague, the Netherlands: Martinus Nijhoff Publishers bv. 1979:58–64.
9. Poplack W, Paul RE, Goldsmith M et al. Demonstration of erosive gastritis by the double contrast technique. *Radiology* 1975;117:519–521.
10. Kimura K, González S, De la Torre S et al. Diagnóstico radiológico de la gastritis erosiva con técnica de doble contraste. *Rev Mex Radiol* 1982;36:72–74.
11. Op den Orth JO, Dekker W. Gastric polyps or erosions? *AJR* 1977;129: 357–358.
12. Levine MS, Verstandig A, Laufer I. Serpiginous gastric erosions caused by aspirin and other nonsteroidal antiinflammatory drugs. *AJR* 1986; 146:31–34.
13. Warren JR. Unidentified curved bacilli on gastric epithelium in chronic active gastritis. *Lancet* 1983;1:1273–1275.
14. Marshall BJ, Warren JR. Unidentified curved bacilli in the stomach of patients with gastritis and peptic ulceration. *Lancet* 1984;1:1311–1315.
15. Pattison CP, Combs MJ, Marshall BJ. *Helicobacter pylori* and peptic ulcer disease: evolution to revolution to resolution. *AJR* 1997;168: 1415–1420.
16. Levine MS, Rubesin SE. The *Helicobacter pylori* revolution: radiologic pespective. *Radiology* 1995;195:593–596.
17. Cello JP. *Helicobacter pylori* and peptic ulcer disease. *AJR* 1995;164: 283–286.
18. Gelfand DW, Ott DJ. *Helicobacter pylori* and gastroduodenal diseases: a minor revolution for radiologists. *AJR* 1997;168:1421–1422.
19. Turner CJ, Lipitz LR, Pastore RA. Antral gastritis. *Radiology* 1974; 113:305–312.
20. Buck JL, Pantograg-Brown L. Gastritides, gastropathies and polyps unique to the stomach. *Radiol Clin North Am* 1994;32:1215–1231.
21. Urban BA, Fishman EK, Hruban RH. *Helicobacter pylori* gastritis mimicking gastric carcinoma at CT evaluation. *Radiology* 1991;179: 689–691.
22. Levine MS. Inflammatory conditions. En: Gore R, Levine MS, Laufer I, ed. *Textbook of gastrointestinal radiology.* Philadelphia: WB Saunders Co. 1994;598–627.
23. Levine MS, Paslman CL, Rubesin SE et al. Atrophic gastritis in pernicious anemia: diagnosis by double contrast radiography. *Gastrointest Radiol* 1990;14:215–219.
24. Lichtenstein JE. Inflammatory conditions of the stomach and duodenum. *Radiol Clin North Am* 1993;31:1315–1333.
25. Palmer WE, Bloch S, Chew F. Ménétrier disease. *AJR* 1992;158:62.
26. Olmstead MW, Cooper MP, Madewell JE. Involvement of the gastric antrum in Ménétrier disease. *AJR* 1976;126:524–529.
27. Fishman EK, Urban BA, Hruban RH. CT of the stomach: spectrum of disease. *RadioGraphics* 1996;16:1035–1054.
28. Gorman B, Reading CC. Imaging of gastrointestinal neuroendocrine tumors. En: Freeny PC, ed. *Radiology of the liver, biliary tract and pancreas.* Categorical course syllabus. American Roentgen Ray Society. 96th Annual meeting. San Diego, CA 1996;191–198.
29. Stabile BE, Morrow DJ, Passano E Jr. The gastrinoma triangle: operative implications. *Am J Surg* 1984;147:25–31.
30. Missakian MM, Carlson HC, Huizenga KA. Roentgenographic findings in Zollinger-Ellison syndrome. *AJR* 1965;94:429–437.

31. Levine MS. Peptic ulcers. En: Gore R, Levine MS, Laufer I, ed. *Textbook of gastrointestinal radiology*. Philadelphia: WB Saunders Co. 1994:562–597.

32. Rurner MA, Beachley M, Stanley D. Phlegmonous gastritis. *AJR* 1989;133:527–528.

33. Monteferrante M, Shimkim P. CT diagnosis of emphisematous gastritis. *AJR* 1989;153:191–192.

34. Cruz FO, Soffia PS, Del Rio PM et al. Acute phlegmonous gastritis with mural abscess: CT diagnosis. *AJR* 1992;159:767–768.

35. Cho K, Baker S. Extraluminal air: diagnosis and significance. *Radiol Clin North Am* 1994;32:829–844.

36. Franken EA. Caustic damage of the gastrointestinal tract: Roentgen features. *AJR* 1973;118:77–85.

37. Levitt R, Stanley RJ, Wise L. Gastric bullae. An early Roentgen finding in corrosive gastritis following alkali ingestion. *Radiology* 1975;115: 597–598.

38. Mulhtaler CA, Gerlock A Jr, De Soto L et al. Gastroduodenal lesions of ingested acids: radiographic findings. *AJR* 1980;135:1247–1252.

39. Pantograg-Brown L, Nelson AM, Brown AE et al. Gastrointestinal manifestations of acquired immunodeficiency syndrome: radiologic-pathologic correlation. *RadioGraphics* 1995;15:1155–1178.

40. Redvanly RD, Silverstein JE. Intra-abdominal manifestations of AIDS. *Radiol Clin North Am* 1997;35:1083–1125.

41. Jones B, Wall SD. Gastrointestinal disease in the immunocompromised host. *Radiol Clin North Am* 1992;30:555–577.

42. Levine MS. Crohn's disease of the gastrointestinal tract. *Radiol Clin North Am* 1987;25:79–91.

43. Brody JM, Miller DK, Zeman RK et al. Gastric tuberculosis: a manifestation of acquired immunodeficiency syndrome. *Radiology* 1986; 159:347–348.

44. Leder RA, Low VH. Tuberculosis of the abdomen. *Radiol Clin North Am* 1995;33:691–705.

45. Jones BV, Lichstenstein JE. Gastric syphillis: radiologic findings. *AJR* 1993;160:59–61.

46. Vitellas KM, Bennett WF, Johson JC et al. Radiographic manifestations of eosinophilic gastroenteritis. *Abdom Imaging* 1995;20:406–413.

47. Poplack W, Paul RE Jr, Goldsmith M et al. Linear and rod-shaped peptic ulcers. *Radiology* 1977;122:317–319.

48. Shirakabe H. Deformidad gástrica. En: Shirakabe H, ed. *Texto de interpretación radiológica del aparato digestivo: Esófago, estómago y duodeno*. Tokyo: Bunkodo Co. LTD, 1979:62–84.

49. Yarita T, Shirakabe H. Ulcera lineal. En: Yarita T, Shirakabe H, ed. Ulcera gástrica II. Tokyo. Kingenshutsuban.Kabushikikaisha. 1979: 79–98.

50. Gelfand DW, Dale W, Ott D. The location and size of gastric ulcers: radiologic and endoscopic evaluation. *AJR* 1984;143:755–758.

51. Bloom SM, Paul RE, Matsue H et al. Improved radiologic detection of multiple gastric ulcers. *AJR* 1977;128:949.

52. Taxin RN, Livingstone PA, Seaman WB. Multiple gastric ulcers: a radiographic sign of benignity? *Radiology* 1975;114:23–27.

53. Gore RM, Levine MS, Ghahremani GG et al. Gastric cancer: radiologic diagnosis. *Radiol Clin North Am* 1997;35:311–329.

54. Thompson G, Somers S, Stevenson GW. Benign gastric ulcers: a reliable radiologic diagnosis? *AJR* 1983;141:331–333.

55. Levine MS, Cleteur V, Kressel H et al. Benign gastric ulcers: diagnosis and follow-up with double contrast radiography. *Radiology* 1987;164: 9–13.

56. Kimura K, Stoopen M, Fernández TS et al. Cicatriz ulcerosa gástrica: su demostración con técnica de doble contraste. *Rev Mex Radiol* 1982; 36:69–71.

Abdomen: El Tubo Digestivo, Tomo I.
Editores: M. E. Stoopen, K. Kimura y P. R. Ros.
Lippincott Williams & Wilkins, Philadelphia © 1999.

CAPITULO 6

Tumores del estómago

Kenji Kimura

TUMORES BENIGNOS

Los tumores benignos se clasifican en lesiones mucosas y submucosas con 50% en cada grupo. La mayoría de estas lesiones cursan asintomáticas y son hallazgos fortuitos en los estudios radiológicos o endoscópicos realizados por otras razones, aun cuando algunas de estas lesiones pueden ser causa de hemorragia gastrointestinal.

Pólipos

La técnica de doble contraste ha incrementado la habilidad de detectar los pólipos gástricos cuya incidencia se informa entre 1 y 2% de los tumores benignos (1).

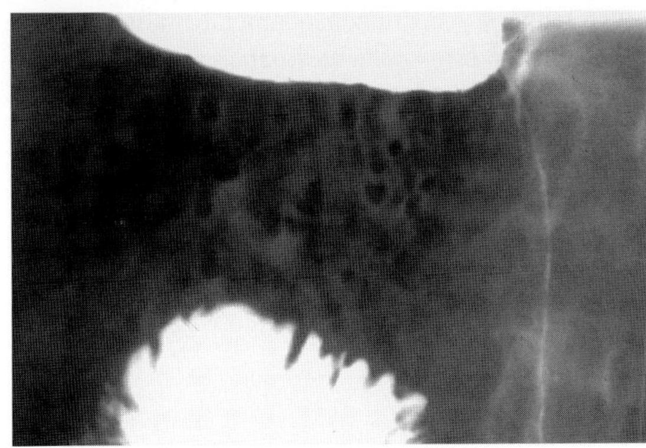

FIG. 1. Pólipos hiperplásicos. Múltiples y pequeños defectos de llenado producidos por pólipos hiperplásicos.

Los pólipos hiperplásicos

Son la variedad más común y representan 75 a 95% de los pólipos gástricos (2). Se observan con mayor frecuencia en pacientes con gastritis atrófica y gastritis crónica inespecífica, por lo que probablemente no representan verdaderas neoplasias y son el resultado de hiperplasia regenerativa excesiva (3).

En el examen radiológico aparecen como imágenes de defectos de llenado, generalmente múltiples, de contornos regulares, sésiles, de forma esferoidal u oval y con un tamaño promedio de 5 a 10 mm (Fig. 1).

Los pólipos adenomatosos

Son comunes en el colon. Sin embargo, se observan con rareza en el estómago, y la frecuencia radiológica es de 0.1% (4). Su importancia radica en que representan lesiones displásicas capaces de sufrir degeneración maligna, fenómeno

que se ha observado en 40 a 50% de los pólipos adenomatosos mayores de 2 cm de tamaño (4,5).

Radiológicamente casi todos los pólipos adenomatosos son mayores de 10 mm de tamaño, solitarios, aun cuando pueden ser múltiples. Se localizan con mayor frecuencia en el antro y pueden ser sésiles o pediculados y con contornos lobulados (Fig. 2).

Los pólipos de las glándulas fúndicas

Fueron reconocidos inicialmente como una lesión acompañante no neoplásica en pacientes con síndrome de adenomatosis *coli* familiar, caracterizada histológicamente por hiperplasia simple de las glándulas fúndicas con dilatación quística, y por lo tanto se presentan únicamente en la porción proximal del estómago. Representan de 10 a 15% de los pólipos gástricos (2). Son pólipos pequeños de 1 a 5 mm de tamaño, lisos, sésiles, múltiples y tienden a ocurrir en mujeres de mediana edad. Por lo general, permanecen estables por años y algunos pueden desaparecer espontáneamente. Durante el período de observación, ningún pólipo ha mostrado transformación adenomatosa o maligna (3,6).

Dr. K. Kimura: Profesor Asociado, Curso Universitario de Radiología Clínica Londres, Universidad Nacional Autónoma de México, Director del Departamento de Radiología Grupo C. T. Scanner, México D.F.

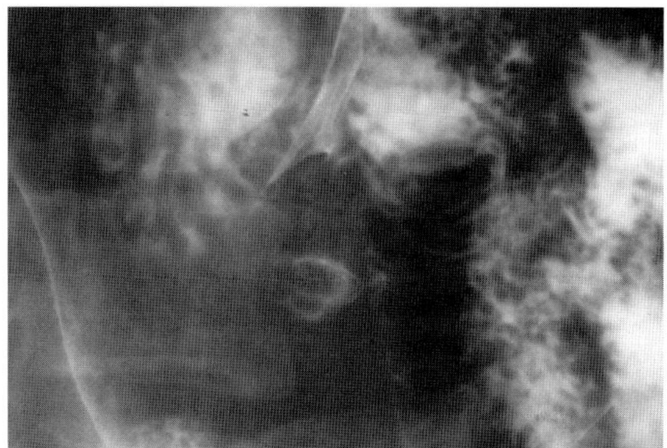

FIG. 2. Pólipo adenomatoso solitario de contornos lobulados.

Los pólipos hamartomatosos

Estos se desarrollan en 25% de los pacientes con síndrome de Peutz-Jeghers y no tienen potencial maligno. Sin embargo, 2 a 3% de estos pacientes tienen adenocarcinoma en el estómago distal o el duodeno (2). También se ha observado un incremento en el riesgo de neoplasias extraintestinales, particularmente de mama, páncreas y órganos de reproducción (7).

La apariencia radiológica de múltiples pólipos, muchos de los cuales son grandes y pediculados, distribuidos del tracto gastrointestinal distal al esófago, sugieren la posibilidad de este síndrome.

Tumores submucosos

La mayoría de los tumores submucosos son asintomáticos y son hallazgos incidentales de cirugía o en la autopsia. Sin embargo, las lesiones grandes o ulceradas pueden causar dolor abdominal o hemorragia gastrointestinal. Son difíciles de visualizar en la endoscopía por el recubrimiento mucoso normal, por lo que los estudios baritados son útiles para su diagnóstico.

Los leiomiomas

Son la variedad más frecuente de tumores submucosos, con una frecuencia de 40% (8,9). Generalmente son lesiones solitarias, menores de 3 cm, aun cuando pueden alcanzar tamaños gigantescos, hasta de 25 cm. Se pueden localizar en cualquier segmento del estómago. La necrosis y la ulceración se observan hasta en 75% de las lesiones mayores de 2 cm. De los tumores del músculo liso 10% son malignos. Sin embargo, con frecuencia es difícil distinguir los leiomiomas de los leiomiosarcomas desde el punto de vista radiológico, endoscópico e histopatológico.

Radiológicamente los leiomiomas gástricos se identifican como masas intraluminales submucosas en 60% de los pacientes (10). Cuando son vistas de perfil se identifican como defectos de llenado de contornos regulares con un ángulo agudo o ligeramente obtuso en su borde de la pared gástrica adyacente. Cuando se observan de frente, la superficie intraluminal muestra contornos bien definidos. Por su localización submucosa puede observarse el área gástrica o la mucosa gástrica intacta sobre la lesión. Estos tumores con frecuencia aparecen ulcerados y se identifican radiológicamente con un acúmulo de bario central, produciendo una imagen de "tiro al blanco" o de "ojo de buey" (Fig. 3). Cuando tienen una localización extramural pueden ser confundidos con lesiones extrínsecas.

A–C

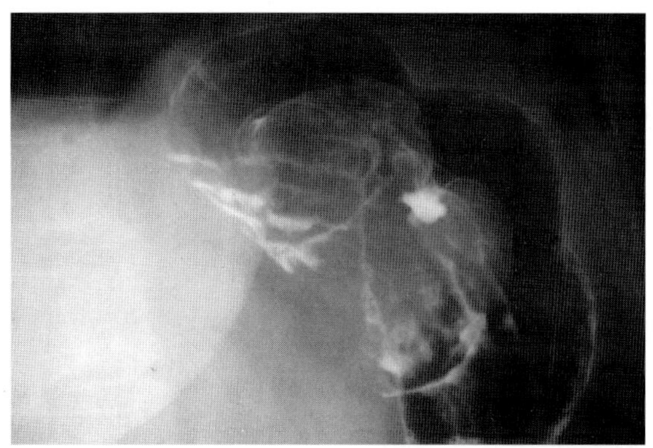
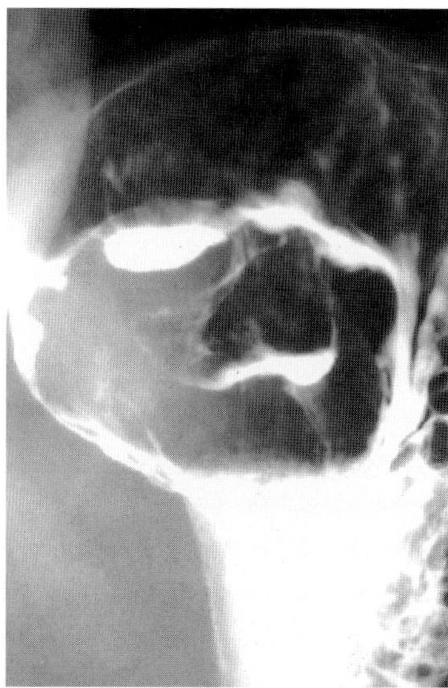
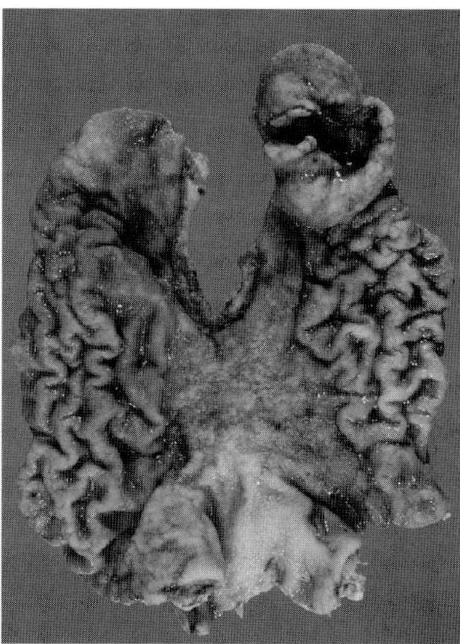

FIG. 3. A: Leiomioma gigante visto de perfil. Lesión bilobulada con ulceración central. Nótese el ángulo agudo que forma con la pared gástrica adyacente. **B:** Leiomioma gástrico en otro paciente. Vista de frente a nivel del fondo del estómago. El tumor tiene contornos regulares con una gran ulceración central. **C:** Pieza anatómica de la figura 3B.

Los leiomioblastomas o leiomiomas epiteliales

Son tumores raros de músculo liso que predominan en el estómago, pero también se pueden encontrar en el intestino delgado, epiplón, retroperitoneo y útero. Son potencialmente malignos.

Radiológicamente son indistinguibles de los leiomiomas, y aparecen como masas submucosas que con frecuencia tienen una ulceración central (Fig. 4).

Los lipomas

Estos constituyen de 2 a 3% de los tumores gástricos benignos. El 90 a 95% de estas lesiones se localizan en la submucosa y 5 a 10% de los restantes son subserosos. La mayoría se encuentra en el antro, por lo que pueden prolapsarse hacia el píloro. La hemorragia aguda o crónica es causada por ulceración de la mucosa subyacente (11).

Los estudios baritados típicamente muestran una masa submucosa lisa, que por su consistencia blanda pueden cambiar de tamaño y morfología con la peristalsis o la palpación manual (Fig. 5).

Los hemangiomas

Estos representan menos de 2% de los tumores gástricos benignos. Son indistinguibles de otras lesiones submucosas. Sin embargo, la presencia de flebolitos en la lesión es el signo radiológico patognomónico del hemangioma (12).

Los tumores neurogénicos

Estos tumores constituyen de 5 a 10% de los tumores benignos del estómago. La mayoría son tumores de la vaina nerviosa como los neurilemomas, schwanomas o neuromas. Los neurofibromas son menos comunes y se originan en el plexo simpático mientérico de Auerbach y Meissner. Gene-

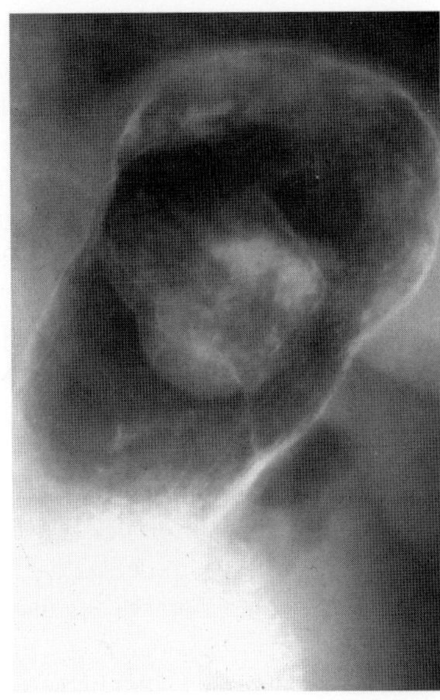

FIG. 4. Leiomioblastoma. Tumor submucoso de la pared del estómago, indistinguible del leiomioma.

ralmente son asintomáticos y solitarios, pero pueden ser múltiples en pacientes con neurofibromatosis múltiple o enfermedad de Von Recklinghausen. Radiológicamente son similares e indistinguibles de las otras lesiones submucosas.

En general, los tumores submucosos muestran una apariencia radiológica similar y en la mayoría de los casos es imposible el diagnóstico diferencial entre los mismos. Pueden ser únicos o múltiples, presentar contornos regulares, lisos o ligeramente lobulados, estar pediculados o ulcerados. Su crecimiento puede ser intraluminal, intramural o exogástrico, por lo que su apariencia radiológica es variable.

La Tomografía computada (TC) muestra los tumores submucosos como una masa bien definida, rodeada de contraste en forma de semiluna y con ulceración central. Esta técnica

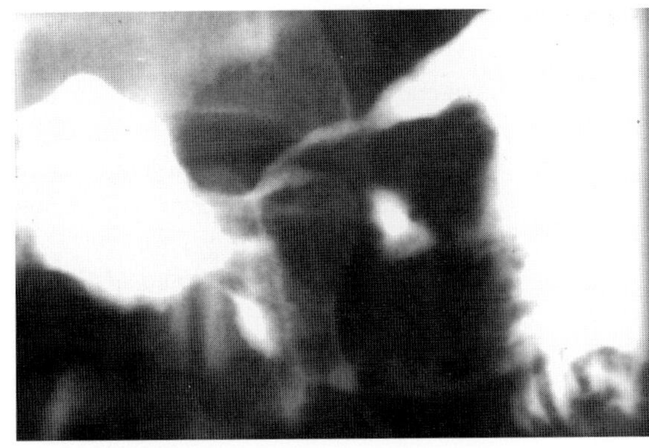

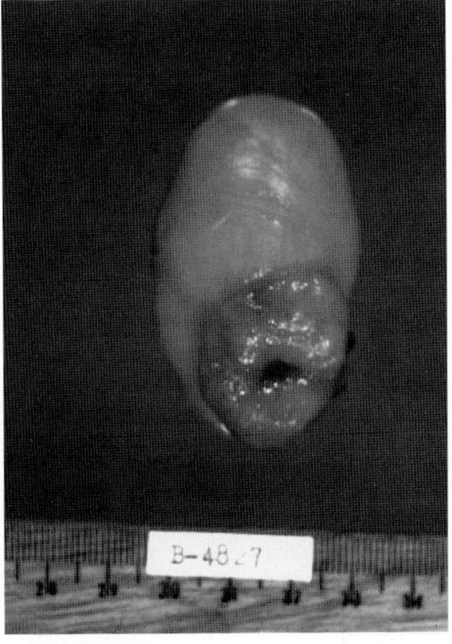

FIG. 5. Lipoma gástrico demostrado con la técnica de compresión. **A:** Defecto de llenado con ulceración central que por la consistencia blanda del tumor cambia su morfología. **B:** Pieza anatómica del mismo paciente.

ofrece el diagnóstico definitivo en los lipomas (11) al demostrar cifras negativas de coeficiente de atenuación entre −80 a −120 unidades Hounsfield. La TC permite una mejor valoración de las dimensiones, forma, homogeneidad, respuesta al material de contraste, la presencia de calcificaciones y la extensión de los tumores extramurales (9). La variedad maligna de estos tumores debe sospecharse cuando la lesión es grande, ulcerada o irregular.

El avance tecnológico en los equipos de TC ha hecho posible la gastroscopía virtual, utilizando reconstrucciones tridimensionales de TC que permiten una vista única de la superficie interna de las estructuras anatómicas para detectar y analizar los tumores gastrointestinales, especialmente los tumores submucosos (13). A diferencia de la endoscopia real, no está restringida al espacio definido de la superficie interna, por lo que es posible valorar la extensión transmural de las lesiones (14).

La evaluación de los tumores submucosos gastrointestinales mediante el ultrasonido endoscópico o endosonografía ha sido informado por Kawamoto et al. (15). Sus resultados indican que el diagnóstico diferencial de los tumores submucosos gastrointestinales puede ser posible con este método al examinar con cuidado el tamaño de la lesión, su ecogenicidad, capa de origen y sus contornos. La ecogenicidad interna de la lesión sugiere la estructura histopatológica o la presencia de degeneración, mientras que la capa de origen refleja el sitio de crecimiento tumoral y el patrón de invasión. De las 41 lesiones submucosas del estómago, 27 (66%) fueron tumores miogénicos y originaron en la cuarta capa que representa la *muscularis propia*. Los tipos histológicos correspondieron a leiomiomas, leiomioblastomas, leiomiosarcomas, tumores neurogénicos y quiste de duplicación. Las lesiones que fueron localizadas entre la segunda y tercera capa (*muscularis mucosae* y submucosa) fueron carcinoides y pólipo fibroide inflamatorio. Los lipomas, tejido pancreático heterotópico y los quistes difusos múltiples fueron localizados en la tercera capa (submucosa). Las lesiones pueden ser anecoicas, de ecogenicidad intermedia o hiperecoicas. Las lesiones benignas fueron homogéneas en 98%, en contraste con las lesiones malignas que fueron heterogéneas u homogéneamente anecoicas (15).

TUMORES MALIGNOS

Carcinoma gástrico

En 1930 el cáncer gástrico era la primera causa de muerte por cáncer en el hombre en los Estados Unidos con una tasa de 28 muertes por 100.000 habitantes. Por razones desconocidas se ha observado una disminución gradual tanto de la incidencia como de la mortalidad de esta enfermedad en los últimos 60 años y actualmente la frecuencia en los Estados Unidos es de 5.3 por 100.000 habitantes (16). Esta tendencia se ha observado aun en los países de alta frecuencia como Japón, China, Finlandia, Polonia y en algunos países del continente americano como Chile y Costa Rica (16). Sin embargo, esta reducción en la incidencia del cáncer gástrico no disminuye su importancia clínica, puesto que continúa siendo responsable de aproximadamente 650.000 muertes por año en el mundo entero (2). En México es la causa más frecuente de cáncer del aparato digestivo y es la segunda causa de mortalidad por cáncer (17).

Se han implicado muchos factores de riesgo y enfermedades predisponentes asociados en la patogénesis del cáncer gástrico entre las que se incluyen factores genéticos, ocupacionales, geográficos, dietéticos, condiciones socioeconómicas, así como condiciones precursoras como la gastritis crónica atrófica, anemia perniciosa, gastritis hipertrófica, pólipos adenomatosos y la gastrectomía parcial por enfermedad benigna (16,18).

Desde 1991 se ha considerado vinculado el *Helicobacter pylori* con el cáncer gástrico (19). El *H. pylori* parece ser esencial en el cáncer gástrico tipo intestinal al producir inicialmente gastritis superficial que progresa a gastritis atrófica, metaplasia intestinal, displasia y finalmente cáncer (20). En 1994 la Agencia Internacional para la Investigación del Cáncer (IARC) de la Organización Mundial de la Salud declaró a esta bacteria como carcinógeno biológico de la clase I (21). La presencia de *H. pylori* incrementa hasta 6 veces el riesgo de cáncer gástrico (22). Existe una prevalencia de cáncer gástrico en los países en desarrollo donde la infección por *H. pylori* es más frecuente y ocurre en edades tempranas. Aun en los Estados Unidos, donde la incidencia de cáncer gástrico ha disminuido en forma dramática, la población hispana y negra, todavía tienen una frecuencia alta de carcinoma gástrico debido a la mayor exposición a la infección (20).

Cáncer gástrico temprano

Desde el punto de vista patológico, el cáncer gástrico puede ser dividido en cáncer gástrico temprano y cáncer gástrico avanzado. El término "cáncer gástrico temprano" fue aceptado universalmente hace más de 30 años cuando autores japoneses demostraron que el pronóstico del cáncer gástrico estaba relacionado con la profundidad de la invasión de la pared gástrica independientemente de su tamaño, extensión, histogénesis o la presencia o ausencia de metástasis a los ganglios linfáticos. De esta forma el cáncer gástrico temprano es aquel carcinoma limitado a la mucosa y submucosa (23). El cáncer gástrico avanzado denota un tumor que ha penetrado la *muscularis propia.*

El cáncer gástrico temprano se clasifica en 3 tipos principales que son: *Tipo I, protruido* o *polipoide,* que representa una lesión elevada que protruye hacia la luz gástrica.

Tipo II, superficial, que se ha dividido en tres subtipos de lesiones que son: IIa, ligeramente elevada; IIb plana, que no muestra una elevación o depresión reconocible; y IIc, deprimida o ligeramente excavada.

El Tipo III, excavado, que se manifiesta por una lesión deprimida o ulcerada. Cuando el cáncer gástrico temprano exhibe más de uno de los hallazgos macroscópicos mencionados, se nombra en orden del primer tipo predominante.

La técnica de doble contraste es el mejor método radiológico para el diagnóstico del cáncer gástrico temprano. En el Tipo I el diagnóstico radiológico se basa en el análisis detallado de la lesión polipoide (24). Generalmente estas lesiones miden de 1 a 4 cm de tamaño, con una elevación que protruye más de 5 mm hacia la luz (Fig. 6). La altura de la lesión se estima con la técnica de compresión o de doble contraste y permite el diagnóstico diferencial con las lesiones del tipo IIa. El análisis del patrón de la superficie de las lesiones polipoides hace posible diferenciarlas de los pólipos hiperplásicos benignos. En las lesiones malignas, el patrón de la superficie muestra un aspecto granular comparable al área gástrica vecina y también indica que la invasión neoplásica está limitada a la capa submucosa. Cuando la infiltración se extiende más allá de la submucosa, este aspecto similar al área gástrica desaparece y es reemplazado por erosión o ulceración, indicando cáncer gástrico avanzado. En cambio, en los pólipos hiperplásicos benignos, el patrón de la superficie es lisa independiente de su tamaño (24).

En los carcinomas tempranos del Tipo II, las lesiones superficiales se manifiestan radiológicamente por discretas elevaciones en forma de placa o nódulos en tipo IIa; una superficie granular o reticular sin elevación o depresión demostrable y que puede afectar una superficie considerable del estómago en tipo IIb; o por depresión o ulceración superficial en tipo IIc (Fig. 7 y 8).

En el Tipo III las lesiones son excavadas o ulceradas y el análisis radiográfico en términos de contornos, morfología y la interrupción abrupta de los pliegues convergentes en el margen de la depresión en forma de fusión o nodular permiten el diagnóstico diferencial con las úlceras gástricas benignas. La diferenciación entre los tipos IIc y III se reconoce radiológicamente por el grosor del medio de contraste colectado en la excavación. Una colección tenue, superficial, indica una depresión Tipo IIc y un acúmulo de bario denso determina una depresión profunda de Tipo III (Fig. 9) (24).

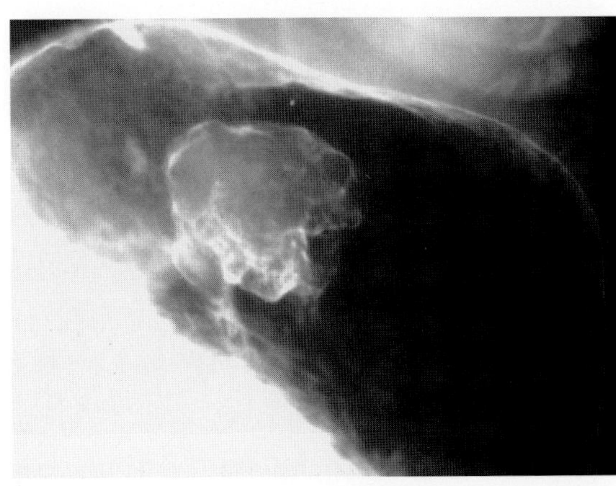

FIG. 6. Carcinoma gástrico temprano Tipo I, protruido o polipoide. Lesión de contornos lobulados e irregulares.

Cancer gástrico avanzado

La mayoría de los carcinomas gástricos se diagnostican en el estado avanzado y son sintomáticos. Los signos y síntomas más frecuentes incluyen dolor abdominal, pérdida de peso, náuseas, anorexia y melena. Generalmente en el tiempo de presentación muestran una diseminación local y a distancia y tienen un pobre pronóstico con una sobrevivencia a 5 años de 5 a 15% (18).

Morfológicamente los carcinomas gástricos avanzados aparecen como lesiones polipoides, ulceradas o infiltrantes.

Los carcinomas polipoides (Tipo Borrman I) se observan como masas lobuladas o fungoides, generalmente mayores de 3 cm de tamaño que se identifican radiológicamente como grandes defectos de llenado, de contornos lobulados e irregulares (Fig. 10).

En el carcinoma ulcerado (Tipo Borrman II), la mayor parte del tumor ha sido reemplazada por ulceración (Fig. 11). Las úlceras son irregulares, localizadas en forma excéntrica dentro del tumor. Si se localizan en la pared no dependiente, los estudios de doble contraste pueden mostrar

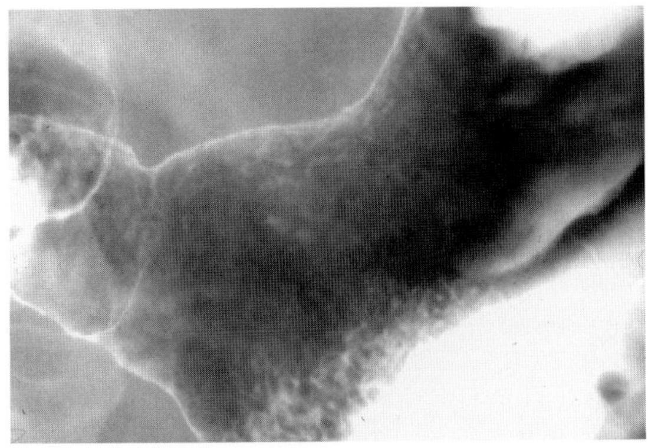

A

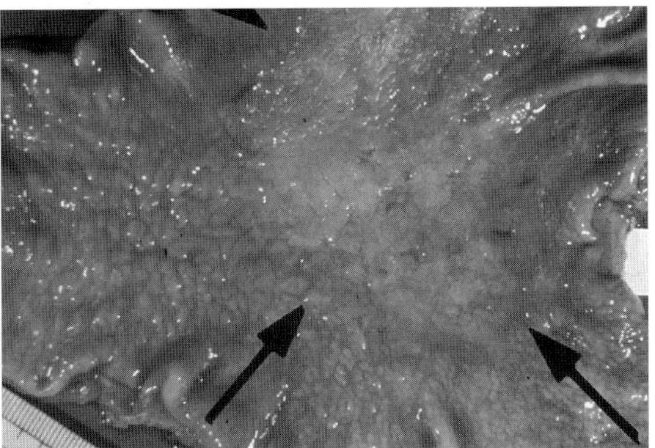

B

FIG. 7. Carcinoma gástrico temprano Tipo IIb. **A:** Lesión extensa en cuerpo gástrico con alteración del área gástrica. **B:** Pieza anatómica. Las flechas delimitan el área de la neoplasia.

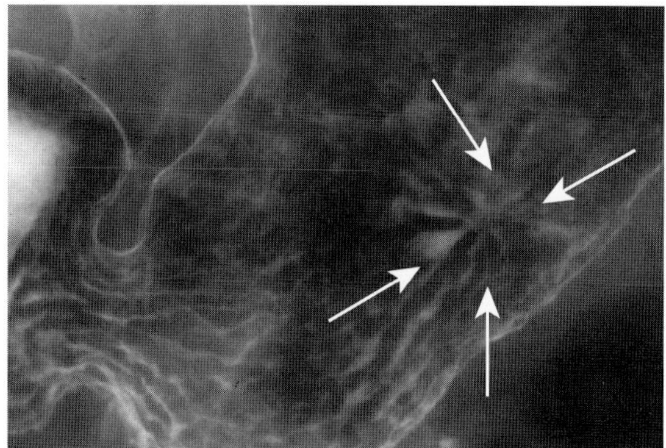

FIG. 8. Carcinoma gástrico temprano Tipo IIc (*flechas*). Pequeña depresión en cara posterior con confluencia de pliegues mucosos en forma de cabeza de flecha.

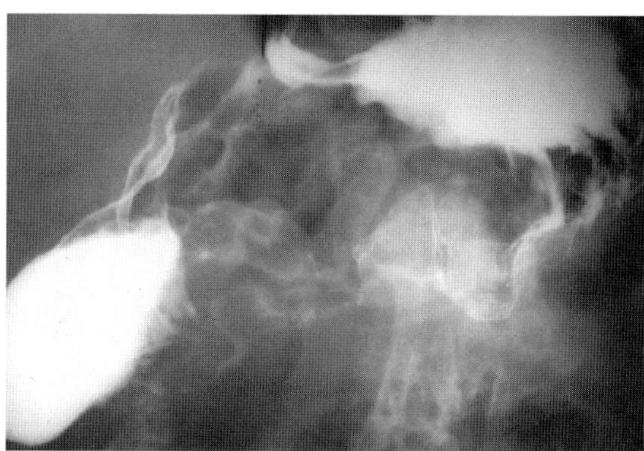

FIG. 10. Carcinoma avanzado de tipo polipoide manifestado por grandes defectos de llenado irregulares.

la imagen de doble anillo, en la cual el contorno del anillo externo representa el borde del tumor y el anillo interno comprende el borde de la úlcera. En tales casos, la compresión provoca el relleno de la úlcera y delimita el contorno externo del tumor (25).

En el tipo infiltrativo ulcerado (Tipo Borrman III) las lesiones tienen una morfología mixta de componente infiltrativo y ulcerado. La masa generalmente es más prominente que la úlcera (Fig. 12). La técnica de compresión muestra una ulceración irregular y un defecto de llenado que la rodea y que no está tan bien definido como en la lesión Borrman Tipo II. Las radiografías con técnica de doble contraste demuestran mejor el aspecto total de este tipo de lesiones. La rigidez de la pared gástrica se extiende más alla del cráter ulceroso por la infiltración difusa de la pared gástrica (24,26).

Los carcinomas infiltrantes (Tipo Borrman IV) se caracterizan por infiltración difusa de la pared gástrica con una proliferación de tejido fibrótico y desmoplasia. Esto provoca rigidez de la pared y disminución de la luz gástrica, que representan los signos radiológicos más característicos de este tipo de neoplasias. Generalmente afectan la mitad distal del estómago pero pueden llegar a la infiltración dc la totalidad

del estómago en los casos avanzados (Fig. 13) (27). La superficie mucosa presenta un aspecto de nodularidad, espiculación, ulceración o de engrosamiento de pliegues mucosos (Fig. 14A) (28). Aún cuando el diagnóstico radiológico raramente causa dificultad, otras lesiones neoplásicas o inflamatorias pueden producir una apariencia similar y deben ser considerados en el diagnóstico diferencial como el linfoma, metástasis de cáncer de mama, por invasión directa de cáncer de páncreas o colon, enfermedades granulomatosas (Crohn, tuberculosis, sífilis), gastritis (eosinofílica, postradiación, corrosiva), y amiloidosis (29).

En TC, los hallazgos típicos del carcinoma escirro son el engrosamiento focal o difuso de la pared gástrica de 1 a 3 cm de espesor, reforzamiento homogéneo con el medio de contraste, imagen de "tiro al blanco", calcificaciones intramurales y disminución en el calibre de la luz (Fig. 14B) (30).

Carcinoma del cardias

En los últimos 50 años se ha observado un cambio gradual en la distribución del cáncer gástrico con disminución en la frecuencia del cáncer antral e incremento de las neoplasias

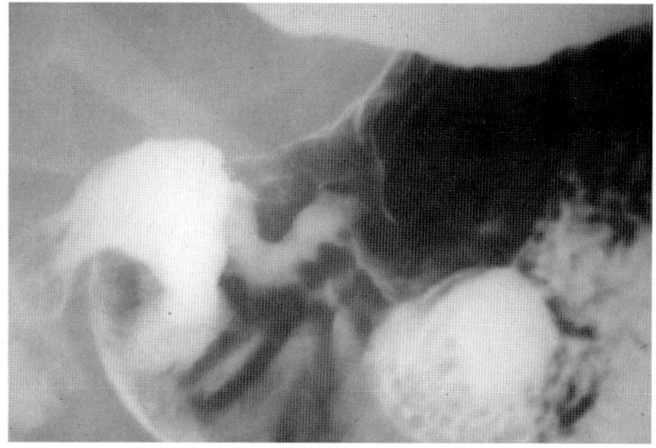
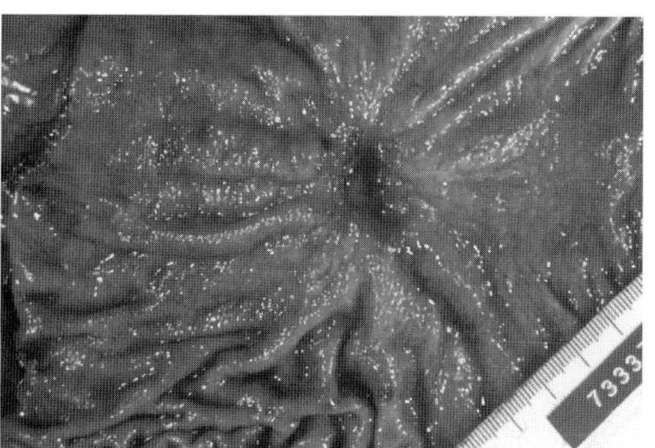

A

B

FIG. 9. Carcinoma gástrico temprano Tipo III. **A:** Ulcera irregular con extremo de los pliegues mucosos amputados, en forma de "dedos de guante" o fusión de los mismos. **B:** Pieza anatómica.

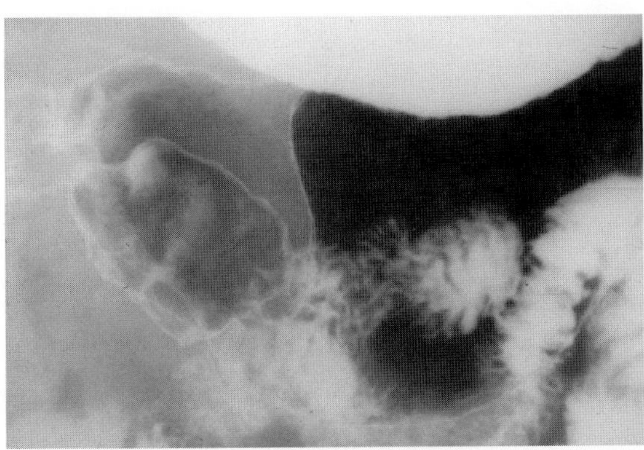

FIG. 11. Carcinoma ulcerado. El tumor ha sido reemplazado casi totalmente por ulceración.

del fondo. El carcinoma del cardias comprende en la actualidad 30% de los cánceres gástricos (31). Es mucho más frecuente en el sexo masculino en proporción de 7:1 y puede presentarse en personas menores de 40 años (32). Los síntomas predominantes son la disfagia y la pérdida de peso.

La técnica de doble contraste es un método sensible para el diagnóstico del carcinoma de la unión esofagogástrica por lo que es improbable que el estudio endoscópico revele una lesión cancerosa en un paciente con disfagia y que tenga un estudio radiológico normal (33). El cardias normal se identifica como una elevación circular que contiene de 4 a 5 pliegues estelares que confluyen hacia la unión esofagogástrica o roseta del cardias (34). Los carcinomas del cardias o del fondo del estómago, por lo general son lesiones exofíticas o infiltrantes y se pueden manifestar por distorsión u obliteración de la roseta del cardias con ulceración, nodularidad o efecto de masa (Fig. 15) (35). Las lesiones infiltrantes se manifiestan por pliegues gruesos o nodulares y disminución de la distensibilidad, que ocasionan una apariencia de linitis plástica en el fondo gástrico. La diseminación submucosa del tumor hacia el esófago distal produce una estenosis gradual (acalasia secundaria) (36).

ETAPIFICACION

El diagnóstico del cáncer gástrico generalmente se realiza mediante la serie gastroduodenal o la endoscopía. Sin embargo, la profundidad de la invasión tumoral y la presencia o la ausencia de metástasis, no puede ser determinada con estas modalidades. A pesar del papel controvertido de la TC en la etapificación de las neoplasias gastrointestinales, permanece como el primer método de imagen.

En la TC el cáncer gástrico se puede manifestar por engrosamiento focal de la pared con o sin ulceración, masa polipoide y engrosamiento difuso de la pared con disminución de la luz gástrica como en la linitis plástica (Fig. 16) (37). Los cambios de posición del paciente son recomendables para el estudio adecuado de las zonas sospechosas de ciertos segmentos del estómago, al permitir su distensión satisfactoria. Hori et al. (38) proponen la utilización de agua como agente de contraste intraluminal con administración intravenosa en bolo de material de contraste. El paciente se coloca en decúbito supino si la lesión se localiza en el segmento proximal del estómago y en decúbito prono si la lesión es antral. Con esta técnica la pared gástrica muestra una apariencia de 2 o 3 capas. La capa interna que muestra reforzamiento con el medio de contraste corresponde a la capa mucosa. La capa intermedia de baja densidad representa la submucosa y la capa externa corresponde a la capa muscular-serosa. En su estudio preliminar de 250 casos con confirmación patológica, Hori demostró al tumor gástrico como un engrosamiento de la pared gástrica con reforzamiento en 95% de los carcinomas avanzados, 93% de los carcinomas tempranos elevados y 18% de los carcinomas tempranos deprimidos.

Típicamente el cáncer gástrico se disemina al hígado, ganglios linfáticos, páncreas, duodeno, mesocolon transverso y la cavidad peritoneal, que deben ser evaluados con cuidado en el estudio de TC (Fig. 14B). La precisión diagnóstica para etapificar el cáncer gástrico muestra cifras variables que seguirán cambiando de acuerdo a los refinamientos en la tecnología. Sin embargo, en la actualidad ninguna técnica de imagen ha reemplazado la etapificación quirúrgica (37).

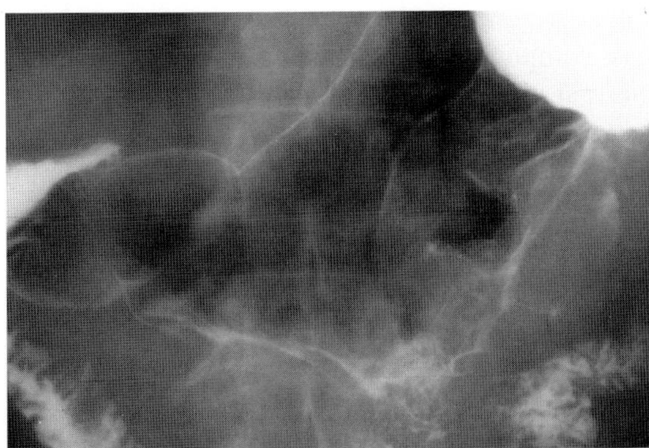

FIG. 12. Carcinoma avanzado Tipo Borrman III. Tumor de gran tamaño que infiltra la curvatura mayor del cuerpo y antro con ulceración central.

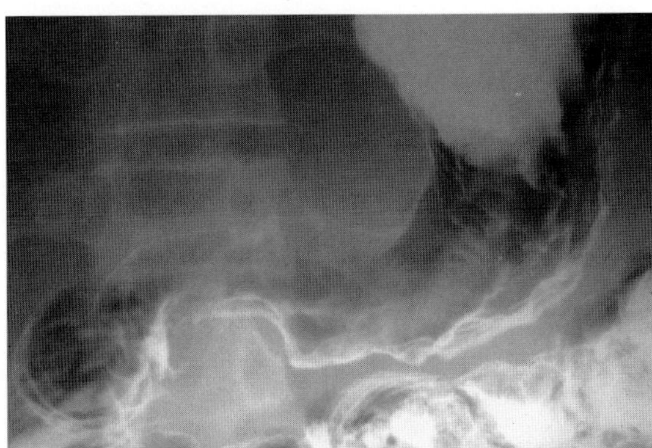

FIG. 13. Carcinoma avanzado Tipo Borrman IV con infiltración difusa de las paredes que produce rigidez y disminución de calibre.

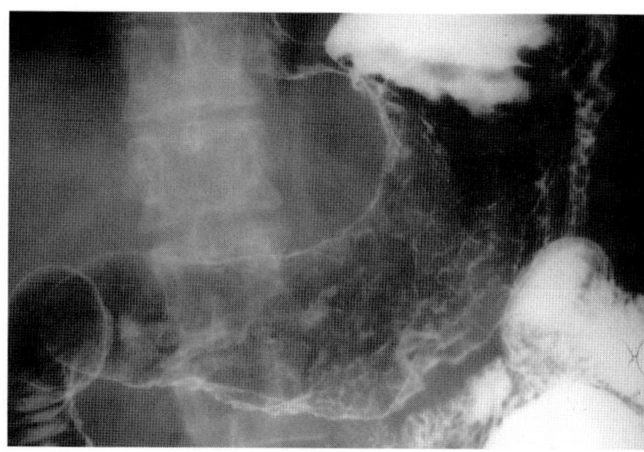
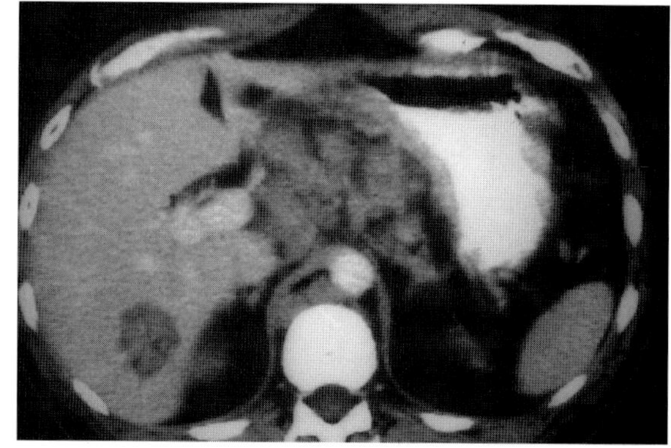

A

B

FIG. 14. A: Estudio de doble contraste en paciente con carcinoma gástrico infiltrante manifestado por irregularidad de los pliegues mucosos y rigidez de sus contornos. **B:** Tomografía computada del mismo paciente que muestra engrosamiento difuso de las paredes gástricas y metástasis al hígado y a ganglios linfáticos retrocrurales y gastrohepáticos.

La endosonografía es un método complementario que tiene la capacidad de visualizar todas las capas de la pared gástrica, los tejidos y los ganglios perigástricos. Es muy útil para demostrar la profundidad de la invasión tumoral con una precisión de 85% y para evaluar la afección de los ganglios linfáticos regionales con una precisión de 90% (37).

En la conducta de etapificación preoperatoria, aun cuando es controvertida, se recomienda que posterior al diagnóstico histológico de cáncer gástrico, se realice un estudio de imagen seccional para excluir metástasis hepáticas y determinar la extensión directa a los órganos vecinos. Si la ascitis está presente, se debe examinar el líquido para evidenciar carcinomatosis. La endosonografía se puede realizar para etapificación local en pacientes sin metástasis o enfermedad diseminada (37).

OTROS TUMORES MALIGNOS

Linfoma gástrico

El estómago es el segmento del tubo digestivo más frecuentemente afectado por el linfoma, seguido por el intestino

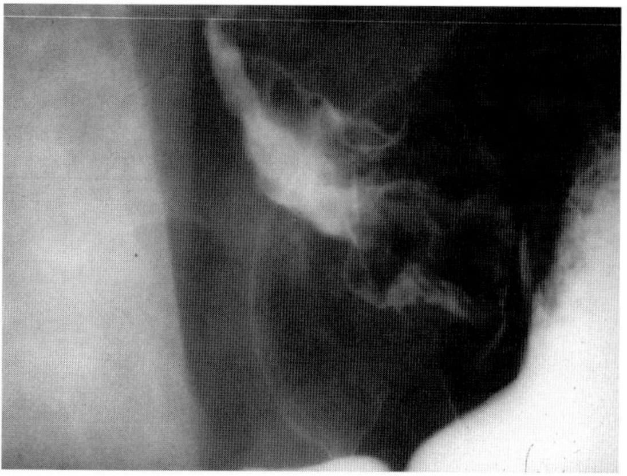

FIG. 15. Carcinoma infiltrante de la unión esófago-gástrica con extensión a esófago.

delgado, faringe, colon y raramente esófago, correspondiendo a 51% de los mismos (39,40) y representa de 3 a 5% de las neoplasias gástricas malignas. De 90 a 95% de los linfomas del estómago son de La variedad no Hodgkin (LNH) y el 5 a 10% restante tienen enfermedad de Hodgkin. En la mitad de los pacientes, la enfermedad puede estar limitada al estómago por lo que se le denomina "linfoma gástrico primario" y en la otra mitad, los pacientes tienen un linfoma generalizado con afección gastrointestinal asociada. Se postula que la infección crónica del estómago por *Helicobacter pylori* causa proliferación del tejido linfoide de la mucosa gástrica y de hecho, muchos pacientes con linfoma gástrico "MALT" (Tejido linfoide asociado a la mucosa) tienen una gastritis por *H. pylori* subyacente (20,41).

El linfoma es la segunda neoplasia más común en pacientes con Síndrome de inmunodeficiencia adquirida (SIDA). El LNH es mucho más común que el linfoma de Hodgkin o el linfoma de Burkitt. Aun cuando cerca de 10% de los pacientes con SIDA desarrollan LNH, el riesgo de desarrollar este tipo de neoplasia es 60 veces mayor en pacientes con SIDA que en la población general (42).

El linfoma gástrico es más frecuente en pacientes del sexo masculino y la edad promedio de presentación es de 55 años. Los síntomas predominantes son dolor abdominal, náuseas, vómitos, anorexia, pérdida de peso, masa palpable y hemorragia gastrointestinal (40).

La apariencia radiológica de los linfomas gástricos generalmente refleja las características patológicas. Los linfomas gástricos tempranos, que representan las lesiones confinadas a la mucosa o submucosa, pueden ser detectadas en los estudios de doble contraste y se pueden manifestar por nódulos pequeños, masas submucosas ulceradas o engrosamiento localizado de los pliegues mucosos que sugieren infiltración tumoral submucosa (43).

En el linfoma gástrico avanzado los hallazgos radiológicos pueden ser clasificados de acuerdo a las características morfológicas y patológicas como forma nodular, polipoide, ulcerativa e infiltrativa (39) (Fig. 17).

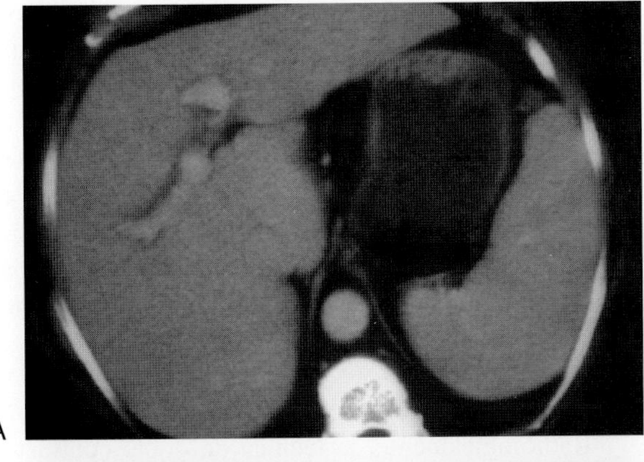

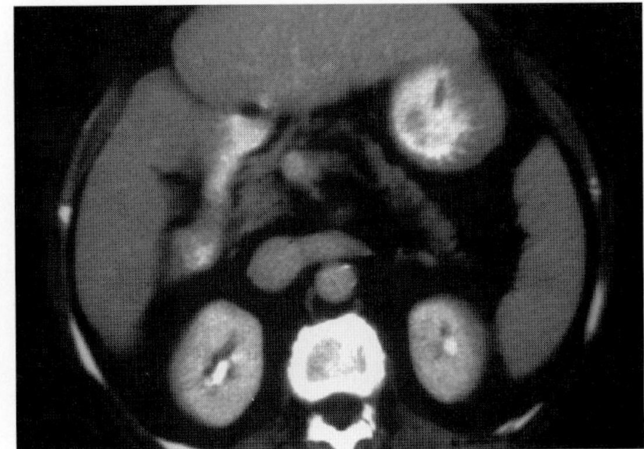

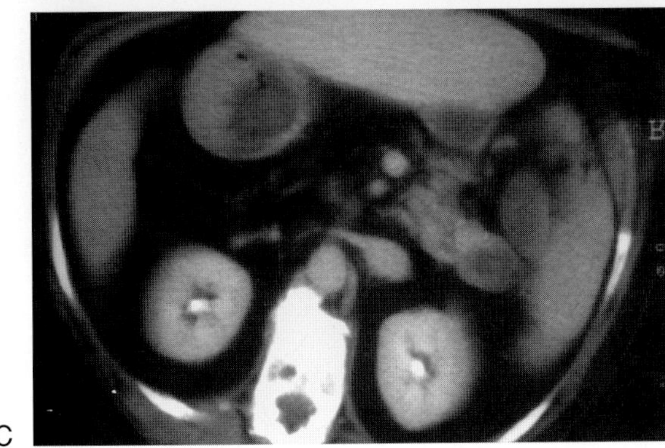

FIG. 16. Tomografía computada en carcinoma gástrico. **A:** Utilización de agua como medio de contraste. La neoplasia se manifiesta por un engrosamiento segmentario de la pared. Cáncer gástrico en otro paciente utilizando medio de contraste positivo **(B)** y negativo **(C)** que muestran un importante engrosamiento focal de la pared que disminuye la luz gástrica.

En la forma nodular se identifican múltiples nódulos submucosos de tamaño variable que pueden mostrar ulceración central. El linfoma gástrico polipoide se caracteriza por masas intraluminales, lobuladas que pueden ser indistinguibles del carcinoma polipoide. En la forma ulcerativa se observan una o varias lesiones ulceradas, que generalmente tienen una configuración irregular y se encuentran rodeadas de pliegues o nódulos por infiltración linfomatosa de la pared. En el linfoma gástrico infiltrativo, los pliegues mucosos se encuentran importantemente engrosados, distorsionados y con contornos nodulares debido a la diseminación submucosa del tumor. Aún con una infiltración linfomatosa extensa, el estómago muestra una distensibilidad limitada, sin una disminución significativa en el calibre. En ocasiones, sin embargo, puede tener la apariencia de linitis plástica causada por un infiltrado denso de tejido linfomatoso sin fibrosis asociada (44).

El concepto tradicional establecido por Rokitansky en 1861 de que el anillo pilórico es una barrera formidable a la extensión transpilórica del carcinoma gástrico y que este fenómeno es un signo distintivo del linfoma gástrico se ha modificado. La extensión transpilórica hacia el duodeno del linfoma gástrico tiene una frecuencia de 25 a 40%. Sin embargo, la invasión duodenal por un carcinoma antral no es rara y ocurre hasta en 25% de los pacientes (45,46).

La TC es un método util para la evaluación pretratamiento del linfoma y en forma típica muestra un engrosamiento difuso o localizado de la pared gástrica a expensas de la capa submucosa con discreto reforzamiento con la inyección de material de contraste, menor que el reforzamiento de la capa mucosa normal y observada en el cáncer gástrico. La adenopatía asociada tiende a ser de mayor volumen que las observadas en el adenocarcinoma (9).

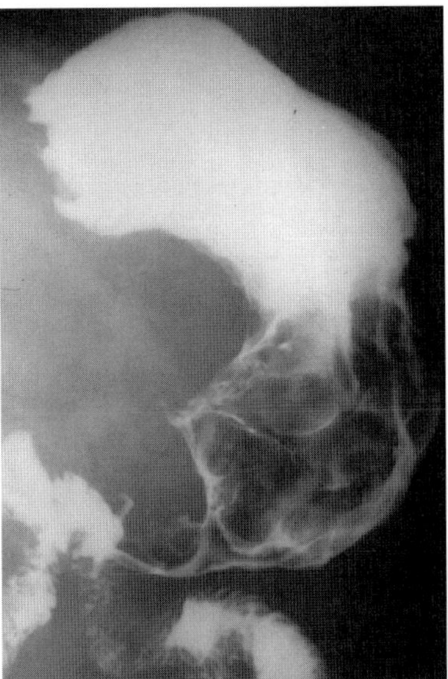

FIG. 17. Linfoma gástrico. Grandes defectos de llenado en el cuerpo y disminución de calibre del antro.

Leiomiosarcoma

Constituye de 1 a 3% de todas las neoplasias malignas del estómago. Consiste en tumores mesenquimatosos que se originan en la *muscularis propia* donde pueden permanecer confinados a la pared gástrica y aparecer como lesiones intramurales o extenderse a la submucosa y aun hasta la mucosa y aparecer como lesiones endogástricas o crecer por fuera de la pared como lesiones exogástricas y alcanzar grandes dimensiones produciendo desplazamiento o invasión del bazo, páncreas, riñón, suprarrenal y duodeno.

El espectro de los signos radiológicos está en relación a la dirección de crecimiento. Pueden aparecer como lesiones submucosas o tener grandes componentes de lesión endogástrica o extramural. Son más frecuentes a nivel del fondo y cuerpo donde se presentan en 90% de los pacientes y pueden tener una o más úlceras o áreas gigantes de cavitación. En las lesiones exogástricas un signo importante para el diagnóstico es la presencia de un hoyuelo o espícula en el sitio de fijación del tumor. Ocasionalmente pueden contener áreas de calcificación y la TC es el método más sensible para su demostración (Fig. 18).

En TC el leiomiosarcoma debe sospecharse cuando se observa una gran masa exogástrica, generalmente mayor de 12 cm, con ulceraciones profundas, cavitadas y con un nivel hidroaéreo en su interior. Este hallazgo puede ser útil para el diagnóstico diferencial con el linfoma gástrico, que por lo general muestra una densidad homogénea. En estados avanzados, la TC puede revelar metástasis hepáticas, peritoneales o invasión a las estructuras vecinas (10,47).

Sarcoma de Kaposi

En la última década se ha observado un incremento en la frecuencia del sarcoma de Kaposi, particularmente en pacientes con SIDA. Es el tumor más frecuente relacionado al SIDA y se observa aproximadamente en 27% de los pacientes (48).

El riesgo de tener sarcoma de Kaposi en pacientes con SIDA es 20.000 veces mayor que en la población general (42).

La piel es el sitio de manifestación más común del sarcoma de Kaposi y generalmente precede la afección del tubo digestivo que se observa en 50% de los pacientes con enfermedad cutánea. El estómago, duodeno e intestino delgado son los sitios comunes de afección del tubo digestivo. Las lesiones tienen una localización submucosa, una apariencia violácea y con un tamaño que varía de pocos milímetros a varios centímetros. Conforme aumentan de tamaño, las lesiones pueden coalescer y formar grandes placas o nódulos ulcerados (42,48).

Radiológicamente, la técnica de doble contraste puede demostrar lesiones nodulares o polipoides de 0.5 a 3.0 cm de diámetro. Al aumentar de tamaño pueden sufrir ulceración central con imagen de "tiro al blanco" (49). Con la progresión de la enfermedad, se identifican grandes lesiones polipoides y engrosamiento irregular de los pliegues mucosos (42). La TC puede demostrar los nódulos tumorales en la pared y determinar la presencia de adenopatía retroperitoneal, mesentérica y esplenomegalia (50).

Carcinoide

Los carcinoides son tumores endócrinos capaces de producir una variedad de sustancias vasoactivas. Cerca de 90% de los carcinoides se encuentran en el tubo digestivo, sin embargo, menos de 5% de los carcinoides gastrointestinales se localizan en el estómago o duodeno. Son importantes por su potencial maligno. Se originan en las células de Kulchitsky en las criptas de Lieberkühn. Se localizan con mayor frecuencia en la curvatura menor del antro y en el bulbo duodenal. Raramente producen el síndrome carcinoide.

Radiológicamente se identifican como masas submucosas de 1 a 4 cm de tamaño y pueden mostrar ulceración central. En algunos casos presentan una apariencia polipoide indistinguible de otras lesiones mucosas (51).

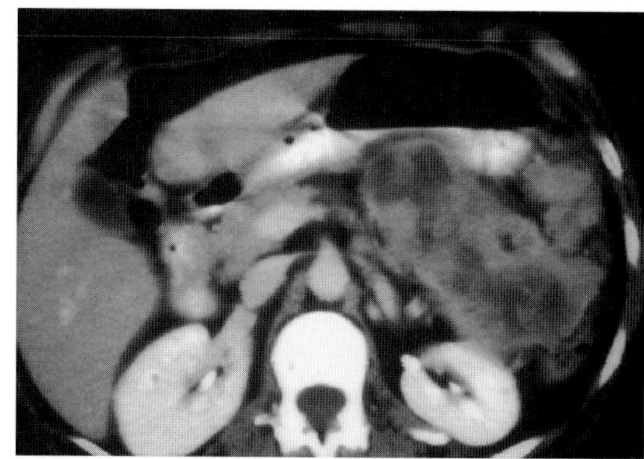

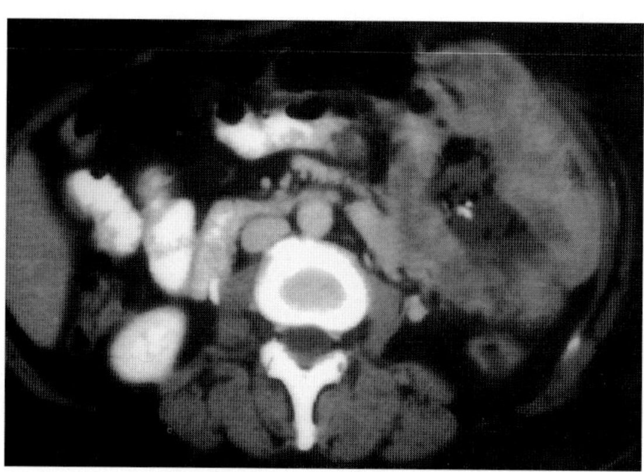

FIG. 18. Leiomiosarcoma. **A** y **B:** Cortes de TC a diferentes niveles que muestran un gran tumor de crecimiento exogástrico, con necrosis central y pequeñas calcificaciones.

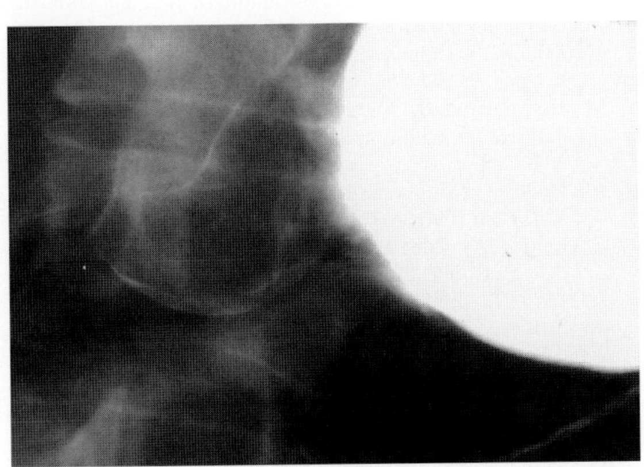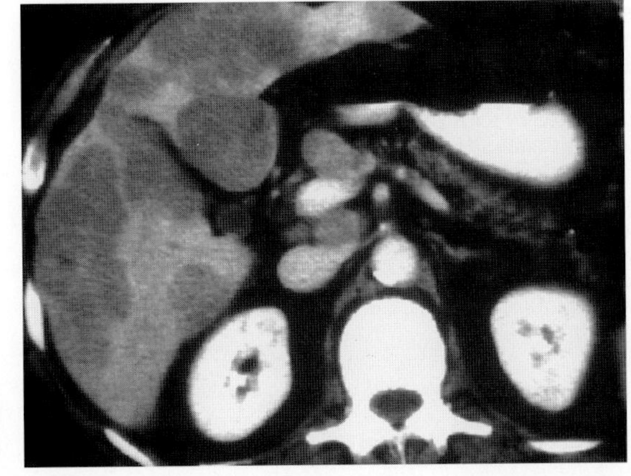

FIG. 19. A: Metástasis gástrica que se manifiesta como una lesión submucosa. **B:** Mismo paciente con múltiples metástasis hepáticas.

Metástasis

Las metástasis al estómago son raras, con una frecuencia de 2% en pacientes que mueren de cáncer. La mayoría de las lesiones son metástasis hematógenas y los tumores que con mayor frecuencia metastatizan el estómago son el melanoma maligno, carcinoma de mama y cáncer del pulmón. Otra forma menos frecuente de invasión neoplásica al estómago es la diseminación linfática del tumor o por extensíon directa de una estructura vecina o a través de reflexiones peritoneales como por el ligamento gastrocólico, mesocolon transverso y a través del epiplón mayor. Estas formas de diseminación producen hallazgos radiológicos característicos que hacen posible su diagnóstico (52).

Las metástasis hematógenas generalmente aparecen como una o más lesiones submucosas que pueden tener tamaño variable (Fig. 19). Pueden sufrir necrosis central y ulceración produciendo la imagen típica de "ojo de buey" (53). También pueden aparecer como masas intraluminales grandes y lobuladas o en otros casos pueden desarrollar grandes úlceras o cavidades secundarias a necrosis y excavación del tumor. Las metástasis hematógenas del carcinoma de mama pueden producir una apariencia de linitis plástica (54).

La diseminación linfática al estómago puede provenir del carcinoma de células escamosas del esófago invadiendo el cardias o el fondo gástrico.

El carcinoma del colon invade el estómago a través del ligamento gastrocólico y el mesocolon transverso por lo que las alteraciones radiográficas se observarán en la curvatura mayor del estómago como efecto de masa, nodularidad, espiculación y pliegues mucosos aserrados. La TC y el enema baritado pueden revelar la neoplasia del colon y el modo de diseminación al estómago. La invasión gástrica por carcinoma de páncreas se manifiesta por pliegues mucosos espiculados, nodularidad, efecto de masa, ulceración u obstrucción.

REFERENCIAS

1. Feczo PJ, Halpert RD, Ackerman LV. Gastric polyps: radiological evaluation and clinical significance. *Radiology* 1985;155:581–584.
2. Gore RM. Gastric cancer. Clinical and pathologic features. *Radiol Clin North Am* 1997;35:295–310.
3. Buck JL, Pantograg-Brown L. Gastritides, gastropathies and polyps unique to the stomach. *Radiol Clin North Am* 1994;32:1215–1231.
4. Op den Orth JO, Dekker W. Gastric adenomas. *Radiology* 1981;141:289–293.
5. Ginsberg GC, Al-Kawas FH, Fleischer DE et al. Gastric polyps: relationships of size and histology to cancer risk. *Am J Gastroenterol* 1996;91:714–717.
6. Hizawa K, Iida M, Matsumoto K et al. Natural history of fundic gland polyposis without familiar adenomatosis coli: follow-up observations in 31 patients. *Radiology* 1993;189:429–432.
7. Buck JL, Harned R, Lichtenstein JE et al. Peutz-Jeghers syndrome. *RadioGraphics* 1992;12:365–378.
8. Levine MS. Benign tumors. En: Gore RM, Levine MS, Laufer I, ed. *Textbook of gastrointestinal radiology*. Philadelphia: WB Saunders Co, 1994:628–659.
9. Fishman EK, Urban BA, Hruban RH. CT of the stomach: spectrum of disease. *RadioGraphics* 1996;16:1035–1054.
10. Megibow AJ, Balthazar E, Hulnick D et al. CT evaluation of gastrointestinal leiomyomas and leiomyosarcomas. *AJR* 1985;144:727–731.
11. Taylor A, Stewart E, Dodds W. Gastrointestinal lipomas: a radiologic and pathologic review. *AJR* 1990;155:1205–1210.
12. Simms SM. Gastric hemangioma associated with phleboliths. *Gastrointest Radiol* 1985;10:51–53.
13. Lee DH, Ko YT. Gastric lesions: evaluation with three-dimensional images using helical CT. *AJR* 1997;169:787–789.
14. Jolesz FA, Lorensen W, Shinnoto H et al. Interactive virtual endoscopy. *AJR* 1997;169:1229–1235.
15. Kawamoto K, Yamada Y, Utsunomiya T et al. Gastrointestinal submucosal tumors: evaluation with endoscopic US. *Radiology* 1997;205:733–740.
16. Mayer RJ. Neoplasms of the esophagus and stomach. En: Isselbacher KJ, Braunwald E, Wilson JD et al, ed. *Harrison's principles of internal medicine*. 13th edition. New York: McGraw-Hill, 1994;1382–1386.
17. Oñate Ocaña LF, Mondragón Sánchez R, Ruiz Molina JM et al. Cáncer gástrico. *Rev Gastroenterol Mex* 1997;62:160–166.
18. Trenkner SW, Halversen RA, Thompson WM. Neoplasms of the upper gastrointestinal tract. *Radiol Clin North Am* 1994;32:15-24.
19. Parsonnet J, Friedman GD, Vandersteen DP et al. *Helicobacter pylori* infection and the risk of gastric carcinoma. *N Engl J Med* 1991;325:1127–1131.

20. Schwesinger WH. Is *Helicobacter pylori* a myth or the missing link? *Am J Surg* 1996;172:411–417.
21. IARC monographs on the evaluation of carcinogenic risks to humans: schistosomes, liver flukes and *Helicobacter pylori*. Lyons, France: International Agency for Research on Cancer. 1994:177–240.
22. Pattison CP, Combs MJ, Marshall BJ. *Helicobacter pylori* and peptic ulcer disease: evolution to revolution to resolution. *AJR* 1997;168: 1415–1420.
23. Shirakabe H, Ichikawa H. Early gastric cancer. En: Hodes OJ, ed. *Atlas of tumor radiology: The esophagus and stomach.* Chicago: Year Book Medical Publishers, 1973:277–357.
24. Maruyama M, Baba Y. Gastric carcinoma. *Radiol Clin North Am* 1994; 185:173–178.
25. Levine MS, Megibow AJ. Carcinoma. En: Gore R, Levine MS, Laufer I, ed. *Textbook of gastrointestinal radiology*. Philadelphia: WB Saunders, 1994:660–683.
26. Gore RM, Levine MS, Ghahremani GG et al. Gastric cancer: radiologic diagnosis. *Radiol Clin North Am* 1997;35:311–329.
27. Balthazar EJ, Rosenberg H, Davidian MM. Scirrhous carcinoma of the pyloric channel and distal antrum. *AJR* 1980;134:669–673.
28. Levine MS, Kong V, Rubesin SE et al. Scirrhous carcinoma of the stomach: radiologic and endoscopic diagnosis. *Radiology* 1990;175: 151–154.
29. Gelfand DW. The stomach. En: Grainger R, Allison D, ed. *Diagnostic radiology: an Anglo-American textbook of imaging.* New York: Churchill Livingstone, 1992:839–870.
30. Balthazar EJ, Siegel SI, Megibow A et al. CT in patients with scirrhous carcinoma of the G.I. tract: imaging findings and value for tumor detection and staging. *AJR* 1995;165:839–845.
31. Gore GR, Talley JJ, Carpenter HA et al. Changes in the site and history specific incidence of gastric cancer during a 50-year period. *Gastroenterology* 1995;109:1750–1756.
32. Levine MS, Laufer I, Thompson JJ. Carcinoma of the gastric cardia in young people. *AJR* 1983;140:69–72.
33. Levine MS, Chu P, Furth E et al. Carcinoma of the esophagus and esophagogastric junction: sensitivity of radiographic diagnosis. *AJR* 1997;268:1423–1426.
34. Freeny PC. Double contrast gastrography of the fundus and cardias: normal landmarks and their pathologic changes. *AJR* 1979;133: 481–487.
35. Levine MS. Esophageal cancer: Radiologic diagnosis. *Radiol Clin North Am* 1997;35:265–279.
36. Lawson TL, Dodds WJ. Infiltrating carcinoma simulating achalasia. *Gastrointest Radiol* 1976;1:245.
37. Miller F, Kochman ML, Talamantes M et al. Gastric cancer: Radiologic staging. *Radiol Clin North Am* 1997;35:331–349.
38. Hori S, Tsuda K, Murayama S et al. CT of gastric carcinoma: preliminary results with a new scanning technique. *RadioGraphics* 1992;12: 257–268.
39. Dodd G. Lymphoma of the hollow abdominal viscera. *Radiol Clin North Am* 1990;28:771–783.
40. Levine MS, Rubesin SE, Brown LP et al. Non-Hodgkin's lymphoma of the gastrointestinal tract: radiographic findings. *AJR* 1997;168: 165–172.
41. Eidt S, Stolle M, Fischer R. *Helicobacter pylori* gastritis and primary gastric non-Hodgkin's lymphomas. *J Clin Pathol* 1994;47: 436–439.
42. Redvanly RD, Siverstein JE. Intraabdominal manifestations of AIDS. *Radiol Clin North Am* 1997;35:1083–1125.
43. Sato T, Sakai Y, Ishiguro S et al. Radiologic manifestations of early gastric lymphoma. *AJR* 1986;146:513–517.
44. Levine MS, Brown LP, Aguilera NS et al. Non-Hodgkin lymphoma of the stomach: a cause of linitis plastica. *Radiology* 1996;201:375–378.
45. Koehler RE, Hanelin LG, Iaing FC et al. Invasion of the duodenum by carcinoma of the stomach. *AJR* 1977;128:201–205.
46. Cho KC, Baker S, Alterman D et al. Transpyloric spread of gastric tumors: comparison of adenocarcinoma and lymphoma. *AJR* 1996;167: 467–469.
47. Disler D, Chew F. Gastric leiomyosarcoma. *AJR* 1992;159:58.
48. Nyberg DA, Federle MP. AIDS-related Kaposi sarcoma and lymphomas. *Semin Roentgenol* 1987;22:54–65.
49. Rose HS, Balthazar EJ, Megibow AJ et al. Alimentary tract involvement in Kaposi sarcoma: Radiographic and endoscopic findings in 25 homosexual men. *AJR* 1982;139:661–666.
50. Jeffrey B, Nyberg D, Bottles K et al. Abdominal CT in acquired immunodeficiency syndrome. *AJR* 1986;146:7–13.
51. Buck J, Sobin L. Carcinoids of the gastrointestinal tract. *RadioGraphics* 1990;10:1081–1095.
52. Meyers MA, McSweeney J. Secondary neoplasms of the bowel. *Radiology* 1972;105:1–11.
53. Feczko P, Collins D, Mezwa D. Metastatic disease involving the gastrointestinal tract. *Radiol Clin North Am* 1993;31:1359–1373.
54. Joffe J. Metastatic involvement of the stomach secondary to breast carcinoma. *AJR* 1975;123:512–521.

Abdomen: El Tubo Digestivo, Tomo I.
Editores: M. E. Stoopen, K. Kimura y P. R. Ros.
Lippincott Williams & Wilkins, Philadelphia © 1999.

CAPITULO 7

El estómago operado

Jorge Hernández Ortiz

GENERALIDADES

Los diversos tipos de operaciones del estómago que incluyen la resección, la piloroplastía, la gastroenteroanastomosis y la vagotomía se pueden acompañar de efectos indeseables. En general se agrupan bajo el término de "síndromes postgastrectomía" y los llegan a presentar hasta en 20% de los pacientes durante los primeros meses del postoperatorio y en grado variable. Sin embargo, los síntomas desaparecen en el curso de varios meses y solo cerca de 5% continúa con síntomas el resto de su vida y no más de 1% llega a tener una sintomatología incapacitante. Es notorio en cambio que la gastrectomía total sea bastante mejor tolerada y que se acompañe de menos síntomas indeseables (1,2).

Es indudable que el número de cirugías gástricas por úlcera péptica se ha reducido considerablemente en los últimos años, debido a la aparición de fármacos poderosos y consistentes para el control de la secreción gástrica. En la actualidad el mayor número de operaciones gástricas se destina para la corrección de problemas neoplásicos.

Los exámenes radiográficos contrastados constituyen un excelente método de estudio de las complicaciones tempranas y tardías de la cirugía gástrica (3,4). Es importante hacer notar que el índice de seguridad de estos estudios se incrementa substancialmente cuando se obtienen en el postoperatorio, que sirven de línea de base y lo recomendable es hacerlos hacia la tercera semana, cuando el edema de la anastomosis ha desaparecido.

DIAGNOSTICO RADIOLOGICO

En la realización del estudio radiográfico del estómago operado se deberá utilizar una técnica depurada que incluye obligatoriamente el control fluoroscópico, además de estar familiarizado con las diferentes variedades de procedimien-

Dr. J. Hernández Ortiz: Profesor de Radiología, Universidad Nacional Autónoma de México, Jefe del Departamento de Radiología e Imagen, "Dr. Adán Pitol Croda," Instituto Nacional de la Nutrición Salvador Zubirán, México D.F.

tos quirúrgicos, y dar respuesta acerca de la extensión de la resección gástrica, el tipo de anastomosis, el calibre de la boca anastomótica, la velocidad del vaciamiento gástrico y la dirección del vaciamiento gástrico. De la gran variedad de tipos de cirugía es conveniente reconocer los tipos y epónimos de los que aún son los más utilizados:

- Gastrectomía total (Fig. 1A).
- Billroth I: gastrectomía parcial con gastro-duodeno anastomosis (Fig. 1B).
- Billroth II: gastrectomía parcial con gastro-yeyuno anastomosis (Fig. 1C).
- "Y" de Roux: yeyuno-yeyuno anastomosis término-lateral con o sin anastomosis al estómago, esófago, vías biliares o páncreas.
- Polya: gastrectomía con gastro-yeyuno anastomosis de toda la circunferencia de corte del estómago (Fig. 1D).
- Hofmeister: boca reducida en el corte del estómago.
- Diversos tipos de piloroplastías.

COMPLICACIONES POSTGASTRECTOMIA

Las complicaciones postgastrectomía pueden ser inmediatas o tardías. Entre las complicaciones inmediatas, sin duda la más frecuente es la disfunción de la anastomosis por edema que se manifiesta por retardo en el vaciamiento gástrico, acompañado de distensión del muñón gástrico que a veces es de proporciones considerables. Las complicaciones más importantes son las siguientes:

a) Edema. Por lo general, cede en 1 o 2 semanas manteniendo al paciente en succión gástrica y desde luego con un adecuado balance hidro-electrolítico.

b) Atonía gástrica. Ocurre por 24 o 48 horas después de cirugía gástrica y es más prolongada cuando se practica una vagotomía.

c) Dilatación aguda del estómago. Es una complicación infrecuente, pero potencialmente grave.

d) Dehiscencia de la anastomosis o del muñón duodenal. Puede ocurrir tan pronto como el primer día o hasta la

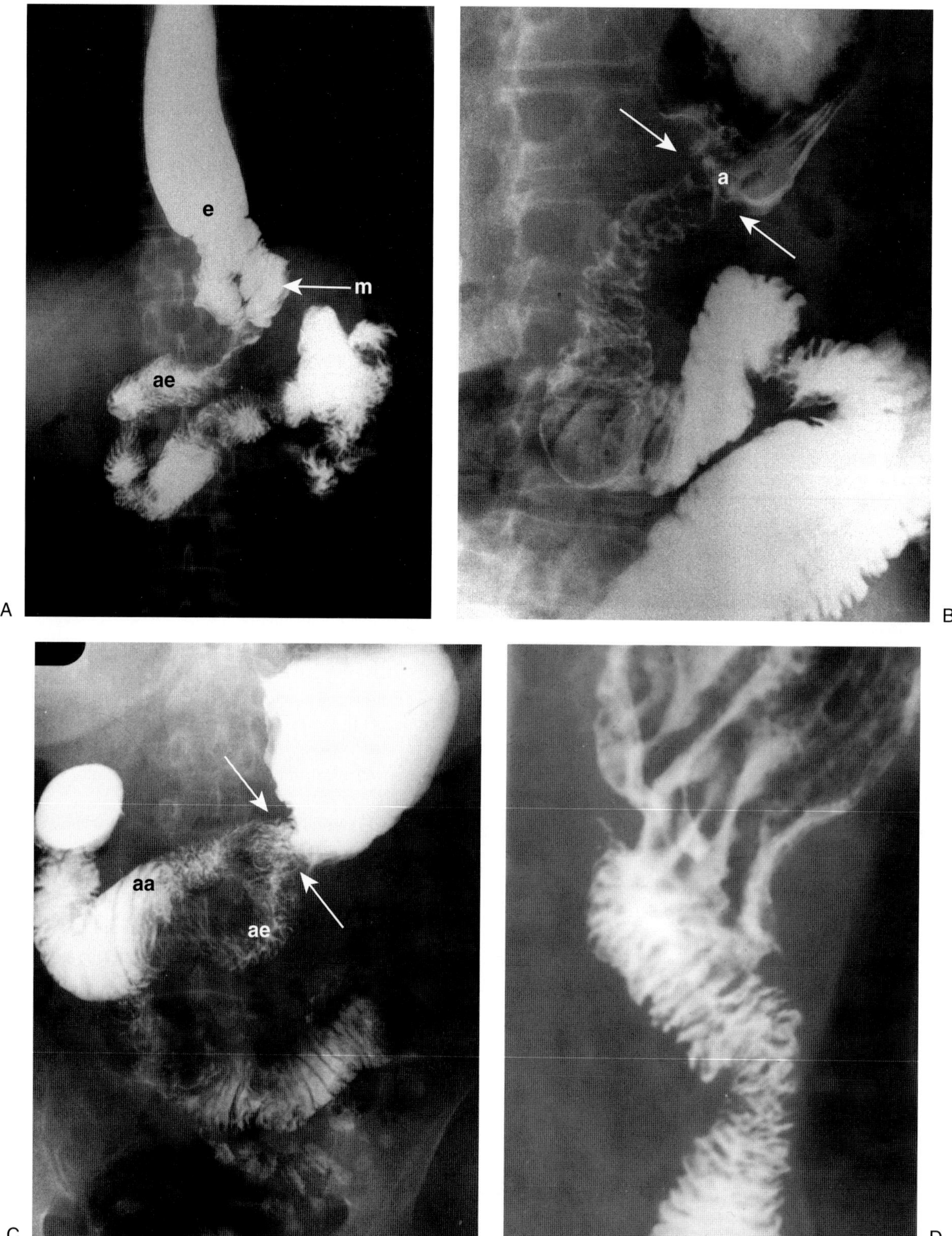

FIG. 1. Estómago operado. Se ilustran cinco variedades de operaciones que aún son las más comúnes. **A:** Gastrectomía total con esófago-yeyuno anastomosis términolateral. (*ae, asa eferente; m, muñón yeyunal; e, esófago*) **B:** Gastrectomía parcial con gastro-duodeno anastomosis, Tipo Billroth I. Las flechas señalan el nivel de la boca anastomótica (*a*). **C:** Gastrectomía parcial con gastro-yeyuno anastomosis Tipo Billroth II. (*aa, asa aferente; ae, asa eferente*) **D:** Gastrectomía parcial con gastro-yeyuno anastomosis amplia, tipo Polya.

tercera semana. La frecuencia es en general menor de 5% y por lo general es parcial y relacionada con una zona de isquemia. La consecuencia de esta complicación de la cirugía es la fuga del contenido gástrico a la cavidad peritoneal y la formación de una fístula o absceso subfrénico por lo común, aunque también puede dar lugar a fístulas gastroentéricas, gastrocolónicas o gastrocutáneas.

e) Obstrucción aguda del asa aferente. Se presenta en menos de 1% y es causada por edema, hematoma submucoso o un defecto mecánico en el sitio de la anastomosis como la torcedura. Conduce a dilatación aguda del asa aferente que causa dolor y puede llegar a producir dehiscencia del muñón duodenal. Esta complicación frecuentemente se produce cuando las asas aferentes son largas.

f) Prolapso de la mucosa gástrica a través de la boca anastomótica. Puede causar obstrucción parcial y se manifiesta radiográficamente como defecto de llenado y compresión de la mucosa yeyunal adyacente a la anastomosis.

g) Invaginaciones. Estas pueden ser anterógradas o retrógradas. En la invaginación retrógrada el yeyuno penetra al interior del muñón gástrico. Ocurre como complicación temprana o tardía y es aguda o crónica. De manera aguda da lugar a la obstrucción intestinal alta, masa en el hipocondrio izquierdo y hematemesis. Radiológica-

mente se demuestra un defecto de llenado estriado en el muñón gástrico, que representa las válvulas conniventes edematosas y comprimidas.

En la forma crónica la invaginación es intermitente, se reduce espontáneamente y eventualmente es causa de dolor. En 75% de los pacientes el asa invaginada es la eferente (Fig. 2A) y muy raramente ambas la eferente y aferente quedan invaginadas. En la invaginación anterógrada el estómago se introduce al yeyuno y es una condición de rara presentación.

h) Obstrucción en el asa aferente. Es una situación que se produce más frecuentemente cuando existe un asa aferente larga o en caso de anastomosis transmesocólica, donde puede ocurrir herniación o torsión o invaginación. Otras causas de obstrucción son la angulación del asa, fibrosis, recurrencia tumoral local o presión del mesenterio de un asa sobre la otra.

i) Anastomosis erróneas. Cuando el ángulo de Treitz no se identifica precisamente durante la cirugía, puede darse el caso de efectuar la anastomosis del estómago con un asa del íleon (Fig. 2B), y aun del colon. Esta situación conduce a pérdida de peso, diarrea, lienteria, desnutrición severa y, eventualmente, a la muerte. El inicio de esta complicación se produce en el postoperatorio inmediato. El diagnóstico radiográfico consiste en la demostración de una asa eferente que en una corta

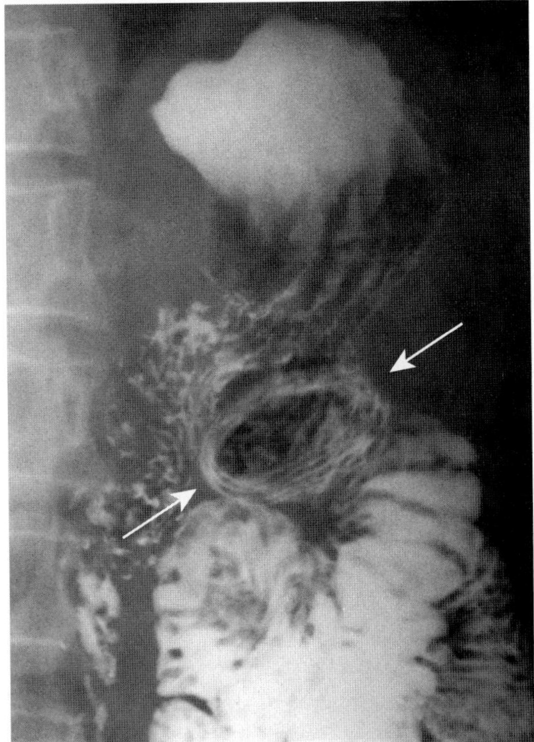

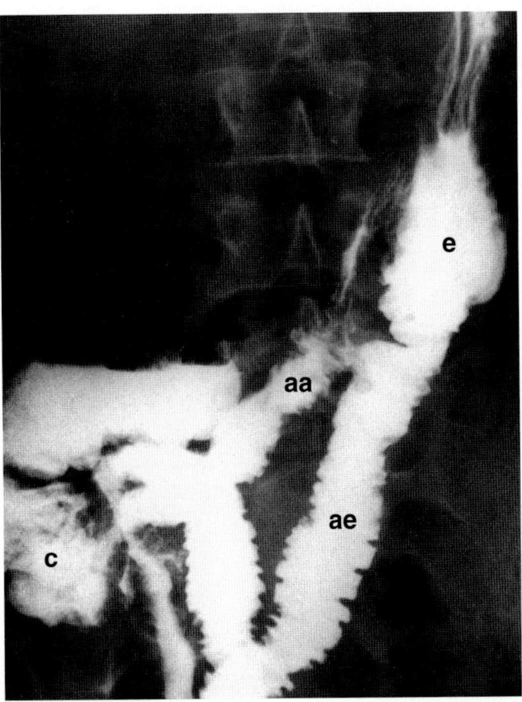

FIG. 2. Dos diferentes complicaciones anastomóticas. **A:** Invaginación del asa anastomótica en su porción eferente (*flechas*). **B:** Anastomosis errónea: gastro-ileal. (*aa, asa aferente; ae, asa eferente; c, ciego; e, estómago*)

distancia conduce el contraste hacia el colon o bien la comunicación directa del estómago al colon.

j) Enfermedad ulcerosa postgastrectomía. La presencia de yeyunitis en el asa anastomótica existe hasta en 35% de los pacientes después de la cirugía y en general es transitoria.

La úlcera marginal o úlcera anastomótica se localiza habitualmente en los primeros dos centímetros del yeyuno, y más frecuentemente en la porción eferente (Fig. 3A–C). Causan más dolor, hemorragia y perforación que las úlceras originales. La hemorragia ocurre hasta en 50% de las úlceras marginales.

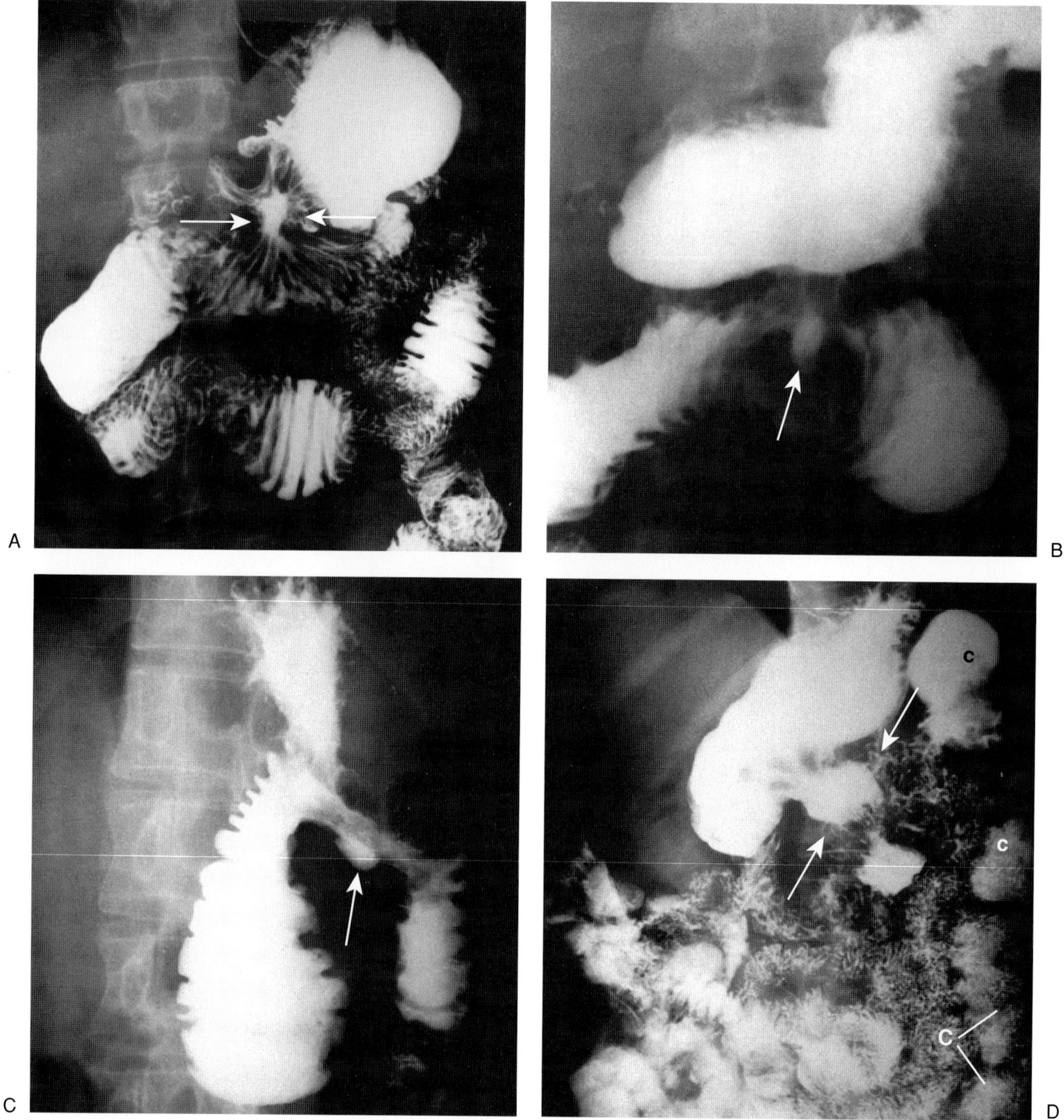

FIG. 3. Ulceras de la boca anastomótica, cuatro ejemplos en diferentes pacientes. **A:** Ulcera marginal (*flechas*) con edema de la mucosa yeyunal adyacente. **B:** Gastro-yeyuno anastomosis con úlcera anastomótica (*flecha*). Nótese el intenso edema yeyunal que disminuye su luz. **C:** Ulcera anastomótica, apenas distal a la anastomosis (*flecha*). **D:** Ulcera anastomótica gigante con fístula gastro-yeyuno-cólica (*flechas*). (*c, colon izquierdo*)

La incidencia de la úlcera marginal es variable, dependiendo de los diversos procedimientos quirúrgicos que se realicen, pero en general ocurre en un 8% de pacientes, aunque en la gastro-yeyuno anastomosis simple puede alcanzar hasta 35%.

El diagnóstico radiológico de la úlcera marginal es difícil debido al fenómeno inflamatorio de la mucosa que habitualmente existe, aunado a la deformidad postquirúrgica. Es de gran utilidad contar con el estudio basal, para establecer con mayor certeza la presencia de una ulceración. El porcentaje de demostración de la úlcera se aproxima a 50%.

Otra complicación de úlceras marginales es la fístula gastro-yeyuno-cólica que sucede en entre 5 y 10% de los pacientes. Se manifiesta clínicamente por diarrea, lientería, pérdida de peso y desnutrición (Fig. 3D).

La demostración del corto circuito gastro-cólico establece el diagnóstico. Es importante hacer notar que la fístula gastro-yeyuno-cólica se demuestra con mayor consistencia con el estudio de colon por enema que con el estudio gastrointestinal.

La presencia de una ulceración marginal rebelde al tratamiento, repetitiva, múltiple o en situación atípica, debe hacer sospechar la presencia de tumor productor de gastrina.

k) Síndrome de vaciamiento rápido (Dumping). Es la consecuencia del paso rápido del contenido gástrico al tracto intestinal superior que causa sudoración, oleadas de calor, palpitaciones, sensación de debilidad que se acompaña de sensación de llenura abdominal, náusea, movimientos intestinales audibles y diarrea. El síndrome bien manifiesto tiene frecuencia de 1 a 5%, aunque algunos signos o síntomas pueden estar presentes hasta en 30% de las gastrectomías.

La patogenia del síndrome de vaciamiento gástrico implica la pérdida de la función del reservorio gástrico, con lo que los líquidos que llegan al intestino son aun hipertónicos y ahí provocan el paso de líquido del compartimento vascular al intestinal. El resultado es la caída del volumen plasmático que se acompaña de fenómenos vasomotores. Por otra parte la absorción masiva de hidratos de carbono conduce a una descarga insulínica, hipoglucemia consecutiva seguida por manifestaciones adrenérgicas.

Radiográficamente se observa aceleración del tránsito intestinal, dilatación de las asas intestinales, aumento en el volumen del líquido intestinal y efecto de dilución del contraste. Sin embargo, estos hallazgos no son diagnósticos por sí solos.

l) Síndrome de asa aferente. El síndrome de asa aferente se manifiesta por llenura postprandial y molestias epigástricas, seguidas de vómito de contenido bilio alimentario con lo que desaparece el malestar.

Constituye una disfunción del asa anastomótica en la que se establece un vaciamiento gástrico preferencial

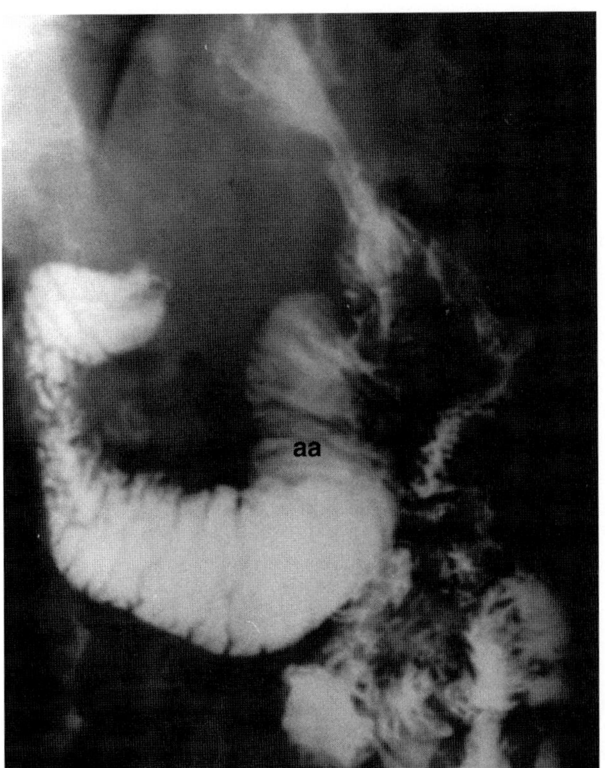

A

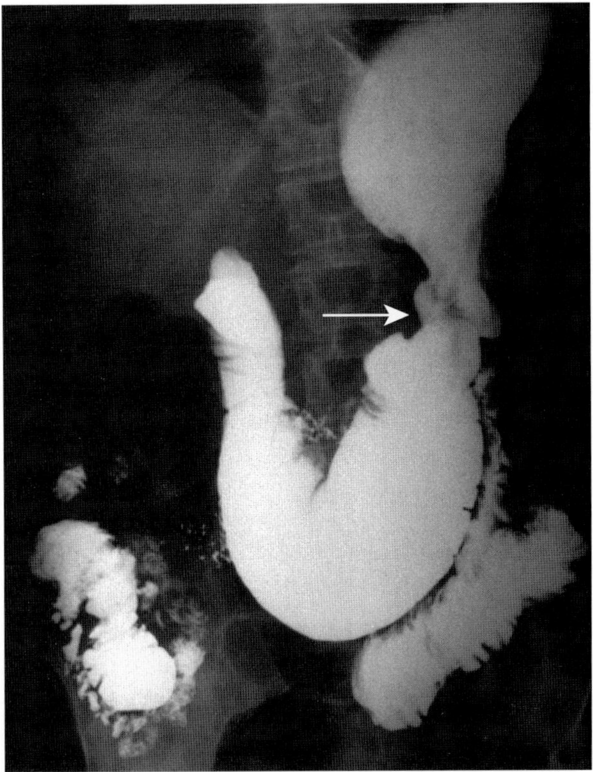

B

FIG. 4. Síndrome de asa aferente. **A:** El vacimiento gástrico se lleva a cabo en forma preferencial hacia la porción aferente (*aa*) del asa anastomosada, la cual está dilatada. **B:** En otro paciente se observa la fibrosis y estenosis en la región anastomótica (*flecha*); el asa aferente está dilatada.

hacia el asa aferente, con vaciamiento retardado de ésta, hacia la porción eferente (Fig. 4A). La consiguiente estasis provoca dilatación del asa aferente y sobrepoblación bacteriana.

El diagnóstico radiológico, además de mostrar la dilatación del asa aferente y el vaciamiento retardado de ella, se encaminará a demostrar no sólo la dirección preferencial del contenido gástrico, sino además la presencia de alguna alteración orgánica adicional que dificulte el tránsito, como la estenosis, fibrosis, torsiones o compresiones extrínsecas en la zona perianastomótica (Fig. 4B).

m) Síndrome de reservorio pequeño o de pequeña capacidad. Este síndrome aparece consecutivo a la realización de resecciones gástricas extensas y da lugar a un estado de saciedad temprana en el paciente. Este puede llegar a ser un serio problema por la pérdida de peso y estado de desnutrición que puede provocar.

En los últimos años este tipo de gastrectomía ha vuelto a utilizarse con frecuencia en pacientes obesos con el fin de reducir la superficie de absorción y provocar con ello la reducción en el peso corporal. En la llamada cirugía bariátrica, se constituyen este tipo de reservorios con gastroplastias diversas.

REFERENCIAS

1. Schwartz SI, Shires GT, Spencer FC. *Principles of surgery.* 6th ed. New York: McGraw-Hill, 1994:1123.
2. Harkins HN, Nyhus LM. *Surgery of the stomach and duodenum.* Boston: Little Brown, 1969.
3. Bader JP. The surgical treatment of peptic ulcer disease: A physician's view. *Dig Dis Sci* 1985;30 (11 suppl):525.
4. Grossman MI et al. Peptic ulcer: new therapies, new diseases. *Ann Intern Med* 1981;95:609.
5. Jordan PH Jr. Surgery for peptic ulcer disease. *Curr Probl Surg* 1991;28:271.
6. Burhenne HJ. The postoperative stomach. En: Margulis AR, Burhenne HJ, ed. *Alimentary tract roentgenology.* Saint Louis: Mosby, 1973:740.
7. Zboralske FF, Amberg JR. Detection of the Zollinger-Ellison syndrome: The radiologist's responsibility. *AJR* 1968;104:529–543.

Abdomen: El Tubo Digestivo, Tomo I.
Editores: M. E. Stoopen, K. Kimura y P. R. Ros.
Lippincott Williams & Wilkins, Philadelphia © 1999.

CAPITULO 8

Duodeno

Kenji Kimura

ANATOMIA

El duodeno es el segmento del tubo digestivo que se extiende desde el píloro hasta la flexura duodenoyeyunal (ángulo de Treitz). Mide de 20 a 30 cm de longitud y es el segmento más corto y menos móvil del intestino delgado. Clásicamente se divide en 4 porciones, pero desde el punto de vista de la evaluación radiológica se divide en 3 segmentos principales:

a) Bulbo duodenal. Este primer segmento es importante por la prevalencia de la úlcera péptica. Es una estructura triangular y tridimensional que tiene un curso de izquierda a derecha y de adelante hacia atrás. Tiene una base en cuya parte central se conecta el canal pilórico, dos recesos (superior, inferior), dos caras (anterior, posterior) y dos contornos (superior, inferior).

b) El segmento descendente es la segunda porción del duodeno. Se extiende desde el vértice del bulbo hasta la porción inferior del asa duodenal. Contiene las papilas mayor y menor y rodea la mayor parte de la cabeza del páncreas. Por lo tanto es el segmento de mayor interés en pacientes con enfermedad pancreática o del tracto biliar.

c) El segmento ascendente es el tercero del duodeno que asciende hasta el ángulo de Treitz y es el sitio con menor frecuencia de patología (1,2).

Las principales arterias que irrigan el duodeno se derivan de la arteria gástrica derecha, la gastroduodenal, la gastroepiploica derecha y las arterias pancreáticoduodenal superior e inferior.

En la serie gastroduodenal, los pliegues mucosos del bulbo duodenal tienen un curso paralelo, aunque normalmente se puede observar cierta irregularidad de los mismos. Su amplitud es de 2 a 4 mm y pueden borrarse con la distensión del bulbo. En cambio los pliegues mucosos del resto del duodeno que continúan a través del intestino delgado son pliegues circulares orientados en forma transversa que permanecen visibles aun durante la distensión completa. Estos pliegues mucosos se denominan "válvulas conniventes" o "pliegues de Kerkling" (Fig. 1).

La flexura entre el vértice del bulbo duodenal y la porción descendente del duodeno ocasionalmente produce una imagen que simula una lesión elevada con ulceración central y que se ha denominado "pseudotumor del vértice" (Fig. 2). Representa una variante normal causada por el cambio agudo en el eje duodenal que ocasiona que los pliegues mucosos asuman una configuración circular o de remolino (3).

El ámpula de Vater se identifica como una imagen de defecto de llenado de forma oval de 1.0 a 1.5 cm de tamaño, localizado en la pared posteromedial del duodeno

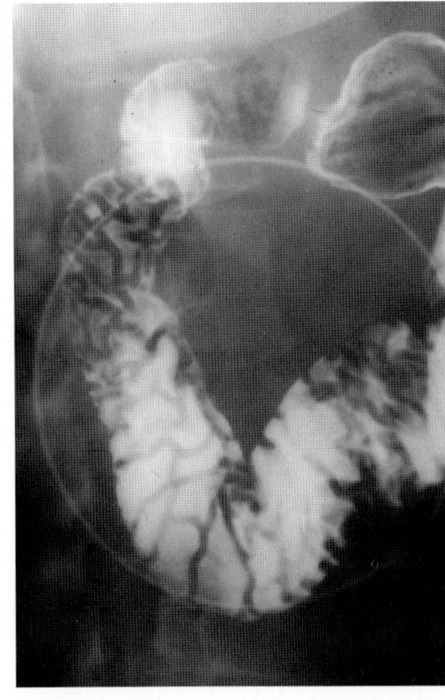

FIG. 1. Duodeno normal. Serie gastroduodenal que muestra la totalidad del arco duodenal de características normales con los pliegues mucosos que permanecen visibles aun con la distensión completa.

Dr. K. Kimura: Profesor Asociado, Curso Universitario de Radiología Clínica Londres, Universidad Nacional Autónoma de México, Director del Departamento de Radiología Grupo C. T. Scanner, México D.F.

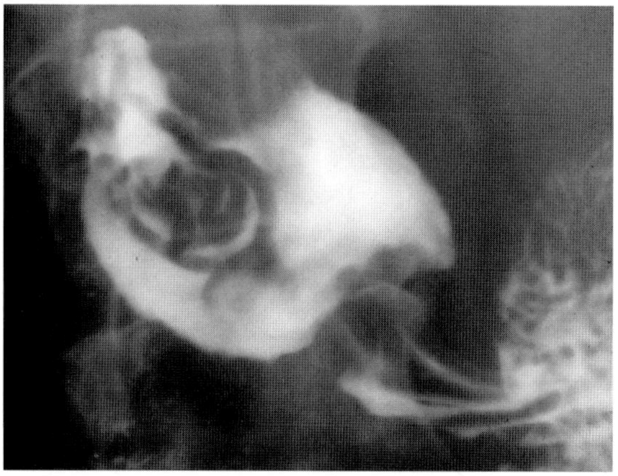

FIG. 2. Pseudolesión del vértice bulbar. Disposición en "remolino" de los pliegues mucosos a nivel del vértice bulbar que simulan una lesión ulcerada.

descendente. La tríada de promontorio, el segmento recto y el pliegue longitudinal facilitan su identificación. La papila accesoria del conducto de Santorini o papila menor se sitúa aproximadamente a 10 mm por arriba del ámpula de Vater y se puede observar como una protrusión de varios milímetros de diámetro con o sin excavación central.

La peristalsis normal del duodeno generalmente comienza en el bulbo como una continuación de la peristalsis gástrica que sigue distalmente. Las anormalidades en la peristalsis como la flaccidez total, el espasmo persistente o la peristalsis extremadamente rápida, constituyen un signo inespecífico pero útil en condiciones patológicas como la úlcera péptica, duodenitis, pancreatitis y otras.

Para el examen del duodeno se pueden aplicar las cuatro técnicas de exploración radiológica que son empleadas para el estudio del estómago y que comprenden la mucosografía, la técnica de llenado, el método de compresión y la técnica de doble contraste.

La técnica de compresión es particularmente útil para la detección de las úlceras duodenales, permitiendo el despla-

zamiento del exceso de bario. Facilita el llenado del cráter ulceroso y separa las estructuras que pueden superponerse al bulbo duodenal como el antro gástrico (Fig. 3) (4).

La técnica de doble contraste provee un mejor cubrimiento de la superficie mucosa e incrementa la detección de pequeñas ulceraciones o erosiones superficiales.

La duodenografía hipotónica, con o sin sonda, es un método complementario cuya indicación se decide en relación con los datos clínicos o los hallazgos encontrados en el estudio baritado convencional (5). La ausencia de peristalsis y el vaciamiento rápido permiten la distensión óptima del duodeno, la manipulación del aire y del bario y la toma de exposiciones en múltiples proyecciones (4).

DUODENITIS

La inflamación del duodeno es muy común clínicamente. Con el advenimiento de la endoscopía ha llegado a ser aparente que su frecuencia es 3 veces mayor que la enfermedad ulcerosa duodenal como causa de dispepsia. La dispepsia puede manifestarse por síntomas vagos, dolor epigástrico, náuseas, intolerancia a la comida de grasa o sensación de plenitud. Con menor frecuencia puede estar asociada a hemorragia del tubo digestivo con hematemesis y melena. En la mayoría de los pacientes, la enfermedad tiene un curso crónico con exacerbaciones periódicas agudas (6). El examen endoscópico muestra eritema, edema, espasmo y erosiones superficiales (7).

La fisiopatología de la duodenitis es controversial. Se ha postulado que representa una parte del espectro de la enfermedad péptica porque frecuentemente se asocia a hiperacidez gástrica. Sin embargo, la secreción de ácido gástrico puede ser normal o estar disminuida en pacientes con duodenitis, por lo que algunos investigadores postulan que la duodenitis es una entidad clínica diferente y no relacionada con la enfermedad ulcerosa péptica (8). Recientemente se sugiere que el *Helicobacter pylori* tiene un papel importante en el desarrollo de esta condición, aun cuando es probable que el

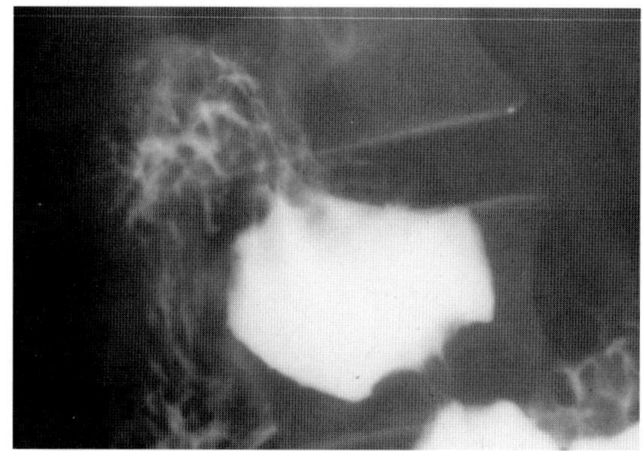
A
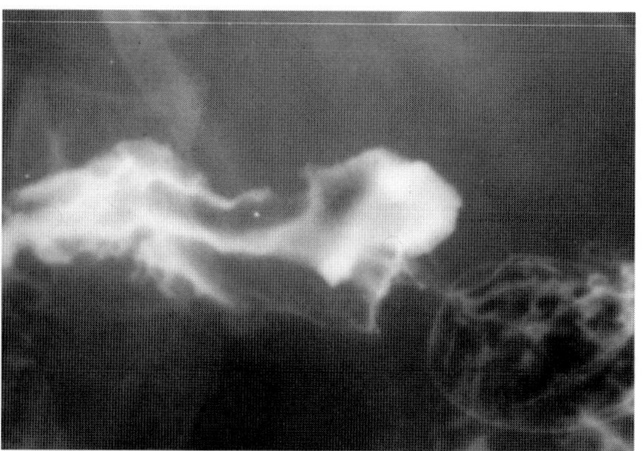
B

FIG. 3. Utilidad de la técnica de compresión. **A:** Técnica de llenado que muestra el bulbo duodenal de aspecto aparentemente normal. **B:** La técnica de compresión hace evidente una úlcera bulbar y engrosamiento de los pliegues mucosos.

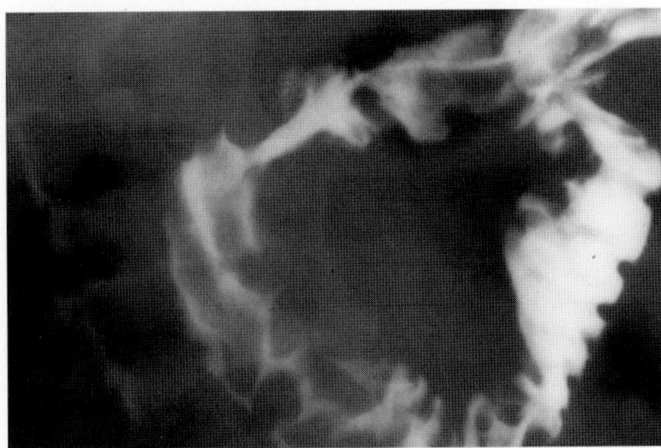

FIG. 4. Duodenitis. Importante engrosamiento de los pliegues mucosos en la porción descendente. Deformidad ulcerosa bulbar.

H. pylori sea un cofactor común y no la causa primaria de la inflamación (7).

Los signos radiológicos de la duodenitis incluyen el engrosamiento de los pliegues mucosos, la nodularidad, la deformidad bulbar y las erosiones superficiales (Fig. 4 y 5).

El engrosamiento de los pliegues mucosos mayores de 4 mm es el signo más frecuente de la duodenitis y generalmente está limitado al bulbo duodenal y al segmento descendente. La nodularidad de la mucosa es el segundo signo de mayor frecuencia de la duodenitis y generalmente se asocia al engrosamiento de los pliegues mucosos. La apariencia radiológica es similar a la descrita en la hiperplasia de las glándulas de Brunner y la endoscopía ha probado que la mayoría de los pacientes con hipertrofia de las glándulas de Brunner observadas en el estudio radiológico presentan duodenitis (6).

La deformidad bulbar se observa en casos de duodenitis severos causados por la proyección de grandes nódulos edematosos en la luz del bulbo duodenal. El signo menos frecuente de la duodenitis es la presencia de erosiones que se encuentran endoscópicamente con una frecuencia de 20%. Su presencia casi siempre indica una duodenitis importante (6).

La sensibilidad del examen radiológico es de 78% y la especificidad de 76% que se incrementa hasta 90% de acuerdo con la severidad del padecimiento y fue reportada por Gelfand (9) en la correlación endoscópica-radiológica de 272 pacientes.

En el diagnóstico diferencial se incluyen enfermedades que causan una inflamación de la mucosa duodenal en forma similar como a la hipersecreción gástrica, el síndrome de Zollinger-Ellison, la pancreatitis y la giardiasis. En estos casos la inflamación es más generalizada y extensa que la observada en la duodenitis en donde en forma típica afecta solo la mitad proximal del duodeno y raramente se extiende más allá del ámpula de Vater (6).

ULCERA DUODENAL

Aunque el ácido gástrico ha sido considerado como el factor causal más importante para el desarrollo de las úlceras duodenales, en la actualidad existen fuertes evidencias que incriminan al *H. pylori* como un prerequisito y un factor significativo en la génesis de la úlcera duodenal. Las raras excepciones incluyen aquellas causadas por el síndrome de Zollinger-Ellison, enfermedad de Crohn, infección por *Citomegalovirus* y úlceras causadas por las drogas antiinflamatorias no esteroideas (4).

La infección por *H. pylori* se observa en más de 90% de los pacientes con úlcera duodenal y su erradicación ha demostrado reducir el promedio de recurrencia en forma importante. Con frecuencia los pacientes con úlcera duodenal tienen evidencia de metaplasia gástrica en los bordes de la úlcera e infección por *H. pylori* en el epitelio metaplásico.

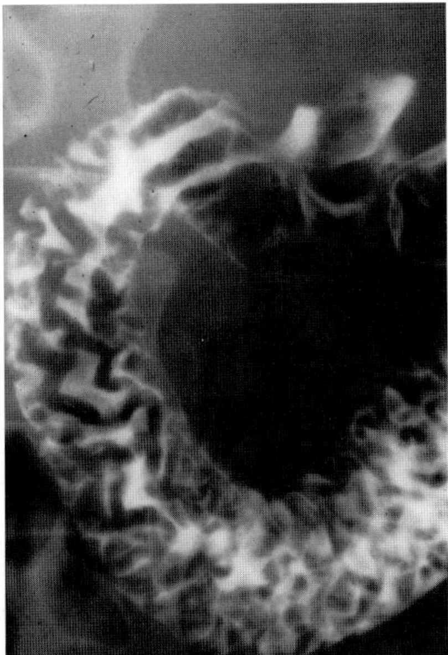

FIG. 6. Ulcera duodenal. Cráter ulceroso en el tercio medio del bulbo duodenal con retracción del contorno superior y confluencia de los pliegues mucosos hacia la lesión ulcerosa.

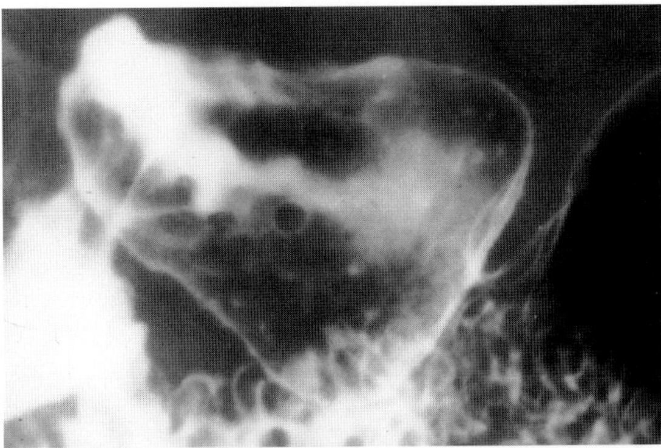

FIG. 5. Duodenitis erosiva. Múltiples y pequeños acumulos de bario representando erosiones superficiales de la mucosa y asociados a engrosamiento de pliegues mucosos.

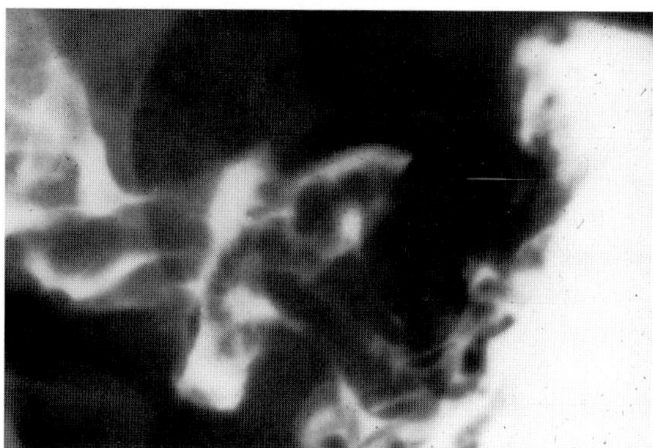

FIG. 7. Ulcera lineal en tercio medio del bulbo duodenal, de dirección vertical.

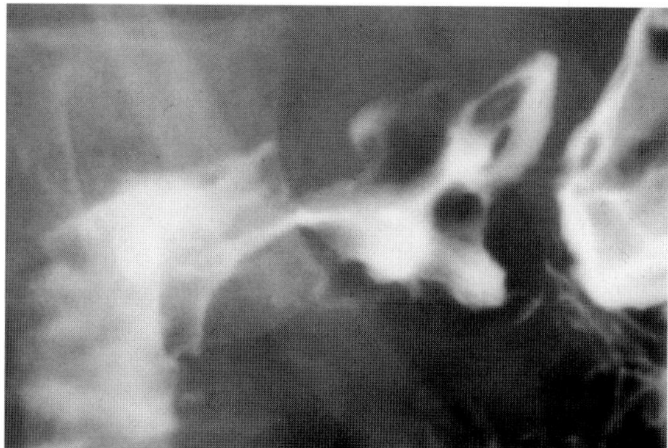

FIG. 8. Ulceración múltiple de tamaño variable.

Por lo tanto la mucosa infectada puede ser más susceptible a la ulceración (4,10).

Manifestaciones radiológicas

Los signos radiológicos clásicos de la úlcera duodenal son la demostración de una colección persistente de material de contraste radioopaco o la proyección del contraste por fuera del contorno normal (Fig. 6). Un 95% de las úlceras duodenales se encuentran en el bulbo y pueden tener cualquier localización. Se pueden observar a nivel de la base, en la porción central o en el vértice. En 50% de los casos se localizan en la pared anterior. La mayoría de las úlceras duodenales son de forma redonda u oval y en 7% de los pacientes tienen una configuración lineal (Fig. 7) (11).

Las úlceras múltiples ocurren en 10 a 15% de los pacientes y en la mayoría de los casos se localizan en paredes opuestas por lo que se les ha denominado "úlceras en beso" (Fig. 8 y 9) (6).

Por lo general las úlceras bulbares ocasionan algún grado de deformidad bulbar, por lo tanto, la imagen de un bulbo de apariencia normal descarta virtualmente la presencia de ulceración. La excepción a esta regla son aquellas úlceras agudas localizadas en la parte central del bulbo (12). Otros signos radiológicos asociados son la irritabilidad o espasmo del bulbo duodenal y la irradiación de los pliegues mucosos hacia el cráter ulceroso.

La mayoría de las úlceras duodenales tienen un tamaño menor de 10 mm, sin embargo, en ocasiones se pueden observar úlceras mayores de 20 o 25 mm que son llamadas úlceras duodenales gigantes (13). Su importancia radica en la mayor morbimortalidad por sus complicaciones como la hemorragia, obstrucción y perforación. Por su tamaño pueden simular un bulbo normal o un divertículo duodenal. Los hallazgos radiológicos más característicos de la úlcera duodenal gigante son su forma y tamaño constantes en la fluoroscopía y las radiografías, ausencia de pliegues mucosos en el cráter ulceroso, contornos nodulares y espasmo con disminución en el calibre de las porciones proximal y distal a la úlcera (Fig. 10). Además, se observa una tendencia a la retención del material baritado en el cráter ulceroso por lo que una radiografía tomada horas después del examen inicial puede mostrar bario residual en la úlcera (2,13).

En 2 a 5% de los pacientes las úlceras duodenales se localizan en la región postbulbar (4,14,15). Pueden estar situadas desde el vértice del bulbo hasta el ámpula de Vater y es

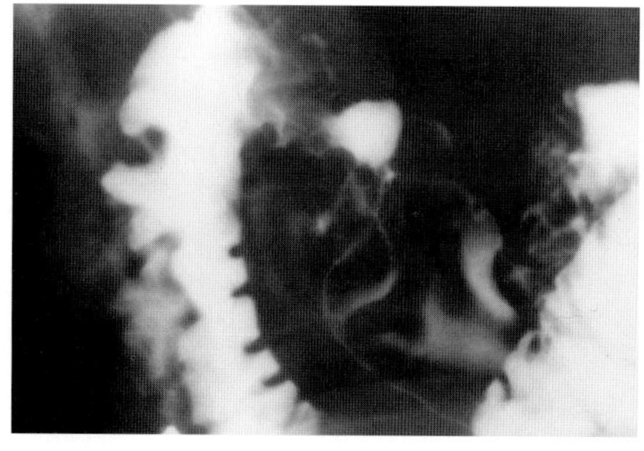

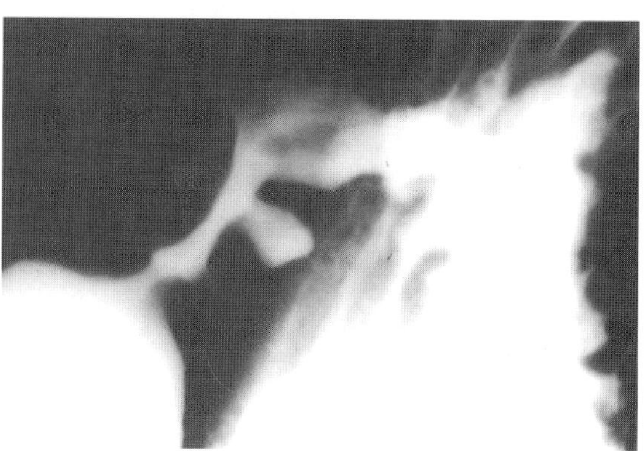

FIG. 9. Ulceras "en beso". **A:** Vista de frente y **B:** Proyección de perfil del bulbo en donde se identifican una úlcera en la cara anterior y otra en la cara posterior.

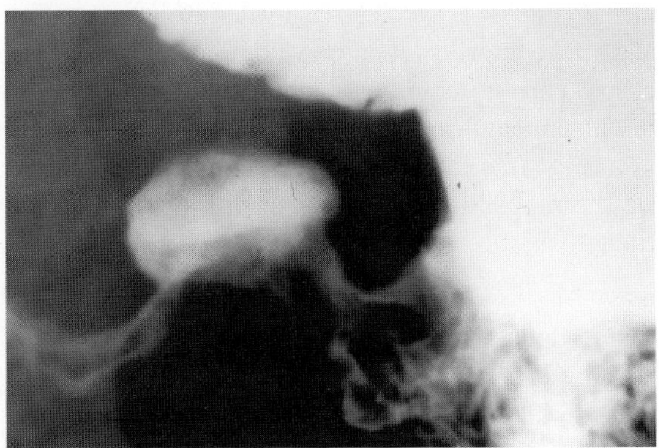

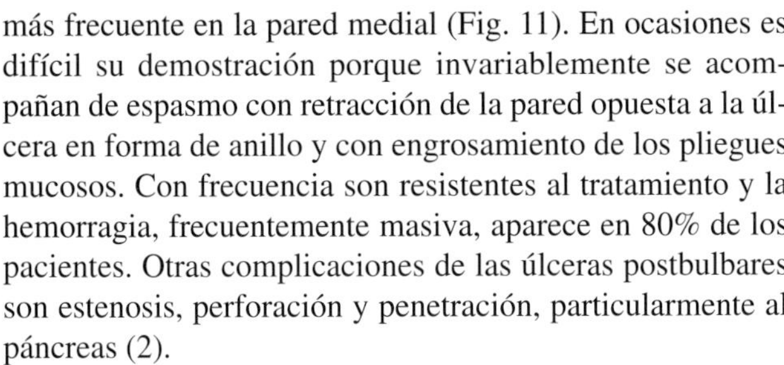

FIG. 10. Ulcera duodenal gigante. El cráter ulceroso ocupa la totalidad del bulbo duodenal y se asocia a espasmo y disminución en el calibre del segmento proximal y distal al cráter ulceroso.

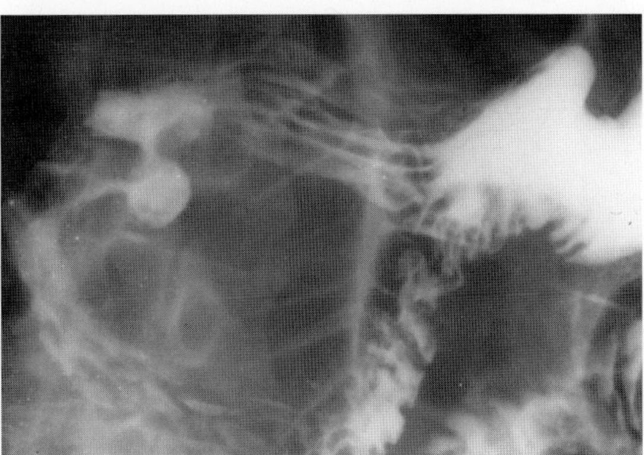

FIG. 11. Ulcera postbulbar. Localización típica en el contorno medial de la región postbulbar con retracción de la pared lateral.

más frecuente en la pared medial (Fig. 11). En ocasiones es difícil su demostración porque invariablemente se acompañan de espasmo con retracción de la pared opuesta a la úlcera en forma de anillo y con engrosamiento de los pliegues mucosos. Con frecuencia son resistentes al tratamiento y la hemorragia, frecuentemente masiva, aparece en 80% de los pacientes. Otras complicaciones de las úlceras postbulbares son estenosis, perforación y penetración, particularmente al páncreas (2).

Complicaciones

Las complicaciones mayores de la úlcera péptica incluyen la hemorragia, obstrucción, perforación, penetración y fistulización.

Hemorragia

Aproximadamente 15 a 20% de los pacientes con enfermedad ulcerosa péptica tendrán por lo menos un episodio de hemorragia durante el curso de la enfermedad (13). Un 20 a 27% de las hemorragias gastrointestinales son debidas a úlcera gástrica o duodenal. La hemorragia ocurre una vez que la úlcera penetra la mucosa. En 60 a 70% de las úlceras agudas sangrantes, la hemorragia se detiene sin tratamiento, pero recurren en 50 a 60% de los pacientes (16).

La endoscopía es el método de elección con una sensibilidad de 90% para detectar el sitio del sangrado, pero si la fuente de la hemorragia no puede ser localizada o controlada endoscópicamente se requiere un estudio angiográfico de urgencia cuyo propósito principal será efectuar la hemostasia. La hemorragia se detecta en el estudio angiográfico por la extravasación del medio de contraste. La elección de la modalidad del tratamiento con perfusión de vasopresina o embolización directa depende de las condiciones del paciente y la anatomía vascular.

La serie gastroduodenal raramente está indicada en pacientes con hemorragia gastrointestinal y sólo se realiza si la endoscopía es inaccesible. Bajo estas circunstancias la serie gastroduodenal se practica una vez que la hemorragia se ha detenido.

Se ha informado la úlcera duodenal como una causa rara de hematoma intramural, similar a la causada con mayor frecuencia por trauma, terapia anticoagulante o diátesis hemorrágica (17).

Obstrucción

Se desarrolla aproximadamente en 5% de los pacientes con enfermedad ulcerosa péptica y es causada por úlceras localizadas en el antro prepilórico, canal pilórico o duodeno. En las úlceras agudas se debe a la edema y espasmo, y en las úlceras crónicas son secundarias a fibrosis. Las radiografías simples pueden demostrar un estómago dilatado con gran cantidad de restos alimenticios, líquido y aire por lo que es recomendable la succión nasogástrica antes de proceder a efectuar la serie gastroduodenal.

Perforación

Se observa en menos de 10% de los pacientes (13). El paciente se presenta generalmente con un cuadro abdominal agudo. Las radiografías simples muestran neumoperitoneo o aire en el saco menor en 65% de los pacientes (18). La ausencia de neumoperitoneo no descarta la perforación. En 10% de los pacientes el epiplón cubre la perforación previniendo el escape del aire (4). La exploración radiológica con medio de contraste hidrosoluble es recomendable y usualmente diagnóstica. La extravasación del radioopaco demostrará el sitio de la perforación. La Tomografía computada (TC) puede mostrar la fuga del medio de contraste, neumoperitoneo o abscesos en perforaciones no sospechadas (19,20).

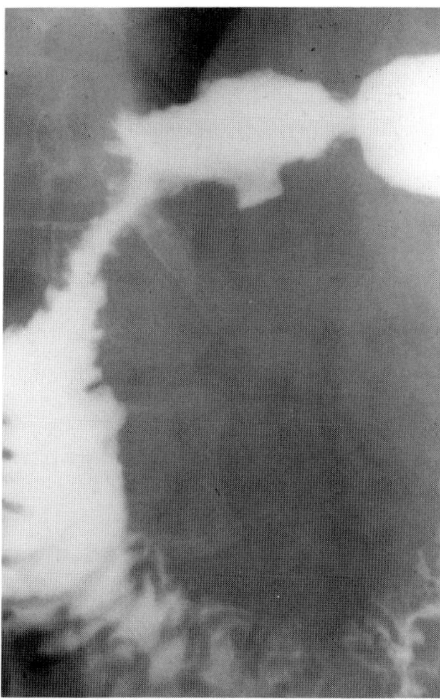

FIG. 12. Ulcera penetrada. Penetración al páncreas de úl-cera del borde inferior del bulbo duodenal ocasionando pancreatitis. El arco duodenal es amplio con irregularidad de los contornos y disminución en el calibre de la región postbulbar.

Penetración

Las úlceras pépticas que se extienden más allá de la serosa pueden no perforarse libremente a la cavidad peritoneal sino penetrar las estructuras adyacentes (perforación confinada). La frecuencia de las úlceras penetrantes se calcula en aproximadamente 5% (13). Afectan principalmente el páncreas en un 65 a 75% ocasionando pancreatitis (Fig. 12). Más raramente la penetración es hacia el epiplón menor, mesocolon transverso, hígado, vías biliares y colon. La TC es un método útil para el diagnóstico de esta complicación. Los signos tomográficos incluyen el cráter ulceroso, pérdida de la interfase con las estructuras adyacentes, engrosamiento de la pared, cambios inflamatorios de los órganos y tejidos blandos adyacentes. Ocasionalmente se identifica la base del cráter ulceroso extendiéndose fuera de la pared duodenal (21).

Fistulización

Las fístulas biliodigestivas son causadas en más de 90% de los pacientes por litiasis biliar y solamente en 5% por úlcera duodenal (22). La mayoría de ellas penetran el conducto biliar común produciendo fístula coledocoduodenal. Las radiografías simples pueden mostrar neumobilia y en los estudios baritados se puede observar la opacificación del sistema biliar (Fig. 13).

Cicatrización

La curación de las úlceras produce en la mayoría de los pacientes una cicatriz que deforma en grado variable el bulbo duodenal (Fig. 14). La cicatriz puede producir una leve retracción del contorno del bulbo y confluencia de los pliegues mucosos, pero en aquellos pacientes con ulceración recurrente, úlceras múltiples o lineales, la deformidad puede ser intensa (Fig. 15). Cuando la deformidad es muy importante puede ser imposible confirmar o excluir la presencia de una úlcera activa.

Precisión del estudio radiológico

El análisis crítico de los informes estadísticos en la literatura radiológica descrita por Gelfand y Ott (23) muestran una sensibilidad de 78% de los estudios baritados para detección de las úlceras duodenales sin una diferencia significativa entre la técnica convencional y el doble contraste. La experiencia, habilidad, persistencia y calidad constante del radiólogo, son el factor más importante para obtener resultados satisfactorios. El tamaño de la úlcera es otro factor que influye en la sensibilidad radiológica, siendo las úlceras mayores de 5 mm las detectadas con mayor frecuencia que aquéllas de menor tamaño (24).

Aun cuando la detección de una úlcera duodenal es dependiente de una técnica adecuada, la habilidad de distinguir entre las úlceras y los artificios, variantes anatómicas y otras enfermedades, requiere una interpretación adecuada. El diagnóstico falso positivo más frecuente es el acúmulo de bario en una formación pseudodiverticular de un bulbo con deformidad úlcerocicatrizal. Estas saculaciones cambian de configuración con la peristalsis o compresión y se pueden identificar pliegues mucosos en las mismas o en el cuello que se extiende hacia el acumulo de bario. El bario atrapado

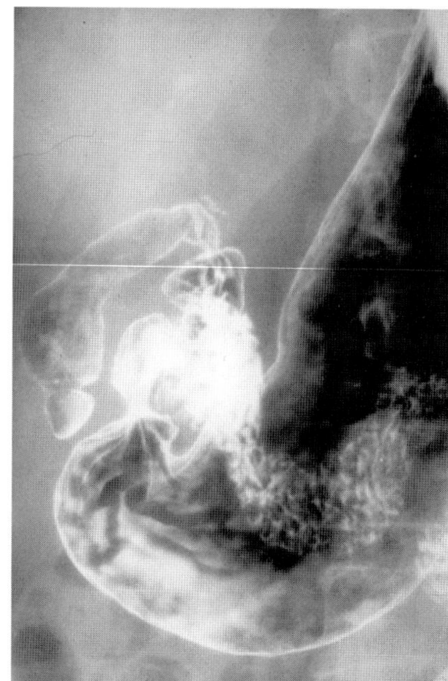

FIG. 13. Fístula duodeno vesicular. Opacificación de la vesícula biliar durante la serie gastroduodenal.

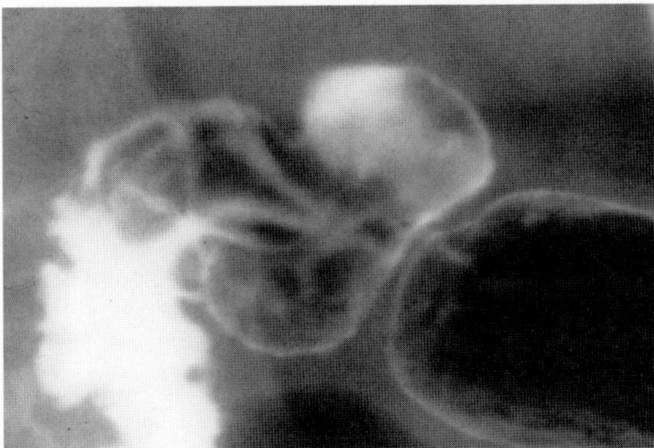

FIG. 14. Cicatriz ulcerosa. La curación de la úlcera y la fibrosis subsecuente ocasionan deformidad bulbar. Se nota la depresión cicatrizal hacia donde confluyen los pliegues mucosos. En estos casos es difícil determinar la presencia de úlcera activa.

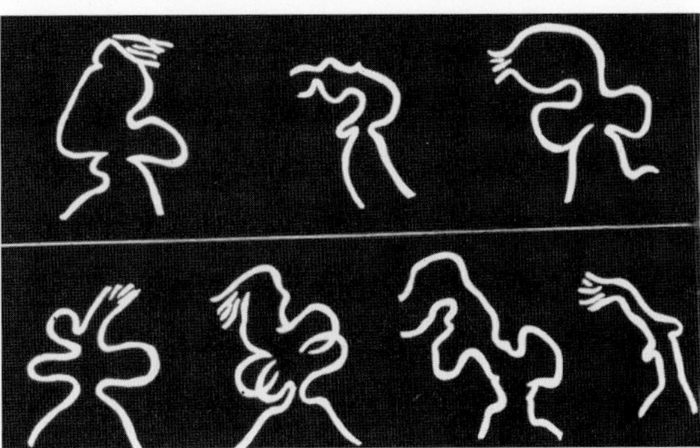

FIG. 15. Deformidad úlcero-cicatrizal. Representación esquemática de las diferentes formas de deformidad por enfermedad ulcerosa cicatrizada.

entre los pliegues mucosos también puede simular un cráter ulceroso. Estas colecciones presentan contornos poco definidos y los pliegues mucosos no confluyen hacia el mismo. La compresión y distensión dispersan el bario y descartan el cráter ulceroso (4). Al igual que en el estómago, la úlcera duodenal se puede presentar con el signo del "anillo" en el cual el bario delimita el contorno de la úlcera. Los cambios de posición del paciente o la compresión permitirán el llenado del cráter con la suspensión baritada (Fig. 16) (16).

TUMORES BENIGNOS

Los tumores del duodeno son raros. Por lo general son hallazgos fortuitos en el examen radiológico o endoscópico realizado por otras razones o como hallazgos incidentales en la cirugía o autopsia. La gran mayoría cursan asintomáticos. Sin embargo, cuando las lesiones tumorales son grandes o ulceradas pueden causar dolor abdominal o hemorragia gastrointestinal.

Pólipos duodenales

La mayoría de los pólipos son adenomatosos. Generalmente son lesiones pequeñas menores de 2 cm, pediculadas o sésiles, y de contornos regulares (Fig. 17). El prolapso de la mucosa gástrica a la base del bulbo duodenal puede simular una lesión polipoide, sin embargo en la mayoría de las ocasiones, la mucosa gástrica prolapsada produce la imagen típica de un defecto de llenado en forma de "hongo" en la base del bulbo.

Tumores submucosos

Los tumores mesenquimatosos que originan en la submucosa comprenden los leiomiomas, hemangiomas, lipomas, leiomioblastomas, linfangiomas y tumores neurogénicos, siendo los leiomiomas los más frecuentes.

Radiológicamente aparecen como masas redondas u ovales, de superficie lisa que cuando alcanzan un tamaño mayor de 2 cm muestran con frecuencia un área de

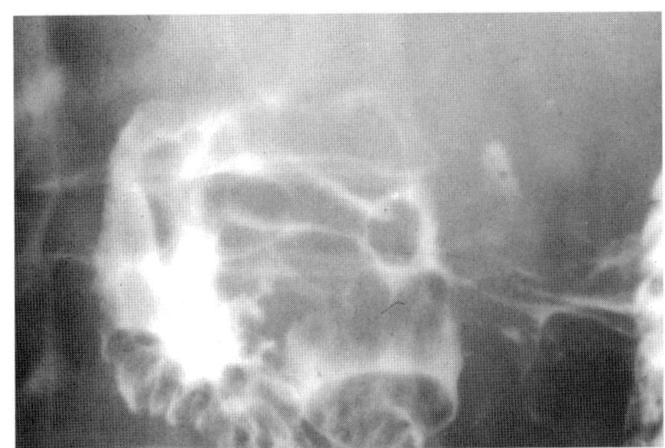

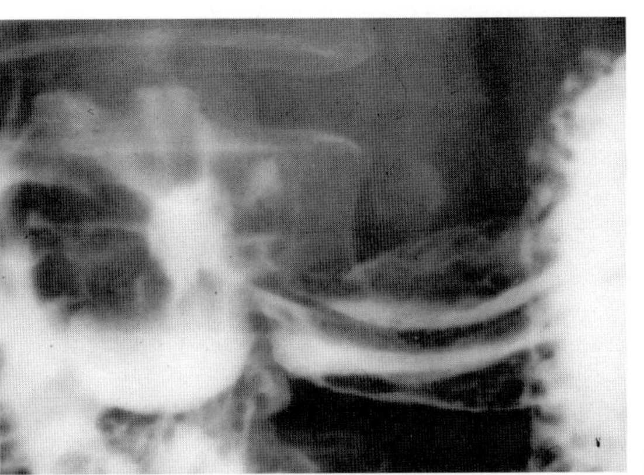

FIG. 16. Signo del "anillo". **A:** Ulcera de cara anterior que se manifiesta por imagen anular. **B:** El llenado del cráter ulceroso puede conseguirse con los cambios de posición del paciente o con la técnica de compresión.

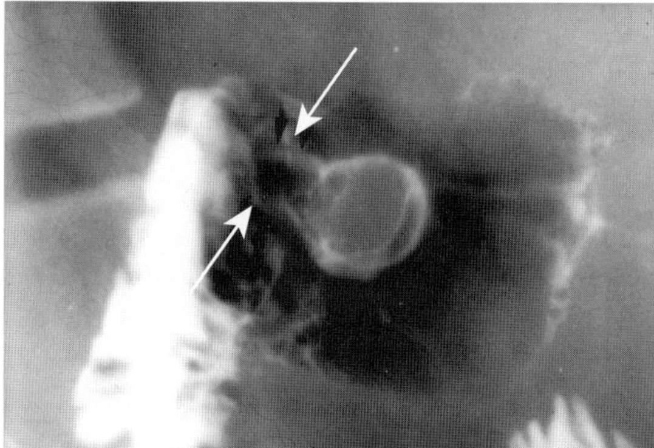

FIG. 17. Pólipo duodenal con pedículo (*flechas*) a nivel del vértice bulbar.

ulceración que radiológicamente se manifiesta por una colección baritada (Fig. 18).

Hiperplasia de las glándulas de Brunner

Las glándulas de Brunner normalmente secretan un moco alcalino que protege la mucosa de la acidez del jugo gástrico. Por lo tanto, la hiperplasia de las mismas ocurre en respuesta a la hipersecreción de ácido gástrico. Sin embargo, la hipoclorhidria se ha documentado en cerca de 50% de los pacientes con esta condición.

Radiográficamente la hiperplasia de las glándulas de Brunner se manifiesta como nódulos múltiples, redondeados que producen una apariencia característica de "empedrado" en el bulbo duodenal y, en menor grado, en el duodeno des-

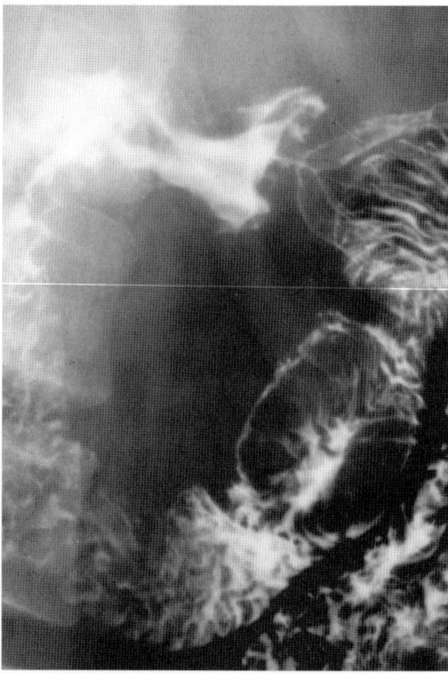

FIG. 18. Tumor submucoso del duodeno. Masa ovoide de contornos regulares y con ulceración central. La imagen es típica de los tumores mesenquimatosos. El presente caso correspondió a neurofibroma.

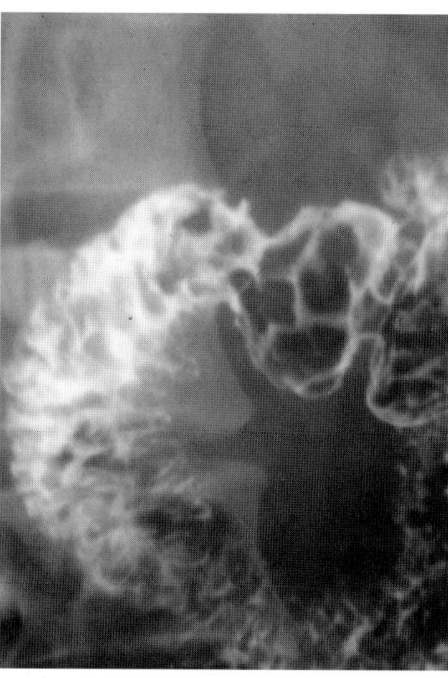

FIG. 19. Hiperplasia de glándulas de Brunner. Apariencia radiológica típica de "empedrado" en el bulbo duodenal con múltiples defectos de llenado.

cendente que corresponden a la distribución anatómica normal de estas glándulas (Fig. 19).

Las lesiones solitarias que en el pasado se denominaban adenomas de las glándulas de Brunner, actualmente se consideran ser hamartomas basados en los hallazgos histopatológicos que muestran su composición por ductos, acinis, músculo liso y tejido adiposo y por la ausencia de degeneración maligna (25). Radiológicamente se manifiestan como lesiones solitarias, submucosas, sésiles, que pueden alcanzar varios centímetros de tamaño y ocasionar obstrucción mecánica del duodeno o ser la causa de intususcepción duodenoyeyunal.

NEOPLASIAS MALIGNAS

El intestino delgado es un sitio infrecuente de neoplasias malignas y es asiento de solamente 1% de los carcinomas gastrointestinales. El duodeno es el sitio más comun de estas neoplasias malignas del intestino delgado con un porcentaje de 40% (26). La región periampular es el sitio de localización más común.

En el carcinoma de la región ampular, la ictericia es la presentación clínica más frecuente. Los estudios baritados muestran una papila aumentada de volumen que se manifiesta como una imagen de defecto de llenado nodular, irregular o francamente ulcerado. En ocasiones el carcinoma ampular puede presentarse como una masa de contornos regulares que es indistinguible de una papila edematosa benigna (Fig. 20) (3).

Los carcinomas del duodeno son lesiones polipoides en 70% de los pacientes, ulceradas en 20% e infiltrantes en 10% y se observan con mayor frecuencia en el segmento

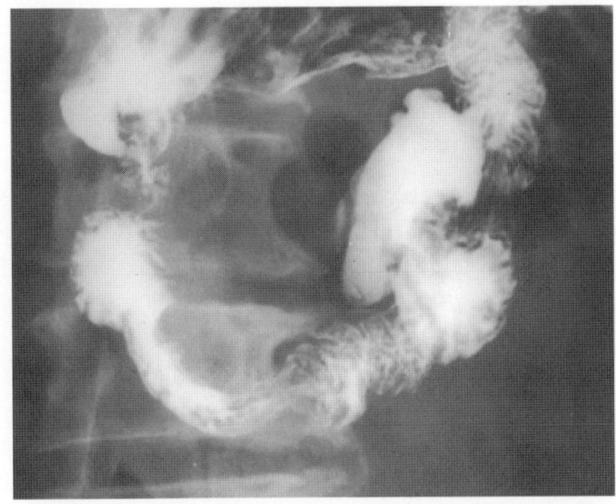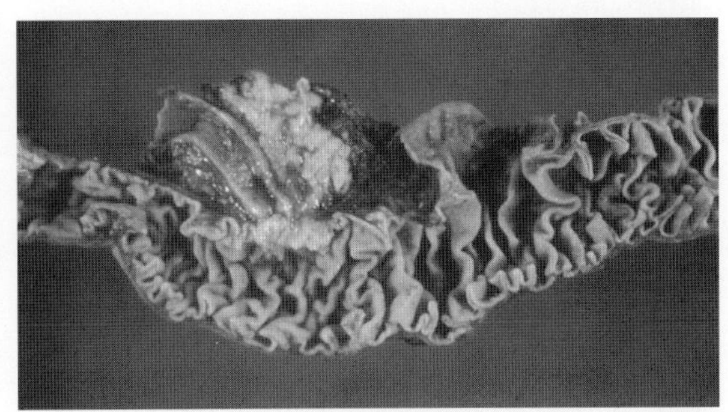

A

B

FIG. 20. Carcinoma de ámpula de Vater. **A:** El tumor se manifiesta como defecto de llenado en el contorno medial de la porción descendente. **B:** Pieza anatómica.

distal al ámpula de Vater (26,27). Su apariencia radiológica es similar a los carcinomas de otras localizaciones del tubo digestivo y pueden producir una imagen típica de "manzana mordida" e incluso causar obstrucción (Fig. 21).

En el diagnóstico de las lesiones neoplásicas del duodeno, el examen radiográfico ha mostrado una precisión de 70 a 80% que se puede incrementar hasta 85 a 90% cuando se utiliza la duodenografía hipotónica (27).

El linfoma duodenal puede ser primario o secundario. La invasión secundaria del duodeno es la forma más frecuente y es debida a la diseminación transpilórica del linfoma, extensión del linfoma yeyunal o infiltración por una masa ganglionar linfomatosa del retroperitoneo. La apariencia radiológica es similar a la observada en el linfoma de otros segmentos del tubo digestivo como la forma infiltrativa, polipoide, nodular y ulcerativa.

AMPLIACION DEL ARCO DUODENAL

Un arco duodenal amplio puede representar una variante normal y se observa con relativa frecuencia en los pacientes obesos, quienes generalmente muestran un estómago en situación alta y horizontal con un segmento largo del duodeno descendente.

Generalmente la ampliación verdadera del arco duodenal se considera una evidencia sugestiva de patología neoplásica o inflamatoria de la glándula pancreática (Fig. 22). Con el advenimiento de la Ultrasonografía (US) y la TC, los cambios radiográficos observados en los estudios baritados han sido relegados a un interés secundario. Sin embargo, deben tenerse en consideración porque pueden ofrecer la evidencia de patología pancreática en pacientes sin sospecha de la misma.

Además de la amplitud del arco duodenal, los signos radiológicos que apoyan la patología pancreática incluyen el efecto de doble contorno que resulta de la compresión sobre el borde medial de la porción descendente. El signo del "tres

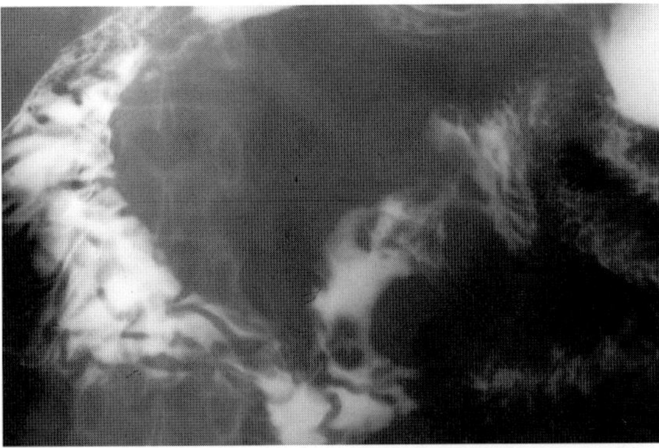

FIG. 21. Adenocarcinoma de duodeno. Carcinoma infiltrante con imagen característica de "manzana mordida" en la porción ascendente del duodeno.

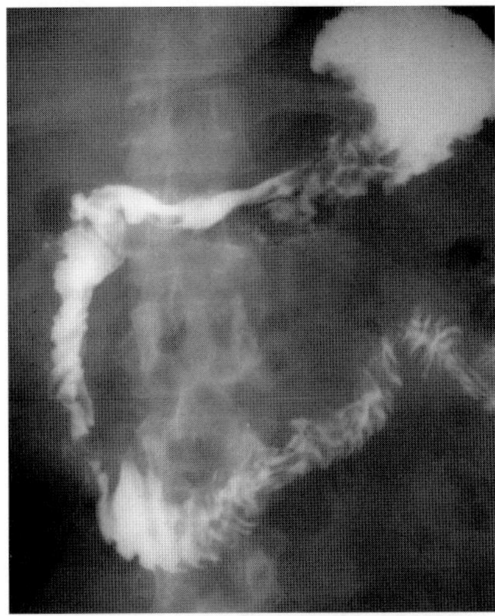

FIG. 22. Ampliación del arco duodenal. Paciente con pancreatitis que se manifiesta radiológicamente por un arco duodenal amplio, efecto de compresión sobre el cuerpo del estómago y descenso del ángulo duodenoyeyunal.

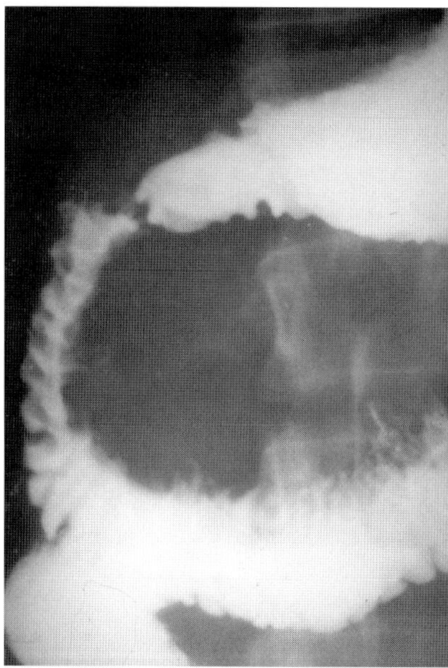

FIG. 23. Carcinoma de páncreas. Arco duodenal amplio con efecto de compresión y bordes "en cepillo".

invertido" de Frostberg, cuya parte central representa el punto de fijación de la pared duodenal, es donde el conducto biliar común y el pancreático desembocan en la papila. La impresión por arriba y por abajo de este punto reflejan el efecto de masa por tumor o inflamación. Otros signos radiológicos son la espiculación o borde "en cepillo" del contorno medial del duodeno por edema mucoso o irritación muscular y el borramiento de los pliegues mucosos con rectificación del contorno medial y la reducción del calibre duodenal (Fig. 23) (3).

En algunos pacientes con carcinoma del páncreas no existe ampliación del arco duodenal pero se identifican las alteraciones características en el contorno medial del duodeno (Fig. 24).

COMPRESION EXTRINSECA

El duodeno ocupa una posición central en el abdomen y tiene relaciones anatómicas con varios órganos cuya patología pueden alterar la posición o morfología del duodeno. Un ejemplo de estas relaciones anatómicas es el conducto biliar común que pasa por detrás del bulbo duodenal y que le puede ocasionar una impresión lineal o tubular característica (Fig. 25). El carcinoma de la vesícula biliar puede desplazar, comprimir o infiltrar el contorno lateral de la región postbulbar y descendente. El carcinoma del ángulo hepático del colon ocasionalmente deforma o invade al arco duodenal. La hepatomegalia global, un lóbulo caudado prominente, quistes o tumores hepáticos o la linfadenopatía en la región periportal pueden causar compresión o desplazamiento medial del duodeno. Las masas dependientes del riñón o la glándula suprarenal derecha suelen comprimir el contorno posterolateral del duodeno y causar desplazamiento anterior del mismo. La TC es particularmente útil para determinar el origen y la extensión de una neoplasia o proceso inflamatorio que afecta el duodeno en forma secundaria.

DIVERTICULOS DUODENALES

Los divertículos duodenales son un hallazgo común en los estudios baritados y se observan en 2 a 5% de los exámenes. Se localizan con mayor frecuencia a lo largo del contorno

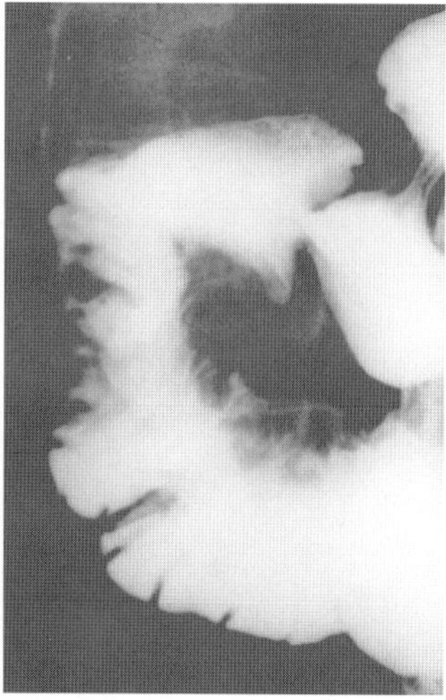

FIG. 24. Carcinoma de páncreas. El arco duodenal tiene dimensiones normales, sin embargo existe rigidez y espiculación del contorno medial del arco duodenal.

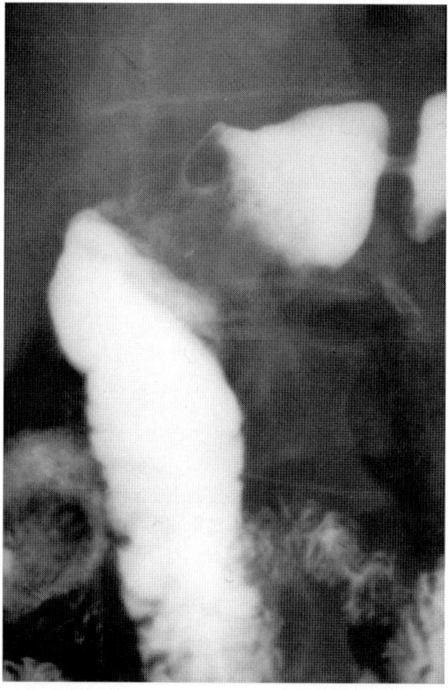

FIG. 25. Compresión bulbar por colédoco. Imagen de compresión por conducto biliar común dilatado. El trayecto oblicuo de derecha a izquierda sugiere la compresión por esta estructura.

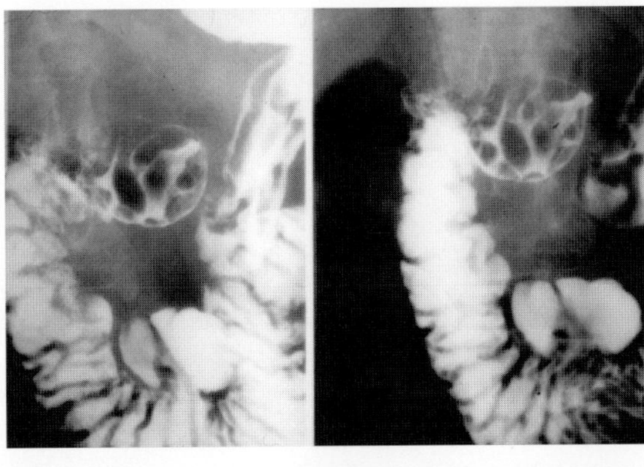

FIG. 26 A y B. Divertículo duodenal. Formación diverticular en el contorno medial de bordes regulares y pliegues mucosos en su interior.

medial de la porción descendente a nivel de la región periampular. En un 30 a 40% se observan en la tercera o cuarta porción y sólo un 4% se localizan en el contorno lateral. Con frecuencia son múltiples (3).

Los divertículos duodenales son lesiones adquiridas y representan saculaciones de la capa mucosa y submucosa herniadas a través de un defecto muscular. En los estudios baritados se llenan y se vacían por gravedad y como resultado de las presiones generadas por la peristalsis duodenal. Típicamente aparecen con forma ovoide pero pueden cambiar de morfología. En su interior se pueden reconocer algunos pliegues mucosos que, asociados a la ausencia de reacción inflamatoria aguda, permiten el diagnóstico diferencial con las lesiones ulcerosas (Fig. 26).

La mayoría de los pacientes con divertículos duodenales cursan asintomáticos. La sintomatología puede desarrollarse por la retención de alimentos o cuerpos extraños. Las complicaciones están relacionadas con la inflamación del divertículo que puede ocasionar hemorragia, perforación, absceso o fístula (28). La colangitis o la pancreatitis parecen resultar de la inserción aberrante del conducto biliar común o del conducto pancreático en un divertículo duodenal (29).

REFERENCIAS

1. Gelfand DW. Normal anatomy and related considerations. En: Gelfand DW, ed. *Gastrointestinal radiology*. New York: Churchill Livingstone, 1984:105–124.
2. Nolan DJ. The duodenum. En: Grainger RG, Allison DJ, ed. *Diagnostic radiology*. New York: Churchill Livingstone, 1992:871–881.
3. Eaton SB Jr, Ferrucci JT Jr. Roentgenology of the duodenum. En: Eaton SB Jr, Ferrucci JT Jr., ed. *Radiology of the pancreas and duodenum*. Philadelphia: WB Saunders, 1973:88–168.
4. Glick SN. Duodenal ulcer. *Radiol Clin North Am* 1994;32:1259–1274.
5. Op den Orth JO. The standard biphasic-contrast gastric series. En: Op den Orth JO, ed. *The standard biphasic-contrast examination of the stomach and duodenum: method, results and radiological atlas*. The Hague: Martinus Nijhoff Medical Division, 1979;13–21.
6. Gelfand DW. Radiologic diagnosis of duodenitis. *Radiol Clin North Am* 1994;32:1253–1258.
7. Lichstenstein JE. Inflammatory conditions of the stomach and duodenum. *Radiol Clin North Am* 1993;31:1315–1333.
8. Gelzaid EA, Gelfand DW, Renaldo JA. Nonspecific duodenitis: a distinct clinical entity? *Gastrointest Endosc* 1973;19:131–133.
9. Gelfand DW, Dale WJ, Ott DJ et al. Duodenitis: endoscopic-radiologic correlation in 272 patients. *Radiology* 1985;157:577–581.
10. Levine MS, Rubesin SE. The *Helicobacter pylori* revolution: radiologic perpective. *Radiology* 1995;195:593–596.
11. De Ross A, Op den Orth JO. Linear niches in the duodenal bulb. *AJR* 1983;14:941–944.
12. Kimura K, Cardoso M, Salmeron P et al. El método de doble contraste en la enfermedad péptica. *Rev Mex Radiol* 1982;3:62–68.
13. Thompson WM, Kelvin FM, Gedgaudas RK et al. Radiologic investigation on peptic ulcer disease. *Radiol Clin North Am* 1982;20:701–720.
14. Bilbao MK, Frische LH, Roseh J et al. Postbulbar duodenal ulcer and ring-stricture. *Radiology* 1971;100:27–31.
15. Rodriguez HP, Aston JK, Richardson CT. Ulcers in the descending duodenum: postbulbar ulcers. *AJR* 1973;119:316–322.
16. Zollikofer C. Gastrointestinal bleeding (hematemesis, melena, hematochezia). En: Krestin GP, Choyke PL, ed. *Acute abdomen. Diagnostic imaging in the clinical context*. New York: Thieme Medical Pub, 1996:181–198.
17. Radin R. Intramural and intraperitoneal hemorrhage due to duodenal ulcer. *AJR* 1991;157:45–46.
18. Graghremani GG. Radiologic evaluation of suspected gastrointestinal perforations. *Radiol Clin North Am* 1993;31:1219–1234.
19. Foltz PJ, Skucas J, Weiss SL. CT in upper gastrointestinal tract perforation secondary to peptic ulcer disease. *Gastrointest Radiol* 1992;17:5–8.
20. Jacobs JM, Hill MC, Steinberg WM. Peptic ulcer disease: CT evaluation. *Radiology* 1991;178:745–748.
21. Madrazo BL, Halpert RD, Sadler M et al. Computed tomographic findings in penetrating peptic ulcer. *Radiology* 1984;153:751–754.
22. Fournier D, Dey C, Hessler C. Gas in the gallbladder due to duodenocholecystic fistula: rare complication of a penetrating duodenal ulcer. Sonographic findings with CT correlation. *JCU* 1994;22:506.
23. Gelfand DW, Ott DJ. Single vs double contrast gastrointestinal studies: critical analysis of reported statistics. *AJR* 1981;137:523–528.
24. Gelfand DW, Dale WJ, Ott DJ et al. The radiologic detection of duodenal ulcers: effects of examiner variability, ulcer size and location and technique. *AJR* 1985;145:551–553.
25. Levine MS. Benign tumors. En: Gore RM, Levine MS, Laufer I, ed. *Textbook of gastrointestinal radiology*. Philadelphia: WB Saunders, 1994:628–659.
26. Gore RM. Small bowel cancer. Clinical and pathologic features. *Radiol Clin North Am* 1997;35:351–360.
27. Maglinte DD, Reyes BL. Small bowel cancer. Radiologic diagnosis. *Radiol Clin North Am* 1997;35:361–380.
28. Wolfe RD, Pearl MJ. Acute perforations of duodenal diverticulum with roentgenographic demonstration of localized retroperitoneal emphysema. *Radiology* 1972;104:301–302.
29. Costopoulos LB, Miller JD. Insertion of the common bile duct and pancreatic duct into duodenal diverticula. *Radiology* 1967;89:252–262.

PARTE IV

Intestino Delgado

Abdomen: El Tubo Digestivo, Tomo I.
Editores: M. E. Stoopen, K. Kimura y P. R. Ros.
Lippincott Williams & Wilkins, Philadelphia © 1999.

CAPITULO 9

Intestino delgado anatomía y métodos de estudio

Paulina Bezaury Rivas y Jorge Vázquez Lamadrid

ANATOMIA

Los segmentos del intestino delgado correspondientes al yeyuno e íleon tienen situación peritoneal, en tanto que el duodeno es retroperitoneal.

El duodeno, cuyo nombre es la derivación latina de la palabra griega *dodekadaktulon* que significa doce dedos, fue llamado así porque su longitud es similar al ancho de doce dedos. Es el segmento más proximal, corto y ancho así como la porción menos móvil. Su longitud es de aproximadamente 20 a 30 cm y su calibre de 3 a 5 cm. Se divide en 4 partes, adoptando una morfología similar a la de una herradura: primera porción (superior), llamada también "bulbo duodenal," que se dirige de izquierda a derecha; segunda porción (vertical o descendente); la tercera (horizontal o transversa), que se dirige de derecha a izquierda; y la cuarta porción (oblicua o ascendente) (Fig. 1A–B).

La primera porción o bulbo duodenal, mide 5 cm de longitud y es morfológicamente similar a un cono hueco. Su base esta en relación con el píloro, y su ápex discretamente posterior se dirige cefálicamente y a la derecha de la línea media. El vértice del bulbo se continúa con la rodilla bulbar que origina la segunda porción. En el bulbo duodenal, los pliegues mucosos están dispuestos longitudinalmente y en el resto del duodeno están dispuestos en forma transversal y son más prominentes (Fig. 2).

La primera porción del duodeno está cubierta casi completamente por el peritoneo y por lo tanto es relativamente

Dra. P. Bezaury Rivas: Profesor Adjunto de Radiología Clínica, Escuela Mexicana de Medicina, Universidad La Salle, Jefe de la Sección de Ultrasonido del Departamento de Radiología e Imagen "Dr. Adan Pitol Croda," Instituto Nacional de la Nutrición "Salvador Zubirán," México, D.F.

Dr. J. Vázquez Lamadrid: Profesor Titular de Radiología Clínica, Escuela Mexicana de Medicina, Universidad La Salle, Jefe de la Sección de Diagnostico por Imagen Digital, Departamento de Imagenología "Dr. Adan Pitol Croda," Instituto Nacional de la Nutrición "Salvador Zubirán," México, D.F.

móvil. En su porción posterior, un pliegue de peritoneo forma una pequeña bursa omental entre el bulbo y el páncreas. En su borde superior, la capa posterior y anterior del peritoneo se unen para formar el ligamento hepatoduodenal, que contiene la vena porta, arteria hepática y colédoco. El margen libre de este ligamento constituye el borde anterior del foramen de Winslow. Hacia la izquierda y proximal, el ligamento hepatoduodenal se continúa con el ligamento gastrohepático, que forma la pared anterior del espacio del omento menor. La vesícula biliar se sitúa adyacente y por encima del bulbo duodenal, y la cabeza del páncreas se localiza abajo y atrás de éste.

La segunda porción es retroperitoneal y mide aproximadamente 12 a 15 cm de longitud, desciende a la derecha de la línea media a nivel de la primera a tercera vértebra lumbar. En su porción media y en forma horizontal los pliegues de peritoneo se unen de arriba hacia abajo para formar el mesocolon. Su borde medial está asociado íntimamente con la cabeza del páncreas y aproximadamente en el punto medio y hacia el borde póstero-medial, se encuentra la papila de Vater, proyección de mucosa en cuyo canal o ámpula desembocan el colédoco y el conducto de Wirsung, que es el conducto principal del páncreas. El conducto accesorio del páncreas o de Santorini se abre en el duodeno a 2.5 cm por arriba de la papila de Vater.

La tercera porción del duodeno se extiende de derecha a izquierda aproximadamente a nivel de la tercera vertebra lumbar. Esta porción mide 8 a 10 cm de largo, es la porción horizontal siendo también retroperitoneal a excepción de los últimos dos tercios distales en donde, a este nivel, los pliegues del peritoneo forman la raíz del mesenterio intestinal. Este mesenterio sostiene a todo lo largo las arteria y vena mesentéricas superiores así como el plexo nervioso. La aorta y la vena cava inferior pasan inmediatamente por delante de este segmento.

La cuarta porción se dirige hacia arriba, adelante y a la izquierda hasta continuarse con el yeyuno. La unión de esta

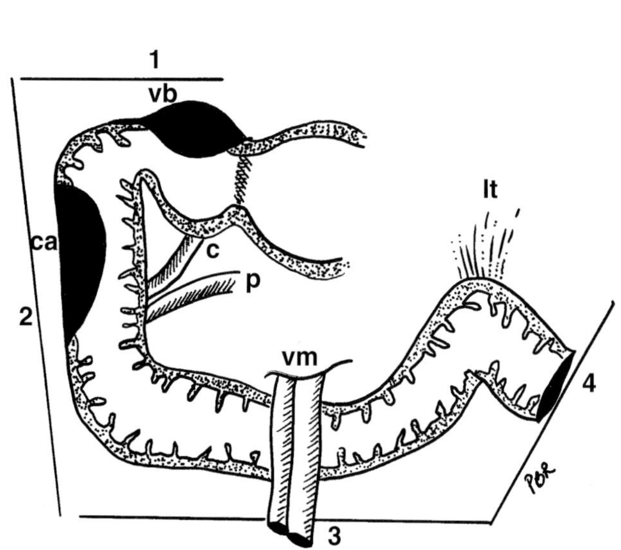

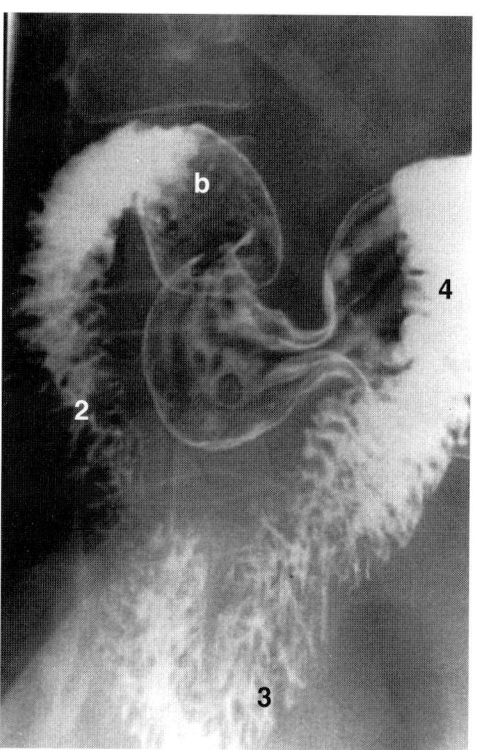

FIG. 1. A: Dibujo esquemático del duodeno, que muestra las cuatro porciones del mismo, así como las relaciones anatómicas con otras estructuras. (*p, conducto pancreático; c, colédoco; vm, vasos mesentéricos; vb, vesícula biliar; ca, colon ascendente; lt, ligamento de Treitz*) **B:** Bulbo duodenal con doble contraste, así como el resto de las porciones del duodeno de características normales. (*b, bulbo; 2, segunda porción; 3, tercera porción y 4, cuarta porción*)

porción del duodeno con el yeyuno se encuentra fija por un ligamento fibromuscular llamado de Treitz. La porción distal del duodeno pasa en frente y a la izquierda de la aorta, por debajo del cuerpo del páncreas (Fig. 3). Es importante recordar que la configuración del duodeno puede mostrar variantes anatómicas las cuales no deben confundirse con patología.

La porción mesentérica está compuesta por el yeyuno e íleon. En cuanto a su longitud existen variaciones individua-les, siendo diferente en cada persona con un promedio de 4 a 6 m en el adulto, un poco mayor en el hombre que en la mujer. El yeyuno comienza a nivel de la flexura duodenoyeyunal o tambien llamado ángulo de Treitz, a la izquierda de la

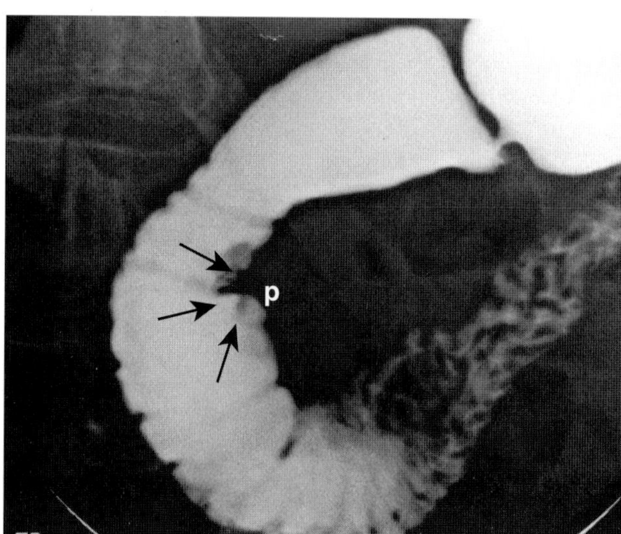

FIG. 2. Duodenografía hipotónica. Se observan claramente las cuatro porciones del duodeno.

FIG. 3. Duodeno. Anatomía normal. Imagen en la cual se ilustra la papila (*flechas*), localizada adyacente al promontorio (*p*).

segunda vertebra lumbar; el íleon se une al colon a nivel de la fosa ilíaca derecha.

La mayor parte del yeyuno descansa en la porción izquierda y superior del abdomen mientras que el íleon está situado inferiormente y a la derecha del mismo.

El mesenterio que sostiene el intestino delgado se fija a la pared posterior del abdomen. Corre oblicuamente de la porción superior e izquierda hacia abajo y a la derecha, pasa a través de la región lumbar, los grandes vasos sanguíneos paravertebrales aorta y vena cava inferior, el músculo psoas mayor y uréter derecho, para llegar a fijarse por último hasta la altura de la articulación sacroiliaca.

Debido a la morfología peculiar del mesenterio, el intestino delgado tiene una considerable libertad de movimiento pueden variar constantemente de situación aun en el mismo individuo dependiendo del contenido de las asas y la peristalsis, así como en la posición en que se encuentre el paciente. La única porción en donde se observa una situación anatómica casi constante es a nivel del íleon terminal, debido al acortamiento progresivo del mesenterio. Debemos recordar que el margen o borde cóncavo del intestino delgado que se encuentra en contacto con el mesenterio se le ha llamado "borde mesentérico", por el contrario el margen convexo que no está en contacto con el mesenterio se le llama "borde antimesentérico" (1).

Entre el yeyuno y el íleon terminal, no existe una línea de división anatómica precisa. La diferenciación es imperceptible siendo su transición por un cambio gradual en el diámetro de su luz así como otras variantes estructurales.

La pared del yeyuno es más gruesa y su luz más amplia que la del íleon y existe una disminución de calibre gradual hasta llegar al íleon.

La pared del yeyuno e íleon es idéntica en estructura. Al igual que en todos los segmentos del tubo digestivo, consiste en cinco capas que van del interior al exterior: mucosa, submucosa, muscular circular, muscular longitudinal y serosa (2).

La capa más interna o mucosa muestra pliegues gruesos, macroscópicamente visibles en forma circular llamados pliegues de Kerckring o válvulas conniventes, miden 3 a 10 mm de altura, sobre las cuales se encuentran las vellocidades intestinales, éstas son estructuras muy pequeñas, en forma de dedos, encargadas de la absorción de nutrientes, son más altas en el duodeno distal y en el yeyuno proximal. Existe una disminución de su tamaño progresivo hasta llegar a la válvula ileocecal. Las válvulas conniventes son llamadas así porque al proyectarse transversalmente a lo largo de la luz intestinal actúan como "válvulas" verdaderas retrasando en una extensión intestinal la progresión del contenido intestinal. Su función principal es el aumento de la superficie de absorción (3,4).

Por debajo de la superficie epitelial de la mucosa, pero participando en la formación de las válvulas conniventes, así como de las vellocidades, descansa la lámina propia, capa predominantemente de tejido conectivo reticular que asume en parte un papel de tipo linfático. La lámina propia también contiene fibras de músculo liso que proviene de la *muscularis mucosae* y que se extienden hasta la porción superior de las vellocidades ayudando a la función de absorción. También se encuentran múltiples nódulos linfáticos solitarios.

La submucosa, consiste enteramente en tejido conectivo denso infiltrado por escasas células, incluyendo fibroblastos, linfocitos, macrófagos, eosinófilos, mastocitos y células plasmáticas. Esta capa contiene plexos venosos y linfáticos, los cuales drenan la lámina propia de la mucosa, así como una extensa malla de arteriolas, células ganglionares y fibras nerviosas que forman el plexo submucoso. Aunque el plexo submucoso de Meissner y el plexo mientérico de Auerbach se han considerado entidades separadas, existen elementos nerviosos de todas las capas del intestino que se encuentran interconectadas entre sí por fibrillas nerviosas.

La muscular consiste en dos capas de músculo liso, la externa o longitudinal y la interna o circular. Este arreglo de las células musculares facilita la propulsión eficiente del contenido intraluminal. Existen células ganglionares y fibras nerviosas del plexo mientérico interpuestas entre estas dos capas musculares y elementos nerviosos muy pequeños se ramifican entre las fibras musculares.

La serosa es la capa más externa, siendo una extensión del peritoneo el cual circunda el yeyuno e íleon pero solamente cubre una parte de la porción anterior del duodeno retroperitoneal. Al igual que el peritoneo, la capa serosa consiste en una sola capa de células mesoteliales planas, sobre tejido conectivo (Fig. 4A) (5).

TECNICAS DE EXAMEN

En la actualidad contamos con diversos métodos de diagnóstico que nos permiten una evaluación adecuada del intestino delgado. Sin embargo, aun con el desarollo y perfeccionamiento de múltiples métodos como lo son la Tomografía computada (TC), el Ultrasonido (US) y la Resonancia magnética (RM), el método de elección para su valoración continúa siendo el estudio con material baritado.

Los estudios baritados demuestran con exactitud alteraciones de la mucosa y permiten observar claramente el patrón mucoso. Asímismo son pruebas incomparables para la demostración de la distensibilidad y motilidad de cada asa intestinal.

Radiografía simple de abdomen

La radiografía simple de abdomen o "abdomen sin preparación" es de gran utilidad en los casos de obstrucción intestinal. Aunque se ha sugerido que sea utilizada en forma rutinaria al inicio del examen baritado para detectar alteraciones, únicamente es de ayuda diagnóstica en 8% de los casos (Fig. 4B y 5A–B) (6).

Combinación de serie gastrointestinal y seguimiento del tránsito intestinal

Al paciente se le administra por vía oral 200 mL de suspensión de bario 24% peso/volumen (p/v) utilizándose una

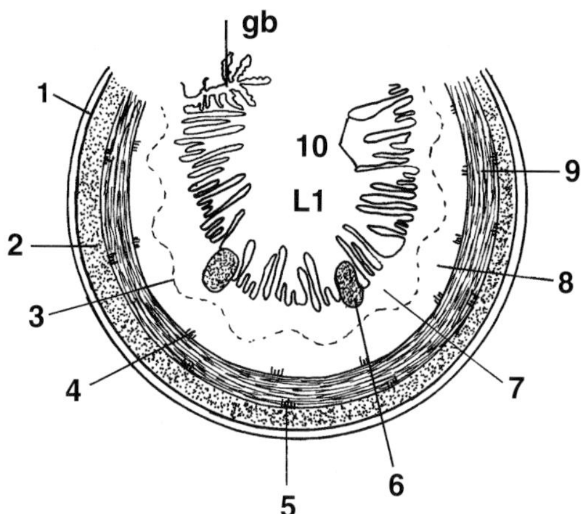

A
1. Membrana serosa
2. Capa longitudinal de la muscular externa
3. *Muscularis mucosae*
4. Plexo de Meissner
5. Plexo mientérico de Auerbach

6. Nódulo linfático
7. Lámina propia de la membrana mucosa
8. Submucosa
9. Capa circular de la muscular externa
10. Vellocidades intestinales

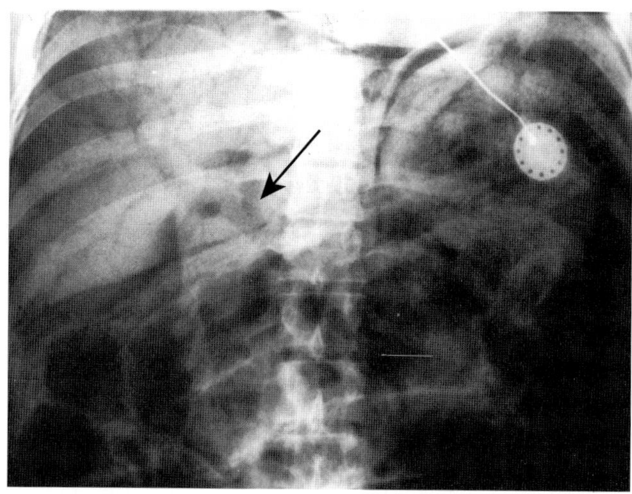

B

FIG. 4. A: Representación esquemática de la estructura fina del intestino delgado. (*L1, Lumen; gb, Glándulas de Brunner*) **B:** Trombosis mesentérica. Radiografía simple del abdomen. Acercamiento de la región superior del abdomen identificando gas en prácticamente la totalidad de los vasos portales al igual que en la porta principal (*flecha*). Asímismo nótese el engrosamiento de la pared intestinal y la presencia de neumatosis.

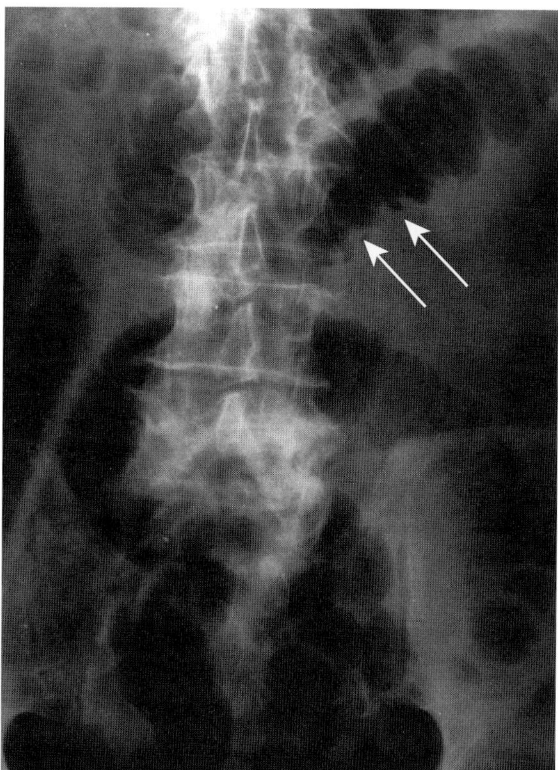

A

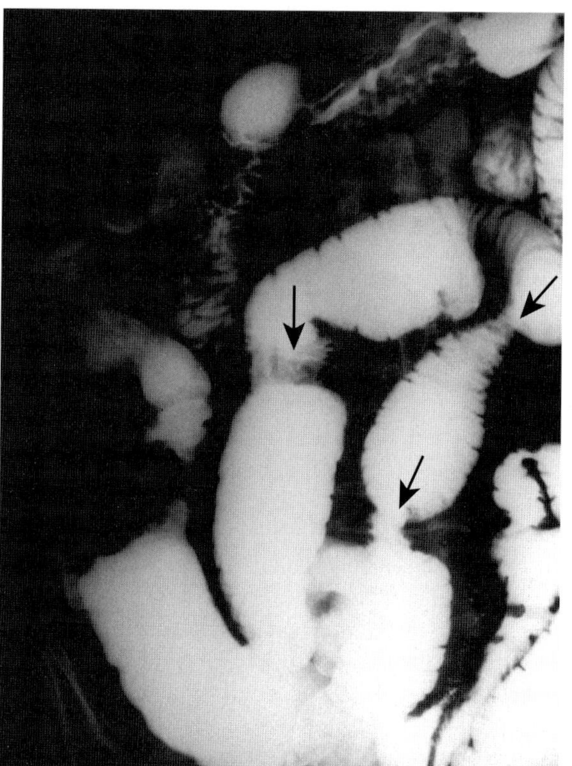

B

FIG. 5. A: Suboclusión intestinal por enteritis posterior a tratamiento con radioterapia. Radiografía simple del abdomen, proyección AP y en decúbito. Dilatación de asas de intestino delgado, observándose irregularidad en su contorno, de aspecto "aserrado" (*flechas*), así como separación de asas y engrosamiento de la pared. **B:** Tránsito intestinal. Se demuestran múltiples áreas de estenosis (*flechas*) y anfractuosidad en el contorno de las asas como secuela del proceso inflamatorio y fibrótico.

mezcla de bario de baja densidad para la realización de la serie gastroduodenal con doble contraste. Posteriormente, se dan a beber otros 300 mL de la suspensión baritada al 42% p/v, iniciando inmediatamente después de la ingestión de este material de contraste adicional, la evaluación fluoroscópica. Idealmente se obtienen radiografías con compresión del yeyuno proximal. En ocasiones se sugiere la administración de 10 mg de hidrocloruro de metoclopramida por vía intravenosa para incrementar la peristalsis así como la posición del paciente en decúbito lateral derecho. Se debe revaluar por medio de fluoroscopía cada 15 a 20 minutos antes de realizar radiografías con compresión de todo el intestino delgado. Al llegar al colon, es importante realizar radiografías con compresión a nivel del íleon terminal (2,4).

Tránsito intestinal convencional

La principal ventaja del estudio baritado convencional es su fácil realización. Por eso es importante tomar en cuenta algunos aspectos técnicos durante la exploración para no cometer errores diagnósticos durante la interpretación. La apariencia variable del patrón mucoso normal de las asas intestinales, el solapamiento de éstas y la diferencia en cada persona en cuanto al tiempo de tránsito son algunos factores que se deben tomar en cuenta para realizar un examen cuidadoso (Fig. 6 y 7).

Este estudio esta diseñado específicamente para el intestino delgado sin la obtención de una serie gastrointestinal previa. Se da por vía oral una cantidad suficiente de material baritado, 500–600 mL al 42% Vol P, para producir una columna de contraste continua lo que permite llegar al colon razonablemente rápido. Se puede utilizar también en este estudio la metoclopramida para prevenir un tránsito lento.

La evaluación fluoroscópica se realiza en intervalos de 15 a 20 minutos, así como la toma de radiografías con compresión de todos los segmentos intestinales recordando que, cuando la columna baritada llega al colon, se debe examinar cuidadosamente el íleon terminal (Fig. 8A). Es necesario en muchas ocasiones la realización de neumocolon peroral para la evaluación correcta de esta área (4,7,8).

Neumocolon peroral

Este estudio por medio del doble contraste nos da un detalle preciso del área ileocecal. Se debe realizar cuando la columna baritada alcanza el colon derecho en el tránsito intestinal convencional o en el estudio combinado de serie gastrointestinal más tránsito intestinal, administrando 1 mg de glucagon por vía intravenosa para facilitar el reflujo de aire a través de la válvula íleocecal. Esto reduce las molestias al paciente durante la insuflación de aire así como la producción de hipotonía intestinal.

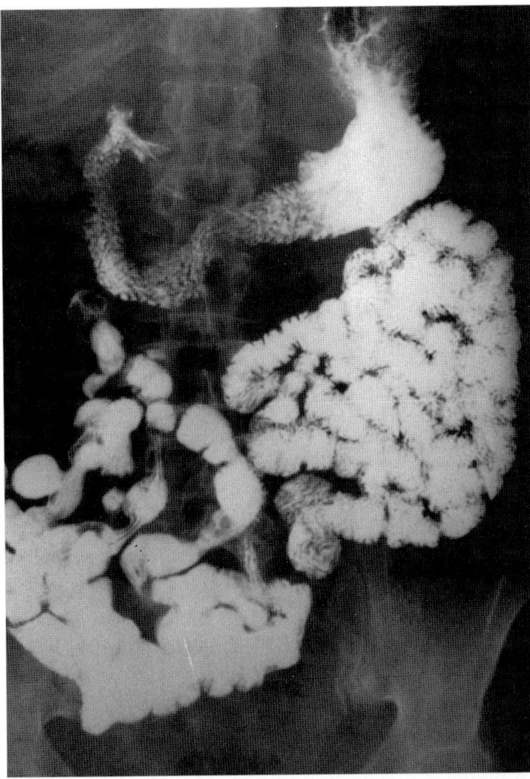

FIG. 6. Tránsito intestinal normal. Característicamente, las asas del yeyuno muestran un mayor calibre así como mayor cantidad de válvulas conniventes, situándose predominantemente hacia el cuadrante superior izquierdo del abdomen. Las asas de íleon son de menor calibre, mostrando muy pocas válvulas conniventes y situándose hacia el cuadrante inferior derecho del abdomen.

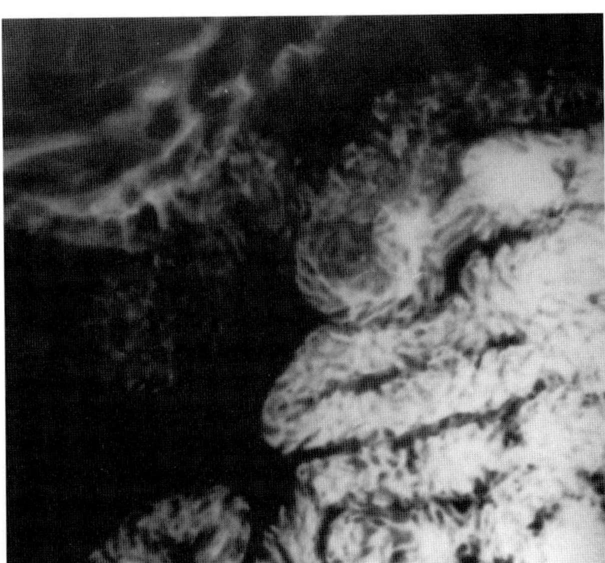

FIG. 7. Tránsito intestinal normal. Acercamiento a nivel de asas de yeyuno mostrando el patrón mucoso característico, descrito como "plumas de ave".

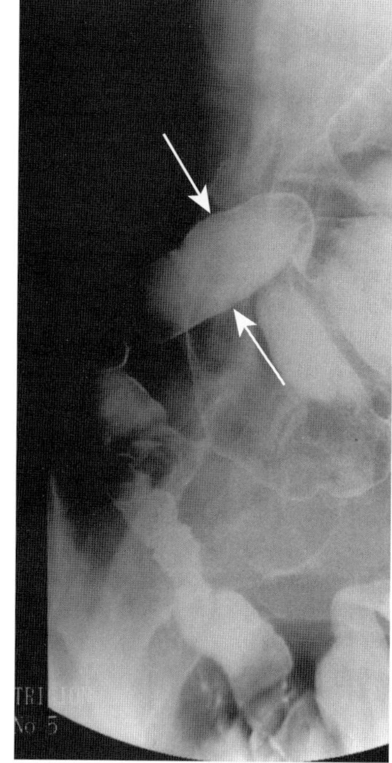

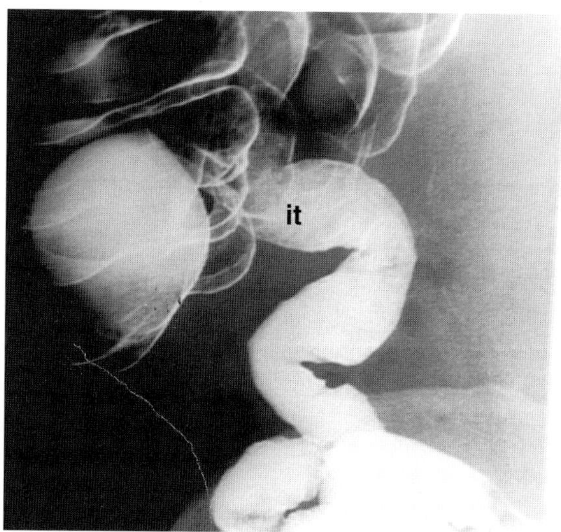

FIG. 8. A: Tránsito intestinal normal. Acercamiento a nivel del íleon terminal (*flechas*) siendo de características normales. **B:** Neumocolon peroral normal. Acercamiento a nivel del íleon terminal (*it*).

Este estudio se efectúa cuando no es posible visualizar adecuadamente el íleon terminal así como la unión íleocecal en los estudios por vía oral o cuando específicamente se sospecha patología a este nivel (Fig. 8b) (2,4).

Enteroclisis

La enteroclisis representa un desarrollo muy importante dentro de la radiología para la valoración del intestino delgado, ya que permite diagnósticos más precisos.

La exposición a la radiación en este tipo de estudio es mucho mayor cuando la comparamos con otros métodos, por lo que es de gran importancia la valoración de indicaciones clínicas precisas (Fig. 9A–B).

Preparación del paciente

La preparación del paciente es necesaria, por lo que se le recomienda, un día antes del estudio, la ingestión de dos laxantes, así como abundantes líquidos, con la finalidad de limpiar adecuadamente el colon y facilitar el tránsito del contenido del íleon terminal hacia éste. A partir de la media noche anterior, el paciente debe estar en ayuno total.

Es necesario suspender un día antes los analgésicos y sedantes ya que éstos prolongan el tiempo de estudio por disminución de la peristalsis y pueden provocar reflujo duodenogástrico. En el caso de la enteroclisis de urgencia por obstrucción intestinal, no es necesario preparar al paciente.

El día del estudio se administra por vía intravenosa 10 mg de hidrocloruro de metoclopramida o 20 mg por vía oral de 20 a 25 minutos antes de iniciar el procedimiento, lo que evita la ocasional dificultad de pasar la cánula a través del píloro, así como incrementa la peristalsis tanto gástrica como intestinal, ayudando así a una perfusíon más rápida del material baritado.

Actualmente se ha modernizado la enteroclisis al modificar el tubo duodenal original 14F Bilbao-Dotter. La intubación se hace por vía nasal colocando el tubo en la porción distal del duodeno o más allá de la unión duodenoyeyunal. El bario se perfunde por medio de una bomba mecánica a una razón de 75 a 90 mL/min pudiendo aumentar hasta 125 mL/min con la utilización de metoclopramida.

Enteroclisis con aire

Es una técnica difícil en comparación con otros métodos y depende directamente de la experiencia y habilidad del radiólogo. Se introduce material baritado al 60% p/v hasta llegar a la región íleocecal y posteriormente se introduce el aire. El yeyuno se observa virtualmente en todos los pacientes. La porción media del íleon se evalúa en 70 a 80% de los casos y el íleon terminal se observa en sólo 60% de los pacientes (Fig. 10 y 11).

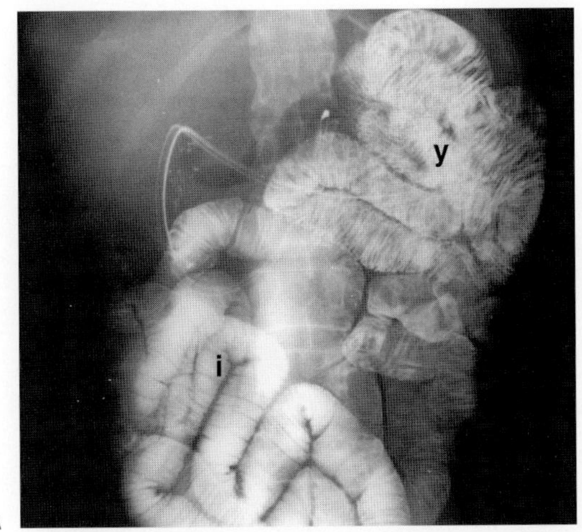 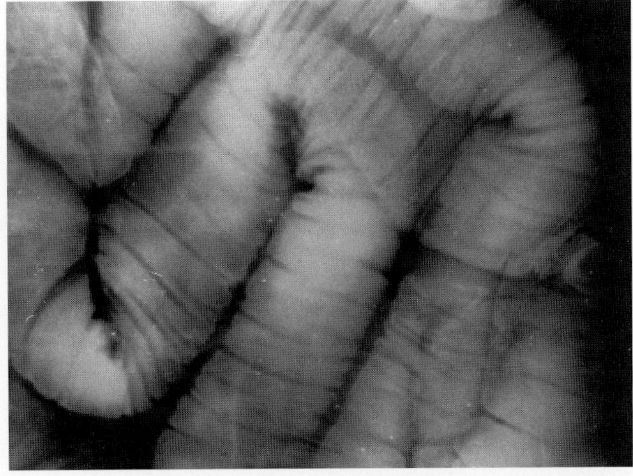

FIG. 9. A: Enteroclisis normal. Se ha obtenido una adecuada distensión del intestino, observando que los pliegues han adquirido una forma paralela, siendo más notorio a nivel del yeyuno (*y*) que a nivel del íleon (*i*). **B:** Enteroclisis normal. Acercamiento a nivel de las asas de yeyuno mostrando los pliegues intestinales así como sus contornos de tamaño y morfología normal. (Cortesia de la Dra. Julieta Rodriguez Jerkov.)

Técnicas con metilcelulosa

Por medio de la enteroclisis se perfunden 160 a 240 mL de material baritado al 95% p/v, seguido por una perfusión de 1500 a 2000 mL de solución de 0.5% de metilcelulosa con agua. El revestimiento con doble contraste persiste aproximadamente durante 20 minutos. Se debe aplicar moderada compresión para que la capa fina de bario impregnado en la superficie no se disperse. Esta técnica ha mostrado un éxito elevado y no necesita realizarse por expertos como en el caso de la técnica de enteroclisis con aire (9).

Técnica bifásica

Esta técnica combina las ventajas de la enteroclisis convencional utilizando tanto la fluoroscopía como las radiografías con compresión, con el verdadero doble contraste de la superficie producido por la metilcelulosa, ya que ambos se producen en un solo examen. Se utiliza 450 mL de material baritado al 50% p/v con una perfusión de 0.5% de metilcelulosa con agua.

La metilcelulosa se debe perfundir cuando la columna de bario alcanza los segmentos pélvicos del íleon, observándose estas áreas con contraste simple, mientras que los segmentos proximales del intestino delgado comienzan a observarse con las características del doble contraste. Una característica importante de la metilcelulosa es el efecto

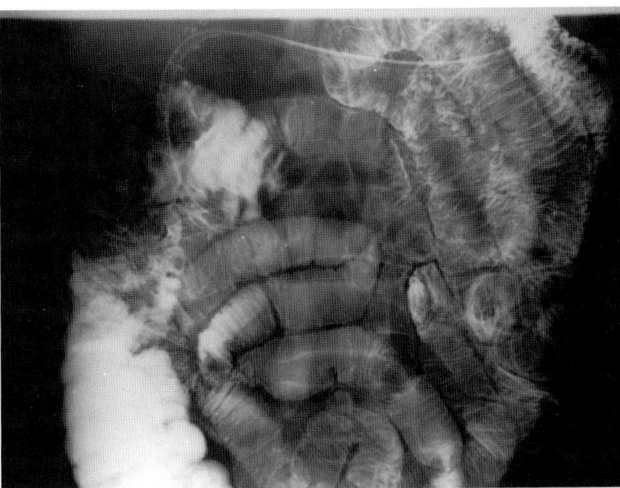

FIG. 10. Enteroclisis de doble contraste normal. Se observa adecuado llenado del intestino delgado con bario y aire lo que permite una valoración precisa de la mucosa intestinal. (Cortesia de la Dra. Julieta Rodriguez Jerkov.)

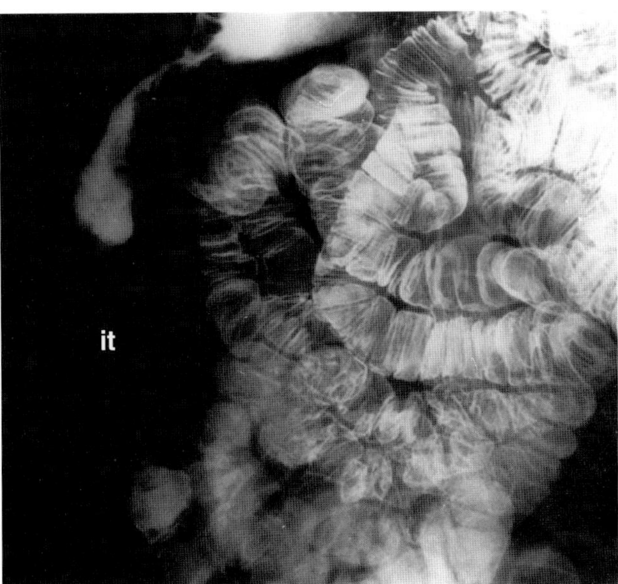

FIG. 11. Enfermedad de Crohn. Enteroclisis de doble contraste. Imposibilidad para distender el íleon terminal (*it*) por fibrosis intensa como secuela de esta patología. El resto del intestino delgado es de características normales. (Cortesia de la Dra. Julieta Rodriguez Jerkov.)

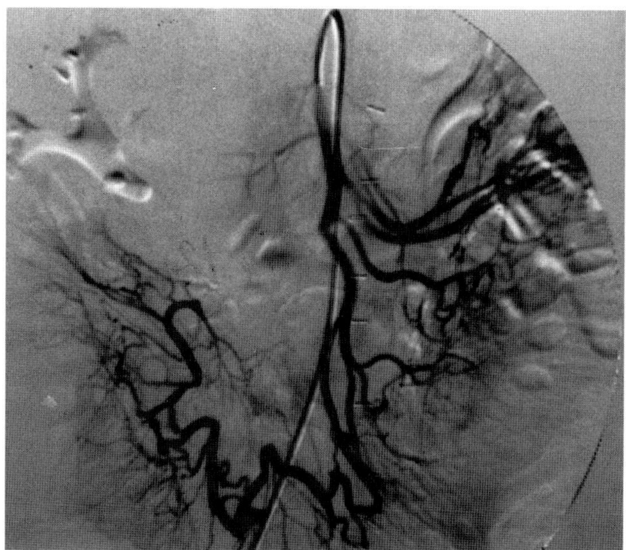

FIG. 12. Angiografía digital por sustracción de la arteria mesentérica normal.

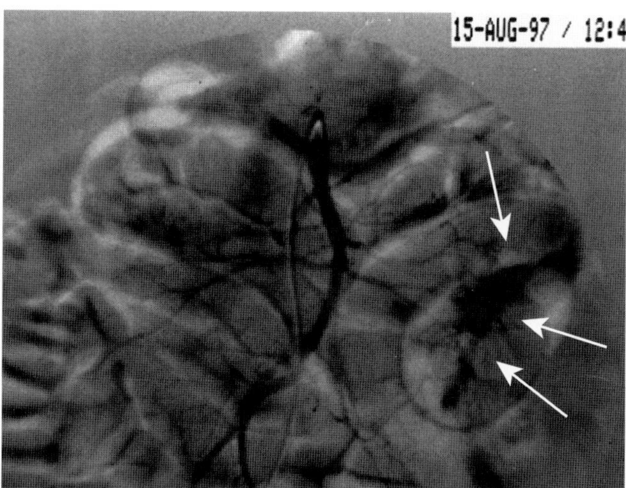

FIG. 13. Angiografía digital. Inyección selectiva a nivel de la arteria mesentérica superior, observando un teñido anormal a nivel de las asas de yeyuno proximal (*flechas*) por una extensa hemorragia secundaria a infección por citomegalovirus en una paciente con SIDA.

laxante, por lo que el paciente podrá evacuar con más facilidad el bario administrado. La diferencia de esta técnica con el de la enteroclisis con metilcelulosa es la administración de mayor cantidad de bario y menor de metilcelulosa. La gran importancia es que si en la fase de contraste simple no se encontraron hallazgos anormales, se puede realizar una segunda valoración en la fase de doble contraste cuando se administra la metilcelulosa (Fig. 10 y 11) (4,10).

Examen retrógrado del intestino delgado

Es un estudio alternativo para la evaluación de la distensibilidad del íleon terminal. Sin embargo, con el desarrollo de la enteroclisis, este método diagnóstico rara vez se utiliza. El llenado parcial del íleon terminal en un estudio de colon por enema es un método razonable para distinguir entre un ileo adinámico de una obstrucción mecánica o para la evaluación de obstrucciones distales de alto grado, especialmente cuando existe la posibilidad de la existencia de lesiones en el colon derecho (11).

Intestino delgado normal

Existen signos radiológicos característicos del intestino delgado en los que nos basamos para la realización de un diagnóstico definitivo (9). Estos son:

- *Forma de los pliegues.* Los pliegues deben de tener una superficie recta y cruzar la luz intestinal en intervalos regulares y en ángulo recto; más juntos y altos en el yeyuno, más separados y planos en el íleon.
- *Grosor de los pliegues.* No debe exceder los 2 mm. La distancia entre los pliegues o espacio interpliegue debe de exceder casi siempre el grosor de los mismos pliegues.

- *Grosor de la pared.* Se debe medir en las radiografías obtenidas con compresión, oscilando de 2 a 3 mm de grosor.
- *Diámetro del lumen.* El diámetro va a ser mayor en la técnica de enteroclisis que en el enema oral baritado. El diámetro no debe exceder los 4.5 cm en el yeyuno y 3 cm en el íleon.
- *Otros hallazgos.* Todas las asas accesibles a palpación normalmente deben ser movibles y flexibles.

Arteriografía

En el estudio de la hemorragia gastrointestinal por lesiones del intestino delgado, el estudio angiográfico juega un papel moderado, pues sabemos que el diagnóstico depende del momento en que se realiza el estudio, así como del sitio exacto del sangrado.

La hemorragia intestinal a razón de 0.5 a 1 mL/min usualmente puede diagnosticarse por medio de la angiografía. Este método de estudio no solamente puede llegar a detectar el sitio preciso de la lesión o lesiones sino que es de gran utilidad como método terapéutico para la perfusión de agentes vasoconstrictores o para la administración de material embolizante en forma selectiva a la arteria que irriga el sitio de sangrado (Fig. 12 y 13).

En los casos de isquemia mesentérica aguda, la angiografía es el método de elección para confirmar la causa; así como el de permitir en algunos casos, la perfusión intrarterial de vasodilatadores o la realización de angioplastía (12).

ESTUDIOS POR IMAGEN DIGITAL

La contribución de estas modalidades diagnósticas para la evaluación del intestino delgado ha resultado ser de gran utilidad para la visualización directa de la pared intestinal así como para la valoración de los tejidos y órganos adyacentes. En la patología intestinal, la información que se obtiene en los estudios baritados se complementa principalmente con estudios de TC para demostrar la extensión extramural, el involucro mesentérico o presencia de enfermedad a distancia cuando se trata de neoplasias malignas.

Ultrasonido

El papel del US convencional para la evaluación del intestino ha sido controversial, ya que el gas intraluminal nos impide la visualización, no sólo de la pared intestinal sino que, en muchas ocasiones, de otros órganos intraabdominales. También se pueden observar múltiples artificios durante la exploración que pueden alterar la interpretación sonográfica en muchos casos.

Sin embargo, gracias al gran desarrollo que ha experimentado este método en cuanto al diseño de equipos de alta resolución, Doppler duplex y Doppler a color, existe cada vez más una elevada sensibilidad para la detección de patología, sobre todo aquéllas que producen alteraciones en la pared, serosa o a nivel del mesenterio. Por este motivo el US puede ser el método inicial de estudio en los pacientes con historia de dolor abdominal como en el caso de la enfermedad de Crohn, sospecha de neoplasia intra-abdominal, apendicitis y/o colecciones extraintestinals (13,14).

El estudio se debe realizar con transductores de alta resolución, usualmente de 3.5 a 5 MHz. Las asas deben estudiarse tanto en corte transverso como longitudinal, evaluando los siguientes elementos: homogenicidad y grosor de la pared, simetría, peristalsis y contenido intestinal.

Hallazgos US normales

La pared intestinal normal muestra por US una morfología de "diana" o "blanco de tiro" y se le ha dado el nombre de "firma intestinal", ya que en la actualidad, con transductores endoscópicos o de alta frecuencia, es posible reconocer 5 capas alternantes de la porción más interna a la externa. Estas capas alternantes son: a) *hiperecoica*—porción superficial de la mucosa y contenido intraluminal (moco); b) *hipoecoica*—mucosa, incluyendo la *muscularis mucosea*; c) *hiperecoica*—submucosa e interfaze entre la submucosa y la *muscularis* propia; d) *hipoecoica*—*muscularis* propia; e) *hiperecoica*—serosa y la interfaze entre la serosa y la *muscularis* propia (Fig. 14) (15).

El promedio del grosor de la pared puede variar de 3 a 5 mm, dependiendo de la distensión del asa que se está estudiando. El contenido intestinal también es variable aunque casi siempre se observa cierta cantidad de líquido en el lumen intestinal, aun estando el paciente en ayuno.

Es común observar movimientos intestinales durante el estudio siendo esto muy útil para poder distinguir entre una neoplasia verdadera con un asa llena de líquido o con colección intra-abdominal.

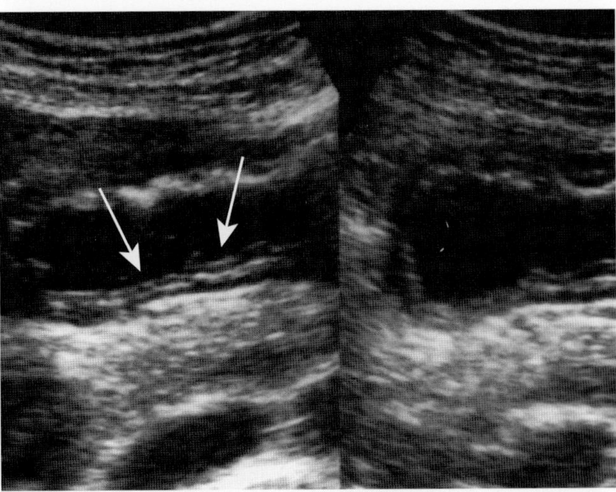

FIG. 14. US. Corte longitudinal y transversal a nivel del duodeno, mostrando las 5 capas de la pared intestinal (*flecha*), representadas de la porción más interna a la más externa:1) hiperecoica (mucosa y lamina propia); 2) hipoecoica (*muscularis mucosae*); 3) hiperecoica (submucosa); 4) hipoecoica (muscular) y 5) hiperecoica (serosa).

La evaluación del intestino delgado es más sencilla en presencia de ascitis o líquido intraluminal, por lo que es recomendable la ingestión de líquidos para demostrar las válvulas conniventes y poder evaluar la pared (16).

Mesenterio

El mesenterio puede visualizarse en pacientes con ascitis. Las hojas del mesenterio son hiperecoicas y se distinguen de las asas ya que no muestran peristalsis. Su grosor es de 0.7 a 1.2 cm (Fig. 15).

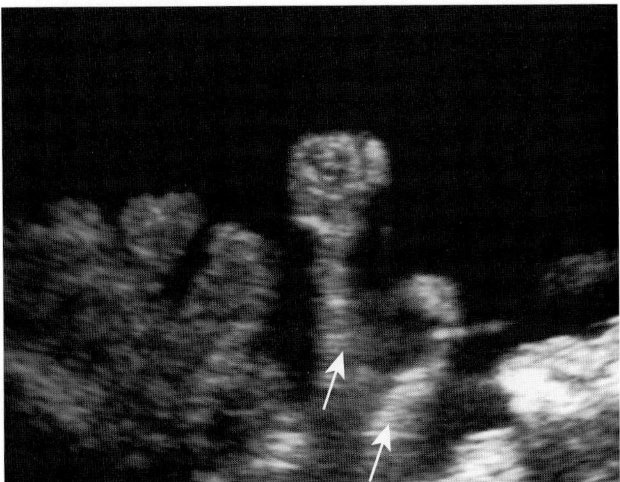

FIG. 15. US. Presencia de gran cantidad de ascitis lo que permite identificar las asas de intestino "flotando" y de características normales. También se observan claramente los pliegues lineales hiperecoicos en relación al mesenterio (*flechas*).

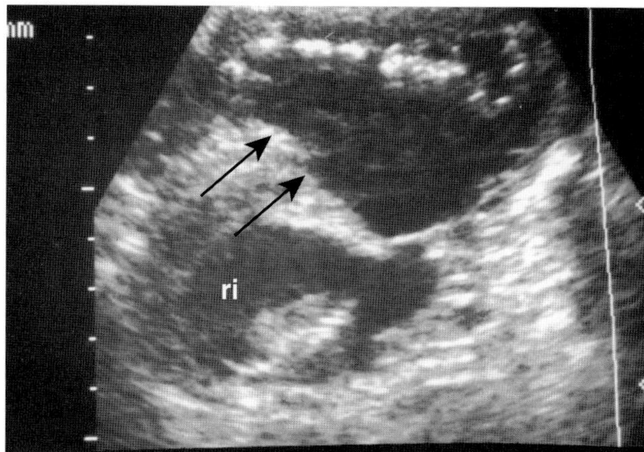

FIG. 16. Adenocarcinoma de yeyuno. US. Lesión de característica hipoecoica por engrosamiento importante de la pared intestinal (*flechas*). La línea de mayor ecogenicidad representa la luz intestinal. (*ri, riñón izquierdo*)

Patología mural

El hallazgo más común por este método de estudio es el engrosamiento de la pared que produce un patrón poco específico llamado imagen en "pseudoriñón", "dona", "tiro al blanco" o en "anillo" (Fig. 16).

Cualquier alteración que produzca engrosamiento de la pared produce la imagen en "pseudoriñón" llamada así por la semejanza a la morfología renal y puede deberse a las siguientes patologías: adenocarcinoma, linfoma, leiomioma, leiomiosarcoma, enfermedad de Crohn, metástasis, intususcepción y hematoma intramural (Fig. 17A–B) (17).

Tomografía computada

La TC ha contribuido de manera importante al estudio de las alteraciones del sistema gastrointestinal, siendo en la actualidad un estudio esencial para el diagnóstico y estadiaje de una gran variedad de patologías.

Los estudios baritados son el método de estudio de primera elección para la evaluación de esta área del aparato digestivo. Sin embargo, la información que proporcionan está limitada a la superficie, calibre y contorno de la luz intestinal.

La TC no solamente es de gran utilidad en el estudio del lumen intestinal, sino que su mayor contribución se encuentra en la valoración de la pared, así como de los órganos y tejidos adyacentes (18,19).

En resumen, el estudio por TC es particularmente útil en los siguientes casos:

1. Verificación de compresiones extrínsecas o intrínsecas visualizadas en los estudios baritados (Fig. 18A–C).
2. Evaluación de la etiología del desplazamiento de órganos abdominales.
3. Valoración del tratamiento tanto de neoplasias como de patología inflamatoria intestinal (Fig. 19A–B, 20A–B y 21A–B).
4. Diagnóstico y etapificación de neoplasias primarias o metastásicas del intestino delgado (Fig. 22A–C, 23A–B y 24A–B).
5. Diagnóstico y etapificación postoperatorio de recurrencia neoplásica (Fig. 25A–E y 26A–B).

Técnica

Es de gran importancia obtener una adecuada opacificación de todo el intestino delgado por medio de 600 mL de mate-

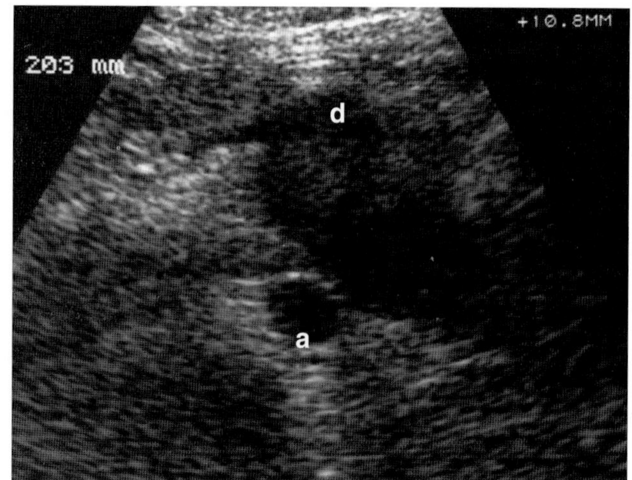

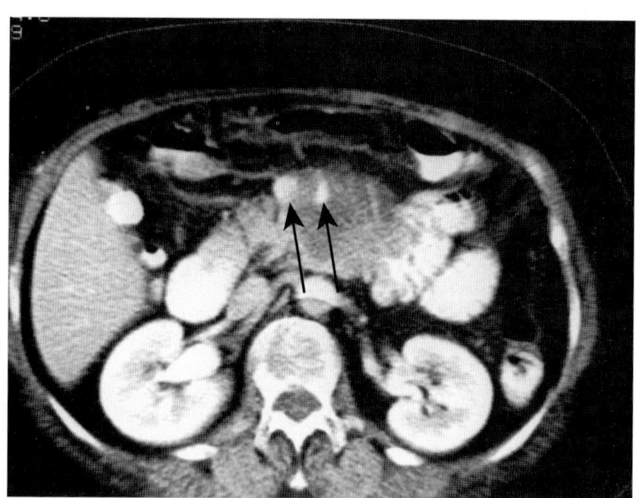

FIG. 17. A: Adenocarcinoma de duodeno. US, corte transverso. Lesión hipoecoica, ovalada, de contornos definidos y regulares hacia el mesogastrio. (*d, duodeno; a, aorta*) **B:** Tomografía axial computada (TC). A nivel de la tercera porción del duodeno se identifica la neoplasia que además infiltra ya a la grasa periintestinal, así como involucra por contigüidad a las asas intestinales adyacentes así como la vena y arteria mesentérica superior (*flechas*).

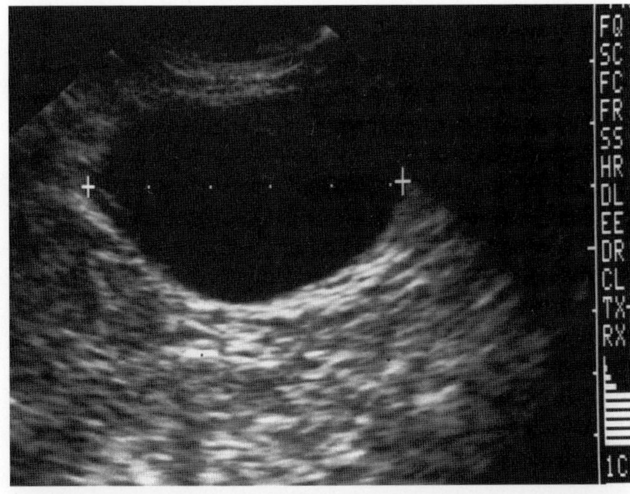

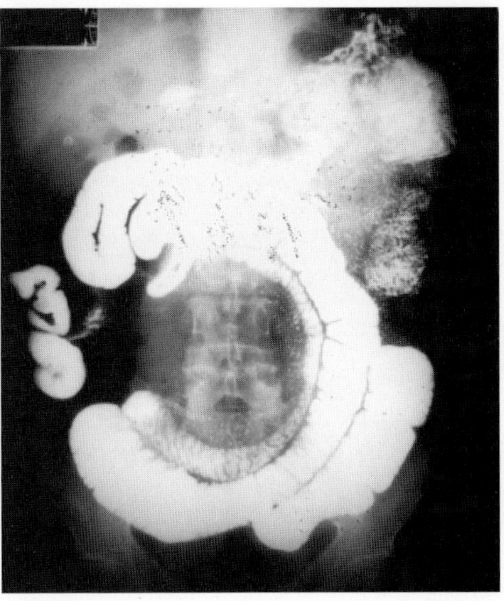

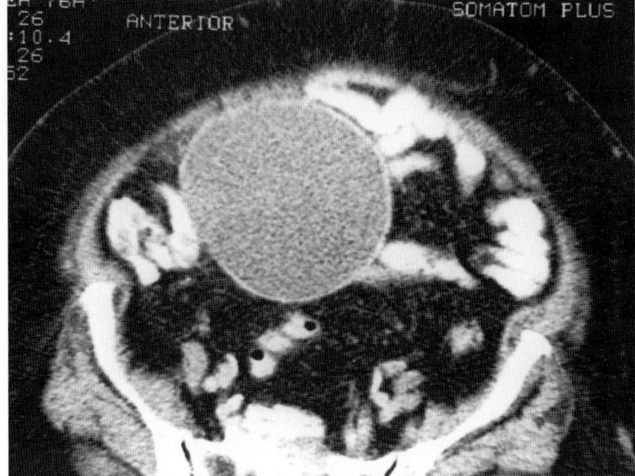

FIG. 18. A: US. Quiste mesentérico. Corte longitudinal hacia la línea media y a nivel de mesogastrio; identificándose una lesión ovalada, anecoica, de pared delgada y de contornos regulares, definidos y que produce reforzamiento del sonido, lo que indica su naturaleza líquida. **B:** Tránsito intestinal. Se observa que dicha lesión produce desplazamiento y discreta compresión de las asas intestinales, las cuales muestran un patrón mucoso normal. **C:** TC. La lesión es hipodensa, de pared delgada y con discreto reforzamiento posterior a la administración de material de contraste intravenoso.

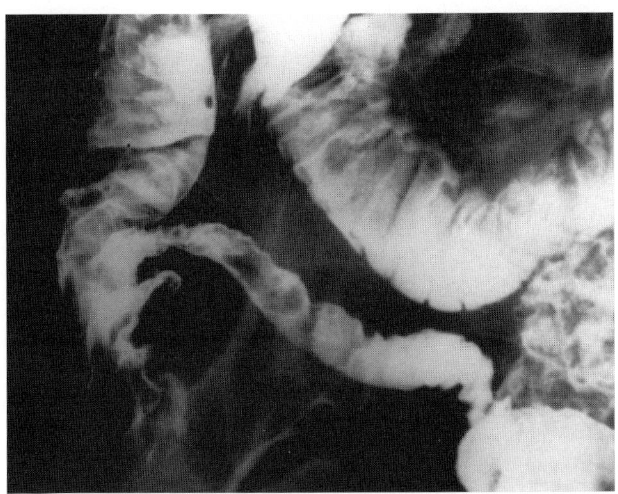

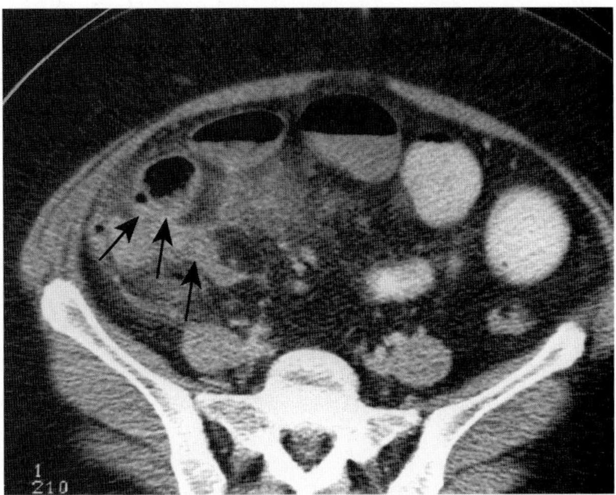

FIG. 19. A: Tránsito intestinal. Tuberculosis intestinal. Importante disminución del calibre a nivel del íleon terminal así como alteración en la morfología y distensibilidad del ciego, con irregularidad en sus contornos. **B:** TC. Se observa engrosamiento de la pared del ciego e íleon terminal (*flechas*), asímismo se encuentra alterada la densidad de la grasa a ese nivel por extensión del proceso inflamatorio.

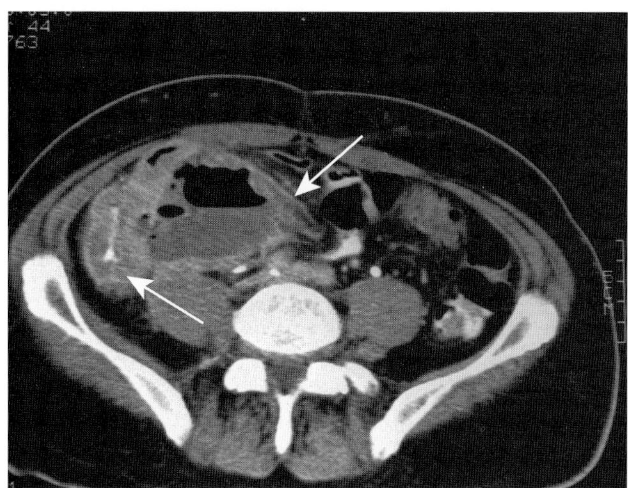
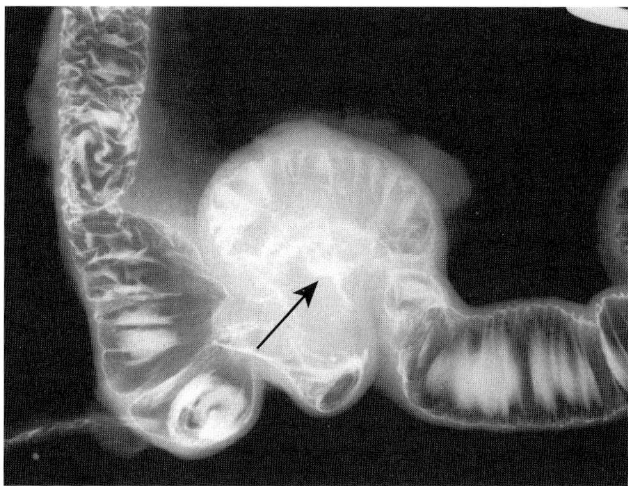

FIG. 20. A: Enfermedad de Crohn. TC. Importante engrosamiento de la pared del íleon terminal (*flecha superior*), que refuerza intensamente despues de la administración de material de contraste IV por intenso proceso inflamatorio que se extiende hasta el ciego (*flecha inferior*). **B:** Enema baritado en pieza quirúrgica en donde se demuestra el sitio de perforación a nivel del íleon terminal (*flecha*).

rial de contraste oral, administrados 60 a 90 minutos antes de realizar el estudio con el fin de alcanzar el íleon terminal. Para el duodeno es necesario ingerir 300 mL adicionales, administrados minutos antes del inicio del estudio. La administración de material de contraste por vía intravenosa es fundamental para evaluar la respuesta vascular de las lesiones o para distinguir adenomegalias de estructuras vasculares mesentéricas (20).

Cuando es evaluada por TC la pared del intestino delgado normal, muestra un grosor menor a los 4 mm. Las válvulas conniventes normalmente se observan en el yeyuno pero no son visualizadas en el íleon.

Las alteraciones de tipo inflamatorio, vasculares y neoplásicas del intestino delgado se visualizan en TC como un engrosamiento de la pared intestinal, siendo importante identificar si la alteración es focal, segmentaria o difusa así como determinar el grado de engrosamiento mural, la simetría y el patrón de contraste, así como sus contornos (21).

El grosor de la pared debe de ser simétrico, mostrando una atenuación homogénea tanto en la fase simple como en la fase

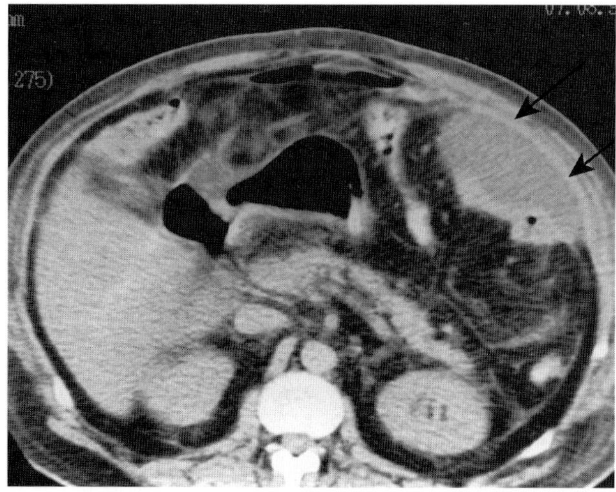
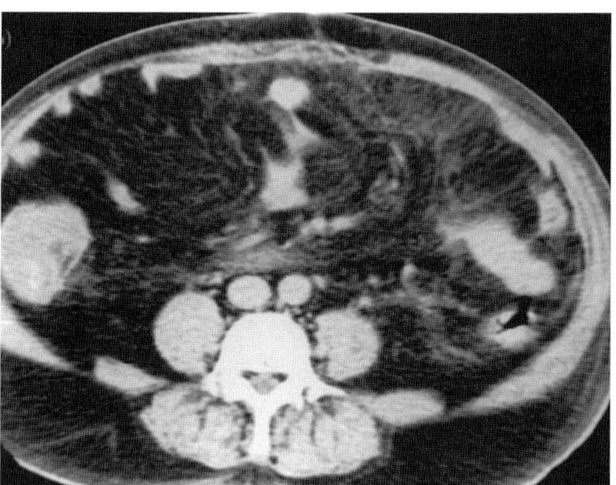

FIG. 21. A: Peritonitis. TC. Presencia de una colección (*flechas*) adyacente a la pared anterior del abdomen y hacia la izquierda de la línea media, cuyo coeficiente de atenuación la sitúa en un rango semisólido por presencia de material purulento, nótese el incremento de la densidad de la grasa peritoneal por extensión del proceso inflamatorio más notorio en un corte mas caudal. **B:** Se observa importante alteración de la densidad de la grasa peritoneal en relación con la diseminación del proceso inflamatorio.

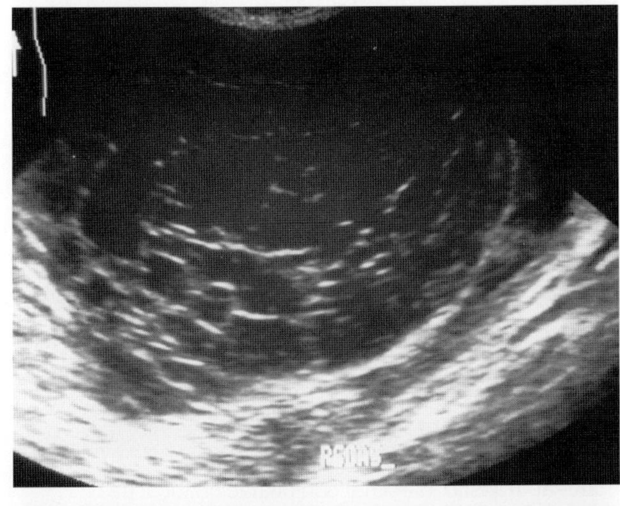

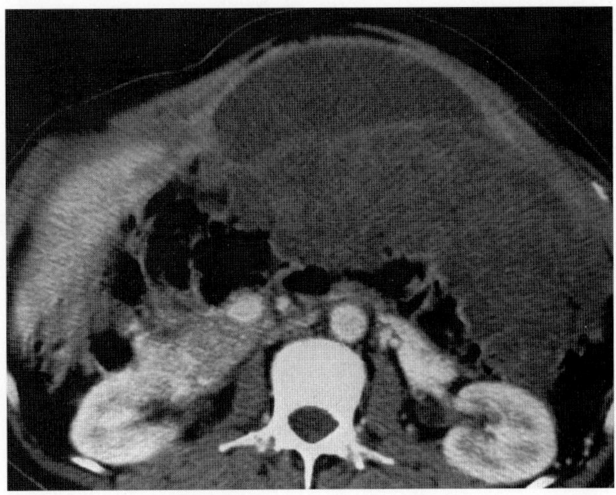

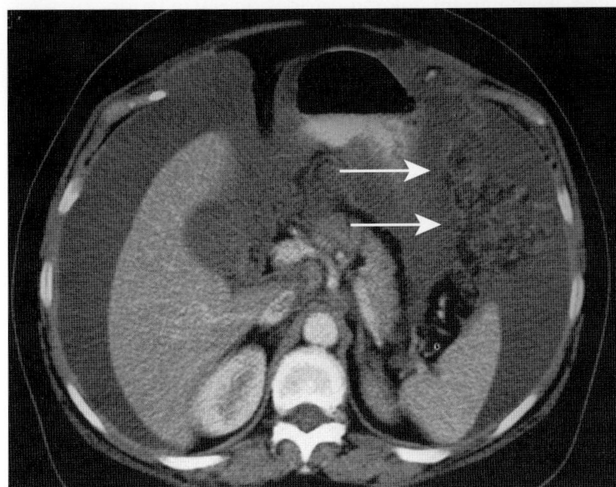

FIG. 22. A: Pseudomixoma peritoneal. US. Corte longitudinal a nivel del flanco izquierdo en donde se observa extensa neoformación de aspecto oval, predominantemente quística y multiseptada. **B:** TC. Evidente compresión del colon en sentido posterior, nótese el tenue reforzamiento de los septos posteriores a la administración de material de contraste IV. **C:** Carcinomatosis peritoneal. TC presencia de tejido sólido de aspecto anfractuoso que involucra el mesenterio (*flechas*) así como presencia de gran cantidad de ascitis hacia la región anterior del abdomen.

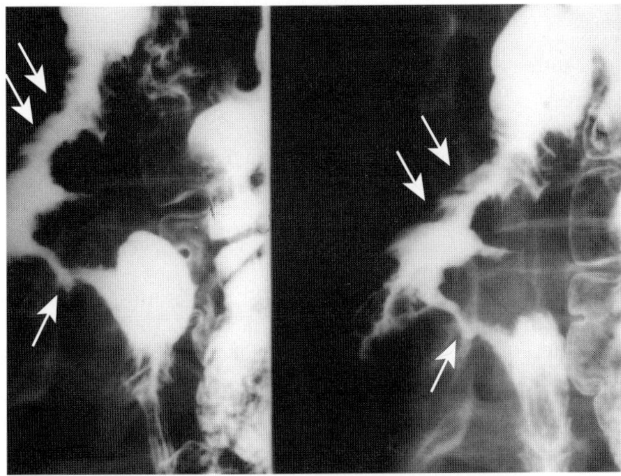

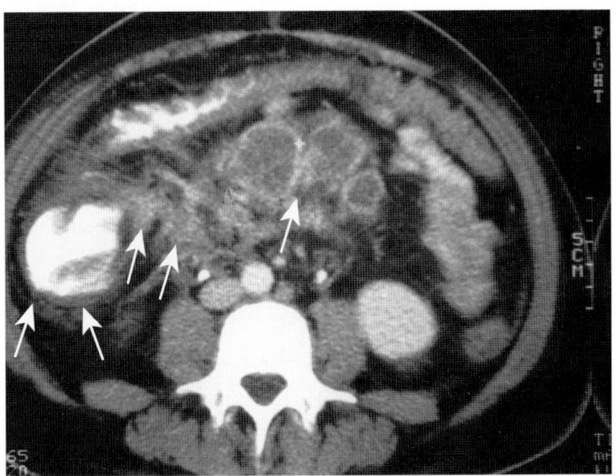

FIG. 23. A: Tuberculosis intestinal. Tránsito intestinal en la que se identifica estenosis del íleon terminal (*flechas inferiores*) e importante anfractuosidad y espiculaciones en colon ascendente (*flechas superiores*). **B:** TC. Se identifica engrosamiento de la pared del ciego y del íleon terminal (*flechas a la derecha*), alteración de la densidad de la grasa así como presencia de múltiples adenomegalias mesentéricas con centro hipodenso por necrosis caseosa (*flecha central*).

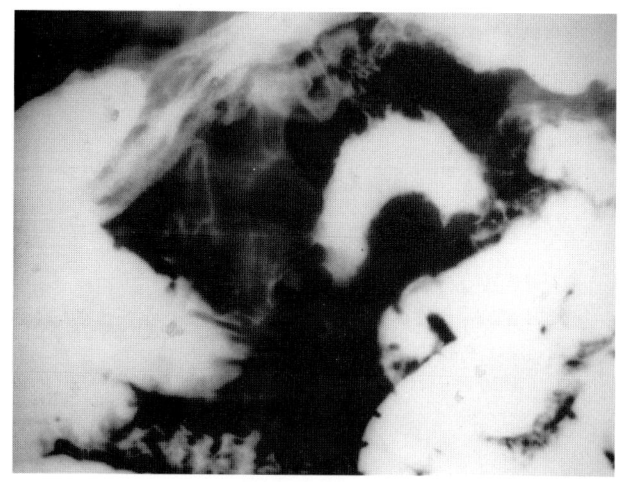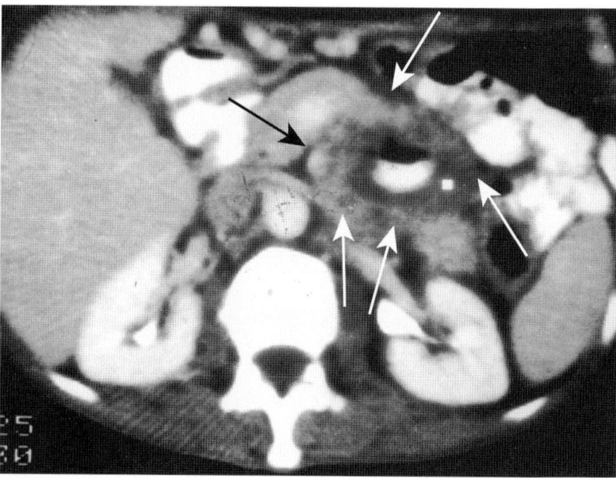

FIG. 24. A: Carcinoma de páncreas con infiltración duodenal. Tránsito intestinal con dilatación focal de la segunda porción del duodeno por infiltración neoplásica así como un defecto de llenado hacia la tercera porción. **B:** TC que muestra un asa fija (*flechas*) hacia la tercera y cuarta porción del duodeno por infiltración neoplásica originaria en el páncreas. Nótese además la infiltración neoplásica de la arteria mesentérica superior (*flecha negra*).

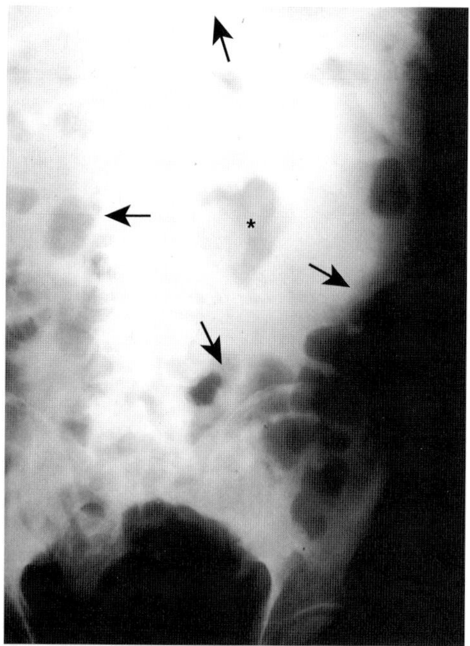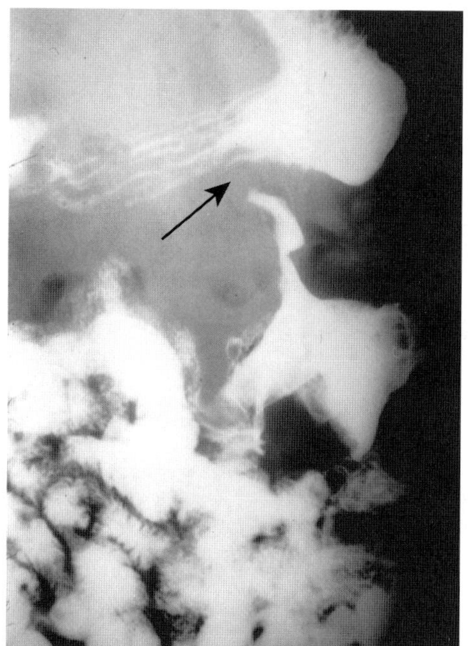

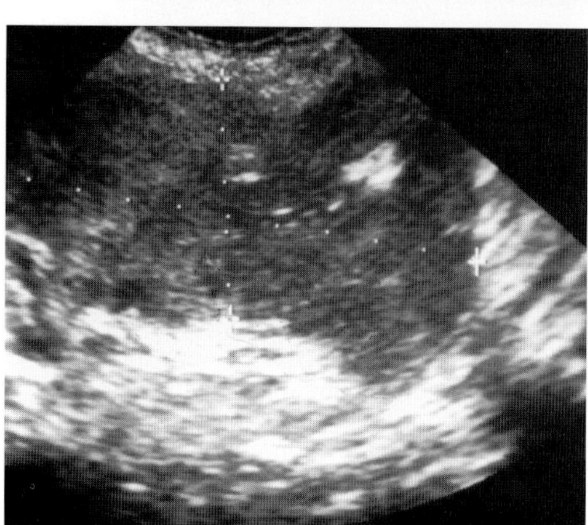

FIG. 25. A: Leiomiosarcoma primario de yeyuno. Radiografía simple de abdomen. Presencia hacia el cuadrante superior izquierdo de una lesión de mayor densidad por gran engrosamiento de la pared intestinal (*flechas*), se observa hacia la región central de la neoplasia, la presencia de gran cantidad de aire (*asterisco*). **B:** US. Extensa lesión, hipoecoica, sólida, dependiente del yeyuno; en el interior se observan ecos de mayor ecogenicidad en relación al aire ya visualizado en la radiografía simple. **C:** Tránsito intestinal. Remodelación y anfractuosidad de la luz intestinal, con un segmento estenótico y otro dilatado persistentes, secundario a extensa neoformación dependiente de la pared, existe compresión del antro gástrico (*flecha*) y de asas vecinas. *(continúa)*

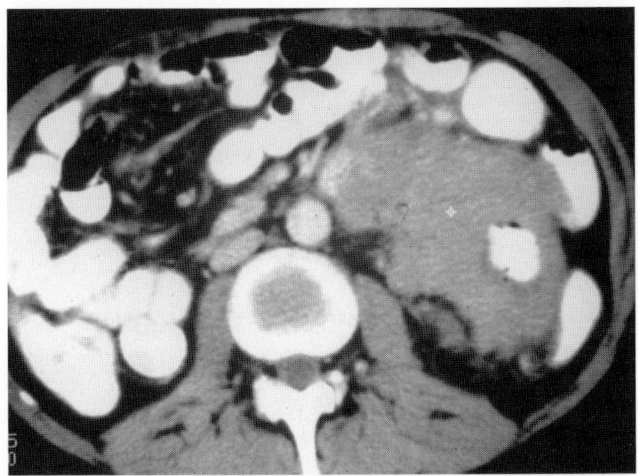

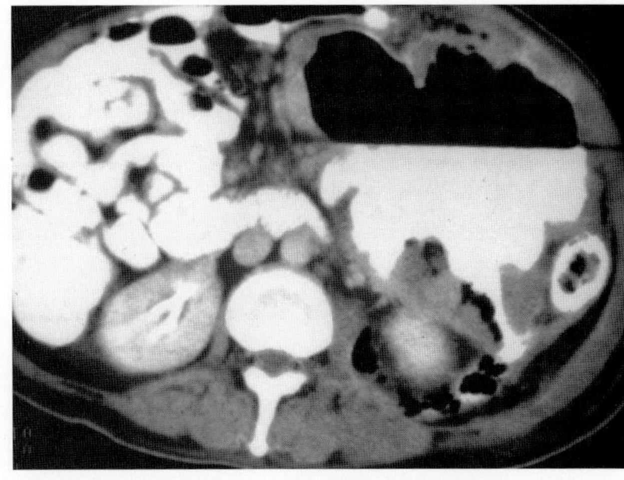

D E

FIG. 25. *(continúa de la página anterior.)* **D:** TC. Se corroboran los hallazgos ya descritos y se precisa la magnitud de la neoformación. Nótese la estrecha correlación de las características de la luz con estudios previos. **E:** TC de control posterior a 5 ciclos de quimioterapia en donde se observa importante incremento en el tamaño de la neoformación, además de presencia de una fístula hacia la porción posterior de esta, observando salida de material de contraste oral así como gas por fuera de la luz intestinal hacia la fascia lateroconal y espacio pararrenal posterior.

de contraste endovenoso (22). El mesenterio que rodea las asas tiene gran cantidad de tejido graso por lo que debe mostrar una densidad menor a las -75 U.H., excluyendo las estructuras vasculares así como los nódulos linfáticos (Fig. 27).

Resonancia magnetica

La evaluación del intestino por RM ha mostrado muchos obstáculos por múltiples razones: artificios por movimiento debido al flujo sanguíneo, peristalsis y movimientos respiratorios. Asímismo otros obstáculos son, la incapacidad de desarrollo de un material de contraste oral para obtener una adecuada opacificación del intestino, tiempos de adquisición largos, y las imágenes pobres en cuanto a resolución espacial. Sin embargo, gracias al desarrollo y mejoramiento de sistemas de computación, estamos seguros que en el futuro se podrán obtener imágenes de calidad diagnóstica en cuanto a la patología intestinal (Fig. 28A–C y 29A–D) (23).

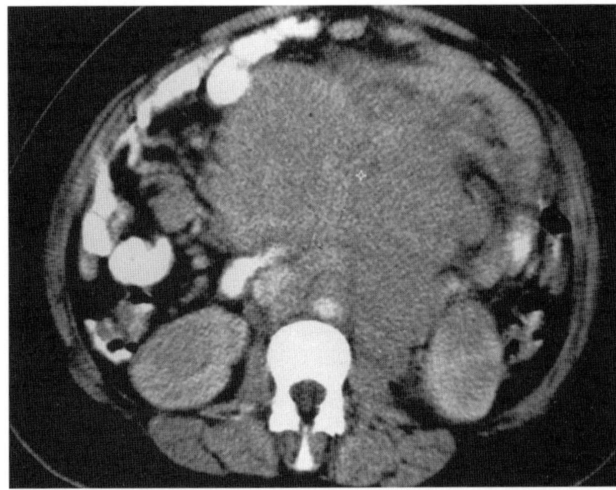

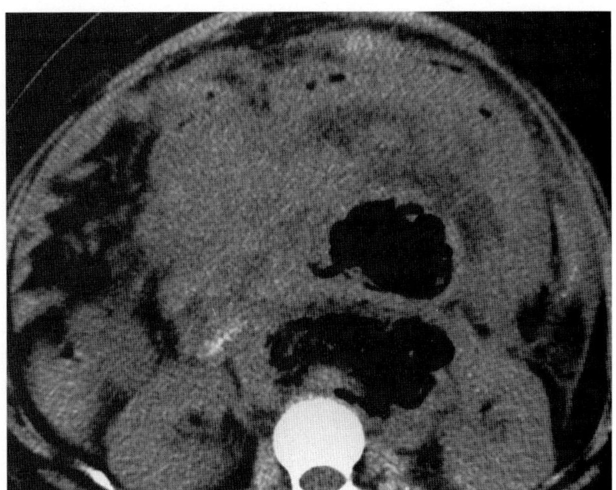

A B

FIG. 26. **A:** Linfoma de Hodgkin. TC. Extensa afección ganglionar tanto retroperitoneal como mesentérica, produciendo encajonamiento de la aorta y desplazamiento de asas intestinales hacia la región anterior del abdomen. **B:** Posterior a tres meses de tratamiento a base de quimioterapia, la paciente inicia cuadro séptico, por lo que se le realiza estudio de control, observando la presencia de gran cantidad de aire a nivel de los conglomerados ganglionares ya conocidos, causado por una infección agregada por gérmenes anaeróbicos.

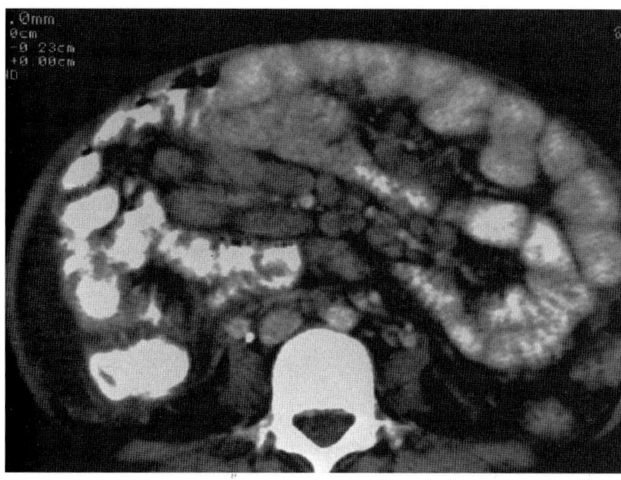

FIG. 27. Linfoma No Hodgkin. TC. Adenomegalias múltiples en las cadenas mesentéricas que producen separación de las asas intestinales.

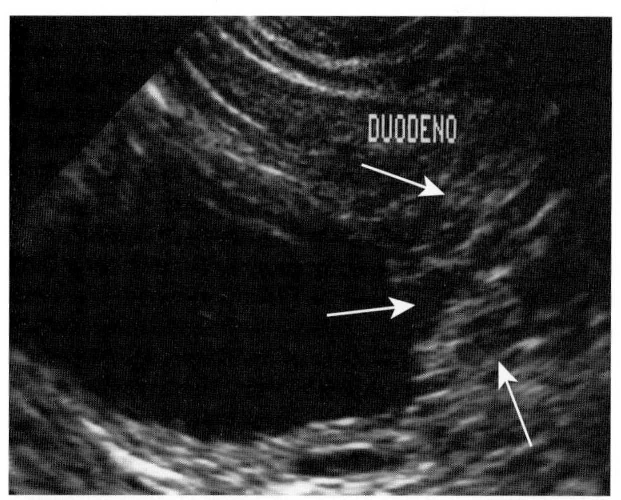

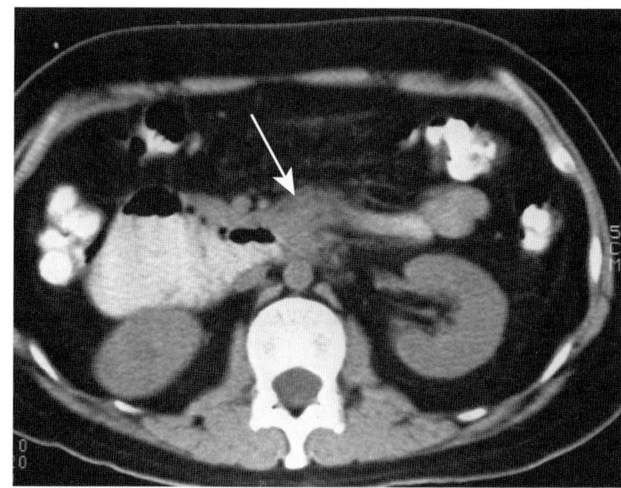

A

B

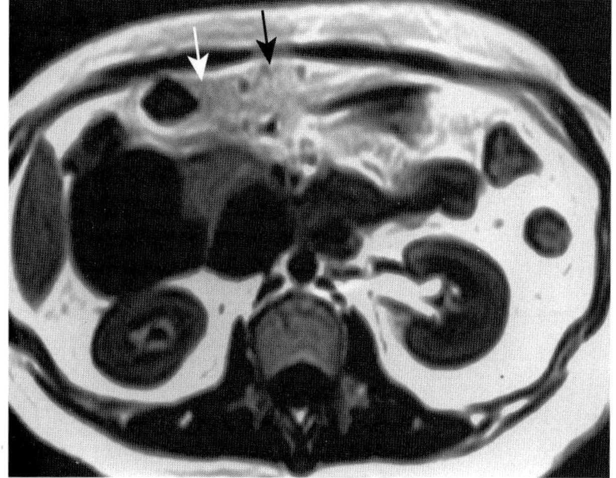

C

FIG. 28. A: Adenocarcinoma de duodeno. US. Corte transversal, se identifica importante dilatación de la segunda porción del duodeno, terminando en forma abrupta por presencia de tejido sólido hacia la tercera porción (*flechas*). B: TC. En el mismo nivel, se observa claramente la dilatación duodenal secundaria a un proceso neoplásico de tipo infiltrante, dependiente de la pared de la tercera porción del duodeno (*flechas*). C: RM. Secuencia en T1 con administración de material de contraste (gadolinio). Se identifica de manera precisa la neoplasia, la cual refuerza moderadamente con el material de contraste. También podemos observar disminución de la intensidad de la grasa periduodenal por infiltración neoplásica (*flechas*).

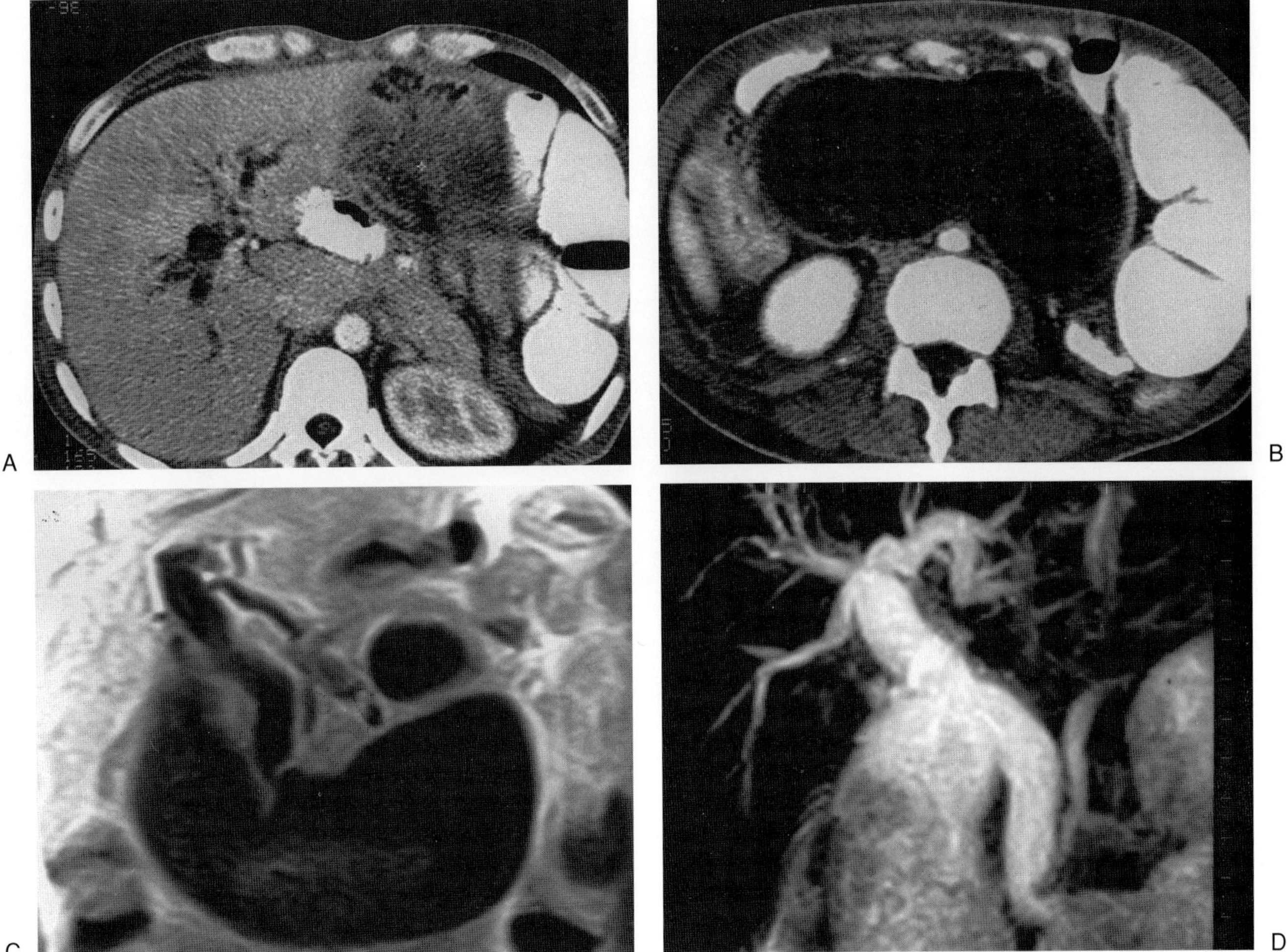

FIG. 29. A: Obstrucción benigna de la vía biliar por dilatación del asa aferente. TC. Paciente con antecedente de cirugía (gastroyeyuno anastomosis) de cuatro meses de evolución por carcinoma gástrico, iniciando, una semana antes de su estudio, ictericia y malestar general. En el corte superior del abdomen se identifica dilatación de la vía biliar intrahepática, así como presencia hacia el cuadrante superior de lo que pareciá ser una colección. **B:** En un corte más caudal se descartó la presencia de colección postquirúrgica, sin embargo, se observó importante dilatación del asa aferente con presencia de gran cantidad de líquido y mínima cantidad de aire hacia la porción más superior del asa. **C:** RM. Corte coronal, secuencia T1. Se identifica la evidente dilatación del colédoco y su llegada al asa aferente extremadamente dilatada. **D:** Colangioresonancia magnética secuencia T2. Corte coronal. Extraordinaria correlación con el estudio anterior, identificándose la importante dilatación de la vía biliar tanto intra- como extrahepática originada por la dilatación anormal del asa aferente.

REFERENCIAS

1. Hollinshead WH. *Anatomy for surgeons: vol II,* 2nd ed. New York: Harper & Row, 1971.
2. Putman CA, Rawin CE. *Textbook of diagnostic imaging,* 2nd ed., 1994.
3. Netter IH. *The Ciba collection of medical illustrations: digestive system.* Part II. 1975;3 (vol. II).
4. Taveras JM, Ferucci JT. *Radiology diagnosis-imaging-intervention: gastrointestinal.* Philadelphia: Lippincott-Raven,1991.
5. Shiner M. *Ultrastructure of intestinal mucosa: normal and disease-related appearances.* New York: Springer-Verlag, 1983;35–38.
6. Harned RK, Wolf GL, Williams SM. Preliminary abdominal films for gastrointestinal examinations: How efficacious? *Gastrointest Radiol* 1980;5:343.
7. Brun B, Hegedeus V. Radiography of the small intestine with large amounts of cold contrast medium. *Acta Radiol* 1980;21:65–70.
8. Herlinger H, Lintott DJ. Standard examination of the small bowel. En: Margulis AR, Burhenne HJ, eds. *Alimentary Tract Roentgenology,* 3rd ed. St. Louis: Mosby, 1983.
9. Herlinger H. The small bowel. En: Laufer I, ed. *Double contrast gastrointestinal radiology with endoscopic correlation.* Philadelphia: WB Saunders, 1979:423.
10. Kobayashi S, Nishizawa M. X-ray examination of the small intestine: double contrast method of duodenal intubation. *Stom Intest* 1976;11:157–163.
11. Miller RE. Retrograde small bowel examination. *JAMA* 1974;229:1500.
12. Eisenberg RL. *Diagnostic imaging in internal medicine: vascular disorders of the intestine.* New York: McGraw-Hill, 1985:655.
13. Bluth EI, Merrit CRB, Sullivan MA. Ultrasonic evaluation of the stomach, small intestine and colon. *Radiology* 1979;133:677–680.

14. Bozkurt T, Richter F, Lux G. Ultrasonography as a primary diagnostic tool in patients with inflammatory disease and tumors of the small intestine and large bowel. *JCU* 1994;22:85.

15. Fleischer AC, Muhletaler CA, James AE Jr. Sonographic asessment of the bowel wall. *AJR* 1981;136:887–891.

16. Wang KY, Kimmey MB. Intestinal ultrasound. *Appl Radiol* 1991; 20:59–66.

17. Morgan CL, Trought WS, Oddison TA et al. Ultrasound patterns of disorders affecting the gastrointestinal tract. *Radiology* 1987;135:129–135.

18. Meyers MA. *Dynamic radiology of the abdomen.* New York: Springer-Verlag, 1976.

19. Coscina WF, Arger PH, Levine MS. Gastrointestinal tract focal mass lesions: role of CT and barium evaluations. *Radiology* 1986;158: 581–587.

20. Koehler RE, Balfe DM, Stanley RJ. En: Lee J, Sagel S, ed. *Computed body tomography with MRI correlation.* 2nd ed. Raven Press, 1989.

21. Silverman PM, Kelvin FM, Korobkin M et al. Computed tomography of the normal mesentery. *AJR* 1984;143:953–957.

22. Desai RK, Tagliabue JR, Wegryn SA et al. CT evaluation of wall thickening in the alimentary tract. *RadioGraphics* 1991;11:771–783.

23. Werthmuller WC, Margulis AR. Magnetic resonance imaging of the alimentary tube. *Invest Radiol* 1991;26:195–200.

Abdomen: El Tubo Digestivo, Tomo I.
Editores: M. E. Stoopen, K. Kimura y P. R. Ros.
Lippincott Williams & Wilkins, Philadelphia © 1999.

CAPITULO 10

Enfermedad inflamatoria del intestino delgado

Jorge Hernández Ortiz

ENFERMEDAD DE CROHN

La enfermedad de Crohn es una enfermedad granulomatosa crónica del tracto alimentario descrita por Crohn, Ginzberg y Oppenheimer (1) en 1932 y llamada por ellos "ileitis regional" y descrita de la siguiente manera: "...es una enfermedad del íleon terminal que afecta principalmente adultos jóvenes, caracterizada por inflamación, necrosis y cicatrización, subaguda y crónica. La ulceración de la mucosa es acompañada por una reacción desproporcionada del tejido conectivo en el resto de la pared intestinal del intestino afectado, un proceso que conduce frecuentemente a estenosis de la luz intestinal, asociada con la formación de múltiples fístulas".

Se han utilizado diversos términos para denominar esta enfermedad, pero por sus diferentes formas clínicas de presentación y porque no es una enfermedad confinada al íleon terminal, se ha aceptado universalmente el nombre de enfermedad de Crohn. La etiología aún permanece desconocida y tampoco se ha encontrado un tratamiento específico. Es más frecuente en el norte de Europa y en los Estados Unidos de Norteamérica donde ha alcanzado la incidencia de 3.7 casos por 100.000 habitantes. La enfermedad se caracteriza por remisiones espontáneas y exacerbaciones agudas cuyo principio ocurre más frecuentemente entre la segunda y cuarta década, se manifiesta por dolor abdominal, diarrea y pérdida de peso (2,3,4).

Patológicamente se identifica edema intenso de la mucosa y submucosa, y ulceración superficial aftosa seguidos de inflamación transmural caracterizada por edema, hiperemia, linfangitis, inflamación mononuclear e hiperplasia de folículos linfoides. Las úlceras son lineales y al progresar la enfer-

medad coalescen dando lugar a depresiones y elevaciones que conforman el aspecto de empedrado. Posteriormente por engrosamiento de la submucosa e hipertrofia de la *muscularis mucosae* se produce la disminución de la luz intestinal y la pared se vuelve gruesa y rígida. Luego aparecen granulomas no caseosos, engrosamiento mesentérico e infiltración grasosa que envuelve el intestino hasta el borde antimesentérico. La afección es segmentaria, alternando zonas de estenosis con segmentos dilatados que tienden a adherirse a otras asas intestinales en donde aparecen las fístulas (3,5).

En 30% de los pacientes se afecta el intestino delgado, 55% muestran ileocolitis y 15% sólo afección del colon.

Las manifestaciones extraintestinales de la enfermedad de Crohn incluyen artritis, uveitis, iritis, pericolangitis, hepatitis, eritema nodoso y pioderma gangrenoso.

Es muy significativa la presencia de fisuras anales, fístulas anorectales o abscesos perianales ya que acompañan frecuentemente la enfermedad, o incluso suelen precederla.

Diagnóstico radiológico

Los hallazgos radiológicos más tempranos son los observados en la mucosa del segmento de intestino afectado, la cual se convierte en granular difusa por la presencia de pequeños defectos de llenado radiotransparentes y contornos irregulares.

Al progresar la enfermedad aparece el engrosamiento irregular y la distorsión de las válvulas conniventes por el edema y la inflamación submucosa.

Las ulceraciones longitudinales y transversales originan el aspecto de empedrado (Fig. 1A). La inflamación continua y la fibrosis producen estenosis de diferentes longitudes que si son largas se denominan "signo de la cuerda" y si son cortas y múltiples condicionan las estenosis segmentarias (Fig. 1B). Los segmentos afectados suelen aparecer separados del resto de las asas debido al engrosamiento de la pared y el

Dr. J. Hernández Ortiz: Profesor de Radiología, Universidad Nacional Autónoma de México, Jefe del Departmento de Radiología e Imagen, "Dr. Adan Pitol Croda," Instituto Nacional de la Nutrición Salvador Zubirán, México D.F.

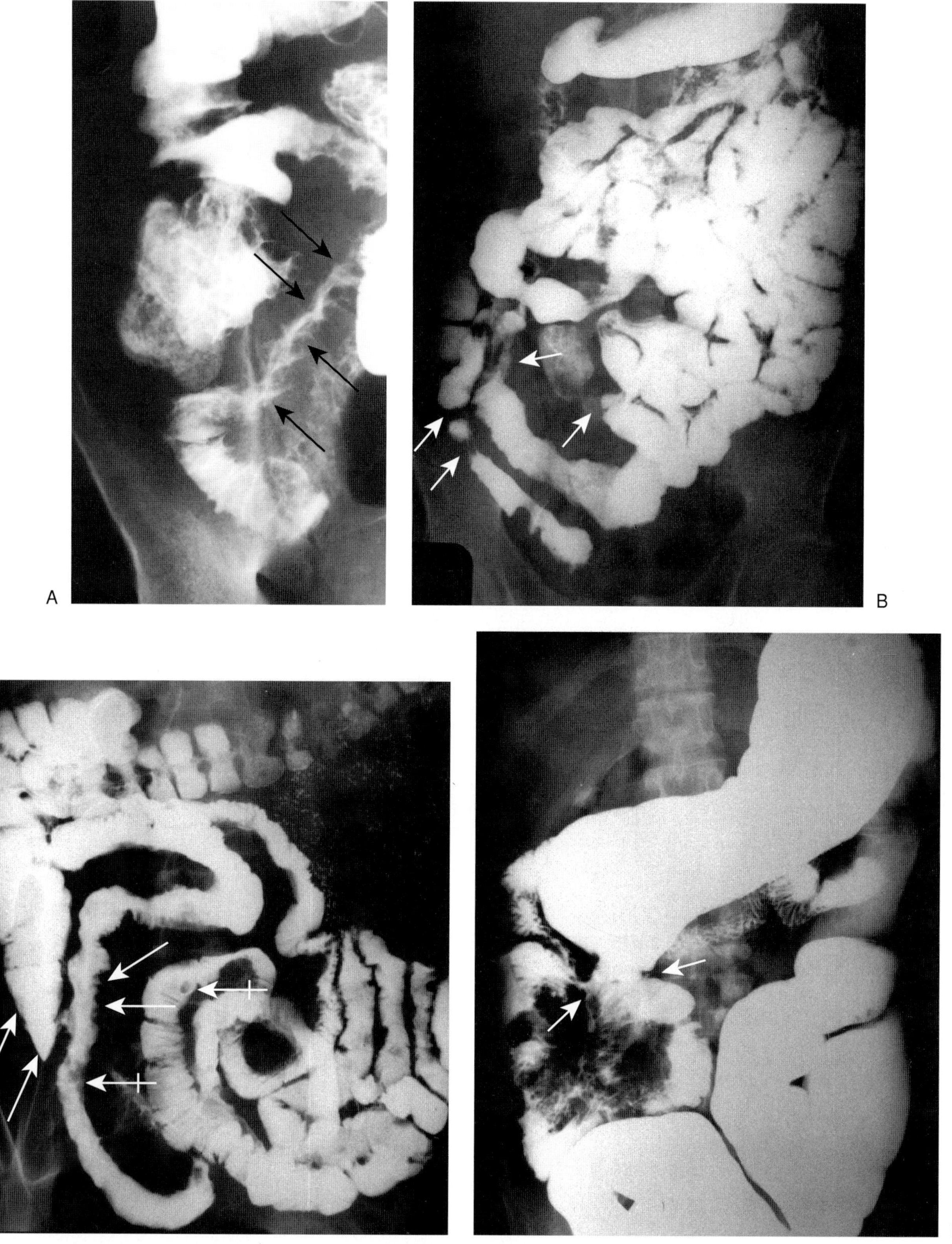

FIG. 1. Enfermedad de Crohn. **A:** Ileitis terminal. En el asa del íleon terminal se aprecia la mucosa nodular con aspecto de empedrado (*flechas*) y el asa rígida. La válvula ileocecal y el ciego no están afectados. **B:** Las flechas señalan varias zonas de estenosis segmentarias en el íleon bajo la forma de estenosis "salteadas." El espacio entre las asas está aumentado en esta región. **C:** Lesión extensa que afecta gran parte del íleon con retracción del ciego, (*flechas curvas*), ulceración marginal, (*flechas rectas*), nodularidad mucosa, (*flecha cruzada*), y engrosamiento del mesenterio. **D:** Afeción del íleon con zonas de estenosis salteadas, fina nodularidad de la mucosa y una fístula (*flechas*) que se establece entre el íleon hacia el colon.

mesenterio (Fig. 1C), aunque también pueden aparecer desplazados o comprimidos por la eventual presencia de abscesos o linfadenomegalia.

Las fístulas pueden aparecer como tractos ciegos, pero pueden comunicarse con otras asas intestinales, colon, (Fig. 1D), o bien con la vejiga, vagina o la piel, o derivar en un absceso (6).

La Tomografía computada (TC) muestra engrosamiento de la pared de las asas afectadas con reducción de la luz y en ocasiones demuestra las fístulas entre las asas. Con este método es factible además, evaluar con más exactitud el componente extraintestinal de la enfermedad que se manifiesta por aumento en los tejidos extraintestinales que engloban las asas afectadas y a veces, con fístulas entre ellas.

El diagnóstico diferencial, tanto clínico como radiológico debe hacerse con otras enfermedades inflamatorias del intestino que pueden simular los síntomas y signos de la enfermedad de Crohn (7).

TUBERCULOSIS INTESTINAL

La tuberculosis intestinal es también una enfermedad granulomatosa que puede afectar cualquier segmento del tracto alimentario y es aún un problema significativo en los países en desarrollo. Esta enfermedad es producida por *Mycobacterium tuberculosis* de origen bovino hasta en 10% de los pacientes y es consecutiva a lesiones tuberculosas abiertas en el pulmón en 50%.

La tuberculosis intestinal afecta la región ileocecal en 85% de los pacientes que en nuestro medio. La lesión intestinal puede ser hipertrófica, ulcerativa o ulcerohipertrófica.

El dolor abdominal cólico, diarrea y febrícula son las manifestaciones clínicas habituales, además de mal estado nutricional. Estos síntomas inespecíficos pueden simular los de otros procesos inflamatorios y aun neoplásicos del abdomen (9). Un cuadro no poco frecuente es el de fiebre aislada, sin otras manifestaciones, que lleva a investigar su origen en el contexto clínico de fiebre en estudio.

Diagnóstico radiológico

La tuberculosis intestinal radiográficamente aparece de manera similar a la enfermedad de Crohn aunque tiene mayor preferencia por el área ileocecal (Fig. 2A).

Sin embargo, es también una enfermedad segmentaria, con zonas de estenosis (Fig. 2B), alternando con segmentos intestinales dilatados, engrosamiento de la pared y en sus primeras etapas se puede observar nodularidad en la mucosa, incluso simulando empedrado y ulceración. Menos frecuentemente ocurren las fístulas que son también enteroentéricas (Fig. 2C, D), enterovesicales o vaginales.

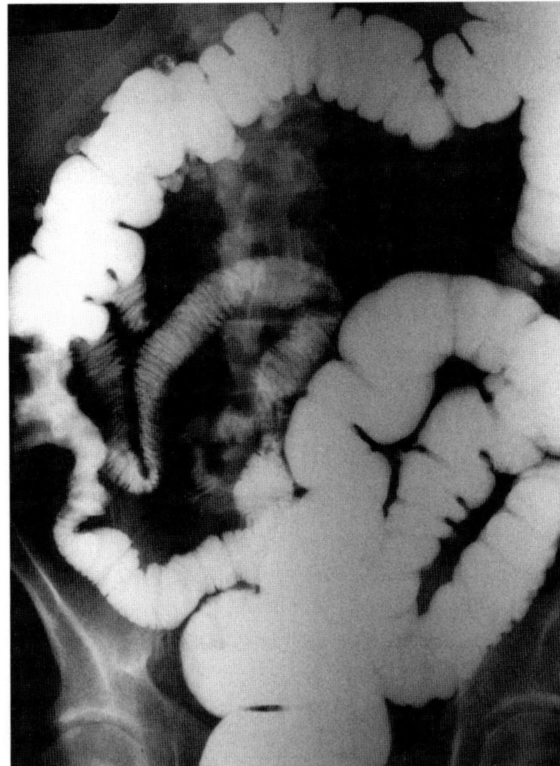

A

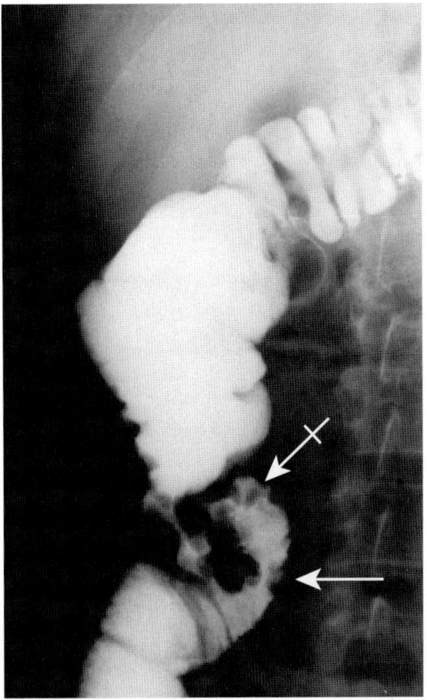

B

FIG. 2. Tuberculosis intestinal. **A:** Tuberculosis ileocecal. Lesión segmentaria de la parte distal del íleon terminal con estenosis del ciego que tiene la pared rígida e irregular y ulceraciones. **B:** Retracción del ciego, afección del íleon terminal con nódulos mucosos, (*flecha cruzada*), ulceración, (*flecha recta*) y disminución del calibre por tuberculosis. *(continúa)*

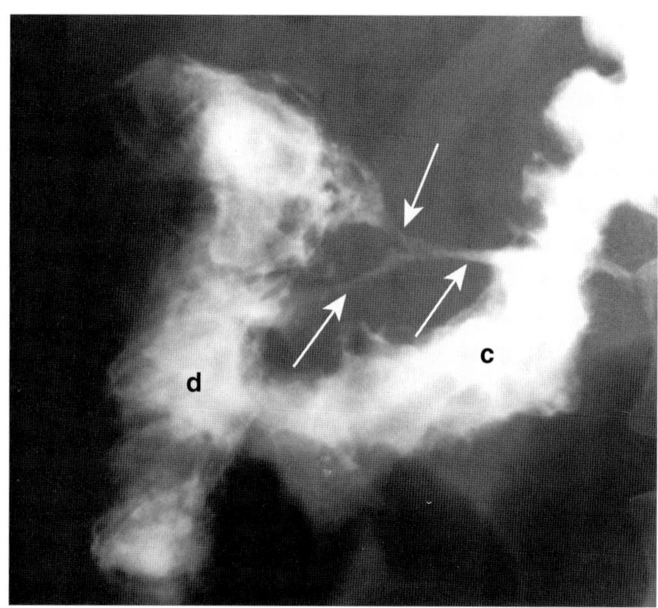

C

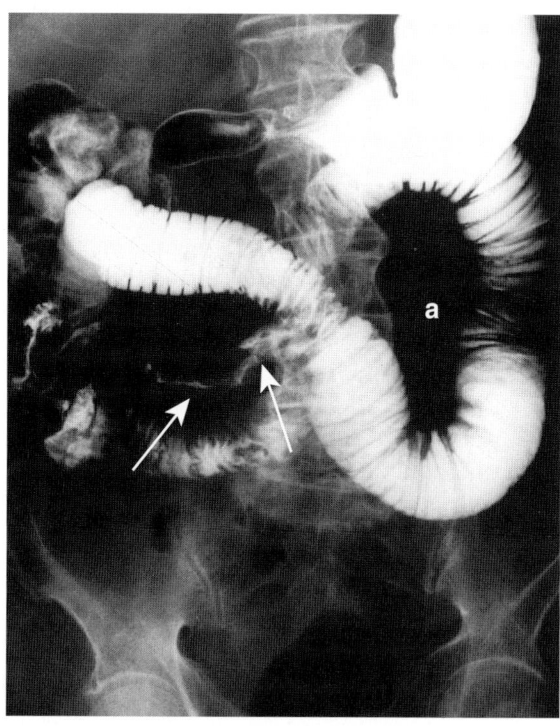

D

FIG. 2. *(continúa de la página anterior)* **C:** Afección segmentaria del colon transverso (*c*), con ulceración de la mucosa y un trayecto fistuloso (*flechas*), hacia el duodeno (*d*), por tuberculosis en un paciente inmunocomprometido. **D:** Fístula enteroentérica. Existe una pequeña dilatación de asas del yeyuno y un trayecto fistuloso entre dos de ellas (*flechas*). Hay un efecto de masa por adenopatía (*a*) y también engrosamiento del mesenterio produciendo un efecto de separación de las asas.

La tuberculosis intestinal suele acompañarse de ascitis, por lo general en pequeña cantidad y adenopatía mesentérica o aun de tuberculosis peritoneal.

Desde el punto de vista radiológico las lesiones de la tuberculosis pueden también simular las de varios otros procesos por lo que ha recibido el apodo de "la gran simuladora", siendo necesario un cuidadoso diagnóstico diferencial (10).

FIEBRE TIFOIDEA

Es una enfermedad de curso agudo producida por la *Salmonella typhosa* que se transmite por contaminación hídrica o alimentaria. El germen, ya en el tubo digestivo, es fagocitado y tiene predilección por el tejido linfoide, particularmente por las placas de Peyer del íleon terminal, donde se multiplica.

Las placas de Peyer aumentan de volumen y hay una reacción inflamatoria que produce engrosamiento de los pliegues mucosos y posteriormente, necrosis de la mucosa que cubre las placas linfoides y que conduce a ulceración. La afección del íleon es simétrica, uniforme, no segmentaria y no hay fistulización.

Diagnóstico radiológico

Los cambios radiológicos se limitan casi siempre al íleon terminal, que aparece con edema de los pliegues mucosos y nodularidad (Fig. 3A). Dos complicaciones graves de la fiebre tifoidea son la hemorragia de origen intestinal consecutiva a las ulceraciones y la perforación intestinal (11,12).

La presencia de los citados cambios en el íleon terminal en un paciente febril con melena, deben hacer sospechar como muy probable el diagnóstico de fiebre tifoidea.

La arteriografía de la mesentérica superior realizada durante la fase aguda de la hemorragia puede ser útil para demostrar el sitio exacto de la extravasación sanguínea cuando la fuga es mayor de 2 mL/min (Fig. 3B).

La perforación intestinal ocurre habitualmente en las asas del íleon y como consecuencia de la necrosis de una placa de Peyer. El diagnóstico se hace por medio de las radiografías del abdomen sin preparación por la presencia de dilatación de las asas intestinales, signos diversos de peritonitis y por la presencia de aire libre en la cavidad peritoneal.

Los enfermos con fiebre tifoidea pueden tener afección multisistémica y afectar varios órganos que producen cambios inflamatorios que pueden ser indentificados radiológicamente en el aparato digestivo. Los más comunes son hepatomegalia, esplenomegalia y colecistitis aguda, que pueden ser evaluadas con estudios radiográficos, Ultrasonido, Medicina nuclear y TC. Es frecuente también la presencia de lesiones óseas de disitis, que afectan diversos huesos entre los cuales los más frecuentes son las costillas y columna. En varios casos se ha identificado derrame pericárdico.

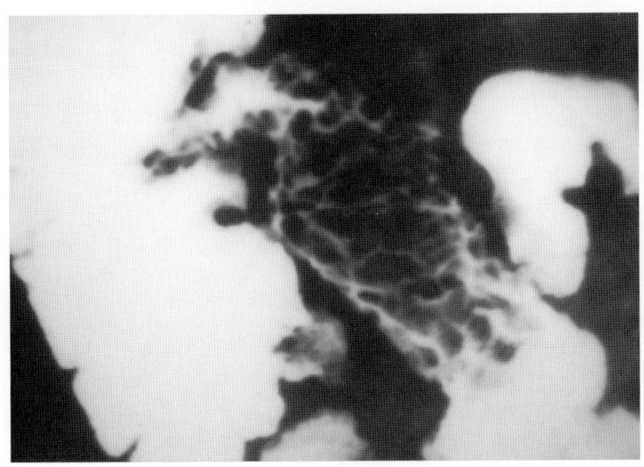
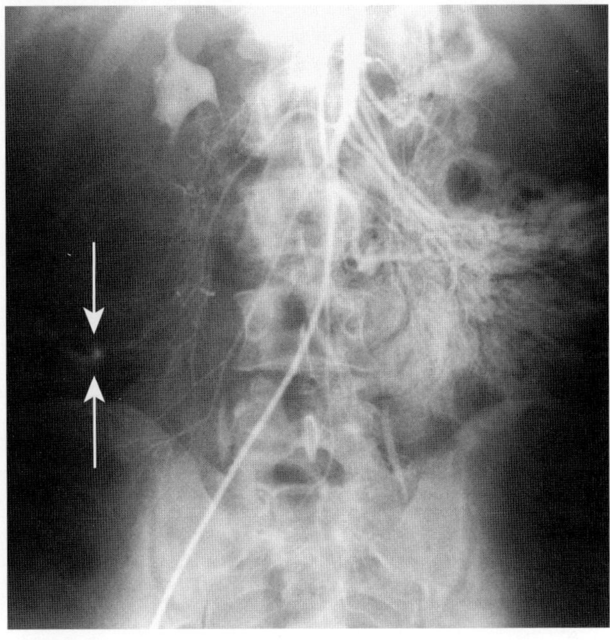

FIG. 3. Fiebre de tifoidea. **A:** En el íleon se observan los pliegues nodulares, irregulares debido a la afección de las placas de Peyer. Hay espasticidad que reduce el calibre del íleon terminal. El ciego no está afectado. **B:** Hemorragia activa del íleon demostrada en una arteriografía de la mesentérica superior. Las flechas apuntan a una pequeña imagen radioopaca que corresponde a la extravasación del contraste en una rama de la arteria ileocólica.

REFERENCIAS

1. Crohn BB, Ginzburg L, Oppenheimer GD. Regional ileitis. A pathological and clinical entity. *JAMA* 1932;99:1323–1328.
2. Eisenberg RL. *Gastrointestinal Radiology,* 2nd ed. Philadelphia: Lippincott, 1983:441–481.
3. Marshak RH. Regional enteritis. En: Margulis AR, Burhenne HJ, ed. *Alimentary Tract Roentgenology.* 1st ed. St. Louis: Mosby, 1967: 605–625.
4. Janowitz HD. Crohn's disease. 50 years later. *N Engl J Med* 1981; 304:1600.
5. Lichtenstein JE. Radiologic-pathologic correlation of inflammatory bowel disease. *Radiol Clin North Am* 1987;25:3–24.
6. Goldberg HI, Caruthers SB Jr. et al. Radiographic findings of the National Cooperative: Crohn's disease study. *Gastroenterology* 1979; 77:925–937.
7. Lavy A, Militiann D, Eidelman S. Diseases of the intestine mimicking Crohn's disease. *Radiol* 1993;187:587.
8. Gilinski NH, Marks IN et al. Abdominal tuberculosis. A ten-year review. *SA Med J* 1983;64:849.
9. Jadvar H, Mendelzon RE, Olcott EW et al. Still the great mimicker: abdominal tuberculosis. *AJR* 1997;168:1455–1460.
10. Leder RA, Coo VHS. Tuberculosis of the abdomen. *Radiol Clin North Am* 1995;33:691–705.
11. Eustache JM, Krein DJ. Typhoid perforation of the intestine. *Arch Surg* 1983;118:1269.
12. Khanna AK, Misra MK. Typhoid perforation of the gut. *Postgrad Med J.* 1984;60:523.

Abdomen: El Tubo Digestivo, Tomo I.
Editores: M. E. Stoopen, K. Kimura y P. R. Ros.
Lippincott Williams & Wilkins, Philadelphia © 1999.

CAPITULO 11

Síndrome de absorción intestinal deficiente

Jorge Hernández Ortíz

GENERALIDADES

Las funciones del intestino delgado son las de continuar los procesos de digestión del alimento y absorber los productos de la digestión. Esas funciones se completan durante el tránsito del quimo a través del intestino delgado, dejándole al colon la función de absorber agua y electrolitos. De esta manera, cuando las funciones primarias del intestino delgado están impedidas, aparecen efectos patológicos serios. La digestión del alimento se efectúa principalmente por las enzimas pancreáticas, que se encargan de desdoblar los hidratos de carbono, proteínas y grasas.

Los componentes del jugo pancreático son: a) el tripsinógeno, que se convierte en la enzima proteolítica tripsina por la acción de la enteroquinasa intestinal. La tripsina convierte las proteínas en polipéptidos y luego en aminoácidos; b) amilasa pancreática que convierte los almidones en maltosa y de ahí en una maltasa en glucosa, y c) lipasa pancreática que convierte las grasas en ácidos grasos y glicerol.

Las sales biliares hacen eficiente la acción de la lipasa mediante la emulsificación de las grasas y al facilitar la unión de la lipasa y las grasas.

El jugo intestinal, producto de las glándulas intestinales, es rico en enteroquinasa, amilasa y otras enzimas, tales como peptidasas, lipasa e invertasa, las cuales funcionan en la parte final de la digestión.

La secreción pancreática es gobernada por mecanismos neurogénicos y principalmente hormonales (secretina, pancreozinina), liberadas en el intestino delgado proximal, en conjunto con la colecistoquinina, que provoca la contracción y el vaciamiento de la vesícula biliar.

La absorción se efectúa en la mucosa intestinal, cuya superficie se incrementa considerablemente por la presencia de

Dr. J. Hernández Ortiz: Profesor de Radiología, Universidad Nacional Autónoma de México, Jefe del Departmento de Radiología e Imagen, "Dr. Adan Pitol Croda," Instituto Nacional de la Nutrición Salvador Zubirán, México D.F.

las válvulas conniventes (pliegues de Kerking), más todavía por las vellosidades intestinales, y más aun por las microvellosidades, haciendo que el área de absorción intestinal se incremente hasta 600 veces más que el área de la superficie serosa del intestino.

Tanto la digestión como la absorción dependen de manera significativa de la actividad motora intestinal que consta de movimientos propulsivos y no propulsivos. Estos últimos favorecen la mezcla del alimento y los jugos digestivos, así como el mejor contacto de los productos de la digestión con la mucosa y por medio de un aumento de la presión intraluminal pueden favorecer la absorción actuando como un simple mecanismo hidrostático.

Las grasas, hidratos de carbono, proteínas, algunas vitaminas y hierro se absorben primordialmente en el yeyuno, mientras que la vitamina B12 se absorbe exclusivamente en el ileon distal.

La falla de digestión y/o de la absorción de los nutrientes se manifiesta en un síndrome que se denomina "Síndrome de absorción intestinal deficiente" (SAID) y está caracterizado por diarrea y esteatorrea principalmente. Se han diseñado pruebas bioquímicas que nos permiten identificar si el síndrome es debido a un defecto de digestión o existe una incapacidad de la mucosa intestinal para la absorción.

El SAID se define como la incapacidad del intestino delgado para absorber alguno de los componentes alimentarios: hidratos de carbono, proteínas o grasas.

Cuadro clínico

Este defecto se caracteriza clínicamente por diarrea crónica, esteatorrea que se acompaña de distensión abdominal, pigmentación cutánea, retardo en el crecimiento y desarrollo de diversos estados de avitaminosis: acido fólico, B12, vitamina K, complejo B, Ca, Fe, Mg, desnutrición de grado variable y pérdida de peso.

Anatomopatológicamente se observa atrofia de las vellosidades intestinales que aparecen aplanadas, ensanchadas, con tendencia a coalescer, y aun pérdida completa de las

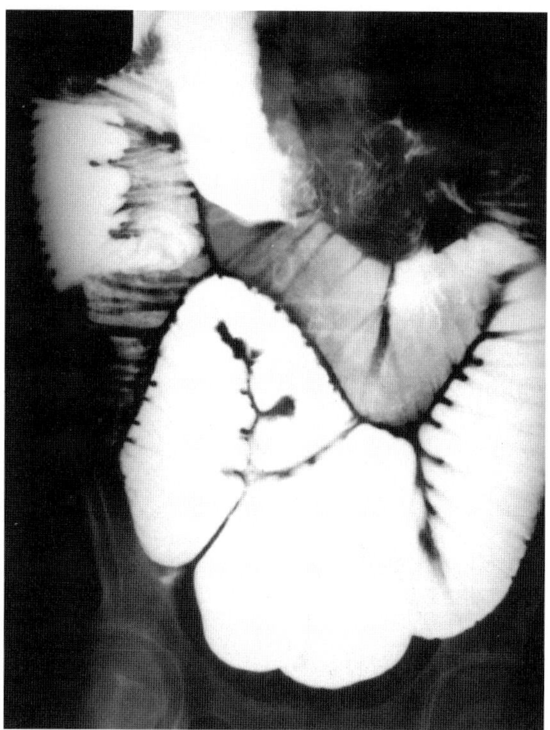
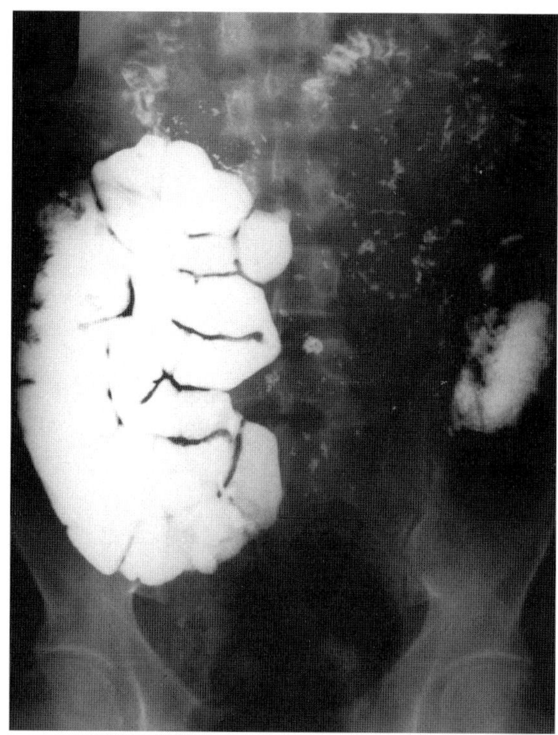

FIG. 1. Signos de absorción intestinal deficiente; cuatro pacientes con Sprue. **A:** Dilatación de asas del intestino delgado con franca atonía. **B:** Segmentación de la columna de contraste. *(continúa)*

vellosidades. Las criptas de Lieberkunn se extienden; la lámina propia muestra infiltración por linfocitos, células plasmáticas y ocasionalmente eosinófilos. Las células epiteliales se hacen cuboidales o planas y los núcleos se desalinean de su posición basal.

SPRUE

La enfermedad clásica que produce el SAID es el Sprue. El término de Sprue comprende tres enfermedades que son clínicamente similares: sprue idiopático (no tropical), Sprue tropical y enfermedad celíaca de los niños.

Las evidencias acumuladas indican que el Sprue no tropical o idiopático y la enfermedad celíaca representan a la misma entidad que se manifiesta en distintas épocas de la vida mientras que el Sprue tropical parece tener una etiología infecciosa (1–4).

El Sprue no tropical se relaciona con el gluten del trigo, la cebada, el centeno o la avena y particularmente, con la gleadina que provoca una reacción de hipersensibilidad en la mucosa intestinal.

Diagnóstico radiológico

Los hallazgos radiológicos en las tres formas de Sprue son idénticos, sin embargo, también pueden encontrarse en otras enfermedades intestinales que se acompañan de absorción intestinal deficiente y consisten principalmente en dilatación de las asas y signos de hipersecreción (1,2).

La dilatación de la luz intestinal es uno de los hallazgos más importantes y constantes en el Sprue y su causa aún se desconoce. La dilatación es también el signo más frecuente en el Sprue, se manifiesta mejor en las porciones media y distal del yeyuno, aunque, dependiendo de la cronicidad e intensidad del padecimiento, puede ser de la totalidad del intestino delgado y aun del colon, simulando un cuadro de ileo paralítico; además las asas intestinales se contraen pobremente y son flácidas (Fig. 1A).

La hipersecreción intestinal es un fenómeno constante en la mayor parte de los pacientes con Sprue. La presencia de cantidades excesivas de líquido intestinal condiciona el aspecto heterogéneo del contraste baritado dando lugar a la imagen granular y la floculación del bario.

Los fenómenos de segmentación y fragmentación se refieren a la interrupción de la columna de contraste y corresponden con la entrada de contraste a algunas áreas en donde hay hipomotilidad o hipersecreción (Fig. 1B).

El signo de moldeado o *moulage* de asas, presente en absorción intestinal deficiente, se refiere al aspecto liso de los contornos intestinales, que confiere un aspecto tubular a las asas y probablemente se debe a atrofia de los pliegues mucosos (Fig. 1C).

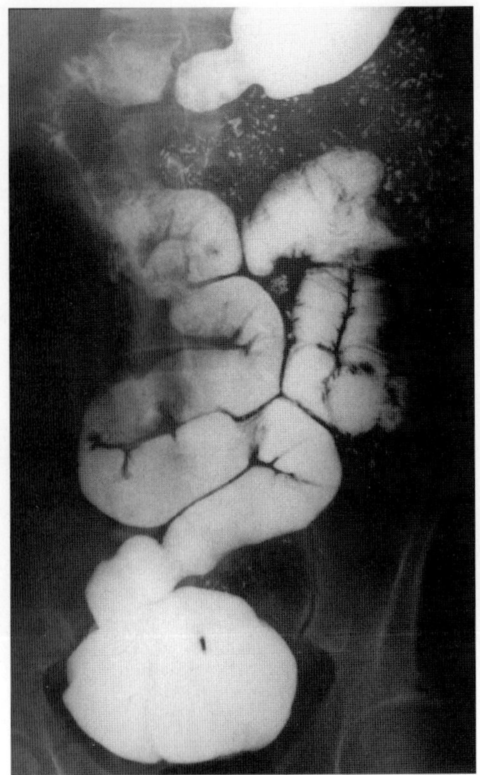
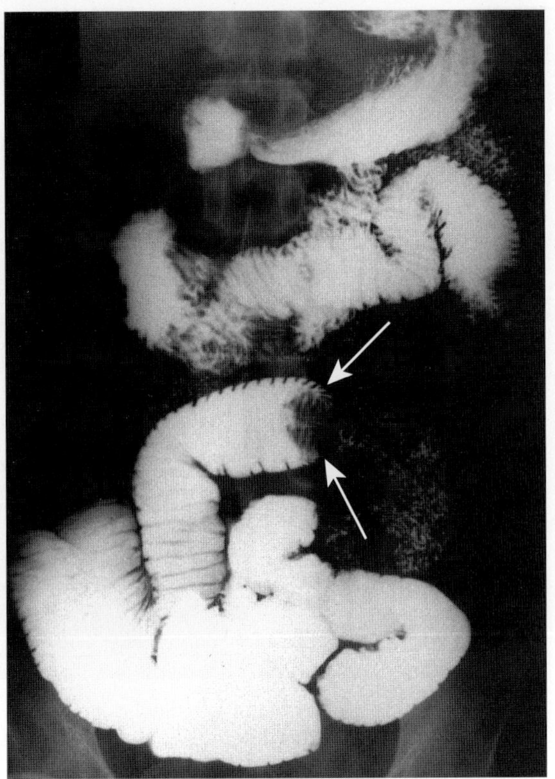

C

D

FIG. 1. *(Continúa de la página anterior)* **C:** Aspecto tubular y flacidez del yeyuno (*signo de moldeado*). **D:** Patrón mucoso ileal del tipo "hipertrofia compensadora". Además existe una zona de invaginación intestinal intermitente (*flechas*).

La invaginación intestinal intermitente ocurre con frecuencia en el Sprue y se manifiesta como una imagen helicoidal de las válvulas conniventes. Esta alteración funcional es característicamente transitoria (5).

Se ha descrito también la inversión del patrón mucoso yeyunoileal que consiste en el aumento de los pliegues mucosos en el íleon junto con la disminución de los pliegues yeyunales (6). La presencia de este tipo de patrón corresponde con la cronicidad de la enfermedad, la inflamación crónica y la atrofia del yeyuno e hipertrofia compensadora del íleon. Se le considera como un fenómeno de adaptación. (Fig. 1D).

El tiempo del tránsito intestinal se refiere al tiempo que tarda el material de contraste en viajar del estómago al colon que en condiciones normales tiene un rango muy variable, pero en promedio es de hasta tres horas. En el Sprue el promedio es mayor y no es raro que se extienda a 6 u 8 horas.

AUSENCIA DE ENZIMAS PANCREATICAS

El SAID puede ocurrir también como el resultado de una acentuada insuficiencia pancreática exócrina; alteración que se produce en enfermedades difusas que afectan la glandula pancreática.

En los pacientes con pancreatitis crónica ocurre esteatorrea entre 20% y 30%, sin embargo sólo 7% puede tener anormalidades que sean reconocibles radiológicamente en el intestino delgado.

Deficiencia de lactasa

La deficiencia de lactasa es el más común de los síndromes producidos por deficiencia de disacaridasas. El defecto enzimático hace al paciente incapaz de hidrolizar la lactosa y existe hasta en 75% de algunos grupos de población como la de México, algunos países orientales o la población negra norteamericana.

Clínicamente se manifiesta por malestar abdominal, dolor cólico y diarrea acuosa después de ingerir leche o sus derivados.

El examen radiológico del intestino delgado generalmente es normal, pero con la adición de 25 a 100 g de lactosa al bario, se produce dilatación, hipersecreción intestinal, aceleración del tránsito y reproducción de los síntomas (Fig. 2A).

ENFERMEDADES QUE AFECTAN LA PARED INTESTINAL Y EL MESENTERIO

Este grupo está integrado principalmente por la enfermedad de Crohn y otras como la tuberculosis, metástasis y enteritis por radiación.

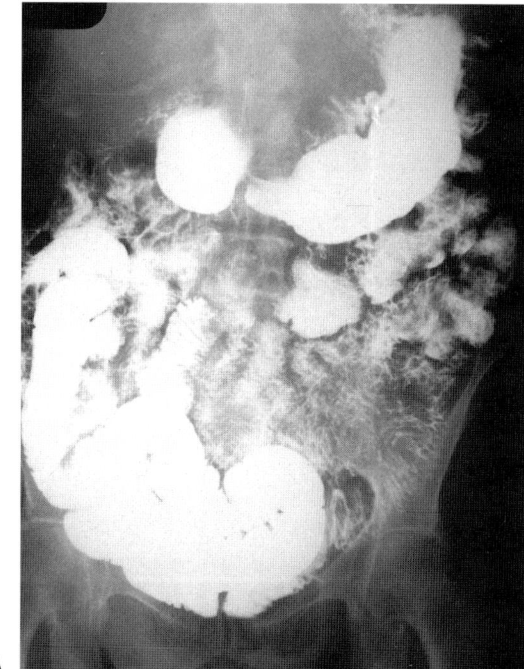

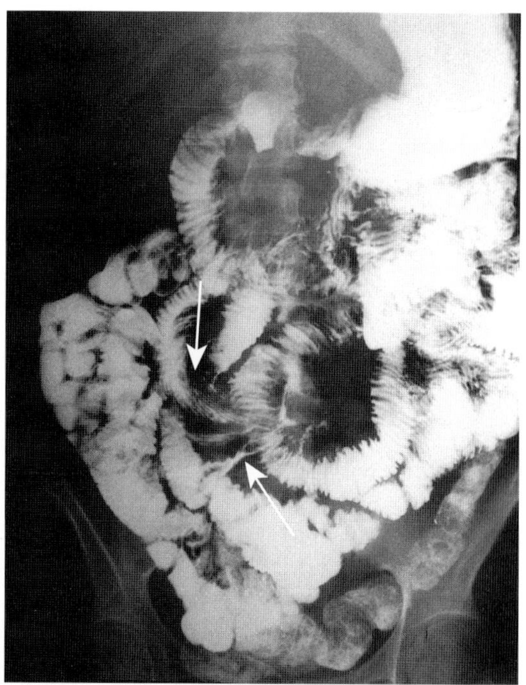

FIG. 2. Síndrome de absorción intestinal deficiente en cuatro pacientes con diferente etiología. **A:** Deficiencia de lactasa. El tránsito intestinal está acelerado, hay dilatación moderada de las asas intestinales con aumento en la cantidad de líquido. **B:** Enteritis por radiación. Hay zonas de estenosis intestinal (*flechas*), retracción, contornos espiculados y engrosamiento mesentérico. *(continúa)*

En la tuberculosis y enfermedad de Crohn el SAID aparece cuando la afección intestinal es extensa. Sin embargo, la absorción deficiente se debe principalmente a la destrucción de los vasos linfáticos por el proceso inflamatorio aunque también pueden existir alteraciones mucosas. La presencia de fístulas enteroentéricas puede acentuar la diarrea y esteatorrea.

La diferenciación entre tuberculosis y enteritis regional suele ser muy difícil puesto que ambas entidades producen una afección segmentaria, se acompañan de zonas de estenosis, ulceración, engrosamiento de la pared, e incluso fístulas, y tienen predilección por el íleon distal y el ciego.

En la enteritis por radiacion el hallazgo común es el engrosamiento de la pared intestinal y del mesenterio que provocan alteración en el calibre intestinal y el contorno espiculado. Las asas intestinales suelen separarse una de otra. También se manifiesta como obstrucción intestinal (Fig. 2B).

LINFOMA

El linfoma intestinal se puede originar en el intestino delgado o puede ser una manifestación del linfoma generalizado.

Aproximadamente 25% de los linfomas generalizados infiltran el intestino delgado, con la mayor parte de manera multifocal, aunque sin síntomas gastrointestinales específicos.

El linfoma primario se origina de los folículos linfáticos submucosos y es una afección localizada en 75% de los pacientes. En algunos individuos se llega a manifestar como hiperplasia nodular linfoide, que antecede el desarrollo difuso de la enfermedad. Tiene predilección por el íleon, que dada su población linfoide, produce masas polipoideas aisladas o multifocales que protruyen hacia la luz intestinal, y eventualmente ulceran la mucosa, aunque en ocasiones llegan a infiltrarla de manera circunferencial y producen lesiones en "anillo de servilleta". Se acompaña de engrosamiento mesentérico y adenomegalia regional. Otras veces produce grandes masas que se llegan a necrosar hacia la luz intestinal produciendo dilataciones aneurismáticas.

El aspecto radiográfico por tanto es de amplio espectro destacándose la infiltración de la pared intestinal, que aparece engrosada, al igual que los pliegues mucosos. Puede haber nodularidad de los mismos (Fig. 2C) (7,8).

AMILOIDOSIS

Por lo general el intestino delgado se afecta hasta en 70% de los pacientes con amiloidosis generalizada, aunque también puede ser primaria.

El material amiloide se deposita alrededor y en la pared de los vasos sanguíneos, además de la *muscularis mucosae* y las capas musculares de la pared intestinal, que según el grado llegan a infiltrar la pared, engrosándola e incluso grado, infiltra la pared, engrosándola e incluso llega a obliterando la luz. La amiloidosis frecuentemente oblitera los vasos sanguíneos dando lugar a isquemia y/o ulceración

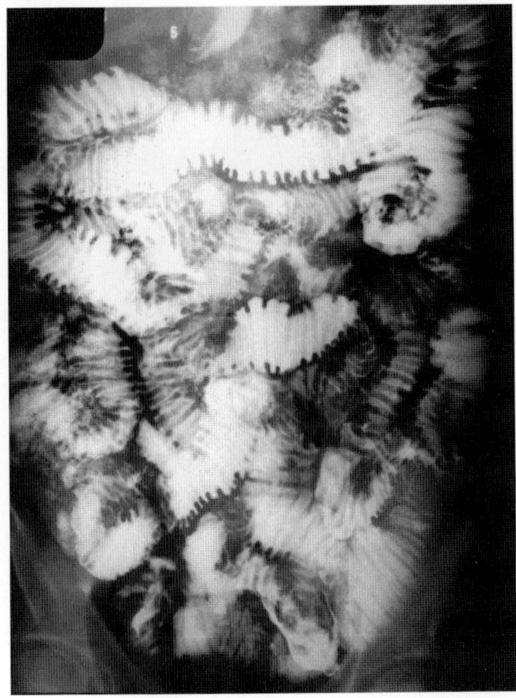

C

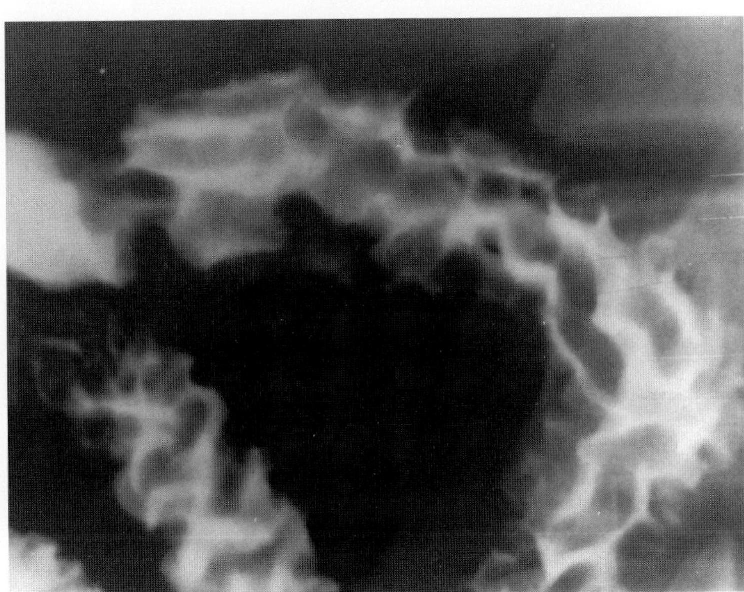

D

FIG. 2. *(continúa de la página anterior.)* **C:** Linfoma. La infiltración linfomatosa difusa causa engrosamiento difuso de los pliegues mucosos y la pared intestinal. **D:** Amiloidosis. La infiltración amiloide del duodeno produce engrosamiento de los pliegues mucosos.

mucosa, además de alterar la peristalsis por interferir con la actividad muscular.

Radiográficamente, la amiloidosis se caracteriza por el engrosamiento de los pliegues mucosos que suelen ser simétricos. Incluso puede encontrarse la presencia de pliegues gruesos en el íleon que semejan válvulas conniventes. Este un signo muy sugestivo de amiloidosis (9). Sin embargo, el diagnóstico de amiloidosis se hará demostrando el material amiloide característico en la biopsia intestinal (Fig. 2D).

DIVERTICULOSIS INTESTINAL, ASAS CIEGAS Y ESTENOSIS

La presencia de divertículos, estenosis o asas ciegas tiene como denominador común la hipomotilidad local que da lugar a estasis y permite la sobrepoblación bacteriana que consume factores vitamínicos, principalmente vitamina B12. El resultado es la aparición de anemia macrocítica, que acompaña a estos cuadros de la absorción intestinal deficiente.

El mecanismo de la absorción intestinal deficiente parece estar en relación con la capacidad bacteriana para desconjugar las sales biliares, inactivar enzimas intestinales o en la alteración de las grasas hacia una forma menos absorbible.

La diverticulosis intestinal se demuestra con cierta facilidad en los estudios baritados al poner en evidencia las formaciones saculares, redondeadas u ovaladas, con el cuello característico, de tamaño variable, contornos regulares y por lo general numerosas (Fig. 3A) (10).

Las asas ciegas, ocurren como consecuencia de anastomosis intestinales laterolaterales, aunque también se encuentran en la enfermedad inflamatoria cuando ocurren estenosis segmentarias con un segmento intestinal dilatado intermedio. Con frecuencia se observa ulceración mucosa en las asas ciegas que suelen producir hemorragia intestinal (Fig. 3B).

ENFERMEDADES SISTEMICAS Y SAID

La esclerodermia es una enfermedad sistémica que pertenece al grupo de las enfermedades de la colágena y produce también característicamente lesiones dérmicas, pero que puede afectar el tubo digestivo, de manera predominante el esófago y el intestino delgado, y puede llegar a producir en el último caso un síndrome de absorción intestinal deficiente.

Cuando se afecta el intestino delgado con esclerodermia se observa atrofia de las capas musculares y su reemplazo por tejido fibroso. La mucosa y submucosa también muestran atrofia y no es raro encontrar arteritis.

El mecanismo de producción del SAID en estos pacientes se explica en base a la hipomotilidad consecuente la afección muscular, sobrepoblación bacteriana y disminución en la capacidad absortiva por las alteraciones estructurales de la pared.

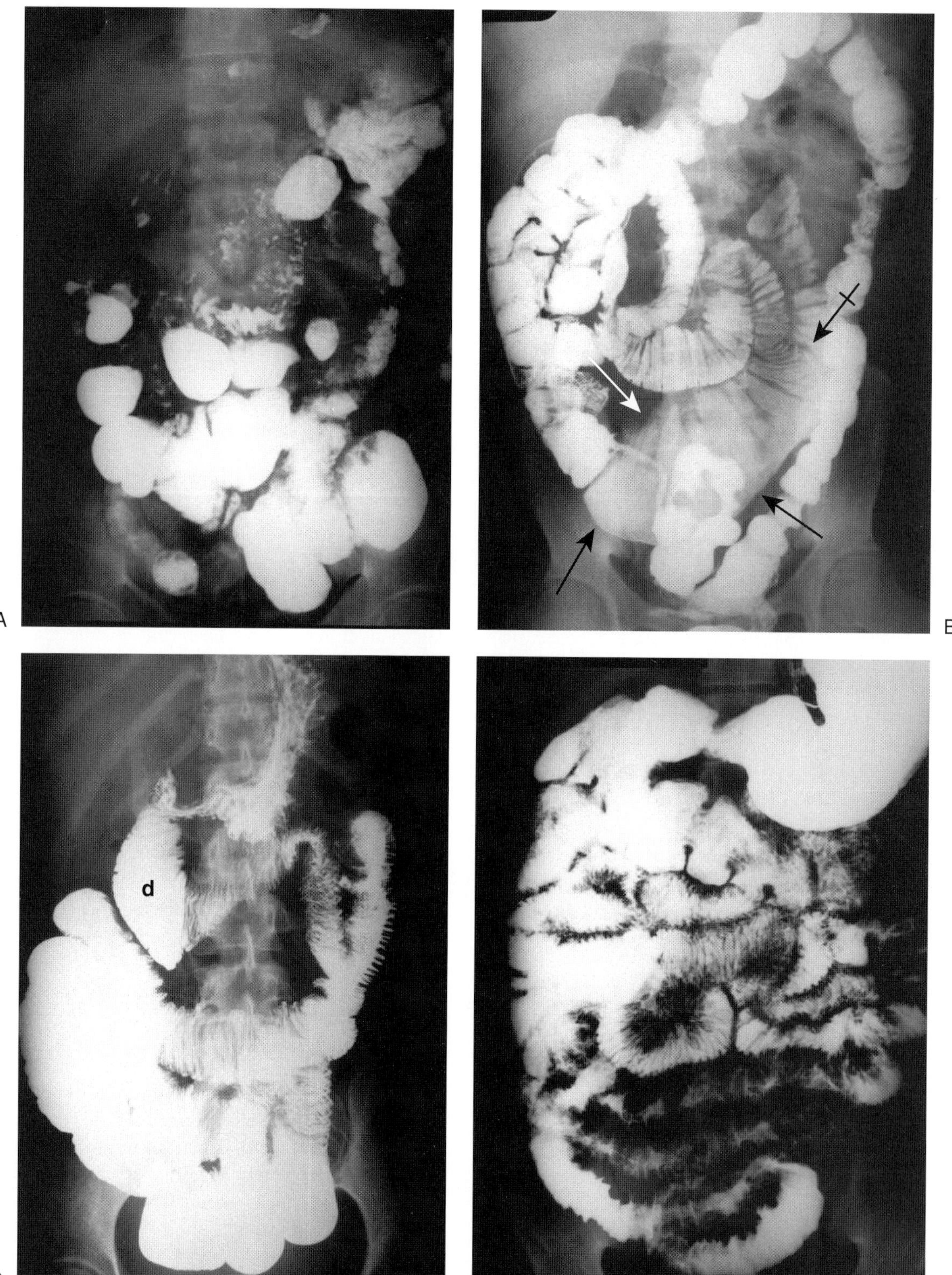

FIG. 3. Cuatro pacientes con síndrome de absorción intestinal deficiente de diversa etiología. **A:** Divertículos múltiples del intestino. En el yeyuno y en el íleon se observan múltiples imágenes redondeadas de diverso tamaño con aspecto sacular. **B:** Asa ciega intestinal. Se observa un asa dilatada (*flechas rectas*) en un paciente que tuvo una entero-entero anastomosis laterolateral (*flecha cruzada*) y desarrolló un síndrome de absorción intestinal deficiente. **C:** Esclerodermia. Nótese la gran dilatación del duodeno (*d*) la atonía intestinal y el aspecto espiculado de los contornos del intestino. **D:** Púrpura de Henoch-Schonlein. Engrosamiento difuso de la pared intestinal y de la mucosa con aspecto de infiltración de la submucosa, por un hematoma.

Radiológicamente, se observa un franco retraso en el tiempo del tránsito intestinal por la hipomotilidad, que se acompaña de dilatación de grado variable, sin que exista engrosamiento de la pared y con preservación del patrón mucoso intestinal con agrupamiento de las válvulas conniventes. No es usual la presencia de segmentación ni de fragmentación (11).

En casos avanzados puede simular un cuadro de obstrucción intestinal e incluso acompañarse de neumoperitoneo.

Generalmente la afección intestinal ocurre en tiempo más tardío a la afección esofágica. También destaca la presencia de dilatación en el duodeno, que puede ser considerable (Fig. 3C), cuyo vaciamiento está retardado y cuya imagen incluso puede sugerir la presencia de un factor obstructivo mecánico hacia la unión duodenoyeyunal.

En los casos de esclerodermia de larga evolución se llegan a desarrollar saculaciones intestinales y colónicas.

La dermatomiositis es otra colagenopatía capaz de producir cambios intestinales en todo semejantes a los de la esclerodermia.

La pseudoobstrucción intestinal crónica idiopática, es una entidad rara caracterizada por cuadros repetidos de obstrucción intestinal sin demostrarse una lesión orgánica. Su etiología no es precisa e incluye miopatía intestinal primaria y alteraciones de los plexos mientéricos. La enfermedad de Chagas se llega a incluir en esta afección. Ambas eventualmente se confunden con esclerodermia.

INSUFICIENCIA VASCULAR

La insuficiencia del riego sanguíneo arterial de la pared intestinal afecta principalmente la motilidad y sólo en algunos casos produce engrosamiento de los pliegues mucosos por hemorragia intramural.

La isquemia intestinal mesentérica crónica puede representar una causa importante en la absorción intestinal deficiente que ocurre en individuos ancianos.

Un cuadro similar se observa también en pacientes con Lupus eritematoso y vasculitis intestinal (Fig. 3D). En estos pacientes suele ser de presentación más aguda y de curso más corto y se manifiesta por edema y engrosamiento de la mucosa e incluso indentaciones a manera de impresiones digitales.

SINDROME DE ZOLLINGER-ELLISON

El síndrome de Zollinger-Ellison es causado por un tumor insular pancreático productor de gastrina. La producción exagerada de gastrina constituye un estímulo persistente de las células parietales del estómago que llegan a producir un gran

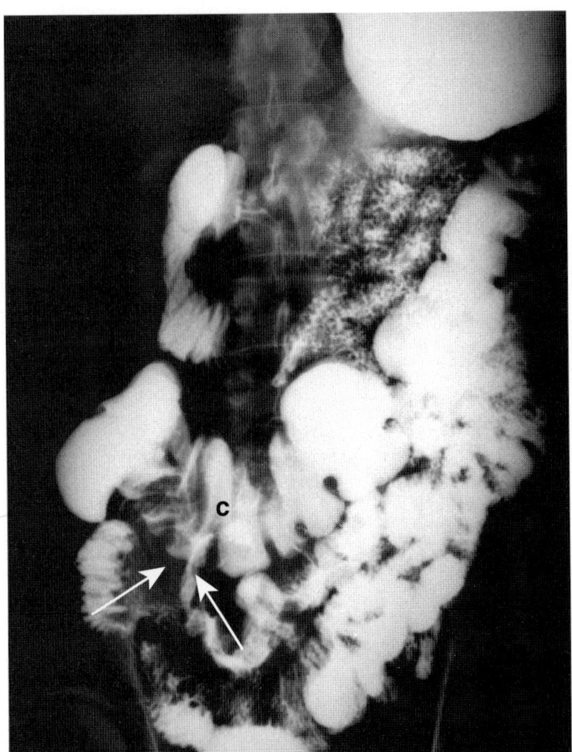
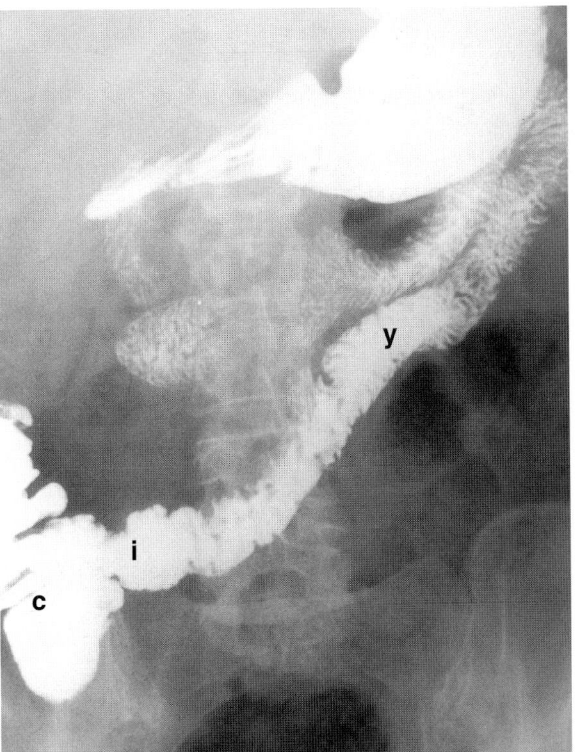

FIG. 4. Dos pacientes con absorción intestinal deficiente por acortamiento del intestino. **A:** Fístula entero-colónica (*flechas*) en un paciente con ileitis mixta, tuberculosa y por *Citomegalovirus*. Las flechas señalan el asa intestinal comunicada con el colon transverso (*c*). **B:** Síndrome de intestino corto, consecutivo a una resección intestinal. Amplia se observa un asa de yeyuno (*y*) anastomosada al íleon terminal (*i*) en la proximidad del ciego (*c*) que reduce la longitud del intestino delgado a menos 50 cm.

volumen de jugo gástrico hiperácido, además de provocar engrosamiento de los pliegues mucosos gástricos, duodenal y del intestino delgado proximal (12). La presencia de ulceración péptica gástrica o duodenal es la regla, frecuentemente es múltiple y hasta en 25% es de localización atípica, postbulbar, duodenal baja y hasta yeyunal.

El intestino delgado suele aparecer dilatado, dado el gran volumen de secreción gástrica y el tránsito intestinal es rápido.

El diagnóstico del adenoma insular puede hacerse por ultrasonido, tomografía computada, arteriografía, o medicina nuclear, pero la demostración de una úlcera péptica y las alteraciones descritas en el estudio baritado, deben alertar al radiólogo sobre su existencia (12), para proseguir el estudio del páncreas.

ENTERITIS INFECCIOSA

Por lo general las infecciones que afectan de manera difusa el intestino delgado dan lugar a absorción intestinal deficiente al provocar daño a la mucosa y hacerla incapaz de absorber. Además dan lugar a dilatación y engrosamiento de los pliegues mucosos como respuesta inflamatoria inespecífica.

Este aspecto se puede encontrar en salmonelosis, aunque es aun más frecuente en infecciones por oportunistas causadas por agentes como *Cándida, Citomegalovirus* o *Cryptosporidium* en pacientes inmunocomprometidos (Fig. 4A).

CAUSAS QUIRURGICAS

Las resecciones intestinales reducen el área de absorción y cuando son amplias conducen al llamado síndrome de intestino corto (Fig. 4B), que se manifiesta clínicamente por diarrea acuosa, a veces postprandial inmediata, esteatorrea y lienteria y es capaz de desnutrir rápidamente a los pacientes (13).

En las anastomosis gastrointestinales erróneas, por ejemplo, las del íleon o al colon, se establece un corto circuito debido al cual la mayor parte del intestino no se pone en contacto con el alimento. Igual situación ocurre en las fístulas gastroyeyunocólicas consecutivas a enfermedad ulcerosa, inflamatoria, o neoplásica.

El estudio radiológico del intestino delgado es capaz de demostrar el tipo de reconstrucción quirúrgica y desde luego establecer con precisión el sitio y la amplitud de los cortocircuitos primarios o adquiridos. La conexión quirúrgica del cortocircuito suele corregir el problema y revertir el cuadro clínico.

REFERENCIAS

1. Eisenberg RL. *Gastrointestinal radiology,* 2nd ed. Philadelphia: Lippincott, 1983:441–481.
2. Marshak RH, Lindner AE. Malabsorption. En: Margulis AR, Burhenne HJ. *Alimentary Tract Roentgenology,* 1st ed. St. Louis: Mosby, 1967:626.
3. Rubesin SE, Grumbach K, Herlinger H et al. Adult celiac disease and its complications. *RadioGraphics* 1989:9:1045.
4. Herlinger H. Malabsorption and immune deficiencies. En: Herlinger H, Magliute DDT, eds. *Clinical radiology of the small intestine.* Philadelphia: WB Saunders, 1989:349–398.
5. Cohen MD, Lintott DJ. Transient small bowel intussusception in adult coeliac disease. *Clin Radiol* 1978;29:529–534.
6. Bova JG, Friedman AC, Weiser E et al. Adaptation of the ileum in nontropical sprue: reversal of the jejuno-ileal fold pattern. *AJR* 1985; 144:299–302.
7. Rubesin SE, Gilchrist AM, Bronner M et al. Non-Hodgkin lymphoma of the small intestine. *RadioGraphics* 1990;10:985–998.
8. Gilchrist AM, Herlinger H, Carr RF et al. Small bowel lymphoma: A radiologic-pathologic correlation. En: Herlinger H, Megibow A, ed. *Gastrointestinal Radiology Reviews,* vol 1. New York: Dekker, 1990:187–211.
9. Tada S, Iida M, Yao T et al. Gastrointestinal amyloidosis: radiologic features by chemical types. *Radiology* 1994;190:37.
10. Brian JE, Stair JM. Noncolonic diverticular disease. *Surg Gynecol Obst* 1985;161:189.
11. Horowitz AL, Meyers MA. The "hide bound" small bowel of scleroderma: characteristic mucosal fold pattern. *AJR* 1973;119:332–334.
12. Zboralske FF, Amberg JR. Detection of the Zollinger-Ellison syndrome: the radiologist's responsibility. *AJR* 1968;104:529–543.
13. McIntyre PB. The short bowel. *Br J Surg* 1985;72:592.

Abdomen: El Tubo Digestivo, Tomo I.
Editores: M. E. Stoopen, K. Kimura y P. R. Ros.
Lippincott Williams & Wilkins, Philadelphia © 1999.

CAPITULO 12

Neoplasias del intestino delgado

Horacio Lozano-Zalce

Las neoplasias del intestino delgado representan únicamente 1% de los tumores del tracto gastrointestinal, aún cuando la superficie y longitud del intestino constituyen 90% y 75% del total del tubo digestivo, respectivamente (1).

Esta baja incidencia de neoplasias se debe a varios factores. Entre los más importantes se señalan el acelerado y voluminoso recambio celular, ya que se calcula que se regenera 1 g de células epiteliales cada 16 minutos, el rápido tránsito del bolo alimenticio, su contenido líquido, la alcalinidad relativa, los altos niveles de IgA y la escasa población bacteriana (2).

Las neoplasias del intestino delgado tienen origen en distintas estirpes histológicas. Generalmente tienen origen en tejido epitelial, linfoide, vascular, nervioso, muscular o en vasos linfáticos (3).

La Tabla 1 describe su origen histológico y variantes neoplásicas.

TABLA 1. *Neoplasias intestinales: origen e histopatología*

Tejido	Benigno	Maligno
Epitelio	Adenoma	Adenocarcinoma
Enterocromafin	—	Carcinoide
Linfoide	—	Linfoma
Músculo liso	Leiomioma	Leiomiosarcoma
Vascular	Hemangioma	Angiosarcoma
	Linfangioma	—
Conectivo	Fibroma	Fibrosarcoma
Nervioso	Neurofibroma	Neurofibrosarcoma
	Neurilemoma	Schwannoma maligno
Adiposo	Lipoma	Liposarcoma
Otros	Peutz-Jeghers	Metástasis

Dr. H. Lozano-Zalce: Departamento de Radiología, Instituto Nacional de la Nutrición, México, D.F.

CUADRO CLINICO

El comportamiento clínico de los tumores benignos en general es silente, en contraposición a los malignos. Un 75% de los malignos dan cuadros llamativos. Desafortunadamente cuando la naturaleza del tumor es maligna, el diagnóstico se establece de manera tardía y por lo tanto, la supervivencia es pobre. Algunos autores han descrito este retardo de la siguiente manera: el paciente acude dos meses después de haber iniciado con manifestaciones las cuales en la mayoría de las ocasiones son vagas e inespecíficas, hay un retardo de cinco meses del médico en llevar a cabo el diagnóstico y otros dos o tres meses en contar con estudios específicos y tener un diagnóstico de certeza. En conclusión, puede haber una dilación de diez a doce meses (4). La población más afectada son varones entre las décadas sexta y séptima de la vida.

Las manifestaciones clínicas más frecuentes son el dolor abdominal (65%), hemorragia de tubo digestivo (50%), náusea o vómito (50%), pérdida de peso (50%), diarrea (30%), obstrucción intestinal (35%) y masa abdominal palpable (4%).

ESTUDIOS DE IMAGEN

Los estudios de imagen clásicos y más empleados son el llamado "tránsito intestinal" convencional, la duodenografía hipotónica y la enteroclisis. Numerosos informes han descrito la sensibilidad y especificidad de cada una de estas técnicas de exploración (5). Si bien es cierto e irrefutable que la enteroclisis es hoy día el estándar de oro, la baja frecuencia de la patología tumoral del intestino delgado cuestiona el llevar a cabo un estudio molesto y parcialmente invasivo. Por ende, la mayoría de los centros lo reservan para casos dudosos y seleccionados, y no como prueba de primera línea. Se acepta que el tránsito convencional detecta 50% de los tumores malignos comprobados, mientras que la enteroclisis lo hace en más de 90%.

TUMORES BENIGNOS

Adenomas

Dentro de la lista de los tumores benignos que afectan el intestino delgado, los adenomas constituyen uno de los más frecuentes aunque se acepta que ocupan el segundo lugar después de los leiomiomas. Generalmente son lesiones redondeadas, pequeñas, menores de 1 cm de bordes nítidos y lisos, algunos lobulados y se observan como defectos de llenado con estas características (Fig. 1). Su localización más frecuente es el íleon. En ocasiones se observa claramente el pedículo que lo sujeta a la pared y por ello pueden ser origen de invaginación (6).

En el duodeno hay una variedad que se origina de las glándulas de Brunner y se manifiesta como una lesión única, de bordes lisos, localizada en la cara mesial de la segunda porción. Algunos autores lo catalogan como cambios hiperplásicos más que un adenoma formal.

Leiomiomas

Este es un tumor intramural que origina de la submucosa o de la subserosa, de estirpe muscular liso. Son los tumores benignos más frecuentes en el intestino delgado. La lesión generalmente es lisa y única en más de 97% de los casos, y si

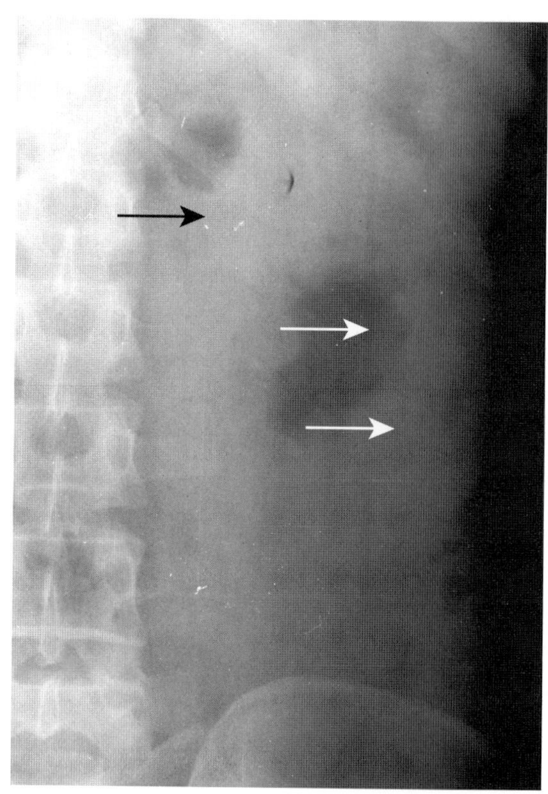

A

FIG. 2. Leiomioma gigante del yeyuno. **A:** Detalle de la radiografía simple muestra un luminograma anormal (*flechas*), destacándo el engrosamiento de la pared (*flechas blancas*). (*continúa*)

es abultada, protruye hacia la luz del intestino. La mucosa puede estar íntegra pero a pesar de que la superficie del leiomioma está ricamente vascularizada, la porción central es avascular y en ocasiones puede ulcerarse y ser fuente de sangrado. Puede localizarse en cualquier porción del intestino delgado, aunque la mayoría en el yeyuno (Fig. 2). Se han descrito casos de invaginación intestinal asociados. Algunos tienen gran crecimiento extramural y se identifican como causantes de compresión extrínseca, que desplaza las asas vecinas (7).

Lipomas

La localización de los lipomas también es submucosa, su origen histológico es tejido adiposo, y generalmente tienen pedículos que permiten ver las masas intraluminales. La mayoría se localizan en el íleon terminal y en la válvula ileocecal y son los tumores más frecuentes en esta localización, pero pueden observarse en cualquier sitio del intestino delgado (Fig. 3). Tienen consistencia suave y sus márgenes son lisos. El pedículo puede provocar invaginación intestinal aunque la mayoría de las veces cursan clínicamente silenciosos. En la Tomografia computada (TC) sus márgenes aparecen lisos y su coeficiente de atenuación siempre se localiza entre −40 y −100 unidades Hounsfield, en el rango de la grasa (8).

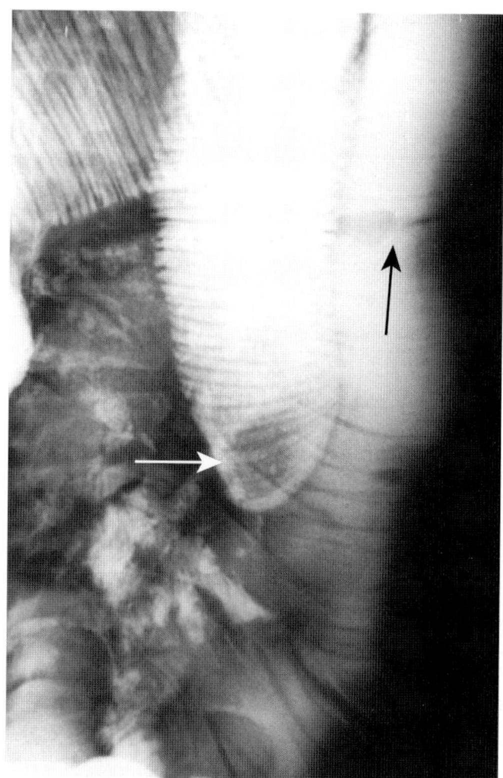

FIG. 1. Adenomas. Presencia de dos lesiones de bordes nítidos, que dependen de la pared (*flechas*). Nótese la dilatación de las asas intestinales.

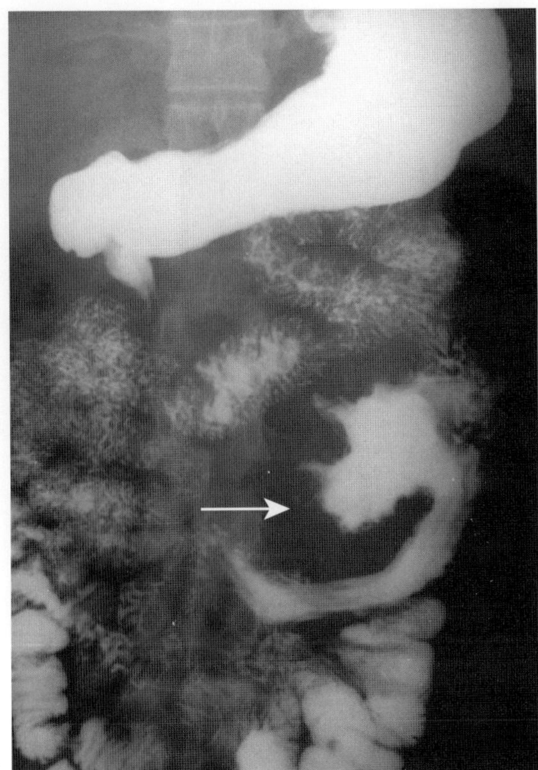

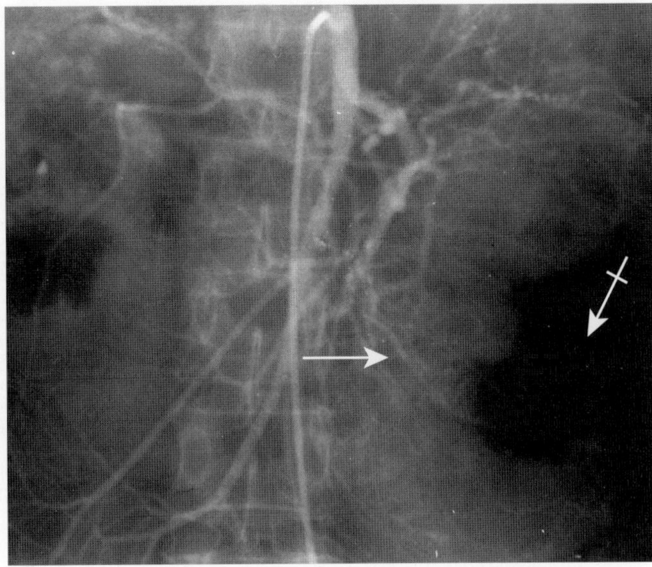

FIG. 2. *(Continúa de la página 2.)* **B:** El estudio baritado demuestra una extensa lesión ulcerada, dependiente de la pared del yeyuno (*flecha*). Esta apariencia no es del todo característica, sin embargo, el estudio histopatológico no demostró malignidad. **C:** Estudio angiográfico que pone de manifiesto la naturaleza hipervascular de la lesión (*flecha*), con centro hipovascular que traduce ulceración (*flecha cruzada*).

Hamartomas

Este tipo de lesiones mesenquimatosas se caracterizan por la presencia del tejido esperable para el órgano afectado, pero en forma desordenada y caótica. En el intestino aparecen como lesiones polipoideas, aisladas o múltiples (Fig. 4). Suelen asociarse al síndrome de Peutz-Jeghers constituido por pólipos hamartomatosos y manchas hipercrómicas en cara, manos y labios (9).

Tumores neurogénicos

Los neurofibromas o neurilemomas pueden originarse en el intestino delgado. Los pacientes con neurofibromatosis pueden presentar lesiones únicas o múltiples, las cuales se originan en nervios de localización subserosa del plexo de Auerbach, y más raramente, en los plexos submucosos. Eventualmente pueden ulcerarse y sangrar, o bien alcanzar dimensiones considerables y ser causa de obstrucción. En general su comportamiento biológico es benigno. Su localización suele ser ileal o en la segunda porción del duodeno. Raramente se presenta una variedad llamada "paraganglioma gangliocítico".

Linfangiomas

Los linfangiomas cavernosos están compuestos por numerosos vasos linfáticos irregulares, dilatados, cubiertos por tejido epitelial. Usualmente son hallazgos de autopsia y no

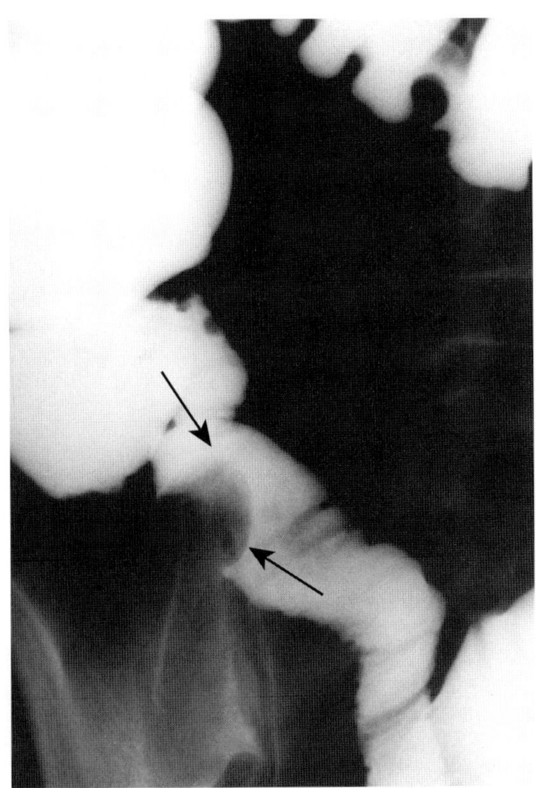

FIG. 3. Lipoma en íleon terminal. Lesión única, de bordes lisos y nítidos, que respeta la mucosa (*flechas*).

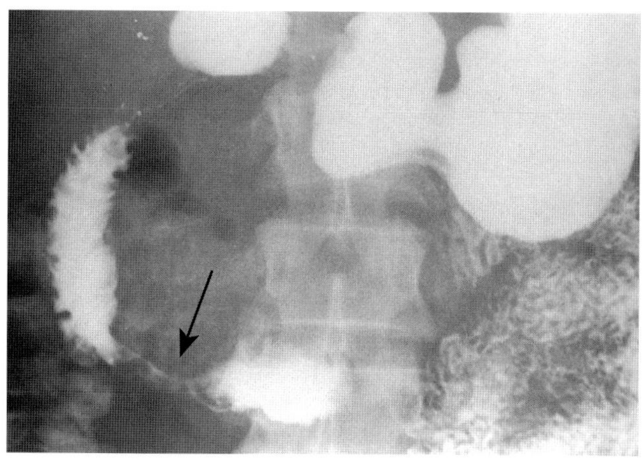
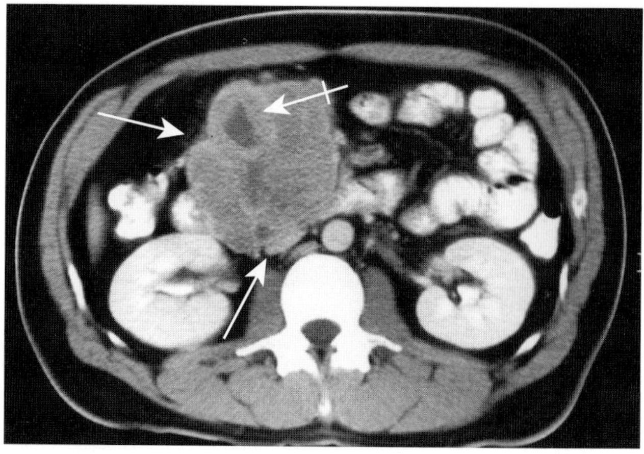

FIG. 4. Tumor estromal del duodeno. **A:** Extensa lesión que origina en la unión de las segunda y tercera porciones del duodeno (*flecha*). Nótese además la apertura anormal del arco duodenal. **B:** La TC contrastada muestra la extensión de la lesión, de bordes lisos y sin signos de infiltración locorregional (*flecha superior*). Hay áreas de ulceración (*flecha cruzada*) y compresión de la vena cava inferior (*flecha inferior*).

dan manifestaciones clínicas. Hay algunos casos anecdóticos que produjeron obstrucción intestinal, o bien dolor abdominal. Desde el punto de vista radiológico, se observan como lesiones intramurales con bordes lisos (10).

Hemangiomas

Son neoplasias muy raras en el intestino. Están compuestas de una malla de endotelio agrupado, con espacios en forma de lagos que contienen sangre. Pueden ser causa de hemorragia intensa del tubo digestivo. Menos de 25% son solitarios y generalmente no son identificados con los estudios baritados por su consistencia suave y fácil compresibilidad. La presencia de flebolitos en la pared, puede ser la clave para el diagnóstico, pero lamentablemente este hallazgo es muy infrecuente (Fig. 5). Algunos autores no aceptan que exista diferencia entre un hemangioma que es un tumor verdadero y las telangiectasias que se deben a la dilatación de las estructuras vasculares preexistentes y se asocian con el síndrome de Osler-Weber-Rendu (10).

Síndrome de Peutz-Jeghers

Entre los varios síndromes de poliposis múltiple que afectan el intestino delgado, el síndrome de Peutz-Jeghers es el más común. Se caracteriza por presentar además de la poliposis intestinal, manchas hiperpigmentadas en la piel y las mucosas, principalmente en la de los dedos, región perioral, narinas, palmas, plantas y región perianal. Los pólipos son hamartomas constituidos por estroma fibromuscular vegetante que se origina en el centro del músculo liso de la pared intestinal. Las lesiones son más prominentes en el intestino delgado, aunque pueden localizarse en estómago, colon y recto. Pueden ser causa de dolor abdominal, sangrado o de invaginación. Su comportamiento biológico es benigno, sin embargo en 2 a 3% hay transformación maligna a adenocarcinoma, vista en el duodeno y yeyuno (Fig. 6). Las mujeres con este síndrome desarrollan quistes y tumores ováricos (9).

TUMORES MALIGNOS

Adenocarcinoma

Esta es la neoplasia maligna más frecuente del intestino delgado. En algunas regiones del mundo occidental su preva-

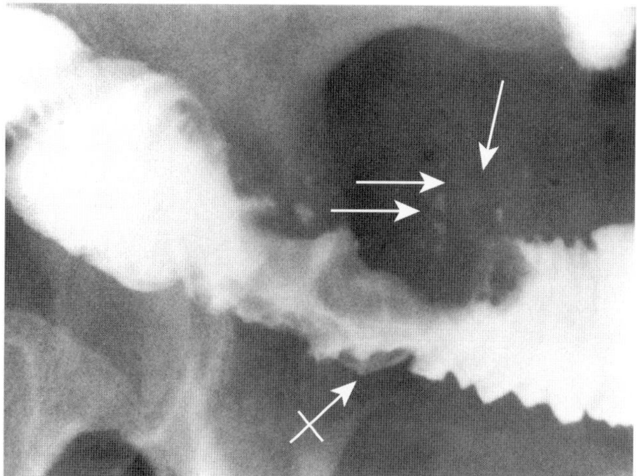

FIG. 5. Hemangiosarcoma. Defecto de llenado en la cara mesial del íleon, de bordes regulares, con pérdida parcial del patrón mucoso (*flecha cruzada*). Nótese la presencia de múltiples flebolitos (*flechas*).

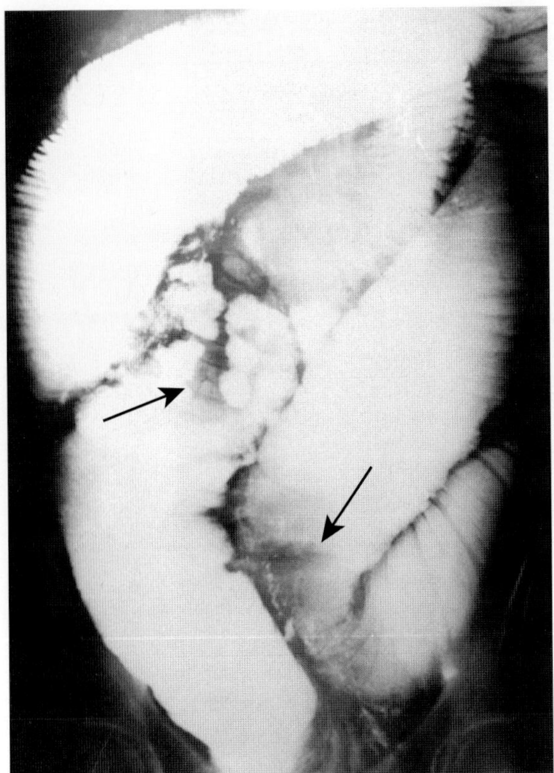

FIG. 6. Síndrome de Peutz-Jeghers. Lesión estenosante, anular, excéntrica, que provoca dilatación y obstrucción del íleon (*flecha superior*). Hay un pequeño adenoma proximal a la neoplasia (*flecha inferior*).

TABLA 2. *Localización de tumores malignos del intestino delgado (10,12,13,14)*

	Duodeno	Yeyuno	Ileon
	%	%	%
Adenocarcinoma	40	38	22
Carcinoide maligno	6	10	84
Linfoma primario	16	48	36
Leiomiosarcoma	10	37	53

tos intestinales que han sido "puenteados" quirúrgicamente son los más susceptibles, pero es 75% más frecuente en el íleon. El pronóstico en general es muy sombrío dado que al momento del diagnóstico de la neoplasia el estadio suele ser avanzado, particularmente por la dificultad de poder establecer una diferencia entre las manifestaciones clínicas de ambas entidades. Se calcula que 1% de los pacientes con enfermedad de Crohn desarrollarán adenocarcinoma del intestino delgado en algún momento de su enfermedad (15).

Sprue (enfermedad celíaca)

La enfermedad celíaca se asocia más frecuentemente a linfoma aunque también a adenocarcinoma. Clínicamente se debe sospechar cuando el paciente presenta anemia, exacerbación del sangrado y del resto de las manifestaciones clínicas (16).

Estomas, reservorios y bolsas quirúrgicas

Los pacientes con poliposis que hayan sido sometidos a este tipo de cirugías, pueden presentar neoplasias. Estas se presentan con mayor frecuencia adyacentes a los bordes quirúrgicos de anastomosis. En caso de tratarse de reservorio ileoanal, en ocasiones es difícil establecer si el origen de la tumoración es del intestino delgado o del colon (17).

Poliposis adenomatosa familiar

En los pacientes con antecedentes familiares de poliposis adenomatosa familiar es imperativo seguir un esquema de escrutinio para la búsqueda de pólipos duodenales, ya que hasta 92% de ellos pueden presentarlos, y éstos ser origen de displasia (18).

Síndrome de Peutz-Jeghers

Se caracteriza por la presencia de pólipos hamartomatosos en los intestinos delgado y grueso, estómago y la presencia de manchas cutáneas en boca, labios y manos. Los pólipos, inicialmente hamartomatosos, degeneran hacia adenomas y posteriormente, adenocarcinomas. Se acepta que cerca de 5% de los pacientes desarrollarán adenocarcinoma de intestino delgado (9).

lencia y presentación se asemeja al carcinoma de colon, mas no así a carcinoma de estómago. Los países industrializados presentan más casos que los países pobres. Se acepta que la población más afectada son los varones en la sexta década de la vida. En los Estados Unidos la frecuencia es de 4.6 casos por millón en varones y 3.3 por millón en mujeres (11).

Desde el punto de vista radiológico es muy importante localizar la lesión, ya que presenta un patrón de aparición razonablemente característico. Por lo tanto, puede tener elementos que permitan establecer un diagnóstico presuntivo. La Tabla 2 describe esta distribución.

Factores de riesgo

Se ha identificado una serie de factores de riesgo para la génesis de esta neoplasia. Entre los más reconocidos se encuentran los siguientes:

Enfermedad de Crohn

Se calcula que los pacientes con enfermedad de Crohn (EC) tienen cien veces más riesgo que la población general. Se han identificado múltiples áreas de displasia en pacientes con EC de larga evolución de más de 10 años. Los segmen-

TABLA 3. *Correlación entre factores de riesgo, localización e histopatología de los tumores malignos del intestino delgado*

Factor de riesgo	Tipo de tumor	Sitio
Crohn	Adenocarcinoma	Ileon
Sprue	Adenocarcinoma	Duodeno o yeyuno
Poliposis adenomatosa familiar	Adenoma	Duodeno
	Adenocarcinoma	
Conducto ileal o ileocistoplastía	Adenocarcinoma	Adyacente a la anastomosis
Ileostomía después de coletomía	Adenocarcinoma	Unión ileocutánea
Neurofibromatosis	Adenocarcinoma	
	Leiomioma	Ileon
Sprue	Linfoma no Hodgkin (T)	Yeyuno
Enf. intestinal inmunoproliferativa	Linfoma no Hodgkin (B)	Yeyuno
Hiperplasia nodular linfoide	Linfoma no Hodgkin	Ileon
SIDA	Linfoma no Hodgkin, sarcoma de Kaposi	Ileon

Duplicaciones heterotopias y malformaciones

Se han informada casos en pacientes con duplicación intestinal y con divertículo de Meckel. La heterotopia de mucosa gástrica en el duodeno y yeyuno también predispone a cambios displásicos.

Radiación

Desde el punto de vista biológico el antecedente de radiación sobre el intestino predispone a la aparición de cáncer intestinal.

La Tabla 3 resume los factores de riesgo para el desarrollo de tumores del intestino delgado.

Manifestaciones clínicas

Las manifestaciones clínicas del adenocarcinoma del intestino delgado incluyen náusea, vómito, dolor y distensión abdominal, así como sangrado del tubo digestivo. El cuadro clínico depende de la localización, tamaño, relación con estructuras vecinas y grado de vascularidad. La mayoría tiene un crecimiento concéntrico que provoca obliteración luminal con la consecuente obstrucción (Fig. 7). En general la hemorragia es de poca cuantía, comparada con la de los leiomiomas. Las lesiones adyacentes al ámpula de Vater pueden provocar ictericia obstructiva y pancreatitis (Fig. 8). La exploración física generalmente es irrelevante, con excepción de las lesiones hiperpigmentadas del síndrome de Peutz-Jeghers. La presencia de una masa palpable significa, con mayor frecuencia, la presencia de leiomiosarcomas, hepatomegalia, ascitis y enfermedad metastásica.

La mayoría de los adenocarcinomas intestinales son mal diferenciados. Invaden grasa mesentérica y epiploica, así como los órganos vecinos (Fig. 9). Las vías por las cuales metastatizan son linfáticas y provocan involucro de los vasos mesentéricos. Esto confiere criterios quirúrgicos de irresecabilidad (Fig. 10).

La supervivencia del paciente depende de lo temprano que pueda establecerse el diagnóstico antes de que exista invasión linfática. En general, los adenocarcinomas se originan a partir de adenomas, tal y como ocurre en el colon. Los estudios radiográficos deben estar encaminados, no sólo a

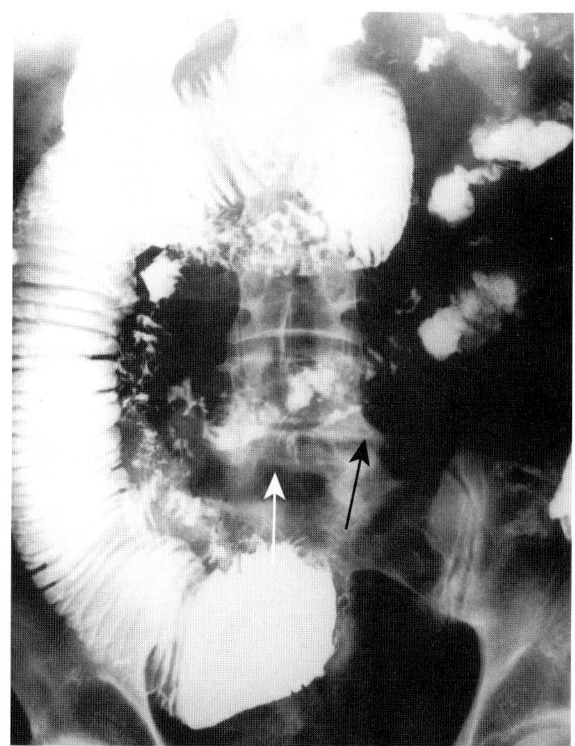

FIG. 7. Adenocarcinoma del íleon. Extensa lesión anular, concéntrica, ulcerada, que provoca dilatación intestinal prelesional (*flechas*).

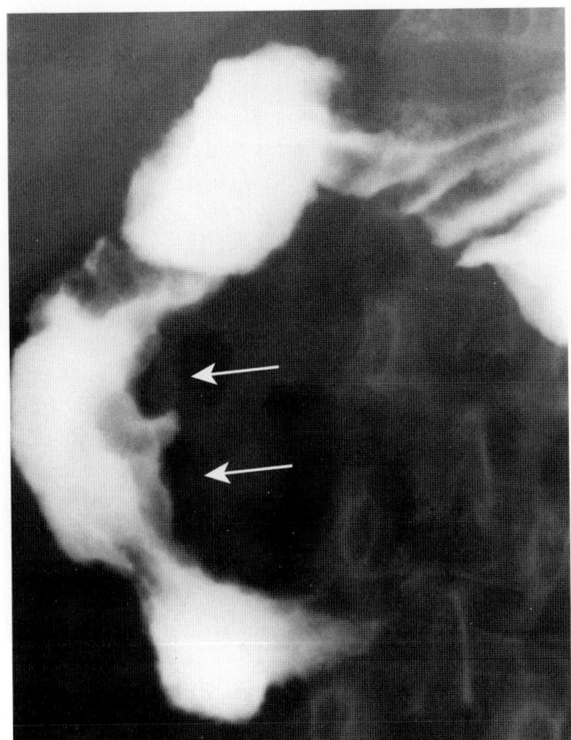

FIG. 8. Carcinoma del ámpula de Vater. Lesión de aspecto amamelonado que involucra la segunda porción de duodeno (*flechas*).

detectar lesiones claramente malignas, sino a detectar tempranamente los adenomas. Un 70% de los tumores del duodeno son polipoideos. Si la lesión es grande, presenta cierto grado de ulceración. Sólo 10% son de tipo infiltrativo (Fig. 11). La mayoría de los carcinomas duodenales son de localización periampular.

En el momento del diagnóstico de los tumores localizados en el intestino mesentérico, que incluye el yeyuno e íleon, más de 75% son anulares (Fig. 12). Pueden presentar signos de ulceración y otros son de tipo fungoide. Las lesiones en forma de anillo son cortas, tienen bordes abruptos con pérdida del patrón mucoso y eventualmente están ulcerados. Este patrón es el más común en las radiografías. Una estenosis maligna generalmente tiene localización central, es rígida y no cambia cuando se comprime durante la exploración en contraste con el linfoma o leiomiosarcoma. En ocasiones se genera una reacción infiltrativa, escirrosa, de las paredes circundantes a la lesión que provoca obstrucción mecánica del intestino. Se calcula que más de 55% de las estenosis anulares del intestino delgado se deben a metástasis de tumores primarios colónicos (19). Es necesario recordar que los tumores primarios de los órganos vecinos pueden afectar por contigüidad al intestino delgado, tal es el caso del adenocarcinoma del páncreas (Fig. 13). En las lesiones estenosantes es difícil y a veces imposible establecer el diagnóstico diferencial con la enfermedad de Crohn. Un signo que puede ayudar es que las lesiones malignas suelen ser más cortas. Los tumores carcinoides raramente se presentan como una lesión anular estenosante. Los tumores del intestino delgado casi nunca se presentan como lesiones

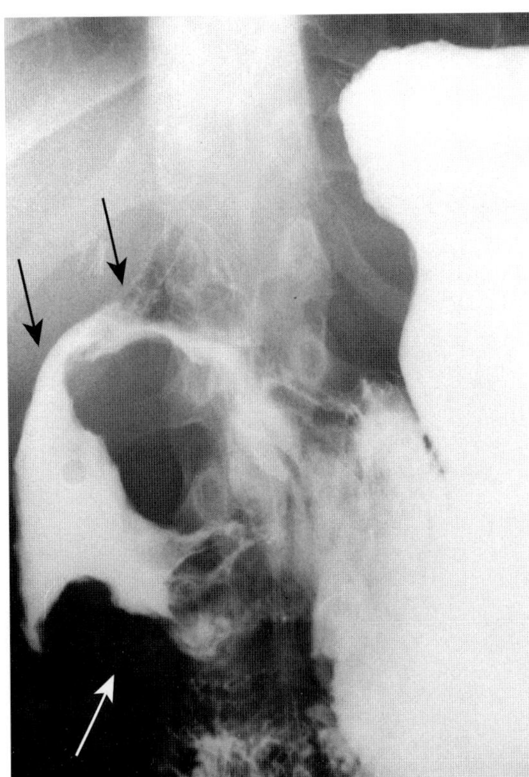

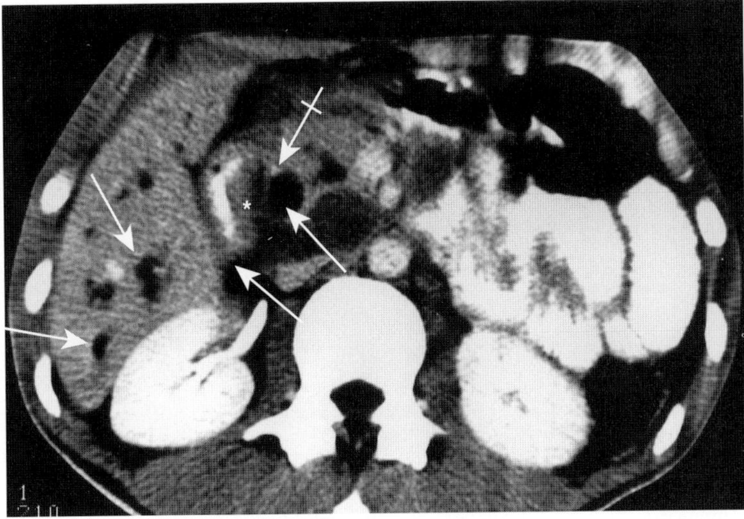

FIG. 9. Adenocarcinoma del duodeno. **A:** Lesión ulcerada y lobulada que origina de la porción descendente del duodeno (*flecha inferior*). Nótese la deformidad en la arcada (*flechas superiores*). **B:** La TC demuestra el engrosamiento de la pared del duodeno (*asterisco*), así como zonas de ulceración (*flecha cruzada*). Hay además múltiples metástasis hepáticas (*flechas rectas*).

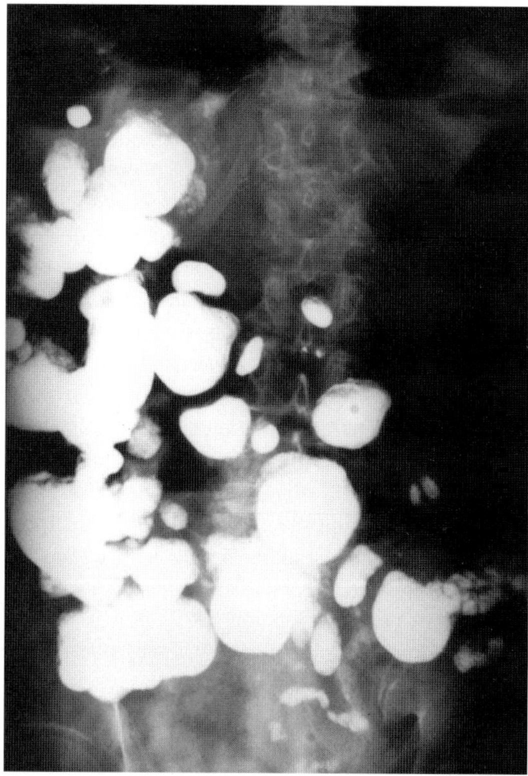

FIG. 10. Linfangiectasia generalizada y carcinomatosis peritoneal. Extensa floculación y segmentación del medio de contraste secundario a infiltración linfática mesentérica.

polipoideas pediculadas, las cuales pueden provocar intususcepciones. Más remotamente se han descrito tumores aplanados que se originan en las paredes, y que en ocasiones la enteroclisis puede demostrar.

El manejo de estas neoplasias es quirúrgico. El consenso de varias series muestra que 50% pueden ser resecados con fines curativos, y que sólo 20% de los pacientes sobreviven 5 años.

Carcinoides

Los tumores carcinoides se originan en las células enterocromafines, también llamados del sistema APUD (Amine precursor uptake and decarboxylation cells, en inglés), o también conocidos como APUDOMAS. Son productores de polipéptidos y aminas como la serotonina, bradicinina, prostaglandinas, polipéptido intestinal vasoactivo e histamina.

Un 95% se localizan en el apéndice cecal, recto o intestino delgado. La gran mayoría son asintomáticos y suelen ser hallazgos de autopsia (20). Casi todos son benignos y pueden asociarse a cuadros de apendicitis aguda, ya que algunos ocluyen su luz. Se localiza un 20% en el intestino delgado, y curiosamente en los últimos 50 cm del íleon terminal. Un 5% crece en el recto y hasta en 30% puede haber multicentricidad (21).

Curiosamente los que se desarrollan en el intestino delgado son los más sintomáticos. Algunos provocan el síndrome carcinoide, manifestado por paroxismos de eritema fa-

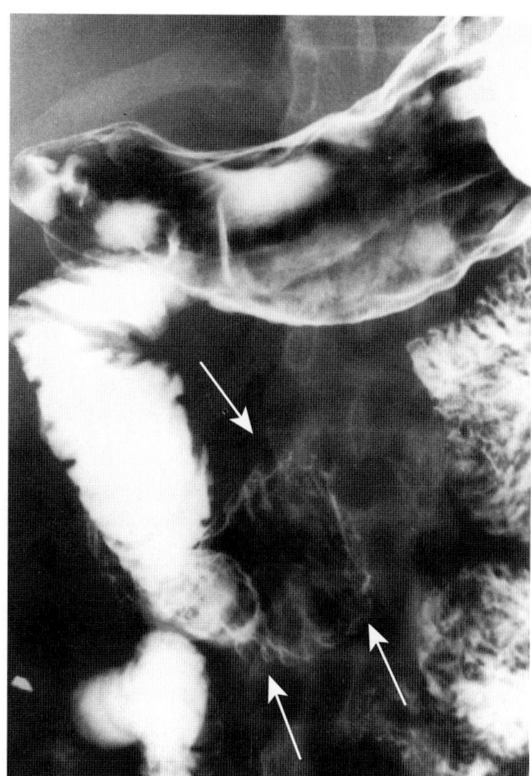

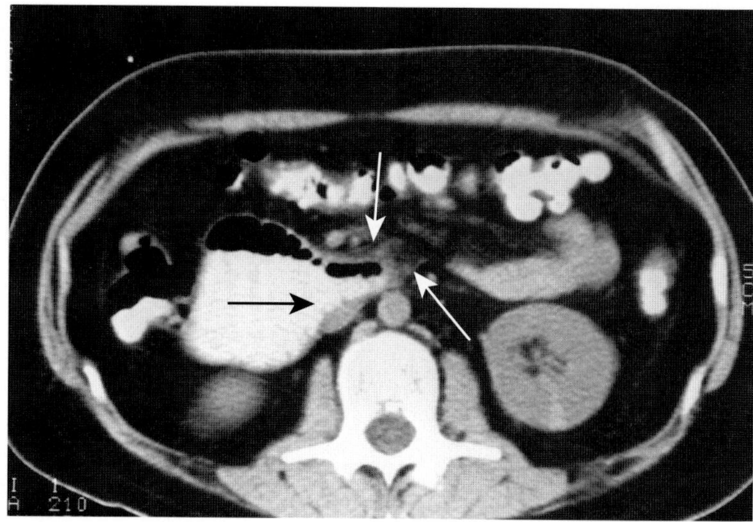

FIG. 11. Carcinoma infiltrativo del duodeno. **A:** Lesión estenosante, excéntrica, parcialmente obstructiva en la tercera porción del duodeno (*flechas*). **B:** Correlación con TC de la lesión infiltrativa (*flechas blancas*). Nótese la pérdida de la grasa pericaval (*flecha negra*).

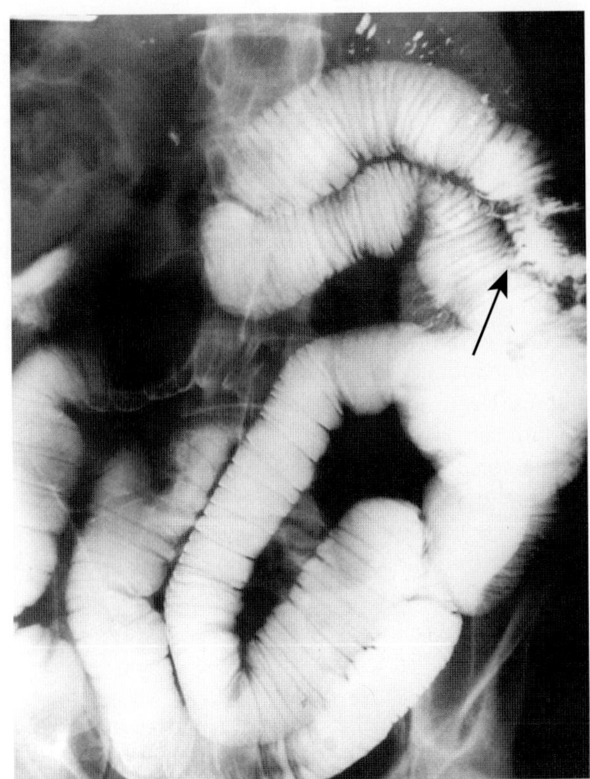

FIG. 12. Adenocarcinoma del yeyuno. Lesión anular, ulcerada, con pérdida del patrón mucoso (*flecha*).

cial, cianosis, diarrea, hipotensión arterial y broncoespasmo. El acaloramiento y el eritema inician en la cara y posteriormente se generaliza. Se desencadena por estrés, esfuerzos físicos intensos, ingesta de alcohol, y otros factores. El paciente refiere una triada: sensación de bochorno y quemadura facial, taquicardia, y finalmente, cianosis. Cuando el tumor se acompaña del síndrome, el diagnóstico es más sencillo.

Generalmente los tumores carcinoides son lesiones pequeñas, de localización submucosa e intramural, que protruyen hacia la luz (Fig. 14). Otros, y más infrecuentemente, son polipoideos y pueden obstruir y causar intusucepción (Fig. 15). Existen criterios para intentar diferenciar las lesiones benignas y malignas. De entrada todas deben ser consideradas como malignas. Dichos criterios son: tamaño mayor de 2 cm, alta penetración en la pared del intestino y presencia de enfermedad metastásica. Cuando el tumor es menor de 1 cm, menos de 5% presentan metástasis, mientras que si es mayor de 2 cm 80 a 85% las tendrán. El patrón de diseminación es hacia el hígado, ganglios locorregionales, órganos vecinos y pulmón. Se han descrito casos de intensos cambios inflamatorios en el mesenterio adyacente al tumor primario secundarios a la liberación de sustancias vasoactivas (22).

El reconocimiento y localización de los tumores mediante tránsito intestinal o enteroclisis se logra cuando son mayores de 2 cm. En general se presentan como lesiones polipoideas de localización ileal. Pueden aparentar originarse de la mucosa o submucosa cuya apariencia es indistinguible a otro tipo de tumores como los leiomiomas, lipomas y adenomas (Fig. 12). Si se lleva a cabo compresión durante la exploración, la lesión no se deforma y puede protruir

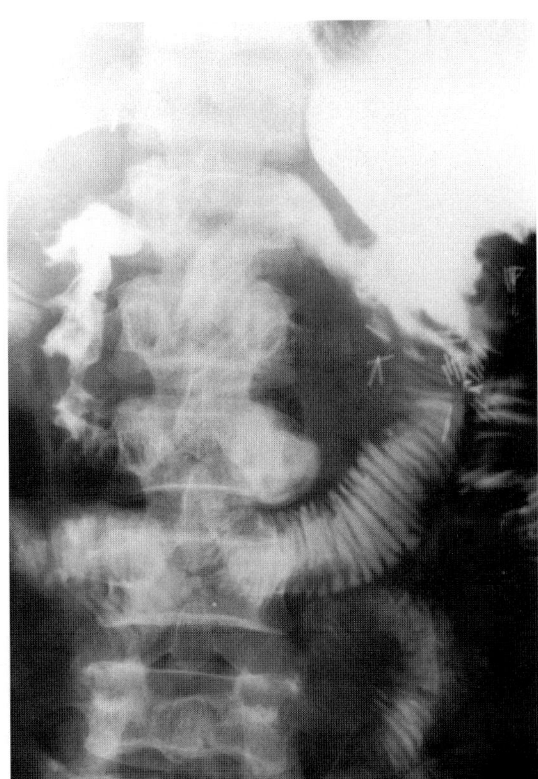

A

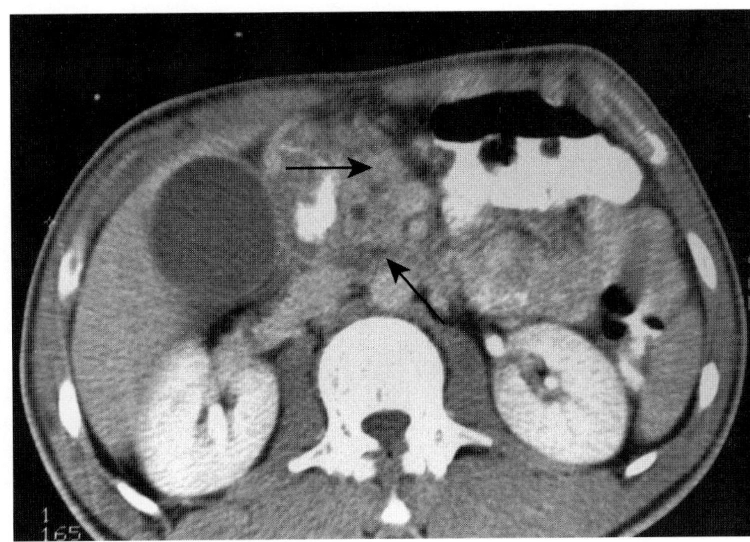

B

FIG. 13. Adenocarcinoma de páncreas con infiltración duodenal. **A:** Intensa infiltración de la pared duodenal por tumor pancreático recidivante. **B:** Extensa neoplasia de la cabeza del páncreas con infiltración al duodeno (*flecha superior*) así como a los vasos mesentéricos (*flecha inferior*).

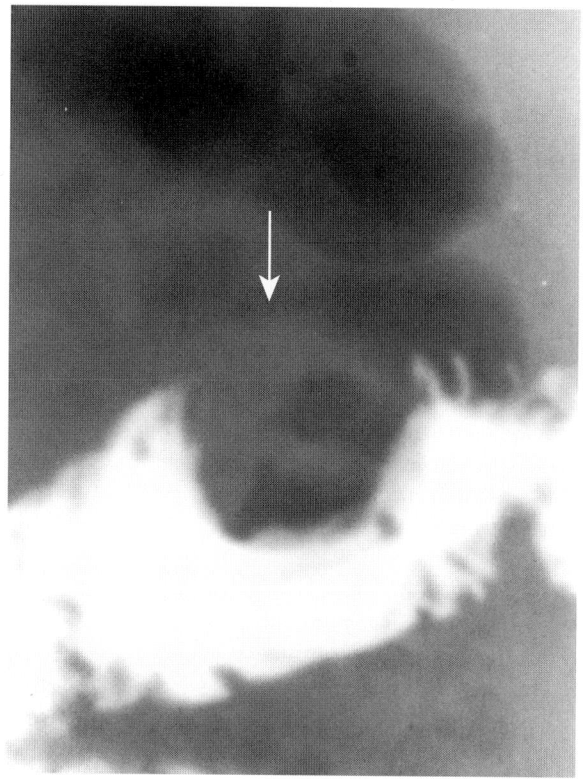

FIG. 14. Tumor carcinoide del íleon. Lesión intraluminal, con mínimo efecto obstructivo (*flecha*).

hacia la luz. La presencia de dos o más lesiones similares apoyan categóricamente este diagnóstico. En ocasiones pueden provocar obstrucción cuando son lesiones grandes. El diagnóstico diferencial debe incluir metástasis submucosas, melanoma, sarcoma de Kaposi o linfoma. Raramente presentan aspecto anular estenosante, y cuando lo hacen, deberá pensarse en cambios inflamatorios locales mesentéricos. En este contexto se debe intentar establecer la diferencia con procesos tales como la enteritis por radiación, bridas postquirúrgicas, tuberculosis y carcinomatosis peritoneal.

El manejo es primordialmente quirúrgico, igual que para el adenocarcinoma. La cirugía debe ser extensa y dejar bordes libres. Recientemente se ha empleado el octeótrido que es un fármaco antagonista de productos vasoactivos, que da excelentes resultados en pacientes en quienes coexiste el síndrome carcinoide. Se calcula que la supervivencia a 5 años es de 99% cuando se localiza en el apéndice, de 83% cuando es en el recto y menos de 50% cuando se encuentra en el intestino delgado.

Linfomas

El tracto gastrointestinal es el sitio más frecuente de afección extraganglionar en Linfomas no Hodgkin (LNH). En ocasiones se presenta de manera primaria en el tubo digestivo, y en otras, como parte de las estructuras involucradas en una enfermedad generalizada (23).

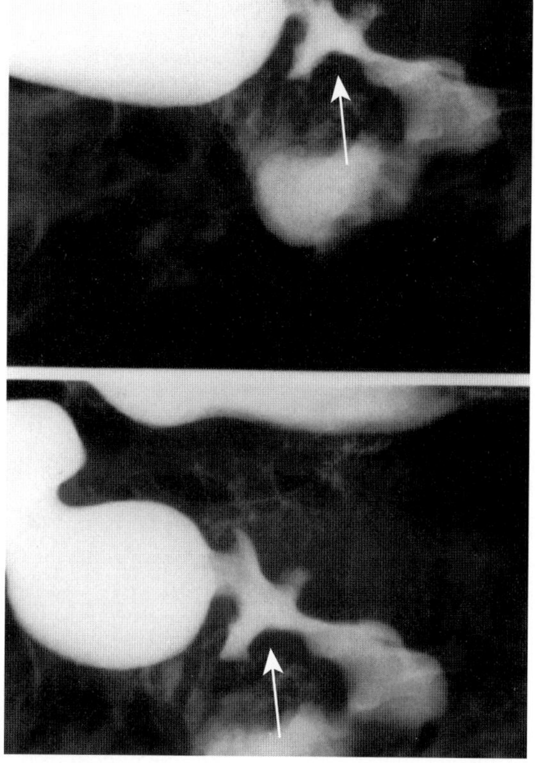

A

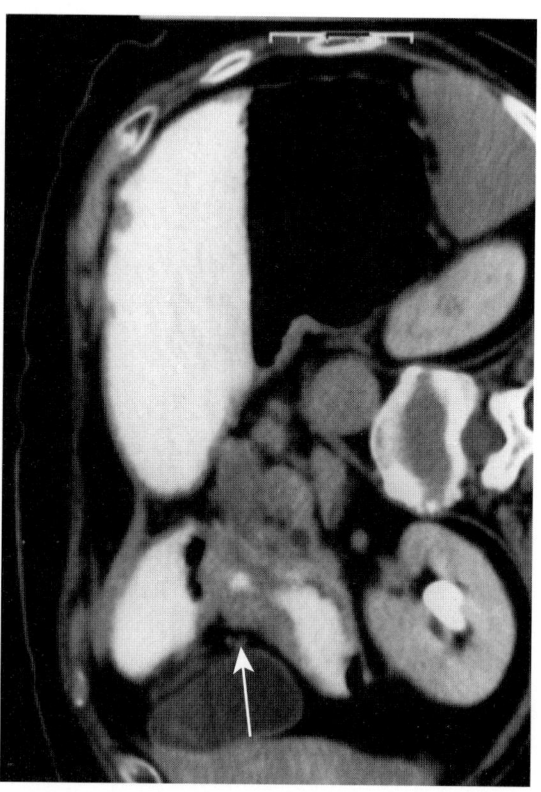

B

FIG. 15. Tumor carcinoide del duodeno. **A:** Lesión polipoidea en la base del bulbo duodenal (*flecha*). Además hay signos de duodenitis crónica (aspecto treboliforme del bulbo). **B:** La TC muestra extensa lesión con engrosamiento excéntrico (*flecha*).

Si bien es cierto que el estómago es el órgano más afectado, no debemos olvidar que el lipoma se puede encontrar desde la faringe hasta el recto.

Es importante enfatizar el papel que juega el tejido linfoide en el tracto digestivo como parte central del aparato inmunológico. La exposición a antígenos generalmente ocurre en la superficie del epitelio de todo el organismo, y el tubo digestivo no está exento, al igual que el tracto respiratorio y las glándulas mamarias y conjuntivas. En la actualidad, el tejido linfático expuesto se denomina Tejido linfoide asociado a mucosas, también conocido por sus siglas en inglés como MALT (Mucosa-associated lymphoid tissue). Este tejido tiene función protectora inmunológica independiente del resto del aparato de defensa. El MALT del tubo digestivo es el más grande de la economía, incluyendo el bazo. Este grupo celular se localiza en la capa de células epiteliales, lámina propia, submucosa y ganglios linfáticos mesentéricos. Una gran cantidad de linfocitos, la mayoría células T, están presentes en la capa epitelial. En la lámina propia de la mucosa hay linfocitos T y B, así como cerca de 80% de las células plasmáticas, productoras de inmunoglobulinas del organismo. Algunas están agrupadas en folículos linfoides, que cuando son más de cinco forman las llamadas placas de Peyer. Estas placas tienden a disminuir con la edad, y son más numerosas en el borde mesentérico del íleon distal.

La mayoría de los linfomas del tubo gastrointestinal son de tipo no Hodgkin (LNH). Existen diversas y confusas clasificaciones de los linfomas (24). En la actualidad la más aceptada es la que propuso el National Cancer Institute en EUA (Instituto Nacional del Cáncer). Se basa en tres patrones pronósticos: de bajo, intermedio y alto grado de malignidad. La mayoría de los LNH del tubo digestivo son del tipo inmunoblástico, de células grandes y de alto grado. Generalmente se originan de células B, aunque algunos relacionados con enfermedad celíaca son de células T.

El cuadro clínico es poco específico. Generalmente el paciente presenta dolor abdominal vago, anorexia, vómito y náusea, pérdida de peso y eventualmente, hemorragia de tubo digestivo. En poblaciones susceptibles, como los pacientes con Síndrome de inmunodeficiencia adquirida (SIDA) enfermedad celíaca (sprue no tropical), lupus eritematoso generalizado, enfermedad de Crohn, o antecedentes de quimioterapia, se debe tener en cuenta esta posibilidad si los datos clínicos son orientadores (25).

Los LNH del intestino delgado se han clasificado de la siguiente manera:

a) forma primaria,
b) enfermedad celíaca complicada con linfoma,
c) forma ganglionar mesentérica y
d) forma generalizada.

En general los LNH se manifiestan como en los estudios de imagen lesiones solitarias, aunque en 25% de los pacientes hay múltiples sitios afectados. Teóricamente el íleon terminal, por la presencia de mayor cantidad de tejido linfoide, es el sitio más involucrado; sin embargo, estudios recientes han descrito que se localizan casi de manera aleatoria por todo el intestino delgado (Fig. 16).

En la forma primaria el tumor se localiza en la pared del intestino, en ocasiones extendida hacia el mesenterio y los ganglios locorregionales (Fig. 17). A veces la lesión es plana y de bordes lisos, lo que la hace indistinguible de otras lesiones. Sin embargo, en muchas ocasiones la lesión es circunferencial o cavitada. La forma circunferencial abarca segmentos intestinales largos. La infiltración submucosa del tumor provoca pérdida del patrón mucoso, con aplanamiento de las válvulas conniventes y da un aspecto tubular al segmento afectado. El calibre puede estar aumentado, disminuido o conservado. La obstrucción es muy rara ya que los linfomas no provocan reacción desmoplásica secundaria. Estas características ayudan a diferenciarlo del adenocarcinoma. Las imágenes radiográficas pueden ser muy dramáticas y recobrar su aspecto normal después del tratamiento. Las lesiones cavitadas generalmente se originan de tumores

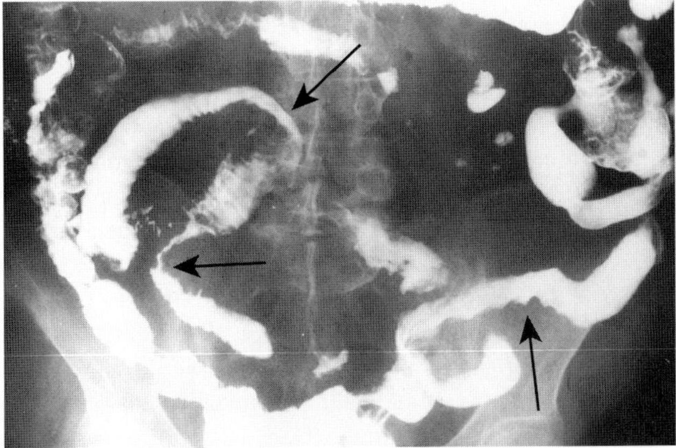
A

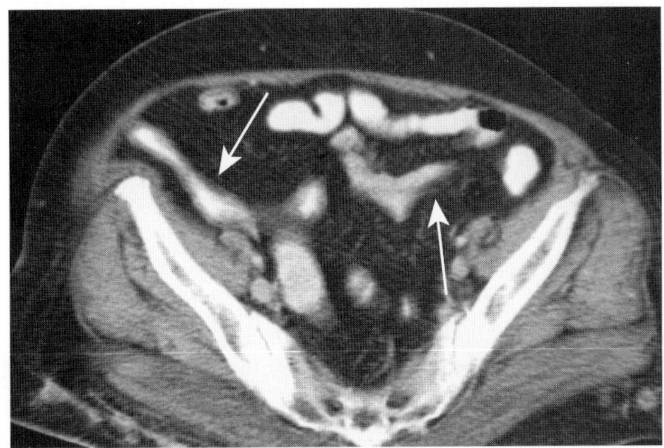
B

FIG. 16. Linfoma difuso del intestino delgado. **A:** Múltiples áreas afectadas con engrosamiento de la pared en yeyuno e íleon (*flechas*). Hay pérdida del patrón mucoso. **B:** La TC contrastada demuestra el difuso engrosamiento parietal (*flechas*).

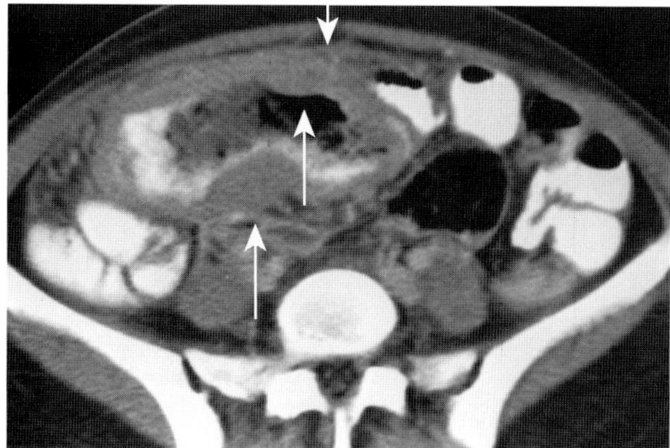

FIG. 17. Linfoma primario de íleon. La TC contrastada demuestra extensa lesión ulcerada, con marcado engrosamiento parietal (*flechas*) e infiltración al mesenterio adyacente (*flecha inferior*).

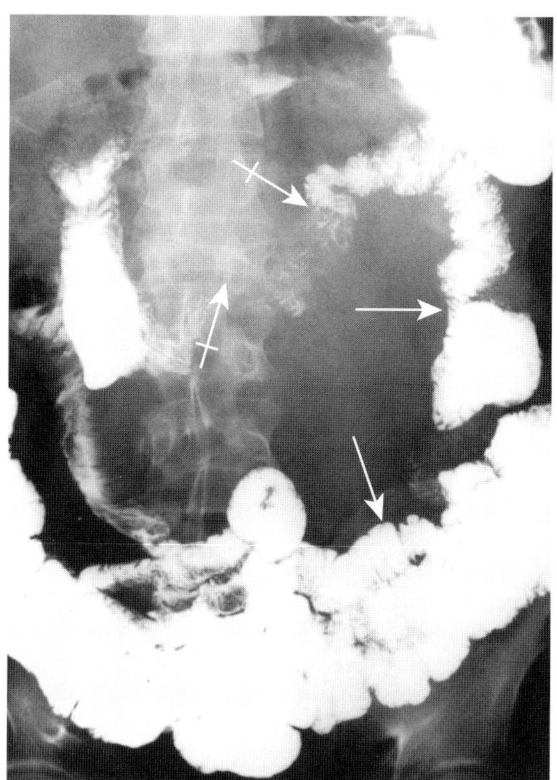

FIG. 18. Linfoma mesentérico con afectación intestinal. Nótese el desplazamiento de todas las asas intestinales por gran conglomerado ganglionar mesentérico (*flechas*), así como las áreas de infiltración intestinal (*flechas cruzadas*).

intramurales grandes que se extienden más allá de la serosa, con ulceración y perforación hacia el mesenterio adyacente. Esta variedad puede formar abscesos estériles, y los estudios baritados pueden mostrar una extensa colección que se origina del borde mesial del intestino. Estos hallazgos pueden observarse claramente con TC, como una lesión dependiente de la pared, cavitada, con líquido y detritus en su interior. El diagnóstico diferencial debe incluir tumores estromales malignos y metástasis cavitadas, por ejemplo, de melanoma.

La variedad asociada a enfermedad celíaca suele involucrar el yeyuno proximal, dado que es en esta región anatómica donde existe la mayor cantidad de vellosidades intestinales y es el sitio de mayor proceso inflamatorio. La presencia de un LNH intercurrente se caracteriza por una lesión estenosante con pérdida del patrón mucoso. Dado que el hallazgo puede ser sutil, se recomienda practicar enteroclisis como primer método de estudio. La yeyunoileitis ulcerativa es indistinguible de un linfoma en los estudios radiográficos.

Se cree que la variedad ganglionar mesentérica se origina por contigüidad, de los ganglios y la afectación secundaria y su local del intestino. Esta variedad se caracteriza por una masa mesentérica que afecta la pared mesial, con engrosamiento de pliegues mucosos, así como angulación, estenosis y/o obstrucción de las asas intestinales adyacentes (Fig. 18). En estos casos la TC, gracias a su capacidad seccional transversal, permite establecer claramente la extensión parietal de la lesión. Siempre habrá que considerar la posibilidad de metástasis dentro del diagnóstico diferencial.

El linfoma generalizado que afecta el intestino delgado se manifiesta como una enfermedad multicéntrica con múltiples masas originadas en la mucosa, en ocasiones con ulceraciones, que dan la típica apariencia de "ojo de buey". Como en el estómago, el diagnóstico diferencial debe incluir metástasis, y en los pacientes con SIDA, sarcoma de Kaposi. En otros pacientes la presentación ocurre en forma de nódu-

los pequeños diseminados. Habrá que diferenciarlos de la enfermedad inmunoproliferativa del intestino, anteriormente conocida como el linfoma del mediterráneo, así como del linfoma asociado a estados de inmunodeficiencia. El diagnóstico diferencial incluye la hiperplasia nodular linfoide y la poliposis generalizada con afección del intestino delgado.

El LNH es la segunda neoplasia que se asocia al SIDA con mayor frecuencia (26). Se calcula que más de 10% de los pacientes lo padecen. En general es de tipo B, de alto grado, y con afección extraganglionar. En contraste con lo que ocurre con el sarcoma de Kaposi, esta entidad se presenta de una manera más amplia y afecta a cualquier individuo infectado. Una característica del LNH y el SIDA es que se comportan como enfermedades generalizadas con involucro del sistema nervioso central, médula ósea y tubo digestivo. La cámara gástrica y el intestino delgado son las porciones más afectadas. Se manifiestan como lesiones focales o difusas del intestino, con engrosamiento parietal y masas cavitadas y ulceradas (Fig. 19). Ocasionalmente pueden ser origen de invaginación.

Las diferentes modalidades de imagen seccional transversa como son Ultrasonido (US), TC y Resonancia magnética (RM) se emplean para establecer la etapificación. En general la TC es la más empleada y útil, ya que permite obtener el detalle anatómico suficiente para establecer sitios

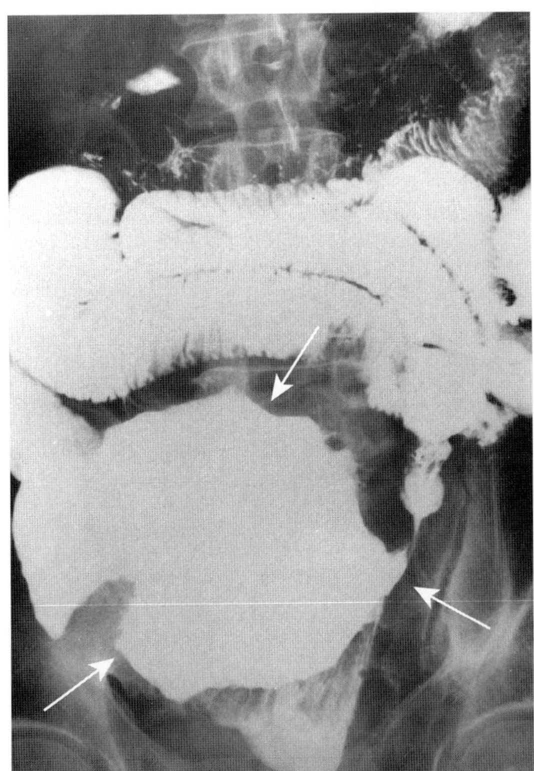

FIG. 19. Linfoma B en íleon terminal en paciente con SIDA. Engrosamiento focal parietal del íleon terminal con extensión a válvula ileocecal y ciego (*flechas*).

primariamente afectados así como extensión ganglionar, por arriba y abajo del diafragma.

En general el manejo del LNH intestinal es quirúrgico, con tratamiento coadyuvante, a base de radio y quimioterapia. En algunas ocasiones la respuesta al manejo puede provocar ulceración, sangrado, e incluso perforación por lo que la comunicación entre el grupo médico tratante y el imagenólogo es vital.

Se acepta que el pronóstico es mejor que del adenocarcinoma, ya que tiene la tendencia a permanecer afectando una sola área del intestino, antes que exista diseminación.

Tumores mesenquimatosos malignos

Los sarcomas, generalmente leiomiosarcomas, son lesiones raras, de localización intramural, que suelen ulcerarse en su región central y ser causa de sangrado, y, eventualmente, de obstrucción. Su crecimiento lento le permite extenderse hacia porciones extramurales del intestino y formar verdaderos plastrones con afección mesentérica (Fig. 20).

En general se acepta que el empleo de estudios de imagen seccional son útiles para la etapificación de lesiones ya identificadas por otros métodos de imagen, o bien, cuando los hallazgos son poco característicos o específicos. Debido a la baja frecuencia de estos tumores, los criterios de etapificación son poco sólidos, y en la actualidad el American Joint Committee on Cancer (AJCC) se ha basado en los patrones de etapificación de los cánceres gástrico y colónico para los criterios de adenocarcinoma del intestino delgado.

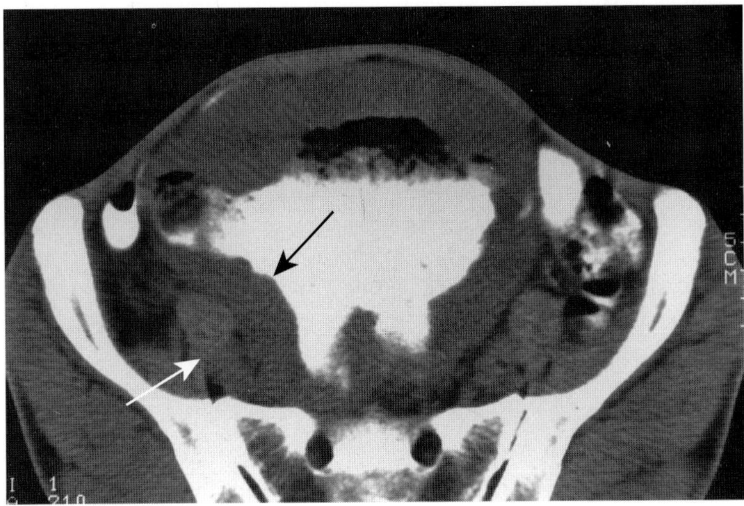

FIG. 20. Leiomiosarcoma de íleon. **A:** Gran lesión parietal, ulcerada, que ocupa casi la totalidad del hueco pélvico (*flechas*). **B:** Correlación con TC contrastada de la lesión. Nótese el gran engrosamiento parietal (*flechas*).

TABLA 4. *Definiciones de etapificación de lesiones (27)*

Clasificación de lesion	
T0	Sin evidencia de tumor
Tis	Carcinoma *in situ*
T1	Tumor invade la lámina propia o la submucosa
T2	Invade la muscular
T3	Se extiende menos de 2 cm a la subserosa o a tejidos perimusculares
T4	Perfora el peritoneo visceral o invade más de 2 cm estructuras adyacentes
N0	Sin metástasis ganglionares
N1	Invasión a ganglios linfáticos
M0	Sin metástasis a distancia
M1	Metástasis a distancia

TABLA 5. *Etapificación de cáncer de intestino delgado*

Estadio	Tumor	Ganglios	Metástasis
0	Tis	N0	M0
I	T1 o T2	N0	M0
II	T3 o T4	N0	M0
III	Cualquier T	N1	M0
IV	Cualquier T	Cualquier N	M1

Lamentablemente estos criterios no aplican en los casos de carcinoides, leiomiosarcomas o linfomas. Los tumores del ámpula de Vater tienen su propia clasificación lo mismo que los primarios apendiculares. Se acepta que los criterios se basan en el grado de afección parietal y la extensión locorregional y la distancia.

La clasificación actual de acuerdo a la AJCC es la siguiente: En la etapa O (Tis) el tumor es intraepitelial; en el T1 está confinado a la capa muscular. En las estapas II se extienden hasta la subserosa o a los tejidos perimusculares en intestino no peritonealizado. Pueden invadir asas vecinas y/o a la pared abdominal y los duodenales pueden invadir el páncreas. La etapa III implica invasión ganglionar independientemente del tamaño del tumor o de su penetración a las paredes intestinales. En la etapa IV hay metástasis a distancia, o bien, diseminación peritoneal. La sobrevivencia a 5 años de los pacientes en etapa I es 70%, del II es 50%, del III es 20% y del etapa IV es menos de 10% (27). Las Tablas 4 y 5 definen la clasificación de acuerdo al TNM.

La TC tiene un papel fundamental en la etapificación preoperatoria y en el seguimiento de estos pacientes. Desafortunadamente tiene una capacidad limitada en predecir el grado de invasión parietal, aun cuando es muy buena para evidenciar metástasis. Prácticamente no existen series que describan la sensibilidad y especificidad de la TC en la etapificación de estos primarios. Para la detección de invasión ganglionar locorregional y metástasis a distancia la TC ofrece en promedio un 25 y 75%, respectivamente (28). Una enorme desventaja para el estudio del intestino delgado es que la adecuada opacificación del mismo es incontrolable, ya sea con medio de contraste positivo o negativo. Cuando las lesiones son grandes, en general no hay mayor problema. Sin embargo, los tumores pequeños fácilmente se escapan y pueden provocar resultados inexactos.

Finalmente, el papel de la RM aún no ha sido del todo establecido, pero gracias a nuevas secuencias y al uso del ecoplanar, que permite hacer exámenes rápidos y en apnea,

así como el perfeccionamiento de los medios de contraste orales, es probable que constituya una valiosa herramienta en el futuro.

REFERENCIAS

1. Parker SL, Tong T, Bolden S et al. Cancer statistics. *Cancer J Clin* 1996;65:5–27.
2. Calman KC. Why are small bowel tumors rare?: An experimental model. *Gut* 1974;15:552–554.
3. Ligthdale CJ, Hornsby-Lewis L. Tumors of the small intestine. En: Haughbrich WS, Schaffner F, ed. *Bockus Gastroenterology,* 5th ed. Philadelphia: WB Saunders, 1995:1274–1290.
4. Manglinte DDT, O'Connor K, Bassette J et al. The role of a physician in the late diagnosis of a malignant tumor of the small intestine. *Am J Gastroenterol* 1991;86:304–308.
5. Manglinte DDT, Kelvin FM, O'Connor K et al. Current status of small bowel radiography. *Abdom Imaging* 1996;21:247–257.
6. Witteman BJM, Janssenens AR, Griffioen G et al. Villous tumors of the duodenum. An analysis of the literature with emphasis on malignant transformation. *Neth J Med* 1993;42:5–11.
7. Dudiak KM, Johnson CD, Stephens DH. Primary tumors of the small intestine: CT evaluation. *AJR* 1989;152:995–998.
8. Megibow AJ, Redmond PE, Bosniak MA et al. Diagnosis of gastrointestinal lipomas by CT. *AJR* 1979;133:743–747.
9. Linos DA, Dozois RR, Dahlin DC et al. Does Peutz-Jeghers syndrome predispose to gastrointestinal malignancy? A latter look. *Arch Surg* 1981;116:1182–1184.
10. Johnson AM, Harman PK, Hanks JB. Primary small bowel malignancies. *Am Surg* 1985;51:31–36.
11. Disario JA, Burt RW, Vargas H et al. Small bowel cancer: epidemiological and clinical characteristics from a population-based registry. *Am J Gastroenterol* 1994;89:699–701.
12. Barcklay THC, Shapira DV. Tumors of the small intestine. *Cancer* 1983;5:878–885.
13. Greager JA, Eckhauser ML, Pennington LR et al. En: Zuidema GA, ed. *Shackelsford's surgery of the alimentary tract,* 4th ed. Philadelphia: WB Saunders, 1994:1393–1401.
14. Serour F, Dona G, Birkenfeld S et al. Primary neoplasms of the small bowel. *J Surg Oncol* 1992;49:29–34.
15. Hoffman JP, Taft DA, Wheelis RF et al. Adenocarcinoma in regional enteritis of the small intestine. *Arch Surg* 1977;112:606–611.
16. Hall MJ, Cooper BT, Rooney N et al. Coeliac disease and malignancy of the duodenum: diagnosis by endoscopy, successful treatment of the malignancy and response to a gluten-free diet. *Gut* 1991;32:90–92.
17. Suarez V, Alexander-Williams J, O'Connor HJ et al. Carcinoma developing in ileostomies after 25 or more years. *Gastroenterology* 1988;95:205–211.
18. Kurtz RC, Stemberg SS, Miller HH et al. Upper gastrointestinal neoplasia in familial polyposis. *Dig Dis Sci* 1987;32:459–465.
19. Levine MS, Droos AT, Herlinger H. Annular malignacies of the small bowel. *Gastrointest Radiol* 1987;12:53–58.
20. Wallace S, Ajani JA, Charnsangavej C et al. Carcinoid tumors: imaging procedures and interventional radiology. *World J Surg* 1996;20:147–156.
21. Woodward PK, Feldman JM, Paine SS et al. Midgut carcinoid tumors: CT findings and biochemical profiles. *Comput Assist Tomog* 1995;19:400–405.

22. Marshall JB, Bodnanarchuck G. Carcinoid tumors of the gut. *J Clin Gastroenterol* 1993;16:123–129.
23. Devaney K, Jaffe ES. The surgical pathology of gastrointestinal Hodgkin's disease. *Am J Clin Pathol* 1991;95:794–801.
24. Van Krieken JHJM, Otter R, Jermans J et al. Malignant lymphoma of the gastrointestinal tract and mesentery. *AJR* 1989;135:281–289.
25. Buck JL. Gastrointestinal lymphoma: RSNA categorical course in diagnostic radiology. *Gastrointestinal* 1997:87–94.
26. Balthazar EJ, Noordhorn M, Megibow AJ et al. CT of the small bowel lymphoma in inmunocompetent patient and patients with AIDS: comparison of findings. *AJR* 1997;168:675–680.
27. American Joint Committee on Cancer and TNM Committee of the International Union Against Cancer. Small intestine. En: Beahers OH, Henson DE, Hunter RPV et al, eds. *Handbook for the staging of cancer.* Philadelphia: Lippincott, 1993:89–93.
28. Laurent F, Raynaud M, Biset JM et al. Diagnosis and categorization of small bowel neoplasms: role of computed tomography. *Gastrointest Radiol* 1991;16:115–119.

PARTE V

El Colon

Abdomen: El Tubo Digestivo, Tomo I.
Editores: M. E. Stoopen, K. Kimura y P. R. Ros.
Lippincott Williams & Wilkins, Philadelphia © 1999.

CAPITULO 13

Anatomía y técnicas de examen del colon

Jaime A. Saavedra Abril

EMBRIOLOGIA

Una gran porción del intestino grueso se deriva del intestino medio que empieza en la unión duodenoyeyunal y se extiende hasta la unión del tercio medio con el distal del colon transverso. El resto del intestino grueso se deriva del intestino inferior (1).

Cerca de la sexta semana de embarazo las asas del intestino medio se localizan fuera de la cavidad abdominal y rápidamente crecen, ocasionando la invaginación del intestino delgado dentro del cordón umbilical (2). Luego el intestino medio presenta una rotación en sentido de las manecillas del reloj alrededor de su axis envolviendo la arteria mesentérica superior y el conducto vitelino. Las asas proximales continúan rápidamente su crecimiento y dan orígen al yeyuno proximal y más tarde al íleon. La porción distal del ileón crece más lentamente y da origen al ciego, colon ascendente hasta el transverso. Cerca de la décima semana de embarazo el labio próximal del intestino medio retorna a la cavidad abdominal y es seguido por el labio distal. Esta movilización empuja el intestino inferior y su mesenterio hacia el lado izquierdo del abdomen. Después, el labio distal del intestino medio tiene una rotación de 270° y el ciego se sitúa en la fosa iliaca derecha. El colon transverso y su mesenterio forman parte de la hoja dorsal del omento mayor. Eventualmente el mesenterio del recto, colon descendente y ascendente son obliterados y están cubiertos por el peritoneo parietal.

ANATOMIA

El colon tiene una longitud aproximada de 1.5 m, cerca de la quinta parte de la longitud del intestino delgado. Tiene un diámetro de 3 a 8 cm.

Dr. J. A. Saavedra Abril: Profesor Conferencista, Curso de Radiologia de la Universidad Nacional Autónoma de México, Jefe de Radiología Urológica, Departamento de Radiología, Centro de Diagnóstico C.T. Scanner, México, D.F.

El colon presenta tres detalles anatómicos que lo distinguen del intestino delgado: a) la *tenia coli* que es la hoja muscular longitudinal de la pared del colon. Está dividida en tres bandas llamadas *tenias,* que se colocan alrededor de su circunferencia. En el colon transverso esas tenias son llamadas *Tenia mesocolica* (TM), *Tenia omentalis* (TO) y *Tenia libera* (TL). En el ascendente y transverso estas tenias son muy pronunciadas; b) las haustras producidas por el acortamiento de las bandas longitudinales y los pliegues crescentes de la pared; y c) los apéndices epiploicos. Estos son pequeños procesos de grasa peritoneal que se proyectan dentro de la serosa. Usualmente tienen de 2 a 5 cm de longitud y 1 a 2 cm de grosor. Son más grandes y numerosos en el colon descendente y el sigmoides (2).

El colon se divide convencionalmente en seis porciones: el ciego, colon ascendente, transverso, colon descendente, sigmoides y recto.

El ciego se encuentra en el cuadrante inferior derecho del abdomen, tiene morfología de saco cerrado, y es la porción más amplia del colon.

El apéndice vermiforme se encuentra próximo a la válvula ileocecal en la base del ciego. El apéndice tiene una longitud promedio de 10 cm. En 25% de los individuos se localiza en posición retrocecal. Ambos el ciego y el apéndice están cubiertos por peritoneo (3).

La válvula tiene un labio superior y otro inferior y generalmente entra al ciego en su borde posteromedial (90%), posterior (7 a 8 %) o posterolateral (1%) (Fig. 1). En muchos casos su porción caudal está cubierta por peritoneo.

La división entre el ciego y el colon ascendente está dada por la incisura cecocólica, y frente a la incisura está la válvula ileocecal.

El colon ascendente se dirige hacia arriba hasta la superficie inferior del hígado, luego gira hacia la izquierda para formar el ángulo hepático del colon. Tiene una relación estrecha con el hígado y la vesícula biliar. Pasa anterior al riñón derecho y al duodeno descendente y es extraperitoneal.

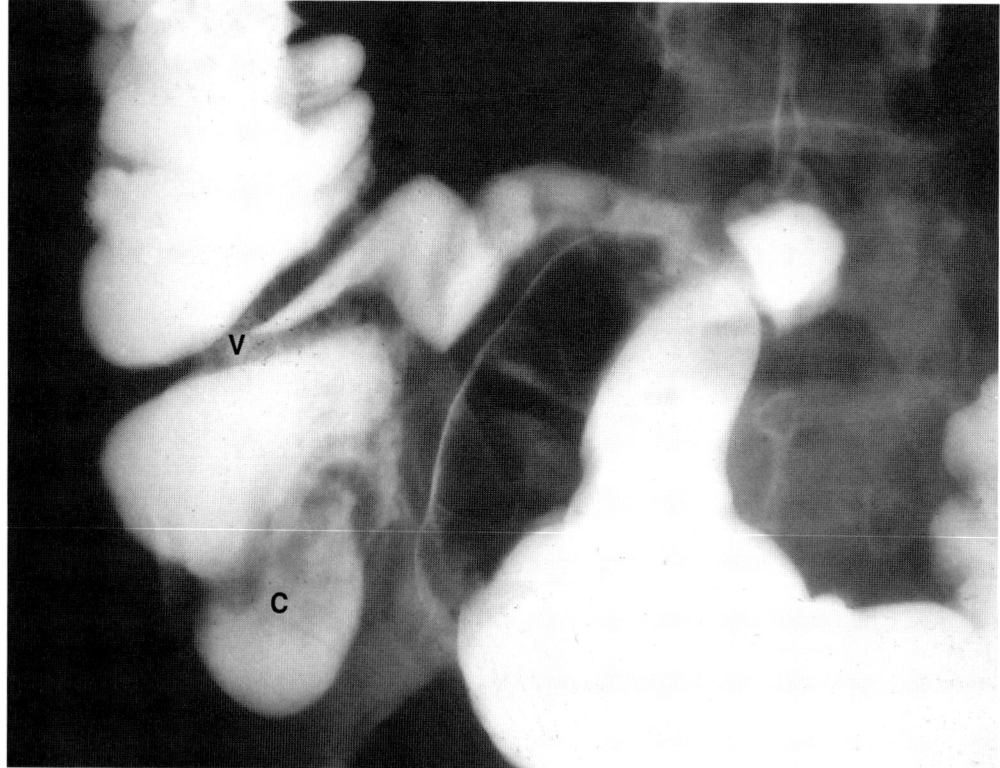

FIG. 1. Radiografía de enema baritado sencillo, que muestra la válvula ileocecal (V). Ciego (C).

El colon transverso cruza el abdomen de derecha a izquierda, es intraperitoneal y termina en el ángulo esplénico a una altura superior a la del ángulo hepático.

El mesocolon transverso es un amplio pliegue peritoneal que suspende el colon de la pared corporal posterior. La raíz del mesocolon transverso atraviesa la superficie anterior del riñón derecho, la segunda porción del duodeno y la cabeza del páncreas. Finaliza sobre la superficie anterior del riñón izquierdo. Contiene los vasos mesentéricos.

La longitud del mesocolon transverso varía de persona a persona y puede ser muy móvil hasta introducirse en la pelvis, o interponerse entre el hígado y el diafragma (síndrome de Chilaiditi). El colon descendente es más estrecho, se extiende por la corredera parietocólica hasta el sigmoides. Está localizado posteriormente en el retroperitoneo.

El colon sigmoides se extiende desde el descendente hasta el recto y tiene su mesenterio propio, el cual es amplio, lo que permite que sea móvil y redundante.

Radiológicamente la unión entre el colon descendente y el sigmoides está considerada a nivel de la cresta iliaca, mientras que la unión entre el sigmoides y el recto ocurre a nivel del promontorio sacro. Este nivel es arbitrario, por lo cual los radiólogos han definido un nuevo término llamado "rectosigmoides".

El recto se sitúa en la fosa presacra y se extiende hasta el ano. Tiene forma de ampolla. La distancia entre la pared posterior del recto y el sacro puede variar mucho de persona a persona. Anterior al recto existe una reflexión peritoneal que delinea un fondo de saco llamado de Douglas. En la mujer este saco separa el recto de la vagina y en el hombre de la vejiga. El recto no tiene haustras, pero tiene tres pliegues transversales de superficie mucosa llamados válvulas de Houston. También existen en el recto unos pliegues verticales llamados columnas de Morgagni que en ocasiones pueden verse por rayos X. Estas columnas contienen venas hemorroidales internas.

La tenia anterosuperior del colon transverso (omentalis), es el punto de unión del ligamento gastrocólico en su extensión superior y del epiplón mayor en su extensión inferior. La tenia posterosuperior (mesocólica) forma la base del mesocolon transverso y se extiende cefálicamente hasta la columna vertebral, alrededor del páncreas. La tenia libre no tiene cubierta mesentérica y corre a lo largo del borde inferior del colon transverso. Enfermedades del estómago o del páncreas pueden diseminarse hacia el colon a través de estas conexiones mesentéricas (Fig. 2).

Variantes del colon normal

El colon presenta algunas variantes anatómicas normales que no se deben confundir con patología. Es importante conocer detalladamente la anatomía del colon para poder detectar lo normal de lo anormal. Algunas de las variantes más importantes son la marcada redundancia del descendente o del sigmoides, movilidad aumentada del ciego y variaciones del patrón de las haustras.

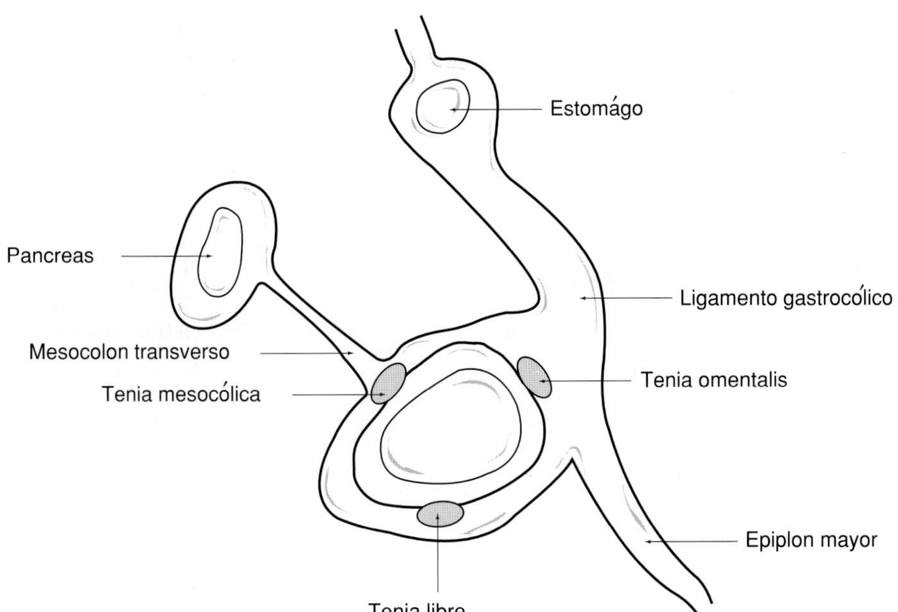

FIG. 2. Esquema de las tenias del colon y sus conexiones mesentéricas. (Modificado de Meyers y colaboradores).

Estenosis fisiológicas

Existen siete zonas de contracción fisiológica focal que son inconstantes, y que pueden ser vistas radiológicamente. Estas áreas deben estudiarse con cuidado para no confundirlas con defectos orgánicos o neoplasias. La contracción más común es el anillo de Cannon que se encuentra aproximadamente en la mitad del colon transverso y representa la unión del intestino medio con el primitivo (4). Las otras contracciones fisiológicas se encuentran a lo largo del colon a diferentes niveles. Estas se encuentran en la unión del recto con el sigmoides, en el tercio superior del descendente, a nivel del ángulo hepático, en el tercio medio del colon ascendente y a nivel del ciego (Fig. 3).

Irrigación del colon

La irrigación del colon derecho hasta la mitad del transverso está dada por la arteria mesentérica superior por medio de sus ramas ileocólica y cólica derecha. El resto del colon se irriga por la arteria mesentérica inferior a partir de las ramas cólica izquierda y hemorroidal superior. La parte baja del recto se irriga por ramas hemorroidales inferiores provenientes de la arteria iliaca interna o pudenda.

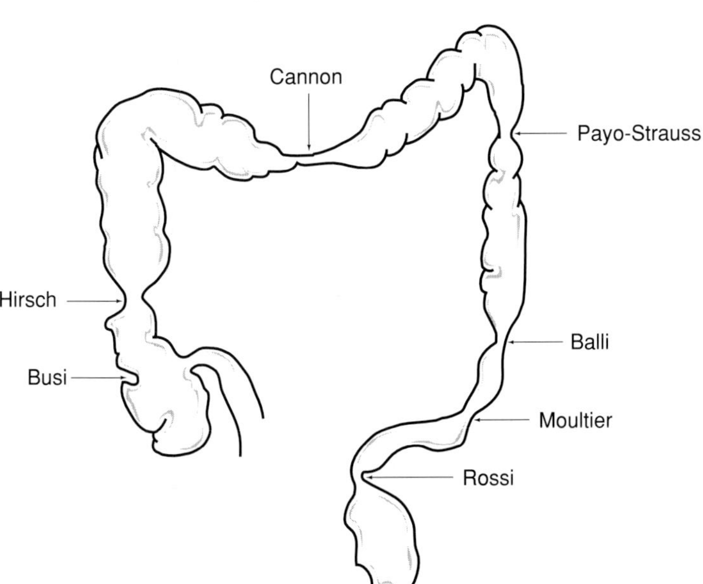

FIG. 3. Esquema de la localizacion de las siete contracciones fisiológicas del colon. (Modificado de Meyers y colaboradores).

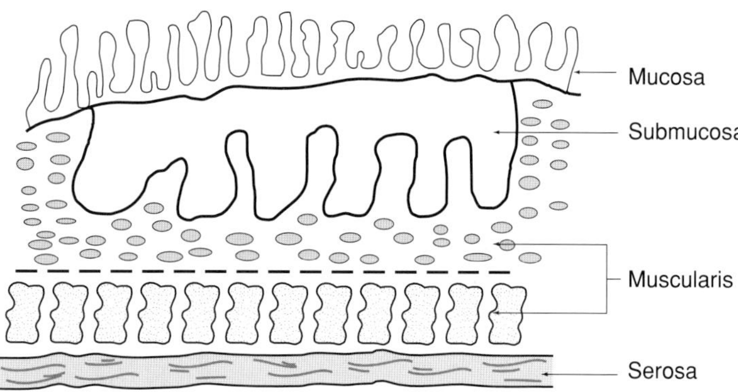

FIG. 4. Esquema de la histología de las paredes del colon.

HISTOLOGIA

La pared del colon consta de cuatro hojas: mucosa, submucosa, *muscularis mucosae* y serosa. Estas cuatro hojas se encuentran en las plicas, mientras que las plicas del intestino delgado sólo contienen mucosa y submucosa (Fig. 4).

La mucosa de la pared del colon está compuesta por un epitelio simple columnar con glándulas que se extienden hacia la *muscularis mucosa*. Los ductos de esas glándulas forman las criptas de Lieberkuhn, que cuando se llenan de bario se observan en los rayos X como finas espiculaciones a lo largo del margen del colon, que semejan úlceras finas superficiales de la mucosa (5).

Justo debajo del epitelio mucoso está la lámina propia que contiene folículos linfáticos y tejido conectivo. Estos folículos están distribuidos a lo largo de la línea inominada y pueden ser observados en el enema de bario como finos defectos de llenado de la mucosa (Fig. 5). La capa externa de la mucosa es la *muscularis mucosae* que contiene fibras internas circulares y externas longitudinales y separa la mucosa de la submucosa.

La submucosa contiene tejido conectivo, vasos sanguíneos y linfáticos, así como el plexo sensorial autónomo de Meissner.

La *muscularis mucosae* comprende una hoja interna circular y una externa longitudinal. La externa está incluida dentro de las tres tenias. El plexo mientérico de Auerbach corre entre estas dos hojas.

La serosa es el peritoneo visceral y rodea las porciones del colon que son intraperitoneales: ciego, transverso y sigmoides. La serosa cubre solamente el aspecto anterior del colon ascendente, descendente y recto que son retroperitoneales. El apéndice no tiene tenias y el musculo circular es más prominente que en el resto del colon. El epitelio del apéndice tiene pocas glándulas y la submucosa un gran número de nódulos linfáticos

FISIOLOGIA

Absorción

Entre las funciones más importantes está la reabsorción de agua, electrolitos, grasas, vitaminas y minerales. Cerca de 1 a 2 litros de contenido ileal isotónico son convertidos cada día en aproximadamente 150 g de materia fecal semisólida. El colon contiene una amplia flora bacteriana. Las bacterias usualmente encontradas incluyen *Escherichia coli* y *Enterobacter aerogenes*, así como varios cocos y bacilos anaeróbicos que ayudan a desdoblar los triglicéridos y los productos de la putrefacción.

Motilidad

Tres tipos de contracciones han sido descritas en el colon: a) contracciones anulares, mediante las cuales se forman segmentos. Mezclan el contenido del colon para que esté en

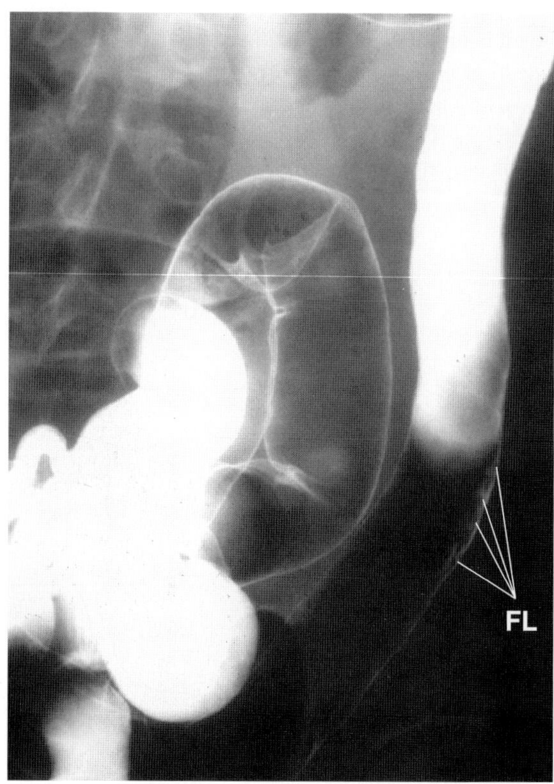

FIG. 5. Radiografía de enema de bario con doble contraste que muestra los folículos linfáticos, como finos defectos de llenado de la mucosa (FL).

contacto directo con la mucosa facilitando la absorción. Ocurren frecuentemente y a intervalos regulares. También son llamadas "contracciones haustrales"; b) ondas peristalticas que son menos prominentes en el colon que en el intestino delgado. Impulsan el contenido fecal hacia el ano. Se denominan también "contracciones propulsivas" (6), y c) contracciones masivas que consisten en la contracción del músculo circular a todo lo largo del intestino grueso, mientras que el segmento adyacente receptivo se relaja. Es el tipo de contracción más importante, y su acción resulta en el vaciamiento del colon. Ocurre en segmentos de alrededor de 30 cm y se producen predominantemente en el descendente y sigmoides (7).

La motilidad del colon está mediada por los plexos mientéricos. La ausencia o deficiencia de estos plexos por bacterias o substancias tóxicas resulta en dilatación del colon y ausencia de movimientos propulsivos.

Secreción

Las glándulas del colon secretan moco que facilita el movimiento de las heces. El contacto del moco con la materia fecal estimula la secreción del colon. El intestino grueso secreta también potasio y bicarbonato. La presencia de nódulos linfáticos en el colon, principalmente en el derecho y en el apéndice, permite una importante función de inmunidad, así como la secreción de anticuerpos e inmunoglobulina A.

TECNICAS DE EXAMEN

Schule fue el primero que realizó el enema baritado en 1904, usando una suspensión oleosa de subnitrato de bismuto, administrada en pacientes en posición de flexión de las rodillas sobre el tórax, sin control fluoroscópico (8).

Muchos avances se han realizado desde la descripción oríginal del examen del colon por enema. En los últimos 20 años se han refinado las técnicas de estudio por imagen para el colon, incluyendo los equipos radiológicos, la preparación más meticulosa del paciente, los medios de contraste y el uso de agentes farmacológicos que facilitan el examen tanto para el paciente como para el radiológo y que se han perfeccionado aun más en la era de la computación.

En años recientes con el uso cada vez más frecuente de la colonoscopia, la importancia de un buen examen radiológico del colon ha sido enfatizada por los radiólogos.

Otros métodos de diagnóstico por imágen sectoriales como el Ultrasonido (US), la Resonancia magnética (RM) y la Tomografía computada (TC) ofrecen una importante alternativa diagnóstica en estos casos por su capacidad para estudiar la pared del colon, serosa, mesenterio alrededor de la pared y ganglios linfáticos.

Radiografía simple del abdomen

Se utiliza como radiografía preliminar al estudio baritado basicamente para la valoración del estado de limpieza del colon, aunque esta valoración es limitada porque algunos pacientes que aparentemente se observan con buena limpieza del colon, en el estudio baritado tienen restos de materia fecal.

La técnica permite excluir megacolon tóxico, que es una de las contraindicaciones para la realización del colon por enema. Puede demostrar calcificaciones anormales, tamaño de los órganos, colecciones ectópicas de gas, así como la distribución del patrón gaseoso indicando signos de obstrucción intestinal. También sirve para detectar signos de isquemia intestinal o apendicólitos.

Enema baritado

Preparación del paciente

La limpieza del colon es esencial antes del enema porque la materia fecal retenida obscurece la anatomía y puede dar falsos defectos de llenado en la mucosa. Se lleva a cabo con: a) medidas dietéticas que consiste en dieta líquida 24 horas antes con ingestión abundante de líquidos. El día del estudio si el examen se realiza temprano por la mañana es recomendable el ayuno. Si se hace al final de la mañana o por la tarde se puede ingerir líquidos; b) laxantes. El paciente ingiere 0.5 a 1.0 oz de un catártico como X-Prep® líquido, o su equivalente en la tarde del día previo al estudio. Una alternativa puede ser utilizar 10 mg de citrato de magnesio líquido (USP) administrado a las 8 PM la víspera del estudio, seguido por 4 tabletas de Dulcolax®, que contiene 5 mg de Bisacodyl en cada una, a las 10 PM; c) enema de agua para limpiar el colon administrado el día anterior al estudio, así como un supositorio de 10 mg de Dulcolax® en el recto a las 7 AM del día del estudio.

Bario

El medio de contraste baritado varía de acuerdo al tipo de examen que se va a realizar. El bario de baja densidad y concentración de 25 a 30% se utiliza para el enema sencillo. Es necesario un bario de baja viscosidad y de alta densidad para realizar el enema de doble contraste. Al bario se le puede agregar silicones.

Técnica radiológica

Para la técnica de enema de contraste sencillo se debe utilizar alto kilovoltaje y miliamperaje con tiempos de exposición cortos. El kilovoltaje debe ser mayor de 120 Kv, para permitir una buena penetración del bario. En el enema de doble contraste se utiliza menor kilovoltaje para obtener una adecuada penetración en la mucosa impregnada por bario y aire.

Enema baritado sencillo

Este es el estudio de rutina que se utiliza desde hace muchos años en pacientes con problemas intestinales bajos. Consiste en llenar el colon con una suspensión acuosa de bario bajo control fluoroscópico y tomar radiografías panorámicas. Se realiza por medio de una cánula rectal conectada por medio de un tubo a una bolsa plástica o recipiente que contiene el bario. Se recomienda efectuar un tacto rectal antes de la colocación de la cánula para detectar alguna anormalidad del esfínter anal o pared rectal.

Las contraindicaciones relativas para este estudio incluyen la sospecha de colitis ulcerativa fulminante, perforación y el período inmediato postbiopsia después de colonoscopía o proctoscopía (9).

Administración del enema

Los pacientes debilitados o que presentan una relajación del esfínter anal requieren la inserción de una sonda provista con un balón de contención inflado con 20 a 30 cc de aire que se coloca justo por arriba del esfínter anal en el recto. En presencia de carcinoma rectal bajo o colitis ulcerativa del recto el balón está contraindicado. La bolsa de enema es mantenida aproximadamente 3 pies por arriba del tope de la mesa. El bario es introducido lentamente bajo vista fluoroscópica observando siempre la luz del colon por delante de la columna de bario. El paciente se va cambiando de posición de acuerdo a como vaya avanzando la columna de bario. Las referencias anatómicas para asegurar que el colon está totalmente lleno a repleción son llenado del apéndice, buena distensión del ciego y opacificación de la válvula ileocecal y el íleon terminal. En algunos casos es necesario la insuflación complementaria del ciego con aire.

El protocolo para la toma de radiogafías en el colon por enema es variado. Generalmente y de rutina se obtienen las siguientes exposiciones: anteroposterior y lateral del rectosigmoides, oblicua izquierda para el sigmoides y el ángulo hepático, oblicua derecha para el ángulo esplénico y anteroposterior para el ciego. Las radiografías panorámicas que se obtienen son la anteroposterior, posteroanterior, angulada del rectosigmoides, y en forma complementaria, laterales con rayo horizontal y en posición de pie en anteroposterior (Fig. 6A–D). De preferencia, cuando sea necesario se debe combinar la exposición con compresión utilizando el compresor del aparato de rayos X. Terminada la exposición de radiografías se obtiene una radiografía panorámica de vaciamiento del colon, para ver el grado de evacuación, así como el patrón mucoso y zonas de estenosis. Finalmente se le instruye al paciente que tome abundantes líquidos durante las 24 horas siguientes, y si es el caso, el uso de algún laxante.

Enema baritado de doble contraste

Consiste en la introducción de bario y aire, con el fin de impregnar las paredes del colon con una fina capa de bario y obtener el doble contraste con el aire insuflado. La indicación para este método es la patología que afecta la mucosa

como la colitis ulcerativa crónica inespecífica, los pólipos, las neoplasias y el sangrado gastrointestinal.

Cuando se examina el colon con doble contraste, la preparación del paciente debe ser aun más cuidadosa, con una dieta baja en residuos 2 días antes de la realización.

Existen dos formas de realizar el doble contraste: La primera consiste en que luego de realizar primero el enema simple, el paciente evacúa en el baño y entonces se procede a la insuflación del aire. Los resultados de esta forma de obtener el doble contraste no son satisfactorios.

La manera adecuada de realizar el doble contraste consiste en administrar el bario hasta el tercio inferior o medio del descendente, aunque algunos autores llevan el bario hasta el ángulo esplénico del colon, e inmediatamente se insufla el aire rotando el paciente hacia la izquierda y a continuación hacia la derecha, para conseguir una buena dispersión e impregnación de la columna de bario (10). La toma de las radiografías requiere una técnica más depurada que la del enema sencillo. La única diferencia es que se realizan radiografías panorámicas de pie de ambos ángulos del colon. En esta técnica no se realiza radiografía de vaciamiento.

Si existe alguna evidencia de que el paciente no va a cooperar durante el estudio, o si hay historia de colon espástico, se debe administrar espasmolíticos como metoclopramida, o procinéticos como Glucagon® con dosis de 0.1 a 0.2 mL por vía intravenosa unos 10 a 15 minutos antes del estudio para prevenir espasmo del colon.

Posibles complicaciones

En general no hay problemas mayores durante el estudio del colon por enema o después de este. Sin embargo el radiólogo debe estar atento a las eventualidades como la perforación o ruptura con aire intra- o extraperitoneal que puede ocurrir en casos de colitis ulcerativa y/o durante la reducción de una intususcepción en pacientes con diverticulitis y también por sobreinsuflación del balón; perforación del colon dentro del sistema venoso; intoxicación acuosa que es una complicación que ocurre en niños con megacólon agangliónico; bario intramural que es una complicación que resulta de ruptura de la mucosa lo cual permite que el bario diseque la pared del colon, y constipación que ocurre con más frecuencia cuando el bario es administrado peroral, pero puede también presentarse después de un enema, en particular en ancianos, sedentarios y con desórdenes de la motilidad. Puede llegar a la impactación de bario en el recto (11).

Signos radiológicos principales en el enema de bario

Estos signos varían de acuerdo con el tipo de enema.

En el enema de bario sencillo se debe notar la obstrucción al flujo de bario, el tamaño, contorno y posición del colon, la presencia de haustras claramente definidas. También se debe analizar cada flexura y los sitios de estrechez para detectar

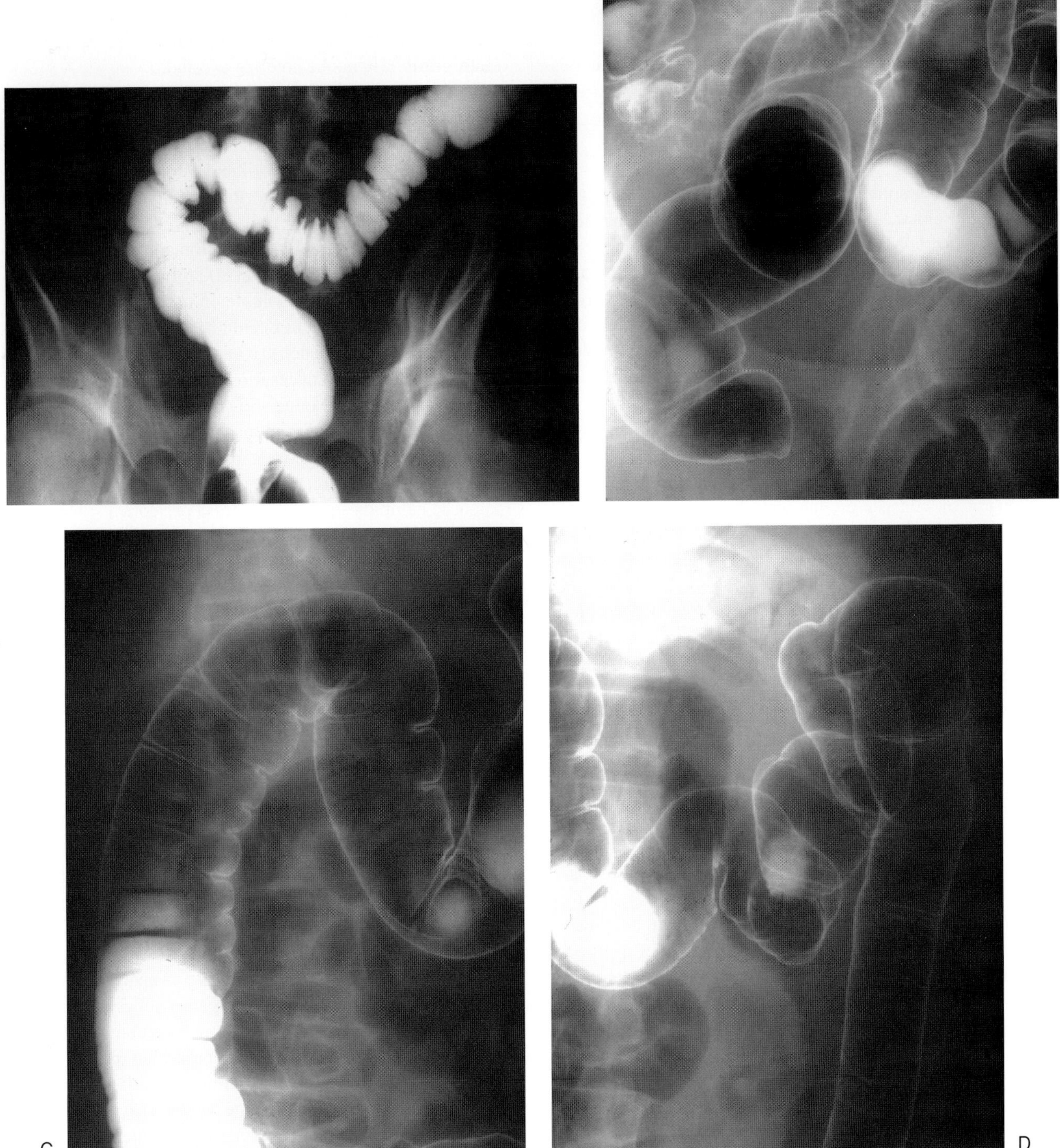

FIG. 6. Colon normal. **A:** Enema baritado sencillo: Radiografía angulada del rectosigmoides, en donde se observa bien todos los segmentos de esta región. **B:** Enema baritado con doble contraste: Radiografía del sigmoides con adecuada impregnación del bario y el aire en la superficie mucosa. **C:** Enema baritado con doble contraste: Radiografía de la región sigmoidea en todo su trayecto. **D:** Enema baritado con doble contraste: Radiografía del ángulo esplénico del colon.

cualquier anormalidad y estudiar la unión ileocecal en diferentes posiciones, lo mismo que el apéndice y el íleon terminal.

Con el enema baritado de doble contraste se estudian pequeños defectos de llenado de la mucosa, relieve del patrón mucoso y distensión de todos los segmentos del colon.

Después de la evacuación, el colon se debe analizar para evaluar el grado de evacuación y la mucosa se revisa cuidadosamente. También cualquier sitio de obstrucción es vuelto a estudiar en fluoroscopía.

Enema de contraste hidrosoluble

El contraste hidrosoluble puede utilizarse en aquellos pacientes en que existe la sospecha de perforación colonica, diverticulitis, fístula entre el colon y los órganos vecinos, así como en la enfermedad de Hirschsprung, o en adultos con impactación fecal y niños con íleon meconial. Los inconvenientes de esta técnica se deben a la hipertonicidad del medio de contraste que es irritante para la mucosa del colon y también la pobre definición de la mucosa, por lo cual su empleo debe limitarse a fines específicos (12).

Enema del colon a través de colostomía

La preparación consiste en una dieta baja en residuos 24 a 48 horas antes y una limpieza del colon a través de la colostomía.

Se coloca un catéter de Foley en la boca de la colostomía y se infla con cuidado bajo control fluoroscópico. Esto previene reflujo de bario por fuera de la colostomía. La introducción del bario y los movimientos del paciente son similares a lo descrito en el estudio del colon por enema convencional, así como la toma de las radiografías.

El enema también debe realizarse distal a la colostomía a través del recto, para estudiar el segmento desfuncionalizado del colon.

Tomografía computada

La TC se ha sumado a los procedimientos anteriores y ha demostrado su utilidad, ya que aporta información adicional sobre las paredes del colon, visible en cortes axiales, la grasa pericólica y los órganos del abdomen y pelvis. Por lo anterior permite evaluar el grosor de la pared y las complicaciones de los procesos inflamatorios y neoplásicos hacia el peritoneo y los órganos vecinos y distantes. Permite también valorar las lesiones del colon secundarias a procesos primarios de otros órganos como el estómago, páncreas, próstata y otros.

Técnica

El recto se puede opacificar con agua, aire o contraste positivo a base de yodo o bario. En pacientes con procesos inflamatorios del colon, que presentan signos de sepsis, el aire no debe ser insuflado.

Existen varias técnicas para la opacificación y distensión del colon. En pacientes hospitalizados es conveniente hacer ingerir al enfermo el producto de contraste la noche anterior al estudio con el fin de que éste avance al colon y se encuentre opacificado a la mañana siguiente. Para este propósito puede utilizarse 700 mL de sulfato de bario diluido en solución, por via oral, o 20 a 30 cc de iodinato no diluido como Gastrografin®, la noche anterior al estudio.

En pacientes externos puede reducirse el uso del enema de contraste de yodo diluido en cantidad de 200 a 300 mL.

Si el contraste rectal es inadecuado, un enema de 500 mL de medio de contraste hidrosoluble diluido puede administrarse, o insuflar aire por el recto, seguido de una inyección de Glucagon®.

Es conveniente opacificar el estómago e intestino delgado para lo cual se administran 800 mL de bario diluido en solución o contraste hidrosoluble 45 minutos antes del examen. El radiólogo deberá decidir si utiliza medio de contraste endovenoso de acuerdo a la selección de cada caso. En las mujeres puede ser necesario colocar un tampón vaginal para definir mejor la vagina y el cervix.

El sistema helicoidal es el más apropiado, con un barrido rápido con cortes contiguos de 10 mm de grosor y de 5 a 10 mm de intervalo, abarcando todo el abdomen. Para la valoración de cambios sutiles de la grasa pericólica son necesarios los cortes más finos de 5 mm de grosor y una colimación de 4 a 5 mm.

El estudio debe realizarse desde el diafragma hasta el piso perineal, estudiando la totalidad del canal anal. Este barrido se realiza porque muchos pacientes que padecen carcinoma de colon pueden tener enfermedad metastásica en el resto del abdomen. Esto ha sido informado en un 25% de los casos (13). En pacientes que tienen sospecha de enfermedad inflamatoria, el barrido puede limitarse al área de interés y su alrededor, y no abarcar la totalidad del abdomen.

Evaluación de la tomografía computada

El colon ascendente y el colon descendente usualmente son bien observados con la TC por estar rodeados por la grasa extraperitoneal en el espacio pararenal anterior. El colon transverso corre anterior en el abdomen medio y se distingue del intestino delgado por las haustras y la apariencia de burbujas del contenido fecal. Los márgenes del colon son lisos y bien delimitados en el lado de la mucosa con aire. El contorno externo del colon debe delimitarse bien rodeado por la grasa adyacente, la cual debe tener una densidad homógenea (Fig. 7). El mesenterio contiene vasos sanguíneos y pequeños nódulos linfáticos cuyo tamaño es menor de 5 mm. La grasa mesentérica pericólica tiene densidades en el rango de -75 a -125 Unidades Hounsfield (UH). Encontrar altas densidades de atenuación de la grasa indican la presencia de líquido, infiltrado celular, hemorragia o fibrosis. En pacientes con enfermedad neoplásica deberá buscarse infiltrado pericolónico, invasión a estructuras anatómicas vecinas, adenomegalia y metástasis.

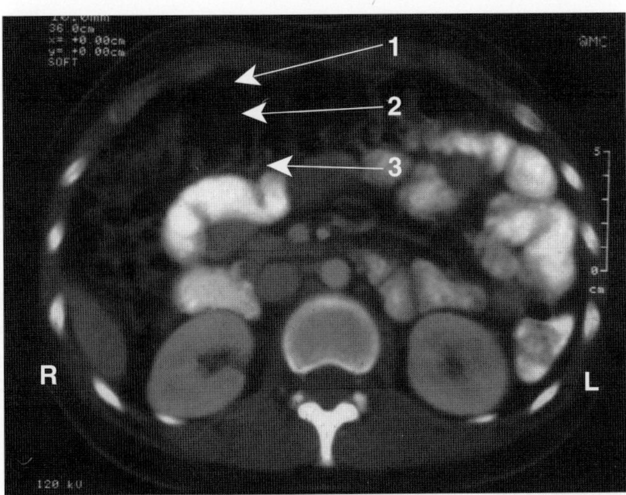

FIG. 7. TC: Se observa el colon transverso bien distendido. Grasa pericoieca (*1*), luz del colon (*2*), bordes del colon (*3*).

Endoscopía virtual

La endoscopía virtual es una nueva técnica que combina imágenes de volúmen con la tecnológia virtual de la computación, posible gracias a la TC helicoidal. Esta técnica promete tener un rol dentro del campo de diagnóstico, como guía quirúrgica y en la educación médica en la siguiente década. Es similar a la endoscopía por fibra óptica que utilizan los clínicos para observar el interior de la luz de un órgano. La endoscopía virtual no produce imágenes directas de la mucosa, solamente nos proporciona informacion de la luz del órgano. Para este propósito es imprescindible obtener imágenes secuenciales libres de movimiento y con el más alto grado de resolución espacial. Los estudios preliminares con este método muestran una sensibilidad y una especificidad de 75% contra 95% en la endoscopía con fibra óptica (14). Sin embargo, estudios más rigurosos deben realizarse para probar la seguridad del método.

La endoscopía virtual es solamente una de las muchas técnicas innovadoras con la que podría contar la medicina para el siglo XXI. Se piensa que este método tendrá un potencial alto de utilidad en 5 a 10 años.

Medicina nuclear

Los estudios del colon con isótopos radioactivos son útiles en enfermos con hemorragia gastrointestinal y en algunos procesos inflamatorios.

El citrato de Galio 67 ha sido utilizado en pacientes con enfermedad activa inflamatoria del intestino, en particular en colitis ulcerosa. Varios autores han demostrado que este método, tiene una alta sensibilidad en pacientes con procesos inflamatorios del intestino (15). Estos estudios sugieren que la persistencia del radiofármaco en el intestino no más de 5 días es un signo de proceso inflamatorio. Otro radiofármaco utilizado en enfermedad inflamatoria del intestino es

el Indio 111, procesado y lavado con leucocitos. En un estudio para determinar el sitio de la actividad inflamatoria del intestino, Stein y colaboradores demostraron una buena correlación entre el Indio 111, el colon por enema y la colonoscopía en 76% de los pacientes.

El Tecnecio 99 DTPA se utiliza para la valoración de hemorragia gastrointestinal y estados inflamatorios del intestino, como la isquemia y colitis pseudomembranosa. Actualmente se trabaja con leucocitos marcados con Tecnecio 99. La vida media de este radiofármaco es de aproximadamente 6 horas, la cual es considerada muy corta por algunos autores. Sin embargo, en la gran mayoría de pacientes con enfermedad inflamatoria del intestino, este isótopo puede ser identificado a las 4 horas. Los resultados son positivos en identificar los sitios del proceso inflamatorio y en poder identificar la presencia de abscesos concomitantes.

Ultrasonografía

El US es una técnica no invasiva, de bajo costo, que no utiliza radiación ionizante y se puede realizar rápidamente. El empleo actual de equipos de alta resolución, Doppler a color y de potencia, US endocavitario y endoscópico ha contribuido en forma importante al diagnóstico de enfermedades del colon. En procesos inflamatorios del colon, principalmente en el lado izquierdo como la diverticulitis, el US abdominal juega un papel menos importante y la TC y el enema de bario son los métodos de imágen de elección (Fig. 8). El US endorectal puede definir las cinco capas que forman la pared del recto, que son la mucosa, *muscularis mucosa*, submucosa, muscular y serosa (Fig. 9). El Doppler a color y el de potencia tienen valor en procesos inflamatorios. El US es útil para el diagnóstico de la apendicitis con una sensibilidad de 85 a 90% (16). El apéndice normal, generalmente no es observado en el estudio ultrasonográfico. Su

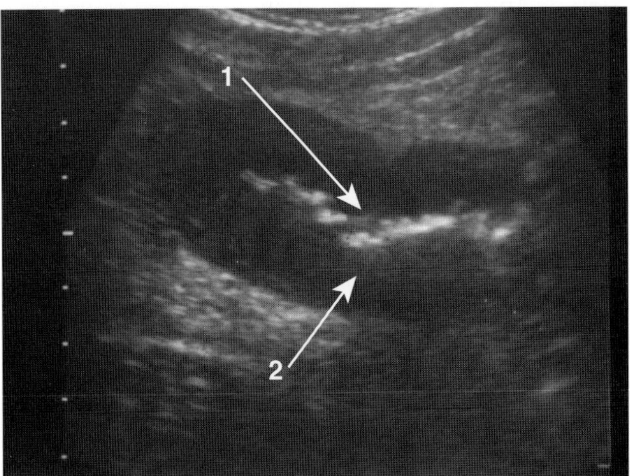

FIG. 8. Proceso inflamatorio agudo. Ultrasonido abdominal: Se identifica disminución de calibre de la luz del colon (*1*), y engrosamiento de las paredes (*2*).

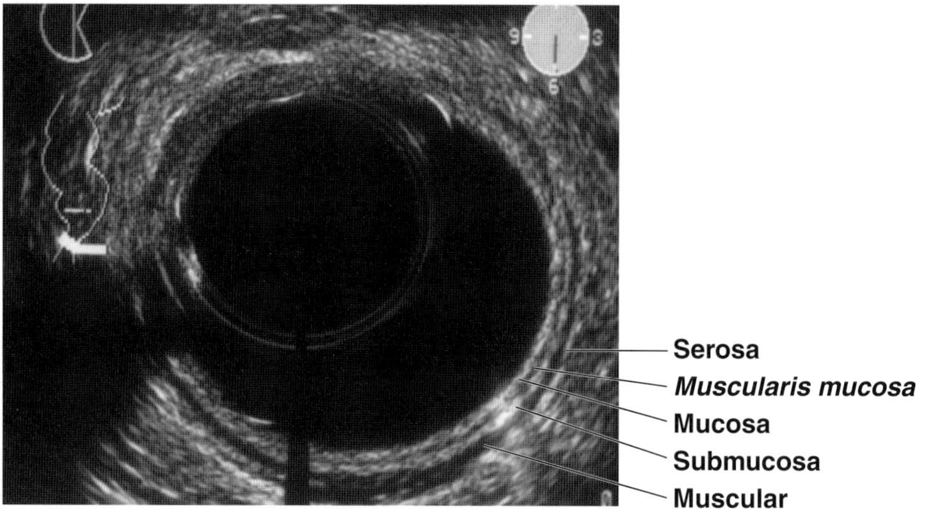

FIG. 9. Ultrasonido endorectal: Se observan las cinco capas que conforman la pared del colon.

diámetro anteroposterior es de menos de 6 mm y permite algún grado de compresión durante el estudio (16).

La indicación más específica del US en el estudio del colon es el examen de la pared del recto que se hace por la vía endorectal. El US endorectal se utiliza principalmente en la valoración de tumores rectales con el propósito de etapificación preoperatoria (17). Este estudio nos da información acerca de la penetración del tumor a través de la pared rectal, y la presencia de ganglios linfáticos aumentados de tamaño en la región pararectal (Fig. 10). Dependiendo del grado de compromiso de la pared rectal por el tumor, el tratamiento varía. Otra utilidad del US endorectal es en el estudio del grado de recurrencia del carcinoma rectal después de cirugía o de radioterapia (17). Con el US endorectal se ha reportado una sensibilidad de 67 a 96%, para la diseminación local del cáncer de recto, y una sensibilidad menor de 50 a 57% para detectar nódulos linfáticos metastásicos regionales (18).

La seguridad del US endorectal para determinar la profundidad de la invasión a la pared rectal es cerca de 85%, comparada con la seguridad de la TC que es de 70% (19). El US endorectal es el método más útil en el estudio de neoplasia rectal, superando las otras modalidades del diagnóstico como la TC y la RM. El US endorectal puede diferenciar lesiones neoplásicas que invaden la mucosa o la submucosa. Los tumores que están confinados a la submucosa son susceptibles a excisión local, mientras que los que envuelven la *muscularis propiae*, pero que no penetran esta hoja son susceptibles a terapia local. La técnica es confiable en manos experimentadas y puede cambiar radicalmente el manejo de los pacientes con cáncer temprano. Predice mejor la invasión a la pared rectal y el compromiso ganglionar pararectal que la TC (19).

Las indicaciones del US endorectal en lesiones benignas del recto son menos comunes e incluyen la evaluación de masas pararectales y retrorectales. Por otra parte este método tiene gran importancia en la evaluación de la patología del esfínter anal interno y externo, así como en abscesos o fístulas de esta región (17). Esta técnica también es de ayuda para la aspiración y biopsia de anormalidades rectales y pararectales.

Resonancia magnética

La evaluación del colon por RM da un mejor contraste entre los tejidos. Por otro lado la capacidad multiplanar de la RM proporciona imágenes en planos sagital y coronal adicionales a las que proporciona la TC.

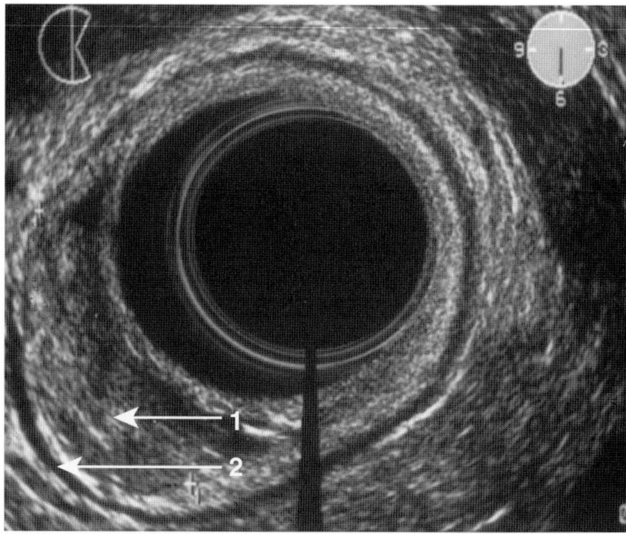

FIG. 10. Adenoma velloso. Ultrasonido endorectal: Tumoración dependiente de la pared posterior del recto, con invasión submucosa (*1*), respetando la muscular (*2*).

La TC y la RM son similares en su capacidad para detectar cáncer de recto. Con las técnicas actuales la RM puede substituir a la TC en la etapificación del cáncer de recto. La RM es la técnica de elección en casos de recurrencia de cáncer de recto, después de resección abdominoperineal. El tejido fibroso postoperatorio o recurrencia tumoral se ve mejor con la RM que con la TC.

Hoy en día se estan empleando nuevas secuencias de imagen por RM, así como el uso de antenas rectales, lo cual ha permitido que la RM adquiera gran valor en el estudio de la pared rectal y el compromiso pararectal de las neoplasias. La seguridad de la RM endorectal con medio de contraste paramagnético es similar a la de US endorectal en el estudio preoperatorio para la invasión de la pared rectal.

En un estudio conducido de 1989 a 1993, se comparó la TC y la RM en un grupo de 478 pacientes con cáncer colorectal. La seguridad de cada modalidad se realizó en 365 pacientes con tumor primario en cuanto a la etapificación local, presencia de ganglios regionales y metástasis hepáticas. Los resultados indican que en la etapificación local de la extensión del tumor, la TC es más segura que la RM, particularmente en medir el grado de penetración del tumor hasta la muscular propia con una seguridad de 74% y 58% respectivamente. La seguridad tanto de la TC como de la RM fue similar en cuanto a la extensión transmural del cáncer de colon. La TC y la RM tuvieron una seguridad de 62% y 64% respectivamente en la detección de adenopatía, con una sensibilidad de 48% y 22% respectivamente (20). La TC es superior a la RM en el estudio de metástasis hepáticas. El US endorectal es un método útil en el estudio de la diseminación perirectal de la enfermedad. La TC tiene igual eficacia diagnóstica que la RM en la detección de metástasis hepáticas del cáncer de colon (20).

Arteriografía

La indicación de la arteriografía del colon básicamente se limita a la demostración de la causa de hemorragia de origen cólico y el estudio de la isquemia mesentérica. La demostración del sangrado por arteriografía selectiva fue introducida primero por Nusbaum y Baum (21), quienes demostraron que es eficaz si el sangrado es mayor de 0.5 cc por minuto. Tiene especial valor en el diagnóstico de angiodisplasias y divertículos del colon derecho por ser difíciles de diagnosticar con otros métodos. Cuando se demuestra hemorragia activa puede utilizarse también con fines terapéuticos, usando agentes farmacológicos o embolizantes. Las cuatro condiciones de procesos isquémicos del intestino que pueden ser valoradas con arteriografía son la embolia mesentérica aguda, trombos arteriales, isquemia mesentérica no oclusiva y trombosis venosa mesentérica (22).

REFERENCIAS

1. Margullis AR, Thoeni RF. Examination of the colon. En: Marshak R, Linder A, Makalansky D, *Radiology of the colon.* Philadelphia: WB Saunders, 1980:1.
2. Meyers MA. The normal colon and pathologic anatomy. En: Meyers MA, ed. *Dynamic radiology of the abdomen, normal and pathologic anatomy,* 4th ed. New York: Springer-Verlag, 1994:485.
3. Pedroza CS, Polo M. Aparato digestivo: el colon. En: Pedroza CS, ed. *Diagnóstico por imagen: tratado de radiología clínica,* vol 1. Madrid: Interamericana, 1986:762.
4. Meschan I. *Analysis of Roentgen signs in general radiology.* Philadelphia: WB Saunders, 1973:1755.
5. Janover M. The colon: anatomy and examination techniques. En: Taveras JM, Ferruci J, eds. *Radiology.* Philadelphia: Lippincott-Raven, 1997.
6. Margullis AR, Thoeni RF. Examination of the colon. En: Marshak R, Linder A, Makalansky D, eds. *Radiology of the colon.* Philadelphia: WB Saunders, 1980:8.
7. Margullis AR, Thoeni RF. Examination of the colon. En: Marshak R, Linder A, Makalansky D, eds. *Radiology of the colon.* Philadelphia: WB Saunders, 1980:8–9.
8. Margullis AR, Thoeni RF. Examination of the colon. En: Marshak R, Linder A, Makalansky D, eds. *Radiology of the colon.* Philadelphia: WB Saunders, 1980:9.
9. Pedroza CS, Polo M. Aparato digestivo: el colon. En: Pedroza CS, ed. *Diagnóstico por imagen: tratado de radiología clínica,* vol 1. Madrid: Interamericana, 1986:762–763.
10. Meschan I. *Analysis of Roentgen signs in general radiology.* Philadelphia: WB Saunders, 1973:1775.
11. Margullis AR, Thoeni RF. Examination of the colon. En: Marshak R, Linder A, Makalansky D, eds. *Radiology of the colon.* Philadelphia: WB Saunders, 1980:26.
12. Pedroza CS, Polo M. Aparato digestivo: el colon. En: Pedroza CS, ed. *Diagnóstico por imagen: tratado de radiología clínica,* vol 1. Madrid: Interamericana, 1986:762–764.
13. Moss AA, Gamsu G, Genat HK. *Computed tomography of the body.* Philadelphia: WB Saunders, 1983:579.
14. Viniwg D. Nuts and bolts of virtual endoscopy. Categorical course in diagnostic radiology: gastrointestinal. *RSNA,* syllabus, 1997:123–127.
15. Froelich J. Nuclear medicine imaging of inflammatory bowel disease. En: *Radiology of inflammatory bowel disease.* Philadelphia: WB Saunders, 1987:133–141.
16. Jeffrey RB. Sonography in patients with acute lower abdominal pain. Categorical course in diagnostic radiology: gastrointestinal. *RSNA,* Syllabus, 1997:211–218.
17. Nogueras JJ. Endorectal ultrasonography: techniques, image interpretation and expanding indication in 1995. *Sem col rect surg,* 1995;6:70–77.
18. Mezna D, Feczko P. Radiology of the rectum. En: Taveras JM, Ferruci J, eds. *Radiology.* Philadelphia: Lippincott-Raven, 1997:7.
19. Deen K, Madoff R, Belmonte C et al. Preoperative staging of rectal neoplasm with endorectal ultrasonography. *Sem col rect surg,* 1995;6:78–85.
20. Megibow A. Gastrointestinal tumor staging: CT and MR imaging. Categorical course in diagnostic radiology: gastrointestinal. *RSNA,* Syllabus, 1997:77–85.
21. Nusbaum M, Baum S. Radiographic demonstration of unknown sites of gastrointestinal bleeding. *Surg Forum.* 1963;14:374–375.
22. Balfe DM. Acute ischemia of the bowel: radiologic diagnosis. Categorical course in diagnostic radiology: gastrointestinal. *RSNA,* Syllabus, 1997:185–197.

Abdomen: El Tubo Digestivo, Tomo I.
Editores: M. E. Stoopen, K. Kimura y P. R. Ros.
Lippincott Williams & Wilkins, Philadelphia © 1999.

CAPITULO 14

Enfermedades inflamatorias del colon

Horacio Lozano-Zalce

COLITIS ULCERATIVA CRONICA INESPECIFICA

La Colitis ulcerativa crónica inespecífica (CUCI) es una enfermedad inflamatoria de etiología desconocida que predominantemente afecta la mucosa colorectal aunque puede involucrar las otras capas del intestino grueso. En forma característica se inicia en el recto y puede extenderse hacia porciones proximales del colon. La zona afectada suele estar involucrada de manera uniforme, en contraste con la Enfermedad de Crohn (EC), donde hay áreas alternas entre tejido sano y enfermo. Afecta el intestino delgado sólo cuando hay extensión por contigüidad o extensión de un proceso cecal. Cuando el proceso inflamatorio es muy intenso se extiende a la *lamina propria* de la submucosa, lo cual predispone a alteración muscular parietal y finalmente a gran dilatación (megacolon) (1,2).

Las poblaciones susceptibles a esta enfermedad pueden compartir carga genética, como ocurre en gemelos idénticos, ya que se ha reportado que 1 de cada 16 pares lo padecerán, cuando uno de los dos gemelos está enfermo (3). Afecta por igual ambos sexos y la edad de inicio es de 25 a 33 años. La asociación con determinados genes, en particular con el HLA-B27, no es del todo concluyente. Los fumadores están predispuestos lo mismo que las poblaciones de raza blanca (4).

Patología

Desde el punto de vista patológico la enfermedad afecta en un 25 a 30% al recto y cerca de 65% al rectosigmoides. El resto de los pacientes presentan afección global del colon (pancolitis). Los hallazgos histopatológicos incluyen congestión vascular, respuesta inflamatoria aguda y crónica y distorsión de las criptas. Estos cambios determinan el grado de actividad de la enfermedad. En casos crónicos se observa degeneración y necrosis de las criptas lo mismo que pérdida

Dr. H. Lozano-Zalce: Departamento de Radiología, Instituto Nacional de la Nutrición, México, D.F.

de las fibras musculares circulares y longitudinales. Eventualmente y después de muchos años se puede presentar displasia epitelial, lo que predispone a neoplasias malignas vistas posteriormente a 10 años de enfermedad (5).

Cuadro clínico

Las manifestaciones clínicas del CUCI dependen del grado de extensión e intensidad del segmento del colon involucrado. Siempre afecta el recto, lo que provoca sangrado, tenesmo y moco fecal. En ocasiones hay diarrea, aunque muchos pacientes padecen estreñimiento. Hay dolor abdominal leve tipo cólico aunque no muy frecuentemente acuden al médico por esta causa. Es necesario recordar que la mucosa carece de receptores de dolor. En la medida que el proceso inflamatorio se extiende, puede haber malestar general, fiebre, náusea y vómito, diaforesis nocturna y artralgias. Cuando hay distensión abdominal con intenso dolor se debe considerar la posibilidad de megacolon tóxico o colitis fulminante. Los pacientes en período de remisión de la enfermedad tienen hábitos intestinales normales.

El laboratorio puede mostrar cierto grado de anemia ferropriva, así como elevación en los reactantes de fase aguda como la velocidad de sedimentación globular y la proteína C reactiva (6).

Hay numerosas manifestaciones extraintestinales, entre las que se destacan alteraciones metabólicas y nutricionales como pérdida de peso y deficiencias vitamínicas; alteraciones hematológicas como anemia, leucocitosis y trombocitosis; las cutáneas como eritema nodoso y estomatitis aftosa; las musculoesqueléticas como espondiliartropatías seronegativas y artritis periféricas; alteraciones hepatobiliares como esteatosis, colangitis esclerosante y pericolangitis; las renales como litiasis y las oculares como conjuntivitis iritis (7).

Los pacientes con CUCI tienen un riesgo elevado para contraer neoplasias malignas del colon, sobre todo cuando la enfermedad dura más de 10 años. Otros factores que han sido descritos son la extensión del daño a la mucosa (pancolitis). Antes de que se presente una neoplasia formal hay cambios displásicos, los cuales pueden ser evaluados por el patólogo en muestras tomadas durante los estudios de control y escrutinio. Esto obliga a que los pacientes deban ser sometidos a endoscopias anuales. Se acepta en la actualidad que los pacientes con más de una década con el padecimiento y cambios celulares deben ser sometidos a colectomía total con ileoanoanastomosis.

Dentro de las complicaciones intestinales se destacan la rectorragia la cual se debe al despulimiento inflamatorio de la mucosa con exposición de la red capilar. El sangrado es rojo brillante, así como la salida de moco sanguinolento. Generalmente el sangrado es de volumen leve a moderado, y muy raramente es profuso y pone en riesgo la vida del paciente. En ocasiones, cuando es recurrente y no cede al manejo médico, debe resolverse vía quirúrgica. El megacolon tóxico no es exclusivo de CUCI; también se observa en EC y en colitis infecciosa. Se presenta cuando la inflamación es transmural e involucra la capa muscular, lo que provoca su adelgazamiento y debilitamiento. En el entorno clínico del paciente, la radiografía simple del abdomen es muy útil ya que si el diámetro del colon excede los 8 cm el diagnóstico se establece con facilidad.

DIAGNOSTICO RADIOLOGICO

Radiografía simple de abdomen

En la actualidad se considera que la información que brindan estas radiografías es marginal. Cuando se analiza la imagen debe tomarse en cuenta la cantidad y localización de la materia fecal, la apariencia de los márgenes de la mucosa, el ancho y el número de las haustras visibles, el calibre del colon y el engrosamiento de la pared colorectal (Fig. 1) (8). En situaciones de urgencia, tales como la presencia de megacolon tóxico o perforación intestinal, la información que proveen las radiografías simples, es, por el contrario, de gran utilidad.

Estudios baritados

Con los pacientes en que se sospecha CUCI o con CUCI ya diagnosticado, el estudio del colon por enema debe servir para corroborar la impresión clínica y conocer y la extensión de la enfermedad, diferenciarla de otras como la EC, para el seguimiento de la misma y detectar complicaciones (Fig. 2).

Dado que CUCI es una enfermedad predominante de la mucosa, el examen de colon por enema de doble contraste es

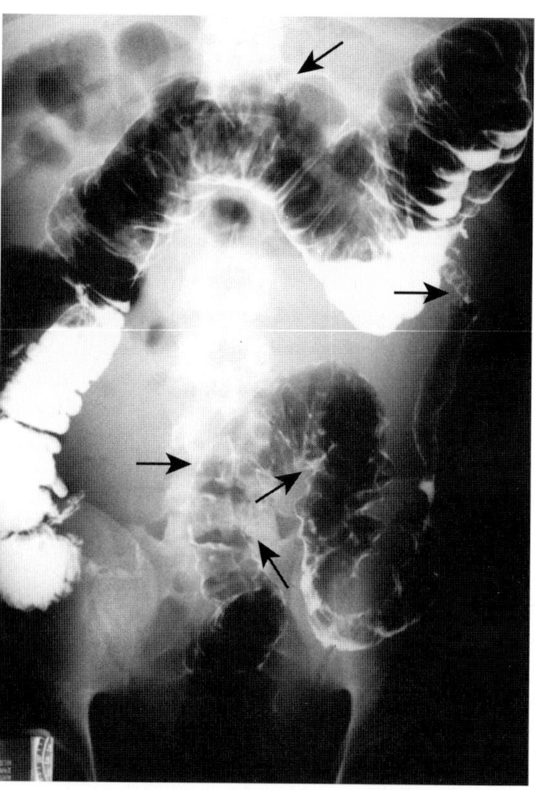

FIG. 1. Alteración en el patrón mucoso y haustral del colon. El detalle de la radiografía simple del abdomen muestra engrosamiento y patrón haustral anormal en paciente con CUCI (*flechas*).

FIG. 2. Pancolitis activa en CUCI. El estudio de colon por enema de doble contraste muestra la presencia de múltiples pequeñas ulceraciones diseminadas en prácticamente la totalidad del colon (*flechas*).

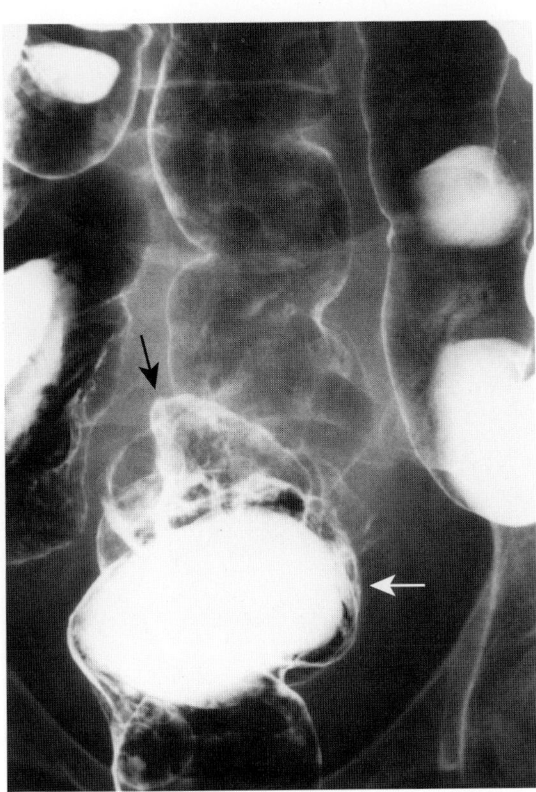

FIG. 3. Colitis ulcerativa crónica inespecífica (CUCI). El detalle del estudio de colon por enema de doble contraste muestra la alteración en la pared del recto y sigmoides (*flechas*).

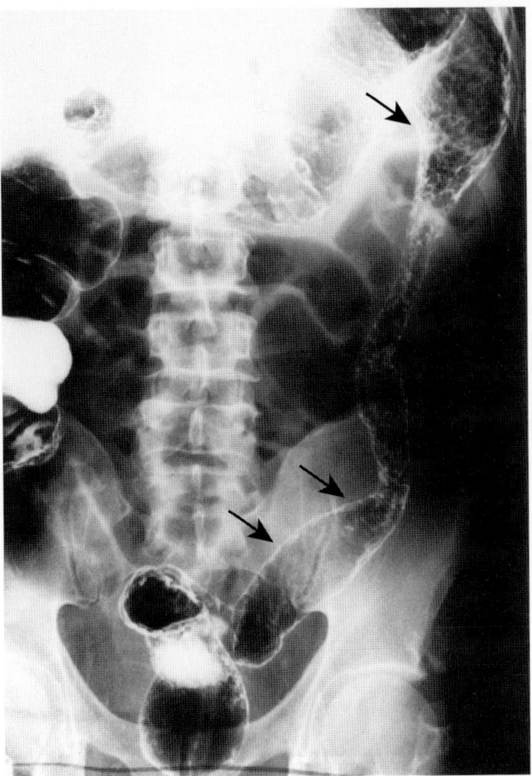

FIG. 4. Engrosamiento mucoso y pseudopólipos. Nótese el engrosamiento mucoso (*flechas inferiores*) y la presencia de pseudopólipos (*flechas*).

una herramienta sumamente efectiva y segura. Sin embargo, cuando se sospecha clínicamente la existencia de megacolon tóxico o perforación se contraindica de manera absoluta. Si el paciente está en una fase muy activa, se debe posponer la exploración.

En muchas ocasiones no es necesario llevar a cabo preparación evacuante previa. Para estas situaciones es importante la comunicación entre el médico tratante y el radiólogo.

Los hallazgos más característicos son los siguientes: Cambios en la mucosa:

La inflamación produce engrosamiento mucoso y pérdida de su aspecto liso y suave, sobre todo en el recto (Fig. 3). Un signo temprano es la presencia de un patrón granular fino y difuso. Es importante recalcar que esta afección también altera la producción de moco, haciéndolo menos espeso y más abundante.

En la medida que la enfermedad progresa aparecen ulceraciones superficiales finas. Estas pueden hacerse profundas y formar pequeños abscesos en las criptas de Lieberkühne, dando lugar al aspecto de mucosa granular y rugosa (Fig. 4). Cuando los abscesos alcanzan la *lamina propria* y la muscular de la mucosa, hay gran debilidad parietal y las úlceras se extienden en sentido lateral dando lugar a la formación de las llamadas "úlceras en botón de camisa". En la medida que las úlceras crecen y se interconectan, el aspecto "en botón"

se pierde, y los islotes de tejido respetado adyacente dan lugar a la formación de lesiones pseudopolipoideas (Fig. 5). Entre los pólipos encontrados en CUCI se destacan los pseudopólipos inflamatorios y los pseudopólipos postinflamatorios. Los primeros son resultado de la combinación entre mucosa edematosa y ulceraciones. Son el final de la historia natural de las úlceras "en botón de camisa". Este tipo de ulceraciones también se ha descrito en la EC. El segundo tipo aparece cuando la enfermedad se encuentra en remisión y la mucosa tiende a hipertrofiarse, dando lugar a imágenes polipoideas que son redondas y pequeñas, largas y filiformes o con apariencia de arbusto. El análisis histopatológico de estas lesiones es normal. El examen baritado permite fácilmente revelar la extensión de la afectación colónica.

Distribución y simetría

El CUCI siempre se inicia en el recto y se extiende en sentido proximal y de manera continua. En ocasiones puede identificarse claramente una línea divisoria entre la mucosa enferma y la normal. La lesión es simétrica en toda la circunferencia del colon y no hay segmentos sanos de mucosa entre sitios afectados, lo que permite razonablemente establecer el diagnóstico diferencial con EC. Se han descrito casos en donde hay segmentos medios del colon afectados (Fig. 6).

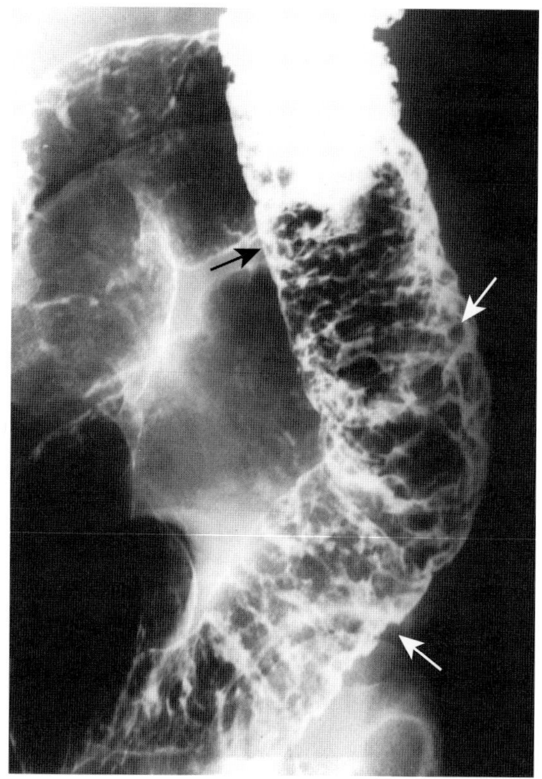

FIG. 5. Pseudopólipos y úlceras en "botón de camisa". Múltiples pseudopólipos (*flechas*) y úlceras "en botón de camisa" (*flecha inferior*) claramente se identifican en este caso de CUCI activo.

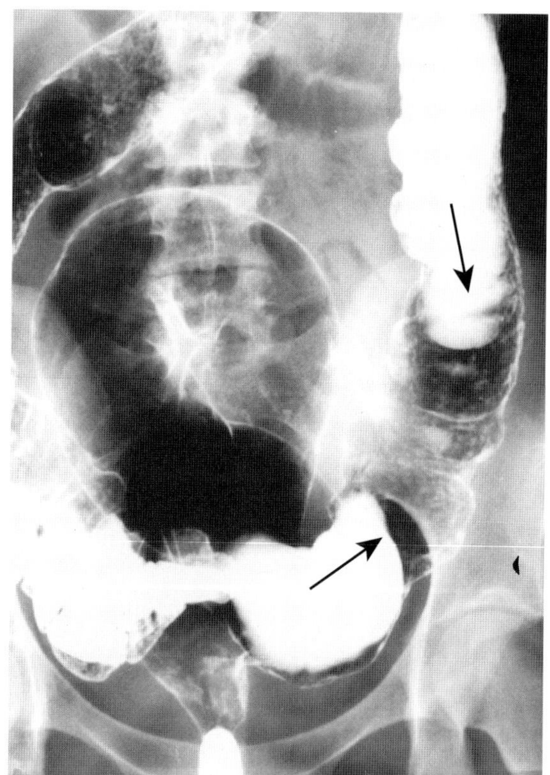

FIG. 6. Colitis segmentaria por CUCI. Afección bien demarcada en el descendente (*flechas*) por CUCI.

Hallazgos en íleon terminal

La mayoría de las veces el íleon es normal. Sin embargo, hay casos de extensión hacia la porción distal del intestino delgado, con la consecuente afección de la válvula ileocecal. Cuando esto ocurre, en cerca de 35% con pancolitis, se denomina "ileitis de lavado retrógrado" (*backwash ileitis*). Esta se resuelve completamente en 2 semanas cuando el paciente es sometido a colectomía total. El íleon terminal aparece dilatado y su mucosa tiene aspecto granular (Fig. 7A y 7B).

Cambios secundarios

En la medida que las capas profundas se afectan, se observa un acortamiento colónico progresivo. Las haustras están formadas por las tenias cólicas, formadas a su vez por las fibras circulares de la pared. La pérdida del patrón haustral se debe tanto al proceso inflamatorio muscular secundario con disminución de su tono habitual como por el proceso mismo de cicatrización con estenosis y acortamiento (Fig. 8). Se dice que es tempranamente reconocible por el aumento en el espacio presacro, o retrorecta; cuando es mayor de 1 cm se considera anormal. En pacientes con pancolitis de larga evolución, el colon pierde su patron haustral normal y toma un aspecto tubular al así como una clara tendencia al acortamiento (Fig. 9).

Complicaciones

Entre las complicaciones más frecuentes están las estenosis, observadas en más de 15% de los pacientes con pancolitis de larga evolución. La mayoría es de localización rectosigmoidea (Fig. 10A y B). Pueden ser múltiples y son debidas a hipertrofia del músculo liso. La gran mayoría son benignas, y característicamente el patrón mucoso dentro de la zona estrecha es idéntico al del colon adyacente. Aun en este contexto, toda estenosis en CUCI debe ser estudiada para excluir la posibilidad de neoformación (Fig. 11) (9, 10).

Las displasias y neoplasias pueden complicar la enfermedad. Se observan como áreas estenóticas con alteración del patrón mucoso circundante, en ocasiones como masas polipoides y con la imagen característica de "manzana mordida" o "anillo de servilleta".

Finalmente, la constipación se puede observar cuando el proceso inflamatorio en el colon izquierdo es tan intenso que provoca, desde el punto de vista mecánico, obstrucción al paso de la materia fecal.

El megacolon tóxico resulta de la afección transmural del proceso inflamatorio y se observa en 5% de los pacientes. En

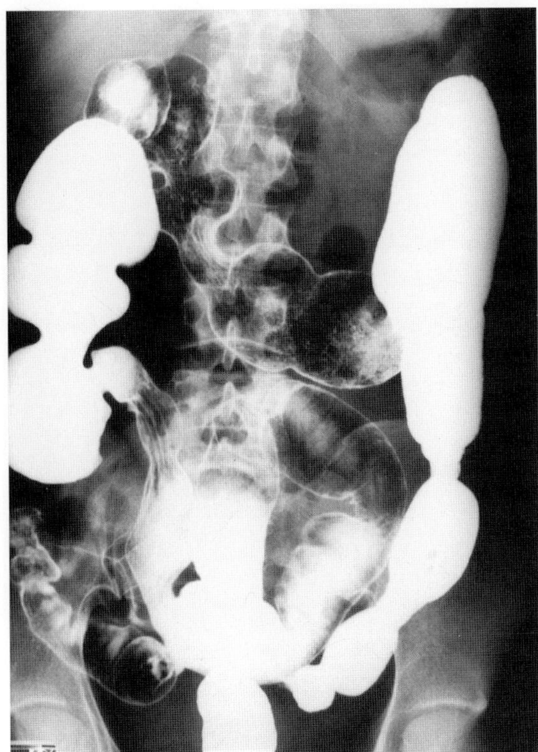 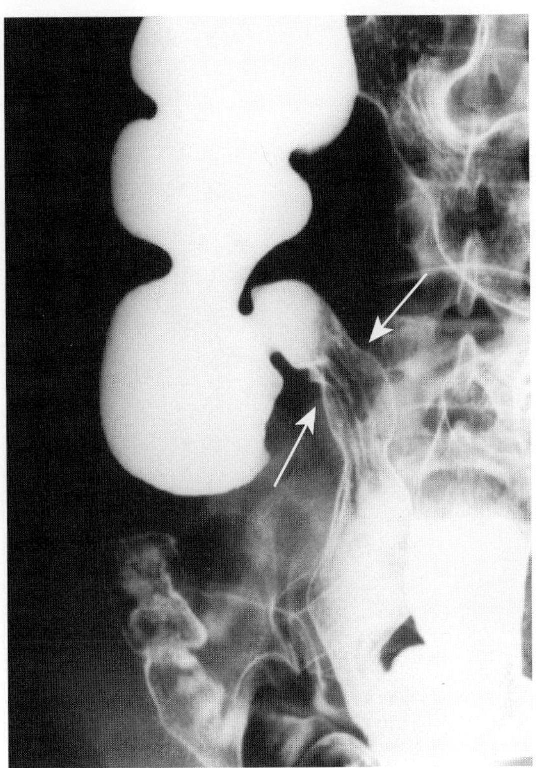

FIG. 7. Pancolitis e ileitis por CUCI. **A:** Cambios generalizados por CUCI en todo el colon. **B:** Detalle del ciego e íleon terminal (*flechas*) que muestran alteración en el patrón mucoso así como engrosamiento parietal.

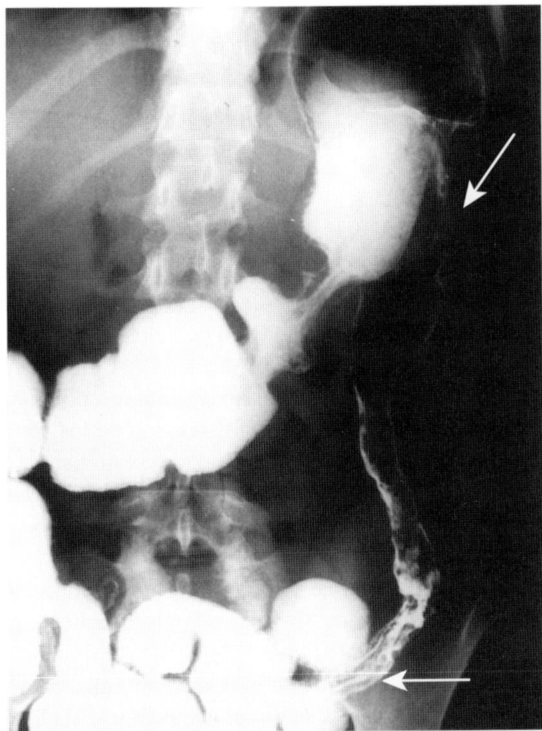

FIG. 8. Estenosis del colon descendente. El estudio baritado de doble contraste muestra zona extensa de estenosis residual en el colon izquierdo (*flechas*). Nótese la diferencia de calibre con otras áreas del intestino grueso.

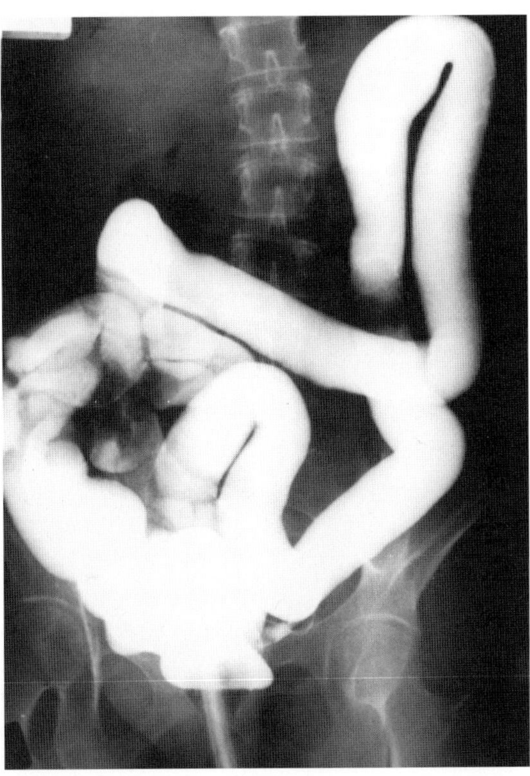

FIG. 9. Colon tubular. Nótese la pérdida de las haustraciones en todo el colon, lo que provoca el aspecto tubular. En este caso no hubo gran acortamiento.

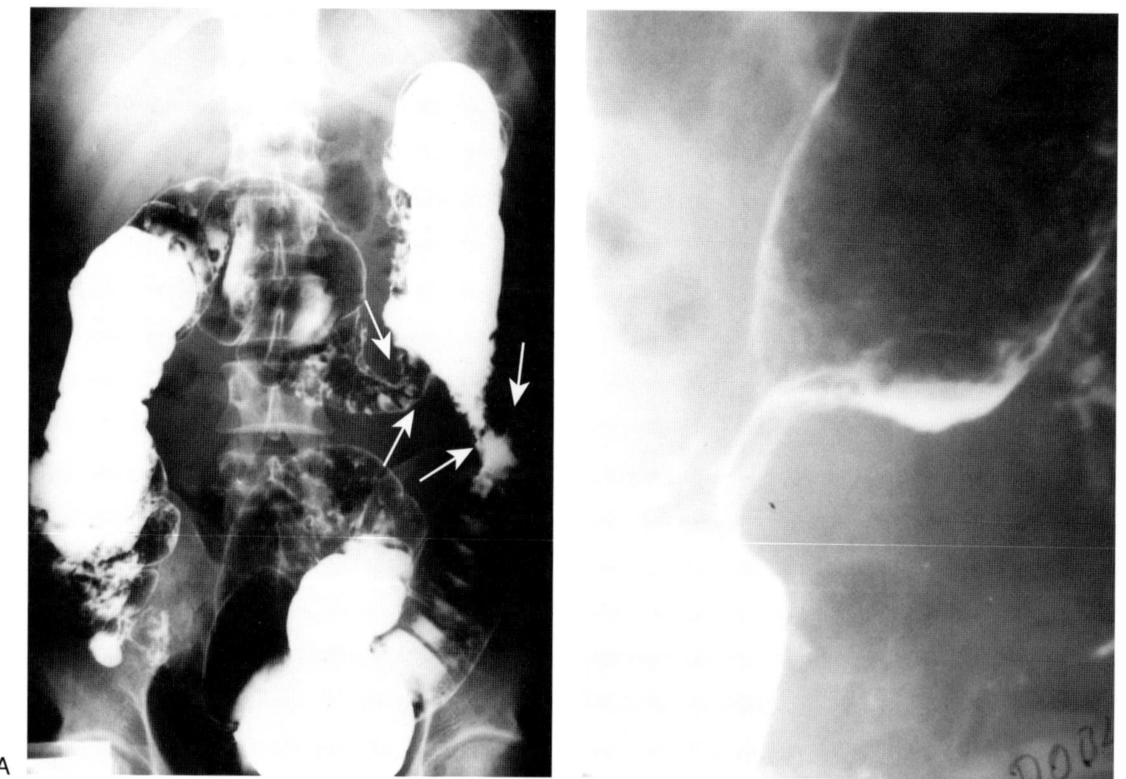

FIG. 10. Estenosis por CUCI. **A:** Ejemplo de CUCI activo con dos áreas de estenosis antiguas (*flechas*). **B:** Estenosis excéntrica de bordes nítidos sin alteración en el patrón mucoso.

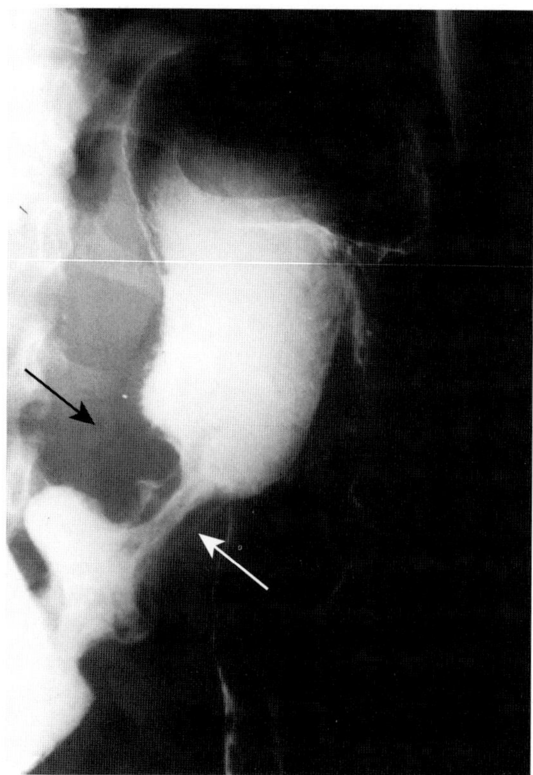

FIG. 11. Carcinoma y CUCI. Lesión estenosante en "manzana mordida" (*flechas*) en el colon transverso en un paciente con CUCI de larga evolución.

la medida en que la serosa se ve involucrada puede haber exudado peritoneal que da lugar a un cuadro de abdomen agudo sin haber una perforación franca. Una característica típica en la imagen es la dilatación, con diámetro completo mayor a 8 cm y cuando el lumen rebasa los 5 cm. Estos signos deben alertar al equipo médico ya que puede presentarse una colitis fulminante.

Tomografía computada

La Tomografía computada (TC) ha demostrado ser una herramienta muy útil en la evaluación de todos los procesos inflamatorios del colon, incluyendo a CUCI. Con frecuencia los pacientes se quejan de dolor abdominal inespecífico, por lo que no es infrecuente que la TC sea uno de los primeros estudios solicitados. Posee la capacidad de estudiar las paredes del colon, la serosa, el mesenterio circundante y el peritoneo. Una característica esencial en la patología de cualquier segmento del tubo digestivo es el engrosamiento de su pared. Se acepta que no debe rebasar los 3 mm cuando la distensión es adecuada. Cuando hay engrosamiento puede presentarse el signo de "doble halo" o de "tiro al blanco", ambos resultado de edema submucoso, inflamación y/o alteración en el tejido adiposo circundante (Fig. 12) (11).

En estadios iniciales de la CUCI los hallazgos tomográficos son inespecíficos, y por lo tanto no se aconseja realizarlos como estudios de primera línea. Cuando las lesiones pseudopolipoideas aparecen, pueden ser detectadas por la

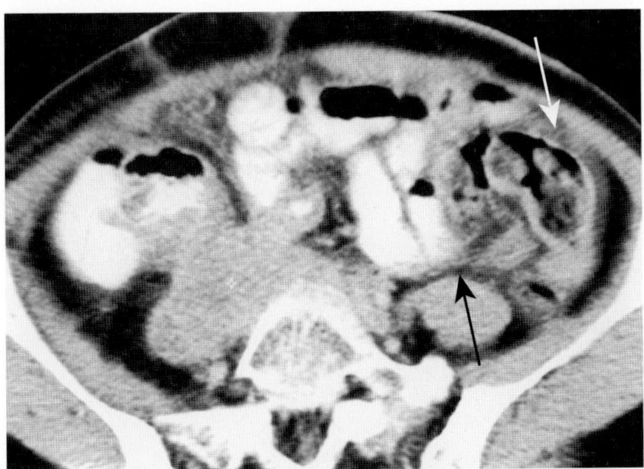

FIG. 12. CUCI por TC. La TC muestra engrosamiento parietal, alteración del patrón mucoso e incremento en la densidad de la grasa perisigmoidea (*flechas*).

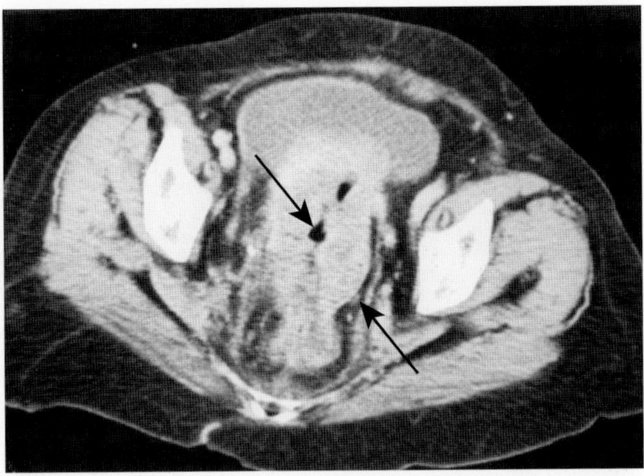

FIG. 13. Proctitis. Nótese el gran engrosamiento de la pared del recto (*flechas*).

TC, siempre y cuando el colon se encuentre adecuadamente distendido, y empleando técnicas con contraste negativo como son el agua y el aire. Siempre que se evalúe a un paciente con cualquier tipo de colitis se deben buscar signos específicos y posibles complicaciones secundarias (Fig. 13).

A manera de guía, algunos autores han propuesto la siguiente lista:

1. Engrosamiento de la pared y su reforzamiento con el contraste (Fig. 14).
2. Densidad de la grasa mesentérica, perirrectal, retroperitoneal y epiploica.
3. Adenopatías locorregionales.
4. Colecciones, abscesos, extraluminización del medio de contraste (Fig. 15).
5. Masas mesentéricas o periviscerales.
6. Alteraciones hepatovesiculares (litiasis vesicular y/o coledocianas), esteatosis, colangitis.

7. Pancreatitis.
8. Hidronefrosis o litiasis renoureteral.
9. Sacroileitis y osificación de ligamentos paravertebrales.
10. Osteomielitis.
11. Necrosis avascular de cabeza femoral.

En ocasiones la TC ayuda a diferenciar entre CUCI y EC gracias a la capacidad de identificar las diferentes capas de la pared. Se calcula que la pared no rebasa los 8 mm en CUCI en contraste con más de 11 mm en EC. Además la serosa usualmente es lisa y regular. Otro signo típico es el ensanchamiento del espacio presacro a expensas de estenosis rectal. Usualmente el espacio está ocupado por tejido adiposo, que en general tiene un coeficiente de atenuación mayor que el encontrado en otras áreas (10 y 20 UH+). Se explica por cambios lipodistróficos y respuesta inflamatoria. Se pueden identificar también algunos nódulos pequeños que representan ganglios linfáticos (9).

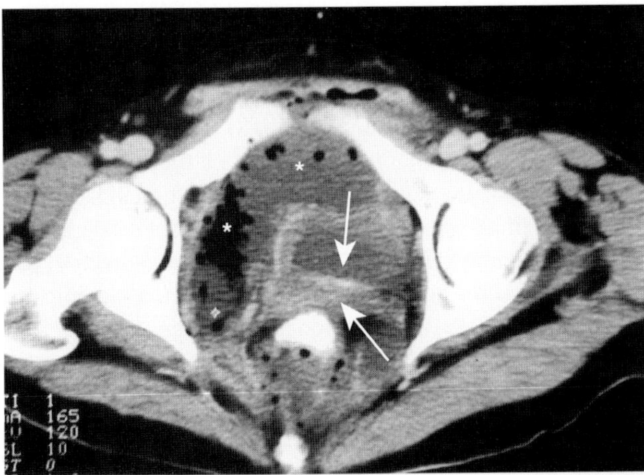

FIG. 14. Proctitis complicada. Hay engrosamiento y alteración parietal (*flechas*) y colecciones y aire libre (*asteriscos*).

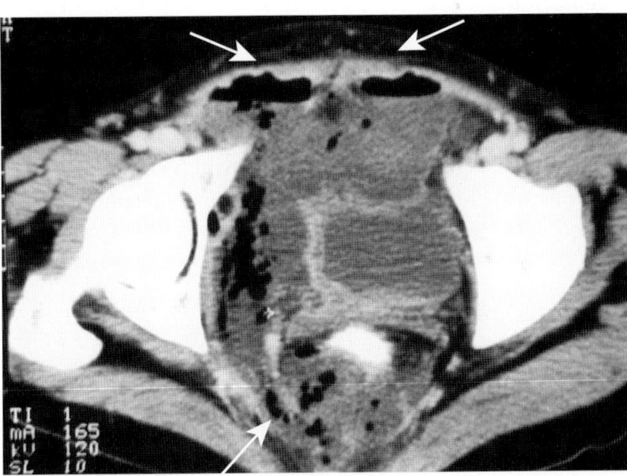

FIG. 15. Abscesos y perforación. Enfermo con proctitis por CUCI perforada con extensas colecciones y aire libre (*flechas*).

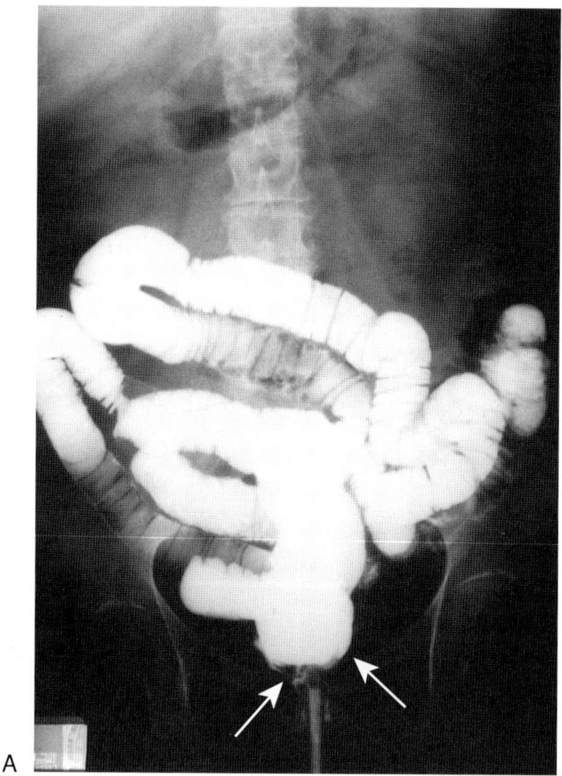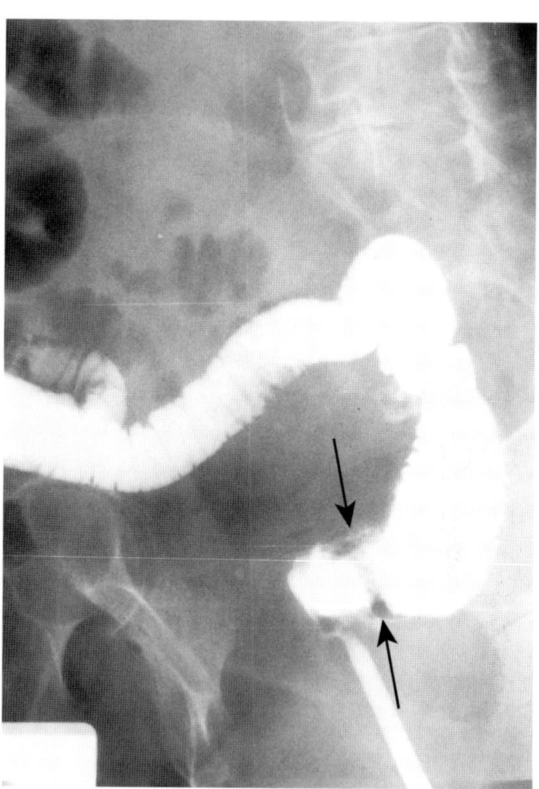

FIG. 16. A: Ileoanoanastomosis (*flechas*). B: El estudio retrógrado baritado muestra la ausencia del colon y la presencia de anastomosis anoileal (*flechas*).

Además del manejo médico, usualmente basado en la sulfasalizina y sus derivados, mesalizina, esteroides tópicos y sistémicos, inmunomoduladores y supresores, la cirugía es muchas veces el punto final en la evolución de estos pacientes. Idealmente el paciente que es sometido a colectomía total con ileoanoanastomosis debe entrar al quirófano en condiciones óptimas, que incluyen enfermedad controlada, cifras de albúmina y hemoglobina idóneas, así como una preparación psicológica en caso de que tenga que vivir el resto de su vida con una ileostomía.

Los estudios de imagen evalúan de manera integral el tubo digestivo postoperado, en particular para conocer el estado de las anastomosis, la forma y dimensiones de reservorios ileales, así como para descartar posibles complicaciones tales como dehiscencia de anastomosis, colecciones, fístulas, etc. (Fig. 16A y B).

Resonancia magnética

Gracias a la capacidad de este método para obtener imágenes multiplanares así como por su extraordinaria caracterización tisular, con frecuencia creciente encontramos informes y reportes en la literatura que evalúan la utilidad de la Resonancia magnética (RM) en el tubo digestivo. Resulta particularmente útil en topografía rectal en donde se pueden distinguir claramente las paredes y el tejido que las rodea. La alteración en la intensidad de señal en la grasa circundante así como engrosamiento focal pueden representar cambios inflamatorios o tumorales recidivantes, así como posibles alteraciones postquirúrgicas (Fig. 17A y B).

DIVERTICULITIS

Si bien el tema de enfermedad diverticular es tratado en otro capítulo, es importante mencionar, dentro de la patología inflamatoria del colon y recto, el cuadro agudo de inflamación de las saculaciones parietales (Fig. 18). El fenómeno inflamatorio involucra la pared y por ende el aporte sanguíneo, con la consecuente isquemia y posible perforación. La traducción en imagen en el estudio baritado, además de los divertículos, es una zona de estenosis con alteración en el patrón mucoso, con posible extraluminización del medio de contraste (Fig. 19). En ocasiones puede encontrarse una zona de compresión extrínseca que representa un absceso. La TC ha demostrado ser superior para establecer el diagnóstico diferencial correcto, mostrando claramente el engrosamiento parietal, las saculaciones, la alteración en la grasa circundante y para el reconocimiento de otras complicaciones como son colecciones, fístulas y perforación (11).

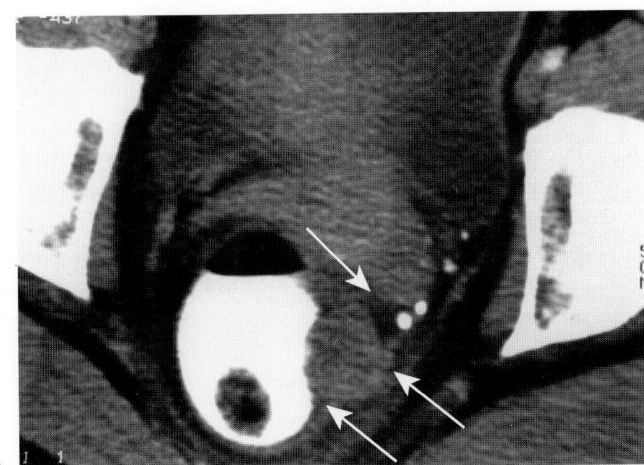

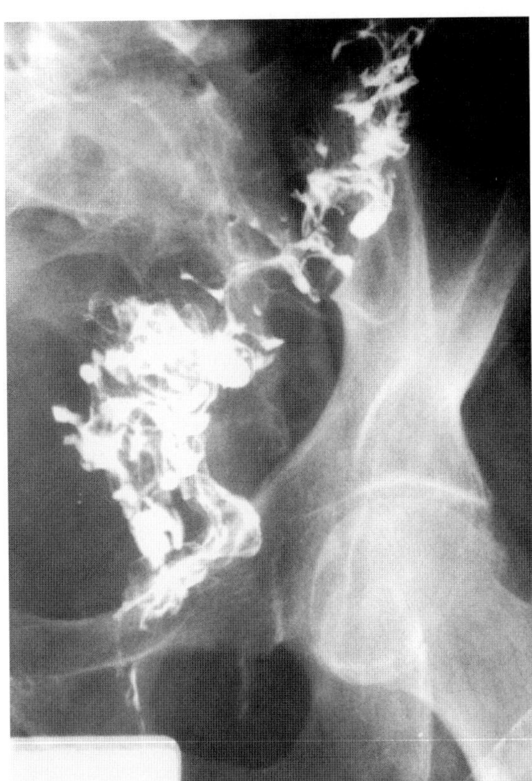

FIG. 17. Fibrosis postquirúrgica en ileoanoanastomosis. **A:** TC que demuestra área focal engrosada, sólida, adyacente a la pared lateral izquierda de la anastomosis (*flechas*). **B:** RM en T2, plano sagital, que muestra extensa zona hiperintensa en el espacio presacro y adyacente a la anastomosis. La biopsia demostró proliferación fibroadiposa.

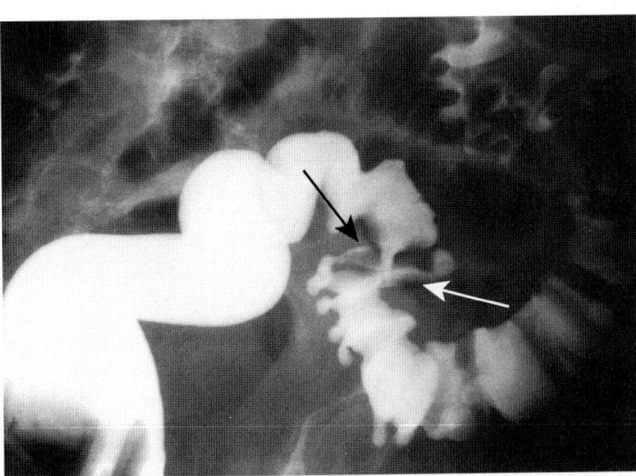

FIG. 18. Diverticulosis con secuelas de diverticulitis sigmoidea. Además de múltiples saculaciones sigmoideas hay una área estenótica (*flechas*).

FIG. 19. Diverticulitis. El estudio baritado simple del colon demuestra zonas francas de estenosis, alteración del patrón mucoso con espiculación y engrosamiento parietal.

COLITIS PSEUDOMEMBRANOSA

La colitis pseudomembranosa es una patología inflamatoria del colon que resulta de una infección por *Clostridium difficile* la cual se presenta como una infección nosocomial y es resultado del empleo de antibióticos de amplio espectro, en particular ampicilina, clindamicina y cefalosporinas, aunque eventualmente casi todos han sido implicados. El sobrecrecimiento de la bacteria con la consecuente liberación de enterotoxinas citopáticas son las responsables de la formación de ulceraciones mucosas y la típica presencia de pseudomembranas de 2 a 3 mm formadas por moco, fibrina, placas de células epiteliales y leucocitos. En casos menos graves únicamente se encuentra irregularidad en la mucosa y pequeños nódulos sin que existan otras alteraciones, las cuales no son detectables radiográficamente. Los estudios baritados muestran franca irregularidad en la mucosa con esfacelamiento de la misma. Cuando la afección es intensa, se debe excluir perforación, ya que contraindica el examen del colon por enema. La TC muestra afección de todo el colon con un aspecto "deshilachado", engrosamiento de la pared y, en ocasiones, aumento en la densidad del mesenterio adyacente. En casos muy graves puede presentarse el cuadro de megacolon tóxico (12).

PROCTOCOLITIS DEL PACIENTE CON SINDROME DE INMUNODEFICIENCIA HUMANA

Dentro de la enorme gama de patología vista en el paciente con SIDA, el colon y recto no están exentos de ser involucrados. El citomegalovirus y *Cryptosporidium species,* son los agentes que en la actualidad se describen con mayor frecuencia. Suelen identificarse en pacientes con cifras menores a 200 celulas CD4/mm3 (linfocitos cooperadores). Típicamente los segmentos del colon afectados son el ciego y el ascendente (Fig. 20A y B). En ocasiones hay pancolitis. Los estudios de imagen muestran ulceraciones, engrosamiento parietal, afección mesentérica, y en ocasiones, colecciones pericolónicas, ascitis y neumatosis intestinal. Los hallazgos son inespecíficos y para establecer el diagnóstico con certeza siempre es necesario contar con cultivos y estudio histopatológico obtenido mediante estudios endoscópicos (Fig. 21) (13,14).

Se ha descrito colitis secundaria al Virus de inmunodeficiencia humana (VIH), el cual tiene un efecto citopático directo. En general el sitio más afectado es el sigmoides, y los hallazgos por imagen son poco específicos.

Finalmente, los pacientes homosexuales presentan un número de lesiones rectales atribuibles a prácticas sexuales, entre ellas fisuras, desgarros y perforación (Fig. 22A y B). También se han descrito infecciones anorectales por *Entamoeba histolitica*, con la consecuente destrucción tisular extensa.

COLITIS ISQUEMICA Y POR RADIACION

La mayoría de los eventos isquémicos del tubo digestivo son resultados de enfermedad vascular no oclusiva y de cardiopatías que cursan con bajo gasto cardiaco. Los estudios de imagen muestran engrosamiento circunferencial de la

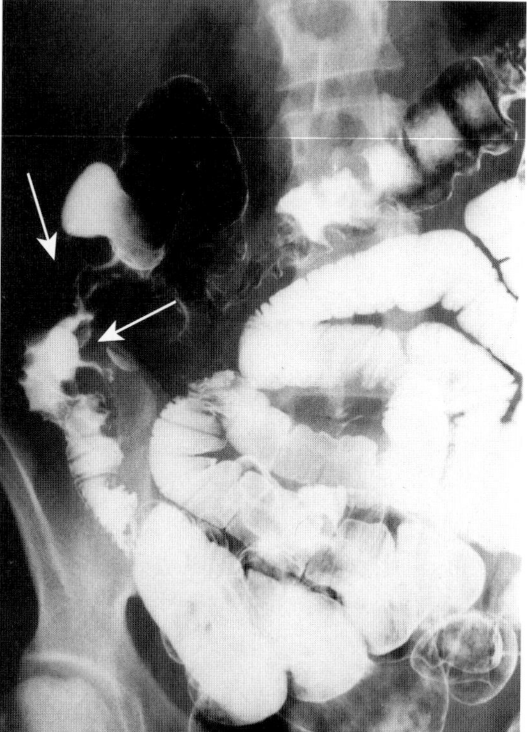

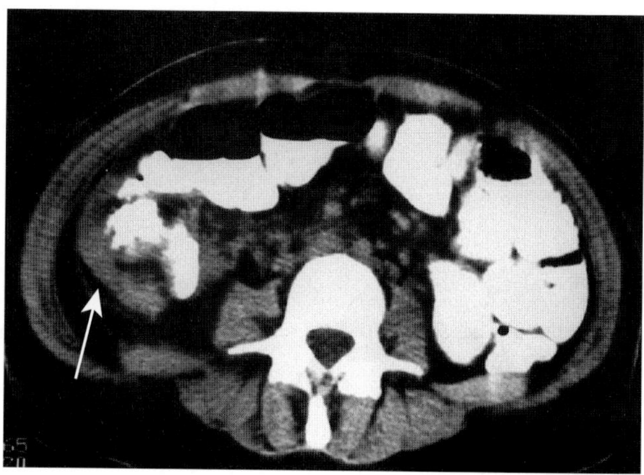

FIG. 20. Tiflitis por citomegalovirus en paciente con SIDA. **A:** Estudio baritado del colon muestra extensa lesión estenosante y ulcerada en el ciego (*flechas*). Nótese la marcada incompetencia de la válvula ileocecal. **B:** La TC corrobora el engrosamiento parietal del ciego (*flecha*).

A

B

pared intestinal en territorios vasculares específicos. La pared suele rebasar los 10 mm y es resultado de hemorragia mucosa y submucosa. En TC se puede identificar el signo de "tiro al blanco", resultado del reforzamiento parietal aunado al edema de la submucosa. Otros hallazgos son la afección de la grasa mesentérica, líquido libre y neumatosis intestinal. Cuando el origen es oclusivo, puede identificarse el trombo en la vena o arteria mesentéricas superiores y gas en el interior de la vena porta.

Los hallazgos en la colitis por radiación no difieren mayormente cuando el proceso inflamatorio está activo. En fases tardías se observan zonas de estenosis, que se distribuyen de manera focalizada en el área radiada (Fig. 23).

FISTULAS POSTINFLAMATORIAS Y POSTQUIRURGICAS

Numerosas causas, entre las que se destacan diverticulitis, apendicitis, pancreatitis, o bien, resultados de operaciones ginecológicas o urológicas, pueden ser causantes en la génesis de trayectos fistulosos que se ven entre el colon y las vísceras huecas o macizas adyacentes; por ejemplo, con el intestino delgado u otro segmento del colon, con la vagina, con la vejiga urinaria, y más remotamente con el estómago o duodeno.

Las manifestaciones clínicas, sobre todo cuando los genitales externos o las vías urinarias se ven involucradas, son muy orientadoras, por lo que los estudios de imagen se ven

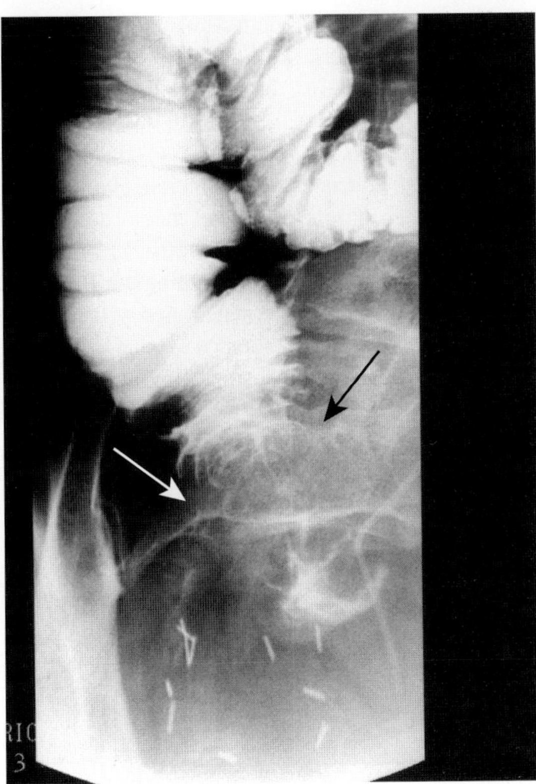

FIG. 21. Criptosporidiasis en ciego en paciente VIH+. Nótese la extensa lesión cecal, con espiculaciones y edema parietal (*flechas*). Las grapas quirúrgicas fueron por cirugía previa por lesión por arma de fuego.

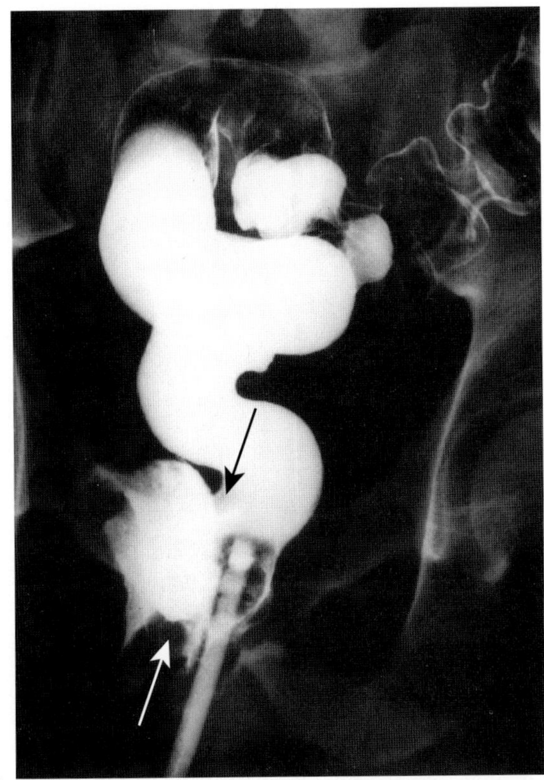

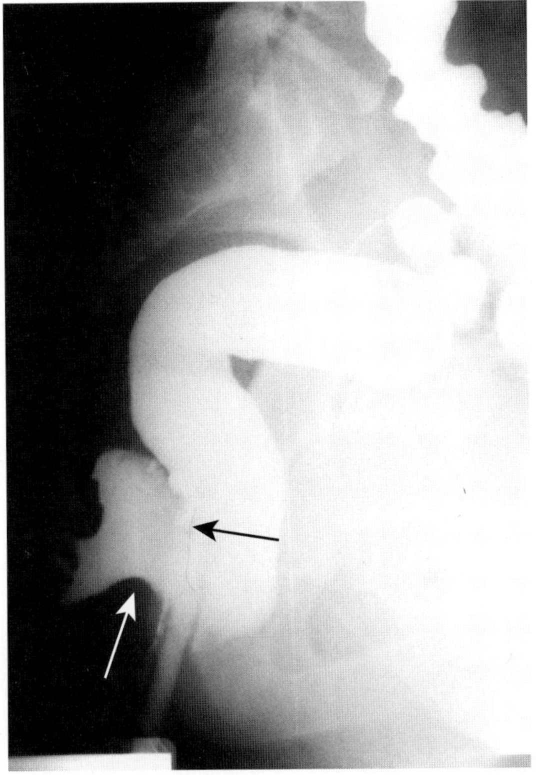

FIG. 22A y **B.** Perforación rectal en paciente VIH+. Paciente seropositivo a VIH que sufrió perforación del recto durante prácticas homosexuales (*flechas*).

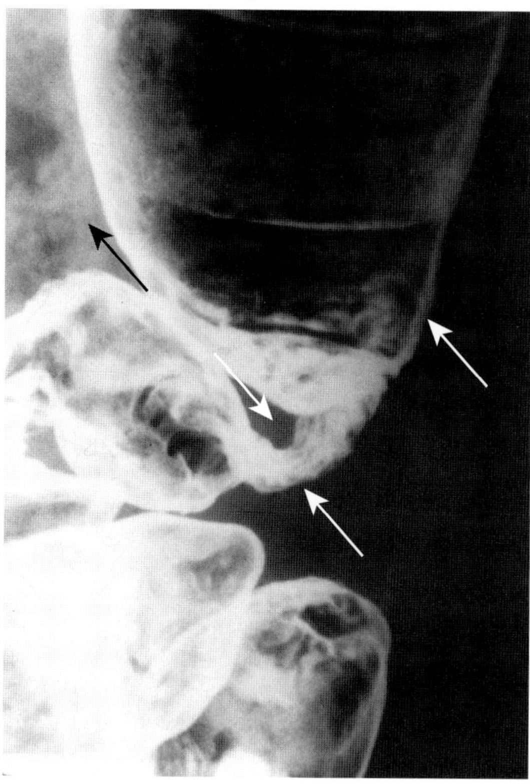

FIG. 23. Estenosis postradiación. Estúdio de colon por enema de doble contraste muestra severa estenosis sigmoidea (*flechas*). Sus bordes son nítidos y prácticamente no hay alteración en el patrón mucoso. Nótese la gran dilatación preestenótica (*las flechas a la izquierda y a la derecha*).

volcados a la demostración de los trayectos. El colon por enema con bario o material iodado hidrosoluble, las vaginografías, cistouretrografías, etcétera son los estudios más comúnmente empleados (Fig. 24A y B). Los hallazgos son variados, y en muchas ocasiones confusos dada la dificultad intrínseca para su adecuada demostración. Hay que recordar que no siempre se observa paso del medio de contraste de manera indistinta de un sitio hacia el otro.

El diagnóstico definitivo de la patología inflamatoria del colon y recto siempre es histopatológico y bacteriológico. Los diversos estudios de imagen nos ayudan de manera fundamental para conocer la extensión, localización, intensidad y posibles complicaciones de estos padecimientos. Es de gran relevancia la comunicación entre el radiólogo y el grupo de médicos tratantes para optimizar los recursos e individualizar cada caso con la finalidad de no llevar a cabo procedimientos innecesarios, costosos y molestos para los pacientes.

REFERENCIAS

1. Gore RM, Ghahremani GG. Radiological investigation of acute inflammatory and infectious bowel disease. *Gastroenterol Clin North Am* 1995;24:353–384.
2. Jewell DP. Ulcerative colitis. En: Sleisenger MH, Fordtram JS, ed. *Gastrointestinal disease.* 4th ed. Philadelphia: WB Saunders, 1993; 1305–1330.

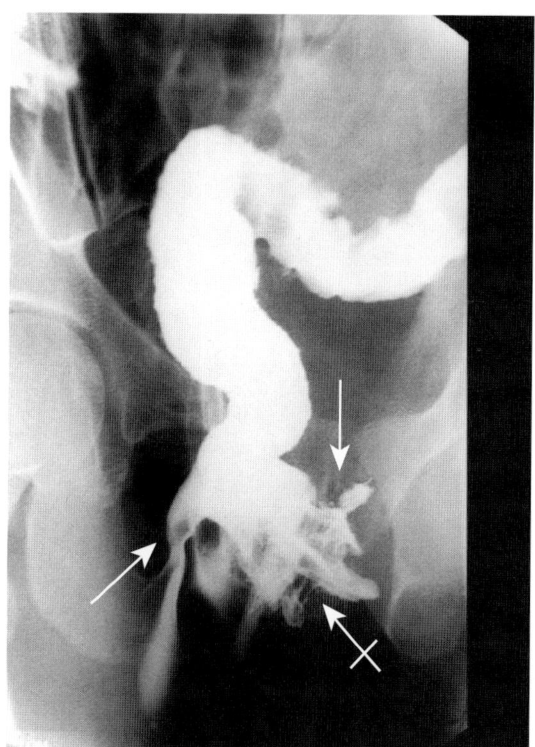

A

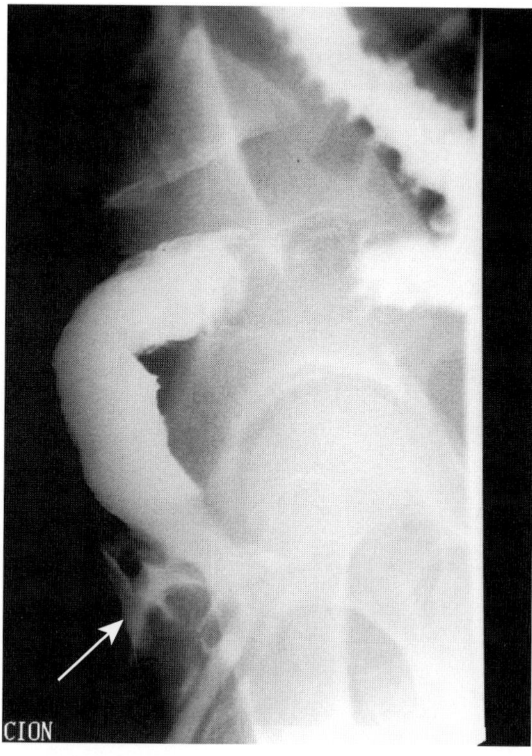

B

Fig. 24A y B. Fístula rectoperineal y rectovaginal. El estudio baritado en una paciente postoperada de histerectomía abdominal muestra la salida del medio de contraste hacia el periné (*flechas*), lo mismo que hacia la vagina (*flecha cruzada*).

3. Tysk C, Lindberg E, Jarnerot G et al. Ulcerative colitis and Crohn's disease in an unselected population of monozygotic and dizygotic twins. *Gut* 1988;29:990–994.

4. Debinski H, Kamm MA. Natural history of ulcerative colitis. En: Allen RN, Rhodes JM, Hanuer SB, ed. *Inflammatory bowel diseases.* 3rd ed. New York: Churchill Livingstone, 1997:463–474.

5. Gore RM, Ghahremani GG, Miller FH. Inflamatory bowel disease: radiologic diagnosis. RSNA Categorical course in diagnostic radiology. *Gastrointestinal.* 1997;95–109.

6. Farmer RG. Infectious causes of diarrhea in the differential diagnosis of inflammatory bowel disease. *Med Clin North Am* 1990;74:29–38.

7. Rankin GB. Extraintestinal and systemic manifestations of inflammatory bowel disease. *Med Clin North Am* 1990;74:39–50.

8. Rice RP. Plain abdominal film roetgenographic diagnosis of ulcerative diseases of the colon. *Radiology* 1968;90:544–579.

9. Gore RM. Characteristic morphologic changes in chronic ulcerative colitis. *Abdom Imaging* 1995;20:275–278.

10. Gore RM, Balthazar EJ, Ghahremani GG et al. CT features on ulcerative colitis and Crohn´s disease. *AJR* 1996;167:3–15.

11. Balthazar EJ. CT of the gastrointestinal tract: principles and interpretation. *AJR* 1991;156:23–32.

12. Ros PR, Buetow PC, Pantograg-Brown L. Pseudomembranous colitis. *Radiology* 1996;198:1–9.

13. Wall S, Jones B. Gastrointestinal tract in the immunocompromised host: opportunistic infections and other complications. *Radiology* 1992;185:327–335.

14. Solomon JA, Levine MS, O´Brien C et al. HIV colitis: clinical and radiographic findings. *AJR* 1997;168:681–692.

Abdomen: El Tubo Digestivo, Tomo I.
Editores: M. E. Stoopen, K. Kimura y P. R. Ros.
Lippincott Williams & Wilkins, Philadelphia © 1999.

CAPITULO 15

Amibiasis del colon

Kenji Kimura y Miguel E. Stoopen

La amibiasis intestinal es una infección parasitaria causada por *Entameba histolytica* (EH). Este microorganismo mide de 10 a 40 μm y tiene como característica biológica más importante la de destruir casi todos los tejidos del organismo humano. Según la WHO Scientific Working Group es capaz de colonizar el intestino grueso en un 10 a 20% de la población mundial con un promedio de 12%, desarrollar enfermedad sintomática en 50 millones de personas y ocasionar la muerte de 40.000 a 100.000 pacientes por año (1,2). Es la segunda causa de muerte por infección parasitaria que sólo es superada por la malaria (3).

La amibiasis es considerada endémica en México, la India, el este y sur de Africa, y algunas regiones de Centro y Sudamérica (3). Es una patología frecuente en países en desarrollo y en algunos países como México continúa siendo un problema de salud pública que tiene una tasa de incidencia promedio de 1000 a 1200 casos de amibiasis por cada 100.000 habitantes (4). Las encuestas seroepidemiológicas, con determinación de anticuerpos contra el parásito, que indican la existencia de una enfermedad invasiva o el haber cursado con ella en el pasado, señalan una prevalencia de 8.4% en México (5). Aun cuando la frecuencia de la amibiasis en los países desarrollados es mucho más baja, como en los EUA, continúan existiendo focos endémicos y se diagnostican un promedio de 1200 casos por año (6).

Las infecciones por EH en pacientes homosexuales se ha incrementado y se reporta una incidencia de 19.6 a 31.7% (7–10). Aun cuando en los últimos 25 años se han logrado importantes progresos en el estudio de la amibiasis, que han hecho posible la disminución de la morbimortalidad de algunas áreas de la población, la frecuencia parece ser similar a la de hace 30 años (11,12).

Los trofozoitos de la EH son muy sensibles a ligeros cambios de temperatura, sobreviven sólo por muy corto período

Dr. K. Kimura: Profesor Asociado, Curso Universitario de Radiología Clínica Londres, Universidad Nacional Autónoma de México, Director del Departamento de Radiología Grupo C. T. Scanner, México, D.F.

Dr. M.E. Stoopen: Editor Revista Mexicana de Radiología, Director Grupo C.T. Scanner, México, D.F.

fuera del organismo y son destruidos por las secreciones gástricas en caso de ser ingeridos. La infección intestinal resulta de la ingestión del quiste maduro tetranucleado que resiste al pH ácido del estómago por el contenido de quitina en su pared (13). Los quistes son la forma de resistencia del parásito y pueden permanecer viables por periodos prolongados y en diversas condiciones ambientales (14). Siguiendo el desenquistamiento en el intestino delgado, se establece la colonización del colon.

El hombre es el principal y más importante reservorio de EH. Las principales fuentes emisoras de agentes infectantes la constituyen los portadores sanos de cepas patógenas, sobre todo los convalecientes de alguna forma de enfermedad amibiana. Los pacientes sólo eliminan trofozoitos en la fases iniciales del padecimiento. La duración del estado de portador es variable y puede ser desde varios meses hasta 2 años (15). Los principales mecanismos de transmisión incluyen la ingestión de alimentos contaminados por hábitos higiénicos deficientes en el proceso de alimentos, técnicas de irrigación y fertilización inadecuadas, contacto directo ano–mano–boca o ano–boca, o por agua contaminada de ríos, pozos y depósitos de agua (14,16–20). El período de incubación varía de 2 días a 4 meses, pero en la mayoría de los casos, la infección ocurre durante las 2 primeras semanas.

En relación a la edad, la amibiasis se puede presentar a cualquier edad, pero es más frecuente en los niños, con mayores tasas en las edades tempranas de la vida, principalmente en niños menores de 1 año (4). Es más frecuente durante la primavera y el verano. Un 90% de las personas infectadas por EH son asintomáticas. El estudio genómico de la EH aislada de pacientes con enfermedad invasiva y de aquéllos que son portadores asintomáticos revelan dos genotipos diferentes de EH, denominados "patogénicos" y "no patogénicos" (21).

PATOLOGIA

Tradicionalmente se había considerado que las amibas eran las responsables del daño directo a las células y tejidos. Sin embargo Tsutsumi et al. (22) demostraron con estudios histológicos y a nivel ultraestructural en animales de experimentación que las lesiones tisulares no son causadas directamente por las amibas, sino por las enzimas lisosomales de los leucocitos y monocitos muertos y en desintegración. Estas observaciones han sido confirmadas por otros autores (23–26).

La característica más sorprendente de la patología de la amibiasis humana es la naturaleza destructiva de las estructuras anatómicas. Se puede afirmar con seguridad que la EH es el parásito humano dotado de mayor capacidad de efectuar lisis en los tejidos, lo que justifica denominarlo "histolytica" (27). Esta capacidad parece ser el resultado de la combinación de varios factores como la liberación de toxinas y enzimas, de la activa motilidad del trofozoito, de una actividad fagocítica particularmente ávida y de un sistema citoplásmico eficiente que degrada con rapidez los componentes celulares y extracelulares ingeridos.

Otra característica peculiar en su patología es la de producir poca inflamación, si se toma en cuenta el grado de destrucción tisular y la restitución *ad integrum* del órgano afectado en la convalecencia. La regeneración de los tejidos sigue un curso sorprendente, sin cicatrización. Al parecer este fenómeno es debido a la ausencia de reacción inflamatoria tardía que contribuye al depósito de tejido fibroso. Además las amibas probablemente producen uno o varios factores que son capaces de inhibir la multiplicación de fibroblastos y el depósito de tejido fibroso (28).

DIAGNOSTICO POR LABORATORIO

El diagnóstico de la amibiasis invasora se basa en la identificación de los trofozoitos en el examen microscópico de las evacuaciones y de las muestras de biopsia, obtenidas mediante sigmoidoscopía o colonoscopía que permiten detectar 90% de los individuos infectados (29).

También se basa en las pruebas serológicas que permiten la identificación de anticuerpos específicos circulantes. Estos incluyen la Inmunofluorescencia indirecta (IFI), la Hemaglutinación indirecta (HAI), la Contrainmunoelectroforesis (CIE), el Ensayo inmunoadsorbente acoplado a enzimas (ELISA), el radioinmunoensayo y el ensayo de inmunofluorescencia indirecta en fase sólida (29–32). En la actualidad, el estudio con ELISA parece ser la mejor prueba en serología amibiana debido a la virtual ausencia de resultados falsos negativos y bajo porcentaje de falsos positivos (3.6%) (29).

Los anticuerpos específicos circulantes generalmente aparecen en sangre aproximadamente 7 días después del inicio de los síntomas. Por lo tanto, la ausencia de anticuerpos séricos después de 7 días de síntomas, virtualmente descarta el diagnóstico de amibiasis invasora. Sin embargo, la HAI y la CIE detectan los anticuerpos aun por meses o años después de un episodio de enfermedad invasiva, por lo que las personas sanas en zonas endémicas pueden tener una serología positiva. Este hecho limita su utilidad en el diagnóstico de enfermedad aguda en áreas endémicas (29). Re-

cientemente se ha propuesto la utilización de un recombinante purificado de proteínas de EH con una proteína ligada a maltosa (Serine rich entamoeba histolytica protein/Maltose binding protein—SREHP/MBP) como un antígeno blanco en la prueba de ELISA que ha sido útil en el serodiagnóstico de la amibiasis invasora aguda (33).

MANIFESTACIONES CLINICAS, PATOLOGICAS Y SIGNOS RADIOLOGICOS DE LA AMIBIASIS INTESTINAL

La amibiasis invasora intestinal puede producir una variedad de alteraciones anatómicas correspondientes a los cuadros clínicos bien definidos que se conocen como rectocolitis ulcerativa amibiana, megacolon tóxico, colitis fulminante, ameboma y apendicitis amibiana (29).

Rectocolitis ulcerativa amibiana

Esta es la forma más frecuente de la amibiasis invasora del colon y representa 95% de los casos. Clínicamente se manifiesta por un síndrome diarreicodisentérico que se caracteriza por evacuaciones mucosanguinolentas en número promedio de 4 a 6 al día, asociado a dolor cólico leve o moderado que precede a la evacuación y tenesmo rectal. Generalmente no hay fiebre ni manifestaciones sistémicas. La letalidad es baja (0.5%) pero se incrementa notablemente (20 a 40%) cuando se complica con perforación intestinal y peritonitis, principalmente en la edad pediátrica (34,35).

Desde el punto de vista patológico, las úlceras amibianas se observan principalmente en el ciego, sigmoides y recto. Pueden ser pequeñas con centros necróticos irregulares, rodeadas de un anillo de tejido edematoso o úlceras irregulares de 1 a 5 cm de tamaño asociado a engrosamiento edematoso de todo el espesor de la pared intestinal (36).

Las radiografías simples generalmente no son de gran utilidad y únicamente pueden mostrar hallazgos indistinguibles de enterocolitis de otra etiología (37). En cambio, el estudio baritado del colon continúa siendo un método valioso para su diagnóstico y muestra un patrón granular o espiculación de los contornos (Fig. 1). Generalmente el colon aparece irritable con espasmos segmentarios (37,38). Con la técnica de doble contraste, se identifican úlceras aftosas o varioliformes, defectos irregulares y espiculación (Fig. 2) (39). Las úlceras pueden llegar a penetrar a la submucosa, adquiriendo la apariencia de úlceras en "botón de camisa", similares a las observadas en la colitis ulcerativa o llegar a ser úlceras profundas que pueden adoptar una forma de espícula, sacular o penetrada (Fig. 3) (38).

Colitis amibiana fulminante

Es una forma clínica grave, rápidamente evolutiva con evacuaciones sanguinolentas frecuentes de 20 o más en 24 horas, dolor abdominal generalizado e intenso y tenesmo rectal constante y agudo. Generalmente se acompaña de fiebre,

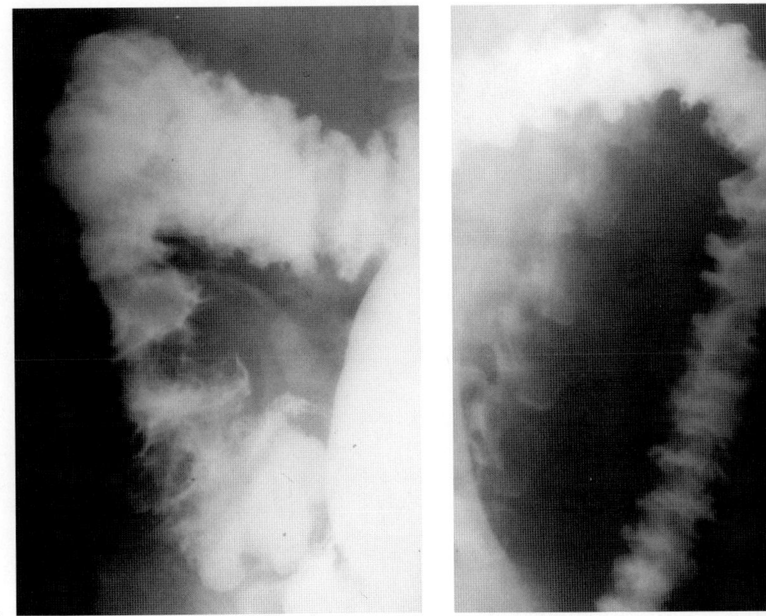

FIG. 1. Colitis ulcerativa amibiana. Estudio de colon por enema en dos pacientes diferentes que muestran múltiples ulceraciones que producen contornos irregulares.

pulso filiforme e hipotensión arterial. El paciente sufre deshidratación, postración y puede presentarse estado de choque. Es frecuente encontrar signos de peritonitis como complicación de la perforación intestinal. Coexiste con ameboma en 25% de los enfermos y con absceso hepático en 30% (40).

En esta forma de la amibiasis intestinal, las radiografías simples y el examen de colon por enema muestran datos de gran valor para el diagnóstico. El gas que habitualmente ocupa el colon, representa un medio de contraste negativo que permite reconocer algunas alteraciones de la pared intestinal que producen varios patrones radiográficos en la colitis fulminante (41).

El patrón inespecífico es la presentación radiológica más frecuente y se caracteriza por un incremento en la densidad del cuadrante inferior derecho, pequeña cantidad de gas en el colon ascendente, distensión de otros segmentos del colon, principalmente el transverso, y signos de irritación peritoneal. Estos hallazgos son el resultado de ulceración extensa, la presencia de ameboma y frecuentemente perforación (Fig. 4) (37).

El patrón de huellas digitiformes se identifica como indentaciones profundas en el colon distendido. Puede ser segmentario o generalizado y se observa con mayor frecuencia en el colon transverso (Fig. 5).

El enema baritado debe realizarse a baja presión y con cautela por el riesgo de perforación. El colon aparece de contornos francamente irregulares con ulceraciones múltiples (Fig. 6). En el patrón de huellas digitiformes se observan imágenes de defectos de llenado, polipoides, lisos,

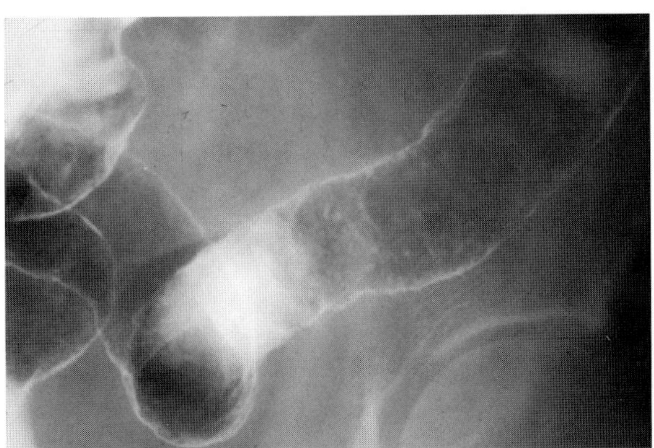

FIG. 2. Estudio de doble contraste que muestra múltiples erosiones en el sigmoides en paciente con colitis amibiana.

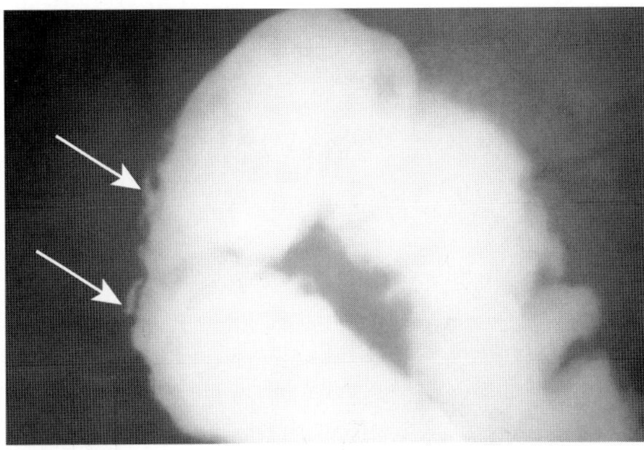

FIG. 3. Ulceras en "botón de camisa" en paciente con colitis amibiana, indistinguibles de las úlceras observadas en la colitis ulcerativa.

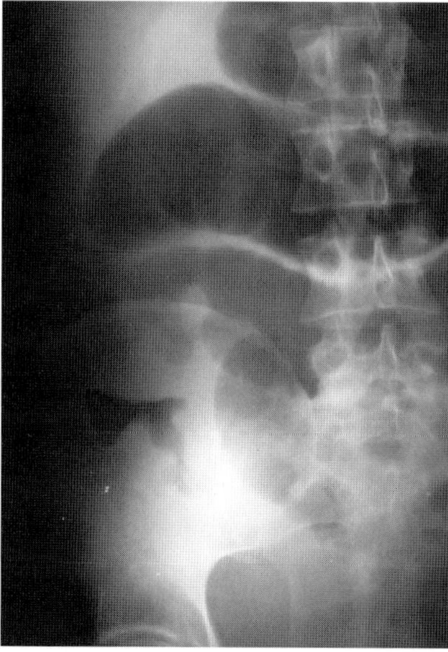

FIG. 4. Colitis fulminante. Radiografía simple de abdomen con patrón inespecífico. Nótese el aumento en la densidad del cuadrante inferior derecho con deformidad del ciego e íleon generalizado por peritonitis.

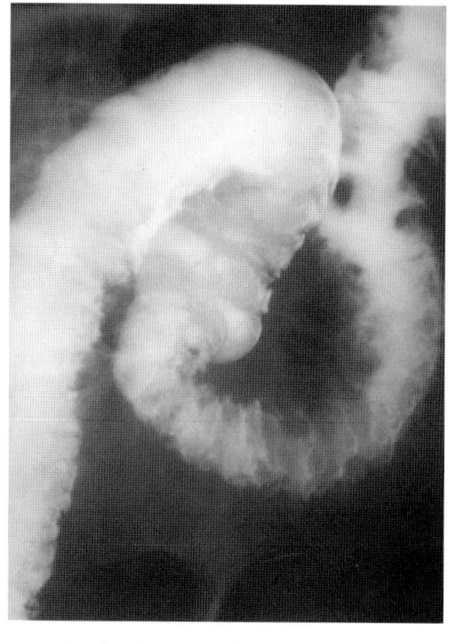

FIG. 6. Enema baritado en paciente con colitis fulminante. El sigmoides se observa disminuido de calibre con indentaciones producidas por engrosamiento de la pared y múltiples ulceraciones en recto, sigmoides y colon descendente.

redondeados y escalopados que se proyectan en la luz del colon opacificado y que resultan de la necrosis extensa y engrosamiento de la pared (Fig. 7). Los hallazgos son indistinguibles de la colitis isquémica y otros procesos hemorrágicos o edematosos (38). La identificación de los trofozoitos y la regresión de las lesiones con el tratamiento médico son de gran importancia para hacer el diagnóstico (Fig. 8) (42).

La Ultrasonografía (US) que hasta recientemente fue considerada un método de uso limitado en la investigación de la enfermedad intestinal, debido al efecto deletéreo del gas intestinal en la onda ultrasónica, en la actualidad con los equipos de alta resolución, es posible el reconocimiento de la patología intestinal. El patrón de "tiro al blanco", imagen de "dona" o signo de "pseudoriñón", son signos inespecíficos que pueden ser observados en una variedad de patologías que incluyen las lesiones neoplásicas, enfermedad inflamatoria crónica, colitis isquémica, intususcepción y otras. Sin embargo, en las áreas endémicas de amibiasis, la presencia de engrosamiento de la pared del colon, principalmente afectando el colon derecho y asociado a absceso hepático, debe sugerir fuertemente la posibilidad de etiología amibiana (Fig. 9) (43).

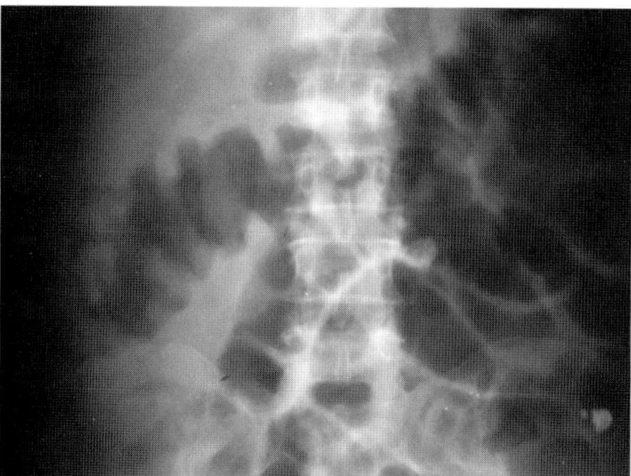

FIG. 5. Patrón de huellas digitiformes en paciente con colitis amibiana fulminante. La imagen radiológica es similar al producido por la colitis isquémica.

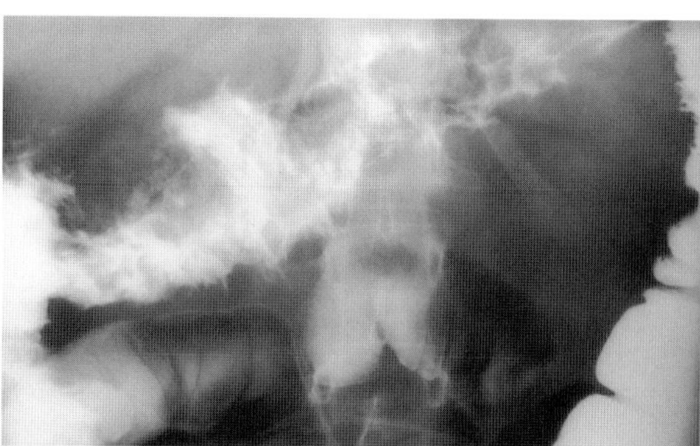

FIG. 7. Colitis fulminante. Francas alteraciones en el calibre, contornos y patrón mucoso por amebomas, edema y múltiples ulceraciones.

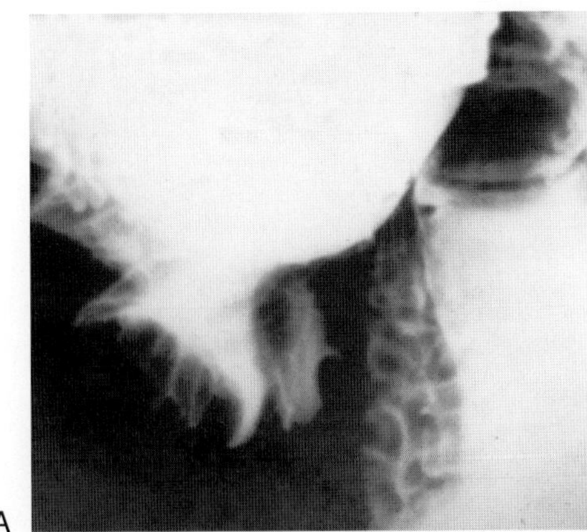
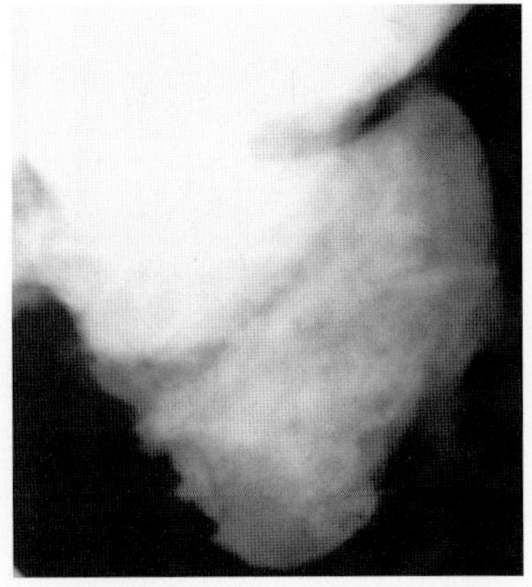

FIG. 8. Control de tratamiento. **A:** Estudio inicial con afección amibiana del ciego. **B:** Examen de control con respuesta favorable al tratamiento.

La Tomografia computada (TC) ha llegado a constituir un método primario de imagen en pacientes con sintomatología abdominal aguda incluyendo las formas de colitis grave con sospecha de complicaciones como la perforación. El intestino responde a una amplia variedad de estímulos infecciosos, vasculares, tóxicos o autoinmunes con edema, hemorragia o ulceración. En TC éstas alteraciones se manifiestan por engrosamiento generalmente no homogéneo de la pared intestinal que se puede acompañar de signos de inflamación pericólica y que puede ser visto en todas las formas de colitis que incluyen enfermedad de Crohn (EC), colitis ulcerativa, colitis pseudomembranosa o colitis infecciosa. Los hallazgos en TC son inespecíficos, sin embargo, la colitis amibiana fulminante debe ser incluida en el diagnóstico diferencial (Fig. 10) (44).

Megacolon tóxico

Es una complicación grave y afortunadamente poco frecuente (0.5%) de la colitis fulminante que puede surgir durante la evolución del padecimiento. Se ha postulado que es el resultado de enfermedad transmural con destrucción del músculo y el plexo mientérico que ocasiona pérdida del tono muscular (45).

Radiográficamente existe una gran dilatación del colon, total o segmentaria, con pérdida de sus contornos normales, del patrón de sus haustras, irregularidad de su mucosa o pseudopólipos. Se puede asociar a neumatosis intestinal (46). Los hallazgos son idénticos a los observados en el megacolon tóxico de la colitis ulcerativa. La presencia de megacolon tóxico en esta enfermedad como en otras

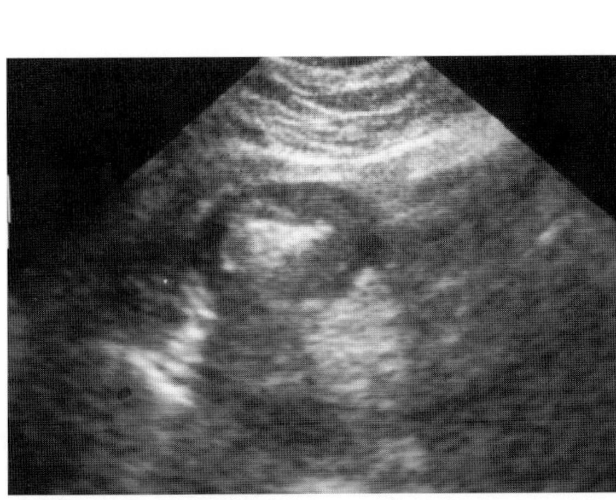
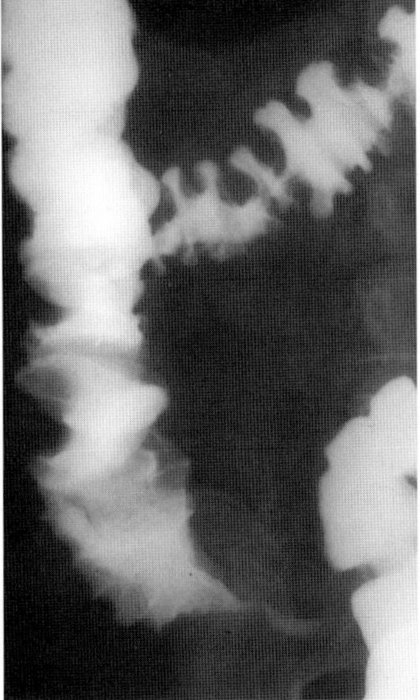

FIG. 9. Examen ultrasonográfico en paciente con colitis fulminante. **A:** Imagen de "dona" con engrosamiento de la pared del colon ascendente. **B:** Estudio baritado del mismo paciente con alteraciones típicas de la colitis fulminante.

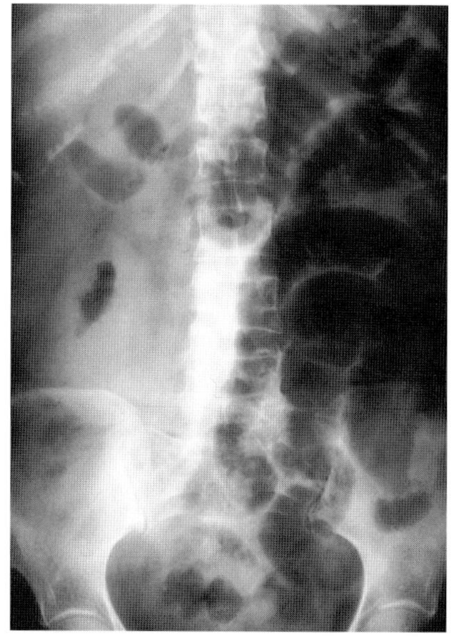

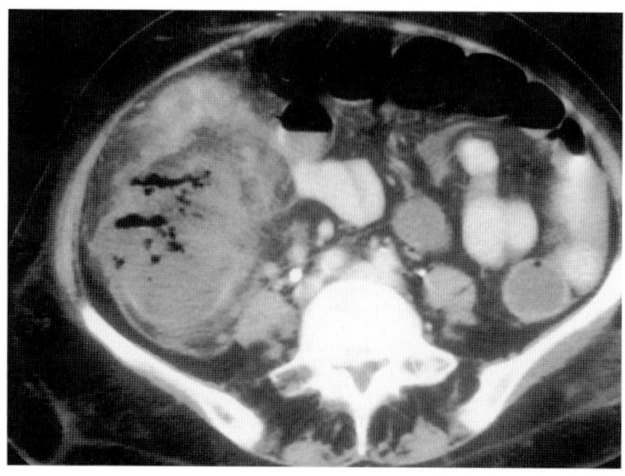

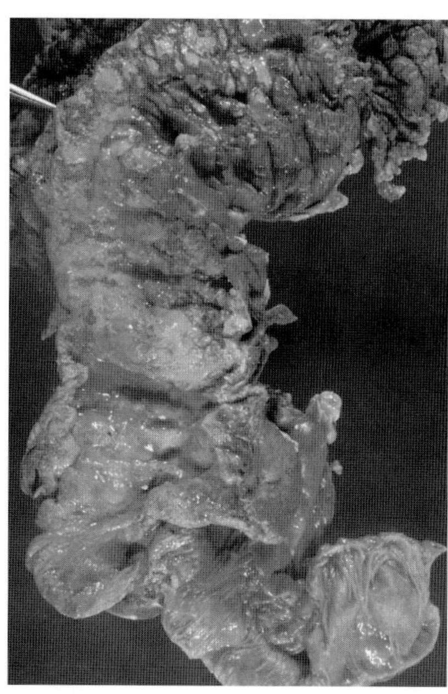

FIG. 10. Colitis fulminante con ameboma y peritonitis consecutiva a perforación. **A:** Radiografía simple de abdomen que muestra opacidad del flanco derecho por importante engrosamiento de la pared del colon ascendente que presenta deformidad y disminución en el calibre de su luz. Íleo generalizado. **B:** Tomografía computada del mismo paciente que confirma las alteraciones en el colon ascendente y demuestra la infiltración inflamatoria pericólica consecutiva a perforación. **C:** Pieza anatómica: múltiples ulceraciones y ameboma.

entidades, es una contraindicación para el estudio de colon por enema (Fig. 11).

Las perforaciones únicas o múltiples ocurren en 87% de los pacientes de colitis amibiana fulminante (47). Los hallazgos en las radiografías simples son inespecíficos y muestran una opacidad difusa del abdomen con distensión de las asas de intestino delgado y grueso con niveles hidroaéreos. La perforación libre y el neumoperitoneo son observaciones raras. La mortalidad general de la colitis amibiana fulminante continúa siendo elevada aun con intervenciones quirúrgicas radicales o derivativas (47,48).

Tifloapendicitis amibiana

Es una localización rara con una frecuencia de menos del 1 a 3% de los casos de amibiasis invasora intestinal (37,49,50).

El apéndice ileocecal resulta afectado en la amibiasis por extensión directa de la enfermedad del colon, sin embargo, en 26% de los casos la amibiasis está confinada al apéndice.

La sintomatología es similar a la apendicitis bacteriana con dolor y rigidez del cuadrante inferior derecho, fiebre, taquicardia y náuseas. Cuando se encuentra afectado el ciego, puede coexistir diarrea mucosanguinolenta.

Patológicamente las úlceras amibianas son de tipo nodular y aunque pequeñas, son características. En la mayoría de los casos, el estudio histológico del apéndice extirpado es el que proporciona el diagnóstico y el tratamiento médico debe instituirse inmediatamente.

Las radiografías simples revelan incremento en la densidad en el cuadrante inferior derecho, el ciego distendido con nivel hidroaéreo, obliteración de la sombra del psoas y escoliosis antiálgica derecha. No se han identificado apendicoli-

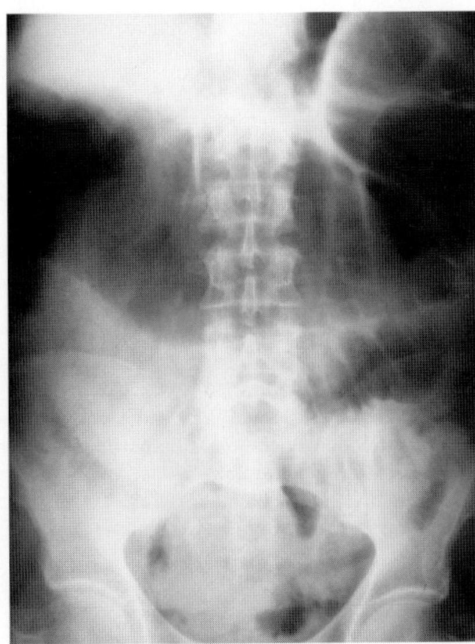

FIG. 11. Megacolon tóxico. Importante dilatación del colon transverso en paciente con colitis fulminante.

tos ni neumoperitoneo. Los signos de peritonitis se observan en casos de perforación.

El estudio de colon por enema muestra los signos radiológicos típicos de la apendicitis como la falta de llenado del apéndice, alteraciones en la morfología del ciego y/o del íleon terminal por el proceso inflamatorio pericecal. La presencia de lesiones en otros segmentos del colon hacen sospechar la etiología amibiana (37).

Ameboma

El ameboma es una forma poco frecuente de amibiasis intestinal que se presenta con mayor frecuencia en el ciego y en el colon ascendente en la forma de una gran masa de tejido de 5 a 30 cm que ocupa la pared y la luz.

Clínicamente se caracteriza por masa palpable asociada a disentería o diarrea sanguinolenta y dolor abdominal (29).

Aun cuando algunos autores lo catalogan como granuloma amibiano los estudios histológicos demuestran que el engrosamiento acentuado de la pared intestinal que produce una lesión pseudotumoral es debido a tejido de granulación exuberante, edema, neoformación vascular, abundantes células inflamatorias necrosis y amibas vivas (51,52).

En orden decreciente de frecuencia se localizan en el ciego, colon ascendente, rectosigmoides, colon transverso y colon descendente. El examen del colon por enema permite hacer el diagnóstico en 80% de los casos (52). Demuestran el segmento afectado disminuido de calibre, de longitud variable, con pérdida de la distensibilidad normal y con mucosa irregular. En aproximadamente la mitad de los casos las lesiones son múltiples y generalmente se asocian con otros tipos de lesiones amibianas en los diferentes segmentos del colon (Fig. 12).

El diagnóstico diferencial se debe realizar primariamente con el carcinoma del colon ya que existen varios signos radiológicos que permiten hacer esta distinción. El ameboma generalmente es de mayor extensión, con una transición gradual de la zona disminuida de calibre por el ameboma al segmento no estenótico, la multiplicidad de las lesiones y es habitualmente concéntrico. En cambio el carcinoma anular se presenta típicamente como un segmento corto con una transición abrupta con el intestino normal, rígida, excéntrica, en la mayoría de los casos es única y no se acompaña de manifestaciones inflamatorias en el resto de los segmentos del colon. Además el cuadro clínico agudo así como la rectosigmoidoscopía con investigación de trofozoitos y las reacciones serológicas son de gran utilidad. Finalmente el tratamiento antiamibiano es utilizado comunmente para hacer el diagnóstico diferencial en casos dudosos (52). El estudio de colon por enema de control en estos pacientes es importante, demostrando la disminución o la desaparición de las alteraciones radiológicas en 90% de los casos que son paralelos a la respuesta clínica favorable (Fig. 12).

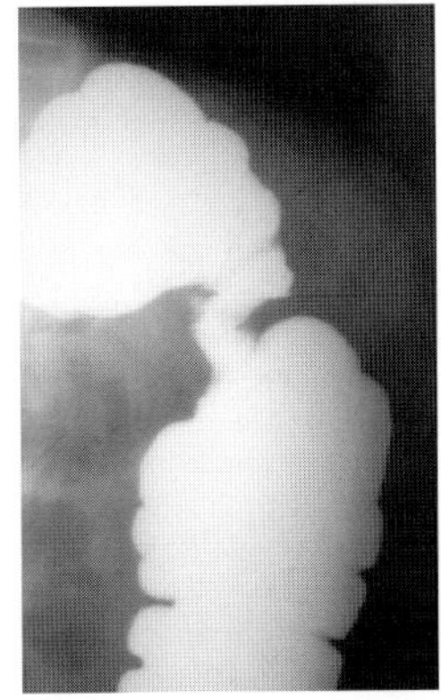
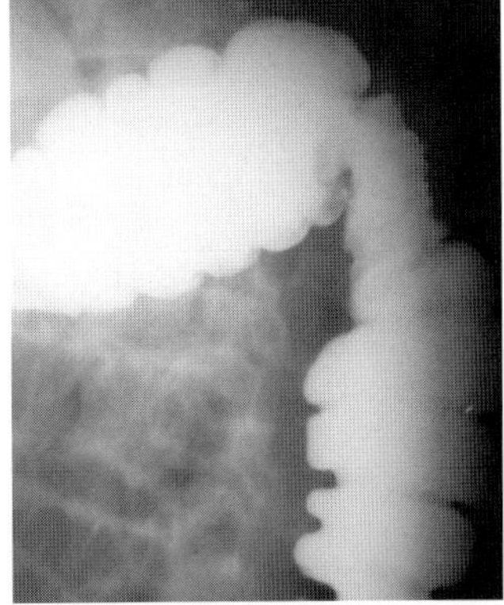

A   B

FIG. 12. Ameboma. **A:** Zona de disminución de calibre distal al ángulo esplénico que debe ser diferenciada de carcinoma estenosante. **B:** Estudio radiológico de control después del tratamiento antiambiano donde se aprecia mayor dilatación del segmento estenótico.

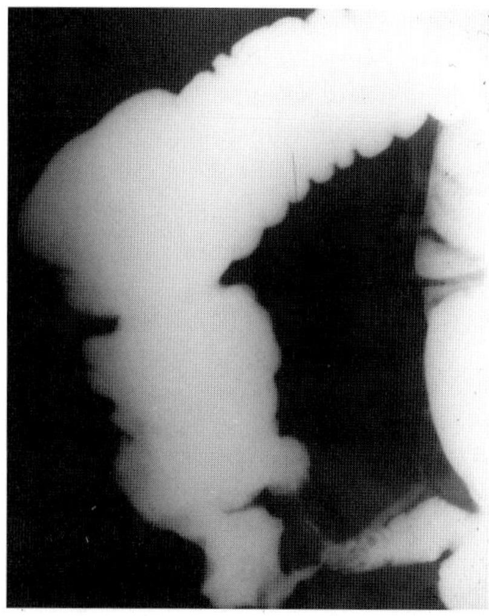

FIG. 13. Ciego cónico en colitis amibiana. El ileon terminal se observa sin alteraciones.

El diagnóstico diferencial es importante porque puede prevenir una cirugía innecesaria y potencialmente desastrosa (53). La mortalidad de los pacientes con ameboma tratados quirúrgicamente es de 17% (54).

Ciego cónico

El ciego es el sitio primario de afección en el 90% de los casos de amibiasis intestinal y puede mostrar deformación en forma de cono rígido (Fig. 13). La combinación de ciego cónico, ileon terminal de características normales y la presencia de lesiones en otros segmentos del colon son hallazgos radiológicos útiles para el diagnóstico de amibiasis (38). Permiten el diagnóstico diferencial con otras patologías inflamatorias como la EC y la tuberculosis que afectan en un gran porcentaje de casos al ileon terminal (55,56). La deformidad cónica del ciego puede presentarse en otras condiciones patológicas y aun puede representar una variante anatómica (57,58).

Estenosis

Cuando se administra el tratamiento amebicida adecuado existe una restitución *ad integrum* aun de las grandes zonas destruidas con poca cicatrización. Por lo tanto la presencia de áreas de estenosis se ha considerado una complicación rara de la amibiasis intestinal (0.1%) (37). Sin embargo, Martínez et al. (59), encontraron estenosis persistente en 29% de sus pacientes en los estudios de colon por enema de control practicados varios meses después del tratamiento con metronidazol, principalmente en los casos de amibiasis con ulceración necrótica.

REFERENCIAS

1. WHO Scientific Working Group. Parasitic-related diarrhoeas. *Bull WHO* 1980; 819–830.
2. Walsh JA. Problems in recognition and diagnosis of amebiasis. Estimation of the global magnitude of morbidity and mortality. *Rev Infect Dis* 1986;8:228.
3. Sepúlveda B. La amibiasis invasora por *Entameba histolytica*. *Gac Med (Mex)* 1970;100:201–254.
4. Escandón RC, Treviño N, Escobedo de la Peña J et al. La amibiasis y el absceso hepático amibiano en México: un problema de salud pública de actualidad. *Rev Gastroenterol Méx* 1996;61(4):378–386.
5. Caballero SA, Viveros RM, Salvatierra B et al. Seroepidemiology of amebiasis in Mexico. *Am J Trop Med Hyg* 1994;50:412–419.
6. Krogstad DJ, Spencer H, Healy G et al. Amebiasis: epidemiologic studies in the United States. 1971–1974. *Ann Int Med* 1978;88:89–97.
7. Krogstad DJ. Isoenzyme patterns and pathogenicity in amoebic infection. *N Eng J Med* 1986;315:390.
8. Pomerantz BM, Marr JS, Goldman WD. Amebiasis in New York City. 1958–1978: Identification of the male homosexual high-risk population. *Bull NY Acad Med* 1980;56:232–244.
9. William DC, Shookhoff HB, Feldman YM et al. High rates of enteric protozoal infections in selected homosexual males attending a venereal disease clinic. *Sex Transm Dis* 1978;5:155–157.
10. Phillips SC, Mildvan D, William DC et al. Sexual transmission of enteric protozoa and helminths in a venereal disease clinic population. *N Engl J Med* 1981;305:603–606.
11. Treviño García-Manzo N, Escandón RC, Escobedo de la Peña J et al. Amebiasis in the epidemiologic transition in Mexico: its morbidity and mortality trends in The Mexican Institute of Social Security. *Arch Med Res* 1994;25:393–399.
12. Tay J, Ruiz A, Schione H et al. Frecuencia de las protozoosis intestinales en La República Mexicana. *Bol Chil Parasitol* 1994;49:9–15.
13. Martínez Palomo A. Biología de la *Entameba histolytica*. En: Martínez Palomo A, ed. *Amibiasis*. México: Ed Med Panamericana. 1989:17–41.
14. Gutiérrez G, Muñoz O. Epidemiología de la amibiasis. En: Kretschmer RR, ed. *Amibiasis: infección y enfermedad por* Entameba histolytica. México: Ed. Trillas. 1994:207–225.
15. Knigh TR. Survey for amebiasis: interpretation of data and their implications. *Ann Trop Med Parasitol* 1975;69:35.
16. Sepúlveda B, Martínez Palomo A. Amebiasis. En: Warren KS, ed. *Tropical and geographical medicine*. New York: McGraw-Hill, 1984:305.
17. Treviño García Manzo N. Espectro clínico de la amibiasis en adultos. En: Kretschmer RR, ed. *Amibiasis infección y enfermedad por* Entameba histolítica. México: Ed. Trillas. 1994:227–245.
18. Muñoz O. Espectro clínico de la amibiasis en niños. En: Kretschmer RR, ed. *Amibiasis infección y enfermedad por* Entameba histolítica. México: Ed. Trillas. 1994:247–259.
19. Gutiérrez G. Epidemiología y control de la amibiasis en México. *Arch Inv Med (Mex)* 1986;17(supl. 1):375.
20. Martínez García M, Castro D, Armenta M et al. Características del absceso hepático amibiano en un hospital rural del altiplano mexicano. *Arch Invest Med (Mex)* 1986;17(supl. 1):351.
21. Tannich E. Pathogenesis in amebiasis. *Infectious agents and disease*. 1992;1:22–23.
22. Tsutsumi V, Martínez Palomo A. Inflammatory reaction in experimental hepatic amebiasis: An ultrastructural study. *Am J Pathol* 1988;130:112–119.
23. Martínez Palomo A, Tsutsumi V, Anaya Velázquez F et al. Ultrastructure of experimental intestinal invasive amebiasis. *Am J Trop Med Hyg* 1989;41:273–279.
24. Pérez Tamayo R, Martínez RD, Montford I et al. Pathogenesis of acute experimental amebic liver abscess in hamsters. *J Parasitol* 1991;77:982–988.
25. Pérez Tamayo R. Fenómenos iniciales en la amibiasis hepática experimental. *Rev Gastroenterol Méx* 1994;59 (supl):62.
26. Ghosh P, Mancilla R, Ortiz L. Intestinal amebiasis: histopathologic features in experimentally infected mice. *Arch Med Res* 1994;25:297–302.
27. Pérez Tamayo R, Becker I, Montfort I, Pérez Montfort R. Patobiología de la amibiasis. En: Kretschmer RR, ed. *Amibiasis: infección y enfermedad por* Entameba histolítica. México: Ed. Trillas. 1994:155–187.
28. Kretschmer RR, López OM. Mecanismos efectores e inmunidad amibiana. En: Kretschmer RR, ed. *Amibiasis: infección y enfermedad por* Entameba histolítica. México: Ed. Trillas. 1994:135–154.
29. Treviño Garcia-Manzo N. Espectro clínico de la amibiasis en el adulto.

En: Kretschmer RR, ed. *Amibiasis: infección y enfermedad por* Entameba histolýtica. México. Ed. Trillas 1994:229–245.

30. Aucott JN, Ravdin J. Amebiasis in non-pathogenic intestinal protozoa. *Infectious Dis Clin North Am* 1993;7(3):467–485.

31. González Ruiz A, Haque R, Rehman T et al. Further diagnostic use of an invasive-specific monoclonal antibody against *Entamoeba histolytica. Arch Med Res* 1992;23:281–283.

32. Ganayni GA, Attia RA, Naggar HM. Some inmunological studies on amebiasis. *J. Egypt Soc-Parasitol* 1994;24:357–362.

33. Myung K, Burch P, Jackson TF et al. Serodiagnosis of invasive amebiasis using a recombinant *E. histolytica* antigen-based ELISA. *Arch Med Res* 1992;23:285–288.

34. Gutiérrez G. Aspectos clínicos de la amibiasis invasora en los niños. *Arch Inv Med (Mex)* 1971; 2(supl.1):349.

35. Prado Vertíz A, Silva MC. Amibiasis en el niño: panorama. *Gac Med Mex* 1972;103:287.

36. Pérez Tamayo R. Patología de la amibiasis. En: Martínez Palomo A. ed. *Amibiasis.* Mexico: Ed. Med. Panamericana. 1989:42–78.

37. Cardoso JM, Kimura K, Stoopen M et al. Radiology of invasive amebiasis of the colon. *AJR* 1977;128:935–941.

38. Balikian J, Uthman S, Khouri N. Intestinal amebiasis: a roentgen analysis of 19 cases including 2 case reports. *AJR* 1974;122R:245–256.

39. Matsui T, Iida M, Tada S et al. The value of double contrast barium enema in amebic colitis. *Gastrointest Radiol* 1989;14:73–78.

40. Godínez C, Quijano M, Jurado J et al. Tratamiento quirúrgico de la colitis amibiana fulminante. *Arch Inv Med (Mex)* 1970;(supl.1):237–246.

41. Stoopen M, Elizondo L, Landa L. Estado actual del diagnóstico radiológico en la amibiasis. *Arch Inv Med (Mex)* 1972;3 (supl.2):387–402.

42. Hardy R, Scullen DR. Thumbprinting in a case of amebiasis. *Radiology* 1971;98:147–148.

43. Hussain S, Dinshaw H. Ultrasonography in amebic colitis. *J Ultrasound Med* 1990;9:385–388.

44. Fishman EK, Kavuru M, Jones B et al. Pseudomembranous colitis: CT evaluation of 26 cases. *Radiology* 1991;180:57–60.

45. Luvano FM, Mitshali Z, Baker L. Toxic dilatation complicating fulminating amebic colitis. *Br J Surg* 1982;69:56.

46. Faengerburg D, Chiat H, Mandel P et al. Toxic megacolon in amebic colitis: report of a case. *AJR* 1967;99:74–76.

47. Bautista O'Farril J, Guarner V, Baz-Díaz Lombardo G. Cirugía de la amibiasis invasora. *Arch Inv Med (Mex)* 1971;2 (supl. 1):437–444.

48. Chun D, Chandrosoma P, Kiyabu M. Fulminant amebic colitis: a morphologic study of four cases. *Dis Colon Rectum* 1994;37:535–539.

49. Guarner V, Jurado J, Baz Díaz-Lombardo G et al. Tifloapendicitis amibiana. *Arch Inv Med (Mex)* 1970;1 (supl.1):217.

50. Amhed R, Shaik H, Siddiqui et al. Amebic appendicitis. A rare entity. *J Pak Med Assoc* 1994;44:92–93.

51. Levine SM, Stover JF, Warren JG et al. Ameboma: Forgotten granuloma. *JAMA* 1971; 215:1461–1464

52. Cervantes LF, Sánchez ME, Santillán, JM. Tratamiento médico del ameboma del ciego y colon ascendente. *Arch Inv Med (Mex)* 1971;2 (supl.1):427–436

53. Pittman FE, Pittman JC, El-Hashimi WK. Studies of human amebiasis: III ameboma: a radiologic manifestation of amebic colitis. *Am J Digest Dis* 1973;18:1025–1031.

54. Guarner V. Tratamiento de la parasitosis producida por *Entameba histolýtica.* En: Kretschmer RR, ed., *Amibiasis: infección y enfermedad por* Entameba histolýtica. México: Ed. Trillas 1994:261–281.

55. Caroline DF, Evers K. Colitis: radiographic features and differentiation of idiopathic inflammatory bowel disease. *Radiol Clin North Am* 1987; 25:47–66

56. Leder RA, Low VH. Tuberculosis of the abdomen. *Radiol Clin North Am* 1995;33:691–705

57. Dahnert W. Differential diagnosis on gastrointestinal disorders. En: Dahnert W, ed. *Radiology Review Manual,* 3rd Ed. Baltimore: Williams & Wilkins, 1996:561.

58. Balthazar EJ. Disorders of the appendix. En: Gore RM, Levine MC, Laufer I, ed. *Textbook of Gastrointestinal Radiology.* Philadelphia: WB Saunders 1994:1310–1341.

59. Martínez ER, Gilman R, Rabboni GH et al. Amebic colitis: correlation of proctoscopy before treatment and barium enema after treatment. *AJR* 1982;138:1089–1093.

Abdomen: El Tubo Digestivo, Tomo I.
Editores: M. E. Stoopen, K. Kimura y P. R. Ros.
Lippincott Williams & Wilkins, Philadelphia © 1999.

CAPITULO **16**

Enfermedad diverticular del colon

Kenji Kimura

INTRODUCCION

La enfermedad diverticular del colon es una de las entidades más comunes del colon. Se observa con mayor frecuencia en los países desarrollados, en donde se consumen dietas de bajo residuo y pobres en fibras vegetales que producen heces fecales de poco volumen y de mayor consistencia. Estas requieren una elevada fuerza propulsiva para su expulsión. Se calcula que en los EUA 30 millones de la población tienen diverticulosis de colon y el desarrollo de las complicaciones de esta enfermedad hace necesaria la admisión hospitalaria de 200.000 pacientes cada año (1). Esto contrasta con la baja prevalencia de menos de 0.2% en algunas regiones de los países en desarrollo de Asia y Africa donde las dietas son ricas en fibras indigeribles (1,2).

Su incidencia aumenta conforme se avanza en la edad y se calcula que la padecen más de 50% de las personas mayores de 60 años. En la población con una edad menor de 40 años, su frecuencia es de aproximadamente 5% (2).

PATOGENESIS

Los dos factores que contribuyen al desarrollo de los divertículos del colon son la debilidad fisiológica de la pared del colon en el sitio donde penetran los vasos rectos de la submucosa y el aumento de la presión intraluminal. Este último es mayor en el sigmoides, que es la porción del colon de menor calibre y en donde se genera un gradiente de presión mayor entre la luz y la serosa siendo aplicable la ley de Laplace, que indica que la presión es inversamente proporcional al radio del segmento. Además, las heces fecales se encuentran más deshidratadas en el sigmoides, lo que genera un aumento en la actividad motora. Por lo tanto, en más de 90% de los pacientes con enfermedad diverticular, el sigmoides es el sitio principal de afección y en 50% permanece confinada a esta región (2,3,4).

Dr. K. Kimura: Profesor Asociado, Curso Universitario de Radiología Clínica Londres, Universidad Nacional Autónoma de México, Director del Departamento de Radiología Grupo C. T. Scanner, México, D.F.

CORRELACION CLINICA, PATOLOGICA Y RADIOLOGICA

Se reconocen tres estadios o fases de la enfermedad diverticular que tienen características clínicas, radiológicas y patológicas diferentes: a) la fase inicial o prediverticular; b) la segunda fase o diverticulosis y c) la fase final o diverticulitis. No necesariamente existe progresión de la enfermedad desde la fase prediverticular hasta la diverticulitis.

Fase prediverticular

La fase prediverticular y la diverticulosis pueden cursar asintómaticas. Cuando existe sintomatología, el dolor es el síntoma predominante y se localiza en el hemidomen inferior. Con frecuencia se relaciona o se desencadena con la comida o el estrés emocional. Los brotes de diarrea y constipación son comunes y en ocasiones se aprecia una masa palpable en el cuadrante inferior izquierdo. Este cuadro sintomático, probablemente representa una alteración de la actividad motora o es debida a la hipertrofia muscular del colon. Este último es el hallazgo patológico más importante y consistente y se ha postulado que la alteración de la función muscular es el hallazgo primario más que secundario en la génesis de la enfermedad diverticular. Esta teoría se basa en que la hipertrofia muscular puede observarse sin la presencia de divertículos y la relación entre el síndrome de colon irritable y el desarrollo subsecuente de la enfermedad diverticular (2). Por lo tanto se reconoce que los pacientes con síndrome de colon irritable, probablemente padezcan la fase inicial de la enfermedad diverticular. Sin embargo esta relación no ha sido establecida plenamente. En los pacientes con hipertonicidad y espasmo, la hipertrofia muscular del sigmoides y la presencia de divertículos pueden estar presentes sin el síndrome de colon irritable o estar ausentes en pacientes con un cuadro clínico de síndrome de intestino irritable (5).

El estudio de colon por enema en esta fase inicial puede ser normal o mostrar hallazgos incipiente como la acentuación en el patrón de las haustras con incremento en su

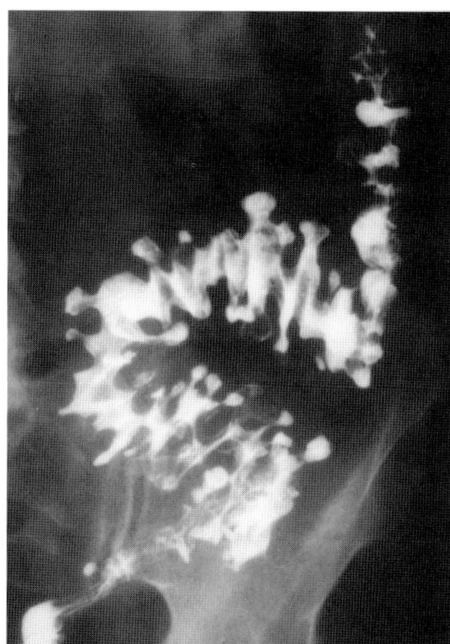

FIG. 1. Diverticulosis de sigmoides que muestra contornos corrugados por hipertrofia muscular importante.

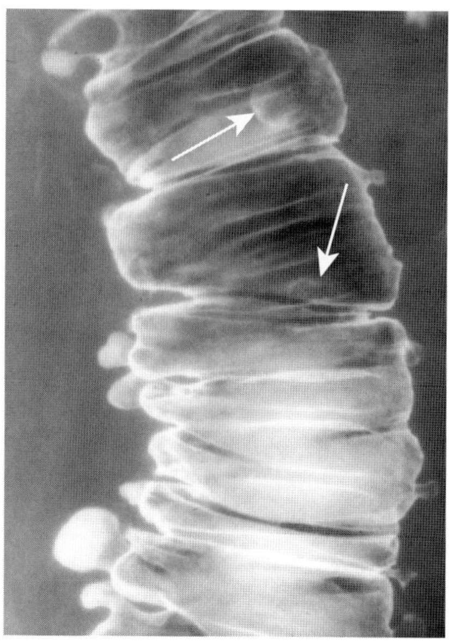

FIG. 2. Múltiples divertículos de colon demostrados con la técnica de doble contraste. La mayoría se observan de perfil pero 2 divertículos se aprecian de frente simulando pólipos (*flechas*).

número y profundidad y en ocasiones asociado con una paqueña disminución en el calibre del sigmoides. Sin embargo el papel primordial de la radiología en estos pacientes es de excluir una alteración orgánica como la enfermedad inflamatoria intestinal, estenosis o carcinoma (6).

Diverticulosis

En esta segunda fase de la enfermedad diverticular se identifican formaciones diverticulares por fuera de la luz del colon. La mayoría de los los divertículos del colon son herniaciones de la mucosa y de la *muscularis mucosae* a través de la *muscularis propria* del colon por lo que son divertículos falsos o adquiridos. Generalmente miden menos de 2 cm de tamaño con un orificio muy pequeño, difícil de localizar y tienen un cuello angosto (7). Se desarrollan a los lados de la tenia mesocólica y en el lado mesentérico de la tenia libera y la *tenia omentalis* que son los sitios donde los vasos rectos perforan la muscularis propria y penetran la submucosa (8). Cuando no existe un componente inflamatorio, los divertículos son elásticos y compresibles pero tienen una tendencia a vaciarse pobremente, lo que ocasiona que se llenen con partículas fecales espesas.

En el examen radiológico los divertículos aparecen como formaciones redondas u ovales que se proyectan por fuera de la luz del colon y con un cuello corto. Los divertículos inmaduros pueden presentar una morfología cónica o triangular y un tamaño de 1 a 2 mm (3).

En forma típica, el sigmoides, que es el segmento afectado con mayor frecuencia, se observa disminuido de calibre, acortado con contornos corrugados que manifiestan la hipertrofia muscular y la contracción de la tenia coli (Fig. 1). El número de divertículos es variable y se pueden identificar divertículos aislados en cualquier segmento del colon o en forma difusa por la totalidad del intestino.

Los divertículos se detectan con mayor frecuencia en los estudios de doble contraste que permiten una mayor distensión del colon y la detección de pequeños divertículos inmaduros. Con esta técnica, la apariencia de los divertículos varía de acuerdo a la proyección del divertículo y la cantidad de aire o bario en su interior (Fig. 2). Cuando son vistos de frente, pueden aparecer como una imagen anular, o un acúmulo de bario bien definido o como una imagen que recuerda al sombrero o bombín de hongo. Este último signo que fue considerado como un hallazgo confiable de los pólipos del colon, es producido con mayor frecuencia por los divertículos (9). La dirección del domo o cúpula del bombín de hongo permite el diagnóstico diferencial entre un pólipo y un divertículo. Si el domo tiene dirección hacia el centro del eje mayor del intestino representa una estructura intraluminal o pólipo, y viceversa (9).

Diverticulitis

La diverticulitis es la complicación más común en los pacientes con diverticulosis y se estima que ocurre entre 10% y 35% de estos pacientes (3,7). Es una causa común de cuadro abdominal agudo, particularmente en los pacientes mayores de 50 años. Sin embargo la diverticulitis en pacientes menores de 40 años se observa en 5% de todos los casos de diverticulitis (10). La posibilidad de desarrollar diverticulitis se incrementa en los pacientes con diverticulosis masiva y de larga evolución.

El desarrollo de la diverticulitis se inicia con la retención de partículas de materia fecal en el divertículo que llegan a endurecerse en el cuello diverticular estrecho. La inflamación de la mucosa en forma gradual o aguda produce erosión de la pared muscular del divertículo que ocasiona la perforación. Esta micro o macroperforación es el hallazgo patológico esencial de la diverticulitis. El espectro de las consecuencias de la ruptura diverticular es muy amplia. La mayoría de los pacientes desarrolla un proceso inflamatorio pericólico, adyacente pero fuera de la pared intestinal. Las perforaciones libres son raras y producen peritonitis localizada o generalizada.

Clínicamente los pacientes con diverticulitis del sigmoides presentan dolor en el cuadrante inferior izquierdo con hipersensibilidad, fiebre, masa palpable y leucocitosis, que son hallazgos clásicos y muy sugestivos de esta entidad. En el diagnóstico diferencial se incluyen otras enfermedades del colon y patología pélvica (11).

Hallazgos radiológicos

Los objetivos de los métodos de imagen son de confirmar el diagnóstico de diverticulitis, valorar la extensión del proceso inflamatorio e identificar complicaciones como el absceso, formación de fístulas, obstrucción intestinal y la perforación libre.

Radiografía simple de abdomen

Las radiografías simples pueden mostrar algunos hallazgos importantes. La diverticulitis generalmente se acompaña de

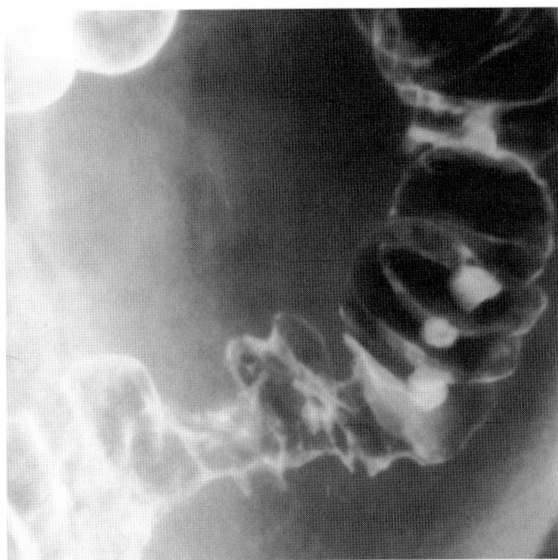

FIG. 3. Diverticulitis con absceso intramural. Imagen de compresión sobre el contorno antimesocólico del sigmoides en donde se identifican algunos divertículos. Los pliegues mucosos se identifican edematosos y distorsionados, pero preservados.

ileo reflejo localizado o generalizado o un proceso obstructivo de intestino grueso o delgado que pueden dificultar el análisis de las radiografías simples. En ocasiones se manifiestan por un absceso pélvico conteniendo gas y, raramente, las radiografías simples muestran neumoperitoneo por perforación libre a la cavidad peritoneal.

Examen de colon por enema

Antes de la introducción de la Ultrasonografía (US) y la Tomografía computada (TC), el examen de colon por enema era el método primario para la evaluación del paciente con sospecha de diverticulitis.

La extravasación baritada o del medio de contraste hidrosoluble que indica la micro o macroperforación diverticular, constituye el signo radiológico más específico de la diverticulitis. Sin embargo, no es el signo más frecuente y se detecta en menos de 50% de los pacientes (2,12). El material de contraste extravasado se puede observar como una pequeña colección extradiverticular o como una perforación libre adyacente al contorno mesocólico o antimesocólico del sigmoides.

El examen de colon por enema es un método excelente para demostrar los divertículos, las alteraciones mucosas, el espasmo, la hipertrofia muscular, la disminución de calibre y la fijación del segmento que son indicadores de inflamación aguda y que están presentes hasta en 80% de los pacientes con diverticulitis (3). Sin embargo estos hallazgos representan signos indirectos del proceso inflamatorio pericólico.

La presencia de un absceso o una masa inflamatoria pericólica se manifiesta por una imagen de compresión sobre el contorno del sigmoides. Generalmente se identifican divertículos adyacentes, disminución de calibre y pliegues mucosos edematosos, irregulares y distorsionados pero casi siempre preservados (Fig. 3).

La extravasación del material de contraste opacifica trayectos únicos o múltiples que pueden terminar en forma ciega (senos) o comunicarse con una víscera hueca o a la pared abdominal (fístulas) (Fig. 4). Las fístulas pueden ser colovesicales, coloentéricas, colovaginales y colocutáneas con mayor frecuencia. En forma rara se observan fístulas al uréter, apéndice, cadera, periné y a los tejidos blandos de la región inguinal. Las fístulas intramurales longitudinales son una manifestación rara de la peridiverticulitis disecante que comunica un divertículo perforado con los divertículos adyacentes. Miden de 3 a 5 cm de longitud y pueden mostrar múltiples comunicaciones con la luz intestinal. Estos tipos de fístulas también se pueden observar en la Enfermedad de Crohn (EC) o en el carcinoma de colon (13).

Un 28% de los pacientes con carcinoma de sigmoides coinciden con la enfermedad diverticular del colon y aproximadamente 10% de las lesiones inflamatorias simulan un carcinoma. El examen de colon por enema es un procedimiento útil para el diagnóstico diferencial entre diverticulitis

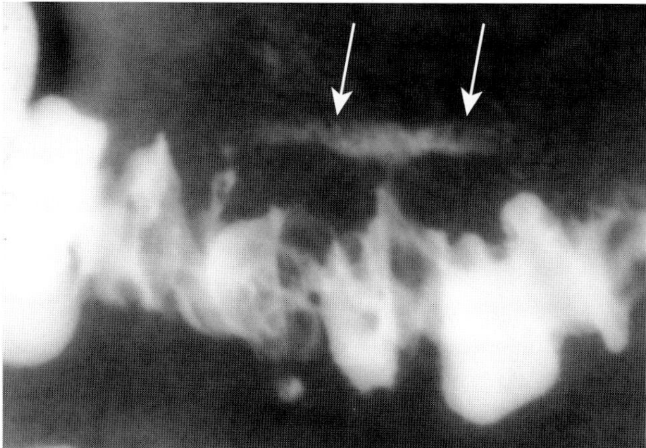

FIG. 4. Diverticulitis de sigmoides. Perforación diverticular con extravasación pericólica del material de contraste (*flechas*).

y carcinoma de sigmoides, sin embargo la distinción no puede realizarse en aquellos pacientes con proceso obstructivo (4,13).

La sensibilidad del examen de colon por enema para el diagnóstico de diverticulitis es de 77 a 88% (14,15). La limitación principal es la inhabilidad de evaluar la presencia, tipo y extensión del proceso inflamatorio pericólico que es el hallazgo patológico característico de la diverticulitis.

Ultrasonografía

En la actualidad la US es un método que se utiliza con gran frecuencia como la modalidad diagnóstica primaria en los pacientes con un cuadro abdominal agudo y puede ser solicitada en aquellos pacientes con dolor pélvico y síntomas no específicos de diverticulitis.

Se recomienda la US con compresión graduada y con transductores lineales de alta resolución. El colon normal se identifica por ser una estructura compresible, con una pared delgada menor de 3 mm, por su posición y la configuración característica de las haustras. El colon anormal se manifiesta por engrosamiento hipoecoico de la pared. En los cortes axiales se observa una imagen de "blanco de tiro" o de "dona o rosa" con un centro ecogénico que corresponde a la submucosa y la capa muscular engrosada hipoecoica en su periferia. Este hallazgo es el signo ultrasonográfico más frecuente y se puede observar hasta en 85% de los casos (16,17). Los divertículos inflamados se demuestran en 70 a 85% como reflexiones ecogénicas brillantes que producen sombra acústica o el artificio de "anillos" en o adyacentes a la pared intestinal gruesa. La inflamación peridiverticular se sos-pecha por incremento en la ecogenicidad de la grasa pericó-lica. La presencia de una colección hipoecoica extraluminal es evidencia de absceso peridiverticular (16,17).

La eficacia de la US en la diverticulitis se ha reportado con 85 a 98% de sensibilidad y una especificidad de 80 a 98% (16,17). Las limitaciones de este método son la imposibilidad de determinar el segmento del colon afectado, el sobrediagnóstico de los abscesos peridiverticulares y las colecciones del gas mesentérico y la inespecificidad del engrosamiento mural del colon, que representa el signo primario de diverticulitis y que puede observarse en otras patologías como linfoma intestinal, EC, colitis isquémica, colitis ulcerativa y ameboma (16).

Tomografía computada

La TC ha tenido un impacto significativo en la evaluación de los pacientes con sospecha de diverticulitis aguda. Permite valorar directamente los componentes inflamatorios de la pared del colon y es más versátil en la detección de la enfer-

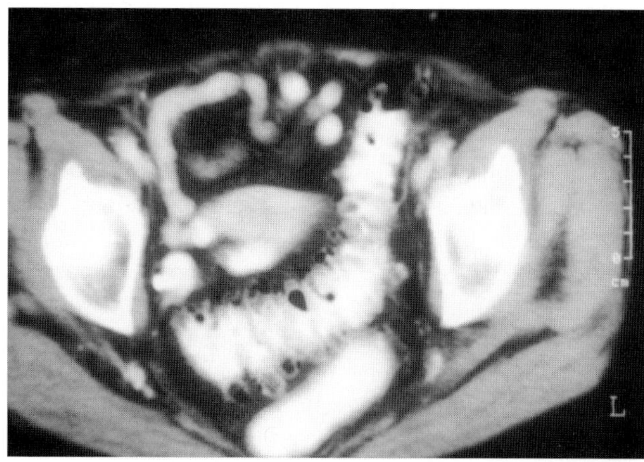

A

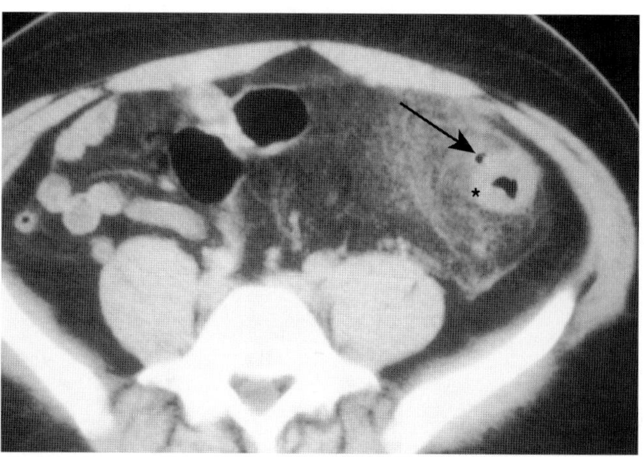

B

FIG. 5. Diverticulosis y diverticulitis en TC. **A:** Múltiples formaciones diverticulares en los contornos del sigmoides que muestra contornos corrugados. **B:** Engrosamiento de las paredes con pequeño divertículo que contiene aire (*flecha*). El proceso inflamatorio pericólico se manifiesta por incremento en la densidad del tejido graso (*).

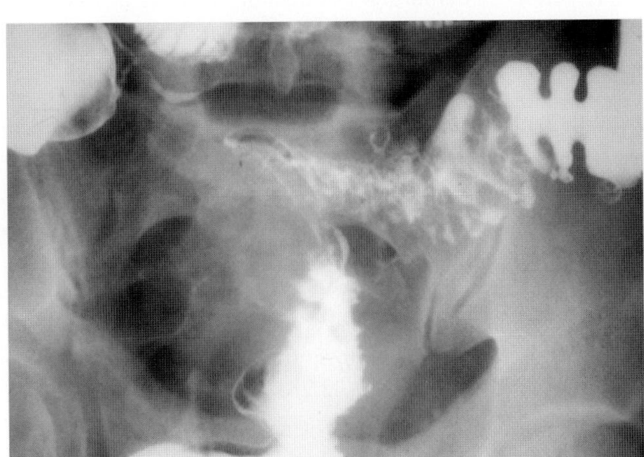

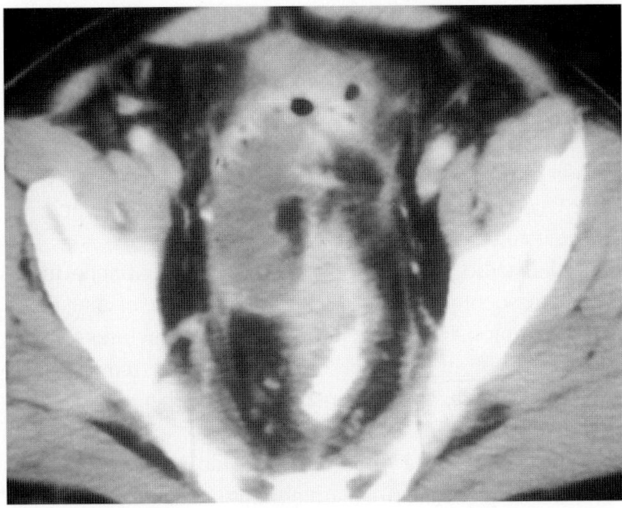

FIG. 6. Absceso pélvico por diverticulitis. **A:** Irregularidad de los contornos, edema de los pliegues mucosos e imagen de compresión y desplazamiento en el examen de colon por enema. **B:** TC del mismo paciente que muestra absceso pélvico. Se nota engrosamiento de las paredes del colon.

medad extracolónica. Por lo tanto ha llegado a constituir un examen diagnóstico indispensable que ayuda al médico tratante a determinar el manejo médico o quirúrgico del paciente. Su precisión diagnóstica es elevada y Cho et al. (14) reportan una sensibilidad de 93% y especificidad de 100%. En la actualidad la TC se considera el método de elección para la evaluación de la diverticulitis y se recomienda como examen de imagen inicial (11).

En TC el hallazgo más común y significativo es el proceso inflamatorio de la grasa pericólica que se observa en 98% de los casos (3,11,18). El edema y la inflamación pericólica se manifiestan por incremento en la densidad de los tejidos blandos, mal definida o como estrías finas en el tejido adiposo que rodea el segmento afectado del colon (Fig. 5).

Se pueden identificar pequeñas colecciones líquidas o burbujas gaseosas. En casos más avanzados se identifican abscesos o flegmones pericólicos (Fig. 6). Otros hallazgos comunes asociados son la presencia de divertículos y el engrosamiento de la pared del colon que se observan en 84% y 70% respectivamente (11).

En la diverticulitis complicada, la TC puede mostrar hallazgos de peritonitis, fistulas, senos y obstrucción intestinal (Fig. 7). Así mismo la TC es útil para planear el tratamiento de acuerdo a la extensión anatómica de la diverticulitis. Neff y van Sonnenberg (19) propusieron un sistema de etapificación de la diverticulitis con TC.

El Estadío 0 de la diverticulitis es la forma más frecuente, en la cual la inflamación peridiverticular está confinada a la

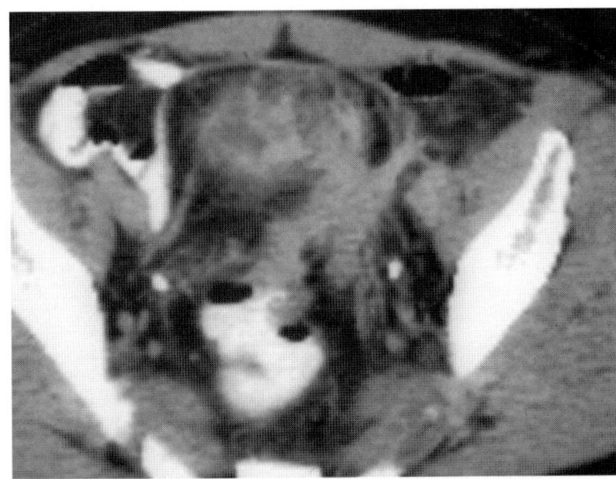

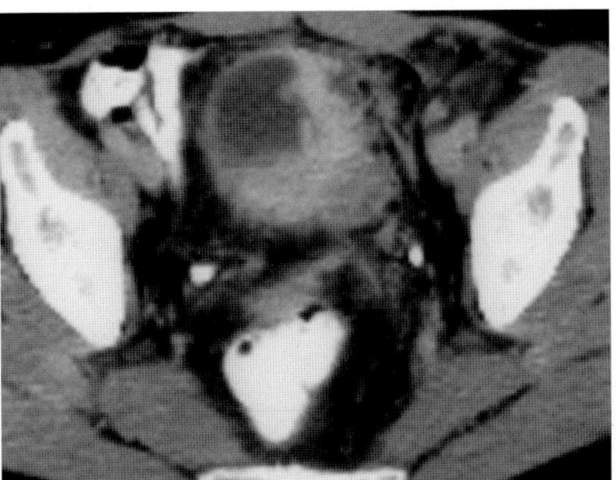

FIG. 7. Diverticulitis que involucra a la vejiga urinaria. **A:** Perforación diverticular con tracto mal definido en la pelvis. **B:** Corte tomográfico en un nivel más inferior. El proceso inflamatorio infiltra la pared posterolateral izquierda de la vejiga urinaria.

serosa. En TC se identifica por engrosamiento de la pared del colon con discretos cambios inflamatorios en la grasa pericólica. Por lo general el proceso inflamatorio responde favorablemente a los antibióticos.

El Estadío I, indica la presencia de un absceso pequeño o flegmón de menos de 3 cm de diámetro y confinado al mesocolon. Generalmente responde bien a la antibióticoterapia y al manejo conservador.

En el Estadío II, el absceso pericólico se extiende más allá del mesocolon y se encuentra sellado por el intestino delgado, epiplón, trompa de falopio u otras estructuras pélvicas. En TC se observan abscesos de 5 a 15 cm de tamaño que pueden ser tratados inicialmente con drenaje percutáneo.

En el Estadío III, se observa el absceso más allá de la pelvis y se extiende a otras porciones de la cavidad peritoneal o retroperitoneal. El tratamiento es quirúrgico, sin embargo, el drenaje percutáneo con uno o varios catéteres puede posponer la intervención quirúrgica hasta que el paciente mejore sus condiciones generales.

En el Estadío IV, existe peritonitis generalizada con diseminación de la materia fecal en la cavidad peritoneal por lo que es necesaria la laparotomía exploradora de urgencia (3,19).

La TC ha mostrado ser útil para confirmar el diagnóstico clínico de la diverticulitis. Sin embargo, tiene falsos negativos en 11% de los estudios que están producidos principalmente por el engrosamiento de la pared del colon que puede simular carcinoma, la inhabilidad de identificar pequeñas cantidades de exudado fibrinopurulento en ausencia de cambios inflamatorios pericolónicos y la falla de detectar abscesos intramurales. En estos pacientes, el estudio de colon por enema constituye un examen complementario importante para excluir la neoplasia del colon (11,20).

Hemorragia diverticular

La hemorragia ocurre en 10 a 30% de los pacientes con diverticulosis del colon y es la causa más frecuente de sangrado rectal (21). En 2 a 6% tiene un comienzo agudo y puede alcanzar proporciones que ponen en peligro la vida del paciente. Aún cuando los divertículos son mucho más frecuentes en el colon izquierdo, la hemorragia se origina en los divertículos del colon derecho en más de 60%. En 80%

de los divertículos sangrantes, no se encuentran signos de inflamación. La hemorragia es debida a ruptura de uno de los vasos rectos que se encuentran en la pared adyacente a la luz del divertículo (8,21).

La angiografía durante la hemorragia aguda es una modalidad excelente para el diagnóstico de la hemorragia diverticular y permite la localización del divertículo sangrante en las dos terceras partes de los pacientes, al demostrar la extravasación del material de contraste (Fig. 8). El tratamiento mediante la infusión con vasopresina o la embolización detienen el sangrado en 80 a 95%, sin embargo la hemorragia recurre en 20 a 30%. En estos pacientes el manejo intervencionista permite la estabilización del paciente hasta que se realice la cirugía electiva (22,23).

Divertículo gigante

El divertículo gigante del colon es una complicación rara de la diverticulosis del colon. La mayoría se localiza en el sigmoides (94%) y puede alcanzar grandes dimensiones de hasta 25 cm. Se considera que estos divertículos gigantes representan una manifestación de absceso peridiverticular crónico y curado con una distensión gaseosa gradual y subsecuente por un fenómeno de válvula.

En las radiografías simples se sospecha su presencia al identificar una imagen gaseosa de forma esferoidal u oval, de contornos regulares y que puede ser confirmada con el estudio de colon por enema al demostrar la comunicación con el colon y su opacificación subsecuente (24,25).

Divertículo cecal

Los divertículos cecales pueden ser verdaderos (congénitos) y falsos (adquiridos). Los divertículos congénitos son raros, generalmente grandes y solitarios y el examen patológico muestra una capa muscular bien desarrollada. La mayoría de los divertículos cecales son adquiridos y similares a los divertículos encontrados en el resto del colon. Por lo general son múltiples y localizados en el ciego y colon ascendente. Se producen por herniación de la mucosa y submucosa con ausencia de la capa muscular (26).

Clínicamente la mayoría de los divertículos cecales son asintomáticos. Sin embargo, en raras ocasiones se pueden

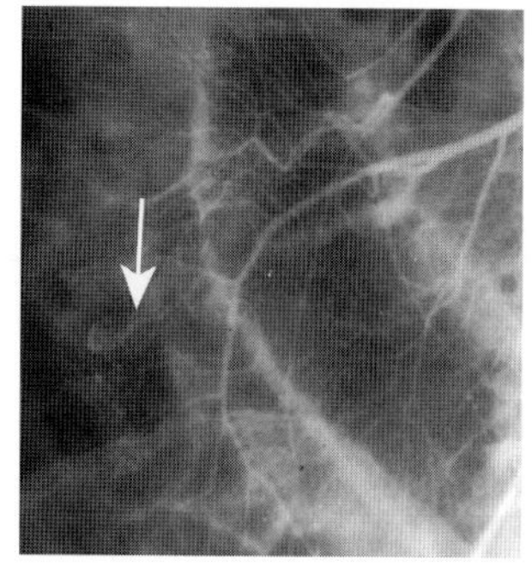
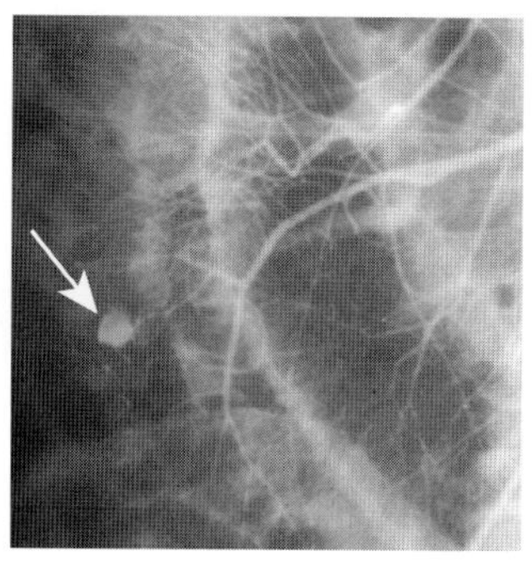

A B

FIG. 8. Hemorragia por divertículo de colon derecho. **A:** Fase temprana de examen angiográfico de la arteria mesentérica superior que muestra la extravasación del medio de contraste y opacificación tenue del divertículo sangrante (*flecha*). **B:** Persistencia de la opacificación del divertículo en una fase más tardía del estudio (*flecha*).

perforar y producir diverticulitis pericecal que simulan un cuadro de apendicitis.

En el estudio de colon por enema la diverticulitis cecal se manifiesta por una imagen de defecto mural, masa paracólica, espiculación de los contornos del ciego, fístulas o gas extraluminal (27).

Los hallazgos en TC son similares a los descritos de la diverticulitis del sigmoides. Se observan cambios focales pericólicos, ligero engrosamiento de las paredes del ciego, demostración de divertículos y en ocasiones una colección de líquido intramural o pericólico representando un absceso. Estos signos tomográficos sugieren el diagnóstico correcto. Sin embargo, su especificidad es baja principalmente porque los hallazgos son similares a la apendicitis. En estos casos, el examen de colon por enema tiene una mayor especificidad (26).

REFERENCIAS

1. Gray GM, Collins JA. Diverticulosis, diverticulitis and appendicitis. En: Rubenstein E, Federman DD, ed. *Scientific American Medicine.* New York: Scientific American, 1995:(sec) 4, XII:1–11.
2. Ferrucci JT. Diverticular disease. En: Dreyfuss JR, Janower ML, ed. *Radiology of the colon.* Baltimore:Williams & Wilkins, 1980:160–183.
3. Balthazar EJ . Diverticular disease. En: Gore RM, Levine MS, Laufer I, ed. *Textbook of Gastrointestinal Radiology.* Philadelphia: WB Saunders, 1994:1072–1097.
4. Bartram C. The large bowel. En: Grainger RG, Allison DJ, ed. *Diagnostic Radiology.* New York: Churchill Livingstone, 1992:909–945.
5. Somers S. Constipation, diarrhea and irritable bowel syndrome. En: Gore RM, Levine MS, Laufer I, ed. *Textbook of Gastrointestinal Radiology.* Philadelphia: WB Saunders, 1994:2485–2499.
6. Treacher D, Chapman JR, Nolan DJ et al. Irritable bowel syndrome: is a barium enema necessary? *Clin Radiol* 1986;37:87–88.
7. Vickery AL Jr. Pathology of diverticular disease. En: Dreyfuss JR, Janower ML, ed. *Radiology of the colon.* Baltimore: Williams & Wilkins, 1980:152–159.
8. Meyers MA, Volberg F, Katzen B et al. The angioarchitecture of colonic diverticula. *Radiology* 1973;108:249–261.
9. Miller WT, Levine MS, Rubesin SE et al. Bowler-hat sign: a simple principle for differentiating polyps from diverticula. *Radiology* 1989;173:615–617.
10. Feczko PJ, Nish AD, Craig BM et al. Acute diverticulitis in patients under 40 years of age: radiologic diagnosis. *AJR* 1988;150:1311–1314.
11. Birnbaum BA, Balthazar EJ. CT of appendicitis and diverticulitis. *Radiol Clin North Am* 1994;32:885–898.
12. Gelfand DW. Diverticular disease. En: Gelfand DW. *Gastrointestinal radiology.* New York: Churchill Livingstone, 1984:318–324.
13. Ferrucci JT, Ragsdale BD, Barrett PJ et al. Double tracking of the sigmoid colon. *Radiology* 1976;120:307–312.
14. Cho KC, Morehouse HT, Alterman DD et al. Sigmoid diverticulitis: diagnostic role of CT comparison with barium enema studies. *Radiology* 1990;176:111–115.
15. Johnson CO, Baker ME, Rice RP et al. Diagnosis of acute diverticulitis: comparison of barium enema and CT. *AJR* 1987;148:541–546.
16. Yacoe ME, Jeffrey B. Jr. Sonography of appendicitis and diverticulitis. *Radiol Clin North Am* 1994;32:899–912.
17. Wilson SR, Toi A. The value of sonography in the diagnosis of acute diverticulitis of the colon. *AJR* 1990;154:1199–1202.
18. Hulnick DH, Megibow AJ, Balthazar EJ et al. Computed tomography in the evaluation of diverticulitis. *Radiology* 1984;152:491–495.
19. Neff CC, van Sonnenberg E. CT of diverticulitis. Diagnosis and treatment. *Radiol Clin North Am* 1989;27:743–752.
20. Balthazar EJ, Megibow A, Schinella RA et al. Limitation in the CT diagnosis of acute diverticulitis: comparison of CT, contrast enema and pathologic findings in 16 patients. *AJR* 1990;154:281–285.
21. Meyers MA, Alonso DR, Baer JW. Pathogenesis of massively bleeding colonic diverticulosis: new observations. *AJR* 1976;127:901–908.
22. Zollikofer C. Gastrointestinal bleeding (hematemesis, melena, hematochezia). En: Krestin GP, Choyke PL, ed. *Acute abdomen.* New York: Thieme Medical, 1996:181–198.
23. Athanasolius CA. Angiography of the colon. En: Dreyfuss JR, Janower ML, ed. *Radiology of the colon.* Baltimore: Williams & Wilkins, 1980:317–353.
24. Kricum R, Stasik J, Rerther R et al. Giant colonic diverticulum. *AJR* 1980;135:507–512.
25. Rabinowitz JG, Farman J, Dallemand S et al. Giant sigmoid diverticulum. *AJR* 1974;121:338–343.
26. Balthazar EJ, Megibow AJ, Gordon RB et al. Cecal diverticulitis: evaluation with CT. *Radiology* 1987;162:79–81.
27. Beranbaum SL, Zausner J, Lane B. Diverticular disease of the right colon. *AJR* 1972;115:334–348.

Abdomen: El Tubo Digestivo, Tomo I.
Editores: M. E. Stoopen, K. Kimura y P. R. Ros.
Lippincott Williams & Wilkins, Philadelphia © 1999.

CAPITULO 17

Cáncer del colon

Andrew J. Taylor

Los tumores del colon son generalmente malignos o tienen potencial maligno. La detección temprana del tumor reduce considerablemente la morbilidad y la mortalidad de los pacientes, particularmente en casos de pólipos adenomatosos y adenocarcinoma del colon. Estas lesiones pueden causar anemia ferropénica o síntomas de obstrucción en el paciente. El tumor más frecuente es el adenoma o adenocarcinoma, pero existen otros de etiología benigna o maligna que deben ser analizados debido a que implican opciones terapéuticas diferentes. Este capítulo propone brindar una perspectiva general de la enfermedad neoplásica del colon.

ADENOMA/CARCINOMA

Clínica

La secuencia de adenoma/adenocarcinoma del colon es hoy día un hecho bien conocido por lo cual los revisaremos en conjunto. El carcinoma del colon constituye actualmente un grave problema de salud con cerca de 150.000 nuevos casos al año en EUA y 60.000 muertos en el mismo periodo. Es el segundo cáncer más frecuente tanto en el hombre como la mujer. Ambos tienen una probabilidad tanto para desarrollar como para morir de cáncer del colon en orden de 6% y 3% respectivamente (1). La secuencia adenoma/adenocarcinoma se presenta típicamente entre los 70 y 80 años de vida y es poco frecuente antes de los 40 años de edad. Tienen mayor riesgo aquellas personas con antecedentes familiares de cáncer de colon y los pacientes con antecedentes de enfermedad inflamatoria del colon, siendo la colitis ulcerosa un riesgo mayor que la Enfermedad de Crohn (EC) (Fig. 1). Ciertamente, los pacientes que sufren alguno de los síndromes de poliposis tienen mayor riesgo de desarrollar un cáncer en el colon. Otros factores de riesgo están dados por algunos hábitos dietéticos y también el cáncer de mama.

Dr. A.J. Taylor: Profesor Asociado de Radiología, Medical College of Wisconsin, Froedtert Memorial Lutheran Hospital, Milwaukee, WI, USA.

Los síntomas dependen en gran parte del sitio en que crezca la neoplasia en el colon. Así, las lesiones del colon derecho tienden a presentarse con síntomas de anemia ferropénica; en tanto, las neoplasias del colon izquierdo con mayor frecuencia alteran el hábito intestinal o producen obstrucción.

Patología

Existen 2 tipos principales de pólipos de colon: pólipos hiperplásicos y pólipos adenomatosos. El pólipo hiperplásico no tiene potencial maligno. Usualmente se presenta en el colon izquierdo como un pólipo sésil, blando, de menos de 1 cm de diámetro.

El pólipo adenomatoso puede subdividirse en 3 subtipos histológicos: velloso, tubular y tubuvelloso. El riesgo de cáncer es mayor en la variedad vellosa y menor en la tubular. Parece existir un largo período de gracia desde que aparece un pólipo hasta la etapa de carcinoma invasor del colon, probablemente en el rango de 5 a 10 años. Aun cuando los diversos tipos histológicos tienen un potencial de cáncer variable, el principal indicador de neoplasia es el verdadero tamaño del pólipo; ya que la posibilidad de tener células cancerosas es de 10% en pólipos menores de 1 cm, 10% en pólipos de 1 a 2 cm y hasta 20 a 40% en pólipos mayores de 2 cm.

Imagenología

No obstante el gran interés que hoy existe para explorar el colon con Tomografía computada (TC), la mayor parte de las imágenes se obtiene con el enema baritado (2).

El enema de bario de contraste sencillo se hace con bario de baja densidad de 15 a 20% de Vol/P), para producir un molde del colon. Con objeto de penetrar y poder explorar a través del bario se emplea un kilovoltaje de 110 a 120 Kv. Esta modalidad de examen es mas rápida y utiliza menos radiación. Puede efectuarse incluso en pacientes que cooperan poco por lo que se utiliza en pacientes ancianos y de difícil

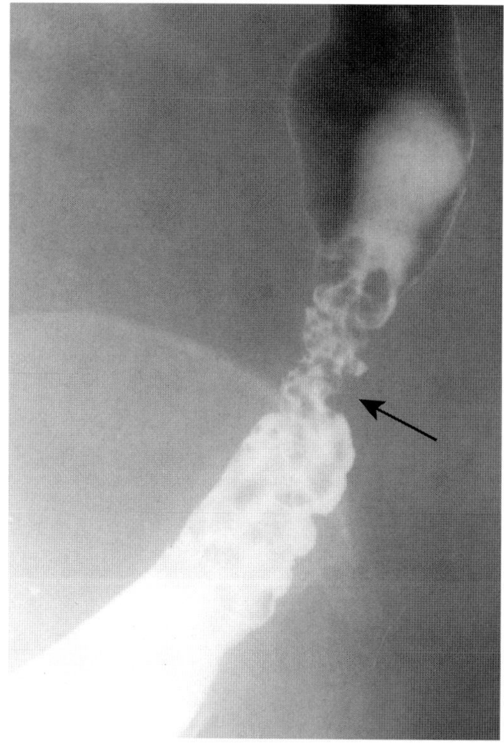

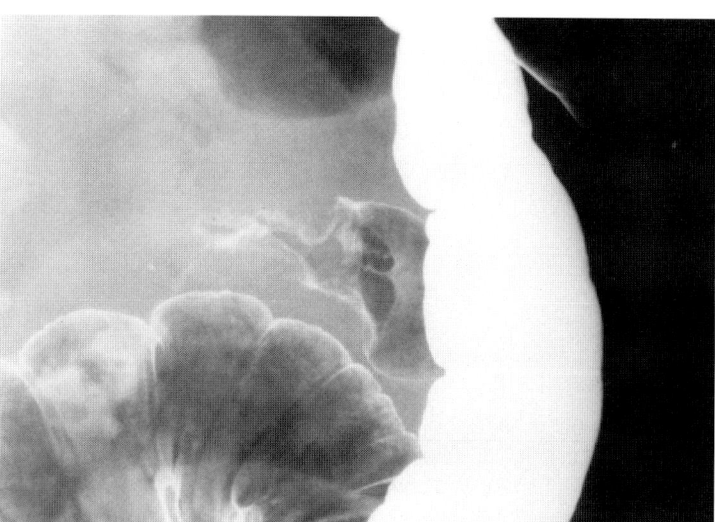

A

B

FIG. 1. Carcinoma asociado a enfermedad inflamatoria intestinal. **A:** En una imagen inicial de un e-nema baritado, se observa que además de los múltiples pseudopólipos de una colitis ulcerosa existe una estenosis nodular por un adenocarcinoma de colon (*flecha*). **B:** Un enfermo con historia de enfermedad de Crohn de 23 años de evolución desarrolló síntomas obstructivos. El enema de doble contraste muestra los bordes nodulares de un carcinoma que obstruye por completo la parte media del colon transverso.

manejo. A pesar de que este procedimiento puede aparecer demasiado sencillo para un principiante, el enema de bario de contraste sencillo requiere tener una excelente capacidad para la fluoroscopía, un ojo avizor y el uso de la compresión graduada para detectar las masas. Algunos autores piensan también que el enema baritado de contraste sencillo es mas útil que el método de doble contraste para identificar lesiones tumorales en pacientes con diverticulosis severa. Las lesiones del colon se aprecian como defectos fijos, excepto cuando el tallo de un polipo pediculado, cuyo contorno es dibujado por la columna de bario relativamente diluida, les permite moverse.

El enema de bario de doble contraste es un procedimiento de realización más compleja, pero proporciona una mejor imagen de la mucosa del órgano y permite una mejor definición de las pequeñas lesiones polipoides y de los cambios inflamatorios. Se utiliza un bario de mayor densidad en el rango de 80/100 Vol/P, para tener una mejor adherencia, en tanto el kilovoltaje puede situarse entre 90 y 120 Kv.

Para lograr un examen de calidad diagnóstica, el paciente debe tener una preparación excelente, buena movilidad y un tono normal del esfínter anal.

En las primeras épocas de la utilización del enema baritado de doble contraste, el radiólogo, que era considerado en aquella época más como un técnico sofisticado, se limitaba únicamente a impregnar y distender la pared del colon para radiografiarla a continuación. Hoy día, en cambio, el radiólogo debe ser además un fluoroscopista avezado. La visualización del colon en la fluoroscopía y el uso apropiado de la compresión y las posiciones, son técnicas cuyo valor resulta crítico para lograr un estudio de calidad.

La pared del colon debe estar completamente impregnada por medio de la charca de bario y el gas que se utiliza para la distensión. Una clave para interpretar este examen es la visualización de masas "grabadas en blanco" cuando el bario de alta densidad cubre la lesión que se proyecta hacia la luz del colon. También es importante identificar "líneas que van en dirección anárquica" a partir de las marcas haustrales. Uno debe estar preparado incluso para detectar el aspecto de contraste sencillo de una lesión cuando está colocada en relieve frente a la charca de bario (Fig. 2).

Varios segmentos del colon requieren un gran cuidado durante el enema baritado. El asa sigmoidea concentra un gran número de lesiones que pueden ser enmascaradas por la sobreposición de asas tortuosas del colon. La gran frecuencia de divertículos en esta región puede dificultar la visualización incluso de grandes lesiones del órgano. El colon derecho está recibiendo cada día mayor atención, descubriéndose en esta zona un mayor número de pólipos de los que antes se creía. También la presencia de lesiones que se

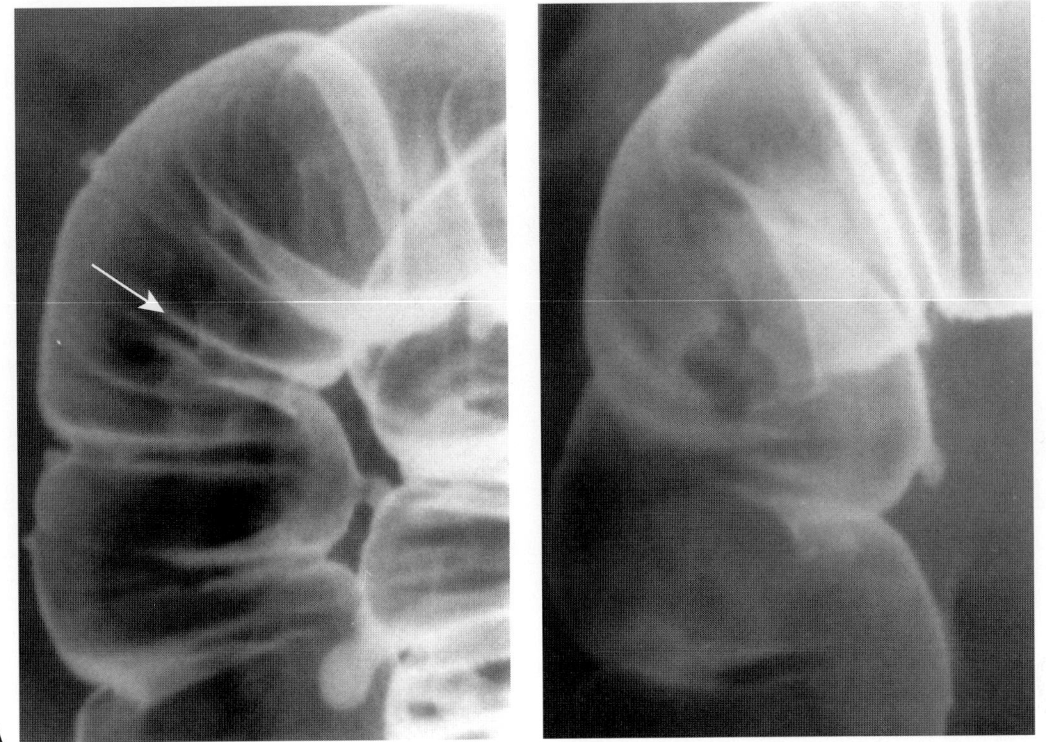

FIG. 2. Dos apariencias de un pólipo en el enema de doble contraste. **A:** En la técnica formal de doble contraste, y en la posición de pie, se observa que un pequeño pólipo cuelga de su pedículo. **B:** En decúbito prono, el pólipo se observa mas fácilmente con el contraste sencillo al ser delineado por la capa de bario.

minimizan ante el amplio diámetro del colon ascendente y el ciego pueden pasar así desapercibidas si no se buscan cuidadosamente. Para descubrir los pequeños tumores del colon se debe revisar cada pequeña curva del órgano.

Los tumores del colon pueden pasar desapercibidos debido a 2 causas principales: la preparación inadecuada del colon y el error del observador. La presencia de residuo fetal puede causar en efecto imágenes falsas positivas y falsas negativas. Para lograr los mejores resultados es necesario adquirir un compromiso en la preparación del paciente, la realización del estudio y la lectura de los resultados.

Los pólipos que se identifican radiológicamente tienen caracteres que permiten diferenciarlos, pero la sobreposición de formas microscópicas en diferentes tipos histológicos obliga a obtener confirmación histológica. Los pólipos hiperplásicos tienden a ser lisos, sésiles y pequeños, habitualmente en el rango de 5 mm de diámetro. Sin embargo, 50% de estos pólipos pueden ser atípicos, por ejemplo, pedunculados, lobulados o mayores de 1 cm. Las lesiones adenomatosas también tienen caracteres específicos. El adenoma velloso tiende a tener una superficie frondosa (Fig. 3). La superficie del adenoma tubular es similar a la de una mora.

El tamaño actual del pólipo es el factor mas importante que determina su potencial de malignidad. Algunos radiólogos utilizan el tamaño conocido de la cánula rectal para establecer una relación y obtener el tamaño actual del pólipo.

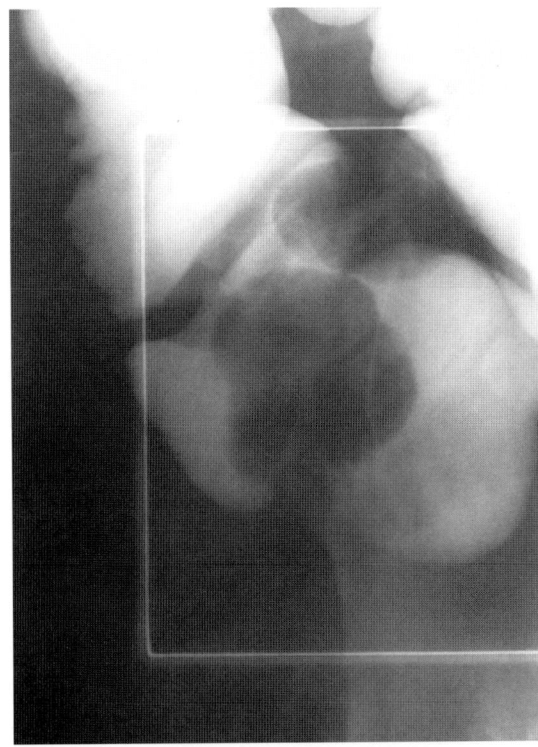

FIG. 3. Adenoma velloso. El enema baritado de contraste sencillo demuestra una gran masa polipoide en el ciego. A lo largo del borde de la lesión puede verse una imagen en borde de sierra que sugiere una lesión vellosa.

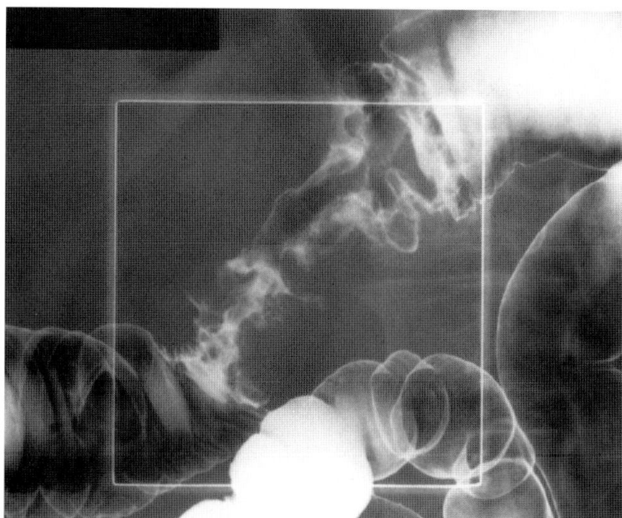

FIG. 4. Carcinoma anular. La radiografía al acecho de un enema baritado de doble contraste muestra los bordes nodulares y la destrucción de la mucosa con una estenosis moderada.

Otros registran el tamaño del pólipo sobre la película y colocan una nota en el informe, acerca de la magnificación artificial de la lesión.

El carcinoma del colon tiene una de las siguientes cuatro formas: anular, polipoide, de placa y ulcerada. Una misma lesión puede reunir varios de estos caracteres.

La forma más común es la anular, a menudo llamada forma de "manzana mordida". Este subtipo tiene contornos nodulares que bordean la zona del estrechamiento de la luz y causan destrucción de la mucosa (Fig. 4). Habitualmente miden menos de 5 cm de tamaño verdadero.

El carcinoma polipoide no tiene caracteres morfológicos que permitan diferenciarlo en forma definitiva de su predecesor benigno. La presencia de una muesca en la base del pólipo sugiere su posible infiltración neoplásica. En tanto, un pólipo pediculado tiene menos posibilidades de invadir las capas subyacentes.

La variedad en forma de placa puede ser muy difícil de visualizar ya que solamente causa el aplanamiento de un borde del colon (Fig. 5). La forma ulcerosa puede acompañar a cualquiera de los 3 tipos anteriores (Fig. 6).

Cuando se localiza un tumor del colon se debe emprender una revisión cuidadosa del resto del órgano ya que el paciente con una lesión tiene mayor riesgo de tener otro adenoma/carcinoma en relación con enfermedad neoplásica sincrónica (Fig. 7).

Dado que el carcinoma del colon es una lesión muy frecuente no debe sorprender que existan muchos aspectos atípicos. Los segmentos afectados del colon pueden tener una longitud mayor de 5 cm (Fig. 8A). Ocasionalmente la pared engrosada del colon puede desprenderse de su capa interna del tumor y adquirir un aspecto aneurismático (Fig. 8B). Ambas presentaciones pueden entonces simular un linfoma del colon. Desde luego la asociación del agresivo carcinoma escirroso con un carcinoma crónico ulceroso, puede adquirir una morfología lisa y adelgazada que es muy difícil de diferenciar de estenosis causadas por procesos inflamatorios crónicos.

Existen también procesos benignos que simulan adenomas y carcinomas. La mayoría de las imágenes de lesiones falsas positivas están en relación con acodamiento, cicatrices de procesos inflamatorios antiguos, cambios diverticulares y espasmo (Fig. 9 y 10).

El radiólogo que utiliza en su practica cotidiana métodos de imagen axial, en particular la TC, debe estar atento a la posibilidad de descubrir accidentalmente en la rutina una neoplasia del colon que pudiera ser la causa de los síntomas del paciente. El grosor de la pared del colon bien distendida es de 3 mm o menos. Si la distensión no es adecuada, la medición de la pared puede ser difícil. Sin embargo, cualquier medida que exceda 6 mm debe ser considerada anormal. El cáncer del colon puede ser visto como una zona de engrosamiento mural segmentario, inhomogéneo, o como una lesión focal intraluminal (Fig. 11).

La TC se puede emplear como examen inicial para etapificar un cáncer del colon antes de la cirugía, pero esta indicación no cuenta con una aceptación universal. La TC se puede emplear también para detectar recurrencias de un tumor del colon previamente tratado. Este método de

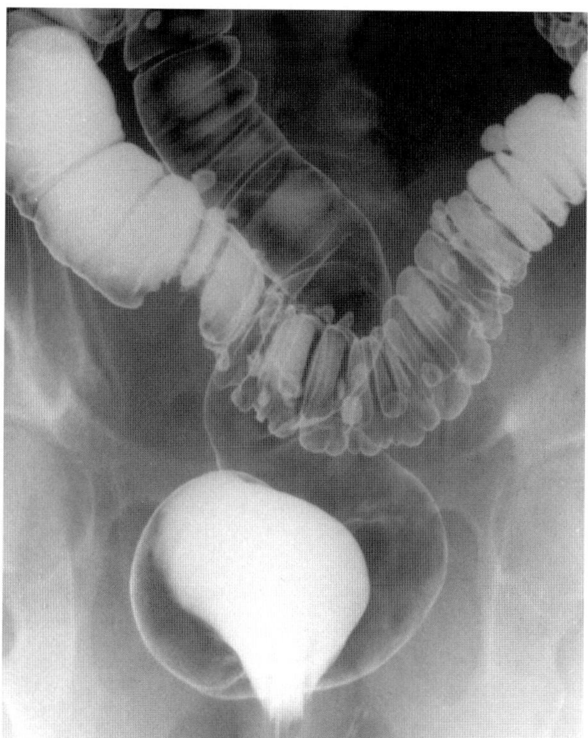

FIG. 5. Carcinoma de colon con aspecto en placas. La afección excéntrica de este cáncer del sigmoides se observa bien en esta vista angulada del rectosigmoides en un enema baritado de doble contraste. Sin embargo, la lesión fue difícil de ver en otras vistas. Esta lesión principia a crecer circunferencialmente.

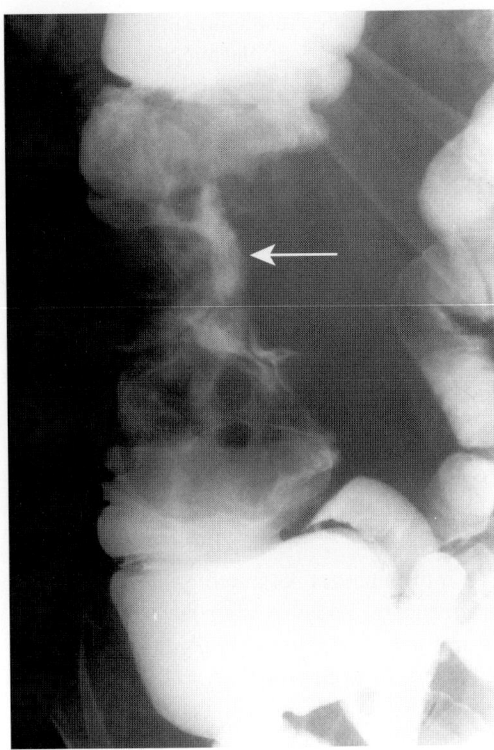

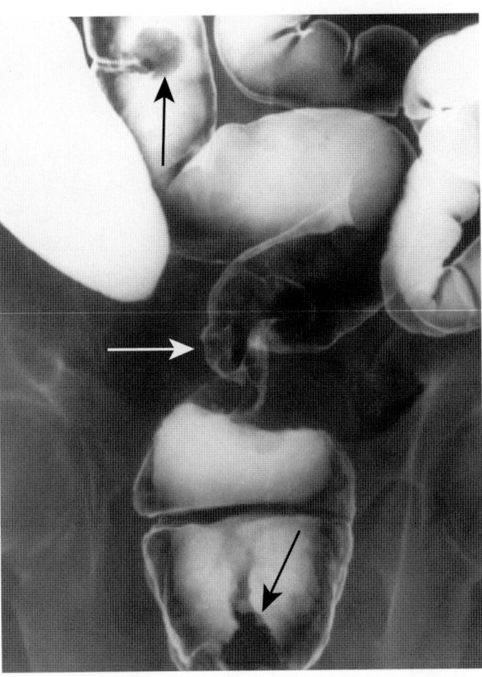

FIG. 7. Lesiones múltiples. El enema de doble contraste demuestra 2 carcinomas del rectosigmoides. Uno es nodular (*flecha inferior*), el otro es anular (*flecha blanca*). Existe además una masa pediculada (*flecha superior*) en situación más proximal en el sigmoides, que corresponde a un adenoma velloso con elementos displásicos.

FIG. 6. Ulceración asociada a carcinoma de colon. Este paciente tiene un carcinoma anular del colon derecho con una úlcera (*flecha*) en el centro.

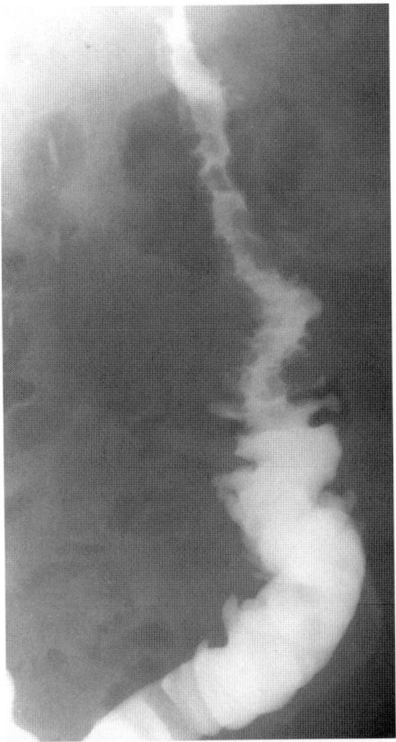

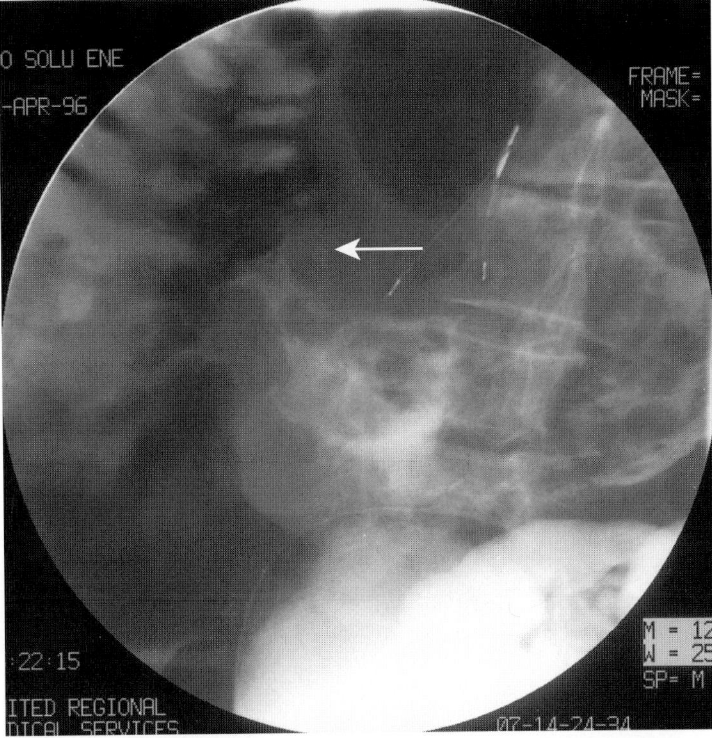

A

B

FIG. 8. Carcinomas atípicos del colon. **A:** Enema baritado de contraste sencillo que muestra un carcinoma de colon en un segmento muy largo y que fue verificado tanto en TC como en cirugía. La longitud excede con mucho el límite de 5 cm que es habitual en el carcinoma del colon. **B:** El enema de contraste sencillo en otro paciente con dolor abdominal demuestra un borde nodular en el colon transverso. Sin embargo el segmento que se encuentra fijo distal a la imagen previa demuestra un largo segmento donde el colon tiene una dilatación aneuristámica y bordes irregulares. Esta imagen que simula la del linfoma correspondió en la cirugía a un carcinoma del colon.

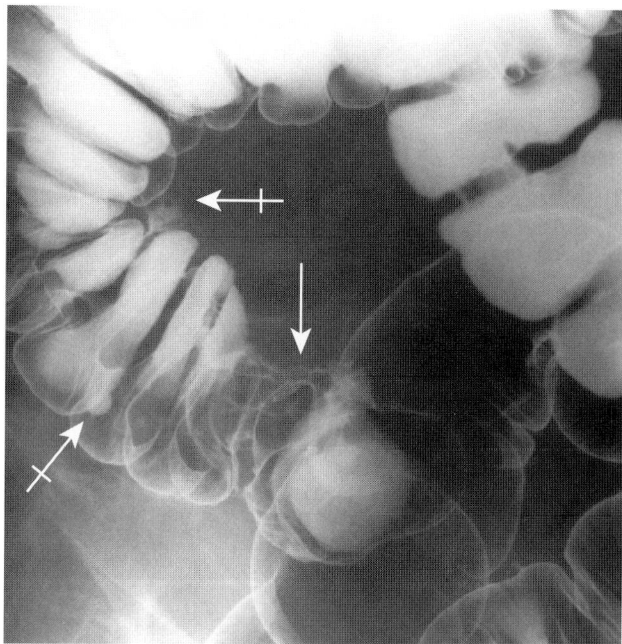

FIG. 9. Diverticulitis que simula carcinoma del colon. Este paciente se presenta con una masa en el cuadrante inferior derecho. El enema de doble contraste muestra un aplastamiento persistente de la cara medial del ciego y colon ascendente (*flecha*). Sin embargo, se pueden observar los divertículos aislados que también se encuentran en esta zona (*flechas cruzadas*). En la cirugía se encontró un divertículo cecal.

seguimiento tiene mejor resultado si se cuenta con una TC basal, hecha 2 a 4 meses después de la cirugía y/o el tratamiento con radioterapia para su comparación. La recurrencia tumoral se puede ver en el sitio de la anastomosis, con ganglios grandes, mayores a 1 cm y metástasis en el hígado (Fig. 12).

El empleo de la Resonancia magnética (RM) en el cáncer del colon está limitada a elucidar problemas específicos. Con los avances recientes en la técnica de la RM y los contrastes paramagnéticos, es legítimo que la RM sea seleccionada para investigar enfermedad metastásica en el hígado y si bien no es aún un método perfecto, ha sido utilizada para investigar recurrencia local en el lecho quirúrgico (Fig. 13).

LINFOMA

Clínica

La afección linfomatosa del tracto gastrointestinal es relativamente frecuente. En aproximadamente 50% de los enfermos con linfoma conocido existe alguna evidencia de afección del tracto gastrointestinal en material de autopsia. El colon ocupa el tercer lugar en frecuencia después del estómago y el intestino delgado. Predomina en varones y tiende a ocurrir en la sexta década de la vida.

Varios padecimientos han sido asociados con el linfoma del tracto gastrointestinal. Entre ellos se encuentran inmunosupresión, SIDA, sprue, colitis ulcerosa y EC (3).

Los síntomas y signos más comunes son dolor abdominal, náuseas, vómito, diarrea, baja de peso o fiebre. La hemorragia es rara y cuando se presenta está generalmente asociada a lesión rectal. Pocas veces el linfoma produce obstrucción intestinal debido a su naturaleza blanda, sin embargo, puede ser el sustento de una intususcepción que produce obstrucción secundaria (Fig. 14).

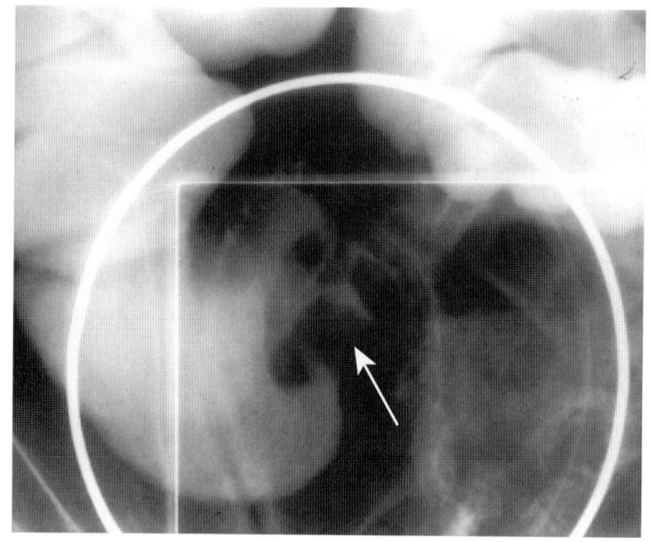

A

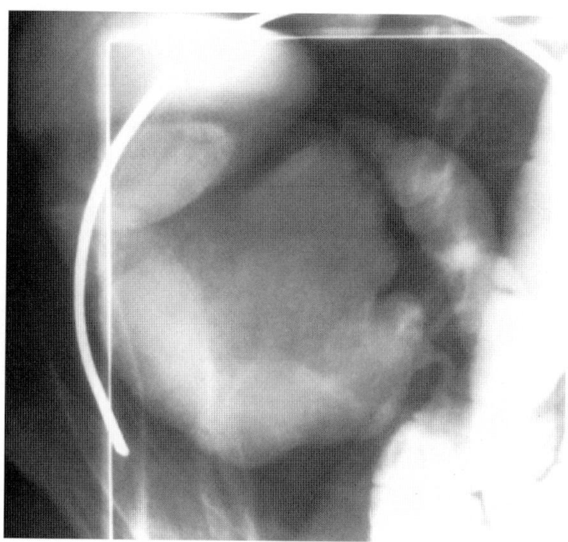

B

FIG. 10. Espasmo que simula carcinoma del colon. El espasmo suele simular el aspecto anular del cáncer del colon. Sin embargo, en este paciente el espasmo se presenta como una masa focal. **A:** El examen de contraste sencillo demuestra una masa nodular en la cara medial del ciego (*flecha*). **B:** Unos segundos después se observa la regresión del segmento espástico.

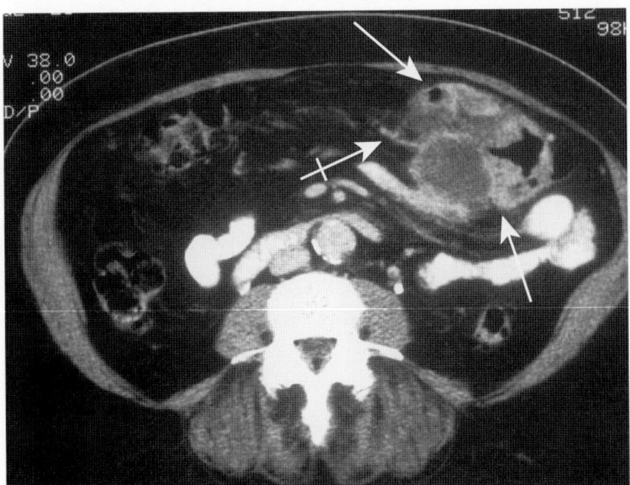

FIG. 11. TC de carcinoma del colon. La TC axial muestra un engrosamiento difuso del asa sigmoidea en el flanco izquierdo (*flechas*). El engrosamiento irregular y heterogéneo del segmento de la pared es mucho mayor de 3 mm. Además existe (*flecha cruzada*) una perforación local y sellada, que es un hallazgo que puede ser visto también en el cáncer del colon.

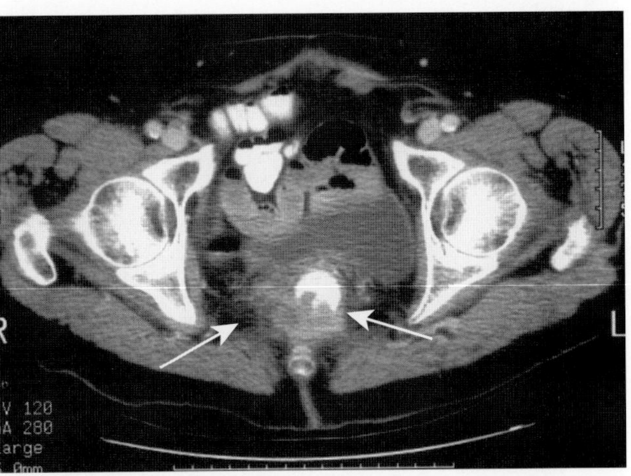

FIG. 12. TC de una recurrencia local. Corte axial en un paciente a quien se resecó 2 años antes un carcinoma de recto. Se demuestra una masa irregular en la región presacra con invasión del recto que ha sido llenado con material de contraste (*flechas*). Esta fue una recurrencia comprobada.

Patología

El linfoma puede afectar el colon en forma primaria. Esto es en ausencia de enfermedad en cualquier otro sitio, a excepción de los ganglios que drenan el segmento afectado. El linfoma primario del colon es unifocal, localizado habitualmente en ciego o recto. En cambio, la lesión secundaria del colon afecta típicamente varios segmentos. El linfoma no Hodgkin afecta el colon con mayor frecuencia que la enfermedad de Hodgkin. El tracto gastrointestinal puede estar afectado por un subtipo de linfoma de células B de bajo grado, que se desarrolla en el Tejido linfoide asociado a la mucosa (MALT), al que se denomina linfoma MALT o MALTOMA (MALT o MALTOMA, por sus siglas en inglés) (Fig. 15).

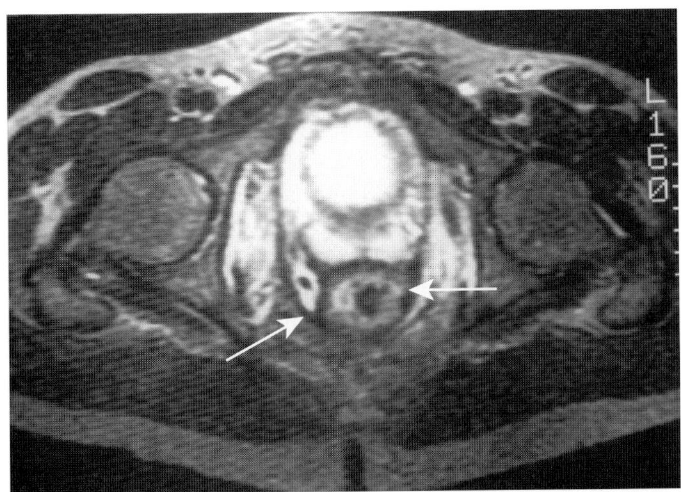

A

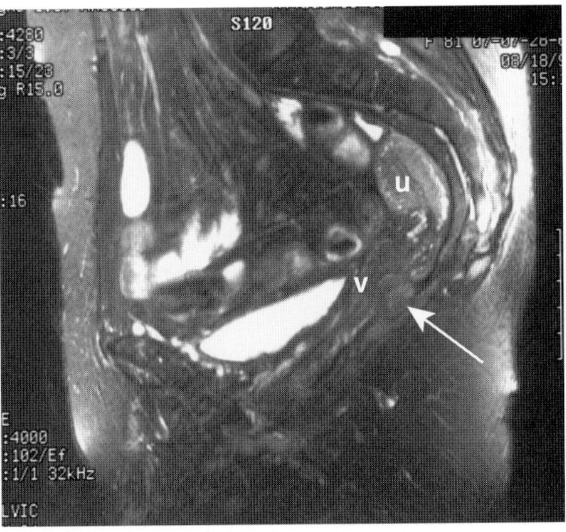

B

FIG. 13. RM utilizada para investigar recurrencia de cáncer de colon. **A:** Este paciente tuvo una resección anterior baja con radioterapia por cáncer del colon, 9 meses antes. Los cortes axiales de RM en T2 muestran un engrosamiento difuso del recto (*flechas*), con señal hiperintensa. En la colonoscopia no había evidencia de recurrencia. Los exámenes de seguimiento mostraron reducción de dicho engrosamiento. Este caso ilustra el cuidado que se debe tener cuando se investiga recurrencia en la anastomosis. Los cambios postquirúrgicos y postradioterapia pueden durar hasta 1 año. **B:** Se aprecia una pequeña masa con señal hiperintensa (*flecha*) que corresponde a una recurrencia tumoral situada atrás e identando la vagina (*v*). El útero (*u*) y la vagina han caído hacia atrás en el espacio creado por la resección del carcinoma colorectal 2 años antes.

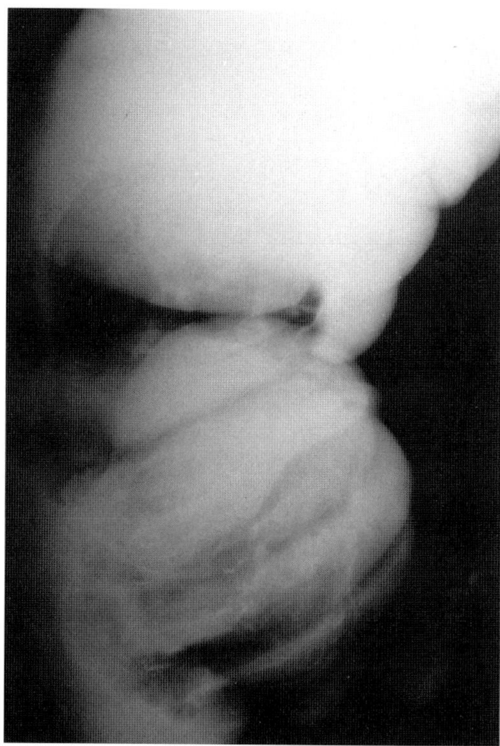

FIG. 14. Intususcepción de linfoma. En este paciente que se presentó con síntomas obstructivos, se realizó un enema baritado de contraste sencillo. La voluminosa masa cecal que se observa fue debida a la intususcepción de un linfoma ideal, como se comprobó en la cirugía. Esta lesión no pudo ser reducida por medio del enema baritado.

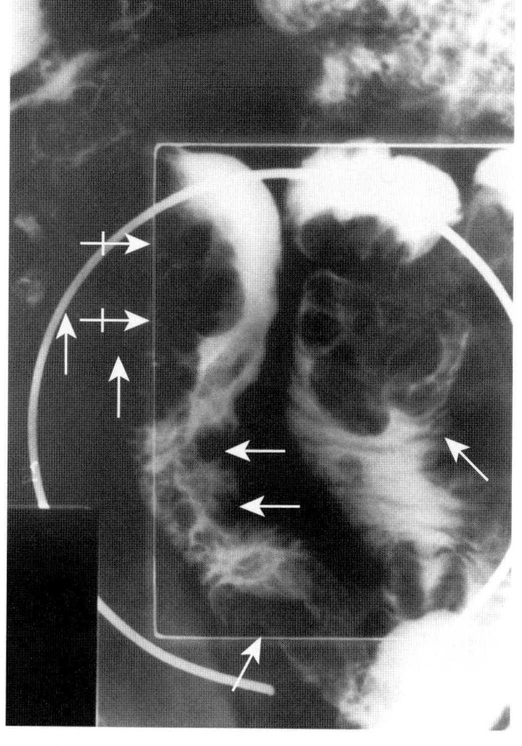

FIG. 15. MALTOMA del tracto gastrointestinal. Este hombre de 52 años de edad con un MALTOMA conocido a lo largo del tracto gastrointestinal, presenta múltiples nódulos en el intestino delgado (*flechas cruzadas*) y una masa que se extiende desde el íleon terminal al ciego (*flechas*).

El tejido linfoide del tracto digestivo se localiza entre alguna de las capas del colon, ya sea la lámina propia o la submucosa. El linfoma puede desarrollarse en cualquiera de estos sitios y a partir de la masa tumoral puede protuir hacia la luz del colon formando una excrecencia nodular, crecer de manera intramural y afectar largos segmentos, o desarrollarse de manera exofítica fuera de la pared del colon hacia los tejidos adyacentes y ganglios linfáticos.

A la inversa, la afección secundaria ocurre aparentemente a partir de ganglios retroperitoneales que invaden hacia el intestino.

Imagenología

El enema baritado es con frecuencia el primer estudio de imagen que identifica la afección del colon. El aspecto radiológico habitualmente refleja el sitio de origen del tumor y también si la afección del órgano es primaria o secundaria. La apariencia varía en un amplio rango lo cual ayuda a corroborar la reputación de ser el "gran imitador" que tiene el linfoma. La forma primaria se encuentra típicamente en el ciego o recto (Fig. 16 y 17). La forma secundaria puede presentarse en cualquier segmento del colon y suele ser multifocal. Una lesión linfomatosa puede presentarse como masa única e intramural. La superficie lisa y el ángulo oblicuo en la interfaz entre la masa y la pared intestinal normal, reflejan frecuentemente su origen extramural. Sin embargo, la masa puede estar umbilicada o ulcerada (Fig. 16). Ocasionalmente la úlcera puede desarrollar un tracto fistuloso penetrante y profundo. El proceso maligno puede extenderse sobre un largo segmento del colon y adquirir un aspecto de "manzana mordida" (Fig. 17). También puede causar engrosamiento segmentario de los pliegues de las haustras (Fig. 18). El segmento afectado en forma circunferencial puede desarrollar necrosis y producir una imagen de aneurisma focal del colon. Una lesión intraluminal puede ser el resultado de la invasión intramural de los ganglios vecinos. Finalmente, puede haber afección difusa del colon con un componente de pseudopólipos. El tamaño de los pólipos puede variar desde pocos centímetros, hasta 2 cm cada uno (Fig. 19). Estas lesiones también pueden umbilicarse.

El enema baritado proporciona importantes detalles de los hallazgos intraluminales, en tanto que la TC tiene valor para determinar la extensión de la enfermedad. La TC puede demostrar el verdadero grado de la enfermedad mural y extramural y al mismo tiempo confirmar la ausencia de enfermedad en otras áreas del abdomen que pueden sugerir una lesión linfomatosa primaria (Fig. 20). A la inversa la TC

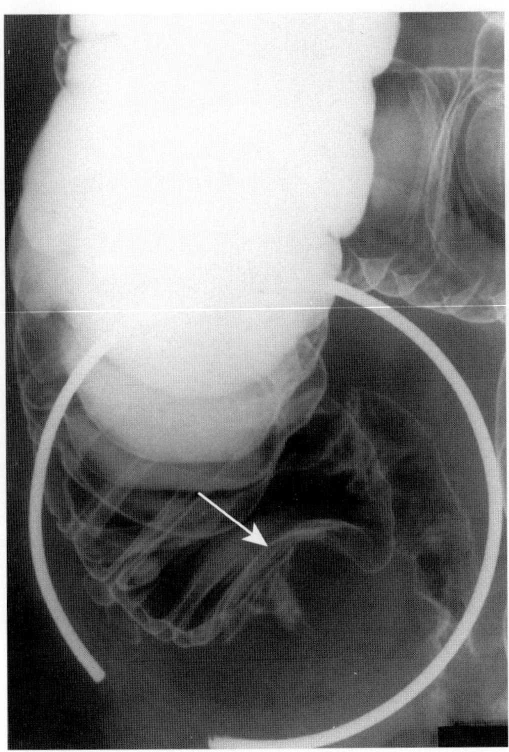

FIG. 16. Linfoma primario del ciego. La tumoración cecal que vemos en el enema baritado de doble contraste tiene caracteres típicos de la afección linfomatosa del tracto gastrointestinal, pero tiene también una ulceración central que es frecuente en el linfoma del tracto gastrointestinal (*flecha*).

puede mostrar depósitos fuera del tracto digestivo incluyendo el hígado, bazo y ganglios mesentéricos y retroperitoneales para clasificar la lesión como un proceso secundario.

ENFERMEDAD METASTASICA DEL COLON

Debido a los múltiples elementos ligamentosos o mesentéricos de fijación del colon, así como a su posición dentro de la cavidad abdominal, con frecuencia ésta se encuentra en la mira de la diseminación de las neoplasias intraabdominales. El colon puede verse afectado por alguna de las siguientes rutas: extensión directa; extensión a lo largo de los planos naturales de los tejidos blandos como ligamentos y mesenterio o diseminación intraperitoneal y hematógena y rara vez linfática.

El colon puede estar afectado en uno o múltiples sitios. En ocasiones puede ser difícil diferenciar entre varios tipos de diseminación metastásica e incluso diferenciar un foco secundario de una neoplasia primaria del colon. Sin embargo, existen algunas apariencias que pueden llevar a identificar, tanto el mecanismo de diseminación, como el sitio primario.

La extensión directa habitualmente proviene de la próstata en los varones y del útero y ovario en las hembras, con igual frecuencia de carcinoma de células renales en ambos sexos. El cáncer de la próstata tiende a diseminarse en di-

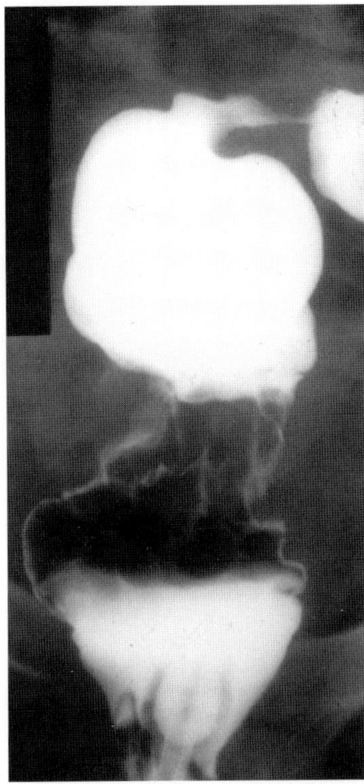

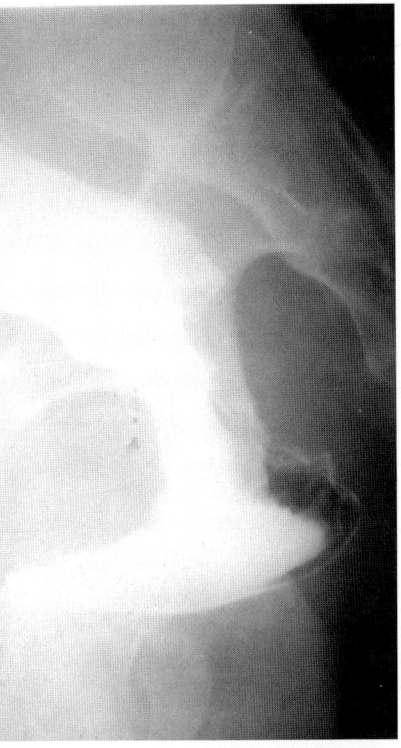

FIG. 17. Linfoma rectal. **A** y **B:** La imagen nodular y circunferencial de esta infiltración linfomatosa del recto, visible tanto en la proyección AP, como en la lateral, puede ser difícil de diferenciar de un carcinoma.

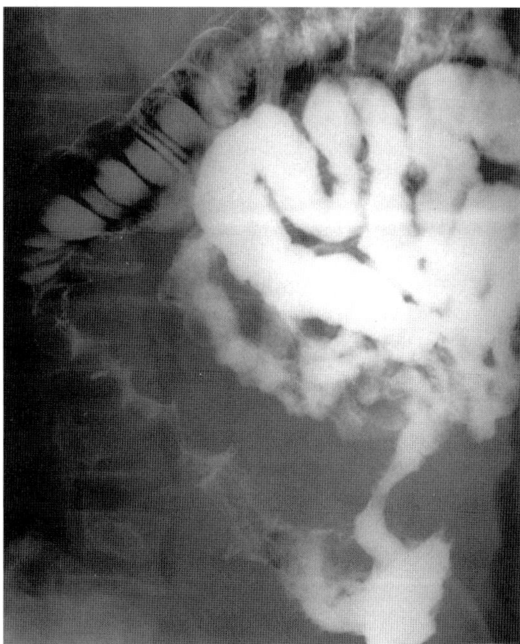

FIG. 18. Infiltración linfomatosa del colon. Otro aspecto frecuente del linfoma del colon es la infiltración difusa de un largo segmento del colon con marcado engrosamiento de los pliegues haustrales como se aprecia en este paciente con linfoma de Burkitt. Nótese también la extensión hacia el íleon terminal.

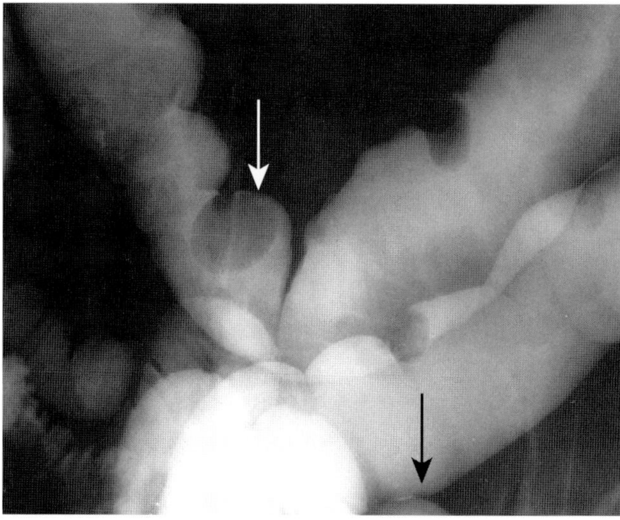

FIG. 19. Linfoma con aspecto nodular en el colon. El enema baritado de contraste sencillo muestra múltiples nódulos lisos cuyo tamaño oscila desde pocos milímetros (*flecha negra*) hasta cerca de 2 centímetros (*flecha blanca*).

rección cefálica conforme invade a través de la fascia de Denonvilliers e infiltra la porción anterior del recto. Esta tendencia de la neoplasia a crecer hacia arriba, determina la compresión del rectosigmoides en un sitio más alto que el esperado anatómicamente (Fig. 21). En la pelvis femenina el colon puede ser desplazado o comprimido por grandes masas, en particular las del ovario. Los tumores primarios de ovario o útero tienden a producir una reacción desmoplásica como parte de su involucración colónica. De esta manera producen una imagen de plegado fino arrugado en el enema baritado.

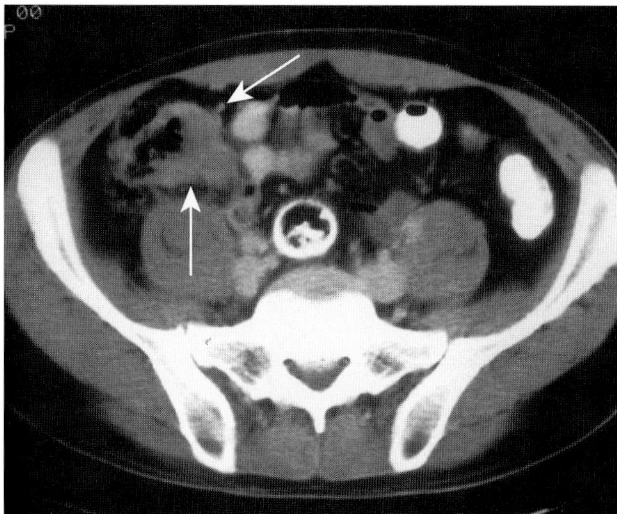

FIG. 20. TC de linfoma. Un corte simple de TC demuestra el engrosamiento difuso que afecta únicamente la pared del ciego (*flechas*). No había otro sitio de enfermedad en los cortes restantes. La TC es inespecífica para el diagnostico de linfoma y debe sugerirse también tumor primario hasta contar con la evidencia histológica.

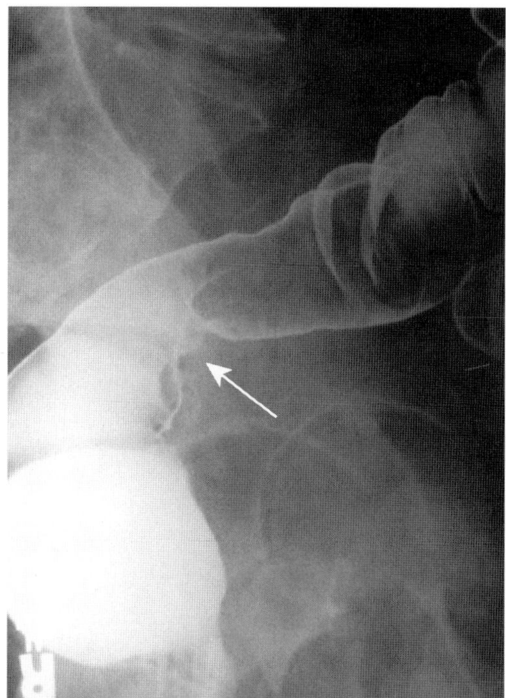

FIG. 21. Invasión directa del carcinoma de la próstata. Enema de doble contraste en un paciente con carcinoma de la próstata. Debido a que la vía de invasión es a lo largo de las vesículas seminales que tienen una posición superior, la impresión nodular se produce en la unión rectosigmoidea (*flecha*).

Un enema de doble contraste permite delinear mejor los cambios sutiles o tempranos (Fig. 22). El carcinoma de células renales tiende a producir un aspecto nodular debido a su habilidad para invadir cualquier segmento del colon (Fig. 23).

Los carcinomas del estómago y páncreas alcanzan el colon a través de puentes de tejido blando que los conectan. Una neoplasia gástrica cruza la parte superior del colon transverso vía el ligamento gastrocólico (Fig. 24). El cáncer del páncreas en el espacio pararrenal anterior invade el colon a través del mesocolon transverso (Fig. 25 y 26). Inicialmente suele afectarse la cara posterior inferior de este segmento del colon lo cual refleja la fijación del mesocolon en el colon transverso. Sin embargo, también puede haber invasión focal del colon.

La diseminación intraperitoneal del tumor tiene predilección por ciertos sitios del colon relacionados con la acción de la gravedad y las reflexiones del peritoneo actúan como bordes para los depósitos tumorales y el flujo del líquido peritoneal. Las neoplasias del estómago, páncreas, ovario y del propio colon pueden diseminarse en esta forma. El fondo del saco de Douglas es el sitio más común para el depósito de metástasis por acción de la gravedad. Este depósito neoplásico produce una impresión o invasión de la pared anterior del recto llamada "repisa de Blumer" (Fig. 27).

Las otras 2 áreas en las que son frecuentes los depósitos tumorales corresponden a los bordes o pliegues transversales naturales del peritoneo. Uno está formado por la intersección del íleon terminal y su mesenterio hacia la región de la válvula ileocecal y el colon ascendente (Fig. 28). El segundo corresponde al mesenterio del colon sigmoides que se orienta transversalmente (Fig. 29A).

La última zona importante en la que se ubican los depósitos intraperitoneales sigue el trayecto normal de los fluidos en la cavidad. Estos descienden hacia el fondo del saco de Douglas y luego se dirigen hacia arriba a lo largo de la corredera parietocólica derecha permitiendo a las células

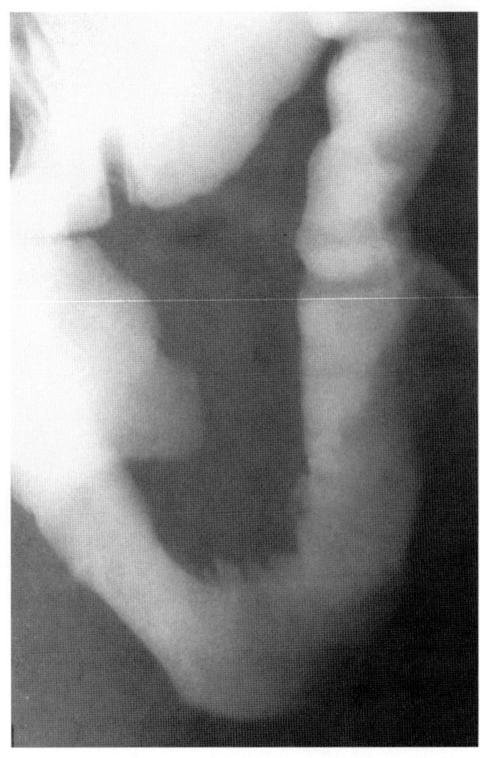

FIG. 22. Carcinoma del ovario que afecta el colon. Enema baritado de contraste sencillo en una mujer de 50 años de edad con cistoadenocarcinoma de ovario. El examen ilustra el encajonamiento circunferencial y además el plisamiento debido a la reacción desmoplásica.

neoplásicas depositarse en la cara lateral del ciego o del colon derecho (Fig. 29B). Todas estas metástasis pueden manifestarse como una deformación del colon por una masa externa, defecto intraluminal o pliegue de la pared intestinal.

La diseminación hematógena puede hacerse también hacia el colon aunque este tipo de metástasis ocupa un lejano

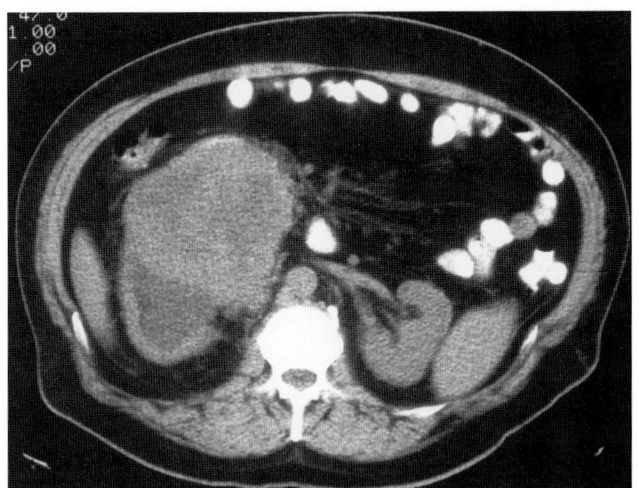
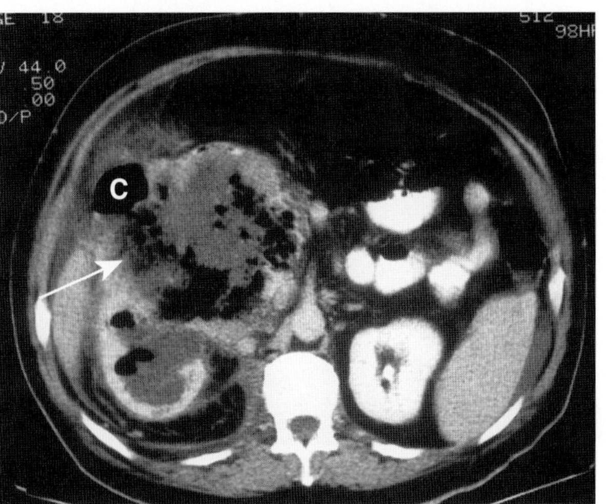

FIG. 23. Carcinoma renal que involucra el colon derecho. **A:** En esta mujer de 63 años se observa un carcinoma de células renales en la TC. La gran masa se encuentra adyacente al colon sin estar íntimamente ligada al órgano. **B:** Unos meses más tarde una TC contrastada demuestra gas en el interior del carcinoma renal proveniente de una comunicación fistulosa (*flecha*), (*C, colon*).

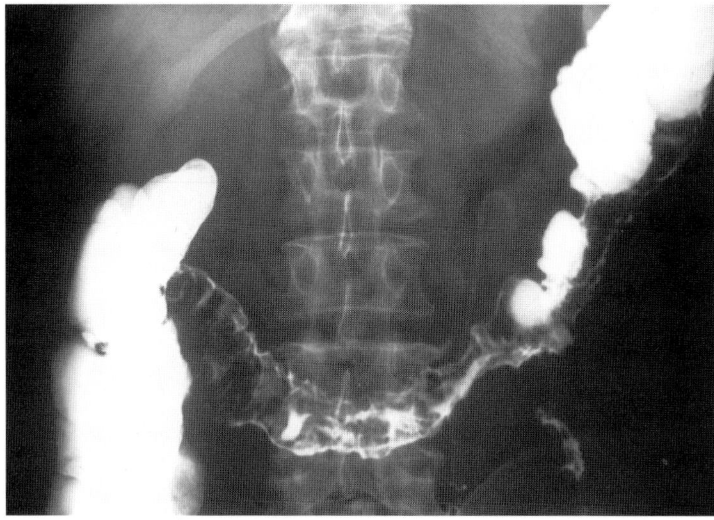

FIG. 24. Carcinoma gástrico que invade a través del ligamento gastrocólico. En este paciente con carcinoma gástrico conocido, se obtuvo un enema baritado. La afección difusa e irregular del colon transverso refleja la invasión de la neoplasia a través del ligamento gastrocólico.

cuarto lugar frente a los tres tipos arriba mencionados. Las metástasis hematogénas más frecuentes provienen de melanoma, cáncer de mama y carcinoma broncogénico. Suelen producir masas intraluminales, submucosas y en el borde antimesentérico. La diseminación linfática tiene un rol aun menos importante.

TUMORES BENIGNOS

Si bien la mayoría de las lesiones del colon son malignas o tienen el potencial para degeneración maligna existen otras masas del colon que son menos serias. Estas últimas son tumores benignos o condiciones de aspecto tumoral del colon.

Los lipomas del colon son en orden de frecuencia el segundo tumor benigno más frecuente del órgano, lejos detrás del adenoma. Aproximadamente 66% de todos los lipomas del tracto gastrointestinal ocurren en el colon y son más frecuentes en el ciego y colon ascendente. El sigmoides le sigue en orden de ocurrencia. Un lipoma habitualmente es único. Inicialmente se origina en la submucosa. Sin embargo, el peristaltismo continuo hace que esta masa se extienda dentro de la luz con un "pseudopedículo" (Fig. 30). Esta masa es muy flexible, en ausencia de complicaciones suele no producir síntomas y se encuentra por azar en el curso de un

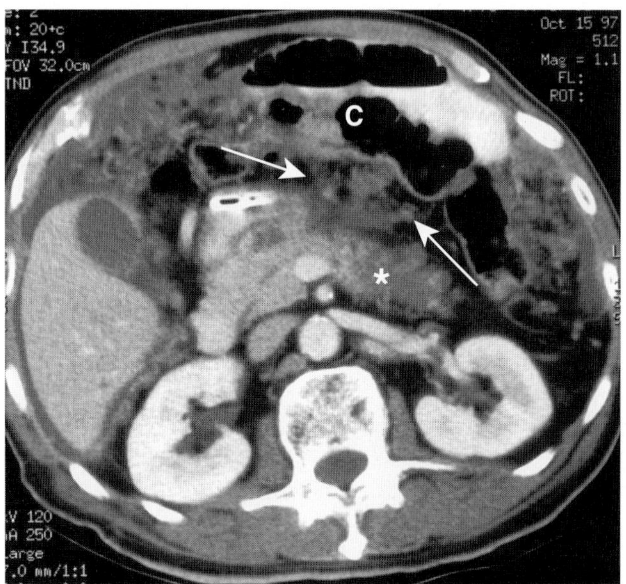
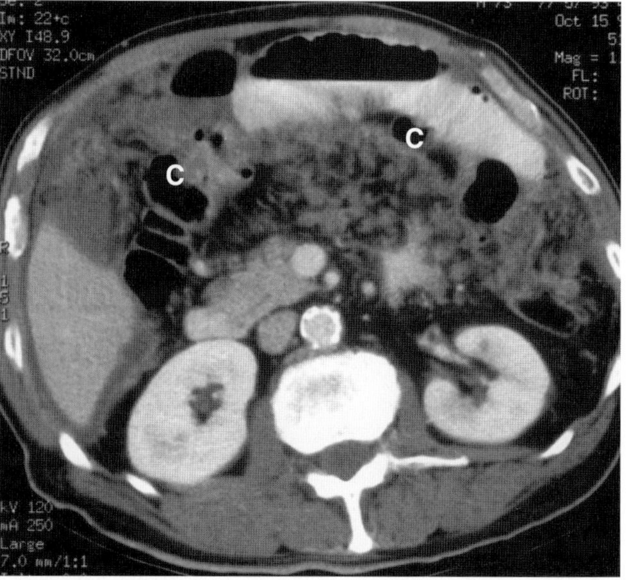

FIG. 25. Carcinoma de páncreas que invade a través del mesocolon transverso. En este paciente con carcinoma del páncreas se obtuvo una TC. **A:** El corte más cefálico muestra el tumor primario (*) así como algunos nódulos y líquido (*flechas*), dirigidos en sentido anterior hacial el colon transverso (*C*). **B:** Un corte hecho 14 mm en sentido caudal revela una mayor cantidad de nódulos que infiltran el borde inferior del colon (*C*).

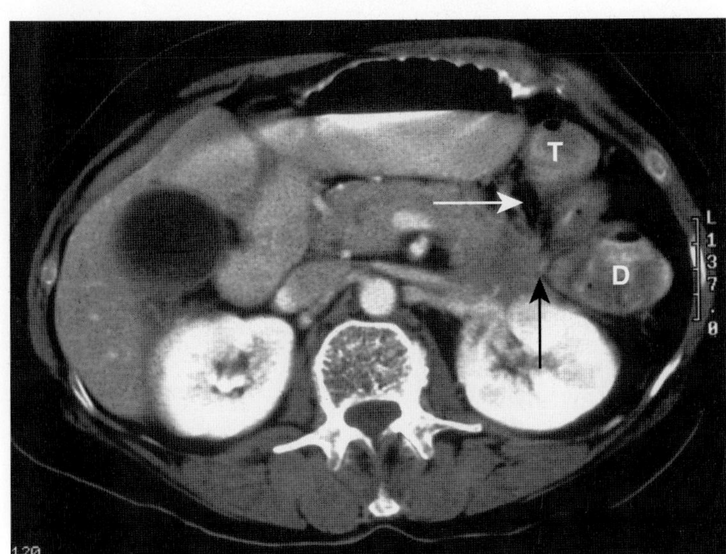

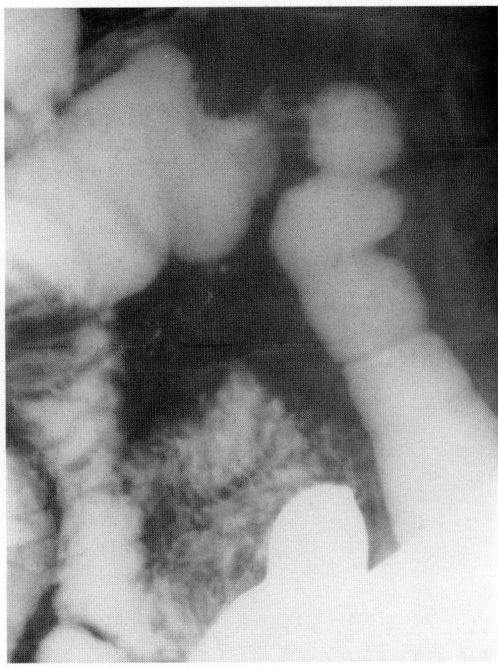

FIG. 26. Invasión del colon por carcinoma del páncreas. **A:** En esta mujer de 63 años de edad con dolor abdominal, la TC muestra una masa irregular en la cola del páncreas. La masa invade el riñón vecino y además envía tentáculos hacia el colon transverso distal (*flechas*). (*T, colon transverso; D, colon descendente*). **B:** El enema baritado hecho el día siguiente muestra una lesión del colon con espiculaciones cerradas. El diagnóstico diferencial de esta imagen con una lesión primaria puede ser muy difícil.

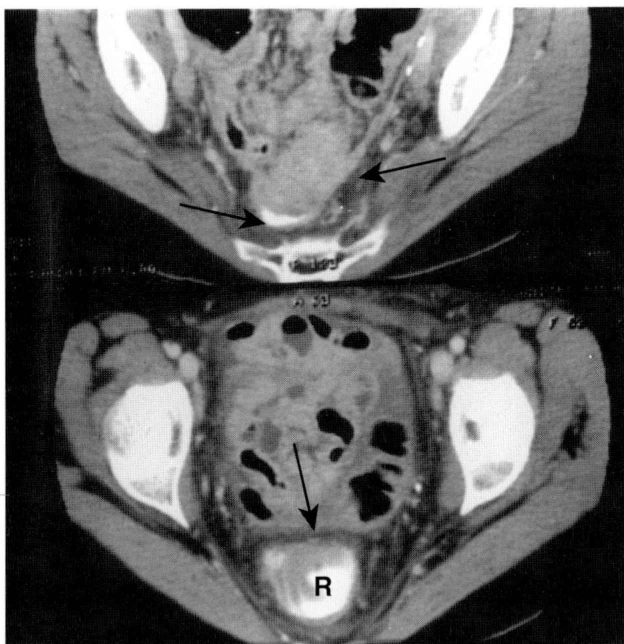

FIG. 27. Repisa de Blumer. En este paciente con carcinoma metastásico del páncreas se obtuvo una TC de la pelvis. La masa (*flechas*), proveniente de la reflexión del peritoneo, invade la parte anterior del recto (*R*).

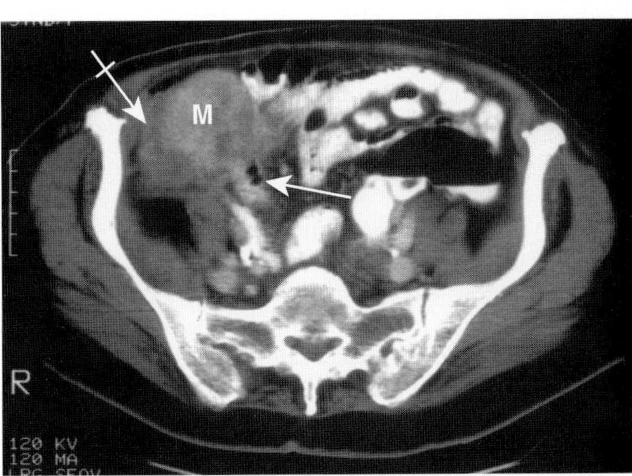

FIG. 28. Implantes metastásicos en el peritoneo. Se observa una masa (*M*) entre el intestino delgado (*flecha*) y el colon derecho comprimido (*flecha cruzada*). En la cirugía se encontró un implante metastásico de un adenocarcinoma de etiología desconocida.

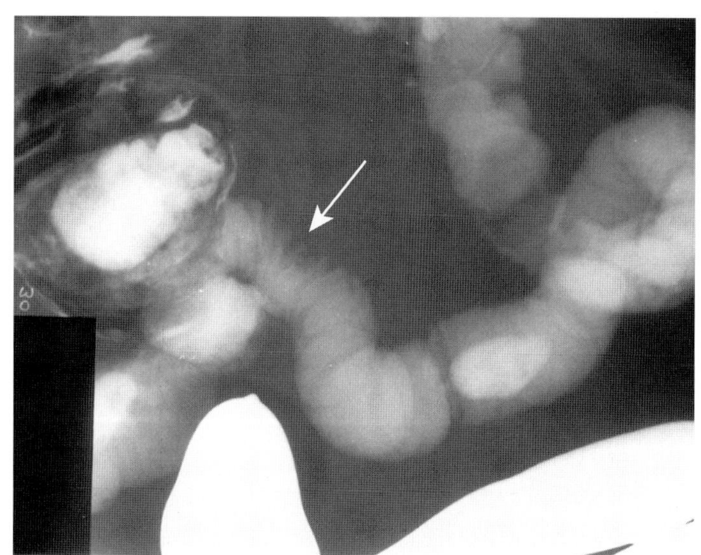

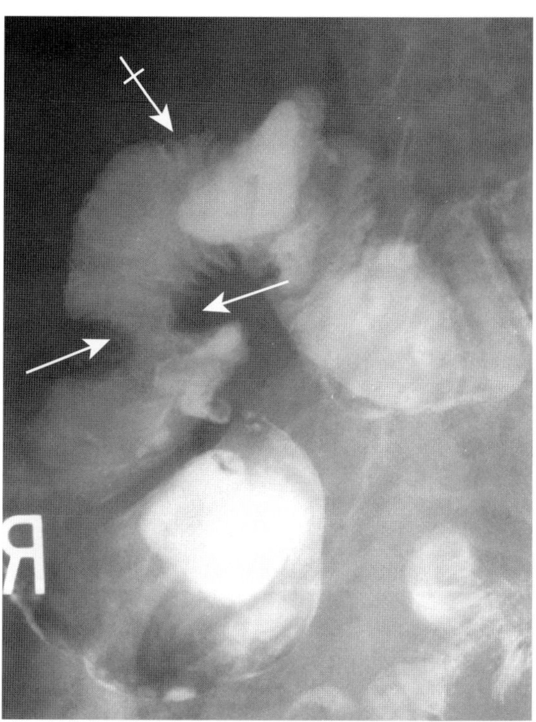

A

B

FIG. 29. Diseminación intraperitoneal de carcinoma. **A:** La imagen inicial de un enema baritado de contraste sencillo demuestra la invasión del sigmoides a lo largo de su mesenterio. Nuevamente las apretadas espiculaciones de la mucosa (*flecha*) son típicas de la invasión extrínseca. **B:** Las imágenes en el lado derecho del colon demuestran el efecto de masa y la invasión proveniente de la corredera parietocólica derecha (*flecha horizontal*), así como la afección del ángulo hepático del colon (*flecha vertical*).

examen. No obstante, las lesiones lipomotosas pueden causar intususcepción (Fig. 31). También pueden desarrollar ulceración o necrosis por la presión intermitente que produce el peristaltismo gastrointestinal. La erosión focal puede ser el origen de una anemia aguda. La ulceración extensa de un lipoma puede hacer que tenga un aspecto más agresivo en la endoscopía o el enema baritado si la superficie tiene cicatrices difusas.

Los primeros intentos para diagnosticar los lipomas del colon fueron hechos con enemas de agua, ya que la radiolucencia del lipoma, comparada con la del agua, permite su diagnóstico. Hoy, sin embargo, la TC es un procedimiento viable para identificar un lipoma si los hallazgos de una lesión de naturaleza radiolúcida, flexible y con pseudopedículo en el enema baritado, no son suficientes. La TC revela la naturaleza grasa de la masa. Ocasionalmente se pueden observar bandas de alta atenuación entre la grasa. Estos cambios son habitualmente secundarios al drenaje de procesos inflamatorios relacionados con los cambios de presión arriba mencionados (Fig. 31) (4).

Otros tumores benignos del colon son aun más raros. El leiomioma y su contraparte maligna, el leiomiosarcoma, son muy raros en el colon donde representan menos de 1% de las neoplasias del órgano. Los tumores de origen neurogénico como el neurofibroma o el Schwannoma son excesivamente raros. Un paciente con enfermedad de von Recklinghausen tiene mayor riesgo de tener estas lesiones submucosas.

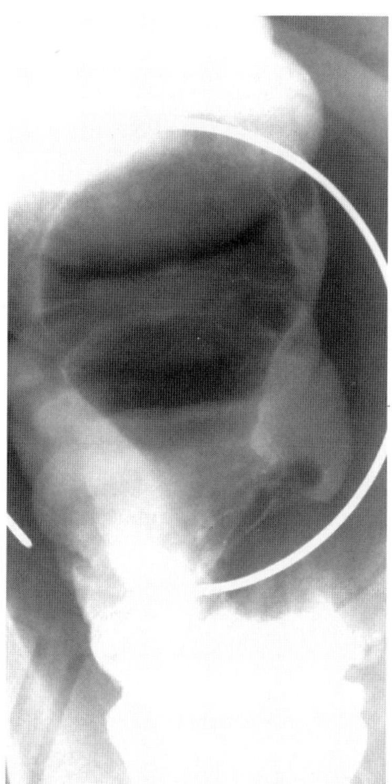

FIG. 30. Lipoma. Un enema baritado de contraste sencillo demuestra una gran masa pedunculada que emerge de la vecindad de la válvula ileocecal. El gran pedículo es en realidad un pseudopedículo.

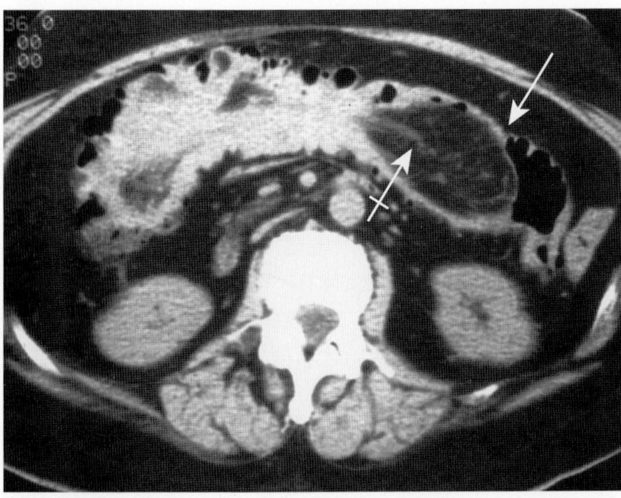

FIG. 31. Lipoma con intususcepción. Puede verse un gran lipoma que encabeza la intususcepción hacia el interior del colon transverso (*flecha*). La línea de tejido blando en la base (*flecha cruzada*) se debe a la ulceración sobre el extremo de la masa lipomatosa.

Los demás procesos benignos que simulan masas del colon están relacionados con procesos inflamatorios intrínsecos o pericolónicos. Como mencionamos con anterioridad, la diverticulitis simula con frecuencia las neoplasias del colon. La diferencia puede ser difícil de determinar aun con el uso del enema baritado o TC.

Los procesos inflamatorios intrínsecos del colon pueden también conducir a cambios crónicos que resultan en lesiones tumorales. Los diversos pseudopólipos relacionados con enfermedades inflamatorias del colon son probablemente los más conocidos. Los procesos inflamatorios y necróticos secundarios de la amibiasis pueden producir un ameboma que es una lesión tumoral del colon localizada habitualmente en el ciego (Fig. 32). Rara vez puede la malakoplakia igualmente producir pólipos crónicos y una deformidad pseudotumoral.

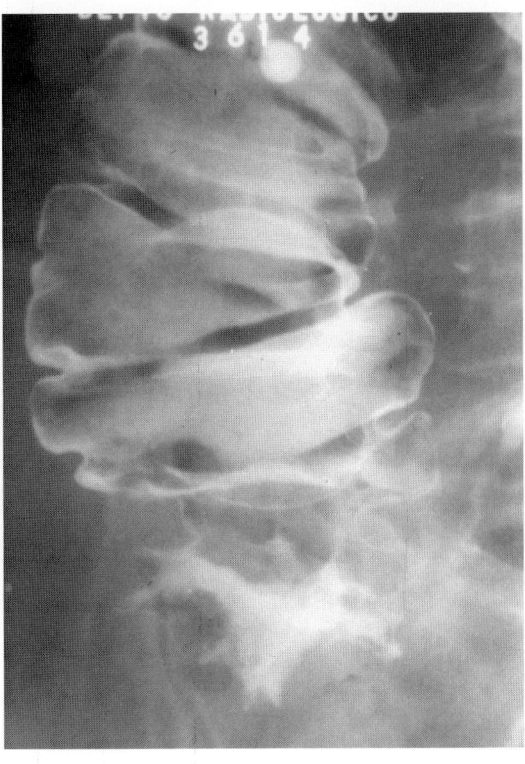

FIG. 32. Ameboma. El enema baritado de doble contraste muestra los múltiples nódulos en la base del ciego en este paciente con antecedente de amibiasis en quien se comprobó el diagnóstico de ameboma.

Algunos procesos inflamatorios pericolónicos pueden involucrar el colon y crear lesiones de aspecto inquietante. El más conocido en esta categoría es probablemente el involucro del colon por endometriosis. Debido a la relación íntima del rectosigmoides con los órganos pélvicos, este segmento del colon suele ser el más afectado. Típicamente el efecto de masa que produce este proceso se aloja en el margen inferior de la unión rectosigmoidea (Fig. 33). Este efecto de masa que produce la endometriosis involucra las capas serosa y

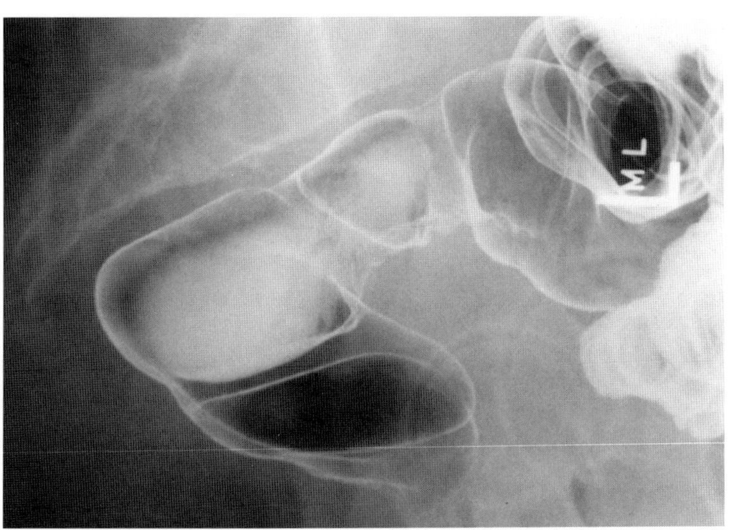

FIG. 33. Endometriosis. El enema baritado de doble contraste muestra la típica localización y apariencia de la afección endometriósica del colon. Existe un efecto de masa extrínseco en la curvatura interior del rectosigmoides, con algunas irregularidades del patrón mucoso.

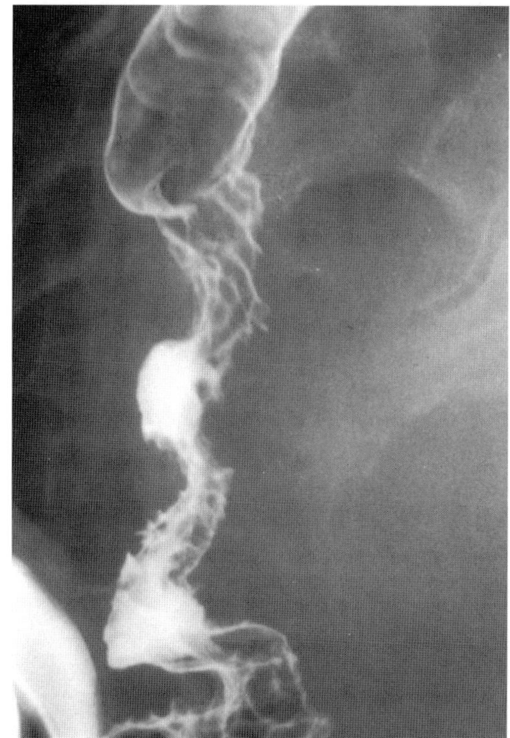

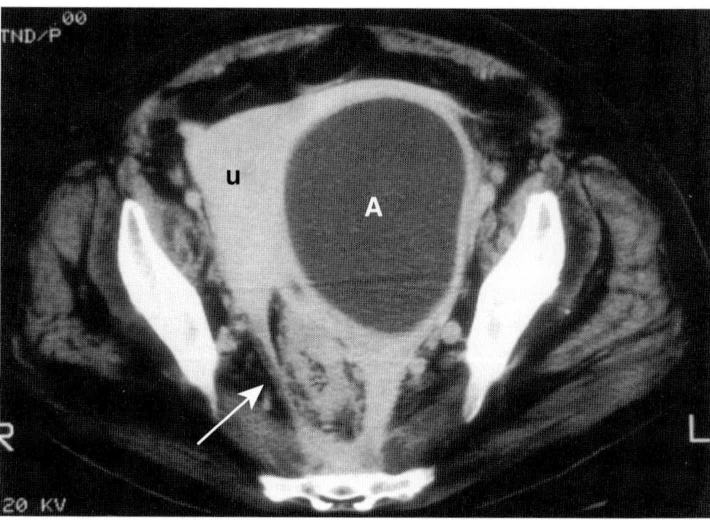

FIG. 34. Cambios colónicos secundarios a enfermedad pélvica inflamatoria. **A:** Un enema baritado de contraste sencillo muestra un largo segmento adelgazado e irregularidad de la mucosa en esta joven mujer con antecedente de enfermedad pélvica inflamatoria. **B:** La TC muestra un gran absceso del tubo ovárico (*A*) así como engrosamiento del rectosigmoides adyacente a este proceso inflamatorio. (*u, útero*).

muscular del colon. Aun cuando la mucosa misma suele estar respetada, la apariencia espiculada que puede verse en los estudios de contraste positivo se debe a la reacción fibrosa asociada. Menos bien apreciado ha sido el potencial de la enfermedad pélvica inflamatoria para involucrar secundariamente al rectosigmoides. En este caso tambien, la afección por el proceso inflamatorio puede simular una agresiva tumoración intrínseca del colon (Fig. 34).

REFERENCIAS

1. Ott DJ. Role of the barium enema in colorectal carcinoma. *Radiol Clin N Am* 1993;31:1293–1313.
2. Hara AK, Johnson CD, Reed JE et al. Detection of colorectal polyps by computed tomographic colography: feasibility of a novel technique. *Gastroent* 1996;110:284–290.
3. Dodds GD. Lymphoma of the hollow abdominal viscera. *Radiol Clin N Am* 1990;28:771–783.
4. Taylor AJ, Stewart ET, Dodds WJ. Gastrointestinal lipomas: a radiologic and pathologic review. *AJR* 1990;150:1205–1210.

Abdomen: El Tubo Digestivo, Tomo I.
Editores: M. E. Stoopen, K. Kimura y P. R. Ros.
Lippincott Williams & Wilkins, Philadelphia © 1999.

CAPITULO 18

Apendicitis aguda

Eduardo Espinosa Badial y Sergio B. Peregrina

GENERALIDADES

La apendicitis aguda es una de las causas más frecuentes de consulta quirúrgica por dolor abdominal persistente y progresivo en el mundo occidental. Esta entidad era ya conocida desde finales del siglo XIX, habiendo sido descrita por Sir Reginald Fitz (1–5).

El dolor abdominal es una de las urgencias médicas más comunes y llega a ser atribuido a causas inespecíficas o apendicitis hasta en 75% de los pacientes. El diagnóstico clínico es impreciso hasta en 50% de las consultas hospitalarias (6–8). Se debe sospechar en pacientes que se quejan de dolor abdominal o que manifiesten signos de irritación peritoneal. Su incidencia máxima ocurre entre los 11 y los 30 años de edad, es más frecuente en hombres que en mujeres con una relación de 3:2 y después de los 25 años tiende a igualarse la frecuencia (4).

La cirugía por apendicitis aguda constituye 1% de todas las operaciones y sólo se demuestra el apendicolito en estudios de patología en 35% de los pacientes (4–9).

En pediatria la apendicitis ocupa el segundo lugar de frecuencia de consulta antecedida únicamente por la gastroenteritis infecciosa (2). Es responsable de 80% de la cirugía de urgencia en niños. El diagnóstico clínico de apendicitis se hace en 70 a 75% de los pacientes pediátricos (6).

Se reconoce que puede haber entre 15 y 50% de apendicectomías negativas por diagnóstico clínico de apendicitis (6–12). El promedio es de 20% en hombres y puede variar en mujeres de 36 a 46% particularmente en mujeres en edad reproductiva (13). La perforación es más frecuente y temprana (80%) en niños que en adultos (13,14). La indicación

del tratamiento quirúrgico se basa principalmente en el examen clínico y la exactitud diagnóstica ha mejorado poco en varias décadas (8).

ANATOMIA

Durante la lactancia, el crecimiento más rápido de las porciones anterior y derecha del ciego producen rotación del apéndice hacia adentro y atrás, hasta alcanzar la posición que guarda en la edad adulta, de casi 2 a 2.5 cm por debajo de la válvula ileocecal, en ubicación posteromedial. El colon ascendente es retroperitoneal y está ubicado en el espacio pararenal anterior. El apéndice completamente desarrollado mide 10 cm de longitud y su arteria, la apendicular, que es rama de la arteria ileocólica, corre en el borde del mesoapéndice. La posición de la base del ciego es constante, mientras que su punta se localiza en una gran variedad de posiciones. La ubicación más frecuente del apéndice es retrocecal e intraperitoneal en 65% de los pacientes y es debida a que algunos centímetros del ciego suelen quedar en posición intraperitoneal, puesto que la reflexión del peritoneo hacia la pared desde el ciego, ocurre en sentido opuesto a la unión ileocecal. La segunda posición más frecuente de la punta del apéndice se encuentra en el borde de la pelvis, dentro de ella (30%). En el 5% restante la punta es extraperitoneal, ya sea por detrás del ciego y colon ascendente, o por detrás del íleon distal a lo largo del borde derecho del colon ascendente. De los apéndices retrocecales, 60% son fijos y 20% tienen una posición móvil (14,15). Si el ciego no desciende, el apéndice es retroperitoneal en una posición retrocecal ascendente, frente al riñón derecho y puede causar absceso o flegmón en el espacio pararenal anterior y comprimir el uréter derecho cuando emerge del cono de la fascia renal y causa obstrucción.

Aunque el ciego usualmente es completamente retroperitoneal, puede crearse un espacio retrocecal cuando el peritoneo se refleja posterior al ciego, y llegan a acumularse líquido o abscesos en este sitio. La corredera parietocólica

Dr. E. Espinosa Badial: Profesor Adjunto del Curso de Especialización de Radiología del IMSS, Universidad Autónoma de Guadalajara, Jefe de la Sección de Ultrasonido, Consultorio de Imagen, Guadalajara, Jal. México.
Dr. S.B. Peregrina: Director de Radiología, Consultorio de Imagen, Guadalajara, Jal. México.

derecha es lateral al colon ascendente y es un remanente del espacio peritoneal, sitio común de colecciones (16).

Un apéndice fetal se identifica cuando no existe clara demarcación de su inserción en el ciego y muestra un aspecto cónico, tunelizado, que continúa con el ciego (5).

FISIOPATOLOGIA

El mecanismo principal para la producción de apendicitis es la obstrucción de la luz apendicular consecutiva a infección (4). Existe evidencia de que la apendicitis aguda se desarrolla a partir de un foco de mucosa inflamada (17). Aproximadamente 60% se relacionan con hiperplasia de los folículos linfoides submucosos; 35% con la existencia de un fecalito, 4% con la presencia de cuerpos extraños y 1% con los tumores del apéndice o ciego. La hiperplasia linfática es más común en niños y los folículos linfoides reaccionan a diversas infecciones. La obstrucción por fecalito es más frecuente en el adulto y su formación se facilita por sequedad relativa de las heces, particularmente por dieta rica en carbohidratos y poco residuo.

La cantidad del tejido linfoide en el apéndice es paralela a la frecuencia de apendicitis aguda ya que los folículos linfoides hiperplásicos pueden obstruir la luz apendicular.

La formación de un fecalito se inicia con el atrapamiento de un trozo de fibra vegetal en la luz del apéndice lo que estimula la secreción y precipitación de moco rico en calcio. Más adelante el moco se espesa alrededor de la fibra vegetal, causando una segunda irritación y precipitación de moco. Por último, el fecalito aumenta su tamaño, obstruye la luz y desencadena la apendicitis aguda.

En la luz de un apéndice obstruido se acumula moco, la presión del interior aumenta y las bacterias virulentas convierten al moco en pus. La secreción continua, combinada con la inelasticidad relativa de la pared, produce aumento de la presión intraluminal. Se produce entonces obstrucción del drenaje linfático que causa edema de la pared apendicular, se inician la diapédesis bacteriana y la aparición de úlceras en la pared mucosa. Esta es la apendicitis focal aguda. En esta etapa el paciente percibe dolor visceral mal localizado, periumbilical o epigástrico, que se acompaña de náusea, anorexia y, a veces, vómito.

La continua secreción provoca más aumento de la presión intraluminal, produce obstrucción venosa y causa mayor edema e isquemia de la pared e invasión bacteriana transmural. Esta fase recibe el nombre de apendicitis supurativa aguda. La serosa inflamada se pone en contacto con el peritoneo parietal y causa dolor somático localizado en el punto apendicular.

Si el proceso continúa, produce un transtorno del riego arterial, y el borde antimesentérico, que es el área con peor riego sanguíneo, sufre necrosis y gangrena con desarrollo de infartos. La apendicitis gangrenada es la primera etapa de la apendicitis complicada, ya que los infartos dan lugar a perforaciones permitiendo el escape de pus y bacterias hacia la cavidad peritoneal con la consecutiva formación de un absceso apendicular (4). Otras complicaciones que pueden ocurrir son la formación de abscesos abdominales y hepáticos, peritonitis y flebitis.

El mesoapéndice es una continuación del mesenterio y si resulta afectado puede ocurrir también tromboembolismo, que infecta por drenaje venoso del apéndice las venas mesentérica superior y porta, produce piloflebitis y llega a causar obstrucción de las venas porta y esplénica con hiperesplenismo, lo cual es actualmente muy poco frecuente (13,18).

CLINICA

Al inicio de la apendicitis aguda, el dolor suele ser difuso, central, no muy intenso y de origen visceral. Este va seguido de dolor somático que es más intenso y se localiza en el cuadrante inferior derecho. Esta secuencia ocurre en 55% de los pacientes. En el 45% restante, el dolor es atípico principalmente en los ancianos o en pacientes con tratamiento de antibióticos (4). Un 33% de los pacientes tienen el dolor localizado fuera del cuadrante inferior derecho (19).

La náusea se presenta en 90% de los pacientes y el vómito en 60%. Este es más común en niños y jóvenes, suele haber uno o dos episodios y aparece después del dolor.

Cuando acontece la perforación, el dolor se vuelve difuso y puede haber distensión abdominal y un cuadro clínico de síndrome abdominal agudo.

En ancianos, mujeres en edad fértil y en los niños el cuadro clínico puede ser confuso.

Los pacientes con perforación tienen habitualmente más de 72 horas de evolución y signos pronunciados de infección (13,20). En un estudio se calculó el promedio y se encontró que la diferencia es de 57 horas, contra 22 horas en los pacientes sin perforación (13,20). En un intento por reducir las apendicectomías inecesarias algunos clínicos intentaron medir la temperatura cutánea en el cuadrante inferior derecho sin que esta prueba resultara útil (21).

A la exploración física existe sensibilidad local y puede haber dolor a la descompresión (signo de McBurney), defensa muscular e hiperestesia cutánea, signos del psoas y obturador. Puede haber fiebre, rara vez mayor de 38°C, y signo de Rovsing que se caracteriza por dolor en el cuadrante inferior derecho cuando se presiona el lado izquierdo.

Conforme avanza el cuadro, el paciente adopta una posición antiálgica con ligera flexión de la cadera derecha y contracción del psoas iliaco. Puede palparse un "plastrón" secundario a un absceso o a un conglomerado de epiplón y asas intestinales adheridas alrededor del apéndice inflamado.

También puede haber obstrucción intestinal, particularmente en los ancianos producida por bandas adherenciales inflamatorias.

En la citología hemática suele encontrarse leucocitosis mayor de $10.000/mm^3$ con neutrofolia en más de 80% de los pacientes.

DIAGNOSTICO POR IMAGEN

Radiología convencional

En 50% de los pacientes la radiografía simple del abdomen es normal, particularmente en aquéllos con apéndices retrocecales. Se considera que la presencia de un apendicolito es diagnóstico de apendicitis (22). Este se observa con una frecuencia de 10% (Fig. 1A) (11).

Signos radiológicos

La apendicitis se acompaña de varios cambios que tienen sus signos radiológicos correspondientes. Estos incluyen:

1. Cambios en el patrón gaseoso y líquido en apendicitis.
   a) Ileo localizado. En las primeras horas puede haber una o varias asas intestinales con aire o niveles líquidos en cuadrante inferior derecho, como cambios secundarios al proceso inflamatorio local que produce una disminución de la peristalsis (Fig. 1B) (2).
   b) Ileo cecal. Nivel líquido en el ciego o en colon ascendente, el ciego puede estar dilatado con pared gruesa y la mucosa aumentada debido al edema (23,24).
   c) Ileo generalizado. Ocurre en casos avanzados y pueden llegar haber signos de obstrucción mecánica que sugieren perforación. Este hallazgo puede ocurrir en 10% de los pacientes (2,23).
   d) Signo del colon interrumpido por espasmo del ciego y colon ascendente, con ileo y presencia de gas en el colon transverso. Signo del ciego vacío, también por espasmo debido a la inflamación (2,24).

   En pacientes pediátricos, el gas intestinal puede encontrarse disminuido en fase temprana porque cursan con algunos síntomas como anorexia, náusea, vómito o diarrea (2).
2. Escoliosis de concavidad derecha (Fig. 1B). Producida por espasmo atribuido a la irritación del psoas o por dolor (2,22,23).
3. Borramiento de la línea del psoas derecho. Particularmente en su segmento inferior (2,22,24).
4. Apendicolito. Mide de 0.5 a 1 cm, es redondo u oval, puede ser laminado, es frecuente su asociación a perforación (Fig. 1A). En casi un 50% de los pacientes se debe diferenciar de lito biliar o renal, de cálculo en divertículo de Meckel, flebolito y ganglios calcificados (22,23).
5. Borramiento de la línea grasa properitoneal derecha, del borde inferior del hígado y de la línea del músculo obturador (22,23).
6. Densidad líquida en la línca del flanco y efecto de masa en el cuadrante inferior derecho (2,23).

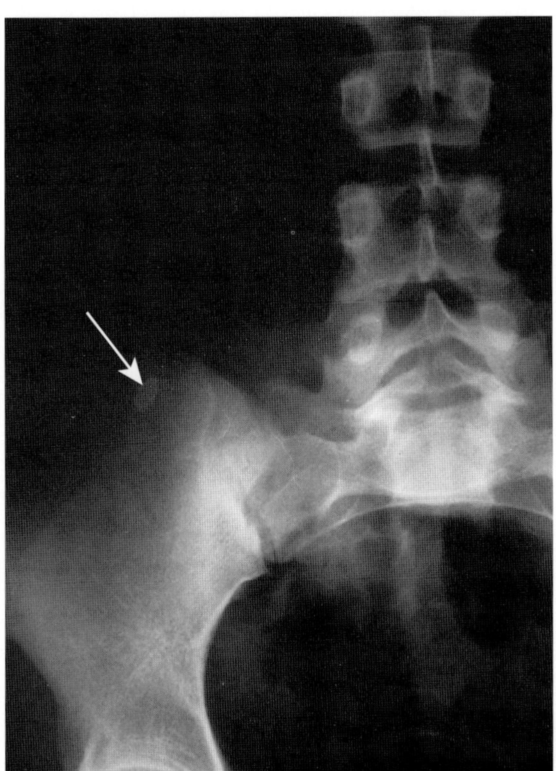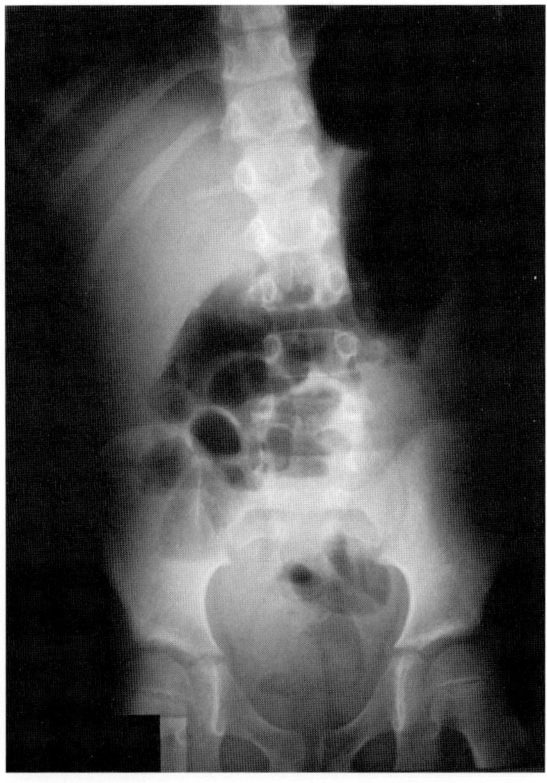

FIG. 1. A: Radiografía simple del abdomen, en la que se aprecia una imagen ovoidea con densidad cálcica (*flecha*) en cuadrante inferior derecho compatible con apendicolito. **B:** Ileo reflejo por apendicitis, escoliosis lumbar de concavidad derecha y presencia de ileo localizado en el hemiabdomen derecho.

7. Gas extraluminal. Habitualmente escaso, refleja el hecho de que la apendicitis es secundaria a proceso obstructivo de la luz lo que no permite salida de gran cantidad de aire (2,22,23).

8. Aire en el apéndice. En pacientes normales puede haber aire en su interior, particularmente cuando la punta se orienta hacia arriba (2).

Examen del colon por enema

El enema baritado orientado al estudio del apéndice fue considerado como un procedimiento seguro y muy solicitado antes del advenimiento de la Tomografía computada (TC) y el Ultrasonido (US). Actualmente tiene poca utilidad ya que se logran mejores resultados con estos nuevos métodos de imagen. Se recomienda emplearlo en caso de que el US y la TC sean inespecíficos y el abordaje terapéutico no sea claro (5).

Un apéndice normal se llena de material de contraste en sólo un 69 a 77% de los adultos y en 97% de los niños y termina en forma redondeada y suave (2). Este signo tiene una exactitud de 91.5% (11).

El estudio se considera anormal cuando hay falta de llenado o llenado parcial de la luz apendicular con terminación brusca (Fig. 2A). También si hay aumento o cambio brusco en su calibre, o espasmo del ciego (Fig. 2B). Aproximadamente en 25% de los pacientes el apéndice cecal mide más de 9 cm y un apéndice de aspecto normal de 6 cm de largo en el examen del colon por enema no descarta la posibilidad de tener una apendicitis en los últimos centímetros (24). Además puede producir efecto de masa en el ciego y el íleon, que muestran así de manera indirecta la enfermedad extracolónica. Estos datos son inespecíficos ya que pueden deberse a otras entidades patológicas (5,11,22,24,25).

Ultrasonido

El US es de gran ayuda para elucidar la causa de dolor bajo en el abdomen en pacientes con presentación atípica y en mujeres gestantes. Es un método que puede ser seguro y de bajo costo para explorar el área abdominopélvica, no es invasivo, y es rápido y repetitivo. Sin embargo, requiere habilidad y experiencia (26). El apéndice normal se demuestra con este método en 50 a 80% de los niños y en 60% de los adultos (27,28).

El empleo del US en casos no seleccionados, reduce la frecuencia de laparotomías innecesarias a 13.2% (29) y de las apendicectomías blancas a 7 a 10% (9).

En 60% de los pacientes en quienes se demostró con US que no existía apendicitis, este procedimiento ayudó al diagnóstico al encontrar otras causas de dolor abdominal contándose entre las más frecuentes las entidades gastrointestinales, ginecológicas y urológicas.

Técnica

El cuadrante inferior derecho se explora con la técnica de compresión graduada descrita por Puylaert (10). El rastreo se hace en el plano transverso bajo compresión y siguiendo la respiración, obteniéndose de esta manera las ventajas de que: a) la distancia entre el transductor y la lesión se reduce lo cual permite usar transductores de alta frecuencia; b) el intestino es comprimido y desplazado, y es factible evaluar el

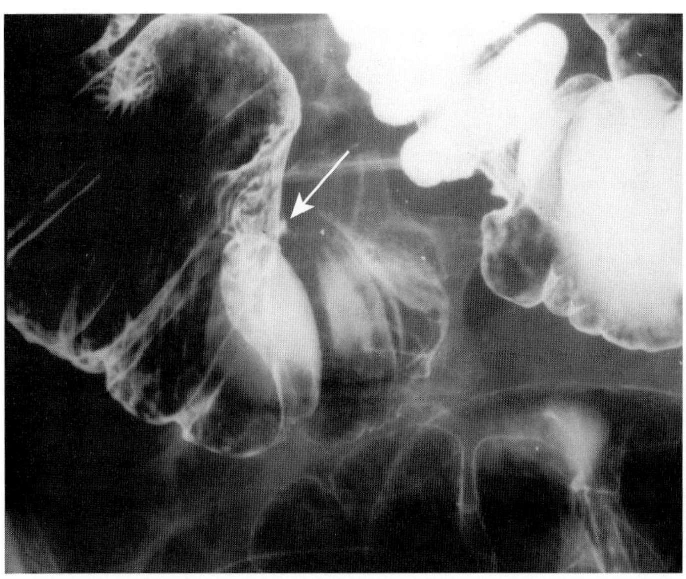
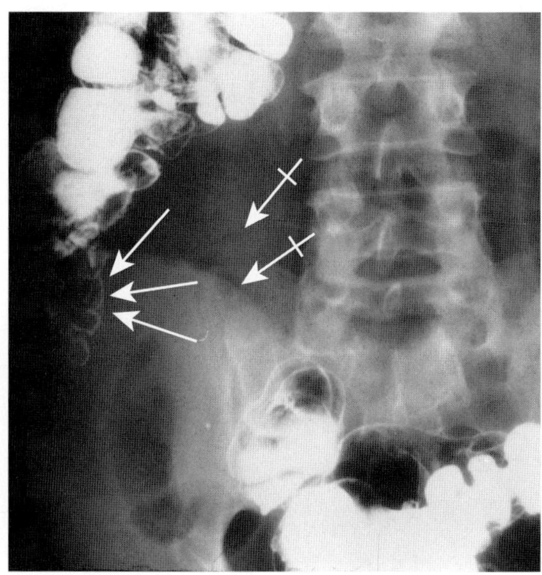

FIG. 2. A: En esta imagen se ve amputación inicial del apéndice (*flecha*) y compresión extrínseca del ciego. Hallazgo quirúrgico de apendicitis. **B:** Colon por enema que muestra falta de llenado del apéndice con ciego espástico (*flechas*). Burbujas áreas por absceso apendicular en cuadrante inferior derecho (*flecha cruzadas*). Existe borramiento del psoas derecho.

retroperitoneo c) la región de más dolor referida por el paciente se explora con mayor precisión.

Siempre se debe intentar descubrir y evaluar el músculo psoas iliaco así como los vasos iliacos situados por delante y mediales al músculo para localizar el área donde se encuentra habitualmente el apéndice. También es útil iniciar la exploración por el examen observando el colon ascendente e ir descendiendo para tratar de identificar el ciego, que es punto de crucial importancia para localizar el apéndice. En caso de no encontrarlo en su sitio más habitual, es conveniente revisar el área comprendida entre la pared lateral del abdomen y el borde lateral del colon ascendente.

El estudio de Chesbrough et al. (29) reporta que al explorar el punto donde el paciente refiere el dolor, se pudo localizar 86% de la patología. Los apéndices perforados fueron los más difíciles de autolocalizar, lo que debe alertar al ultrasonografista sobre estas posibilidades. En los casos en que el apéndice no se identifique en los sitios mencionados, es importante explorar a continuación el área pélvica y en las mujeres se puede complementar el examen con técnica transvaginal.

Si el estudio es normal, o no se logra identificar el apéndice o encontrar signos que sugieran proceso inflamatorio en el cuadrante inferior derecho, se deben explorar el abdomen superior y la región pélvica.

Anatomía ultrasonográfica normal

El apéndice cecal normal tiene una morfologia tubular en el eje longitudinal (Fig. 3A) y termina en fondo de saco ovoide en sentido axial (Fig. 3B). Usualmente es curveado aunque puede ser tortuoso. Es compresible y móvil, con un diámetro externo máximo de 6 mm medido de serosa a serosa. No tiene peristalsis ni cambia de configuración durante el estudio. En ocasiones puede tener líquido o gas en poca cantidad.

En el sentido axial el apéndice normal da lugar a una imagen de anillos concéntricos siendo el central de éstos ecogénico por la refringencia de la mucosa y submucosa la cual está rodeada por una capa hipoecoica que representa la capa muscular y en su parte más externa por otra línea ecogénica, que corresponde a la serosa. Se distingue del colon por su menor tamaño y del intestino delgado porque éste presenta peristalsis, contiene líquido y algunas veces se identifican los pliegues de Kerckrings (10,27).

El diámetro del apéndice rara vez excede 5 mm y cuando mide entre 5 y 7 mm sin que este hallazgo explique los síntomas, es controversial y se recomienda seguimiento (28)

Los ganglios linfáticos regionales son normales si miden menos de 4 mm de diámetro anteroposterior y el íleon terminal normal tiene una pared cuyo grosor no rebasa 4 mm (30).

Criterios de diagnóstico ultrasonográfico

Apendicitis no perforada

Estructura tubular de diámetro mayor a 6 mm, no compresible (Fig. 4A). En sentido axial se observa la imagen de "blanco de tiro" cuyo centro hipoecoico indica presencia de líquido que puede ser debido a detritus o a pus. El anillo ecogénico corresponde a la submucosa y el anillo hipoecoico está dado por el músculo edematoso (Fig. 4B) (6,10,28,31).

La submucosa debe verse continua, lo que indica que está intacta y no hay perforación. Esto se observa en 60% de los pacientes con apendicitis no perforada (6).

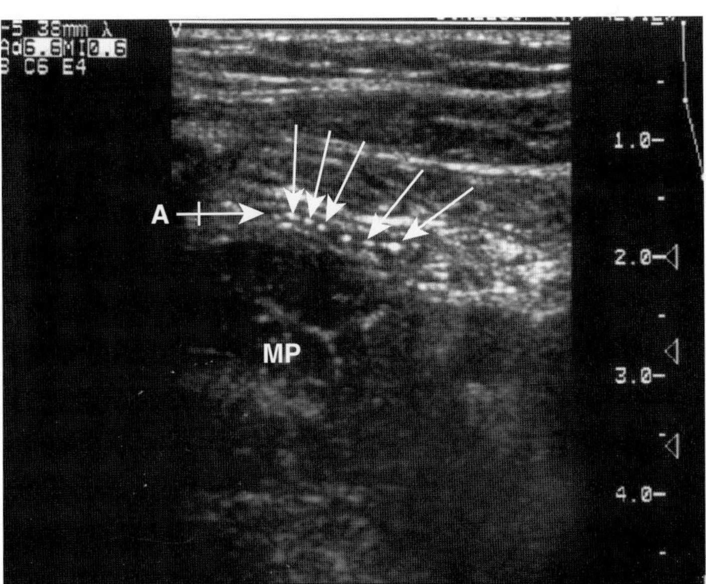

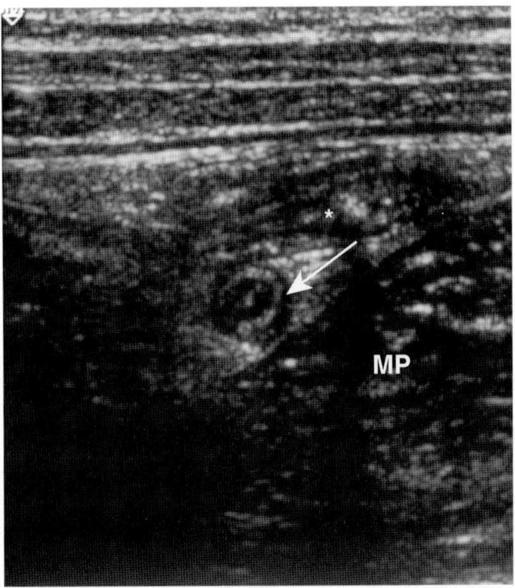

FIG. 3. A: US apendicular normal. Corte longitudinal en el que se observa gas en el interior (*flechas chicas*) y las diferentes capas normales del apéndice (*flecha cruzada*). **B:** Apéndice normal en corte axial (*flecha*) el cual muestra el signo de "blanco de tiro" y diámetro normal. (*MP, músculo psoas; A, apéndice*)

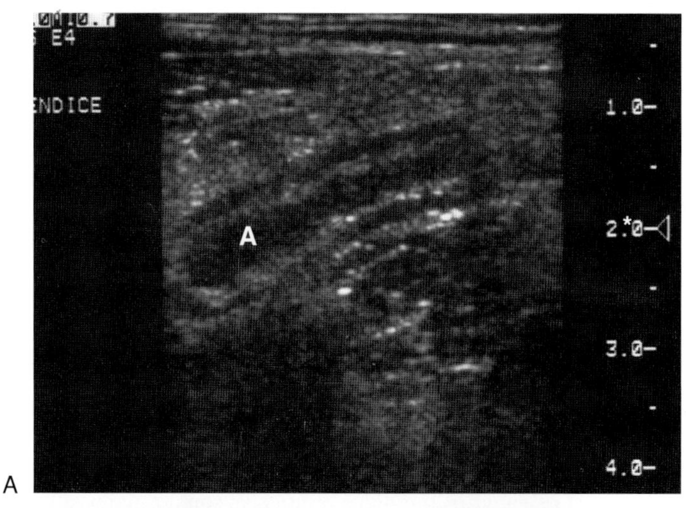
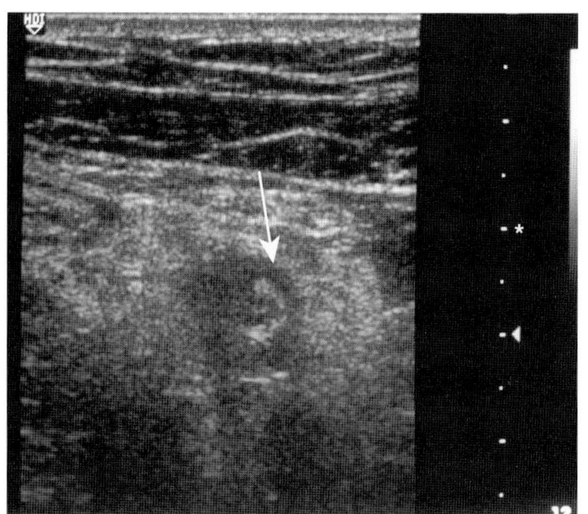
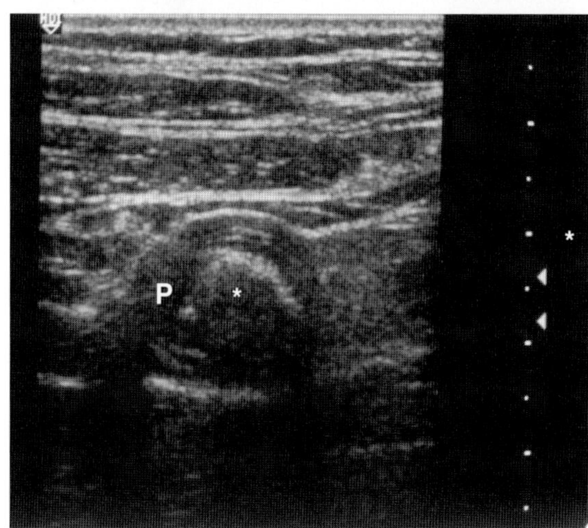

FIG. 4. A: US. Apéndice inflamada (*A*), aumentada de diámetro con líquido en su interior y mucosa íntegra. Diagnóstico operatorio de apendicitis aguda no perforada. **B:** Apendicitis, corte axial. Existe calibre aumentado con engrosamiento focal de la pared (*flecha*). **C:** Apendicitis. Corte axial en otro paciente, con un gran apendicolito en su interior (*) y pared gruesa por marcada inflamación. (*P, pared apendicular*)

Engrosamiento de la pared apendicular

Para evaluar el grosor de la pared se mide de la capa submucosa la serosa. Se considera gruesa si mide más de 2 mm y puede tener un calibre asimétrico (9,13).

Apendicolito

Se observa como una imagen focal, ecogénica, con sombra acústica posterior. Se encuentra en 10 a 14% de los pacientes y puede localizarse en la luz apendicular o en una colección periapendicular en caso de perforación (Fig. 4C). Su presencia indica la existencia de apendicitis independientemente del diámetro del apéndice.

Hiperemia

El Doppler en color muestra aumento del flujo en la pared que dica hiperemia por inflamación, que es periférica. La ausencia de señal de color no excluye el diagnóstico de apendicitis, ya que la hiperemia depende de la intensidad del proceso inflamatorio así como del momento en que se realizó el estudio (6).

Adenopatía

Pueden verse ganglios de 1 a 3 cm de diámetro, mesentéricos y adyacentes a la región cecal. Aproximadamente 40% de las apendicitis cursan con ganglios aumentados de tamaño pero generalmente no son numerosos ni muy grandes (6).

Perforación

Ocurre en 15 a 30% de la población afectada y hasta 80% en niños afectados (6). La pérdida de la ecogenicidad de la capa submucosa, indica ulceración y necrosis, que puede ser di-

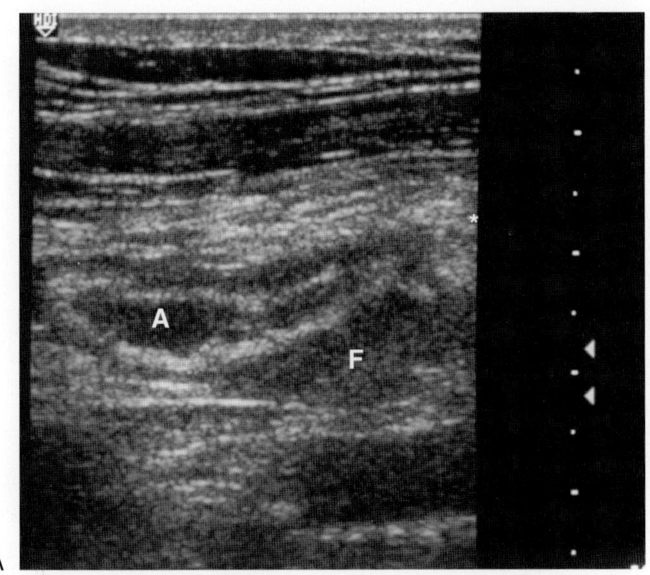

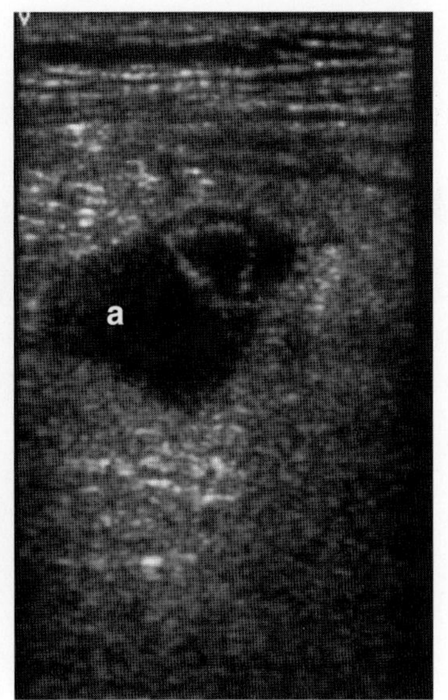

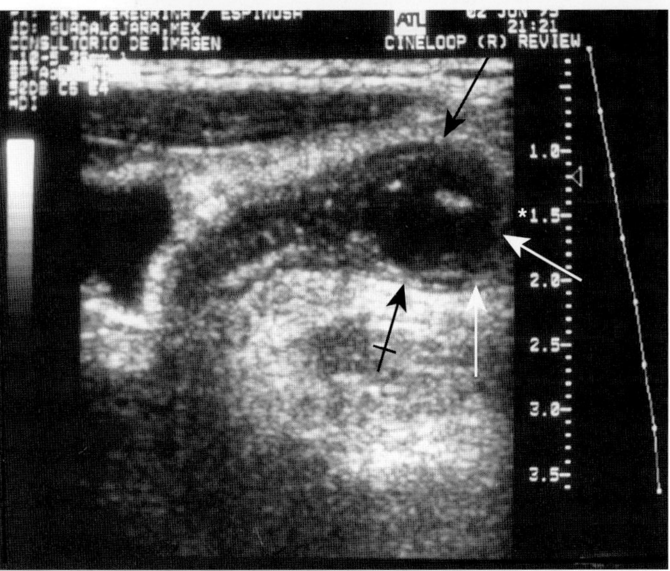

FIG. 5. A: US. Apendicitis con las diferentes capas de la pared íntegras, y presencia de un flegmón hipoecoico en la parte inferior. (*F, flegmón; A, apéndice*) **B:** Corte axial del apéndice, encontrando zona hipoecoica en relación a pequeño absceso por apendicitis. (*a, absceso*) **C:** Apendicitis de la punta, dilatación de la punta apendicular (*flechas*) con pérdida de la submucosa (*flecha cruzada*) en la punta.

fusa o focal; ha sido reportada en 58% de niños con apendicitis no perforada y 71% de aquéllos con perforación (27). Pueden verse además microabscesos en la pared que producen imágenes hipo o hiperecoicas.

La periapendicitis causa asimetría en el grosor de la pared y flegmones (Fig. 5A). El apendicolito se encuentra más frecuentemente en los casos de perforación. Puede haber prominencia de ecos provenientes de la grasa pericecal en forma focal o difusa, con diámetro mayor a 10 mm y que puede ser causada por la grasa del epiplón o el mesenterio engrosados.

Colecciones de líquido

La presencia de una colección de líquido periapendicular habitualmente indica la existencia de un absceso que puede verse como una lesión hipoecoica, compleja y aun con aire (Fig. 5B y C).

El apéndice puede comprimirse en casos de perforación, pero persiste la pared anormalmente gruesa. Puede también haber engrosamiento de la pared del intestino adyacente.

Apendicitis de la punta

Esta forma de apendicitis se encuentra histopatológicamente en un 5% de todas las apendicectomías (31). Su ausencia en el examen ultrasonográfico es un error reconocido en la literatura, que puede llegar a ser tan alto como 50% de todos los falsos negativos, por lo que es importante examinar siempre el apéndice en toda su longitud (7).

Se define como apendicitis de la punta aquella en la que ocurre inflamación localizada únicamente en el tercio distal del apéndice (31). Por medio de US se encuentran cambios de apendicitis solamente en el segmento distal a la obstrucción (Fig. 5C).

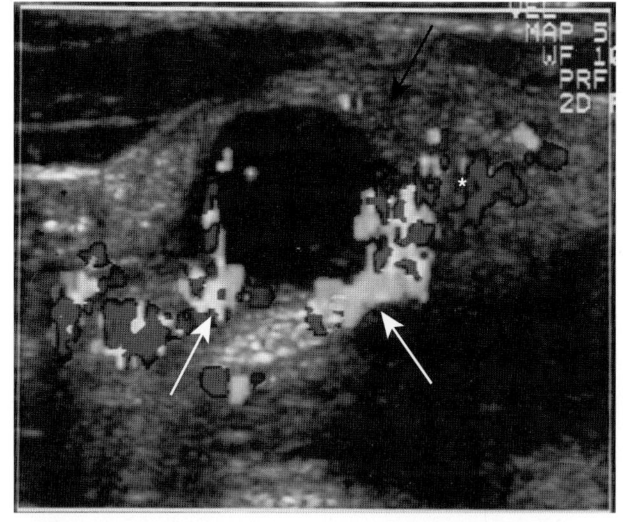

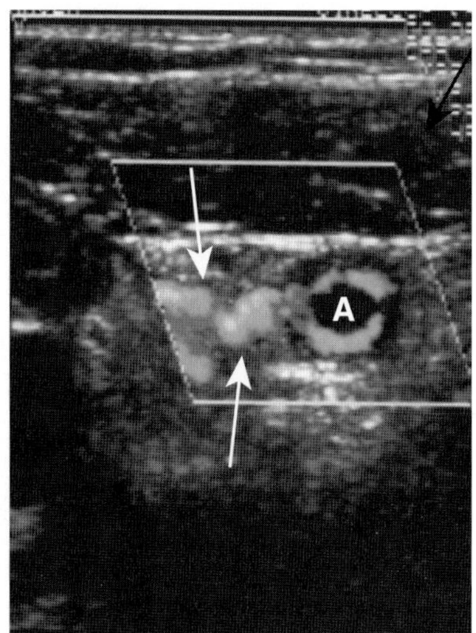

FIG. 6. **A:** Doppler a color en apendicitis. Existe aumento de la vascularidad periapendicular por hiperemia debido a la vasodilatación (*flechas*). **B:** Angio Doppler. Apéndice (*A*) en corte axial con importante aumento de la vascularidad en tejidos adyacentes por inflamación (*flechas*). **C:** Apendicitis de la punta. Existe hiperemia en la pared del apéndice (*flecha*) con aumento de su diámetro en su porción distal con un fecalito.

Apendicitis recurrente y crónica

El diagnóstico de esta supuesta entidad es visto con escepticismo por muchos autores. Para otros, 10 a 15% de los pacientes con diagnóstico clínico y sonográfico de apendicitis mostraron un curso abortivo con mejoría de sus síntomas y disminución del diámetro apendicular con el curso de los días (26).

También se ha mencionado que hasta 85% de pacientes con dolor recurrente en el cuadrante inferior derecho del abdomen con diagnóstico negativo, mejoraron sus síntomas después de la apendicectomía (32). En otra revisión, entre 20% y 30% de los pacientes con apendicitis diagnosticados por US tuvieron ataques previos (33). La apendicitis recurrente ha sido reportado en 10% de todos los casos de apendicitis (34). Esta pudiera ser resultado de una inflamación aguda que se mantuvo subclínica o se resolvió espontáneamente (32).

No obstante los argumentos anteriores, la mayoría de los clínicos y cirujanos están de acuerdo en no aceptar el diagnóstico de apendicitis crónica o recurrente. La apendicitis recurrente puede resultar de un diagnóstico erróneo, de uno o más episodios de apendicitis aguda, o de su tratamiento por medios no quirúrgicos.

US Doppler en color

El apéndice normal no presenta señal de color y si la presenta, ésta es aislada, dispersa y de baja intensidad. El incremento en la señal se considera anormal, denota hipervascularidad en la pared del apéndice comparado con tejido blando normal y tiene valor diagnóstico (Fig. 6A–C y 7).

Para obtener imágenes útiles para el diagnóstico tiene crucial importancia ajustar los factores técnicos del color, para poder registrar flujos lentos (6,28,35). La sensibilidad al color debe ser la máxima posible, pero evitando los arte-

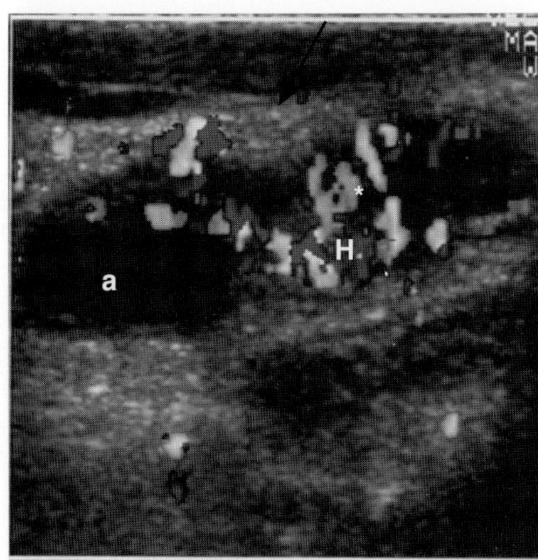

FIG. 7. Apendicitis con perforación. Existe marcada hiperemia (*H*) en la pared apendicular y zona hipoecoica bien definida adyacente en relación a necrosis con absceso (*a*).

factos producidos por ruido de la peristalsis o la respiración. Se debe ajustar el filtro de pared en un nivel bajo, persistencia de color alta, evitando el fenómeno de sobre rango (aliasing) y con frecuencia repetición de pulso baja y ventana de color pequeña. Los artefactos de color pueden ser diferenciados por que tienen cambios rápidos de asignación de color, localización y aspecto.

Quillin (36) catalogó la hiperemia como leve cuando se observa señal de color en 50% de la pared y marcada si es mayor al 50% de la pared. Este signo tiene un alto valor predictivo positivo.

El método US Doppler en color por sí solo, no incrementa la sensibilidad para detectar apendicitis cuando se compara con el US en escala de grises. El aumento en la señal del color en un apéndice cuyo diámetro es normal es un signo útil para el diagnóstico de inflamación. Refleja el aumento en el calibre y número de vasos sanguíneos. Sin embargo, este signo no es 100% específico de apendicitis ya que pueden existir otras causas de inflamacion (28). Es importante considerar que la ausencia de señal de color no excluye el diagnóstico de apendicitis (11).

El signo de hiperemia apendicular es más frecuente en las apendicitis no perforadas que en las perforadas y por lo mismo cuando está presente es sugestivo de ausencia de perforación. La necrosis o gangrena pueden explicar la ausencia de señal de color en la pared de las apendicitis perforadas (12). El hecho de encontrar líquido periapendicular loculado y tejidos blandos periapendiculares con hiperemia es confirmatorio de perforación.

Los abscesos suelen mostrar vascularidad periférica y el flegmón vascularidad central y periférica. En el informe de Quillin (36), el US Doppler en color no aumentó la sensibilidad para detectar absceso, pero un hallazgo adicional de perforación fue el aumento de la vascularidad en las paredes intestinales adyacentes además del encontrado en los tejidos blandos pericecales (12).

Patriquin (35) demostró en su estudio con Doppler codificado en color y pulsado, que en el apéndice normal no hubo registro y en caso de existir, el flujo diastólico fue muy pequeño (IR 0.85-1.0). En la apendicitis no complicada, numerosas señales delimitaron la pared con flujo diastólico alto reflejando inflamación (IR 0.40-0.77, media 0.54). En casos de perforación no había señal. En las partes sin necrosis del apéndice existía flujo similar al visto en las no complicadas. En el tejido blando adyacente a la perforación había aumento en el número de señales con alto flujo diastólico (IR 0.33-0.90, media 0.54). El IR fue más alto en los sujetos normales que en aquellos con inflamación apendicular. El angio Doppler o Doppler de potencia puede ayudar a demostrar mejor el flujo en la pared.

Errores en ultrasonido

Falsos negativos

Se consideran falsos negativos los siguientes: a) apendicitis de la punta (37), b) apéndice retrocecal, que se debe explorar lateralmente (38) y c) apéndice inflamado, que rara vez excede 1.5 a 2 cm de diámetro y no se debe confundir con intestino. Es importante localizar la punta del apéndice.

Falsos positivos

Los más frecuentes falsos positivos son: a) trompa de Falopio dilatada. En la trompa pueden verse pliegues de mucosa ondulante. El uso del US transvaginal es útil para visualizar el apéndice inflamado de localización pélvica adyacente al ovario (38–40); b) fibras musculares del psoas. Estas semejan apéndice en cortes sagitales. El tejido fibrograso entre las fibras musculares puede simular la submucosa, pero una imagen axial y el aspecto elíptico de estas imágenes debe demostrar que son producidas por el músculo psoas; c) absceso adyacente al apéndice. Este tiene la capa submucosa intacta por lo que se debe considerar fuertemente un proceso inflamatorio extrínseco. Un absceso por apendicitis puede diagnosticarse definitivamente si existe apendicolito o si el absceso se encuentra adyacente al área de necrosis apendicular y d) excremento espeso. Este semeja apendicolito. Puede ser una causa difícil de diferenciar por US. Una radiografía simple del abdomen puede ser útil.

Manejo y seguimiento por medio de ultrasonido

El US ha sido empleado para realizar drenajes percutáneos de abscesos apendiculares. El flegmón requiere tratamiento médico y el absceso requiere drenaje. El éxito del drenaje en el adulto es de 62 a 84%. En niños es 88% (41). En casos en que se instituya un manejo conservador, el US es de ayuda para vigilar la evolución del proceso inflamatorio al demostrar la disminución del diámetro apendicular (42).

Es importante conocer los datos de US normal en pacientes postoperados y sin complicaciones. Aveline et al. (43), informaron sobre la presencia de pequeñas colecciones líquidas en 23% de los pacientes. Estas son habitualmente pequeñas y pericecales, en forma de semiluna, fijas, no encapsuladas, sin efecto de masa y homogéneas. Es más común encontrarlas en apendicitis supurada (30%) que en apendicitis no supurada (25%). En niños puede haber colecciones líquidas postoperatorias en 5% y en casos de apendicitis perforada la frecuencia aumenta a 14%. Estos hallazgos se deben considerar normales. Una pequeña colección líquida observada dentro de la semana siguiente al postoperatorio no se debe considerar absceso en pacientes con curso clínico normal.

Tomografía computada

El apéndice normal en TC tiene un diámetro menor o igual a 6 mm, puede tener aire o contraste en la luz, contornos bien limitados y una pared de grosor menor a 2 mm (7,15,44,45). La luz del apéndice se opacifica más frecuentemente por vía retrógrada que anterógrada.

Se han descrito muchas maneras de realizar el estudio, desde hacerlo con o sin contraste endovenoso, contraste oral o llenado retrógrado, o enfocado únicamente a la región del ciego.

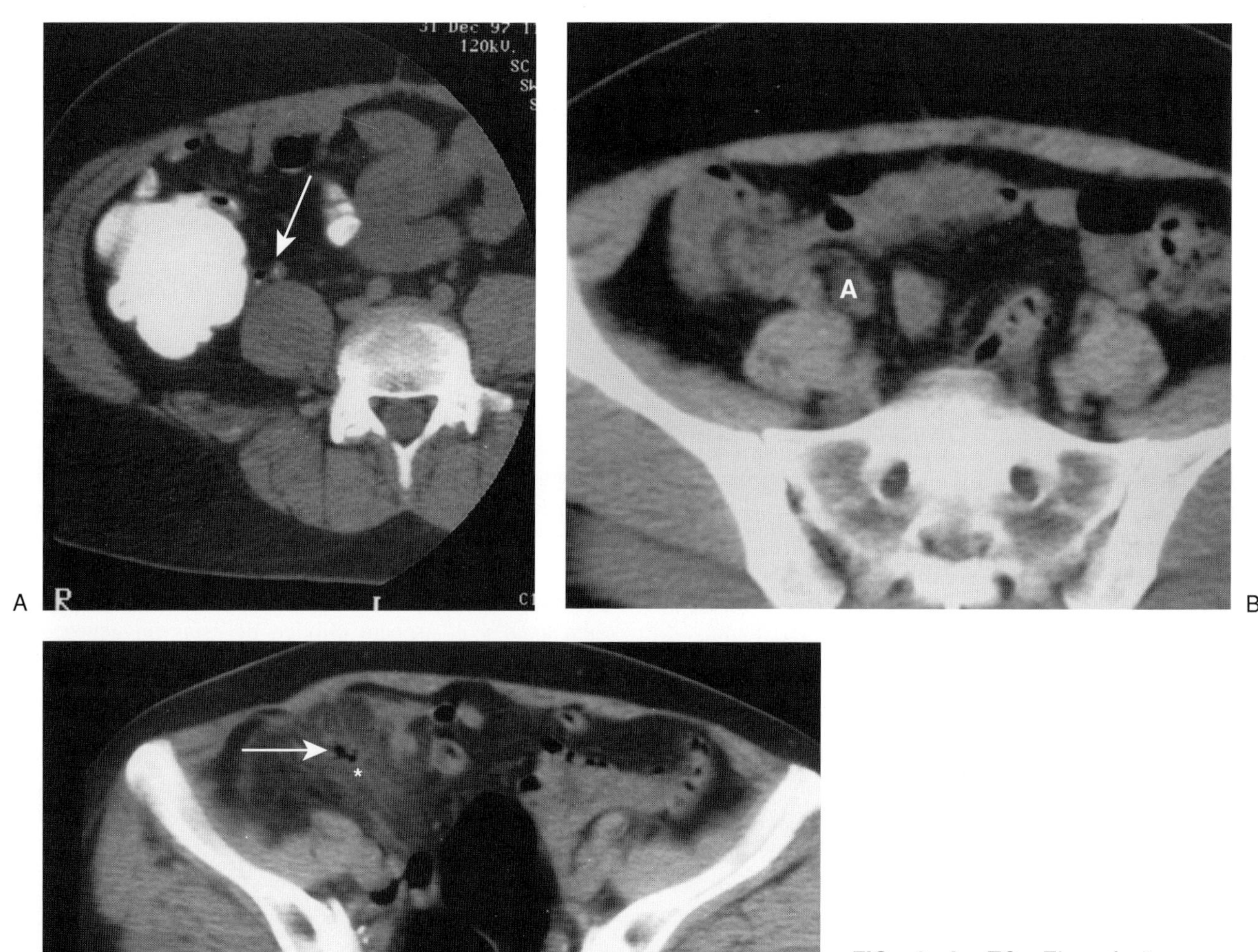

FIG. 8. A: TC. El apéndice normal (*flecha*) se observa delgado sin alteraciones a su alrededor con gas y contraste oral en su interior. **B:** Apéndice aumentado de su diámetro (*A*) (Cortesía Dr. Gil Arechiga, Guadalajara, Jal, Mex.). **C:** Aumento de la densidad grasa (*) por proceso inflamatorio periapendicular con gas extraluminal (*flecha*) debido a perforación apendicular.

Algunas instituciones hacen el abordaje primario con US. En los pocos casos que no se obtenga diagnóstico con este método, se realiza una TC enfocada al área del ciego y se utiliza contraste intestinal por vía retrógrada.

El apéndice normal (Fig. 8A) puede identificarse por TC en 50 a 60% de pacientes adultos y hasta 94% en niños, según la técnica empleada (5,45,46).

La TC está indicada en personas obsesas o en pacientes con sospecha de apendicitis complicada ya que descubre y define mejor las imágenes del absceso y flegmón (47,48).

Criterios de diagnóstico por tomografía computada

Diámetro apendicular

Se considera anormal cuando mide más de 6 mm, con engrosamiento mural circunferencial o asimétrico y cambios en el vértice (Fig. 8B), reforzamiento de la pared con la administración del medio de contraste endovenoso, presencia de apendicolito, aumento de la densidad grasa pericecal que se observa borrosa y con un patrón estelaró estriado (Fig. 8C y D).

Flegmón

Se observa como una imagen ocupante de espacio, mal delimitada y con reforzamiento después de inyectar medio de contraste endovenoso (Fig. 9A).

Absceso

Se observa como una masa con baja atenuación, pobremente definida o parcialmente encapsulada, que puede tener pequeñas cantidades de gas y reforzamiento periférico (Fig. 9B).

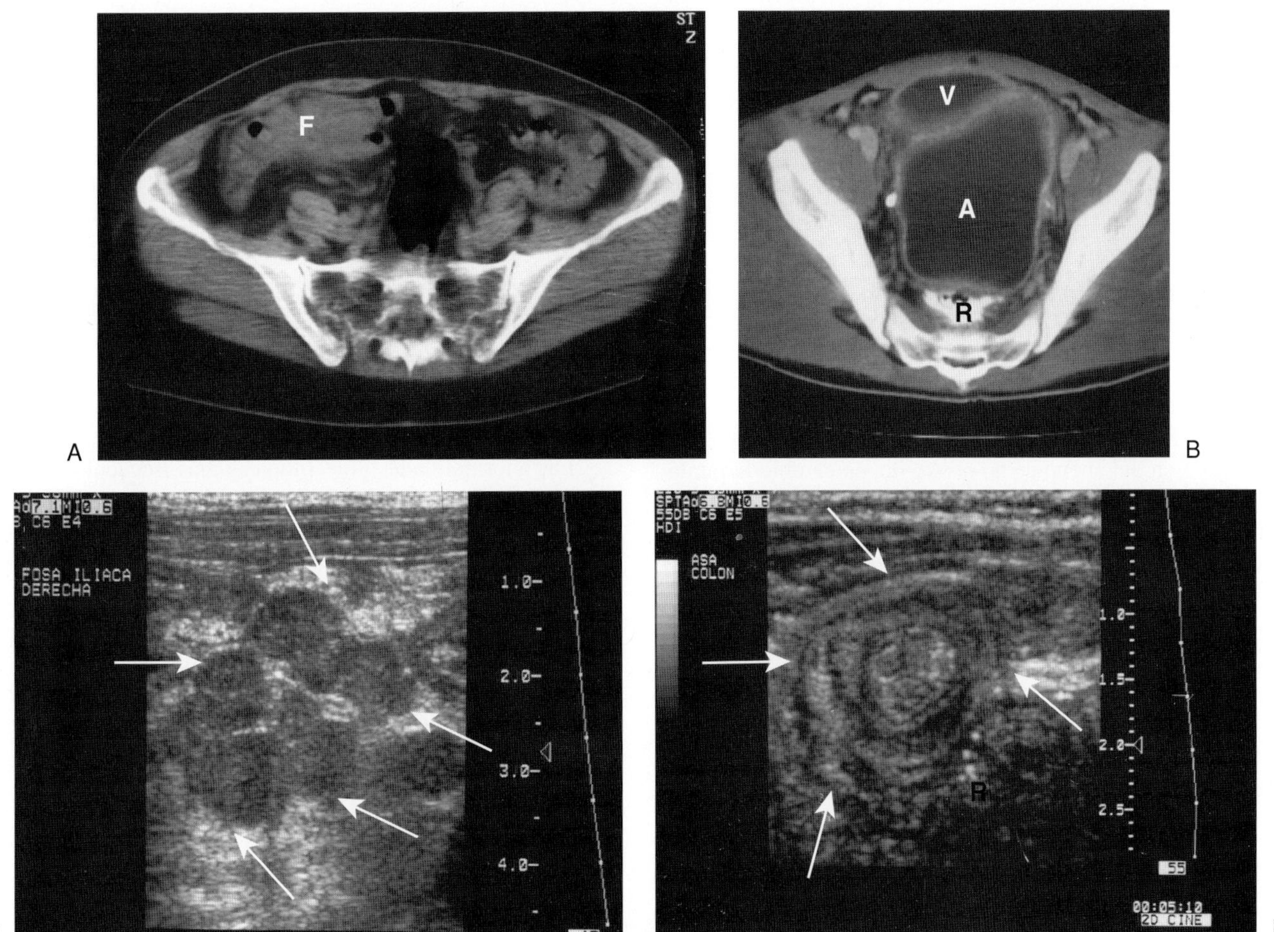

FIG. 9. A: Imagen de masa intraperitoneal que aument a la densidad de la grasa y que es compatible con flegmón (*F*). **B:** Gran absceso pélvico apendicular localizado entre el recto y vejiga. (*A, absceso; V, vejiga; R, recto*) (Cortesía Dr. Gil Aréchiga, Guadalajara, Jal., Mex.). **C:** Adenitis mesénterica. Las flechas limitan un conglomerado de ganglios en la región del mesenterio, particularmente en el cuadrante inferior derecho. **D:** Signo de anillos concéntricos (*flechas*) debido a la invaginación intestinal.

Ciego anormal

Engrosamiento del ciego e íleon distal adyacente al ciego, debido al proceso inflamatorio circundante.

Neumoperitoneo

Habitualmente escaso, lo que apoya el mecanismo fisiopatológico según el cual la obstrucción de la luz juega un papel importante en la génesis de la enfermedad.

Signo de la "cabeza de flecha"

Se produce al colectarse el medio de contraste o aire en la luz del ciego que se encuentra tunelizado por engrosamiento de la punta del ciego y está dirigido al punto del orificio apendicular que se encuentra obstruido. Este signo tiene alta especificidad.

Signo de la barra cecal

Está dado por tejido inflamatorio dispuesto en forma de barra en la base del apéndice y de la punta del ciego, que separa al apendicolito del medio de contraste (45,49).

Engrosamiento y prominencia de la fascia lateroconal

Ocurre en el lado derecho adyacente al apéndice inflamado y puede borrar la grasa inmediatamente anterior al ciego (45,50).

Apendicitis de la punta

La porción proximal del apéndice es normal. El punto de transición entre la zona normal y anormal muestra un engrosamiento progresivo de la pared y del diámetro del apéndice. Puede haber una colección de medio de contraste en la porción del apéndice no obstruido, en cambio la punta no se llena de medio de contraste y está rodeada por cambios inflamatorios en la grasa pericecal. Ocasionalmente se ven adenopatías pequeñas, apendicolito y líquido (7).

Comparación del US y la TC

Varios autores han comparado los resultados obtenidos con el empleo del US y la TC y han evaluado la sensibilidad, especificidad y exactitud diagnóstica. Un resumen de dichos informes se presenta en la Tabla 1 (6,11,13,15,36,47,50,51).

Resonancia magnética (RM)

Por medio de la Resonancia magnética (RM) es posible identificar la apendicitis aguda. En un estudio de 60 pacientes con sospecha de apendicitis aguda con técnica de saturación grasa y gadolíneo con secuencias en T1, se logró ver el apéndice inflamado distendido y con reforzamiento de la pared (52). El factor más importante que incrementa la sensibilidad de la RM es el intenso contraste que produce la pared inflamada.

Se logró identificar la presencia de flegmón, absceso o líquido intraperitoneal difuso en 100% de los pacientes. Tuvieron 2 falsos positivos, uno con absceso diverticular y otro con enfermedad de Crohn. Estos ejemplos demuestran que en ocasiones algunos segmentos de intestino inflamado pueden ser confundidos en el estudio de RM. Por otra parte, la RM no puede diferenciar entre apendicolito, aire intestinal y flujo sanguíneo vascular.

DIAGNOSTICO DIFERENCIAL

Entre las causas de dolor abdominal agudo contamos, además de la apendicitis, las alteraciones ginecológicas, enfermedades urinarias y varias anormalidades gastrointestinales (6).

Las anormalidades ginecológicas más frecuentes son los quistes de ovario, la torsión ovárica y la enfermedad pélvica inflamatoria.

Las enfermedades del sistema urinario que deben diferenciarse son la uropatía obstructiva y la pielonefritis derecha (53).

En el grupo de anormalidades gastrointestinales se encuentran los problemas infecciosos, linfadenitis mesentérica, invaginación y enfermedad de Crohn. Las infecciones intestinales son motivo frecuente de consulta, pueden ser de etiología viral o bacteriana, y los agentes comunes son el *Campilobacter yeyuni* y la *Yersinia enterocolitica* (13,26, 30). Producen engrosamiento de la pared ileal y cecal con ganglios aumentados de tamaño más numerosos y más ecogénicos que en la adenitis mesentérica.

La linfadenitis mesentérica es la causa más común de apendicectomías negativas. Cursa con múltiples ganglios hipoecoicos que son más numerosos y grandes que en la apendicitis, miden más de 5 mm y son más frecuentes en el cuadrante inferior derecho (Fig. 9C). Además, puede

TABLA 1. *Resultados comparativos del US y la TC en varios estudios*

Ultrasonido					
Referencia	Sens	Esp	Exac	VP+	VP−
(13)	80	95	90	91	98
(6)	90	90			
(36)	87	92	90		
(36)	87	97	93	94	
Tomografía computada					
(45)	98		98		
(11)	100	95	9	97	100
(50)	87	97	93	94	93
(15)				96	95
(51)	90	97	9	95	95
Estudio comparativo					
TC	96	89	94	96	95
US	76	91	83	95	76

existir engrosamiento de la pared ileal entre 4 y 6 mm y disminución de la peristalsis (14,54).

En la fiebre tifoidea la pared intestinal tiene un grosor mayor de 3 mm lo cual se debe principalmente a afectación de la mucosa y la submucosa. Se encuentran adenomegalias de más de 5 mm en el mesenterio. En algunos pacientes puede observarse una marcada irregularidad de la pared posterior del intestino que sugiere mesenteritis asociada (55).

La invaginación es causa común de dolor en niños con edad de 3 a 36 meses. La mayoría es ileocólica. En US produce una imagen de dona, rosca o "blanco de tiro" con centro ecogénico y anillos concéntricos hipo e hiperecoicos alrededor (Fig. 9D). Según el grado de edema que exista el Doppler a color debe mostrar aumento de la vascularidad en el asa intususcepta.

Cuando la enfermedad de Crohn afecta el apéndice, puede tener el mismo cuadro clínico y simular apendicitis (56). Esto ocurre en 25% de los sujetos. Se observa un apéndice grueso, no distendido y cambios inflamatorios en el ciego y el íleon terminal (13).

El apéndice epiploico primario se observa como pequeñas saculaciones de peritoneo constituidas por grasa y pequeños vasos que miden de 0.5 a 5 cm de diámetro y que protruyen de la superficie serosa del ciego. Cuando sufren torsión, isquemia o inflamación espontánea, el cuadro que producen se define como apendicitis epiploica primaria. El cuadro clínico se caracteriza por dolor localizado y signo de rebote. En el examen de US se puede encontrar una masa sólida, hiperecoica desplazable, no compresible y ovoidea con una línea hiperecoica sutil que la rodea, localizada siempre junto al colon y por lo común en orientación anteromedial. En TC aparece como una masa pedunculada con atenuación en el rango del tejido graso que se une a la serosa del colon con un anillo hiperatenuante alrededor. El peritoneo suele ser grueso.

Los síntomas de apendicitis epiploica primaria duran de 3 a 7 días con resolución espontánea. Cuando ocurre en el colon derecho debe hacerse el diagnóstico diferencial con apendicitis (57).

El infarto segmentario derecho del epiplón es de causa desconocida y rara, puede deberse a una alteración embriológica con vasos sanguíneos anómalos y frágiles que irrigan esta región y que pueden ser suceptibles de producir un infarto. Ocurre en cualquier edad y el 15% se presenta en niños. El dolor es agudo o subagudo. La lesión puede llegar a medir de 3 a 15 cm, tiene forma ovoidea y se localiza entre el peritoneo y el colon derecho o a la altura del ombligo. El US muestra una lesión moderadamente ecogénica, sólida, no compresible y ovoidea en el sitio de mayor dolor. En TC la lesión es más circunscrita y muestra grasa de mayor atenuación que la existente a su alrededor. La lesión desaparece entre 4 semanas a 4 meses y el tratamiento es conservador. Los diagnósticos diferenciales son apendicitis, diverticulitis y torsión del omento (58).

De los tumores el carcinoide es el más frecuente. Su prevalencia es 0.5% de todas las apendicectomías. Ocurren en la punta en 70%, en la región media en 20% y sólo 10% en la base. Si se manifiesta clínicamente, el cuadro es igual al de la apendicitis. El diagnóstico puede sugerirse cuando se observe un diámetro grande e inusual del apéndice así como síntomas atípicos (59).

Otros diagnósticos diferenciales se deben hacer con quistes mesentéricos, constipación, divertículo de Meckel o tuberculosis (28). Se ha reportado en la literatura el caso de un paciente con infección por VIH en tratamiento con interleucina 2, en que se demostró el apéndice aumentado de tamaño sin otros datos de inflamación y que volvió a la normalidad al retirar el medicamento (60).

REFERENCIAS

1. Puylaert JB, Rijke AM. An inflamed appendix at sonography when symptoms are improving: to operate or not operate. *Radiology* 1997; 205:41–42.
2. Swischuck LE. Abdomen. En: Swischuck. *Radiología de urgencias en pediatría.* Barcelona: Salvat, 1983:173–188.
3. Berry J, Malt RA. Appendicitis near its centenary. *Ann Surg* 1984; 200:567–575.
4. Condon RE. Appendicitis. En: Sabiston DC, Duke JV, Telford GL, ed. *Tratado de patología quirúrgica.* 14th ed. México: Interamericana, 1995:992–1006.
5. Balthazar MJ. Disorders of the appendix. En: Gore RM, Levine MS, Laufer I, eds. *Textbook of gastrointestinal radiology.* Philadelphia: WB Saunders, 1994:1310–1341.
6. Quillin SP, Siegel MJ. Color Doppler US of children with acute lower abdominal pain. *RadioGraphics* 1993;13:1281–1293.
7. Rao PM, Rhea JT, Novelline RA. Distal appendicitis: CT appearance and diagnosis. *Radiology* 1997;204:709–712.
8. Ramírez JM, Deus J. Practical score to aid decision making in doubtful case of appendicitis. *Br J Surg* 1994;81:680–683.
9. Wilson SR. The gastrointestinal tract. En: Rumack CM, Wilson R, Charboneau JW, eds. *Diagnostic ultrasound.* St. Louis: Mosby Year Book, 1991:193–194.
10. Puylaert JBCM. Acute appendicitis: US evaluation using graded compression. *Radiology* 1986;158:355–360.
11. Rao PM, Rhea JT, Novelline RA. Helical CT technique for diagnosis of appendicitis: prospective evaluation of a focused appendix CT examination. *Radiology* 1997;202:139–144.
12. Quillin SP, Siegel MJ. Diagnosis of appendiceal abscess in children with acute appendicitis: value of color Doppler sonography. *AJR* 1995; 164:1251–1254.
13. Vincent LN. Cavidad peritoneal y pared abdominal. En: Mittelstaedt CA, ed. *Ecografía general.* Madrid: Marban, 1995:535–546.
14. Sherman NH, Rosenberg HK. The pediatric pelvis. En: Rumack CM, Wilson SR, Charboneau JW, ed. *Diagnostic ultrasound.* St. Louis: Mosby Year Book 1991:1235–1236.
15. Curtin KR, Fitzgerald SW, Nemcek AA et al. CT diagnosis of acute appendicitis: imaging findings. *AJR* 1995;164:905–909.
16. DeMeo JH, Fulcher AS, Austin RF. Anatomic CT demonstration of the peritoneal spaces, ligaments, and mesenteries: normal and pathologic processes. *RadioGraphics* 1995;15:755–770.
17. Pieper R, Kager L, Näsman P. Clinical significance of mucosal inflammation of the vermiform appendix. *Ann Surg* 1993;197:368–374.
18. Wong CH, Trinh T-M, Robbins AN. Diagnosis of appendicitis: imaging findings in patients with atypical clinical features. *AJR* 1993;161: 1199–1203.
19. Ramsden WH, Mannion RAJ, Simpkins K et al. Is the appendix where you think it is—and, if not, does it matter? *Clin Radiology* 1993; 47:100–103.
20. Jeffrey RB. The acute abdomen: the impact of computed tomography and sonography. En: Gore RM, Levine MS, Laufer I, eds. *Textbook of gastrointestinal radiology.* Philadelphia: WB Saunders, 1994: 2538–2540.
21. Temple C, Huchcroft SA, Temple WJ. The natural history of appendicitis in adults: a prospective study. *Ann Surg* 1995;121:278–281.

22. Hallan H, Lange C, Àsberg A. Abdominal skin temperature in acute appendicitis. *Br J Surg* 1995;82:177.
23. Frimann-Dahl J. Abdomen agudo. En: Margulis AR, Burhenne HJ, ed. *Radiología del aparato digestivo.* Barcelona: Salvat, 1982:167–218.
24. Fee HJ, Jones PC, Kadell B. Radiologic diagnosis of appendicitis. *Arch Surg* 1977;112:742–744.
25. Berk R. Diseases of the ileocecal area. En: Marshak RH, Linder AE, Maklansky D, ed. *Radiology of the colon.* Philadelphia: WB Saunders, 1980:490–515.
26. Puylaert JBC. When in doubt, sound it out. *Radiology* 1994;191:320–.
27. Sivit CJ. Diagnosis of acute appendicitis in children: spectrum of sonographic findings. *AJR* 1993;161:147–152.
28. Lim HK, Lee WJ, Kim TH. Appendicitis: usefulness of color Doppler US. *Radiology* 1996;201:221–225.
29. Chesbrough RM, Burkhard TK, Balsara ZN et al. Self-localization in US of appendicitis: an addition to graded compression. *Radiology* 1993;187:349–351.
30. Simonovsky V. Ultrasound in the differential diagnosis of appendicitis. *Clinical Radiology* 1995;50:768–773.
31. Kim HK, Lee WJ, Lee SJ et al. Focal appendicitis confined to the tip: diagnosis at US. *Radiology* 1996;200:799–801.
32. Mattei P, Sola J, Yeo CH. Chronic and recurrent appendicitis are uncommon entities often misdiagnosed. *J A Coll of Surg* 1994;178:385–389.
33. Migraine S, Atri M, Bret PM et al. Spontaneously resolving acute appendicitis: clinical and sonographic documentation. *Radiology* 1997; 205:55–58.
34. Hawes A, Whalen GF. Recurrent and chronic appendicitis: the other inflammatory conditions of the appendix. *Am Surgeon* 1994;60:217–219.
35. Pattriquin HB, Garcier JM, Lafortune M. Appendicitis in children and young adults: Doppler sonographic-pathologic correlation. *AJR* 1996; 166:629–633.
36. Quillin SP, Siegel MJ. Appendicitis: efficacy of color Doppler sonography. *Radiology* 1994;191:557–560.
37. Jeffrey RB, Jain KA, Nghiem HV. Sonographic diagnosis of acute appendicitis: interpretative pitfalls. *AJR* 1994;162:55–59.
38. Caspi B, Weissman A, Pfefferman R. Acute appendicitis: diagnosis by transvaginal sonography. *Ultrasound Obstet Gynecol* 1996;7:359–360.
39. Whitford CM, Crade M. Transvaginal diagnosis of appendicitis [letter]. *AJR* 1994;162:469.
40. Larcos G. Detection of appendicitis by transvaginal ultrasound: a case report. *Ultrasound Obstet Gynecol* 1996;7:361–362.
41. Jamieson DH, Chait PG, Filler R. Interventional drainage of appendiceal abscesses in children. *AJR* 1997;169:1619–1622.
42. Eriksson S, Tisell Â, Ganström L. Ultrasonographic findings after conservative treatment of acute appendicitis and open apendicectomy. *Acta Radiol* 1995;36:173–177.
43. Aveline B, Guimaraes R, Bely N et al. Intraabdominal serous fluid collections after appendectomy: a normal sonographic findings. *AJR* 1993;161:71–73.
44. Federle MP. Focused appendix CT technique: a commentary. *Radiology* 1997;202:20–21.
45. Rao PM, Rhea JT, Novelline RA et al. Helical CT combined with contrast material administered only throughout the colon for imaging of suspected appendicitis. *AJR* 1997;169:1275–1280.
46. Friedland JA, Siegel MJ. CT appearance of acute appendicitis in childhood. *AJR* 1997;168:439–442.
47. Balthazar EJ. Acute appendicitis: CT and US correlation in 100 patients. *Radiology* 1994;190:31–35.
48. Duran JC, Beidle TR, Perret R et al. CT imaging of acute right lower quadrant disease. *AJR* 1997;168:405–409.
49. Rao PM, Wittenberg J, McDowell RK et al. Appendicitis: use of arrowhead sign for diagnosis at CT. *Radiology* 1997;202:363–366.
50. Malone A, Wolf CR, Malmed AS et al. Diagnosis of acute appendicitis: value of unenhanced CT. *AJR* 1993;160:762–766.
51. Lane MJ, Katz DS, Ross BA. Unenhanced helical CT for suspected acute appendicitis. *AJR* 1997;168:405–409.
52. Incensu L, Coskun A, Selcuk BM et al. Acute appendicitis: MR imaging and sonographic correlation. *AJR* 1997;168:669–674.
53. William D, Winter J. Power Doppler sonographic evaluation of acute pyelonephritis in children. *J Ultrasound Med* 1996;15:91–96.
54. Rao PM, Rhea JT, Novelline RA. CT diagnosis of mesenteric adenitis. *Radiology* 1997;202:145–149.
55. Tarantino L, Giorgo A. Value of bowel ultrasonography in the diagnosis of typhoid fever. *European J of Ultrasound* 1997;5:77–83.
56. Dudley TH, Dean PJ. Idiopathic granulomatous appendicitis, or Crohn's disease of the appendix revisited. *Radiology* 1994;190: 288(abst).
57. Rioux M, Langis P. Primary epiploic appendagitis: clinical, US, and CT findings in 14 cases. *Radiology* 1994;191:523–526.
58. Puylaert JBC. Right-sided segmental infarction of the omentum: clinical, US, and CT findings. *Radiology* 1992;185:169–172.
59. Hermans JJ, Hermans AL, Risseeuw GA. Appendicitis caused by carcinoid tumor. *Radiology* 1993;188:71–72.
60. Avila NA, Dwyer AJ, Faloon J. Case report. Symptomatic appendiceal wall thickening in a HIV infected patient caused by Interleukin-2 therapy. *AJR* 1997;169:499–500.

Abdomen: El Tubo Digestivo, Tomo I.
Editores: M. E. Stoopen, K. Kimura y P. R. Ros.
Lippincott Williams & Wilkins, Philadelphia © 1999.

CAPITULO 19

Radiología de la constipación

Claudio Cortés

La constipación es un síntoma y no una enfermedad. Como tal es la interpretación subjetiva de un trastorno somático real o imaginario y, por lo tanto, es difícil definir. Los pacientes pueden consultar por constipación, o estreñimiento, si sus deposiciones son muy duras, escasas o pequeñas, si defecan con esfuerzo, si su evacuación es dificultosa, dolorosa o infrecuente o si tienen sensación de evacuación incompleta y deben retornar al inodoro. También algunos pacientes interpretan la sensación de distensión del bajo vientre o la excesiva flatulencia como constipación (1).

En resumen, el término "constipación" se refiére a dos hechos fundamentales: defecación infrecuente y dificultad en la evacuación. Es así como constipación es la eliminación de menos de 3 deposiciones semanales o la necesidad de gran esfuerzo evacuatorio en más de 25% de las evacuaciones.

La constipación es frecuente y aqueja a más de 2% de la población de occidente (2). Es la molestia más frecuente del aparato digestivo en EUA donde los laxantes y catárticos son prescritos a más de 3 millones de pacientes anualmente por médicos generales o internistas, sin contar con la autoprescripción que es muy frecuente.

La constipación es tres veces más común en mujeres que en hombres y su incidencia se acentúa en las personas mayores de 65 años de edad. Hay variaciones geográficas, es más frecuente e intensa en los habitantes de la ciudad que en los del campo. También hay relación con bajo nivel intelectual, poca actividad física, difícil acceso oportuno a servicios higiénicos adecuados, dieta inadecuada y uso de medicamentos.

Una vez hecho el diagnostico de constipación, la radiología juega un rol fundamental en la determinación de algunas etiologías y también en el planteamiento terapéutico. Los exámenes radiológicos deben mostrar la normalidad

anatómica del intestino grueso y excluir patologías orgánicas no sólo anorectales sino también colónicas.

EVALUACION DEL PACIENTE CON CONSTIPACION

Esta determinación debe incluir una cuidadosa historia clínica, un examen físico general y uno abdominal y anorectal. En cuanto a imágenes se detallan la utilidad de la ra- diografía simple del abdomen, del enema baritado en sus distintas modalidades (simple y doble contraste), el estudio del tránsito colónico con marcadores radioöpacos y la defecografía.

La anamnesis con frecuencia descubre la causa de la constipación. Permite evaluar los factores dietéticos, enfermedades sistémicas y lesiones neurológicas.

Debe interrogarse al paciente constipado sobre la frecuencia semanal de sus evacuaciones, tiempo de permanencia

TABLA 1. *Fármacos productores de constipación*

Analgésicos
Anticolinérgicos
Antipsicóticos
Antiparkinsonianos
Antiespasmódicos
Antidepresivos
Agentes neuroactivos
Opiáceos
Bloqueadores ganglionares
Antihipertensivos
Antinconvulsantes
Bloqueadores de canales de calcio
Inhibidores de monoaminooxidasa
Agentes catiónicos
Calcio y aluminio (antiácidos)
Sulfato de bario y bismuto (medios de contraste)
Suplementos de hierro
Plomo, arsénico, mercurio y fósforo (intoxicantes)

Dr. C. Cortés: Profesor de Radiología, Universidad de Chile, Jefe de la Sección de Radiología Gastrointestinal, Hospital José Joaquin Aguirre, Santiago, Chile.

TABLA 2. *Enfermedades productoras de constipación*

Efermedades neurológicas

Periféricas
   Enfermedad de Hirschsprung (aganglionosis)
   Enfermedad de Chagas (tripanosomiasis)
   Neurofibromatosis
   Disautonomía familiar
Centrales
   Esclerosis múltiple
   Enfermedad de Parkinson
   Lesiones de médula espinal

Enfermedades endócrinas y metabólicas

   Diabetes mellitus
   Embarazo
   Hipotiroidismo
   Feocromocitoma
   Hipercalcemia
   Porfiria

Enfermedades de la colágena

   Esclerodermia y enfermedades del tejido conectivo
   Amiloidosis

Enfermedades musculares hereditarias

   Miopatía visceral familiar

TABLA 3. *Lesiones de intestino grueso asociadas a constipación*

Lesiones del recto

   Estenosis congénitas o adquiridas
   Tumores benignos y malignos
   Proctitis ulcerosa o actínica retractil
   Compresiones extrínsecas (cordomas, quistes,
      fibromas uterinos)
   Rectoceles y prolapsos no exteriorizados

Lesiones del canal anal

   Estenosis congénita, postquirúrgica o postinflamatoria
   Prolapsos transanales y fisuras
   Ectopia anterior de ano

Lesiones del piso pélvico

   Descenso perineal

Lesiones del colon

   Tumores obstructivos
   Diverticulosis y diverticulitis
   Hernias y vólvulos
   Secuelas de colitis actínica o isquémica
   Infecciones crónicas tuberculosis amebiasis,
      linfogranuloma venereo)
   Endometriosis
   Estenosis postquirúrgicas (resecciones segmentarias,
      fijaciones)
   Alteraciones de la musculatura colónica (esclerodermia,
      dermatomiositis)

en el inodoro, presencia de tenesmo, falsas señales e intentos fallidos, evacuaciones incompletas, presencia de sangre y/o moco, y la necesidad de ayuda manual, ya sea por presión o por introducción digital o de algún instrumento.

La historia clínica debe incluir preguntas precisas sobre el uso de medicamentos constipantes. La Tabla 1 señala los fármacos que producen o pueden producir constipación.

Múltiples enfermedades pueden incluir constipación entre sus síntomas. La Tabla 2 cnumera las principales.

El examen físico puede descubrir la causa de la constipación. Además del examen general, se debe prestar especial atención al abdomen, observando su morfología, volumen, cicatrices, presencia de asimetrías y hernias.

Se debe efectuar personalmente un cuidadoso tacto rectal apreciando el tono del esfínter, amplitud del recto bajo, contenido rectal en cuanto a cuantía y consistencia, presencia de fisuras, fístulas, hemorroides, condilomas y otros signos atípicos.

Algunos médicos recomiendan efectuar un tacto rectal previo a la introducción de la cánula endorrectal para enemas o defecografías. Esto permite verificar el éxito o fracaso en la preparación de limpieza de colon y así seleccionar el tipo de cánula a emplear según el tono del esfínter, continencia o incontinencia, palpación de cicatrices postquirúrgicas de canal anal o recto bajo y cuando existen contingencias obstétricas.

Muchos pacientes con constipación crónica responden a modificaciones de su dieta con alimentos que aumentan la

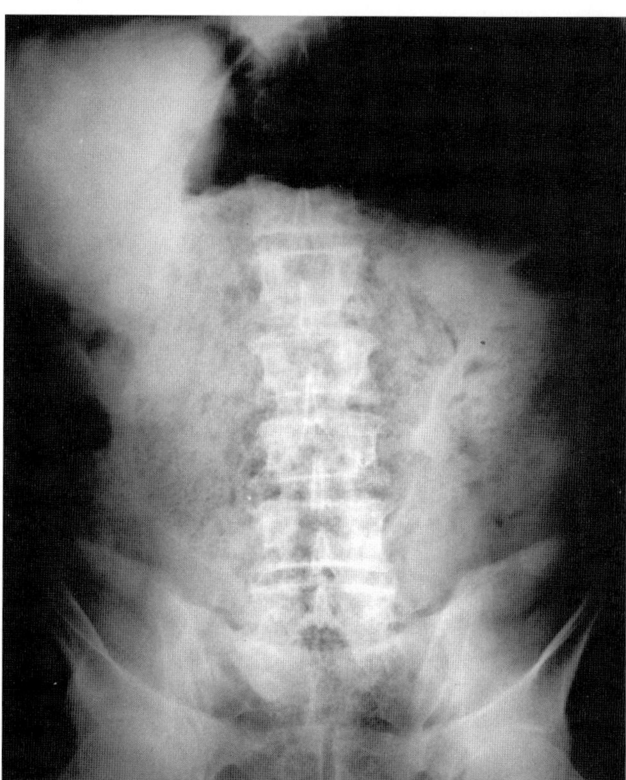

FIG. 1. Abdomen simple: Gran cantidad de contenido fecal. El sigmoides llega al diafragma y su diámetro supera 4 cuerpos vertebrales.

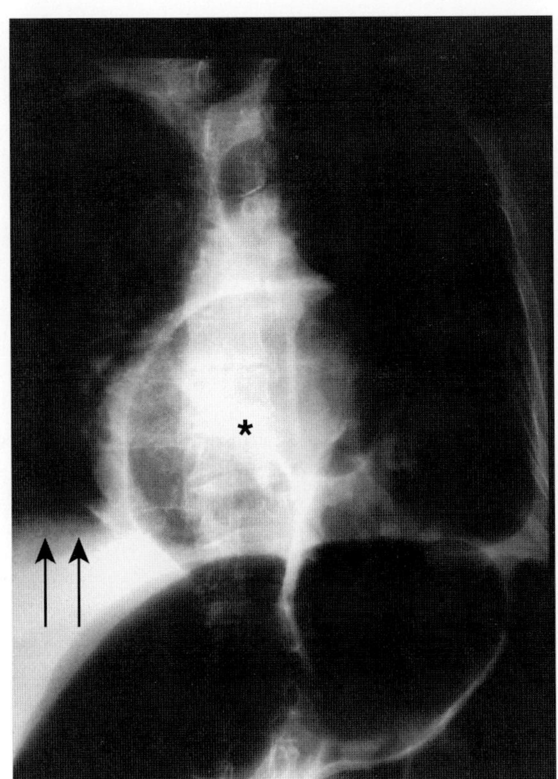

FIG. 2. Dolicomegacolon con sigmoides (*) hasta el botón aórtico, por una hernia diafragmática. El paciente presentaba disnea al defecar. Las flechas señalan el diafragma.

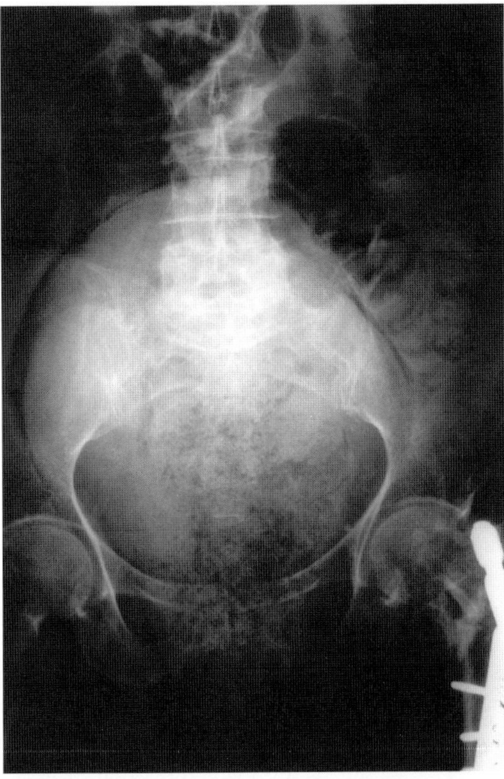

FIG. 3. Fecaloma del tamaño de un cráneo en un paciente con fractura de la cadera.

cantidad de fibra o a terapias médicas con laxantes que incrementan el volumen de las deposiciones y ablandan su consistencia. Generalmente cuando ello falla en los constipados crónicos se recurre al estudio por imágenes. Las lesiones susceptibles de encontrar en el instestino grueso en pacientes constipados se enumeran en la Tabla 3.

El estudio imagenológico del paciente constipado se inicia con el examen más sencillo, la radiografía simple del abdomen.

Radiografía simple de abdomen

Este es un examen económico, sencillo, rápido y disponible en casi todas partes. Puede mostrar la cantidad y distribución del contenido fecal (Fig. 1). La presencia de megacolon o megasigma es detectable con facilidad, y el calibre y longitud del recto sigmoides, colon y ciego nos puede indicar severidad o cronicidad del proceso (Fig. 2). Cuando hay impacto fecal su detección es sencilla para el radiólogo entrenado (Fig. 3). Los fecolitos cuando son de tamaño mediano o grande se individualizan fácilmente y es importante detectarlos porque pueden complicarse con úlceras estercoráceas que llevan a la perforación del colon (3). La evacuación incompleta del recto conduce a la acumulación de heces que progresivamente se deshidratan y endurecen logrando un tamaño tal que posteriormente no pueden ser evacuadas por vía anal. El fenómeno es progresivo y la distensión rectal lleva a la relajación refleja del esfínter externo con escurrimiento de deposiciones líquidas o blandas por alrededor del fecaloma. Ello es percibido paradójicamente como diarrea o incontinencia y muchas veces el paciente recibe o autoprescribe antidiarreicos o fármacos que disminuyen la motilidad intestinal aumentando la retención estercorácea.

Las causas más frecuentes de impacto fecal son el reposo prolongado en cama, sobre todo el postoperatorio, especialmente de cirugía abdominal, el uso y abuso de drogas y el

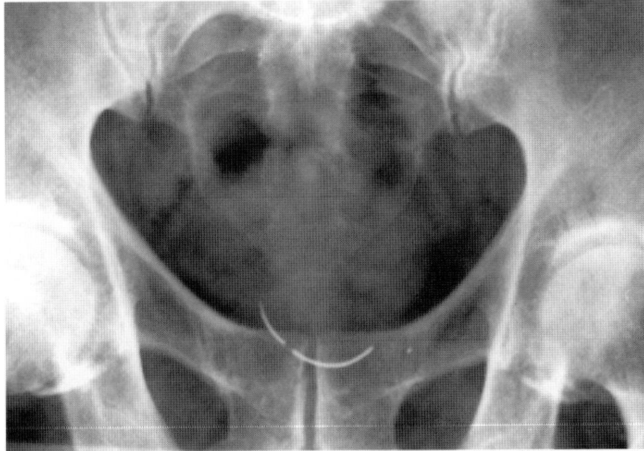

FIG. 4. Aguja quirúrgica en el piso pélvico. El paciente presentaba dolor al evacuar.

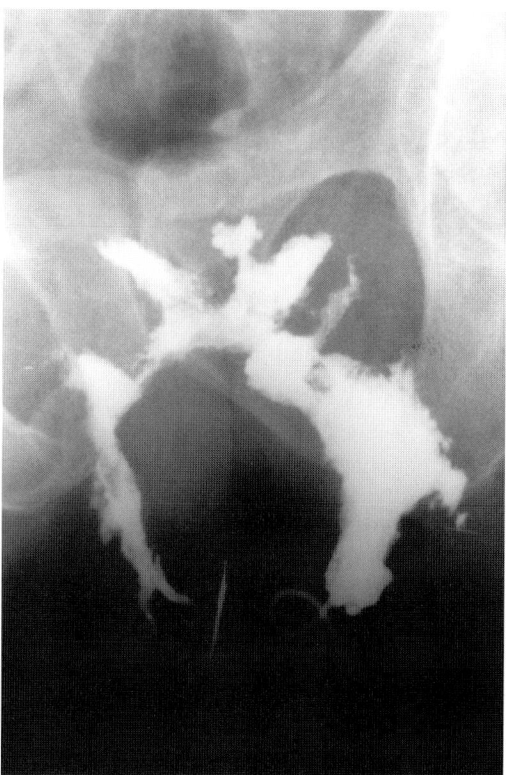

FIG. 5. Fístulas perirrectales y perilineales "en cueva de conejo" con dolor al evacuar y al limpiarse.

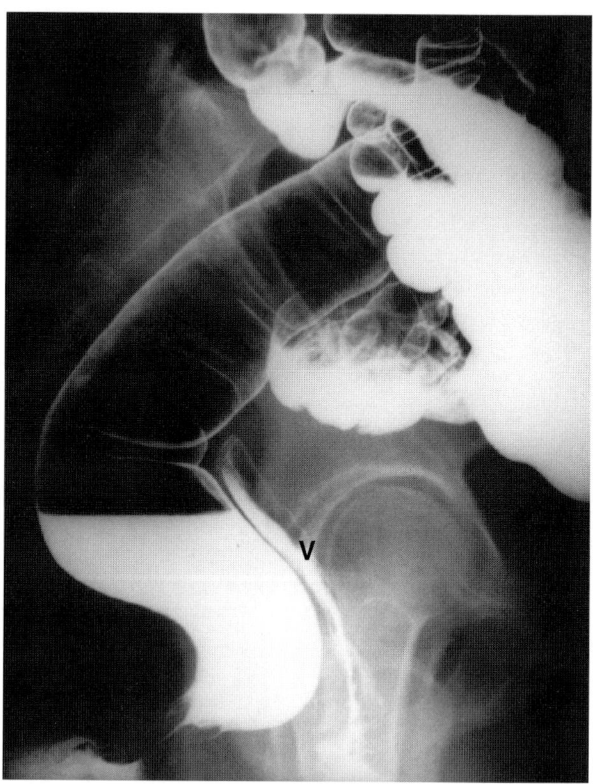

FIG. 6. Anatomía rectovaginal normal. El ángulo recto anal es normal. Es espacio presacro y el tabique recto vaginal (*V*) se encuentran en el rango normal.

sulfato de bario empleado en estudio del tubo digestivo. Para evitar esta última desagradable eventualidad, después de realizan los exámenes de contraste baritados por vía oral o rectal, se le puede entregar al paciente una lista con instrucciones precisas de ingerir un laxante para la inmediata eliminación del medio de contraste. Ello es aun más importante en los estudios baritados preoperatorios de cáncer gástrico, cáncer de colon, megacolon y otros, en que se aconseja verificar la eliminación del bario el día previo a la cirugía. El dolor al evacuar también es una causa productora de constipación (Fig. 4 y 5).

Enemas baritados

En los pacientes con historias prolongadas de constipación debe efectuarse un enema baritado para evidenciar normalidad (Fig. 6) o una causa orgánica de constipación como las estrecheces y obstrucciones parciales. Muchas veces el enema baritado determina la causa específica y allí termina la investigación por imágenes.

Entre las condiciones específicas fáciles de reconocer mencionamos: enfermedades que estrechan el lumen intestinal como carcinomas (Fig. 7), metástasis hematógenas y transperitoneales, estenosis inflamatorias que pueden ser producidas por enfermedad de Crohn, colitis ulcerosa, colitis isquémica (Fig. 8), tuberculosis, endometriosis (Fig. 9), colitis actínica (Fig. 10), úlcera solitaria del recto (Fig. 11) y

estenosis postquirúrgica (Fig. 12) (4). También el radiólogo encuentra constipación en enfermedades que muestran dilatación del intestino grueso en el examen de enema baritado como megacolon idiopático (Fig. 13), enfermedad de Chagas (Fig. 14), enfermedad de Hirschsprung, colon catártico, enfermedad de Parkinson, esclerodermia, amiloidosis y diabetes mellitus.

El enema baritado puede detectar causas de constipación sin estenosis ni dilatación y con pared intestinal sana como es el caso con hernias (Fig. 15 y 16), cuerpos sólidos endoluminales (Fig. 17), compresiones extrínsecas por masas pelvianas extraintestinales (quistomas, teratomas y cordomas) (Fig. 18).

El enema baritado se efectúa luego de una rigurosa limpieza del colon por vía oral empleando una prescripción que incluye tres laxantes acompañados de un instructivo escrito (impreso) que indica un programa y toma de laxantes hora a hora. El laxante principal contiene 300 mL de citrato de magnesia en solución oral, 3 grageas de 5 mg cada una de Bisacodilo y un supositorio de 10 mg de Bisacodilo que se introduce 2 horas antes del procedimiento. Con esta preparación se obtiene colon limpio y exámenes de muy buena calidad diagnóstica. Antes de iniciar el enema baritado que prácticamente siempre es de doble contraste se verifica la limpieza de colon por medio del tacto rectal y fluoroscopía televisada y ocasionalmente si es necesario o hay dudas, con radiografía simple del abdomen.

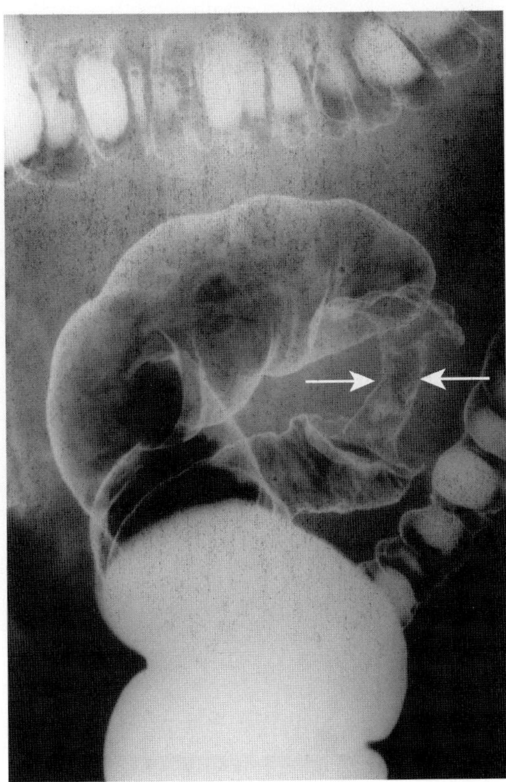

FIG. 7. Carcinoma sigmoideo estenosante circunferencial clásico (*flechas*). Constipación progresiva.

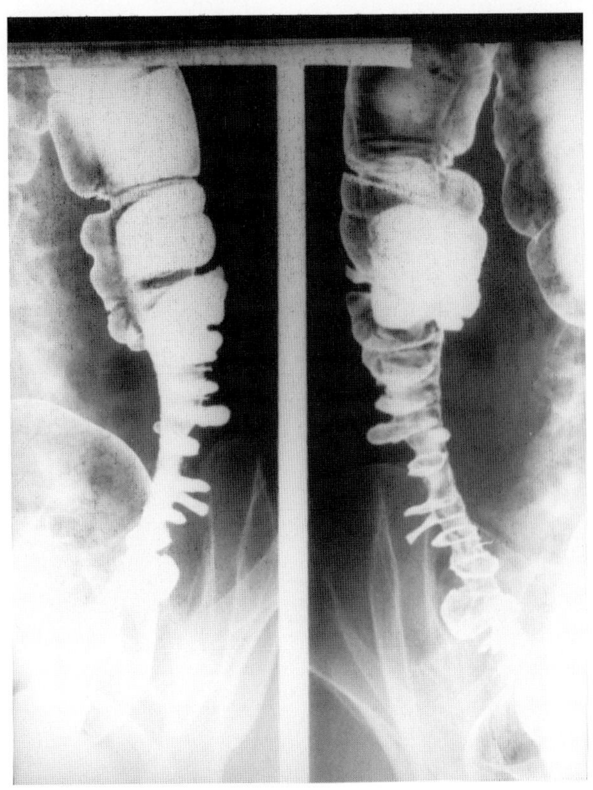

FIG. 8. Colitis esquémica. Retracción asimétrica de extremos graduales en colon descendente. Mujer diabética de 76 años de edad.

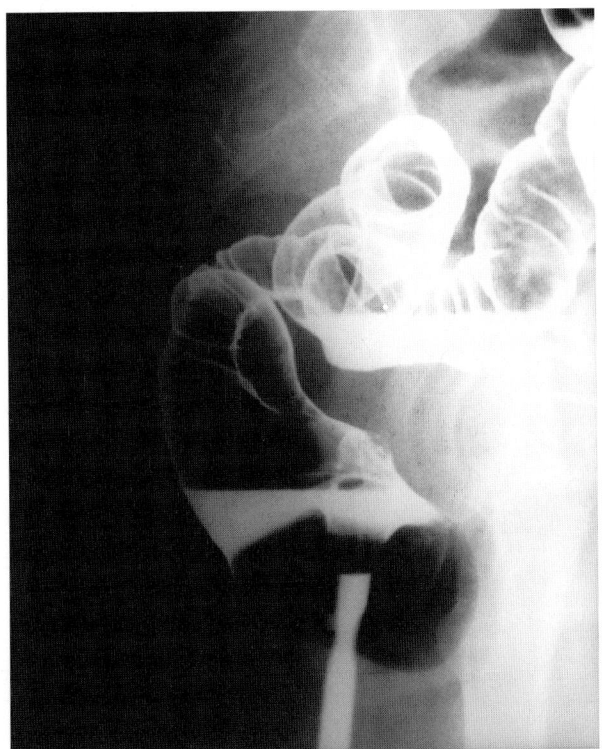

FIG. 9. Endometriosis. Constipación periódica intra y post-menstrual. Estenosis en cara anterior del recto medio mirando hacia el útero.

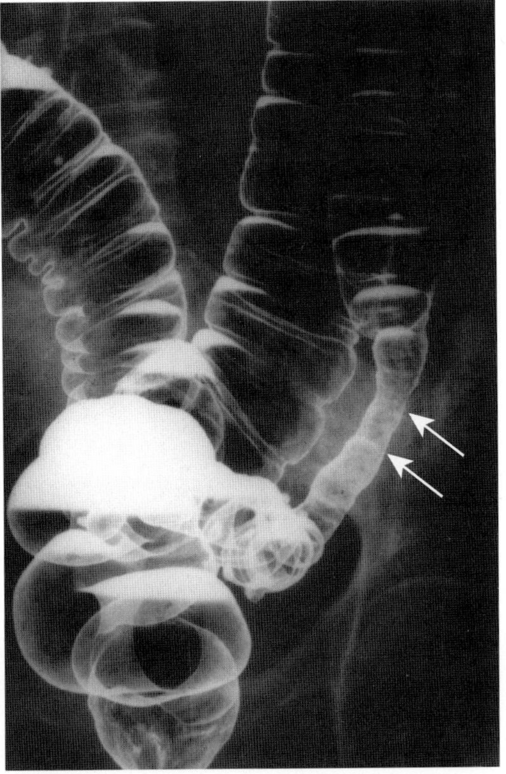

FIG. 10. Colitis actínica. Estenosis severa del sigmoides (*flechas*) en una mujer irradiada por carcinoma del cérvix.

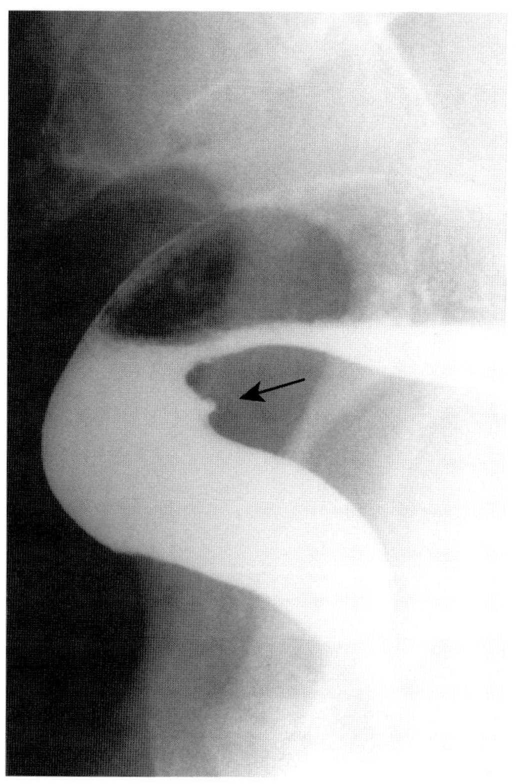

FIG. 11. Ulcera solitaria del recto en la cara anterior (*flecha*), que es la ubicación más frecuente.

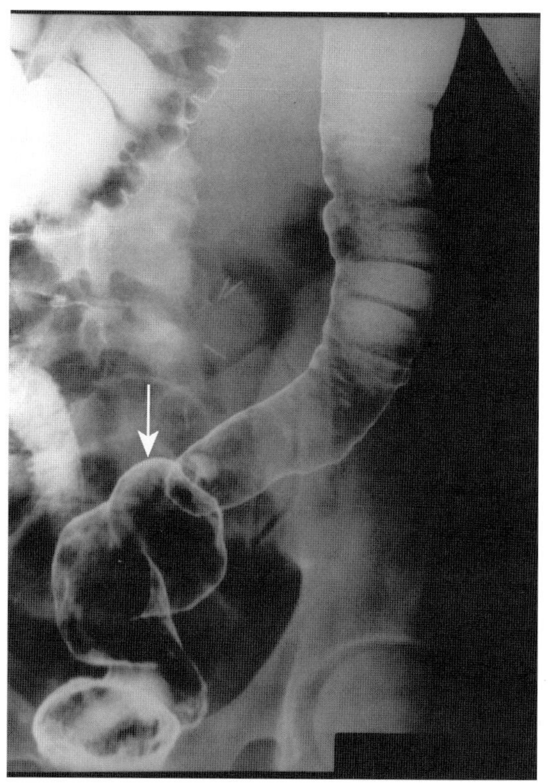

FIG. 12. Estenosis quirúrgica postsigmoidectomía. Constipación desde el postoperatorio inmediato. Boca anastomótica muy estrecha (*flecha*).

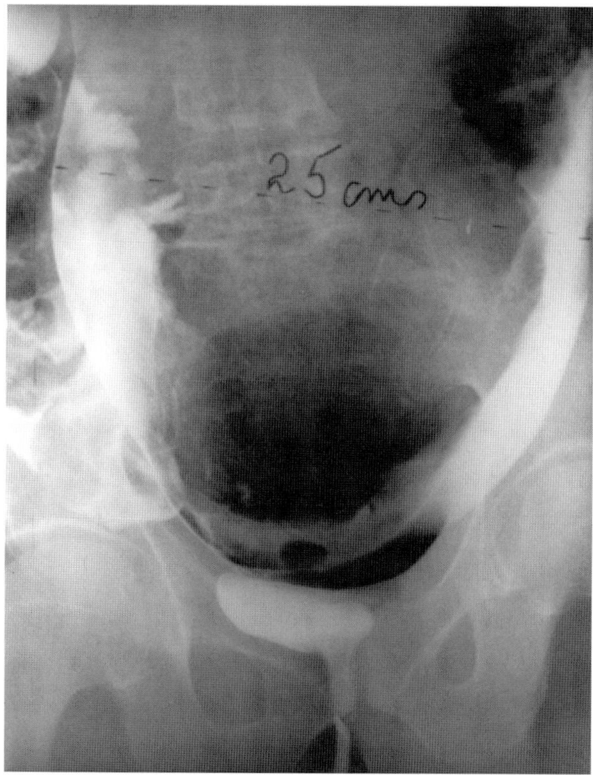

FIG. 13. Megacolon idiopático con fecaloma de 25 cm de diámetro. Incontinencia rebosamiento. Pseudodiarrea.

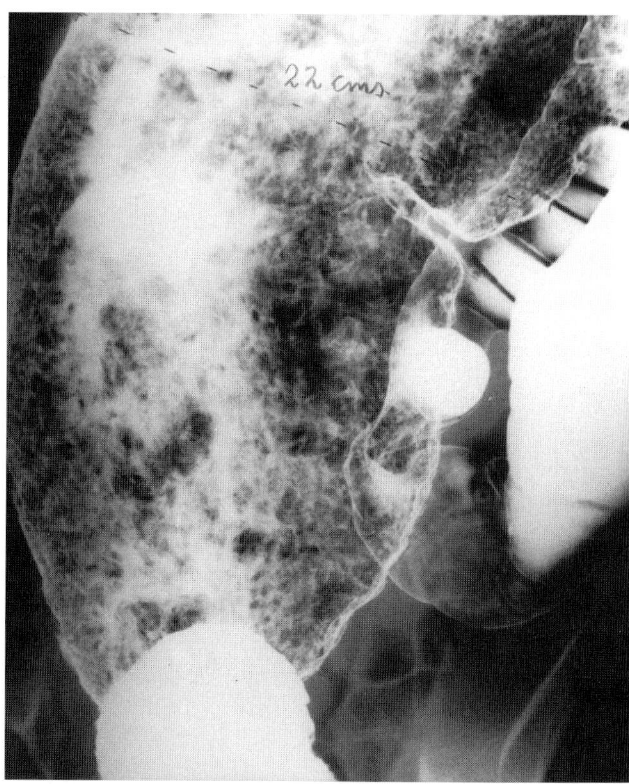

FIG. 14. Megacolon chagásico. El recto y el sigma se elevan hasta el diafragma. El sigma mide 22 cm de diámetro.

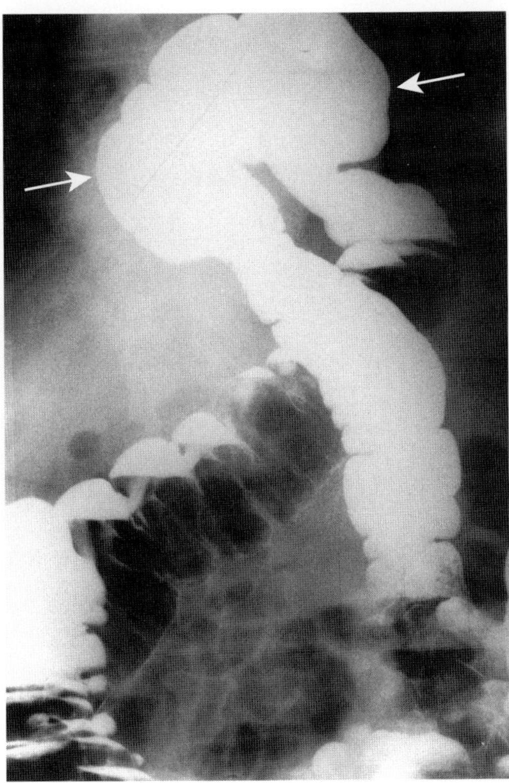

FIG. 15. Hernia de Morgañi con colon transverso en su interior (*flechas*). Palpitaciones al defecar.

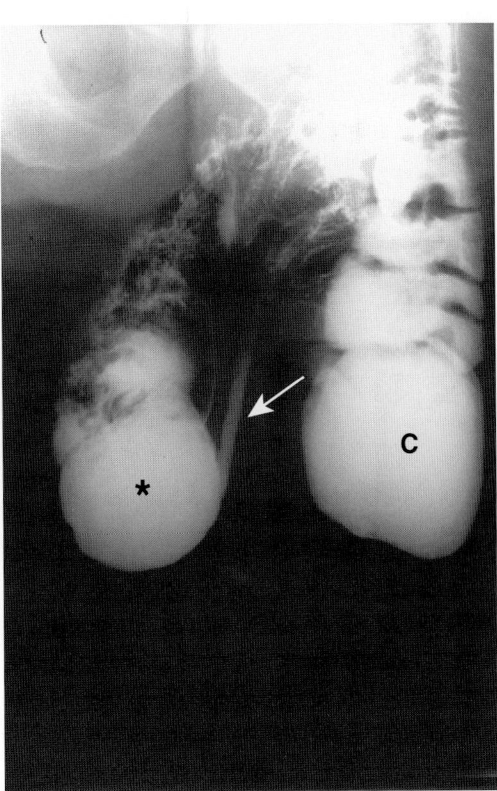

FIG. 16. Hernia inguinoescrotal con apéndice (*flecha*), ciego (*) y colon (*C*).

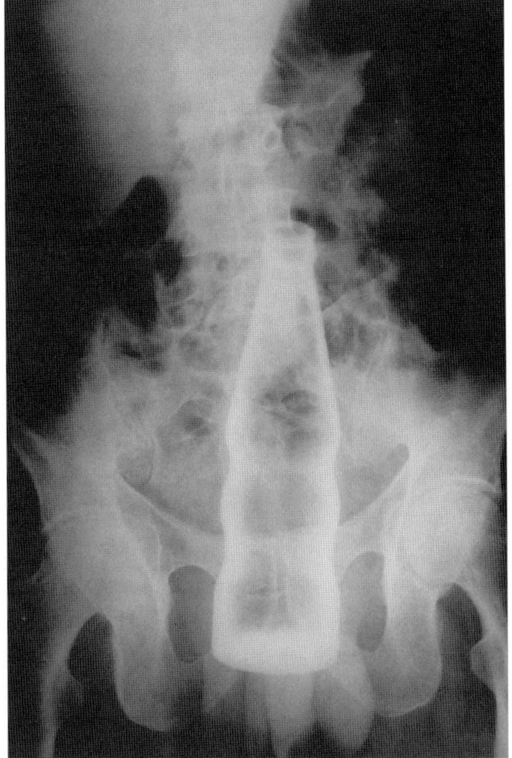

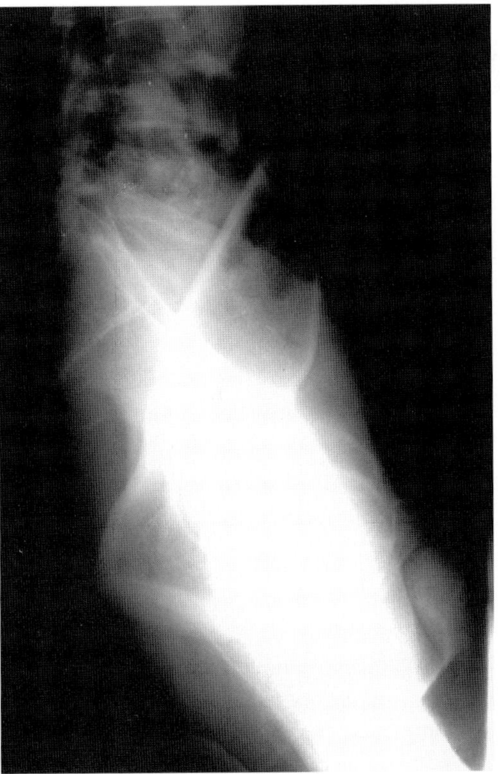

FIG. 17. A: Constipación de 11 días. Simula ser sordomudo para evitar el diálogo con el proctólogo con material semisólido en reposo. **B:** Posición lateral sentado. Vagina orientada craneocaudal vertical.

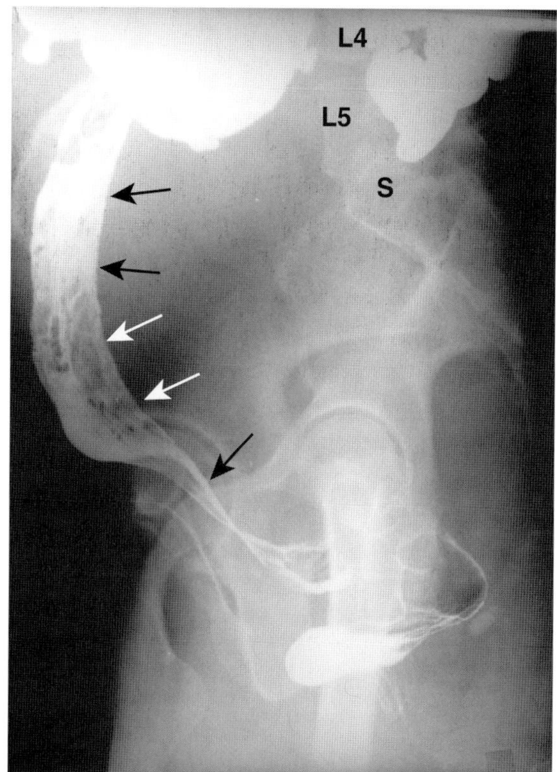

FIG. 18. Carcinoma solidoquístico del ovario. Comprime y desplaza recto sigmoides (*flechas*). (*S, sacro*)

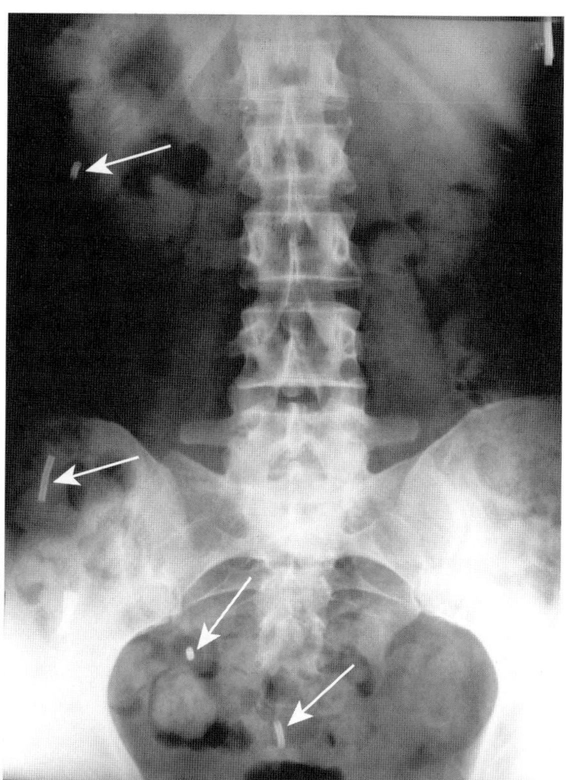

FIG. 19. Tránsito colónico con varios segmentos de sonda deglutidos (*flechas*).

Tránsito colónico

El tránsito colónico se debe estudiar en pacientes con constipación severa. En este examen se demuestra cuánto se demora en salir por el ano lo que el paciente ingiere por vía oral. Importa tener presente que muchos pacientes subjetivamente se consideran constipados sin serlo. El examen permite además sugerir al clínico y especialmente al cirujano cuál segmento del intestino grueso presenta hipomotilidad.

El examen consiste en administrar por vía oral elementos radioöpacos visibles en la fluoroscopía y con radiografías simples del abdomen se confirma su progresión intestinal y evacuación (5).

Se pueden emplean segmentos de unos 3 mm de longitud obtenidos al seccionar sondas gástricas radioopacas o catéteres vasculares (Fig. 19). A algunos pacientes no les agrada tragar fragmentos de sonda, por lo que es preferible utilizar sulfato de bario USP en tabletas de 5 mm de diámetro usando polietileno fundido como aglutinante para evitar su disolución. Dichas tabletas tienen el tamaño, forma y color de una aspirina pediátrica y los pacientes las ingieren sin objeción y adecuadamente cumplen su propósito.

Actualmente hay marcadores radiöpacos comerciales disponibles que continenen un número variable de elementos. Uno de ellos consiste en una cápsula de gelatina que incluye 24 anillos radiöpacos de 1 mm de espesor por 5 mm de diámetro. Se administra la cápsula con un sorbo de agua, y

bajo fluoroscopía se visualiza su progresión hasta el estómago. Se expone una radiografía simple de abdomen inicial que muestra la cápsula ingerida y que incluye en su marcador de identificación, junto al nombre del paciente, la hora y el día del inició del examen. Se le explica a cada paciente el procedimiento y fundamento del examen solicitando que no ingiera laxantes o purgantes y no se efectúe lavados intestinales o se introduzca supositorios laxantes mientras dura el examen. También se le pide al paciente que concurra a iniciar este examen de tránsito colónico que no útilice laxantes en las 48 horas previas porque hay laxantes de efecto prolongado que pueden alterar el resultado del examen.

En la radiografía inicial se aprecia el calibre y longitud del colon y recto, fáciles de identificar por el aspecto característico de las deposiciones.

Inicialmente se puede controlar la progresión de los marcadores radiöpacos cada 24 horas, aunque algunos médicos prefieren tomar solamente la segunda radiografía el día 5 del estudio cuando se estima como normal la eliminación de 80% de los marcadores. En los pacientes estreñidos la ubicación y número de marcadores retenidos indica el tipo de alteración de la motilidad colónica, que puede ser global, comprometiendo todo el órgano, o parcial, en la zona de salida. Cuando el número de marcadores retenidos para el día 5 es más de 50% se toma una tercera radiografía a los 10 días (Fig. 20).

Cuando el tránsito es normal, los marcadores desaparecen rápidamente del colon. Si hay inercia colónica, el tiempo de tránsito a través del colon derecho e izquierdo está prolongado con demora en la llegada a recto sigmoides. Si hay obstrucción en los segmentos de salida el tránsito es normal en colon derecho, transverso e izquierdo, pero los marcadores se acumulan en el recto sigmoides (6). Si se concluye que hay obstrucción en los segmentos de salida, debe efectuar se una defecografía.

Defecografía

También llamada "proctografía evacuante", la defecografía es una evaluación dinámica de la defecación que revela el comportamiento normal o patológico de recto, canal anal, perine y estructuras adyacentes. Es solicitada por el clínico en pacientes con constipación asociada con esfuerzo defecatorio o sensación de evacuación incompleta, sensación de obstrucción cercana al ano o de recto permanentemente ocupado, y evacuación ayudada por los dedos o instrumentos como una cuchara. Generalmente estos pacientes tienen tránsito colónico lento con retención anormal de los marcadores radiöpacos ingeridos. Los marcadores se acumulan en recto y sigmoides. Si los marcadores persisten en cualquier segmento del colon y no cn la porción distal pueden ser candidatos a colectomía con anastomosis ileorectal, pero si la disfunción es anorectal, se requiere cirugía rectal o biorretroalimentacíon.

Entre las patologías diagnosticables por defecografías en caso de disfunción anorectal se encuentran: prolapso rectal, invaginación rectorectal, anismo, que también se llama "síndrome de espasmo del piso pelviano", rectoceles, sigmoideoceles, incontinencia fecal, malposición anal y estenosis de canal anal de cualquier origen.

Las defecografías son solicitadas principalmente por los proctólogos, pero también los urólogos y ginecólogos que tratan las alteraciones del piso pelviano, como cistoceles, enteroceles, colpoceles o lesiones combinadas. Con estas patologías en mente, el examen debe visualizar recto, ano, vagina y vejiga urinaria. La denominación correcta del examen es "cistocolpodefecografía evacuante" (7).

La mayoría de los pacientes son mujeres, pero los varones con prolapso rectal, úlcera solitaria del recto, estenosis de canal anal o recto bajo, dolor perineal de causa desconocida e incontinencia también requieren esta técnica.

El paciente solicita la cita por medicación de su médico y el radiólogo le explica lo necesario. Esto es el procidimiento habitual.

Se cita al paciente con rigurosa limpieza de colon, con los laxantes orales señalados, y se efectúa un enema baritado de doble contraste que a veces encuentra la causa de la constipación (Fig. 21 y 22). Se debe confirmar que al paciente no se le ha efectuado un enema reciente. Generalmente se franquea la válvula ileocecal y se opacifican las asas distales del intestino delgado, que por situarse en el bajo vientre o la

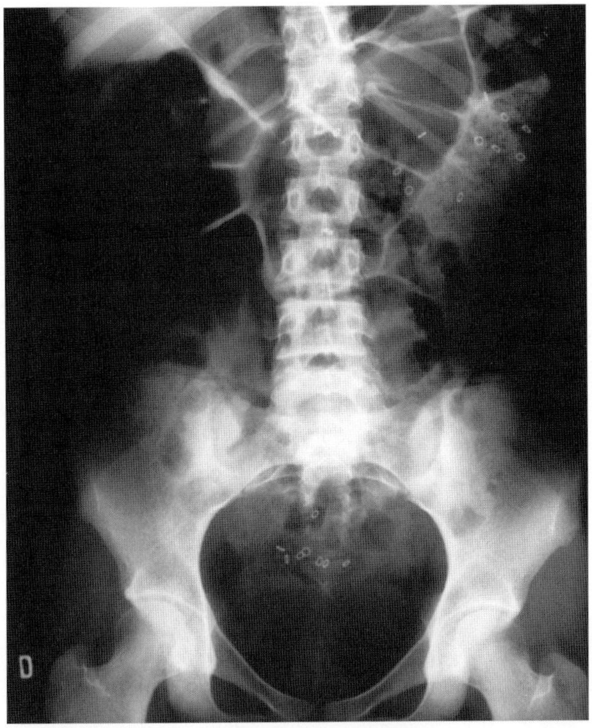

FIG. 20. Tránsito colónico con "Sitzmarks" 10 días post ingesta. Marcadores estan aún en el ángulo esplénico y recto. Constipación severa.

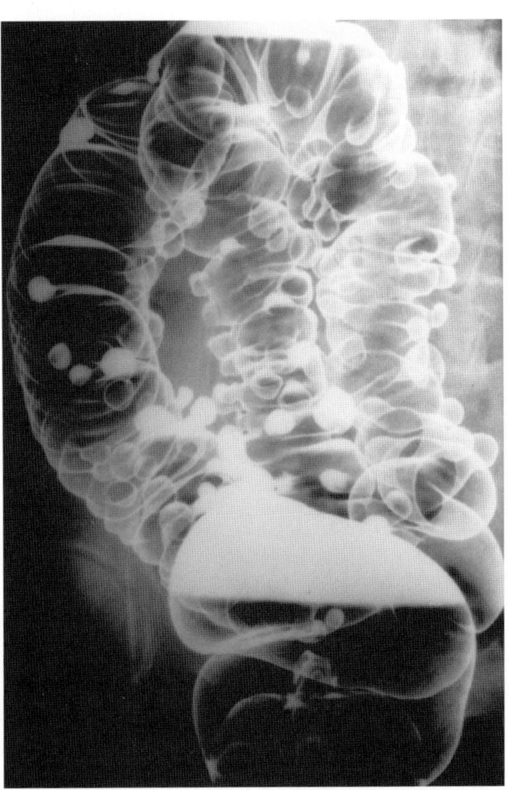

FIG. 21. Diverticulosis del asa sigmoidea.

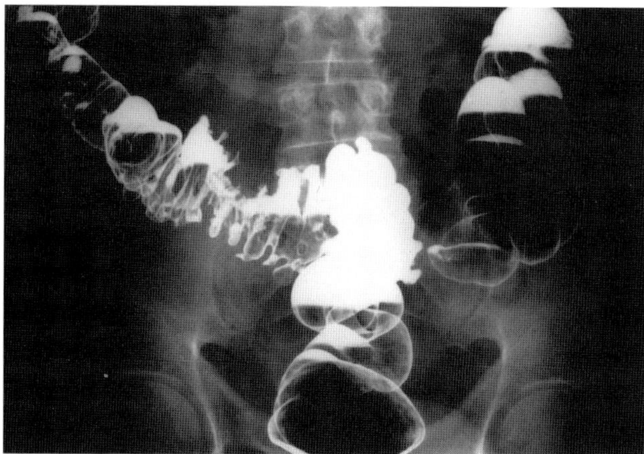

FIG. 22. Diverticulosis del sigmoides con estenosis en su ubicación más frecuente.

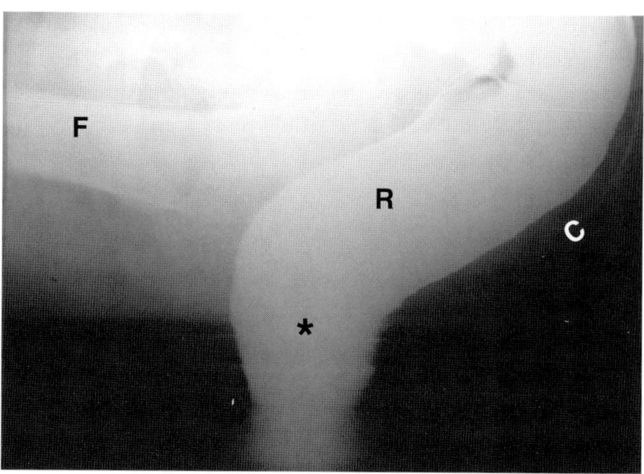

FIG. 24. Defecografía. Segunda radiografía. Evacuación rápida. Canal anal abierto (*). Hombre de 54 años de edad con constipación psicógena. (*R, recto; F, femures; C, coxis*)

pelvis menor, tienen importante participación en enteroceles y prolapsos por vía rectal o vaginal.

Una vez terminado el enema baritado, el paciente se dirige al inodoro y evacúa todo lo que puede y retorna al fluoroscopio. Con técnica aséptica y el paciente en decúbito supino, se distiende la vejiga urinaria con 150 a 250 mL de medio de contraste hidrosoluble introducido por sonda Nela-

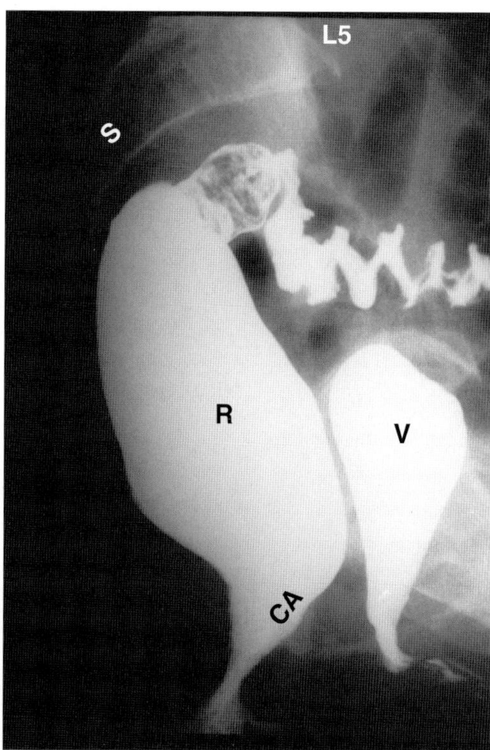

FIG. 23. Defecografía. Primera radiografía. Recto y vagina distendidas con material semisólido en reposo. Posición lateral sentado. Vagina orientada cráneocaudal vertical. (*R, recto; CA, canal anal; V, vagina; S, sacrocoxis*)

ton transuretral. Si el paciente es de sexo femenino se opacifica la vagina con pasta semisólida que se prepara con puré de papas y sulfato de bario. Dicha pasta es introducida por una sonda gruesa con la paciente en posición ginecológica. Se rota la paciente a decúbito lateral izquierdo con caderas y rodillas flexionadas y por vía anal, mediante cánula de 10 mm de sección en su lumen y se introduce la pasta radioópaca obtenida que debe ser de una consistencia semejante a las deposiciones normales. Se espesa el preparado hasta que una cuchara introducida hasta $\frac{1}{3}$ de su profundidad en posición vertical mantiene su posición sin caerse. Para introducir la pasta algunos clínicos se ayudan de una pistola comercial para aplicar sellantes de calafatear. Dependiendo del tamaño del recto observado en el enema baritado hecho inmediatamente antes, se emplean 300 a 500 mL de pasta introducidos de manera suave, constante y sin prisa. La introducción debe demorar de 2 a 3 minutos. Fluoroscópicamente se verifica que el recto y sigmoide distal queden distendidos.

Con el fluoroscopio en posición vertical se sienta al paciente en posición lateral sobre un inodoro portátil de madera, y por lo tanto radiotransparente, que en su centro tiene una bacinilla de plástico como receptáculo. Tanto la pasta de bario como el inodoro portátil están disponibles comercialmente pero no son mejores que los obtenidos a la medida del equipo por el carpintero del hospital.

Se expone una primera radiografía en reposo y en ella se observan la posición y tamaño de la ampolla rectal y canal anal, la relación del recto con la cara anterior del sacro y coxis (espacio presacro) y la relación con vagina (Fig. 23). Se mide el ángulo rectoanal en reposo que fluctúa normalmente entre 85° y 135°.

Se solicita la evacuación más rápida posible y se toma la segunda radiografía (Fig. 24). En ésta se mide la variación del ángulo rectoanal que se endereza a más de 135° en sujetos normales. También se mide el diámetro del canal anal que se relaciona con el grosor de las deposiciones que describe el paciente en el interrogatorio previo. Por último, se mide el descenso del perineo (piso pelviano) que no debe superar los 2 a 3 cm en relación al nivel basal en reposo.

La tercera radiografía se efectúa al término de la evacuación y en ella se verifica si la evacuación del contenido rectal es completa o parcial. Si la vejiga urinaria contiene el contraste aportado inicialmente se solicita su evacuación completa en la privacidad del baño y luego se expone una cuarta radiografía con nuevo esfuerzo defecatorio. Esta es importante en los pacientes con prolapso.

El canal anal debe estar cerrado en reposo. La evacuación normal requiere relajación de los planos musculares del piso pelviano y se asocia con descenso del perineo. El canal anal se abre y la porción distal del recto y canal anal forman un embudo. El vaciamiento total de la ampolla rectal ocurre solamente en 50% de pacientes normales.

El descenso del piso pelviano se mide en la unión anorectal, comparando la posición de reposo y la obtenida en el esfuerzo defecatorio máximo. Es normal 2 a 3 cm y todo exceso sobre 4.5 cm es patológico.

La morfología de la pared rectal es variable en la defecografía y pliegues transversales pequeños son frecuentes durante el vaciamiento rectal. Pueden deberse a algún grado de invaginación rectorectal que no es patológico y también un pequeño rectocele anterior en mujeres, especialmente cn multíparas. Esto es normal siempre que el rectocele no retenga contenido al término de la evacuación.

La reflexión peritoneal inferior puede situarse hasta 2 cm bajo la cúpula vaginal y para diagnosticar enterocéle el intestino delgado debe herniarse a posiciones más caudales.

El piso vesical no debe sobrepasar el borde inferior de la sínfisis pubiana y la unión uretrovesical no debe descender más de 1 cm en el esfuerzo expulsivo máximo.

La valoración de hallazgos patológicos debe ser cautelosa y correlacionada con el cuadro clínico antes de tomar decisiones terapéuticas, especialmente si son decisiones quirúrgicas.

INVAGINACION Y PROLAPSO RECTAL

Todo prolapso es una invaginación rectorectal, pero no todas las invaginaciones se exteriorizan y por lo tanto el prolapso es menos frecuente que la invaginación (8). El prolapso es fácilmente detectado por el paciente (Fig. 25). A diferencia, la invaginación que no desciende hasta el canal anal es percibida sólo como obstrucción o bloqueo de la defecación. Esta es producida por el tejido redundante. Frecuentemente estos pacientes acuden a la introducción de un dedo en el recto con el cual traccionan hacia la pared lateral hasta lograr la evacuación.

La invaginación interna se demuestra esencialmente por medio de la defecografía (Fig. 26). Todos los otros estudios no son útiles. Los pacientes piden consulta por sensación de recto lleno, evacuación incompleta, tenesmo o dolor perineal. A veces eliminan mucosidades y pequeña cantidad de sangre roja fresca. La invaginación se origina en la pared an-

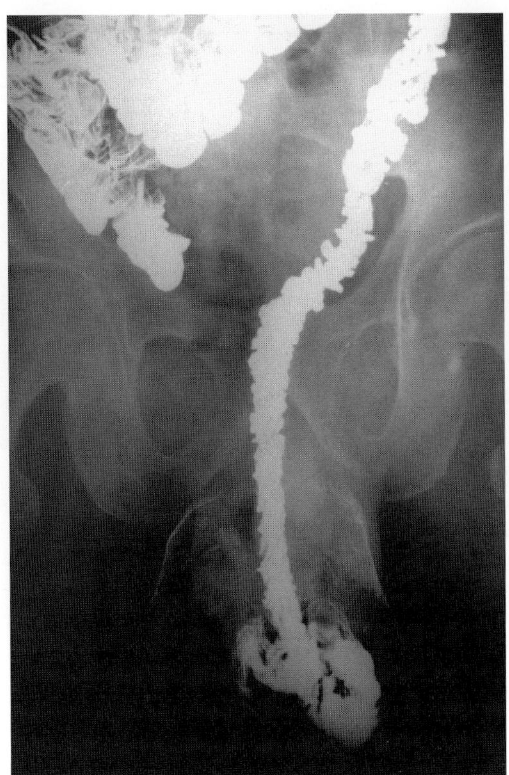

FIG. 25. Prolapso rectal total.

terior del recto o es de configuración anular (Fig. 27) (9). La invaginación rectal y el prolapso suelen acompañarse de enterocele y separación anormal del recto en relación a la cara anterior del sacro (Fig. 28). La úlcera solitaria del recto está íntimamente relacionada a la invaginación rectorectal (Fig. 29). El síntoma principal en todos estos casos es el enorme esfuerzo defecatorio con sensación de evacuación incompleta y dolor opresión rectal. Para tratar el prolapso se efectúan rectopexias que se deben controlar en el postoperatorio

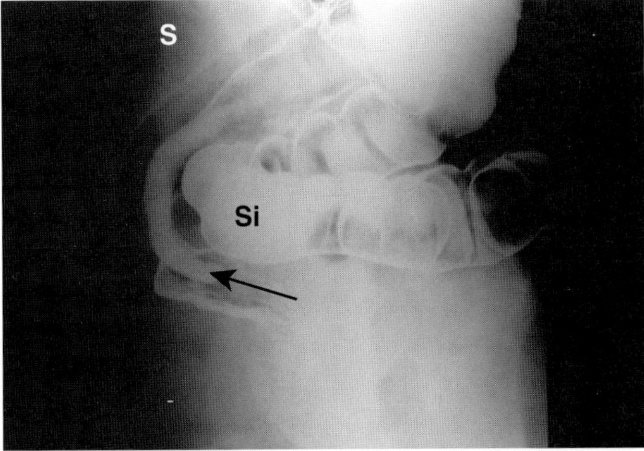

FIG. 26. Invaginación rectorectal (*flecha*) no exteriorizada, visible al término de la evacuación. (*Si, sigmoides; S, sacro*)

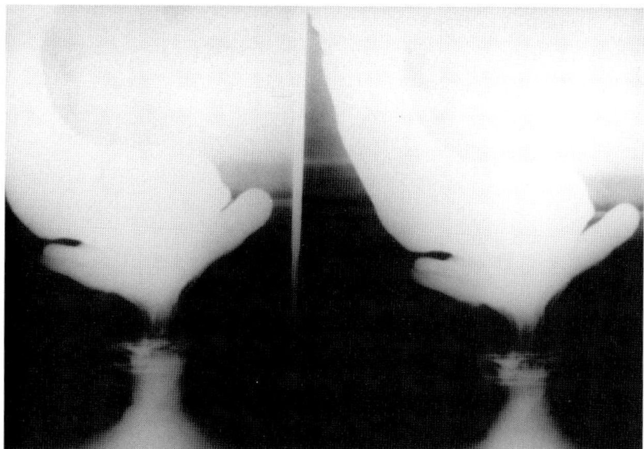

FIG. 27. Invaginación rectal baja anular. El recto permanece lleno y el canal anal no se distiende. Hombre de 39 años de edad con anismus.

porque se ha encontrado estenosis postquirúrgica en la zona de fijación a los planos presacros.

La rectopexia no da buenos resultados en un porcentaje significativo de pacientes con invaginación rectorectal interna (Fig. 30). En ellos es mejor intentar biorretroalimentación, sobre todo si hay evidencias preoperatorias de anismus (10).

ANISMUS

Este síndrome corresponde a contractura espástica del piso pelviano durante el intento defecatorio. El elevador del ano y músculo puborectal no relajan lo que impide la defecación (Fig. 31). Se produce una constipación muy difícil de tratar. En electromiografía Kuijpers y Bleinjenberg (11) encontraron incremento paradójico de la actividad eléctrica durante el esfuerzo defecatorio tanto en el puborectal como en el esfínter anal externo y propusieron el nombre de "síndrome del piso pelviano espástico" que también se llama

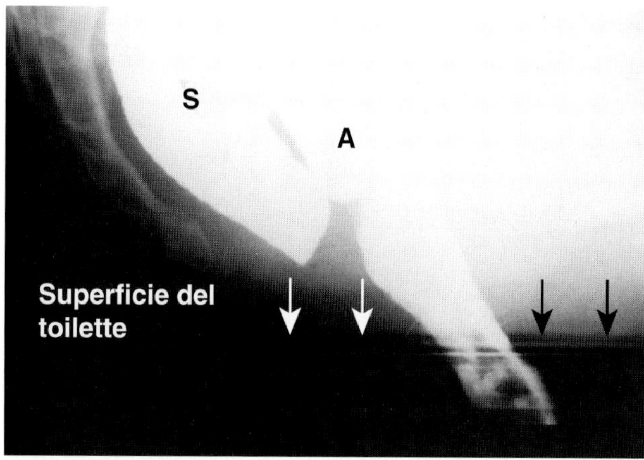

FIG. 28. Separación anormal entre recto y sacro que permite un asa sigmoidea interpuesta. (*A, asa rectal prolapsada; S, sigmoide interpuesto en se espacio presacro*)

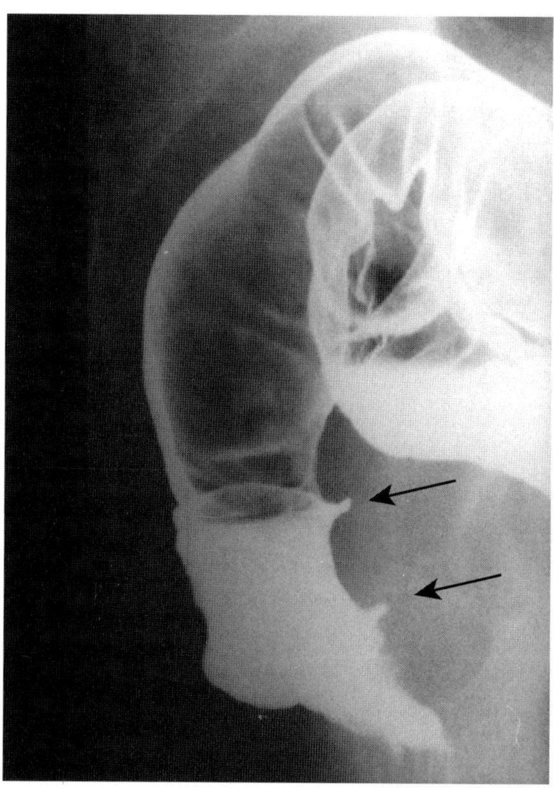

FIG. 29. Doble úlcera rectal solitaria en cara anterior del recto en hombre con doble invaginación rectorectal (*flechas*).

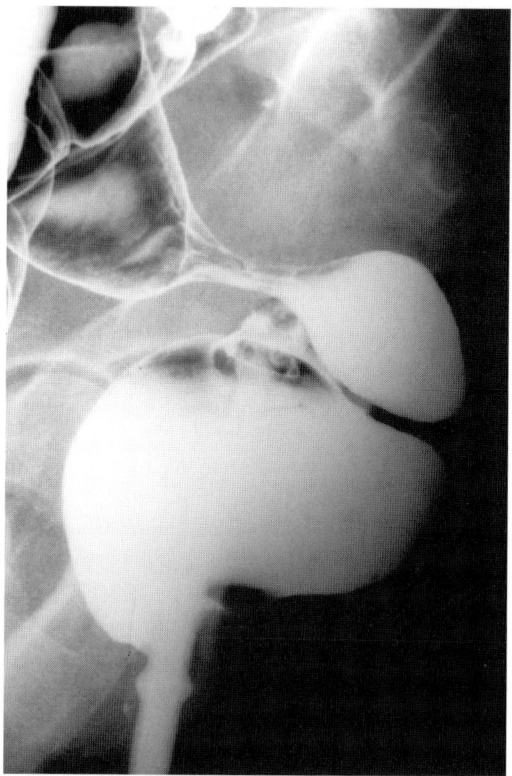

FIG. 30. Rectopexia con estenosis postquirúrgica en zona de pexia. Curó el prolapso y se agravó la constipación.

tra la anatomía detallada de los esfínteres anales interno y externo que cuando están lesionados por trauma local pueden ser reconstruidos quirúrgicamente siempre que no exista una marcada patología pudenda. También la información anatómica de los esfínteres anales puede ser obtenida por resonancia nuclear magnética a un costo bastante mayor.

TRASTORNOS DEL PISO PELVIANO FEMENINO

El método de estudio predominante de estos trastornos es el examen físico cuando hay rectoceles, cistoceles y enteroceles. El desarrollo de la cistocolpodefecografía ha demostrado lo poco confiable del examen físico en la detección de estas lesiones (7). La identificación incorrecta del defecto con frecuencia lleva a cirugías inadecuadas. La musculatura del piso pelviano alcanza su mayor relajación durante la defecación y esto es probablemente la base para la mayor sensibilidad de la defecografía en la detección de estas lesiones.

Rectoceles

Estos consisten en salientes saculares, generalmente desde la cara anterior del recto (Fig. 32). Raramente son salientes desde la cara posterior y en esta situación se les denomina "hernia perineal" porque es una protrusión de pared rectal posterior a través de un defecto en el músculo elevador del ano.

Con frecuencia se detectan rectoceles anteriores en las cistocolpodefecografías femeninas aunque se estiman presentes en 80% de las mujeres asintomáticas y casi siempre en pacientes con debilidad del piso pelviano (13). El tamaño del rectocele se determina por su profundidad relativa a una línea a lo largo del eje del canal anal. Los que miden menos de 2 cm se clasifican como pequeños. Si miden de 2 a 4 cm de profundidad, son moderados, y al medir más de 4 cm, se

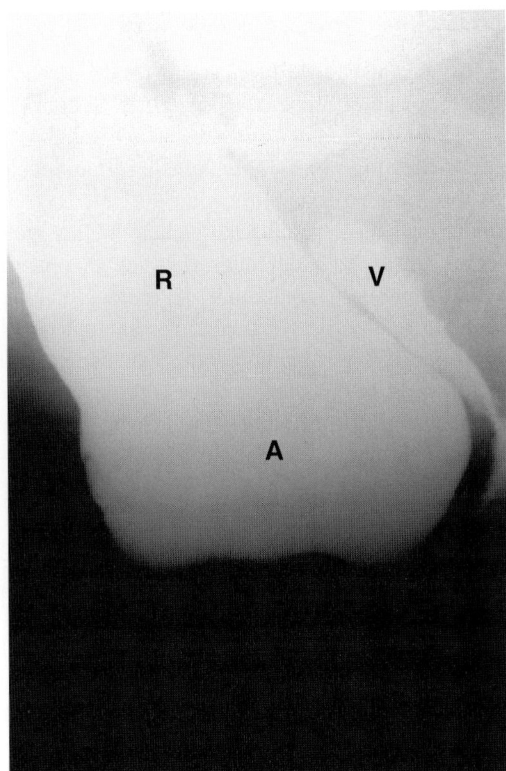

FIG. 31. Anismus. No relaja el piso pelviano y el recto (*R*) permanece lleno sin evacuación efectiva. Extracción fecal digital. El canal anal (*A*) permanece cerrado.

"anismus". En la defecografía la mayoría de los pacientes con anismus no evacúan más de 66% del medio de contraste dentro de 30 segundos, mientras que los pacientes de control lo hacen en forma casi completa. Por radiografía se evalúa este punto, comparando el área ocupada por el recto preevacuación y la imagen postevacuatoria final.

El anismus se considera un trastorno conductual que implica contracción involuntaria de los músculos del piso pelviano. La terapia con biorretroalimentación se usa para adiestrar la musculatura del piso pelviano y obtener relajación adecuada en la evacuación. Este tratamiento es muy exitoso y por ello es de gran importancia detectar el anismus en pacientes con rectoceles, invaginaciones y úlceras solitarias del recto.

INCONTINENCIA FECAL

La causa más frecuente de incontinencia fecal es el parto vaginal complicado con o sin episiotomías y por lo tanto su origen es traumático o por denervación del esfínter anal o del músculo puborectal.

La defecografía se efectúa con pasta más espesa ya que el canal anal es muy amplio e hipotónico en el examen de tacto. El recto tiende a la orientación vertical en reposo y el ángulo rectoanal es abierto (12). El tono esfinteriano se evalúa con manometría. Esta técnica es importante en la evaluación de estos pacientes al igual que la endosonografía ya que mues-

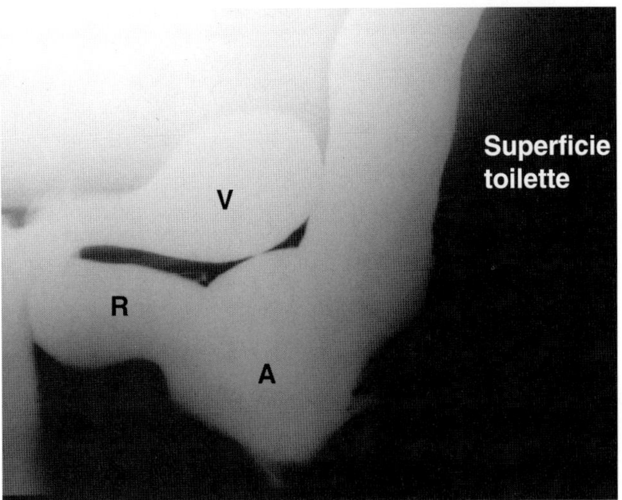

FIG. 32. Gran rectocele anterior (*R*). Vagina horizontalizada en el esfuerzo evacuatorio (*V*). El ano (*A*) permanece cerrado por estenosis del canal anal posthemorroidectomía.

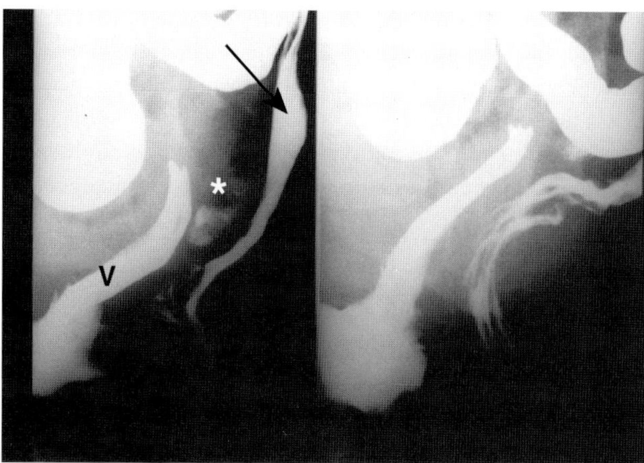

FIG. 33. Enterocele pequeño. Entre recto (*flecha*) y vagina (*V*) se introduce el intestino delgado (*).

consideran grandes. Más importante que la determinación del tamaño, la defecografía muestra si el rectocele retiene bario al término de la evacuación. Si no queda bario atrapado, es un fenómeno transitorio y sin importancia. Los rectoceles grandes siempre retienen bario y los pacientes pueden obtener alivio de la sensación de evacuación incompleta mediante compresión digital de la vagina o piso pelviano y el éxito de esta maniobra puede documentarse en la defecografía.

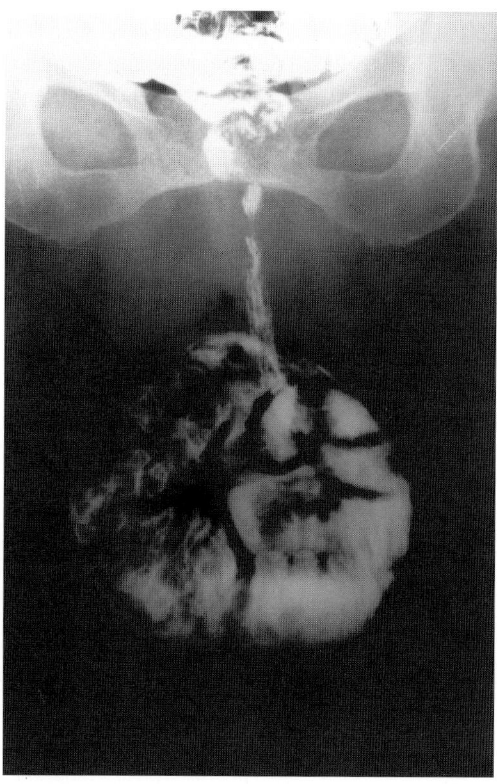

FIG. 34. Gran enterocele. El intestino delgado se exterioriza por la vagina. Radiografía frontal.

Enteroceles

Este trastorno consiste de hernias del fondo de saco peritoneal posterior en el espacio rectovaginal. Si contienen intestino delgado se llaman "enteroceles" (Fig. 33 y 34). Si contienen partes sigmoides "se llaman sigmoidoceles". A veces el contenido es el omento.

Los enteroceles son menos frecuentes que los rectoceles y para demostrarlos en la defecografía se deben opacificar la vagina e intestino delgado además del recto. Ha aumentado la frecuencia de enteroceles con el incremento de las histerectomías y cistouretropexias porque estos procedimientos abren el fondo de saco posterior. Un estudio reveló mediante cistocolpodefecografía la presencia de enteroceles en 64% de pacientes con histerectomía y en 27% de pacientes con cistopexia (14).

El síntoma predominante en los pacientes con enteroceles es incomodidad pelviana o lumbalgia que progresa con el transcurso del día y mejora al acostarse. No hay correlación estrecha entre sintomatología y tamaño de la hernia. En la defecografía el enterocele se identifica por descenso del intestino bajo 2 cm en el espacio rectovaginal o en la propia vagina. Se consideran pequeños si están entre 2 a 4 cm bajo la cúpula vaginal, moderados si entre 4 a 6 cm y grandes si más de 6 cm. Su tamaño máximo se observa al final de la evacuación.

El examen físico es menos confiable que la proctografía evacuante por la incapacidad del paciente para empujar con suficiente energía, como lo hace cuando está evacuando. Además, en el examen físico los enteroceles pueden confundirse con cistoceles.

Sigmoidoceles

Estos son poco frecuentes y se diagnostican aproximadamente con frecuencia de 1 cada 20 proctografías. Se asocian

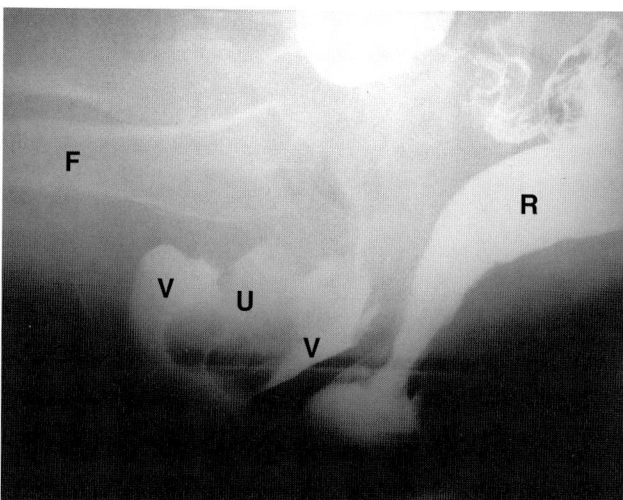

FIG. 35. Prolapso vaginal. El útero (*U*) llenando la vagina (*V*) y saliendo al exterior. Mujer multípara de 17 hijos. (*R, recto; F, femur*)

con separación anormal del colon sigmoideo y recto alto con sus uniones sacrales. Cuando el sigmoidocele es grande la sigmoidectomía produce una marcada mejoría de la constipación (15).

Prolapso vaginal

En este prolapso la cúpula vaginal se prolapsa hacia la vagina en diferentes grados y puede sobrepasar el introito (Fig. 35). El prolapso vaginal completo es la etapa más severa. Se asocia con cistoceles, rectoceles y enteroceles. En la defecografía el grado de prolapso se establece por el porcentaje de acortamiento al final de la evacuación rectal comparando esta placa de la longitud vaginal con la placa de la misma en reposo.

Cistoceles

Estos ocurren cuando hay hernia de la vejiga al interior de la vagina. Radiológicamente se encuentra el descenso del piso vesical bajo la sínfisis pubiana. Los cistoceles pequeños son frecuentes y se asocian con incontinencia de esfuerzo e infecciones urinarias. El descenso del cuello vesical mayor de 1 cm es hallazgo casi constante en la incontinencia urinaria de esfuerzo y un requisito para efectuar uretropexia. La hipermotilidad del cuello vesical también puede estudiarse por endosonografía vaginal (18)

La cistografía es fundamental en la detección del cistocele y detección de su tamaño.

Como corolario se debe señalar que la pelvis menor es pequeña y los órganos adyacentes ejercen presión unos contra otros. Cuando uno se prolapsa, la presión adicional comprime y desplaza órganos adyacentes. Estas modificaciones se evidencian objetivamente durante la cistocolpodefecografía. Esta técnica es una herramienta diagnóstica que permite detectar numerosas alteraciones funcionales y morfológicas anorectales y del piso pelviano. Esta patología debe manejarse en equipo y no en forma aislada por ginecólogos, urólogos o proctólogos. El radiólogo es parte del equipo y su aporte al diagnóstico es valioso. El trabajo en equipo produce mejores resultados para el paciente (19).

REFERENCIAS

1. Read NW, Timms JM, Defecation and the pathophysiology of constipation. *Clin Gastroenterol* 1986;15:937.
2. Drossman, DA, Sondler RS, McKee DC et al. Bowel patterns among subjects not seeking health. *Gastroenterol* 1982;83:529–534.
3. Sonnenberg A, Koch T. Epidemiology of constipation in the USA. *Dis Colon Rectum* 1989;32:1–4.
4. Wang SY, Sutherland JC. Colonic perforation secondary to fecal impaction. *Dis Colon Rectum* 1977;20:355–357.
5. Levine MS, Picolello ML, Sollemberger LC. Solitary rectal ulcer syndrome: a radiologic diagnosis? *Gastrointest Radiol* 1986;11:187–189.
6. Hinton JM, Lennard-Jones JE, Yong AC. A new method for studying gut transit time using radioopaque markers. *Gut* 1988; 10:42–46.
7. Wald A. Colonic transit and anorectal manometry in chronic idiopathic constipation. *Arch Intern Med* 1986;146:713–716.
8. Kelvin FM, Maglinte DDT, Benson JT et al. Dynamic cistoproctography: a technique for assessing disorders of the pelvic floor in women. *AJR* 1994;163:368–370.
9. Mahieu P, Pringot J, Bodart P. Defecography: description of a new procedure and result in normal patient. *Gastrointest Radiol* 1984;9:247–251.
10. Van Tets WF, Culipers JHC. Internal rectal intussusception: fact or fancy? *Dis Colon Rectum* 1995;38:1080–1083.
11. Kuijpers HC, Bleinjenberg G. The spastic pelvic floor syndrome: a cause of constipation. *Dis Colon Rectum* 1985;28:669–672.
12. Kelvin FM, Maglinte DDT, Pittman JS. Radiological assessment of evacuation disorders. *Semin Colon Rectum Surg* 1993;4:157–166.
13. Kelvin FM, Maglinte DDT, Hornback JA et al. Pelvic prolapse assessment with evacuation proctography. *Rad* 1992;184:547–551.
14. Yoshioka K, Matsui I, Yamada O. Physiologic and anatomic assessment of patients with rectocele. *Dis Col Rectum* 1991;34:708–709.
15. Hock D, Lombard R, Jehaes C et al. Colpocistodefecography. *Dis Col Rectum* 1993;36:1015–1021.
16. Smith C, Brubaker LT, Saclarides TJ. *Fluoroscopic evaluation of the pelvic floor. Disorder of function and support of the female pelvic floor.* Philadelphia: Davis, 1996:81–88.
17. Jorge JMN, Young YK, Wexner SD. Incidence and clinical significance of sigmoidoceles as determined by a new classification system. *Dis Colon Rectum* 1994;37:1112–1117.
18. Johnson YD, Lamerdorf H, Hollander IN et al. Use of transvaginal endosonography in the evaluation of women with stress urinary incontinence. *J Urol* 1992;147:421–425.
19. Brubaker LT, Saclarides TJ. *The frontiers of female pelvic floor disorders.* Philadelphia: Davis, 1996:299–300.

PARTE VI

Nuevos Métodos de Imagen

Abdomen: El Tubo Digestivo, Tomo I.
Editores: M. E. Stoopen, K. Kimura y P. R. Ros.
Lippincott Williams & Wilkins, Philadelphia © 1999.

CAPITULO 20

Evaluación ultrasonográfica y endoscópica del aparato digestivo

José Botet y Hans Gerdes

La evaluación del tubo digestivo ha pasado por una verdadera revolución en las pasadas décadas. Iniciada con la radiografía simple no contrastada, el uso de medios de contraste en múltiples proyecciones, la imagenología del tubo digestivo estuvo limitada al estudio de los contornos internos. Los desarrollos posteriores, notablemente los realizados en el Japón, trajeron estudios de doble contraste, los cuales junto con la endoscopia transformaron drásticamente la evaluación del estómago y los intestinos. Más recientemente nuevas modalidades tales como el Ultrasonido transrrectal (UST), la Tomografía computada (TC) y la Resonancia magnética (RM), han permitido a los radiólogos evaluar el tubo digestivo y las estructuras que lo rodean, pero el avance real vino con la introducción del Ultrasonido endoscópico (USE). Esta modalidad ha añadido una nueva dimensión al estudio del tubo gastrointestinal, al proveer una vista casi microscópica de la arquitectura interna del intestino. El USE nos permite evaluar en tiempo real los procesos patológicos que suceden en las diferentes capas de la pared. Las modalidades disponibles proveían sólamente información sobre las características morfológicas de la superficie debajo de las cuales el proceso patológico subyacente debía inferirse. Esto llevó a una relativa baja sensibilidad y especificidad para el proceso patológico que involucraba las capas profundas de la pared del intestino; pero ahora el USE permite un estudio detallado de la arquitectura fina de la pared con mayor exactitud.

El desarrollo del UST de alta frecuencia nos ha permitido observar algunos de los rasgos de la arquitectura interna de la pared del intestino, pero también tiene algunas limita-

ciones importantes, debidas a la presencia de aire en el tórax, estómago y en el colon así como la presencia de asas de intestino delgado entre el transductor y el órgano blanco. También se pierde calidad de la imagen por la presencia de otros órganos, estructuras óseas tales como las costillas y la necesidad de evaluar la imagen a través de la piel y el tejido subcutáneo. La suma de todos esos factores disminuye significantemente la información que provee la aproximación transcutánea en algunas localizaciones anatómicas.

Combinando las ventajas de la ultrasonografía de alta resolución con la capacidad del endoscopio para ingresar al interior del tubo gastrointestinal, la modalidad resultante, el USE, provee lo mejor de cada una de las modalidades sumando o sobrepasando algunas de las limitaciones de la aproximación transcutánea. Típicamente, el tubo gastrointestinal está lleno de pequeñas cantidades de aire que producen artefactos que pueden reducir la calidad de la imagen de ultrasonido. El agua por otra parte, es un medio ideal para la propagación de las ondas de sonido a la frecuencia utilizada. Como el sistema gastrointestinal es básicamente un tubo largo que puede ser llenado con agua, crea un medio ideal para la realización de técnicas de imagen por ultrasonido. El uso de un endoscopio que tiene un transductor de ultrasonido para colocarlo dentro del tubo gastrointestinal cerca del área de interés, crea una combinación óptima de modalidades.

INSTRUMENTACION

Están desarrollándose nuevas tecnologías aplicables para esta técnica, incluyendo la reconstrucción en 3 dimensiones, la caracterización de tejidos y otras. Actualmente hay dos tipos de equipos en el mercado. Uno utiliza un transductor mecánico que rota y que está unido a la parte distal del endoscopio (Fig. 1). El segundo tipo utiliza un arreglo lineal en la porción distal del endoscopio. También están disponibles

Dr. J. Botet: Profesor Asociado de Radiología, New York Medical College, Director del Departamento de Radiología, St. Agnes Hospital, White Plains, NY, USA.

Dr. H. Gerdes: Profesor Asociado, Cornell University, Memorial Sloan-Kettering Hospital, New York, NY, USA.

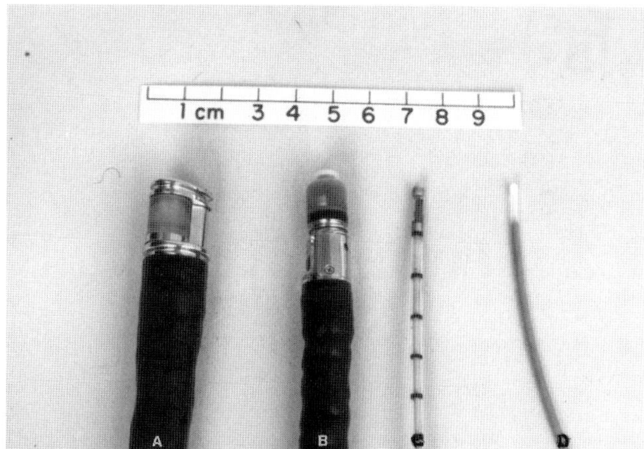

FIG. 1. Acercamiento de la punta de los endoscopios ultrasónicos para el tracto digestivo superior Olympus GF-UM20 rotante (*A*) y el dispositivo lineal Pentax GF-32UA (*B*). En ambos instrumentos el transductor está en un aditamento de plástico el cual está cubierto por un globo que no se muestra para llenarse de agua y establecer un contacto acústico. Ambos tienen también dispositivos ópticos de visión frontal oblicua, una guía de luz de fibra óptica y puertos para succión, insuflación y biopsia proximal al transductor.

minisondas ultrasónicas las cuales son catéteres flexibles de pequeño diámetro con un transductor de ultrasonido ajustado en su extremo que puede ser usado libremente o a través del canal lateral de un endoscopio convencional. Los diseños incluyen tanto instrumentos mecánicos que pueden rotar mecánicamente (360°) o arreglos lineales (90 a 180°). Las frecuencias utilizadas varían de 5 a 20 MHz.

El primer instrumento disponible comercialmente fue el Olympus EUM3 de la compañía Olympus América Inc. en Lake Success, New York. Este sistema dedicado, consta de una consola que contiene los controles ultrasonográficos, los controles de video, y la unidad de imagen. A esta unidad se une un endoscopio ultrasónico tal como el GF-UM3, que es un endoscopio de visión frontal oblicua con un diámetro de transductor de 1.3 cm de diámetro en la porción distal. Un globo puede ser unido al transductor y puede ser llenado con agua a través de un acceso especial. Este instrumento tiene un cristal piezoeléctico rotante que provee un campo de 360° de vista otorgonal a lo largo de todo el eje. Las imágenes de 7.5 y 12 MHz se pueden obtener a través de un interruptor en la consola de control sin tener que movilizar el instrumento. La profundidad del campo es de un máximo de 7 cm de radio para los 7.5 MHz y de 3 cm para los 12 MHz. La resolución axial es de 0.2 mm para el de 7.5 MHz y de 0.12 mm para el de 12 MHz. Esta resolución usualmente es suficiente para observar la pared del intestino y los órganos que lo rodean así como las areas de drenaje linfático. También se encuentra disponible el visor de ultrasonido GF-UM20. Este instrumento es similar al GF-UM3 con una optica de visión frontal y oblicua pero con un transductor un poco más pequeño que facilita la introducción y el paso por áreas estrechas (Fig. 1). El sistema EUM20 usado con este instrumento adquiere información digitalizada lo cual permite preprocesar y postprocesar las imágenes.

La corporación Pentax también ha comercializado un equipo de USE. Este es el FG-32UA que ya se está vendiendo, equipado de un transductor lineal fijado de 5 y 7.5 MHz en la parte distal de un visor frontal oblicuo de 60° que provee un campo ultrasonográfico de 105° de visión el cual está orientado longitudinalmente al eje del instrumento lo que permite guiar con ayuda ultrasonográfica una pinza de biopsia o agujas de aspiración. Este instrumento también tiene la capacidad de proveer señales de Doppler a color cuando se usa con los receptores Hitachi EUB515 y EUB565. Las ventajas de estos dos sistemas se consignan en la Tabla 1.

Otros instrumentos incluyen las sondas ecográficas no flexibles no ópticas. Estas son similares a las sondas endoscópicas Fig. 1. Estas son mucho más delgadas (3 mm o menos), y no poseen un sistema de guía óptico. Estan disponibles en frecuencias de 7 a 20 MHz y son generalmente usadas para la evaluación intraluminal de las obstrucciones del esófago, estómago o duodeno. También se utilizan para realizar una evaluación intraluminal de las arterias y venas y pueden obtenerse de varios fabricantes como Olympus, Aloka y Meditech. También proveen un campo de vista de 360° con una resolución del orden del 0.1 a los 0.2 mm en alta frecuencia. Varios endoscopios esofágicos con rastreadores sectoriales para uso cardíaco han sido adaptados para permitir la evaluación del tracto gastrointestinal y pueden ser utilizados en el esófago o el recto.

EVALUACION DEL TUBO GASTROINTESTINAL

Histológicamente el tubo gastrointestinal consta de 5 capas. Empezando en la luz, son: mucosa, lámina propia, submucosa, *muscularis propiae* y la serosa/adventicia. Esta arquitectura está presente desde la orofaringe hasta el al recto.

TABLA 1. *Ventajas de los sistemas de USE Olympus y Pentax*

Sistema	Ventajas	Desventajas
Olympus GF-UM20	Transductor pequeño/fácil inserción	Extremidad rígida
	Frecuencias 7.5 y 12 Mhz	No confiable para guiar FNA
	Rotación radial de 360° facilita examen	No capacidad de Doppler
Pentax FG-32UA	Frecuencia de 5 y 7.5 Mhz	Extremidad rígida
	Imagen y biopsia en paralelo	Requiere más manipulación visual
	Capacidad Doppler	Curva de aprendizaje larga

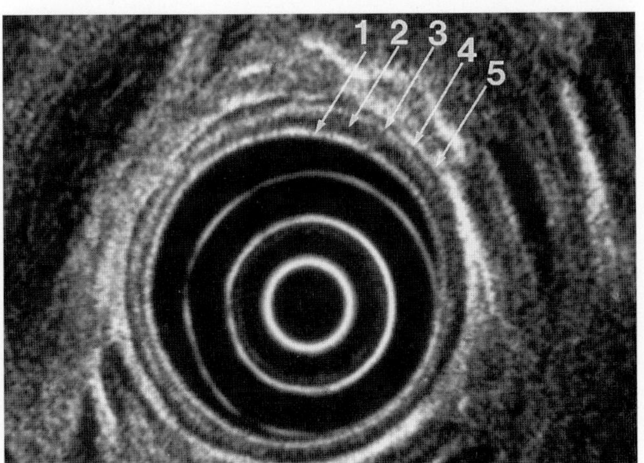

FIG. 2. Imagen por ultrasonido endoscópico de las 5 capas de la pared gástrica (7.5 MHz). El transductor y el globo lleno de agua están en el centro. El estómago está parcialmente lleno de agua. La flecha blanca señala el eco limitante, el cual corresponde a la superficie mucosa o capa mucosa. La siguiente capa hipoecoica corresponde a la mucosa. La tercera capa hiperecoica correlaciona con la submucosa y la cuarta capa hipoecoica con la *muscularis propiae*. La quinta flecha señala la capa hiperecoica que corresponde a la serosa y la grasa subserosa.

La sonografía de alta frecuencia y las imágenes de RM son actualmente las únicas modalidades de imagen que pueden demostrar la arquitectura interna de la pared gastrointestinal (Fig. 2). Usando antenas transrectales, la RM es capaz de demostrar las cinco capas de la arquitectura interna del recto. Actualmente no hay antenas flexibles para permitir la evaluación de otros segmentos del tubo gastrointestinal.

En la endosonografía, un número significativo de variables determinan el aspecto final de las imágenes. Las reflexiones del sonido se obtienen cuando las ondas pasan a través de los tejidos de diferente impedancia acústica. Si la distancia entre dos tejidos con diferente impedancia acústica es menor que la resolución del sistema, sólo se obtiene un eco de las dos capas. Debido a que la resolución es una función directa de la frecuencia, resulta que a mayor frecuencia se logrará una mejor diferenciación entre las dos capas contiguas.

Con los rastreadores mecánicos con foco fijo, hay una distancia mínima (usualmente un 1 cm) entre el transductor y el objeto situado frente al mismo, el cual aparece fuera de foco. Esto ocurre comúnmente en el esófago. En este caso el balón lleno de agua sirve para el doble propósito de proveer un contacto acústico y separar el transductor 1 cm de la pared del intestino.

A frecuencias superiores de 5 MHz, la ultrasonografía endoluminal demuestra uniformemente las 5 capas de la pared que consisten en capas alternas ecogénicas e hipoecoicas (Fig. 2). Desde la primera descripción de la estructura de capas por DiMagno et al (1), ha habido un debate importante acerca de qué representan esas capas (1). Tio et al. (2) en Holanda realizaron experimentos *in vitro* en especímenes de

pared gástrica de autopsia, comparando las imágenes ultrasonográficas con preparaciones histológicas de las mismas muestras hechas cuidadosamente. Basándose en sus resultados caracterizaron la primera capa interna hiperecoica como representando la mucosa; la segunda capa hipoecoica como la *muscularis mucosae*; la capa hiperecoica media como la submucosa; la capa externa hipoecoica como la *muscularis propiae*; y la capa externa o quinta capa como la adventicia, serosa (Fig. 2). En un experimento más reciente hecho por Kimmey et al. (3) se sugiere que las capas hiperecoicas interna y externa representan las interacciones entre las capas limítrofes, la segunda capa hipoecoica es la mucosa, la tercera capa ecogénica es la submucosa y las interacciones limítrofes entre la mucosa y submucosa y entre la submucosa y la *muscularis propiae* y la cuarta capa la *muscularis propiae*. Nuevas investigaciones que se están realizando con sondas de alta frecuencia, revelan más capas que representan la lámina propia, la *muscularis mucosae* y las capas interna y externa de la *muscularis propiae* (4).

EL ESOFAGO

La evaluación del esófago por endosonografía se puede realizar desde la orofaringe hasta el cardias. Endosonográficamente el esófago se puede dividir en 3 partes. El esófago superior comprende desde el músculo cricofaringeo hasta la parte superior del arco aórtico y los vasos que salen de él; el esófago medio se extiende desde la parte superior de este arco hasta la parte inferior de la carina y el esófago inferior va desde la carina hasta el cardias (Fig. 3). Es importante destacar que muchas de las estructuras y los órganos del mediastino se pueden ver bien con esta modalidad. El esófago

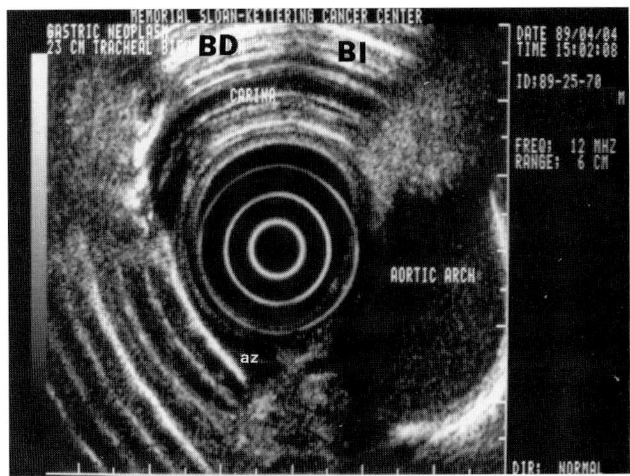

FIG. 3. Imagen por ultrasonido endoscópico del esófago a nivel de la carina (7.5 MHz). La vena ácigos (*az*) y la aorta descendente se ven en la parte inferior derecha, y los bronquios principales derecho (*BD*) e izquierdo (*BI*) en la parte superior derecha e izquierda respectivamente. El globo lleno de agua y el visor están en el centro con las capas de la pared del esófago discernibles entre las flechas.

es un órgano difícil de evaluar por el US convencional, la TC y la RM debido a las estructuras óseas que lo rodean así como el movimiento cardíaco y respiratorio. El USE en modo B, por su caracter intraluminal, es una forma ideal para obtener la imagen del esófago. Este hecho fue reconocido tempranamente durante su empleo ya que ésta fue la primera parte del tubo gastrointestinal que fue estudiada con esta modalidad (5,6).

La mayoría de los exámenes de USE son precedidos por una endoscopia estándar para examinar e inspeccionar el área y para evaluar cualquier anormalidad con un endoscopio de alta calidad de video, debido a que los sistemas ópticos disponibles en la mayoría de los aparatos para USE tienen una pobre calidad y frecuentemente son para visión oblicua lo cual hace que el examen endoscópico sea subóptimo. El examen del tubo digestivo superior debe realizarse bajo sedación monitorizada, con un anestésico orofaríngeo. El procedimiento puede durar hasta una hora por lo que la sedación debe ser adecuada. La evaluación de lesiones en el rectosigmoides puede hacerse generalmente sin sedación.

Después de una inspección endoscópica completa del área, se puede introducir la sonda ultrasónica en forma similar a como se inserta un duodenoscopio para la colangiopancreatografía endoscópica. Se debe tener precaución cuando se usan los instrumentos Olympus y Pentax debido a que los 4 cm distales de ambos son rígidos, y la vista en ángulo oblicuo hace la inserción difícil (Fig. 1). Una vez que el instrumento está en posición, la imagen se puede obtener colocando el globo lleno del extremo del visor cerca de la lesión a estudiar, o instilando agua en la luz para proveer un mejor contacto acústico con la pared y las estructuras que lo rodean. Para proveer una visualización adecuada 20 a 30 mL de agua son suficientes en el esófago. Se requieren 300 mL en el estómago y el recto y 60 mL en el duodeno. El examen completo del estómago y el duodeno puede realizarse sin la instilación de agua, utilizando el globo lleno de agua que está en la punta del visor. En cambio, la visualización del recto y del estómago usualmente requiere agua intraluminal para lograr exámenes de alta calidad. Algunos usan glucagon durante el estudio para reducir la peristalsis pero esto no es necesario en la mayoría de los pacientes.

El examen por USE generalmente está hecho a la medida de la patología sospechada. En el caso de un cáncer de esófago, después de insertar con éxito el instrumento en el estómago, el examen empieza con la evaluación de las áreas de drenaje linfático inferiores al diafragma. Esta evaluación incluye el tronco celíaco, la arteria esplénica, la vena esplénica, la vena porta y la *porta hepatis* (Fig. 4). El instrumento se retira lentamente hacia el cardias, y entonces se evalúa el esófago. El espesor normal de la pared del esófago es de 3 mm y usualmente está caracterizada por un patrón de capas como las previamente descritas (5,6). Las masas esofágicas por otro lado frecuentemente producen expansión de 2 o más de las capas de la pared o una disrupción completa del patrón de las capas por una estructura hipoecoica usualmente más gruesa que la pared normal (6,7).

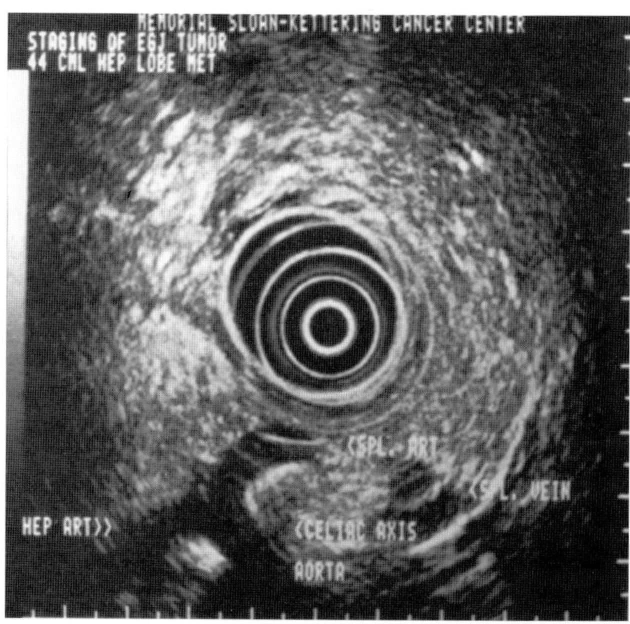

FIG. 4. Imagen por ultrasonido endoscópico del estómago que demuestra el tronco celíaco y sus ramas que producen la apariencia característica de alas de mariposa. Una porción del cuerpo del páncreas adyacente a los vasos es evidente en este nivel.

La sobredistensión del balón lleno de agua unido al transductor puede producir obliteración de la estructura de 5 capas del esófago normal, pero sin aumentar el grosor de la pared (8). La mayoría de los rastreadores sectoriales mecánicos tienen una pobre resolución en el campo cercano, requiriendo, como se menciona arriba, una distancia mínima de 1 cm entre el transductor y la pared. Esto puede no ser posible cuando el instrumento está centrado en el lumen y puede requerir la colocación excéntrica del globo para ver el área de interés. Además, la instilación de agua en la luz a través del canal operatorio del aparato puede aumentar esta separación y mejorar la imagen de las estructuras superficiales. La mayoría de los exámenes del esófago terminan a nivel del arco aórtico y sus ramas. Por encima de este nivel el instrumento mismo puede causar nausea que impide obtener imágenes satisfactorias. La evaluacion del esófago proximal o de imágenes del mediastino superior, puede requerir una mayor sedación o reducir el volumen de agua del balón para permitir un examen de esta área por un breve periodo de tiempo.

Patología benigna

La endoscopía convencional puede proveer imágenes sin igual de la luz del esófago pero no es factible evaluar con ella lesiones de la submucosa, sea que estén causadas por un tumor intrínseco o extrínseco, una estructura vascular o una compresión extrínseca por un órgano o tumor adyacente. La sonografía intraluminal permite actualmente ver a través de la pared y en la mayoría de los casos puede hacer aparente la causa de la anormalidad. Estudios que evalúan las lesiones de la submucosa esofágica han demostrado la eficacia de esta modalidad para caracterizar estas lesiones así como la capa de la pared que involucraron. Por ejemplo, la submucosa en los lipomas, la *muscularis propiae* en los leiomiomas y los leiomiosarcomas y la adventicia o extrínseca, en caso de crecimiento de ganglios linfáticos mediastinales o algunas masas (9). Estos estudios han demostrado una excelente correlación con la patología al identificar los patrones específicos, aun cuando el diagnóstico suele permanecer incierto hasta que la valoración histológica se puede realizar. A la fecha ningún estudio ha demostrado la capacidad del USE para predecir eficazmente la histología en la evaluación de las lesiones de la submucosa, por lo que su uso se limita a la caracterización anatómica de tales lesiones y reducir en esta forma las posibilidades del diagnóstico diferencial. Aun con sus limitaciones, este tipo de información es útil para guiar el manejo clinico posterior. Así las lesiones asintómaticas sospechosas de ser leiomiomas o lipomas pueden ser sometidas a observación sin tratamiento, mientras que aquellas lesiones tales como ganglios linfáticos o masas infiltrativas intramurales pueden continuar su evaluación con otros procedimientos o se ser sujetas a una resección quirúrgica. El desarrollo reciente de la biopsia fina por aspiración guiada por ultrasonido permite continuar la investigación y se puede realizar en forma simple y segura (Fig. 5) (10,11).

Las várices de la submucosa representan otra condición benigna del esófago que suelen ser fácilmente distinguibles en la endoscopía convencional. Es por ello sorprendente que no sean bien demostradas en la mayoría de los pacientes excepto a nivel del cardias o en el estómago (12). Esto es quizás debido al colapso de las várices por el balón lleno de agua. Si el agua se retira del globo en un intento para observar mejor las várices, la distancia entre el transductor y las várices se reduce, lo cual provoca un empobrecimiento del foco y hace difícil el poderlas distinguir. El USE puede detectar la presencia de várices esofágicas y gástricas pero su papel actual en esta evaluación permanece cuestionable.

Tumores malignos

El carcinoma del esófago permanece como una enfermedad altamente letal con una supervivencia media en las mejores manos y modalidades de aproximadamente 22 a 27 meses (13). Mientras que algunos pacientes se presentarán ya con evidencia radiológica de metástasis, la estadificación preoperatoria exacta no era factible antes del uso del USE.

Si bien la quimioterapia combinada y la radiación han proporcionado resultados casi equivalentes a la cirugía, su insuficiencia a nivel local continúa siendo un problema (14). La esofaguectomía seguida de quimioterapia neoayudante, está siendo ahora evaluada con resultados preliminares promisorios. La estratificación de los pacientes por estadios continúa siendo una prioridad dado que aquéllos en estadios más tempranas pueden recibir cirugía potencialmente curativa y aquéllos con enfermedad localmente avanzada y no

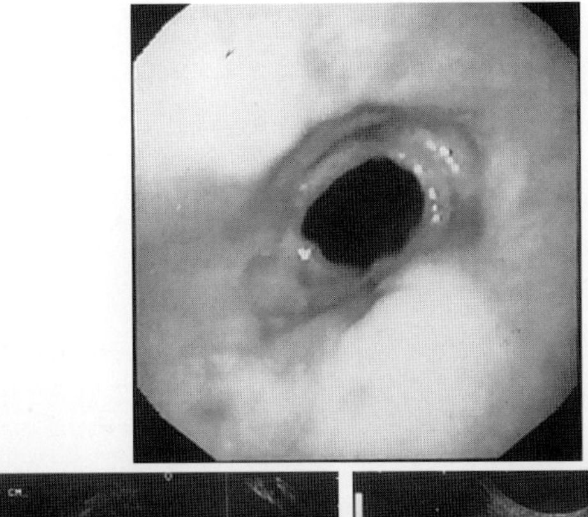
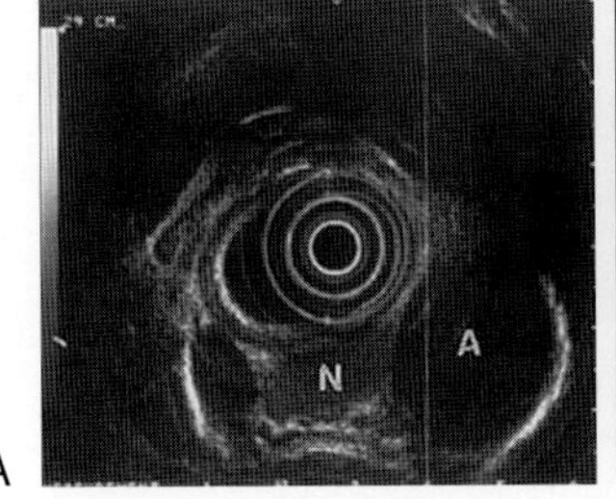
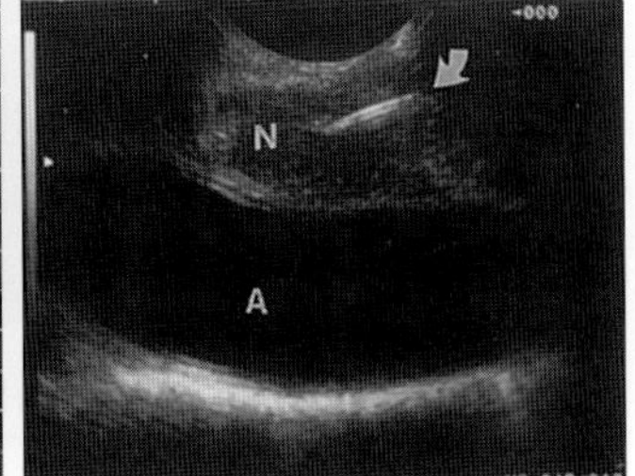

FIG. 5. Imágenes obtenidas con un transductor USE rotatorio (**A**) y con un transductor con arreglo lineal (**B**) de una compresión extrínseca del esófago en un paciente con antecedentes de resección del esófago por cáncer. Ambas imágenes demuestran una estructura hipoecoica adyacente a la pared del esófago que infiltra las capas externas de la pared y su relación con la aorta (*A*). Se realizó una biopsia con aguja fina por aspiración de un ganglio linfático (*N*) (*flecha*) utilizando el transductor lineal permitiendo el diagnóstico de cáncer recurrente en un ganglio linfático mediastinal.

resecable pueden evitar una operación innecesaria. El USE ha demostrado ser útil para una estadificación confiable del cáncer esofágico contribuyendo así a una elección más apropiada de terapia.

El tipo más común de cáncer esofágico visto en los Estados Unidos ha sido el de células escamosas, pero en años recientes ha habido un aumento en la incidencia del adenocarcinoma. El carcinoma escamoso usualmente ocurre en los 2 tercios superiores del esófago y se asocia con una larga historia de fumar y de ingerir alcohol. El adenocarcinoma usualmente crece en el tercio inferior del esófago y se asocia frecuentemente con el esófago de Barrett. Ambos tipos de tumores se caracterizan en el USE como lesiones hipoecoicas que interrumpen las 5 capas normales de la pared del esófago con penetración hacia las capas más profundas conforme el tumor avanza en estadio (Fig. 6) (6). La clasificación AJCC-TNM de 1988 se ha hecho de uso universal para estadificar esos tumores y con la capacidad del USE para mostrar la imágen de las capas del pared del esófago, la estadificación preoperativa exacta del tumor es ahora fácilmene obtenible (15).

La valoración del involucro de los ganglios en el cáncer esofágico puede ser también evaluada por el USE (15). Es interesante destacar que basado en la experiencia de los

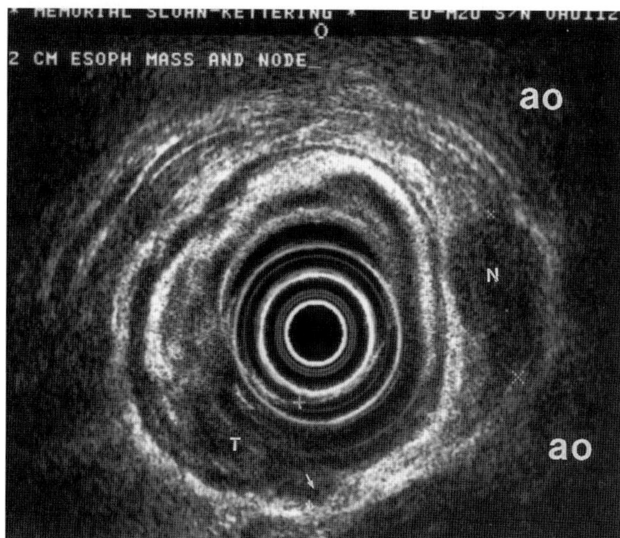

FIG. 6. Este cáncer esofágico parece invadir la submucosa en la mitad superior de la imagen pero en la pared posterior hay evidencia de penetración hacia la adventicia (*flecha*) y ésta mide 1 cm de espesor. También se observa una estructura hipoecoica bien demarcada de 1.7 cm adyacente a la pared izquierda del esófago la cual es sospechosa de ser una metástasis en un ganglio linfático regional (*N*). La aorta descendente (*ao*) está claramente invadida por el tumor en esta imagen.

autores los ganglios benignos y malignos pueden ser distinguidos confiablemente. El criterio usado no se basa en el tamaño como indicador. Los autores, confían mejor en las características ecogénicas y en la forma de los ganglios. Cuando son hipoecoicos redondos y con márgenes precisos los autores piensan que esto favorece la existencia de malignidad (Fig. 6). Si son alargados con márgenes indistintos y con un aumento en los ecos internos, los autores consideran que esto favorece que sean benignos.

Las metástasis a distancia no pueden ser evaluadas confiablemente por el USE debido a que los sitios más comunes, el hígado y los pulmones, no pueden ser valorados completamente por este método. La presencia de involucro de ganglios celíacos caracterizado como M1 en el cáncer esofágico, es detectado fácil y confiablemente por el USE, pero para hacer una valoración adecuada de los pacientes buscando metástasis a distancia la TC permanece como el procedimiento de elección.

En la evaluación de los pacientes con cáncer esofágico ha sido comprobada la confiabilidad del USE para la estadificación. Los autores han realizado un estudio prospectivo preoperatorio en 50 pacientes comparando el USE y la TC dinámica en la estadificación de los pacientes con cáncer esofágico (7). Todos los pacientes fueron sometidos a resección, y los hallazgos del examen patológico del espécimen resecado así como los ganglios y las metástasis fueron comparados. En la evaluación de la profundidad de la invasión del tumor (T), el USE fue concordante en 92% de los casos contra un 60% de la TC dinámica. Esta diferencia fue es-

tadísticamente significativa, con una p<0.0003. En la evaluación de la enfermedad ganglionar el USE concordó en el 88% de los casos contra el 74% de la tomografía dinámica. Esto tuvo un significado limítrofe. Combinando los resultados de USE para T (invasión tumoral) y N (involucro ganglionar) con la TC dinámica para M (metástasis), los autores alcanzaron una exactitud de 86% en la estadificación contra 64% para la TC dinámica sola. Esto nuevamente tuvo significancia estadística con una p<0.008. La aplicación del USE para la estadificación preoperatoria de los pacientes con cáncer esofágico ha demostrado que predice con exactitud el pronóstico a largo plazo y después de un tratamiento potencialmente curativo (16,17).

EL ESTOMAGO

En el estómago pueden distinguirse fácilmente 3 zonas usando marcadores extragástricos. Los autores dividen el estómago en fondo, cuerpo y antro. Cada zona tiene relaciones importantes con otros órganos.

El *fondo* tiene frente a él el lóbulo izquierdo del hígado, y el bazo en la posición de las 3 en el reloj; la aorta, el cuerpo vertebral y el tronco celíaco son posteriores y el lóbulo hepático derecho a las 9 del reloj.

El *cuerpo* se encuentra con los lóbulos derecho e izquierdo del hígado que se extienden desde las 7 a las 12 en la posición de las manecillas del reloj, con el bazo nuevamente a las 3 y el cuerpo y la cola del páncreas, junto con la arteria y la vena esplénica atrás.

El *antro* se encuentra con el hígado, la vena porta y la *porta hepatis* que se extienden desde las 7 hasta las 12 en las manecillas del reloj, mientras la cabeza del páncreas y la unión de las venas mesentérica y porta se proyectan entre las 3 y las 6 del reloj.

El examen se dirige hacia el área de interés. Normalmente el estómago se llena con 300 mL de agua. El agua distiende los pliegues gástricos y sirve como una ventana acústica. El globo se infla rutinariamente con agua debido a que ayuda a separar la cabeza del transductor a la distancia requerida de 1 cm de la pared para lograr una vista óptima (Fig. 2). La pared del estómago totalmente distendida tiene unos 3 mm de espesor y demuestra bellamente la estructura de 5 capas característica del tracto digestivo. El examen usualmente empieza con el instrumento en el antro y se van registrando las imágenes mientras se retira lentamente. Las estructuras que normalmente son visibles en el antro son la *porta hepatis* y el aspecto medial del hígado. Conforme el transductor alcanza el antro, se encuentra una cantidad importante de aire debido al hecho de que con el paciente en posición de decúbito lateral izquierdo, el antro está más alto que el resto del estómago y el aire gástrico tiende a dirigirse hacia arriba. Esto puede evitarse removiendo el aire por medio de succión o usando el balón lleno de agua para ver la pared antral. Un segundo método consiste en rotar al paciente hacia su espalda y si es necesario hasta el decúbito derecho. El antro entonces se convierte en la parte más inferior llenándose de agua. En el antro, debe ponerse estrecha atención a la vena porta, la arteria hepática, el ligamento gastrohepático, la unión de la mesentérica superior, la vena esplénica y la cabeza del páncreas.

Al retirar el instrumento hacia el cuerpo del estómago, se pueden evaluar la arteria y la vena esplénica, el ligamento gastrohepático y el hilio esplénico. Debido a que el estómago puede estar distendido en esta región, el transductor debe aproximarse hacia la curvatura menor, la pared anterior, la curvatura mayor y finalmente la pared posterior, en forma sucesiva para así cubrir no solamente la pared por sí misma, sino también las estructuras circunvecinas en el campo de vista. La evaluación del fondo y cardias se lleva a cabo en una forma similar. Un punto técnico importante es que cuando se atraviesa el píloro o el cardias, es importante desinflar el balón para facilitar el movimiento del endoscopio a través del segmento estrecho. Estos instrumentos pueden rotarse fácilmente sobre todo en el cuerpo y el fondo y la indicación más confiable de que esto ha ocurrido es la inversíon de la imagen de derecha a izquierda, por ejemplo el bazo ocupando la posición del hígado y viceversa.

Patología benigna

Como es el caso con el esófago, la endoscopía convencional provee una evaluación de la luz gástrica y de la superficie de la mucosa, pero no puede determinar confiablemente el origen de una anormalidad de la submucosa. Los tumores benignos como los leiomiomas y los tumores malignos como los linfomas o los leiomiosarcomas, y otras condiciones como las várices o compresiones extrínsecas por otros órganos, se pueden presentar como masas submucosas. El USE es capaz de diferenciar estas entidades con un alto grado de confiabilidad, así como determinar las capas de la pared gástrica involucrada y el posible diagnóstico diferencial. Sin embargo, el diagnóstico final frecuentemente requiere la valoración histológica (9).

El USE es una modalidad ideal para observar la submucosa y las características extragástricas de las várices gástricas. La complicada red de canales que atraviesan la cavidad gástrica se puede examinar por completo con esta modalidad. Caletti et al. (12) en Italia realizaron un elegante estudio para valorar hipertensión portal por USE. Ellos estudiaron 40 pacientes con hipertensión portal usando 48 sujetos normales como control. Sus hallazgos fueron que la USE fue inferior a la endoscopia convencional para detectar y graduar las várices esofágicas con una p<0.0005, pero el USE fue superior para detectar várices en el espacio perigástrico, con p<0.0005. En la gastropatía por hipertensión portal, la endoscopia y el USE fueron similares. No hubo correlacion entre la presencia de gastropatía hipertensiva portal, grado endoscópico de las várices esofágicas y la detección de várices por USE.

El papel del USE para valorar los pólipos benignos del estómago es limitado, debido a lo accesibles que son para la resección y biopsia por endoscopio. En la experiencia de los autores, la principal contribución del USE en esta área ha sido en la valoración de la profundidad de la invasión para determinar la forma de tratamiento. En el caso de los pólipos pedunculados, la polipectomía endoscópica es efectiva y segura por lo que el USE no tiene papel que jugar. Sin embargo, en las lesiones sésiles, particularmente en las grandes lesiones sésiles como los adenomas o carcinoides gástricos, la invasión profunda de la pared del estómago podría hacer la resección endoscópica más difícil y con mayor riesgo de perforación. Sí se puede usar el USE para valorar la profundidad de la invasión y separar a aquellos pacientes que pueden ser manejados endoscópicamente de aquellos que requieren manejo quirúrgico. Algunos tumores raros como el páncreas ectópico tienden a ser pequeños, de 3 a 20 mm, y pueden ser diagnosticados por USE debido a la demostración de una masa submucosa hipoecoica con una estructura central ductal característica. Este tipo de hallazgo puede ayudar a hacer el diagnóstico y eliminar la necesidad de un tratamiento posterior.

La gastritis es una entidad benigna que se puede caracterizar por un engrosamiento difuso de las capas de la mucosa o aun por un engrosamiento de los pliegues gástricos. Este hallazgo algunas veces es indistinguible radiográfica o endoscópicamente de un cáncer infiltrativo o un linfoma. La gastropatía hipertrófica asociada con el síndrome de Zollinger-Ellison, o la enfermedad de Ménétrier usualmente causan un engrosamiento significativo de la mucosa gástrica y también pueden presentar un reto diagnóstico. En estas entidades el USE caracteriza en forma adecuada las capas de la pared que están involucradas, ayudando a confirmar la etiología subyacente (18).

En una evaluación retrospectiva de pacientes que fueron sometidos a USE para la investigación de pliegues gástricos anormales, los autores encontraron que la demostración por USE del engrosamiento superficial de la pared en forma aislada se asociaba usualmente con un diagnóstico de gastritis benigna. Aquellos pacientes con un engrosamiento de las capas más profundas, por ejemplo, de la submucosa y la *muscularis propiae*, tenían más procesos infiltrativos ocultos que no habían sido diagnosticados en las biopsias endoscópicas y que requerian biopsias quirúrgicas que incluían todo el espesor de la pared gástrica. Esto también se muestra en la Tabla 2. En aquéllos en quienes parecía que fueran causados por várices gástricas se evitó el riesgo de una biopsia

TABLA 2. *Hallazgos con USE en pacientes con pliegues gástricos gruesos*

Grosor de la capa USE	Histología	n
2 mm	Hiperrugocidad/gastritis	16
	Enfermedad de Ménétrier	1
	Linfoma	1
3 mm	Várices (no biopsia)	4
2 – 4 mm	Adenocarcinoma	5
	Linfoma	1

por endoscopia o cirugia. El empleo del USE en este aspecto ayuda a una mejor caracterización del proceso subyacente asociado con el engrosamiento de los pliegues gástricos y conduce a un diagnóstico más definitivo.

Tumores malignos

El adenocarcinoma del estómago se origina característicamente en la mucosa gástrica, invade las capas más profundas de la pared del estómago y se disemina hacia los órganos linfáticos y distantes. Como en el esófago, este tumor se caracteriza en el USE por una interrupción de las 5 capas de la pared gástrica de aspecto hipoecoico (Fig. 7). Este es el proceso maligno más común del estómago con aproximadamente 21.000 nuevos casos diagnósticados en 1996 y aproximadamente 14.000 muertes por la enfermedad. La estadificación se realiza con la clasificación AJCC-TNM de 1988 y es determinada en forma confiable por el USE (15).

Además de las masas gástricas, el drenaje linfático y del estómago también pueden ser evaluados confiablemente por endosonografía. Con el uso de transductores de alta resolución de 7.5 y 12 MHz, los ganglios perigástricos de 2 mm o mayores pueden ser identificados y caracterizados. Como en el caso de los ganglios periesofágicos, el criterio de un ganglio redondo e hipoecoico se usa para distinguir aquellos ganglios malignos de los benignos, típicamente elongados e hiperecoicos, o bien, de los ganglios reactivos.

Las metástasis a distancia son imposibles de definir con esta modalidad. Dado su pequeño campo de vista, el hígado no puede ser evaluado completamente; y los pulmones y ganglios retroperitoneales distales tampoco pueden ser vistos. Sólo cuando está presente la ascitis se puede inferir que hay un involucro metástasico del omento o el mesenterio. Con esta modalidad pueden detectarse pequeñas cantidades de líquido intraperitoneal en el saco menor o en la región de la *porta hepatis*. Este hallazgo es un signo indirecto. La TC debe ser el método de elección para la evaluación de las metástasis a distancia.

Los autores (19) realizaron un estudio preoperatorio prospectivo en 50 pacientes con sospecha diagnóstica de cáncer gástrico, comparando el USE y la TC dinámica. Todos los pacientes fueron sometidos a resección y los hallazgos del examen patológico del espécimen resecado, así como de los ganglios y las metástasis, fueron usados para la comparación. En la evaluación de la profundidad de la invasión del tumor (T) el USE concordó en un 98% con la patología, contra un 42% en TC. Esta diferencia fue estadísticamente significativa, con una p< 0.0004. En la evaluación de la enfermedad de los ganglios el USE concordó en 78% de los casos contra el 48% para la TC dinámica. Esto fue significativo con una p< 0.03. Combinando los resultados del USE para T (invasión tumoral) y N (involucro ganglionar) con la TC para M (metástasis), los autores alcanzaron una exactitud de 76% para la estadificación, contra 45% cuando se usó la TC solamente. Esta diferencia fue otra vez significante desde el punto de vista estadístico con una p<0.016. En otro estudio hecho en nuestra institución, después de una resección curativa, la estadificación del cáncer gástrico determinada preoperativamente por USE fue un predictor preciso de la recurrencia y de la muerte por la enfermedad, con 15% para aquellos pacientes con cáncer gástrico con clasificación T1 y T2 en USE que tenían recurrencia de la enfermedad con un seguimiento medio de 25 meses, comparado con 77% para USE en los pacientes con cancer gástrico T3 y T4 con una p=0.0002 (20).

El estómago es un sitio primario común para linfomas no Hodgkin (Fig. 8). Tres tipos de involucro se han descrito:

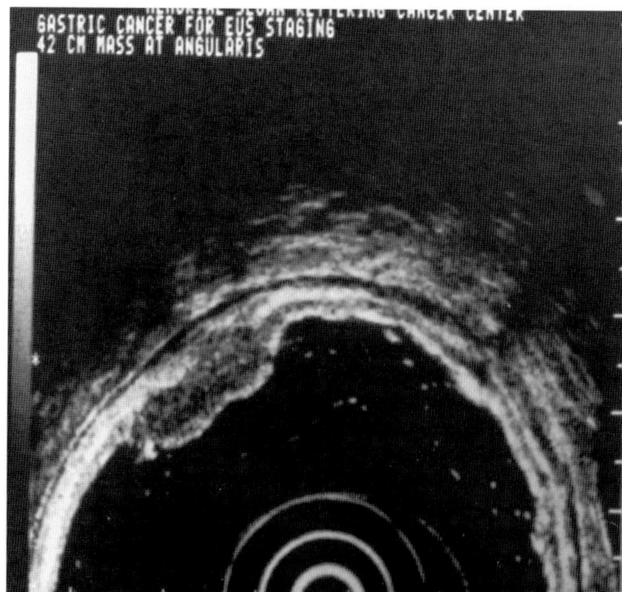

FIG. 7. Un estudio temprano de cáncer gástrico (T) demostrado con la sonda Olympus (12 MHz) demuestra la ruptura de las primeras tres capas lo cual correlaciona con infiltración limitada a la mucosa y la submucosa.

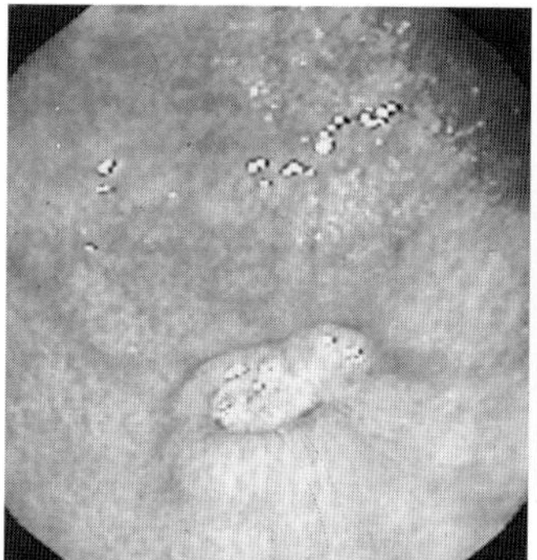
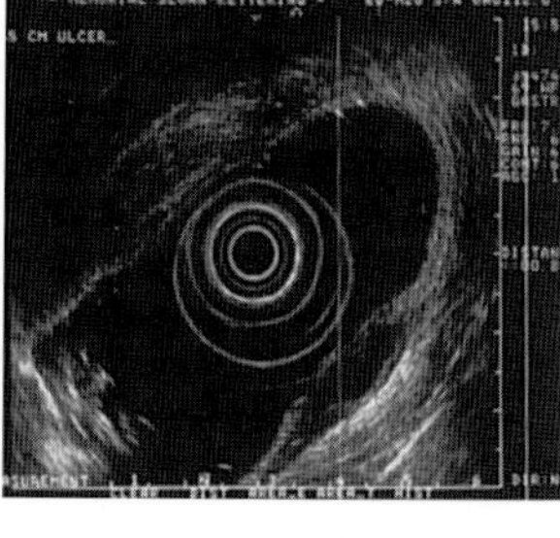

FIG. 8. Este linfoma gástrico (T) de la curvatura mayor tiene un patrón superficial que en USE parece involucrar solamente la mucosa. Este paciente sin embargo tenía múltiples ganglios perigástricos y celíacos afectados. Después de la quimioterapia sistémica se repitió la endoscopia y el USE demostrando la total resolución de las anormalidades gástricas y ganglionares.

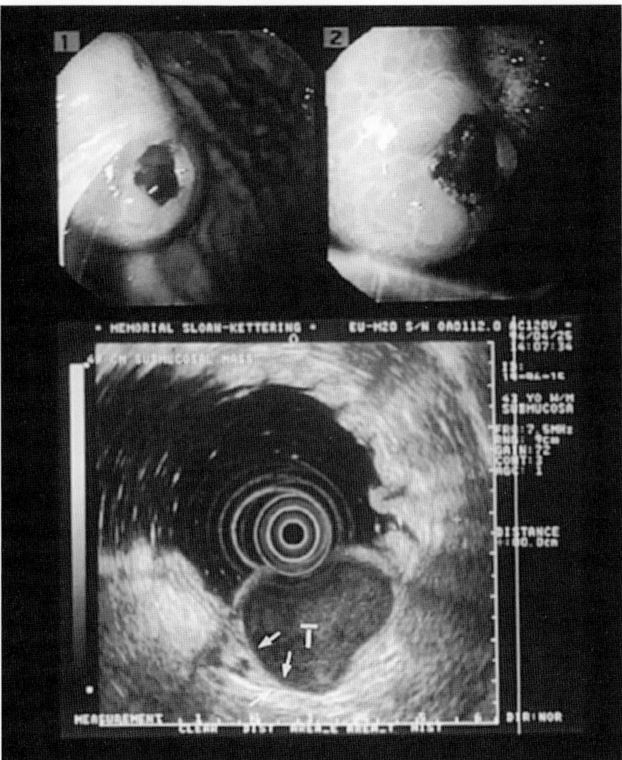

FIG. 9. Esta gran masa submucosa gástrica (*T*) parecía provenir de la *muscularis propiae* (cuarta capa) siendo sugestiva de un tumor del músculo liso. La resección quirúrgica confirmó la naturaleza maligna de este leiomiosarcoma.

a) tumoral, presentado endosonográficamente como una masa hipoecoica que infiltra y rompe la arquitectura de la pared; b) superficial, que aparece como un engrosamiento de la mucosa pero no de la submucosa y c) infiltrativo, caracterizado por un engrosamiento de las capas de la pared con preservación del patrón de la arquitectura de las capas. La evaluación de los ganglios involucrados alrededor del tumor es fácil de hacer con esta modalidad y puede ayudar a guiar la terapia (21).

Los leiomiosarcomas y los leiomioblastomas pueden crecer a partir de la *muscularis mucosae* o, más comúnmente, de la *muscularis propiae* (Fig. 9). Estos tumores son difíciles de diferenciar de su contraparte benigna, los leiomiomas (9). Sólo cuando son invasivos o tienen linfadenopatía asociada significativa lo que es rara, se puede establecer la sospecha diagnóstica de malignidad desde un punto de vista endosonográfico. Los leiomioblastomas comúnmente se presentan como masas que parecen crecer de la serosa. Tienden a tener un centro necrótico que simula duplicaciones. Mientras que el USE caracteriza fácilmente a estos tumores, el diagnóstico tisular todavía se basa en la biopsia por aguja guiada por USE o en la resección quirúrgica.

Los tumores carcinoides gástricos son raros, tienden a ser pequeños y superficiales y son fácilmente evaluados por la endoscopia convencional y la biopsia. La mayoría ocurren en asociación con anemia perniciosa o con gastritis atrófica crónica e hipergastrinemia secundaria y usualmente se presentan como pólipos gástricos múltiples o pequeñas úlceras. La mayoría están limitados a la mucosa y se comportan de una manera indolente, pero tienen la potencialidad de invadir la submucosa y metastatizar y por lo tanto no deben ser ignorados. Usualmente son de crecimiento lento y metastatizan en forma tardía hasta llegar al hígado, por lo que la terapia endoscópica debe considerarse. La invasividad de estos tumores es fácilmente detectada por el USE y esto puede ayudar a guiar la terapia endoscópica debido a que la resección quirúrgica usualmente no es necesaria a no ser que el tumor sea grande o que haya invadido en forma profunda.

RECURRENCIA DE TUMORES MALIGNOS EN EL ESOFAGO Y EL ESTOMAGO

El diagnóstico de recurrencia temprana del cáncer después de una resección quirúrgica frecuentemente es difícil, en particular cuando ocurre en la submucosa o en la superficie de la serosa de una región anastómica. Los autores realizaron un estudio prospectivo evaluando el USE en 40 pacientes que habían sido sometidos a una resección curativa de un cáncer esofágico o gástrico y que presentaban síntomas que sugerían una recurrencia local (22). El USE identificó correctamente a 23 de 24 pacientes con recurrencia, aun cuando la biopsia endoscópica inicial fue negativa (Fig. 10). La ausencia de recurrencia anastómica fue identificada correctamente en 13 de 16 pacientes para una sensibilidad total de 95%, una especificidad de 80%; un valor predictivo positivo de 88% y un valor predictivo negativo de 92%.

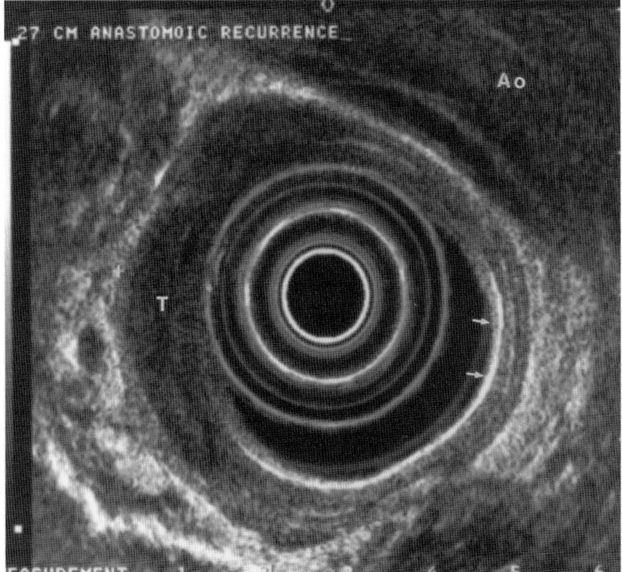

FIG. 10. Esta figura demuestra la imagen de un cáncer recurrente en una anastomosis esofagogástrica en la región del arco aórtico (*Ao*) vista en USE. El tumor hipoecoico (*T*) mide 7 mm y contrasta con la imagen de la pared normal (*flecha*) en el lado opuesto.

EL DUODENO

El USE del duodeno está limitado a los primeros 3 segmentos del organo. Dada la longitud del endoscopio no se ha demostrado que sea factible evaluar el duodeno más alla de este punto. Esta área es rica en estructuras importantes que la rodean y que frecuentemente se asocian con la enfermedad. La primera y segunda porción del duodeno tienen relaciones estrechas con la vesícula, el páncreas y el polo superior del riñón derecho y estructuras vasculares tales como la vena mesentérica superior, la vena porta, la vena cava inferior y el sistema ductal biliar extrahepático.

Como en el caso con el examen de esófago y estómago, el paciente recibe un anestésico tópico en la orofaringe y una inyección intravenosa con observación de los signos vitales y saturación de oxígeno. El instrumento se pasa a través del antro gástrico y se maniobra hasta alcanzar el píloro e introducirlo al duodeno. El instrumento se avanza lo más lejos posible, hasta la tercera porción del duodeno. El globo se infla con agua y se inicia el examen. En pacientes con un duodeno distendido se pueden instilar 100 a 200 mL de agua a través del canal lateral del instrumento. El glucagon intravenoso puede utilizarse para paralizar la motilidad del duodeno.

La pared normal del duodeno se compone también de 5 capas. Su grosor cuando está distendido con el globos, o con el lumen llenos de agua, es de 3 mm.

Una nota técnica importante es la necesidad de desinflar el balón cuando se pasa el píloro durante la inserción o durante el regreso hacia el antro.

Los órganos relacionados con la tercera porción del duodeno incluyen la aorta, la vena cava inferior y ocasionalmente, la vena renal derecha. Las relaciones más importantes, como se mencionó previamente, se encuentran en la primera y segunda porción del duodeno.

Patología benigna

Los tumores submucosos incluyen lipomas, leiomiomas, neurinomas, carcinoides y otros tumores aun más raros (Fig. 11). En el duodeno debe realizarse siempre una búsqueda cuidadosa de gastrinomas y en este punto el examen endoscópico es crítico. El USE va a ser muy útil para decidir si hay necesidad de una resección endoscópica en base a la profundidad del involucro de la pared (23).

Tumores malignos

El carcinoma del duodeno es raro. De 1963 a 1983 sólo se vieron 32 adenocarcinomas primarios de duodeno en el Hospital Memorial Sloan Kettering de Nueva York. La presencia o ausencia de ganglios positivos hace una diferencia importante en la supervivencia y la resección quirúrgica es el tratamiento de elección en los pacientes operables. Los ganglios están en la vecindad inmediata del duodeno y drenan hacia la *porta hepatis*. Esta área de drenaje es fácilmente

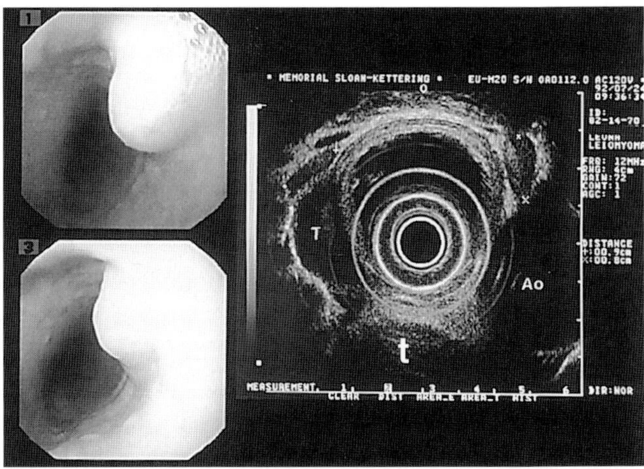

FIG. 11. Esta lesión hipoecoica (*T*) en el esófago distal parece involucrar la *muscularis propiae* (cuarta capa) siendo sugestiva de un leiomioma. La aorta torácica (*Ao*), y cuerpo vertebral torácico (*t*) pueden apreciarse.

identificable por USE; por lo que la estadificación de estos tumores por USE es fácil de realizar y puede ayudar a determinar la resecabilidad en base a la invasión vascular local.

EL PANCREAS

Una ventaja de la capacidad del USE para ver a través de otros órganos es que se pueden obtener excelentes imágenes del páncreas usando las vías de aproximación transgástrica y transduodenal. El USE del páncreas se realiza desde la unión de la segunda con la tercera porción del duodeno, distal al cuerpo gástrico. La cabeza del páncreas está en contacto inmediato con el arco duodenal, por lo que es factible examinar tanto la cabeza como el proceso uncinado usando el duodeno como una ventana acústica. El cuerpo y la cola del páncreas están en relación estrecha con el cuerpo gástrico y el fondo, que son fácilmente visibles utilizando como ventana el estómago lleno de agua.

Los pacientes se preparan en una forma similar a la de otros procedimientos endoscópicos. El endoscopio se pasa entonces a la unión de la segunda con la tercera porción del duodeno. Las relaciones son extremadamente importantes en esta área debido a que el transductor sufre muchos cambios en su plano de orientación. En algunos casos la imagen puede ser invertida de derecha a izquierda. Por lo tanto es importante tener en mente toda las relaciones que existen en todo nivel.

En la cabeza del páncreas, la relación más importante es la unión del conducto biliar común y el conducto pancreático. Esta relación define la región ampular. En la unión de la cabeza y el cuerpo del páncreas y definiendo el borde medial del proceso uncinado se encuentra la unión de la vena mesentérica superior con la esplénica. Esta es una relación importante. El cuerpo y la cola del páncreas se relacionan estrechamente con la vena esplénica, la cual es fácilmente examinada a través de la curvatura mayor del estómago. El ducto pancreático puede ser visto y mide aproximadamente 1 mm de diámetro a nivel del cuerpo del páncreas. En condiciones patológicas puede estar dilatado de forma no común.

El drenaje linfático del páncreas ha sido bellamente caracterizado por Pissa y Rabischong (24) en su estudio de 100 cadáveres. El resultado de este estudio demuestra que las áreas de drenaje linfático se encuentran en el rango de USE lo que permite una etapificación ganglionar adecuada en pacientes con cáncer pancreático. Esto, junto con la capacidad del USE para identificar la invasión vascular por el tumor, permite que el USE sea usado como una modalidad de estadificación preoperatoria para identificar pacientes que sean operables.

Patología benigna

Los cambios inflamatorios agudos de la glándula pancreática se demuestran en el USE como áreas de hipoecogenicidad difusa del páncreas, cuyos márgenes son indistintos. Los cambios inflamatorios crónicos tienen una apariencia más florida, variando de lo hipoecoico a lo hiperecoico y el denominador común es la inhomogenecidad de estos cambios. Las calcificaciones, cuando están presentes, también sirven para distinguir estas condiciones. Estas calcificaciones se encuentran con más frecuencia dentro de conductos muy tortuosos pero también pueden ser vistos como cálculos intraluminales.

Los pseudoquistes pueden estar presentes y usualmente se ven bien a través de la pared del estómago. Los pseudoquistes pancreáticos se caracterizan como unos sacos homogéneos hipoecoicos o anecoicos, adyacentes al estómago o a la pared del duodeno o dentro el páncreas mismo. Ocasionalmente, pueden tener ecos internos cuando son hemorrágicos o tienen detritus necróticos. El uso del USE en el drenaje de los pseudoquistes pancreáticos se ha descrito y su principal utilidad está en verificar la aposición de la pared del pseudoquiste con la pared del duodeno o el estómago, antes de realizar una punción endoscópica segura.

Los cistoadenomas también son tumores raros que tienen 2 variedades incluyendo los microquísticos y los macroquísticos. Con las técnicas radiográficas estándar sin la biopsia son prácticamente indistinguibles de un cistadenocarcinoma. Aunque pueden ser fácilmente evaluados por el USE, aún no ha sido publicada una buena descripción de sus características, quizás debido a su rareza. El diagnóstico seguro de benignidad o malignidad aún depende de la valoración histológica.

La linfadenopatía peripancreática puede simular tumores. Los pacientes pueden ser referidos para evaluación por US o TC debido a una cabeza del páncreas crecida. Múltiples condiciones no pancreáticas pueden dar lugar a este hallazgo. El linfoma, comúnmente el linfoma no Hodgkin que involucra al tubo gastrointestinal, presenta adenopatía peripancreática y periduodenal. No siempre es posible hacer la distinción en base a la TC o el Ultrasonido convencional. El USE es útil ya que diferencía la enfermedad ganglionar de

un proceso pancreático primario. Los ganglios metastásicos en esta región se encuentran comúnmente en el cáncer gástrico y otras lesiones malignas del tubo gastrointestinal superior así como el melanoma, y los cánceres de mama pulmón. Mientras que la simple presencia de ganglios linfáticos no confirme un diagnóstico de malignidad, los rasgos endosonográficos o la aplicación de USE para guiar biopsias de aspiración con aguja fina pueden ayudar a hacer tal diagnóstico (Fig. 5).

Tumores malignos

El adenocarcinoma del páncreas es el tumor maligno más común de este órgano. Estos tumores se caracterizan ultrasonográficamente por ser hipoecoicos o tener un patrón mixto (Fig. 12). Los márgenes pueden estar bien definidos o pueden ser irregulares. Rara vez pueden tener calcificaciones. Uno de los marcadores principales es la dilatación proximal del conducto pancreático. Se debe destacar que la diferenciación entre una pancreatitis crónica focal y un adenocarcinoma es difícil debido a que con frecuencia se mezclan sus características endosonográficas. Estos hallazgos fueron analizados por Boyce y Sivak (25) y también por Yasuda et al. (26) quienes estudiaron 42 pacientes con cáncer pancreático y 8 pacientes con pancreatitis crónica focal. Encontraron que la diferenciación entre un tumor benigno y un tumor maligno del páncreas fue posible en tumores mayores de 3 cm, pero difícil en tumores menores de 2 cm. Yasuda reportó un 100% de detección usando esta modalidad para tumores de cualquier tamaño en comparación con la TC la cual detectó sólo 29% de los tumores menores de 2 cm. La

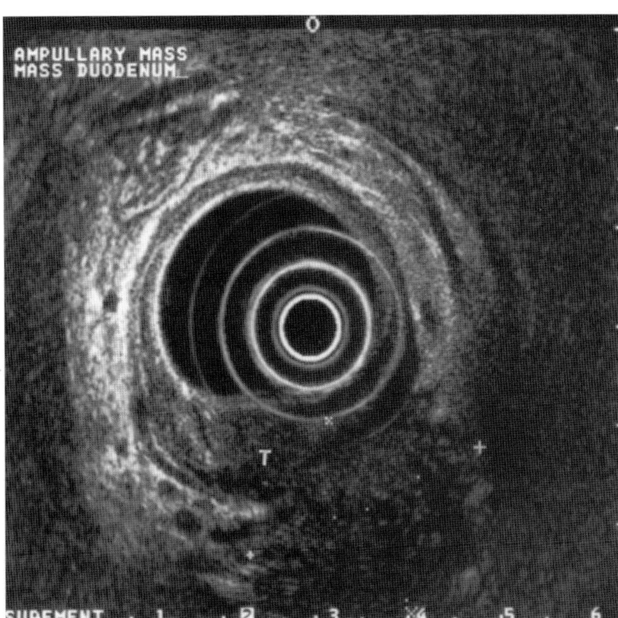

FIG. 12. Aquí se demuestra una masa ampular (*T*) que infiltra la pared del duodeno hacia la cabeza del páncreas formando una masa de 2.1 × 2.7 cm.

invasión a los vasos adyacentes, especialmente las venas mesentérica superior y esplénica, puede ocurrir tanto en los tumores benignos como en los malignos. En forma similar la dilatación del conducto pancreático puede ocurrir tanto en la pancreatitis crónica como en los adenocarcinomas.

Los estudios publicados sobre la capacidad del USE para estadificar el cáncer del páncreas indican una exactitud para la etapa T de alrededor de 85%, y una exactitud para la etapa N de alrededor de 70% (27). Una de las principales dificultades en considerar la resecabilidad del cáncer pancreático es la invasión a los vasos sanguíneos por el tumor. Yasuda et al. (26) puntualizan en sus series que la identificación correcta de la invasión vascular se estableció en 11 de 12 pacientes. Rosh et al. (28) compararon la eficacia del USE para detectar la invasión de la vena porta, con la de la TC y la angiografía, y obtuvieron una eficacia de 95% para el USE, comparado con 73% para la TC y 85% para la angiografía.

Los tumores del ámpula son una entidad distinta. Los autores hacen una distinción entre estos tumores y los adenocarcinomas del páncreas de acuerdo con su comportamiento biológico distinto así como en la dificultad de caracterizarlos por otras modalidades. La Colangiopancreatografía retrógrada endoscópica (CPRE) ha sido sin ninguna duda el estándar de oro para su detección ya que permite hacer la biopsia del ámpula al realizarse la CPRE. La US convencional y la TC demuestran una obstrucción del conducto biliar a nivel distal, y como en la CPRE, a menudo también muestran la extensión del tumor o su extensión ganglionar. El USE ha demostrado ser útil para la evaluación de los carcinomas del ámpula de Vater con una gran exactitud para la etapa del tumor, 83% para la etapa T y 75% para la estadificación N (28). Algunos de estos tumores son potencialmente curables con la pancreatoduodenectomía. Sin embargo, recientemente se ha reportado que la endoscopia local y la resección quirúrgica son eficaces en pacientes con tumores pequeños. La estadificación preoperatoria exacta es necesaria para tener una mejor guía en este tipo de terapia y el USE es la única modalidad que puede proveerlo en la actualidad. Los autores tienen una pequeña serie de casos, pero han sido capaces de identificar el tumor exitosamente, medirlo y determinar el involucro ganglionar peritumoral en todos los pacientes como se demostró en la resección. La utilidad de la estadificación de este tumor radica en la selección de pacientes para una resección local versus una resección extensa, pero el método aceptado de tratamiento sigue siendo la pancreatoduodenectomía.

Los tumores neuroendócrinos del páncreas son raros y difíciles de detectar por otros métodos de imagen. Estos tumores pueden presentarse como masas de todos los tamaños desde menos de 1 mm hasta grandes tumores que miden de 20 a 30 cm. Pueden ser benignos o malignos, funcionales o no funcionales, simples o múltiples. Se han identificado 22 polipéptidos en estos tumores. Los tumores funcionales suelen detectarse temprano debido a los síntomas provocados por el exceso de actividad de estas sustancias. Muchos son malignos y producen metástasis fundamentalmente al hí-

gado o a los ganglios, donde las metástasis por sí mismas pueden producir síntomas como el síndrome carcinoide.

Los tumores grandes se pueden detectar fácilmente por medio de la US convencional y la TC. Los pequeños, en el rango de 1 mm, son más difíciles de detectar. Los autores han estudiado 13 pacientes consecutivos referidos por sintomatología del tumor neuroendócrino (23). De estos pacientes, 12 tuvieron un tumor en el páncreas; en 1 el tumor creció en la pared duodenal. Todos los pacientes tenían una TC dinámica y 8 de 12 tenían angiografía, los tumores variaban de 5 a 20 mm de diámetro y el USE detectó tumores en 10 de ellos. Más de un tumor era evidente en 5 pacientes, incluyendo 1 de 2 pacientes con una neoplasia endocrina múltiple tipo 1 (MEN1). En los 8 pacientes tratados quirúrgicamente hubo un falso positivo como resultado de un ganglio linfático peripancreático hipertrófico y un falso negativo, que en una correlación retrospectiva se consideró que el estudio estaba bien realizado pero había sido interpretado de forma incorrecta. El USE detectó pequeños tumores en el páncreas de 5 pacientes en quienes la TC dinámica y la angiografía superselectiva fueron negativas. Este informe y otros más han demostrado que el uso del USE es útil en la evaluación preoperatoria de estos tumores que frecuentemente presentan un dilema, tanto preoperatorio como intraoperatorio para el cirujano.

COLON Y RECTO

El papel del USE en la evaluación de las lesiones rectales y la estadificación del cáncer rectal ha sido descrita con anterioridad, pero la utilidad de la misma en la enfermedad colónica proximal a la unión rectosigmoidea permanece poco clara (29,30). El estudio baritado de doble contraste y el examen colonoscópico generalmente proveen una evaluación completa de la luz del colon y su mucosa, pero sólo proveen información limitada de la submucosa y la anatomía intramural. En el tubo digestivo superior esto no tiene significancia clínica ya que las lesiones se pueden quitar fácilmente tanto endoscópica como quirúrgicamente. Una variedad de lesiones inflamatorias que afectan el colon y la pared del recto como la colitis ulcerativa y la enfermedad de Crohn se pueden evaluar en forma adecuada con las técnicas existentes. Para el manejo de las lesiones benignas y malignas de colon y recto, la estadificación previa al tratamiento se ha vuelto importante para planear la terapia. Por lo tanto, el uso del USE en este aspecto se ha vuelto útil. La visualización del recto y sigmoides inferior es simple en virtud de la longitud del intestino que debe ser estudiado, pero la observación del segmento proximal es difícil y menos útil clínicamente.

La técnica del examen por USE en el colon es similar a la del tubo digestivo superior utilizando ya sea el mismo instrumento o un visor ultrasonográfico dedicado con vista frontal como Olympus CF-UM20, pero como otros exámenes colorrectales requiere preparación del intestino. En los estudios que se limitan al recto, el examen se realiza con o sin sedación, con un colonoscopio estándar o un sigmoidoscópio, para valorar la anatomía y la localización de lesiones. La sonda ultrasonográfica se inserta y se guía hacia el área de interés a la vez que se instila agua en la luz. El área de interés se examina cuidadosamente con movimientos de vaivén del visor y con la manipulación en 3 dimensiones del extremo del instrumento. La caracterización de la lesión es factible así como la arquitectura de la pared del colon y de las estructuras que lo rodean incluyendo el drenaje linfático.

Patología benigna

Como en el tubo digestivo superior, las lesiones de la submucosa no son raras en el recto. Habitualmente se trata de leiomiomas, lipomas y tumores carcinoides rectales. La caracterización por USE es simple y permite la determinación de las capas de la pared involucrada. Esto puede ayudar a guiar el tratamiento hacia una terapia endoscópica de las lesiones superficiales como la separación quirúrgica transanal para lesiones más profundas o una colectomía parcial para lesiones sospechosas más proximales. El US transanal se utiliza también en la evaluación del esfínter anal en pacientes con incontinencia o después de un trauma obstétrico (31). La imagen clara del esfínter por este método parece ser útil para guiar el tratamiento de tales condiciones.

Tumores malignos

El carcinoma colorectal es el tumor maligno más común a nivel gastrointestinal con aproximadamente 149.000 nuevos casos por año en los EUA y con 54.000 muertes por año. La mayoría de los cánceres del colon se tratan con una resección colónica segmental, pero algunos pacientes con carcinoma rectal se enfrentan con la posibilidad de una protectomía total y una colostomía terminal con una recurrencia importante a nivel local.

El uso de la resección transanal ha ayudado a preservar el recto en aquellos pacientes con una enfermedad temprana y el uso de la radiación preoperatoria también ha demostrado que reduce la recurrencia local en aquellos pacientes con lesiones tumorales penetrantes y profundas. El reto continúa siendo la etapificación preoperatoria de tales pacientes para planear las estrategias de tratamiento apropiadas. La radiografía con bario, la TC y la endoscopía no son efectivas para etapificar los pacientes, pero el tacto rectal digital ha sido exacto en la etapificación T de los pacientes con cánceres bajos en el recto. La UST con sondas rígidas ha demostrado ser útil y exacta para la etapificación de algunos pacientes pero es incapaz de alcanzar tumores más altos y algunos cánceres situados en la parte media y alta del recto. Con el uso de las sondas Olympus los autores han tenido éxito para observar todos los cánceres rectosigmoideos estudiados (Fig. 13). En algunos casos hay límites debido a la obstrucción de la luz por el tumor. Boyce et al. (32) han reportado la exactitud del USE en la etapificación de los cánceres rectosigmoideos que es de aproximadamente 89% para la etapa T y 79% para la etapa N (32). Utilizando esta forma de

aproximación, los pacientes con cánceres rectales en estadios tempranos pueden ser tratados con una resección transanal y se les ahorra la proctectomía. A los pacientes con tumores avanzados localmente (T3), se les puede ofrecer la radiación preoperatoria para reducir la recurrencia local posterior a la resección.

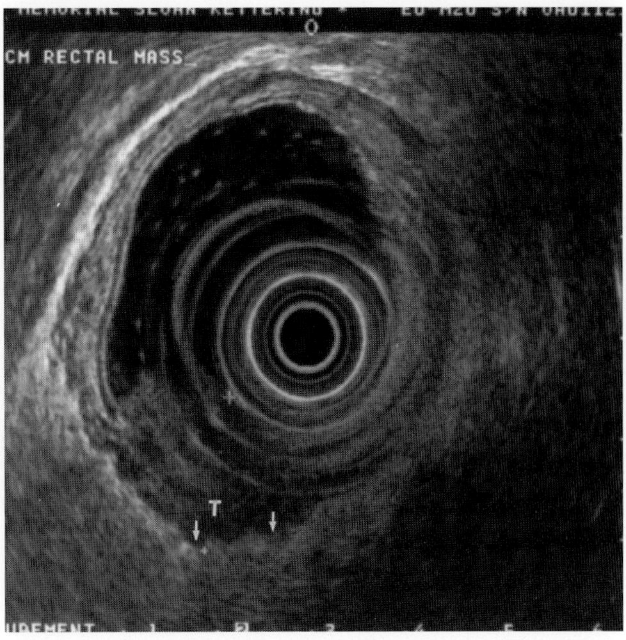

FIG. 13. Imagen por USE de esta pequeña masa pequeña del recto (*T*) que demuestra infiltración transmural de la pared del recto hacia la adventicia (*flechas*).

REFERENCIAS

1. DiMagno EP, Regan PT, Clain JE et al. Luminal endoscopic ultrasonography. *Gastroenterology* 1982;83:824.
2. Tio TL, Tytgat GNJ. Endoscopic ultrasonography of normal and pathologic gastrointestinal wall structure. Comparison of studies in vivo and in vitro with histology. *Scand J Gastroenterol* 1986;21(suppl 123):27.
3. Kimmey MB, Martin RW, Haggitt RC et al. Histologic correlates of gastrointestinal ultrasound images. *Gastroenterology* 1989;96: 433–441.
4. Saitoh Y, Obara T, Einami K et al. Efficacy of high-frequency ultrasound probes for the preoperative staging of invasion depth in flat and depressed colorectal tumors. *Gastrointest Endosc* 1986;44:34–39.
5. Aibe T, Fuji T, Okita K, Takemoto T. A fundamental study of normal layer structure of the gastrointestinal wall visualized by endoscopic ultrasonography. *Scand J Gastroenterol* 1986;21(suppl 123):6–15.
6. Botet JF, Lightdale C. Endoscopic ultrasonography of the upper gastrointestinal tract. *Am J Roentgenol* 1991;156:63.
7. Botet JF, Lightdale C, Zauber AG et al. Endoscopic ultrasonography in the preoperative staging of esophageal cancer: a comparative study with dynamic CT. *Radiology* 1991;181:419.
8. Bolondi L, Caletti GC, Casanova P et al. Problems and variations in the interpretation of the ultrasound feature of the normal upper and lower GI tract wall. *Scand J Gastroenterol* 1986;21(suppl 123):16–26.
9. Boyce GA, Sivak MV, Rosch T et al. Evaluation of submucosal upper gastrointestinal tract lesions by endoscopic ultrasound. *Gastrointest Endosc* 1991;37:449.
10. Chang KJ, Katz KD, Durbin TE et al. Endoscopic ultrasound-guided fine-needle aspiration. *Gastrointest Endosc* 1994;40:694–699.

11. Wiersema MJ, Kochman ML, Cramer HM et al. Endosonography-guided real time fine-needle aspiration biopsy. *Gastrointest Endosc* 1994;40:700–707.

12. Caletti G, Brocchi E, Baraldini M et al. Assessment of portal hypertension by endoscopic ultrasonography. *Gastrointest Endosc* 1990;36(suppl):S21.

13. Lieberman MD, Shriver CD, Bleckner S et al. Carcinoma of the esophagus: prognostic significance of histologic type. *J Thorac Cardiovasc Surg* 1995;109:130–139.

14. Herskovic A, Martz K, Al-Sarraf M et al. Combined chemotherapy and radiotherapy compared with radiotherapy alone in patients with cancer of the esophagus. *NEJM* 1992;326:1593–1598.

15. Tio TL, Coene PPLO, Schouwink MH et al. Esophagogastric carcinoma: preoperative TNM classification with endosonography. *Radiology* 1989;173:41.

16. Chak A, Canto M, Gerdes H et al. Prognosis of esophageal cancers preoperatively staged to be locally invasive (T4) by endoscopic ultrasound (EUS): a multicenter retrospective cohort study. *Gastrointest Endosc* 1995;42:501–506.

17. Badii C, Lightdale CJ, Burt M et al. Preoperative endoscopic ultrasound predicts the risk of recurrence and mortality after surgery for esophageal carcinoma. *Gastrointest Endosc* 1996;43:415.

18. Mendis RE, Gerdes H, Lightdale CJ, Botet JF. Large gastric folds: a diagnostic approach using endoscopic ultrasonography. *Gastrointest Endsoc* 1994;40:437–441.

19. Botet JF, Lightdale C, Zauber AG et al. Endoscopic ultrasonography in the preoperative staging of gastric cancer: a comparative study with dynamic CT. *Radiology* 1991;181:426.

20. Smith JW, Brennan MF, Botet JF et al. Preoperative endoscopic ultrasound can predict the risk of recurrence after operation for gastric carcinoma. *J Clin Oncol* 1993;11:2380–2385.

21. Tio TL, den Hartog Jager FCA, Tytgat GNJ. Endoscopic ultrasonography of non-Hodgkin lymphoma of the stomach. *Gastroenterology* 1986;91:401.

22. Lightdale CJ, Botet JF, Kelsen DP et al. Diagnosis of recurrent upper gastrointestinal cancer at the surgical anastomosis by endoscopic ultrasound. *Gastrointest Endosc* 1989;35:407.

23. Lightdale CJ, Botet JF, Woodruff JM et al. Localization of endocrine tumors of the pancreas with endoscopic ultrasonography. *Cancer* 1991;68:1815.

24. Pissa A, Rabischong P. The lymphatic drainage of the pancreas. *Eur J Lymphol* 1990;1:69.

25. Boyce GA, Sivak MV. Endoscopic ultrasonography in the diagnosis of pancreatic tumors. *Gastrointest Endosc* 1990;36(suppl):S28.

26. Yasuda K, Hidekazu M, Fujimoto S et al. The diagnosis of pancreatic cancer by endoscopic ultrasonography. *Gastrointest Endosc* 1988;34:1.

27. Tio TL, Tytgat GNJ, Cikot RJLM et al. Ampullopancreatic carcinoma: preoperative TNM classification with endosonography. *Radiology* 1990;175:455–461.

28. Rosch T, Braig C, Gain T et al. Staging of pancreatic and ampullary carcinoma by endoscopic ultrasonography. *Gastroenterology* 1992;102:188–199.

29. Wild JJ, Reid JM. Intraluminal sonogram in the rectum. *Br J Phys Med* 1956;19:248.

30. Sultan AH, Kamm MA, Nicholls RJ et al. Endosonography of the anal sphincters: normal anatomy and comparison with manometry. *Clin Radiol* 1994;49:368–374.

31. Rosch T, Lorenz R, Classen M. Endoscopic ultrasonography in the evaluation of colon and rectal disease. *Gastrointest Endosc* 1990;36:S33–S39.

32. Boyce GA, Sivak MV et al. Endoscopic ultrasound in the preoperative staging of rectal cancer. *Gastrointest Endosc* 1992;38:468–471.

Abdomen: El Tubo Digestivo, Tomo I.
Editores: M. E. Stoopen, K. Kimura y P. R. Ros.
Lippincott Williams & Wilkins, Philadelphia © 1999.

CAPITULO 21

Colonoscopia virtual

Amit K. Gupta, Helen M. Fenlon y Joseph T. Ferrucci

La frecuencia del carcinoma colorectal se encuentra en aumento con cerca de 138.000 nuevos casos y 53.300 muertes por año (1). Hoy se cree que aproximadamente 95% de todos los carcinomas colorectales provienen de pólipos adenomatosos previamente benignos, que pueden ser clínicamente silenciosos y no ser detectados (2–4). De 36 a 53% de los adultos mayores de 50 años de edad tienen por lo menos un adenoma colorectal (5,6). En la actualidad existe la creencia generalizada de que la detección temprana y la resección de los pólipos adenomatosos benignos y los pequeños carcinomas puede reducir la mortalidad por cancer colorectal (7–9).

Las normas del año 1992 de la American Cancer Society (ACS) para el escrutinio del cáncer colorectal, recomiendan que todas las personas mayores de 50 años que tengan un riesgo promedio, sean sometidas a escrutinio con una prueba anual de sangre oculta en heces (SOH), y una sigmoidoscopia flexible cada 3 a 5 años (10). En varios estudios que han investigado la utilidad de la prueba de SOH y la sigmoidoscopia se ha mostrado que la SOH tiene una sensibilidad de 10% para detectar pólipos y 30 a 40% para neoplasias (11–13). Rex et al. (14) estudiaron por medio de colonoscopia a 210 adultos asintomáticos, de 50 a 75 años de edad y con riesgo promedio, en quienes la prueba SOH era negativa y encontraron una prevalencia de neoplasias de 26%. Además, demostraron una relación entre el aumento en la edad (60 años o mayores) y el porcentaje de personas que tienen adenomas mayores de 1 cm, así como una prevalencia de 22% de adenomas en los pacientes de 55 a 59 años de edad. Los estudios en los que se evalúa el empleo de la sigmoidoscopia flexible han fallado en detectar lesiones proxi-

males en el punto de unión del colon descendente con el sigmoides en cerca de 50% de los pacientes (15–18). A pesar de su incapacidad para evaluar el colon proximal, la sigmoidoscopia continúa siendo un procedimiento recomendado por la ACS ya que su eficacia para reducir el riesgo de cáncer colorectal mejora cuando se lleva a cabo en conjunto con una prueba de SOH positiva (19,20).

Se ha comprobado que el enema baritado y la colonoscopia convencional tienen una exactitud de 90% para detectar lesiones de 1 cm o de mayor tamaño (21). Pero si bien la tasa de detección de estas técnicas es más elevada, conllevan un mayor costo y riesgo para el paciente (22).

No obstante que en la actualidad los procedimientos de escrutinio se encuentran disponibles, menos de 20% de los adultos norteamericanos lo llevan a cabo.

Las normas de 1997 de la ACS identifican individuos cuyo riesgo para desarrollar carcinoma de colon se encuentra dentro del promedio, o bien es moderado o alto, y de acuerdo a ello, recomiendan estrategias para su escrutinio (Fig. 1). Estas normas también introducen un nuevo concepto, el llamado Examen total del colon (ETC), que se utiliza para referirse tanto al enema baritado de doble contraste (EBDC), como a la colonoscopia.

Para el estudio de los individuos con riesgo promedio, se propone efectuar un ETC cada 10 años como una alternativa al examen anual de SOH y la sigmoidoscopia hecha cada 3 a 5 años, lo cual puede determinarse de acuerdo a los costos y a la disponibilidad que existan en cada lugar.

Para el grupo de personas con riesgo moderado, se recomienda el ETC cuando existan antecedentes personales o familiares de cáncer colorectal. La colonoscopia convencional se recomienda para los grupos de riesgo moderado y alto en quienes se ha diagnosticado la presencia de pólipos o tienen una fuerte historia familiar de síndromes de poliposis o de enfermedad inflamatoria del colon con el fin de facilitar la realización de la biopsia y/o la polipectomía (24).

La Colonoscopia virtual (CV), es una técnica novedosa que simula la visualización endoscópica y que permite también examinar la totalidad del colon utilizando Tomografía

Dr. A.K. Gupta: Departamento de Radiología, Boston University School of Medicine, Boston Medical Center, Boston, MA, USA.

Dra. H.M. Fenlon: Profesor Asistente, Departamento de Radiología, Boston University School of Medicine, Radiólogo, Boston Medical Center, Boston, MA, USA.

Dr. J.T. Ferrucci: Profesor de Radiología, Boston University School of Medicine, Jefe del Departamento de Radiología, Boston Medical Center, Boston, MA, USA.

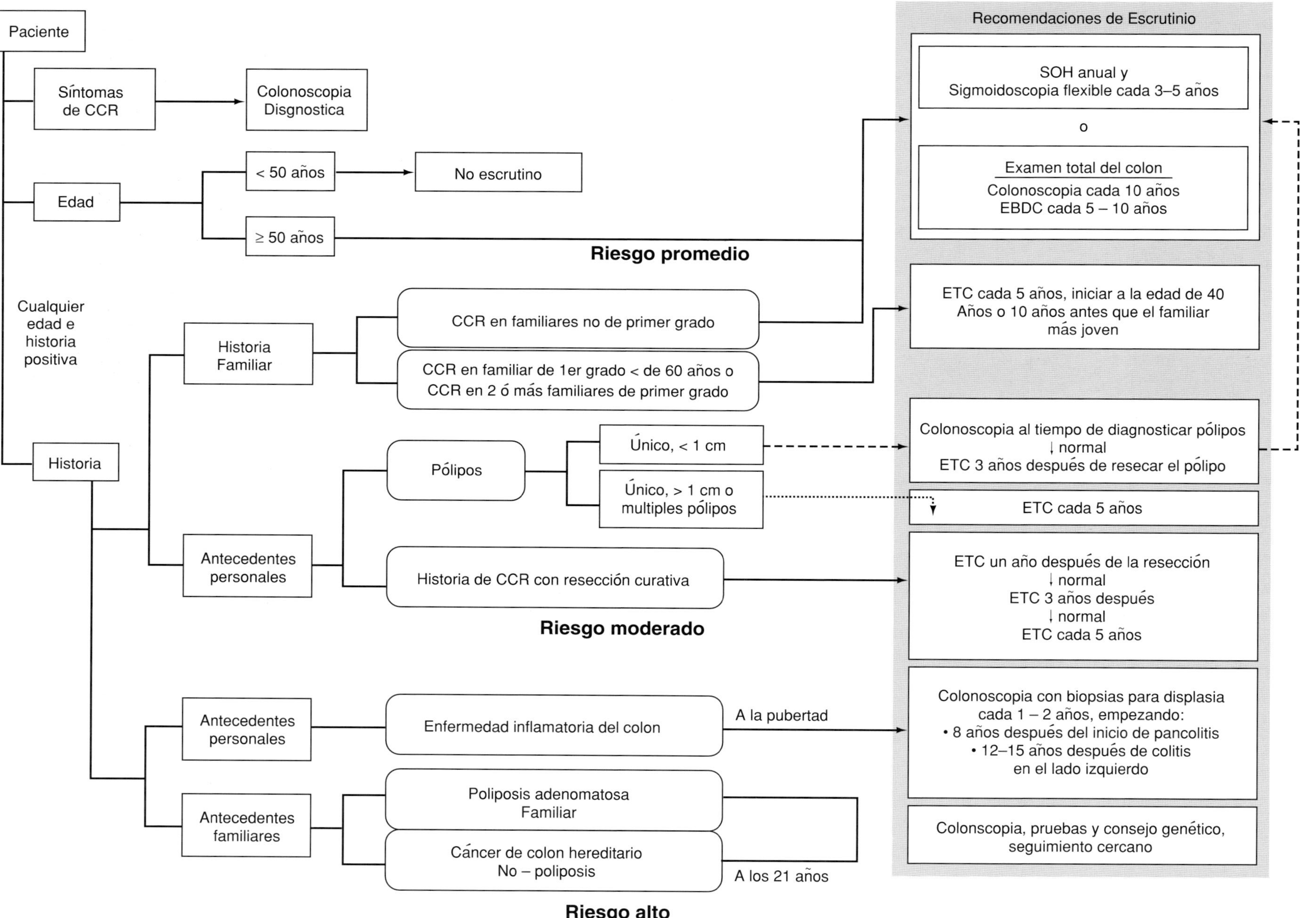

FIG. 1. Normas del año 1997 de la American Cancer Society para el escrutinio del cáncer colorecctal. (*ETC, Examen total del colon; EBDC, Enema baritado de doble contraste*)

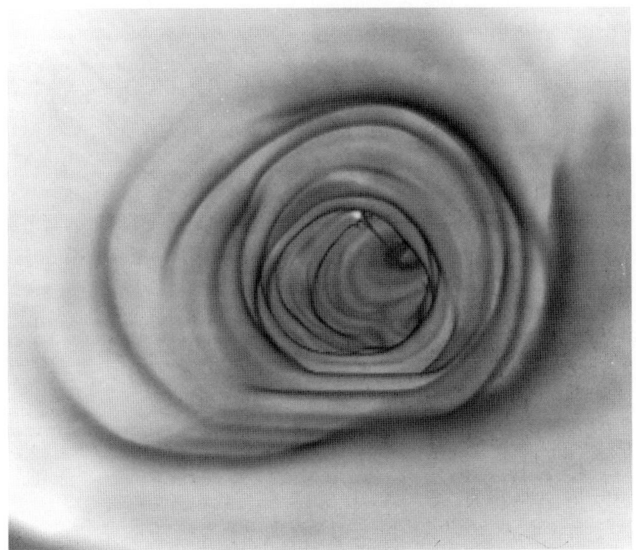

FIG. 2. Una parte del colon vista con colonoscopia virtual.

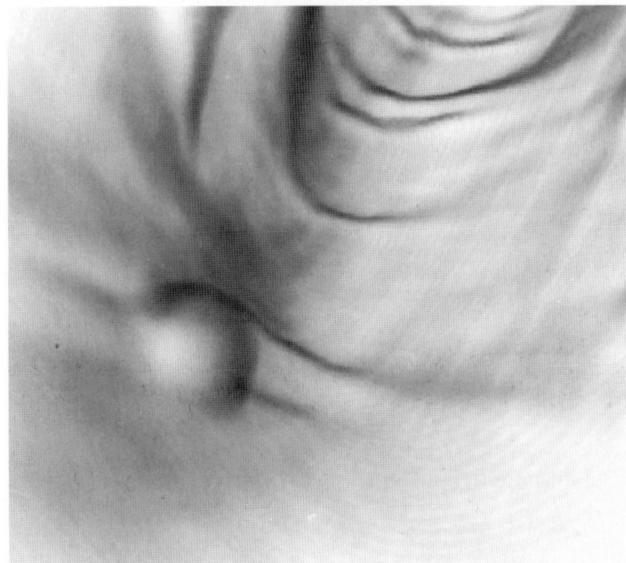

FIG. 3. Pólipo de 6 mm en el colon descendente identificado con colonoscopia virtual.

computada helicoidal (TCH) (Fig. 2). Puede ser considerada como otro estudio para ETC y tiene la potencialidad de convertirse en el método de escrutinio para el cáncer del colon. Conforme se lleven a cabo más estudios para estimar su sensibilidad y especificidad en la detección de pólipos y neoplasias colorectales, podrá causar un mayor impacto en las normas que en el futuro sean elaboradas por la ACS.

En este capítulo se presentan los conceptos actuales, principios y técnicas de la CV, sus implicaciones y limitaciones comparadas con las de otras técnicas de examen, su potencial como método de escrutinio y algunas consideraciones sobre la investigación y el uso clínico en el futuro.

PRINCIPIOS Y TECNICAS DE LA CV

La CV descrita inicialmente por Vining (25) en 1994 es la reconstrucción tridimensional y la exhibición dinámica de las imágenes endoluminales en el colon, previamente adquiridas por medio de cortes finos de TCH del abdomen. La navegación "a través de" es lo que se obtiene con la CV (Fig. 3 y 4). Es comparable con la vista que se consigue con la colonoscopia convencional, pero además la CV permite ver la luz del colon desde cualquier ángulo. Por ejemplo, se puede visualizar el colon descendente desde la perspectiva del ángulo esplénico. La TCH es el primer método que ha

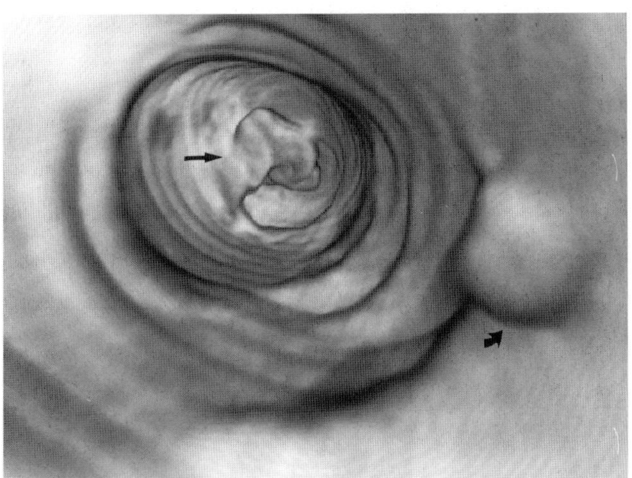

A

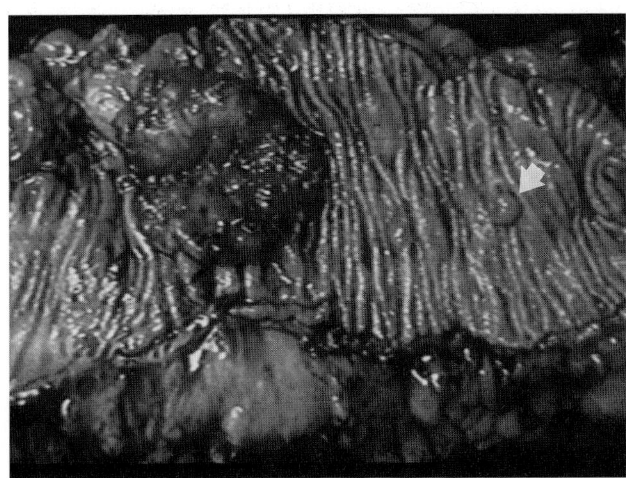

B

FIG. 4. A: Colonoscopia virtual que demuestra un cáncer del colon en el ángulo esplénico (*flecha*), y un pólipo de 1 cm en el campo cercano (*flecha curva*). **B:** Espécimen de patología que demuestra el tumor y el pólipo (*flecha*).

sido utilizado para este propósito, pero la Resonancia magnética (RM) y el Ultrasonido (US) están siendo evaluados.

TECNICAS

Para realizar la CV se requiere preparar al paciente con limpieza del colon, relajación del músculo liso, insuflación de aire en el colon y hacer cortes finos de TCH del abdomen y la pelvis, transferir los datos para computación y hacer la manipulación interactiva de la imagen en tercera dimensión con una computadora para crear un examen virtual que deje la impresión de que el clínico examinando esté "volando a través del colon".

Preparación del paciente

En la mañana o la noche anterior al día del estudio se realiza una limpieza del colon con una solución electrolítica de polietilénglicol (GoLytely) y tabletas de Pisacodyl o Fleet Prep3 en forma similar a la preparación que se utiliza para la colonoscopia y el enema baritado. Es necesario lograr una distensión adecuada del colon para optimizar la detección de lesiones en la mucosa. Esto se consigue con la introducción de una cánula rectal y la insuflación cuidadosa de aire ambiental o bióxido de carbono. Para juzgar si la distensión es adecuada, se utiliza la imagen de referencia del tomógrafo y se hacen los ajustes que puedan ser necesarios conforme a la tolerancia del paciente. Para reducir la molestia del paciente y la peristalsis intestinal, se inyecta 1 mL de glucagon por vía intravenosa (IV) inmediatamente antes de empezar a tomar las imágenes de TCH.

Adquisición de los datos de TCH

Algunos clínicos realizan la TCH del abdomen y la pelvis de tal modo que abarcan el colon completo, desde el ciego hasta el recto, utilizando un tomógrafo helicoidal Picker PQ–5000 de la compañía Picker International Inc, Cleveland, OH. La exploración se realiza mejor cuando el barrido se completa en el lapso de una apnea, con lo cual se minimizan los artefactos debidos al movimiento y la respiración. Es necesario realizar dos adquisiciones, una en decúbito supino y otra en decúbito prono.

Se ha encontrado que los siguientes parámetros de TCH son útiles para la colonoscopia virtual: colimación (grosor de corte) de 5 mm; factor de pitch de 1.25 (velocidad de la mesa de 6.25 mm/sec); índice de reformateo de 2 mm; índice de filmación de 4 mm; campo de vista más pequeño posible, 120 mA, 110 kVp, y matriz de 512×512. Las imágenes axiales de TC 2D son reformateadas sobreponiéndolas un mínimo de 50% (5 mm de colimación, 2 mm de índice de reformateo) para minimizar los efectos de volumen parcial y el artefacto de escalón. Se utilizan rastreos suaves, algoritmos estándar de interpretación y las imágenes axiales son revisadas con factores para pulmón (nivel de la ventana,

−750; amplitud de la ventana 1500). Debido al gran contraste del sujeto (interfaz aire-mucosa). El miliamperaje puede reducirse nuevamente (70 mA), debido al alto contraste (interfaz aire-mucosa) con lo cual se reduce la radiación a un nivel comparable al de un examen de enema baritado (26).

Un estudio reciente evaluó los parámetros óptimos para el rastreo, utilizando como modelo un puerco con pólipos artificiales cuyos tamaños variaba de 3 a 9 mm de diámetro. Los mejores resultados se obtuvieron con los siguientes parámetros: pitch de 1.25; colimación del haz de 2mm; grosor efectivo de reconstrucción de corte de 5 mm; 250 mA y 110 kV (27).

Reconstrucción y representación de la imagen en tercera dimensión

Los datos de TC son transferidos a una computadora independiente en la que los datos de volumen tridimensional de la TC son proyectados como imagen bidimensional en la pantalla de la computadora. Para realizar la CV pueden utilizarse dos diferentes técnicas de representación (28). El algoritmo de representación de superficie se basa en el empleo del método del umbral. Se selecciona un rango de valores de TC y se utiliza solamente los pixels con valores en el rango de los umbrales seleccionados para efectuar la reconstrucción tridimensional. Se emplea también una fuente de luz simulada para dar una impresión de profundidad a la imagen final en tercera dimensión.

Al utilizar el método de algoritmos de representación de volumen se asigna a los voxel diferentes grados de opacidad en base a la atenuación del tejido que cada voxel tiene en la TC. Aun cuando la técnica de representación de volumen exige una gran capacidad y desempeño del "hardware", ofrece algunas ventajas frente a la técnica de representación de superficie ya que utiliza la totalidad de los datos y por lo tanto mantiene el rango dinámico de los datos originales y permite promediar el volumen de diferentes tipos de tejido dentro de un voxel. La técnica de representación de volumen produce una imagen final que representa en forma más fidedigna la anatomía y la patología en comparación con la imagen que despliega el sombreado de superficie.

La representación de perspectiva es una técnica utilizada para producir una sensación de profundidad, distancia y movimiento. Las imágenes son representadas desde la perspectiva de un punto de partida a una distancia fija y reflejan la capacidad de percibir los objetos situados a menor distancia como de mayor tamaño, al contrario de los objetos más lejanos, aun cuando tengan el mismo tamaño. La sensación de movimiento aparente de navegación a través del colon se logra con la combinación de algoritmos de representación de perspectiva y de volumen y al variar el número de líneas vistas por segundo (5 a 30/seg para lograr una moción adecuada para la CV). El usuario puede "viajar a través del colon" a velocidades seleccionadas y fijar intervalos para cada etapa, viendo la luz del órgano desde cualquier ángulo (0 a 360°), mientras se genera un ciclo de video o película de "la jornada". El producto final tiene una apariencia similar a la de la colonoscopia convencional y puede ser almacenado en disco duro y otros medios para su revisión.

La segmentación de la imagen permite aislar los voxels para enfocar áreas anatómicas como el colon. Los artefactos de los órganos vecinos pueden ser minimizados, aislando al colon antes de reconstruir los conjuntos de datos de la imagen con lo que se logra también reducir los tiempos de reconstrucción.

Interpretación de los datos

Los estudios de CV son interpretados directamente en el monitor de la computadora. Se revisa tanto la navegación anterógrada como la retrógrada tomando el cuidado de revisar ambas caras de los pliegues haustrales.

IMPLICACIONES CLINICAS

El hecho de que las normas actuales del ACS para escrutinio del cáncer colorectal recomienden varios métodos diferentes, en forma individual o en combinación, le da vigor al concepto de que ninguna de las técnicas disponibles en la actualidad constituye o se aproxima a la prueba ideal de escrutinio. Si bien el empleo de la colonoscopia está en aumento, el costo que implica y el riesgo para el paciente hacen que no sea el estudio de escrutinio ideal. La CV tiene la potencialidad de convertirse en un método de escrutinio útil y conforme surgen nuevos datos, parece ofrecer varias ventajas sobre otras técnicas actualmente disponibles. Algunos de esos beneficios se describen a continuación.

PRECISION

El escrutinio con SOH tiene una sensibilidad muy baja y poca especificidad. Es útil solamente cuando es positivo y se usa en conjunto con la sigmoidoscopia. En individuos asintomáticos con riesgo promedio y con pruebas de SOH negativa, la colonoscopia revela una frecuencia de adenomas de 25%, de los cuales 60% tienen 2 a 4 mm de tamaño, 27% son de 5 a 9 mm y 13% miden lo mismo que o más de 1 cm de tamaño (14). El ETC con colonoscopia y EBDC tienen, según los informes, una alta sensibilidad y especificidad. Gelfand (21) reportó una sensibilidad de 90% del EBDC y la colonoscopia para detectar pólipos de 1 cm o más (21). La colonoscopia ha sido aceptada y utilizada como el estándar de oro contra el cual deberían compararse otros procedimientos de escrutinio para detectar pólipos y neoplasias.

Sin embargo, un estudio más reciente por Rex et al. (14), descubre una proporción significativa de falsas negativas de adenomas en colonoscopias hechas el mismo día en forma consecutiva con una proporción de errores de cerca de 24% (27% para adenomas de 5 mm o menos, 13% para los de 6 a

9 mm y 6% para los de 1 cm o más, con el mayor número de fallas en adenomas del colon derecho. Un número significativo de pacientes no pudo tener ETC por medio de la colonoscopia, no habiendo sido visualizado el colon derecho debido a una preparación deficiente y la presencia de múltiples pólipos y neoplasias que obstruían la luz. Es un hecho bien reconocido que la colonoscopia, aunque se considera el "estándar de oro" falla en llegar hasta el ciego en 10 a 15% de los pacientes (21,22).

Un número de estudios que marcan un hito, han proporcionado datos preliminares e importantes sobre la eficacia de la CV como procedimiento de escrutinio para el cáncer colorectal.

La CV utiliza la TCH en vez de la convencional, ya que ayuda a superar dos limitantes: los artefactos de movimiento debidos a la respiración y la falta de registros de datos en el intervalo entre los cortes. La TCH, supera estos factores al obtener las imágenes durante una sola apnea de aproximadamente 30 a 50 segundos y por la adquisición continua de datos de cortes delgados (29). Hara et al. describieron una técnica llamada colografía con tomografía computada (CTC), donde los cortes helicoidales del colon con TC fueron reformateados como imágenes de TC bidimensional en ángulos de corte transversos y ortogonales hacia la línea central del colon, se informaron índices de detección de 100% para los pólipos $\geq$ 1 cm; 71% para los pólipos de 0.5 a 0.9 cm y 28% para los pólipos de menos de 0.5 cm. Estos resultados sobrepasan los del enema con doble contraste. El estudio sin embargo estuvo limitado debido al uso de un programa de cómputo particular de una institución y por su empleo en 10 pacientes con pólipos pero sin cánceres francos (26).

Royster et al. (30) compararon la exactitud diagnóstica de la colonografía con TC2D y la CV con la colonoscopia convencional, en 12 pacientes con sospecha de cáncer colorectal. Con la colonografía con TC2D, detectaron exitosamente todos los 10 carcinomas con rango de tamaño de 2.5 a 6 cm, y de 6 de los 7 pólipos, todos menores a 1 cm. Obtuvieron resultados similares con la CV3D.

Ambas técnicas virtuales 2D y 3D tuvieron resultados favorables en comparación con la colonoscopia convencional en términos de lograr el ETC en el número de carcinomas y pólipos mayores de 4 mm que ambas detectaron (30). Estos resultados son comparables con aquellos obtenidos por Hara et al. (26). En relación con el uso de la TC para la detección de pólipos, la sensibilidad de la CV en la detección de pólipos igual a o mayores de 1 cm, es mayor de 90% y para pólipos de menos de 1 cm se sitúa entre 70 a 80%, con una especificidad global mayor de 90% (31,32). Serán necesarios más estudios para validar estos resultados y para definir la proporción de pólipos menores de 1 cm detectables por la técnica de CV.

Los datos recientes que comparan la CV con el enema baritado sencillo, sugieren una alta proporción en la detección de pólipos verdaderos y pocas falsas positivas en la CV, comparado con el enema baritado con índices de detección de 91% y 64% para pólipos iguales a or mayores de 1 cm, 95% y 52% para pólipos iguales a o mayores de 0.5 cm y 13% y 0% para pólipos menores de 0.5 cm, para la CV y el enema baritado respectivamente, utilizando la colonoscopia como estándar de oro (33). Se están realizando varios estudios utilizando modelos de colon porcino y pólipos artificiales de varios tamaños (3 mm y mayores) para desarrollar parámetros óptimos de TC con el fin de mejorar la exactitud en la detección de adenomas muy pequeños (27,34).

TOLERANCIA Y CONFORT DEL PACIENTE

La renuencia de los pacientes para someterse a los exámenes actuales de escrutinio provienen de la necesidad de preparar el colon con astringentes, la molestia que causan el EBTC y la colonoscopia convencional y la necesidad de sedación. Para estudiar el colon en forma adecuada es esencial limpiarlo de heces para minimizar las falsas positivas en la interpretación del EBDC y la CV y para permitir la evaluación adecuada del colon hasta el ciego cuando se usa la colonoscopia convencional. Los pacientes necesitan aún tolerar la preparación del colon para la CV a menos que se puedan desarrollar contrastes para marcar las heces o la mucosa normal del colon. Si se desarrollan agentes marcadores de las heces o la mucosa, será factible sustraer simplemente las heces e incluir solamente la mucosa en las imágenes de TC antes de la reconstrucción para la CV.

La ventaja de la CV sobre la colonoscopia convencional es que la molestia asociada con la insuflación rectal puede ser menor en comparación con la colonoscopia y por tanto evitar el uso de sedantes y las complicaciones inherentes. La CV es una técnica no invasiva que ocupa menos de 15 minutos del tiempo del paciente y no requiere procedimientos de recuperación después del estudio. En esta forma puede ser más fácilmente aceptada por los pacientes y en adelante ayudar a incrementar el número de individuos con riesgo promedio que busquen hacerse el estudio y con ello aumentar los índices de detección de las neoplasias y lesiones premalignas.

Hara et al. (26) reportaron que la insuflación de bióxido de carbono para el estudio de TC es mejor tolerada por los pacientes que el aire ambiental y esto puede reducir el espasmo. Sin embargo, esto no ha sido evaluado por otros autores. Para reducir el malestar producido por la insuflación de aire ambiental se puede administrar inmediatamente antes del estudio, glucagon IV. Este fármaco es un relajante muscular de acción corta que reduce el espasmo y los artefactos de movimiento inducidos por la peristalsis, sin riesgo significativo para el paciente (26,30).

SEGURIDAD

Para poder calificar como una prueba de escrutinio aceptable, el procedimiento debe ser mínimamente invasivo y no debe tener riesgos o peligros potenciales para el paciente.

Tanto la sigmoidoscopia como la colonoscopia cuentan en su haber con una proporción documentada de sangrado y perforación de aproximadamente 1 en 500 a 1000 casos (22,35). Además, el uso de sedantes en la colonoscopia y su potencial complicación de causar depresión cardiorespiratoria e incluso la muerte, en pacientes con enfermedad cardiorespiratoria preexistente, hacen que el procedimiento sea inseguro para emplearlo como prueba de escrutinio en individuos con riesgo promedio para cáncer de colon.

La CV elimina en esencia muchas de esta complicaciones, ya que es un procedimiento de imagen no invasivo que no requiere sedación. El uso de glucagon no comporta riesgos para los pacientes, excepto en aquellos con feocromocitoma o glucagonoma. No obstante, ha aumentado la crítica acerca del incremento en la exposición a radiación en la imagen TC. Debido a que el contraste del sujeto es alto (interfaz aire-tejido) la dosis de radiación de la CV es menor que aquélla de la TC estándar del abdomen y la pelvis y aproximadamente la mitad que la del enema baritado con contraste sencillo (aproximadamente 0.0044 Sv [0.44 rem] por corte) (29,36).

Se espera que la tolerancia, el confort y la seguridad del paciente jueguen un papel principal en favor de la CV pues es más fácil convencer a miembros de la comunidad conscientes de la salud para que busquen una prueba de escrutinio, especialmente los ancianos y aquellos con condiciones que contraindican la colonoscopia incluyendo aquéllos con enfermedad respiratoria preexistente.

COSTO

Para que la CV sea aceptada como procedimiento de escrutinio debe tener un precio competitivo con la colonoscopia convencional (37). Los análisis de costo-beneficio necesitan ser realizados comparando la CV con otros procedimientos de escrutinio en base a resultados clínicos. Para estandarizar el protocolo de escrutinio para la CV deben identificarse los requisitos óptimos en los programas y equipos y hacerlos accesibles para uso universal aunque el uso de programas de computación para reconstrucción, de propiedad privada, se debe limitar, y los costos de estos equipos deben reducirse. Los costos de los equipos van a continuar declinando en los próximos años en el mejor de los casos y los sistemas de cómputo de alto desempeño con gran capacidad de almacenamiento estarán ampliamente disponibles. Puesto que la CV requiere un tiempo significativamente largo para la reconstrucción tridimensional y para la interpretación por el radiólogo, esto se debe tomar en cuenta cuando se considere el costo total del procedimiento y su reembolso adecuado.

La colonoscopia diagnóstica incurre en un costo aproximado de US $600 (US $1200 para la terapéutica) y se estima que la CV puede hacerse por menos de US $500 (38). Si los reembolsos actuales para una TC del abdomen y la pelvis son considerados individualmente, el total aproximado es de US $450 que proporciona solamente una pequeña ventaja sobre la colonoscopia convencional. Si el estudio completo incluyendo la reconstrucción en 3D y el honorario profesional fuesen combinados e identificados por un código letras CPT único, es de esperarse por la experiencia con los procedimientos de reconstrucción 3D de otras regiones anatómicas, que los reembolsos fueran menos que satisfactorios (39). Aun cuando la CV tiene el potencial para tener mejor costo-eficacia que la colonoscopia, la cuestión del reembolso deberá ser analizada más adelante.

LIMITACIONES TECNICAS Y CLINICAS ACTUALES DE LA CV

Las limitaciones técnicas de la CV se encuentran relacionadas a situationes primarias del "hardware", la memoria de acceso (RAM), y la capacidad de almacenamiento ya que puede ser la reconstrucción tridimensional subóptima y larga cuando el desempeño del "hardware" es inadecuado (37). Sin embargo, se continuarán desarrollando mejores sistemas que ayudarán a resolver la mayoría de esos problemas. Mientras tanto, algunas sugerencias pueden ser útiles. Las imágenes reconstruidas de los ciclos de video pueden ser almacenadas en medios de archivo removibles, con objeto de liberar el disco duro de la computadora que se usa para hacer las reconstrucciones. Esto ofrece dos ventajas; mejor organización y transferibilidad de los discos removibles que contienen los estudios y una mayor utilización de la memoria física cuando está ocupada la RAM.

Es necesario introducir mejores estándares en los programas de computación, tales como el uso de la compresión de imágenes y formatos de video para reducir el tamaño total de los archivos de cada estudio para su almacenamiento. Por ejemplo el formato TIFF (Tagged Image File Format), o el formato MBP (Bitmap) utilizan un espacio substancialmente mayor que los formatos JPEG y GIF. Con el empleo de técnicas de conversión apropiadas, la resolución y la calidad de la imagen no se verá comprometida.

Con frecuencia han sido encontrados artificios debidos al brillo de las asas vecinas con aire y borramiento de la superficie de la luz del colon en la CV (30). Lo anterior puede reflejar nuevamente que se han utilizado programas de técnicas de reconstrucción inadecuados, y/o niveles de opacidad subóptimos.

Clínicamente las limitaciones de la CV provienen de las falsas positivas y falsas negativas debidas a la retención de heces y líquido debido a una preparación inadecuada del colon, a la renuencia del paciente para ingerir los agentes de preparación del colon y distensión inadecuada del mismo. Además hay limitaciones para la observación de lesiones planas o sésiles así como de las alteraciones sutiles de la mucosa o cambios de color de la misma que no pueden ser demostrados.

El desarrollo de un medio de contraste específico para marcar las heces y que permita substraer las heces opacificadas, manipulando digitalmente la imagen de TC, puede no sólo eliminar la renuencia del paciente a ingerir agentes catárticos, sino también mejorar la precisión para detectar pólipos reduciendo la tasa de resultados falsos positivos y falsos negativos. De hecho esto puede mejorar la precisión para detectar pequeños adenomas menores de 1 cm de tamaño. Aun cuando esto no ha sido todavía comprobado, varios investigadores están desarrollando dichos productos actualmente.

La distensión adecuada del colon puede ser evaluada utilizando la imagen de referencia de la TC o un arco fluoroscópico en "C". Debe tenerse cuidado de no sobredistender el colon, pues produciría un reflujo excesivo de aire hacia el intestino delgado, así como tratar de lograr una distensión adecuada de todo el órgano para evitar tener segmentos de colon colapsados. Para ello es importante el uso de relajantes musculares como el glucagon.

La mejoría en la detección de lesiones planas y cambios sutiles de la mucosa puede llegar a altos niveles con el desarrollo de programas de computación que detecten áreas de engrosamiento de la pared del colon. Además podrán ser útiles productos que se acumulen en las áreas donde exista aumento de la vascularidad o inflamación las cuales puedan así ser representadas gráficamente por cambios en el color y la textura en la CV.

ROL DE LA COLONOSCOPIA COMO PROCEDIMIENTO DE ESCRUTINIO

Los resultados preliminares han demostrado consistentemente el rol de la CV como posible procedimiento de escrutinio para el cáncer colorectal. Hasta ahora se ha demostrado que es comparable con la colonoscopia convencional y el enema de doble contraste en la detección de pólipos. Está relativamente libre de complicaciones, es de tiempo eficiente, tiene algunas ventajas económicas frente a la colonoscopia tradicional y puede probar ser más aceptable para los pacientes. Además, puede servir como procedimiento de vigilancia en aquéllos pacientes que han tenido una polipectomía previa y en aquéllos con historia de cancer colorectal para detectar recurrencia. Una ventaja potencial de la CV es la capacidad de la TC para proporcionar información sobre la etapificación y el pronóstico del tumor al mostrar la existencia local de la neoplasia y al detectar además metástasis hacia otros órganos de la pelvis y el abdomen en aquellos pacientes en quienes al momento de realizar el escrutinio se descubre una neoplasia.

CONSIDERACIONES CLINICAS Y TECNICAS FUTURAS

Las consideraciones que requieren mayor atención incluyen el costo y el reembolso del estudio, los requerimientos de "hardware" y los programas de computación, la pericia necesaria para la reconstrucción de los datos de las imágenes, así como la consideración de quien está mejor calificado para realizar la CV. Además de evaluar con precisión el potencial de la CV se deben hacer estudios prospectivos en forma ciega y comparativos con la colonoscopia y el EBDC que actualmente son aceptados. Deberán también estandarizarse los datos que se obtengan de estos estudios, el "hardware" y los programas de computación que se utilicen, así como la metodología de interpretación para que puedan realizarse estudios comparativos multicéntricos.

En la literatura están apareciendo también resultados de estudios que utilizan RM y US para la CV. Schoenenbergen et al. (40) estudiaron la CV en base a RM para detectar pólipos colocados artificialmente en especímenes de autopsia y demostraron una alta sensibilidad y especificidad con esta nueva técnica. Sin lugar a dudas la CV junto con el examen endoscópico virtual de otros órganos huecos marca un hito en la tecnología que debe definir el lugar que le es propio en la prevención y diagnóstico de las enfermedades malignas.

REFERENCIAS

1. Wingo PA, Tong T, Bolden S. Cancer statistics, 1995. *CA Cancer J Clin* 1995;45:8–30.
2. Hill MJ, Morrison BC, Bussey HJR. Aetiology of adenoma-carcinoma sequence in the large bowel. *Lancet* 1978;1:245–247.
3. Way JD. Colon polyps: problems, promises, prospects. *Am J Gastroenterol* 1986;81:101–103.
4. Stryker SJ, Wolff BG, Culp CE et al. Natural history of untreated colonic polyps. *Gastroenterology* 1987;93:1009–1013.
5. Vatn MH, Stalsberg LT. The prevalence of polyps of the large intestine in Oslo: an autopsy study. *Cancer* 1982;49:819–825.
6. Rickert RR, Auerbach O, Garfinkel L et al. Adenomatous lesions of the large bowel. *Cancer* 1979;43:1847–1857.
7. Hardcastle JD, Thomas WM, Chamberlain J et al. Randomized, controlled trial of fecal occult blood screening for colorectal cancer: results for first 107,349 subjects. *Lancet* 1989;I:1160–4.
8. Kewenter J, Bjork S, Haglind E et al. Screening and rescreening for colorectal cancer: a controlled trial of fecal occult blood testing in 27,000 subjects. *Cancer* 1988;62:645–651.
9. Gilbertsen VA. Proctosigmoidoscopy and polypectomy in reducing the incidence of rectal cancer. *Cancer* 1974;34:936–939.
10. Levin B, Murphy G. Revision in American Cancer Society recommendations for the early detection of colorectal cancer. *CA Cancer J Clin* 1992;42:296–299.
11. Chait M, Herbert E, Guthrie M et al. The Memorial Sloan-Kettering Cancer Center Strang Clinic program: a progress report. *Front Gastrointest Res* 1986;10:102–111.
12. Ransohoff DF, Lang CA. Screening for colorectal cancer. *N Engl J Med* 1991;325:37–41.
13. Demers RY, Stawick LE, Demers P. Relative sensitivity of the fecal occult blood test and flexible sigmoidoscopy in detecting polyps. *Prev Med* 1985;14:55–62.
14. Rex DK, Lehman GA, Hawes RH et al. Screening colonoscopy in asymptomatic average-risk persons with negative fecal occult blood tests. *Gastroenterology* 1991;100:64–67.
15. Meyer CT, McBride W, Goldblatt RS et al. Clinical experience with flexible sigmoidoscopy in asymptomatic and symptomatic patients. *J Biol Med* 1980;53:345–352.
16. Lehman GL, Buchner DM, Lappas JC. Anatomical extent of fiberoptic sigmoidoscopy. *Gastroenterology* 1983;84:803–808.
17. Foley DP, Dunne P, O'Brien M et al. Left-sided colonoscopy as a screening procedure for colorectal neoplasia in asymptomatic volunteers ≥ 45 yrs. (abstr) *Gut* 1987;28:A1367.
18. Yarborough GW, Waisbren BA. The benefits of systematic fiberoptic flexible sigmoidoscopy. *Arch Intern Med* 1985;145:95–96.
19. Lang CA, Ransohoff DF. Fecal occult blood screening for colorectal cancer: is mortality reduced by chance selection for screening colonoscopy? *JAMA* 1994;271:1011–1013.
20. Selby JV, Friedman GD, Quesenberry CP Jr et al. A case-control study of screening sigmoidoscopy and mortality from colorectal cancer. *N Engl J Med* 1992;326:653–657.
21. Gelfand DW. Gastrointestinal radiology, a short history and predictions for the future. *Am J Roentgenol* 1988;150:727–730.
22. Ferrucci JT. Screening for colon cancer: programs of the American College of Radiology. *Am J Roentgenol* 1993;160:999–1003.
23. Trends in cancer screening-United States, 1987 and 1992. *Morb Mortal Wkly Rep* 1996;45:57–61.
24. Byers T, Levin B, Rothenberger D et al. American Cancer Society guidelines for screening and surveillance for early detection of colorectal polyps and cancer: update 1997. *CA Cancer J Clin* 1997;47:154–160.
25. Vining DJ, Gelfand DW, Bechtold RE et al. Technical feasibility of colon imaging with helical CT and virtual reality [abstract]. *Am J Roentgenol* 1994;162(suppl):104.
26. Hara AK, Johnson CD, Reed JE et al. Detection of colorectal polyps by computed tomographic colography: feasibility of a novel technique. *Gastroenterology* 1996;110:284–290.
27. Kay CL, Aabakken L, Evangelou H et al. Virtual colonoscopy—the feasibility of a pig model for optimization of study parameters (abstr). *Am J Roentgenol* 1997;168(suppl):194.
28. Johnson PT, Heath DG, Bliss DF et al. Three-dimensional CT: real-time interactive volume rendering. *AJR* 1996;167:581–583.
29. Kay CL, Evangelou HA. A review of the technical and clinical aspects of virtual endoscopy. *Endoscopy* 1996;28:768–775.
30. Royster AP, Fenlon HM, Clarke PD et al. CT colonography: 2D & 3D "virtual colonoscopy" techniques for detection of colorectal neoplasms. *Am J Roentgenol* 1997;169:1237–1242.
31. Hara AK, Johnson CD, Reed JE et al. Colorectal polyp detection with computed tomographic colography (CTC virtual colonoscopy): a blinded, prospective study (abstr). *Radiology* 1996;201(suppl):252.
32. Hara AK, Johnson CD, Reed JE et al. Colorectal polyp detection using computed tomographic colography: two-versus three-dimensional techniques. *Radiology* 1996;200:49–54.
33. Hara AK, Johnson CD, Reed JE et al. Computed tomographic colography (virtual colonoscopy) for polyp detection: early comparison against barium enema. *Gastroenterology* 1997;112:(abstr):A575.
34. Dachman AH, Lieberman J, Osnis R et al. Small simulated polyps in pig colon: sensitivity of CT virtual colography. *Radiology* 1997;203:427–430.
35. Eddy DM. Screening for colorectal cancer. *Ann Int Med* 1990;113:373–384.
36. Hara AK, Johnson CD, Reed JE et al. Reducing data size and radiation dose for CT colonography. *Am J Roentgenol* 1997;168:1181–1184.
37. Vining DJ. Virtual endoscopy: is it reality? *Radiology* 1996;200:30–31.
38. Parkins T. Computer lets doctor fly through the virtual colon. *J Nat Can Inst* 1994;86:1046–1047.
39. Fenlon HM, Ferrucci JT. Virtual colonoscopy: what will the issues be? *Am J Roentgenol* 1997;169:453–458.
40. Schoenenberger AW, Bauerfeind P, Krestin GP et al. Virtual colonoscopy with magnetic resonance imaging: in vitro evaluation of a new concept. *Gastroenterology* 1997;112:1863–1870.

Abdomen: El Tubo Digestivo, Tomo I.
Editores: M. E. Stoopen, K. Kimura y P. R. Ros.
Lippincott Williams & Wilkins, Philadelphia © 1999.

CAPITULO 22

Trauma abdominal

Alejandro Zuluaga, Felipe Munera y Diego Núñez Jr.

El trauma abdominal es frecuente y conlleva una alta mortalidad; se considera que 20% de los pacientes politraumatizados presentan compromiso de abdomen (1) y 10% de las muertes por trauma son el resultado directo de este tipo de lesión (2).

La función del imagenólogo, como integrante del grupo multidisciplinario que lleva a cabo el manejo del paciente politraumatizado, es la de orientar una secuencia lógica de estudios diagnósticos que permitan detectar la patología traumática, manteniendo una alta sensibilidad y especificidad, sin aumentar de manera innecesaria los costos o riesgos para el paciente.

El trauma abdominal se divide en dos categorías: cerrado y penetrante. El trauma cerrado está relacionado más frecuentemente con accidentes automovilísticos, caídas, golpes directos en deportes de contacto, etc. En el mundo en general, es más frecuente el traumatismo abdominal cerrado, excepto en algunos pocos lugares con un alto índice de violencia en donde el trauma penetrante tiene una mayor incidencia.

En la evaluación inicial de los pacientes con trauma cerrado de abdomen, 12 a un 16% llegan inestables hemodinámicamente sin responder a las medidas de resucitación; estos pacientes generalmente requieren manejo quirúrgico inmediato (3). A veces, puede practicarse un Ultrasonido (US) con el fin de determinar la presencia de líquido libre intraperitoneal, si la condición del paciente lo permite. En el grupo de pacientes estables pueden existir dos formas de presentación: a) pacientes con indicación clínica de laparotomía, por ejemplo, signos inequívocos de irritación peri-

toneal, eviceración, sangrado rectal o vaginal y b) pacientes que deben evaluarse por medio de estudios diagnósticos que inicialmente deben identificar signos generales de lesión traumática como el hemoperitoneo y, posteriormente, orientar el manejo hacia una exploración más específica o tomar una conducta terapéutica. Después de un trauma cerrado, la decisión de realizar una laparotomía exploradora basada en un examen físico, da como resultado 40 a 50% de laparotomías innecesarias (4).

En 1965, Root y colaboradores (5) describieron el lavado peritoneal como una técnica complementaria del examen físico. Desde su introducción, esta técnica ha probado ser un método con una alta sensibilidad de hasta un 95% (6,7); sin embargo, el lavado no es específico y en algunas series se menciona una incidencia de hasta 20% de laparotomías no terapéuticas en casos de sangrados autolimitados leves del hígado y del bazo, fracturas pélvicas o hematomas de la pared abdominal (8–10). Aunque el lavado peritoneal puede detectar pequeñas cantidades de sangre, no puede determinar de manera precisa la cantidad de hemoperitoneo ni la gravedad del daño visceral.

La ausencia de sangre no excluye la posibilidad de un hematoma subcapsular, de una laceración intraparenquimatosa que no se comunique con la superficie del órgano, una lesión retroperitoneal o una lesión intestinal en la fase inicial. Las complicaciones del método ocurren en 1% de los casos e incluyen la perforación intestinal o vesical y la laceración de vasos mesentéricos o ilíacos (5).

Métodos de diagnóstico por imágenes

El US para detectar líquido libre intraperitoneal se considera la prueba de tamizaje inicial en los pacientes estables con traumatismo abdominal cerrado, con un amplio respaldo tanto de la literatura radiológica como quirúrgica (11–17). Este estudio puede ser realizado simultáneamente con las medidas de resucitación en la sala de urgencias, es inocuo y no invasivo, no es costoso y puede repetirse cuantas veces sea necesario. El método tiene una alta sensibilidad y

Dr. A. Zuluaga: Profesor de Radiología, Instituto de Ciencias de la Salud (C.E.S.), Radiólogo de Medimagen-Hospital General de Medellín, Medellín, Colombia.

Dr. F. Munera: Profesor de Radiología, Universidad de Antioquía, Radiólogo de Medimagen, Medellín, Colombia.

Dr. D. Núñez Jr.: Profesor de Radiología, University of Miami, Director de Radiología de Urgencias y Trauma, Jackson Memorial Hospital, Miami, FL, USA.

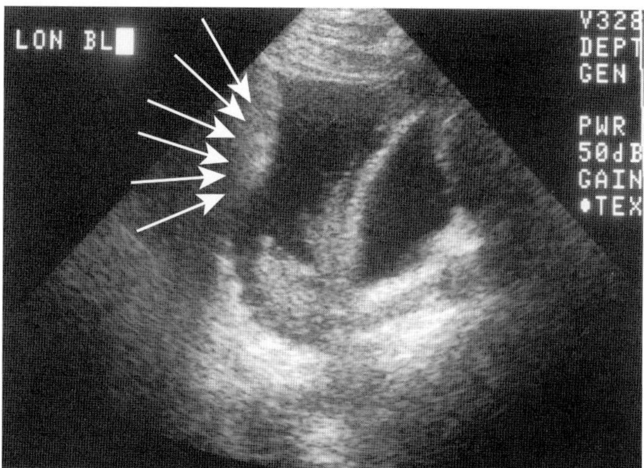

FIG. 1. US. Hemoperitoneo. El corte longitudinal de la pelvis muestra líquido libre intraperitoneal (hemoperitoneo), posterior y superior a la vejiga (*flechas*).

especificidad para la detección de hemoperitoneo (Fig. 1). El operador debe evaluar los sitios mas frecuentes de acumulación de líquido de acuerdo a la dinámica de su distribución en la cavidad peritoneal. Las áreas examinadas incluyen los espacios subfrénicos, el espacio hepatorrenal, las goteras parietocólicas y la pelvis. Algunas de las desventajas del US son la limitada información que ofrece en pacientes obesos o con enfisema subcutáneo masivo y la poca sensibilidad que se ha demostrado en lesiones intestinales.

La Tomografía computada (TC) puede ofrecer una mejor estimación de la extensión de las lesiones viscerales y además permite la observación de las estructuras retroperitoneales. La precisión diagnóstica de la TC es superior a 90% (Fig. 2) (18–22).

El paciente debe estar hemodinámicamente estable para realizar el estudio. Las indicaciones del examen tomográfico incluyen: a) los pacientes con US positivo, para una mejor definición de la lesión traumática, b) pacientes con US negativo, pero que presentan con dolor o episodios breves de hipotensión y, finalmente, c) es una modalidad de primera línea para la evaluación de los pacientes con fracturas pélvicas, macrohematuria o con sospecha de sangrado retroperitoneal por el mecanismo del trauma (23).

La TC exige la administración oral de material de contraste para evaluar el tracto gastrointestinal. El material debe ser hidrosoluble por la posibilidad de que exista perforación de víscera hueca. En muchas circunstancias, resulta necesaria la colocación de una sonda nasogástrica para la administración del contraste oral. Las ventajas que ofrece la administración del medio de contraste oral son mucho mayores que los riesgos que puedan existir de broncoaspiración. En un estudio reciente de Federle y colaboradores (24), 506 pacientes evaluados en forma consecutiva recibieron contraste oral antes de la realización de una TC abdominal; ninguno de estos presentó aspiración del medio de contraste.

También es indispensable la administración del medio de contraste intravenoso para valorar las lesiones vasculares, el árbol urinario y las lesiones viscerales. Idealmente éste debe ser no iónico, pues generalmente se desconocen los antecedentes alérgicos y de función renal y por el mayor riesgo de nefrotoxicidad, dada la condición hemodinámica de estos pacientes.

El equipo de tomografía debe estar ubicado cerca al área de urgencias, ya que en algunas circunstancias, se pone en riesgo la estabilidad del paciente al transportarlo. La Tomografía helicoidal o espiral (TCH) es el método ideal para el estudio del paciente politraumatizado. Permite una evalua-

A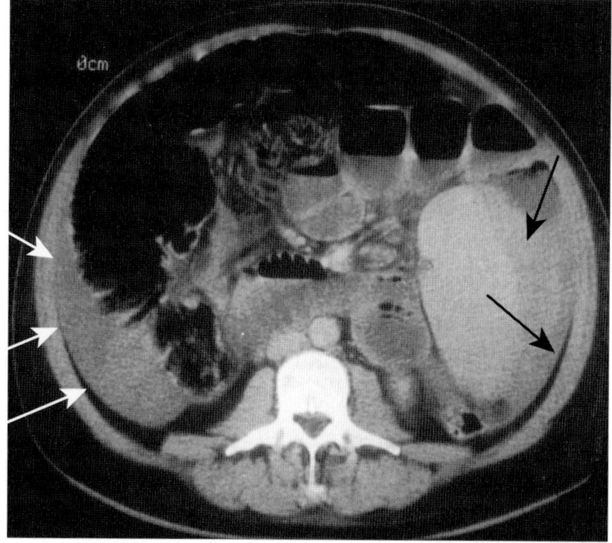 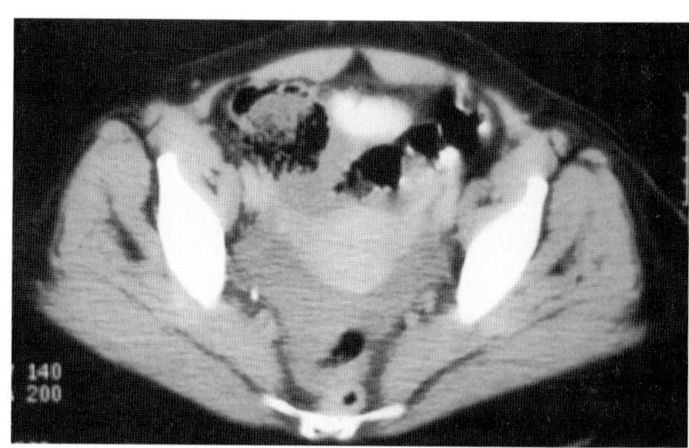B

FIG. 2. TC. Hemoperitoneo. **A:** Signo del "Hematoma centinela". La TC muestra líquido libre en la gotera parietocólica derecha (*flechas blancas*) y en el espacio periesplénico. Presentando mayor densidad adyacente al bazo, indicando el órgano de origen del hemoperitoneo. **B:** TC en otro paciente con traumatismo abdominal cerrado; demuestra líquido libre en la pelvis.

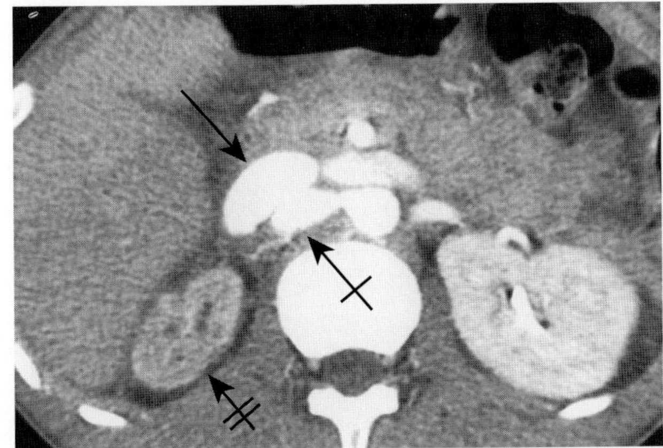
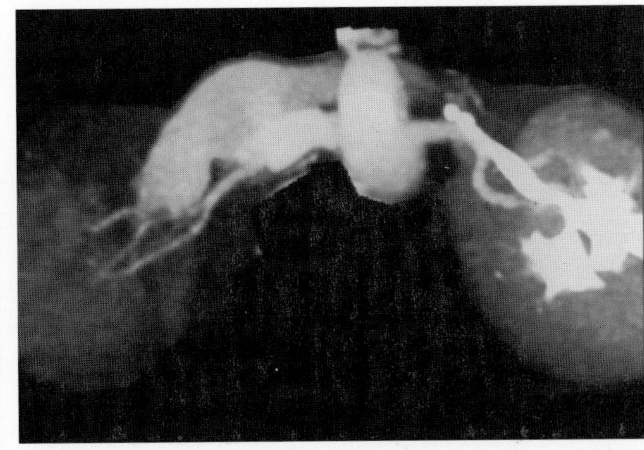
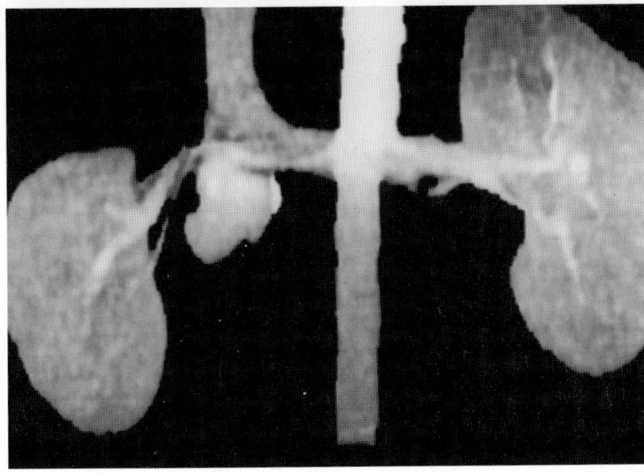

FIG. 3. TC. Lesión vascular traumática . **A:** Corte axial de TC a nivel renal que demuestra un pseudoaneurisma de la arteria renal derecha (*flecha*) con fístula a la vena cava inferior, evidenciada por aumento de la densidad de la vena cava inferior (*flecha cruzada*), mayor de lo esperado para la fase arterial temprana en que fue obtenido el estudio. Ausencia de captación del contraste renal derecho (*flecha doble cruzada*). **B:** Proyección de máxima intensidad, vista superior. **C:** Reconstrucción 3D con proyección de máxima intensidad; vista antero-posterior.

ción más rápida y efectiva, facilita la valoración de diferentes zonas anatómicas y ofrece un enfoque integral de estos pacientes, sin retardar la instauración de medidas terapéuticas. Más aun, las lesiones traumáticas vasculares pueden ser mejor demostradas con esta técnica y aun disminuir la cantidad de material de contraste endovenoso (Fig. 3).

La arteriografía tiene su principal indicación en los casos de sangrado recurrente o tardío después de la cirugía o en pacientes que mantienen cierta estabilidad hemodinámica pero tienen indicios de sangrado persistente (25). También puede estar indicada en algunos pacientes en que se demuestra lesión vascular en la TC, principalmente con fines terapéuticos (Fig. 4).

Los estudios de medicina nuclear pueden estar indicados en los pacientes con sospecha de biloma, para demostrar comunicación con la vía biliar o extravasación del radiofármaco de excreción biliar (26).

Finalmente, la laparoscopía ha sido utilizada más recientemente en la evaluación del trauma abdominal, porque permite la visualización directa de la lesión traumática, así como su extensión. Asímismo, tiene la capacidad de determinar si el sangrado es activo y la posibilidad de cuantificarlo; no obstante, se considera que esta técnica debe ser reservada como una modalidad de segunda línea, limitando su uso para pacientes en los que ya se han intentado sin éxito otros procedimientos diagnósticos. De hecho, en la evalua-

ción del trauma abdominal la laparoscopía no ofrece ventajas sobre el lavado peritoneal, según un estudio prospectivo realizado por Selvino (27–29). En resumen, se propone el siguiente algoritmo diagnóstico para los pacientes con traumatismo abdominal cerrado (Tabla 1).

Tradicionalmente, la contribución de los métodos diagnósticos en lesiones penetrantes del abdomen ha sido más limitada debido a que frecuentemente se indica la laparotomía con fines diagnósticos o terapéuticos. Recientemente, se han propuesto utilizar modalidades diagnósticas menos invasivas, dado el alto número de laparotomías innecesarias en estos pacientes. Específicamente, en el grupo de pacientes con heridas por armas cortopunzantes o con lesiones tangenciales por arma de fuego con relativamente baja sospecha de penetración intraperitoneal se ha empleado la laparoscopía (29). También hemos usado la TCH con contraste oral y rectal; esto permite confirmar un diagnóstico clínico presuntivo de no penetración del arma o proyectil o demostrar una lesión del colon (Fig. 5).

LESION HEPATICA

El hígado es el segundo órgano en afectarse después del bazo en el traumatismo cerrado de abdomen (18,19). Las lesiones hepáticas significativas se presentan en 3 a 12% de los pacientes admitidos en grandes centros de referencia en

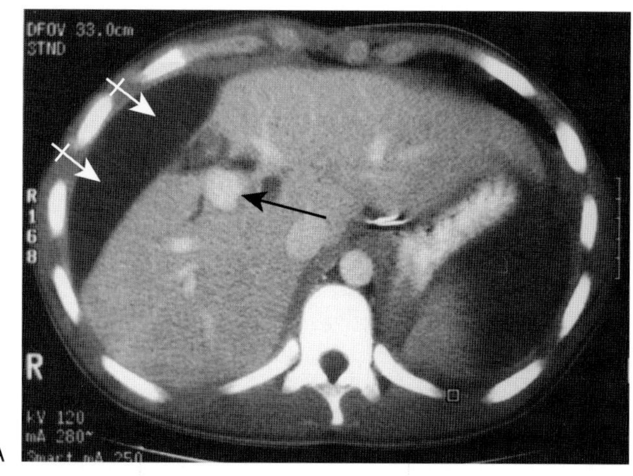

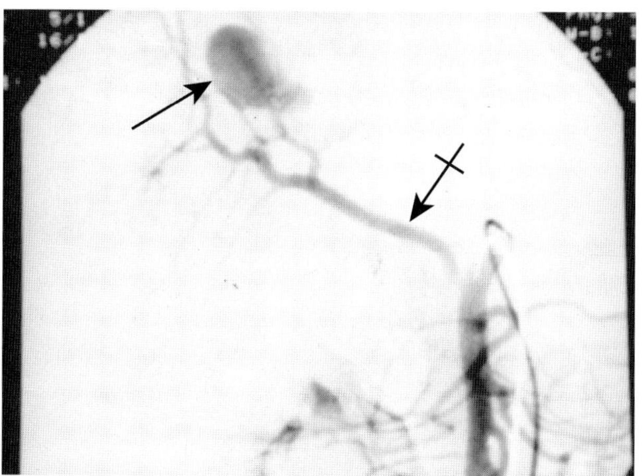

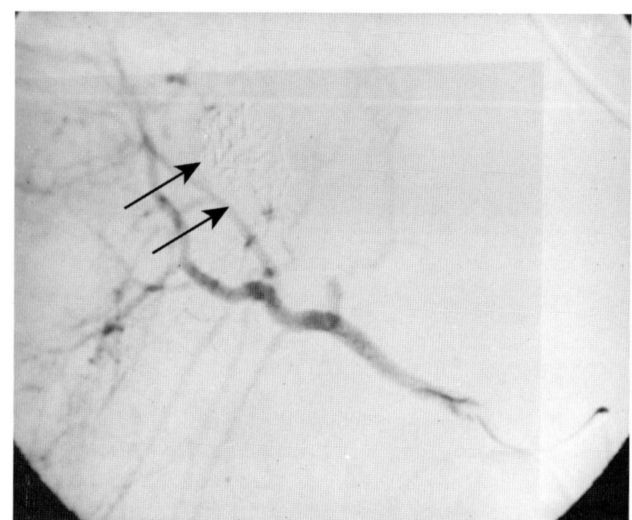

FIG. 4. Lesión avscular demostrada por TC **A:** La TC muestra una imagen redondeada de alta densidad (*flecha recta*) en el hilio, adyacente a un hematoma subcapsular hepático (*flechas cruzadas*). **B:** La angiografía digital demuestra un pseudoaneurisma (*flecha recta*) de la arteria hepática derecha. Nótese como hallazgo incidental, el origen de la arteria hepática derecha a partir de la arteria mesénterica superior (*flecha cruzada*), como variante anatómica normal. **C:** La angiografía después de la embolización con espirales metálicas, muestra la oclusión del pseudoaneurisma (*flechas*).

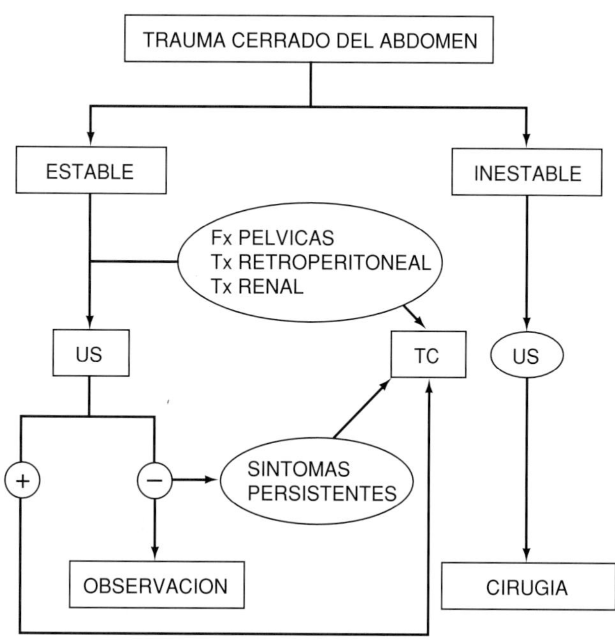

TABLA 1. Trauma Cerrado del Abdomen

trauma (30,31). El lóbulo hepático derecho se afecta más frecuentemente debido a que tiene un mayor volumen (las costillas y la columna sirven como puntos de impacto especialmente en la parte posterior) y además tiene sitios adheridos al diafragma a través de los ligamentos coronarios que aumentan la posibilidad de desgarro en los traumatismos con mecanismo de aceleración/desaceleración (32,33).

Si se analiza el trauma cerrado y el trauma penetrante de abdomen, el hígado es el primer órgano en afectarse (30,34). El hígado se compromete en forma aislada después del trauma cerrado de abdomen en menos de 50% de los pacientes (30,35). Las lesiones asociadas a trauma hepático que con más frecuencia se presentan son las de neumotórax, fracturas esqueléticas, ruptura esplénica y traumatismos de partes blandas. Las lesiones del lóbulo hepático izquierdo se asocian frecuentemente a lesiones pancreáticas y duodenales (1).

La mortalidad de pacientes con traumas hepáticos graves sigue siendo alta (35 a 60%) a pesar de los avances tecnológicos y terapéuticos (36,37). La mortalidad aumenta según el número de lesiones asociadas y es baja en caso de trauma hepático aislado (3.1 a 4.4%) (34). Después del

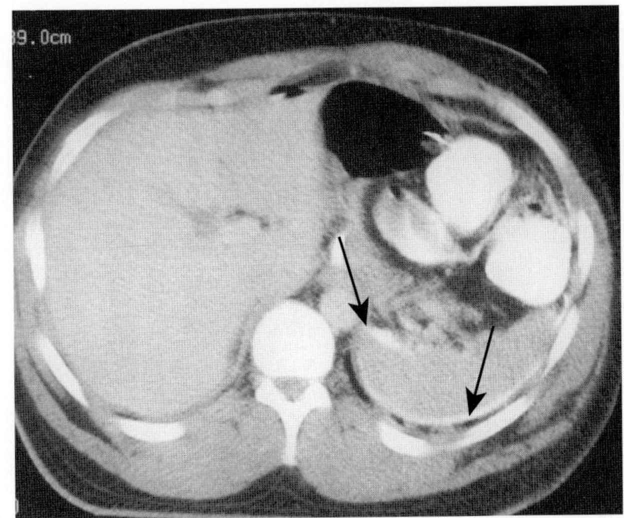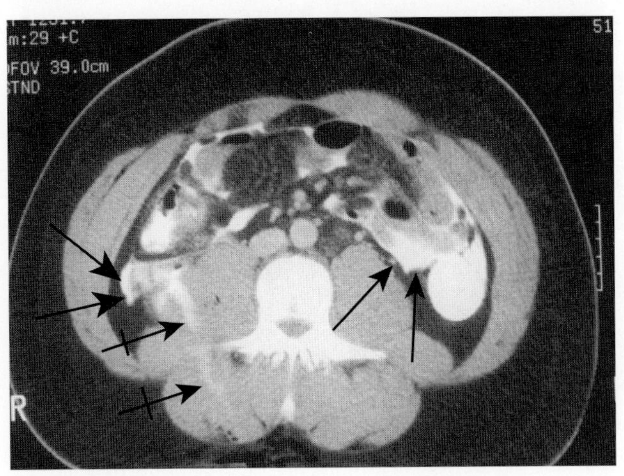

FIG. 5. TCH con contraste oral y rectal, en paciente con herida abdominal tangencial por arma de fuego. **A:** La tomografía muestra extravasación del material de contraste del colon a nivel periesplénico (*flechas*). **B:** Extravasación difusa del material de contraste a nivel intraperitoneal (*flechas*) y delineando además el trayecto del proyectil a través de los músculos psoas y paravertebrales derechos (*flechas cruzadas*).

trauma hepático, la hemorragia no controlada es la siguiente causa de muerte (36,37).

Se han propuesto muchas clasificaciones de las lesiones traumáticas del hígado para establecer algún patrón indicador del pronóstico o del tipo de tratamiento que debe seguirse (38,39). En la mayoría de estas clasificaciones, se toman en cuenta cambios estructurales que no se correlacionan necesariamente con el grado de compromiso hemodinámico o con la actividad del sangrado posttraumático, que son los que en última instancia definen el manejo del paciente (40).

La evaluación del trauma hepático con TC ha permitido la descripción de distintos tipos de lesiones. Se describen las laceraciones como áreas lineales de baja densidad paralelas a la vasculatura hepática o portal, las cuales pueden ser únicas o multiples (estelares); los hematomas parenquimatosos son áreas de alta atenuación y los subcapsulares de aspecto lenticular, periféricos, con densidad variable de acuerdo al

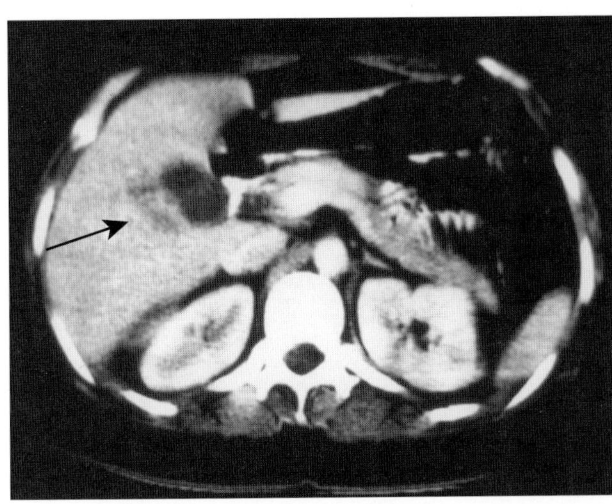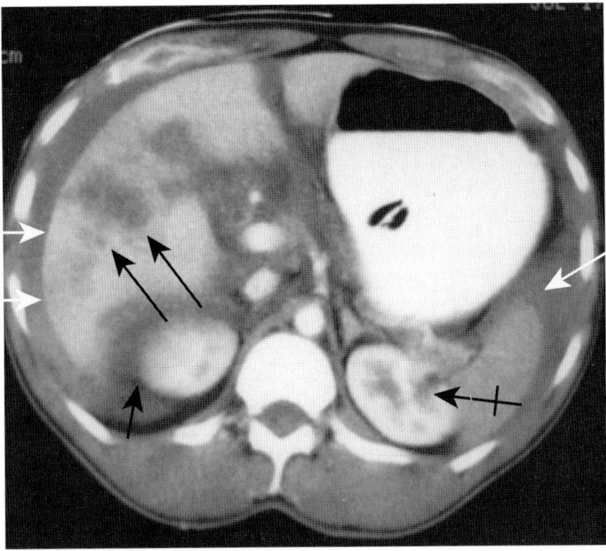

FIG. 6. Laceración hepática. **A:** Laceración hepática única, demostrada como una hipodensidad lineal perivesicular (*flecha recta*). **B:** Laceraciones hepáticas múltiples del lóbulo hepático derecho (*flechas rectas*). Además, se identifica hemoperitoneo a nivel perihepático, periesplénico y en el espacio hepatorrenal (*flechas cortas*) y también una pequeña laceración renal izquierda (*flecha cruzada*).

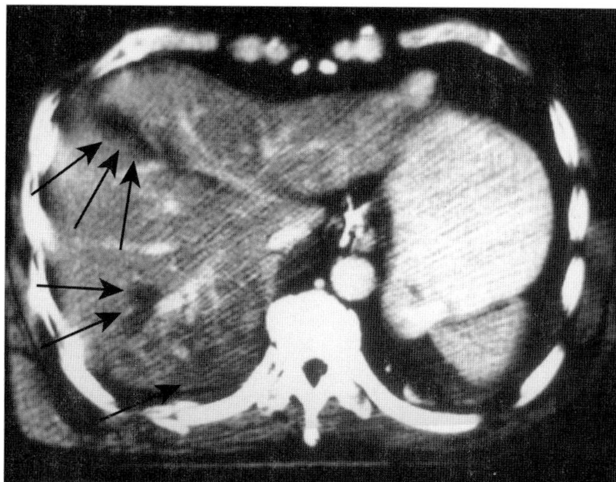

FIG. 7. La TC demuestra múltiples laceraciones hepáticas que comprometen principalmente el lóbulo derecho (*flechas superiores*) y producen fragmentación en la parte posterior del mismo (*flechas inferiores*).

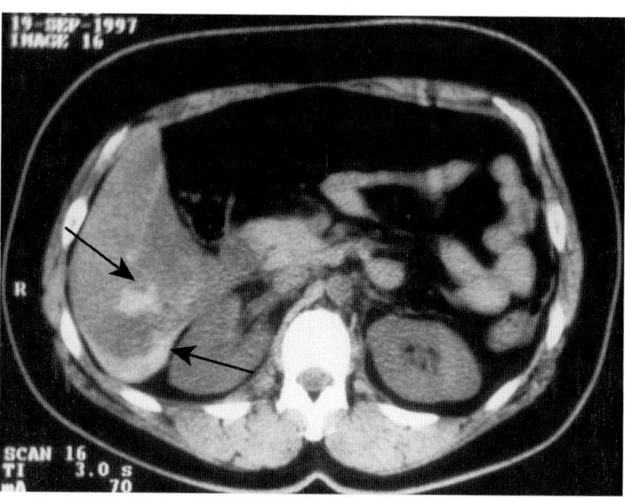

FIG. 9. Líquido libre hiperdenso (hemoperitoneo). Paciente con antecedente de reacción alérgica intesa al medio de contraste yodado, en quien se practicó TC abdominal simple. Se observa hematoma intrahepático (*flecha superior*) y líquido perihepático hiperdenso (*flecha inferior*).

tiempo de evolución; las fracturas hepáticas son laceraciones que afectan un lóbulo hepático atravesándolo de un lado a otro y producen fragmentación y áreas devascularizadas; las contusiones son lesiones hipodensas que no afectan la vasculatura portal o hepática (Fig. 6, 7 y 8).

Además de la demostración de la lesión traumática del parénquima hepático, es importante detectar la presencia del hemoperitoneo asociado o la extravasación activa del medio de contraste, ya que esto tiene implicaciones pronósticas. La TC permite medir la densidad del líquido libre intraperitoneal, lo que la hace más específica en el diagnóstico de hemoperitoneo y permite diferenciarla de la ascitis, la bilis o el líquido intestinal (Fig. 9) (18,19,39). No obstante, como lo describe Levine y colaboradores (41) en una publicación reciente, el hemoperitoneo puede tener baja densidad, aun menor de 20 unidades Hounsfield (HU).

Existe en el hígado un área triangular desprovista de cubierta peritoneal y adherida al diafragma, localizada en la porción superomedial y posterior del lóbulo hepático derecho delimitada por los ligamentos coronarios y conocida como el área denudada del hígado. En los casos que se presentan con lesión de esta zona, se han descrito hallazgos imaginológicos característicos, a saber, líquido alrededor de la cava y perirrenal; trauma renal derecho y hematoma suprarrenal ipsilateral, con baja incidencia de líquido libre abdominal, presentándose este último hallazgo en sólo 20%

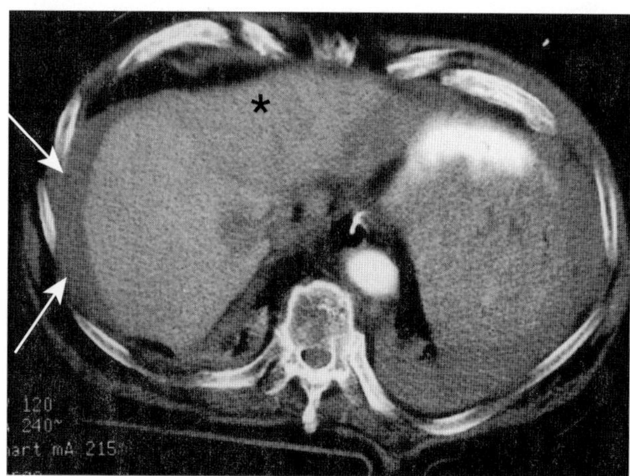

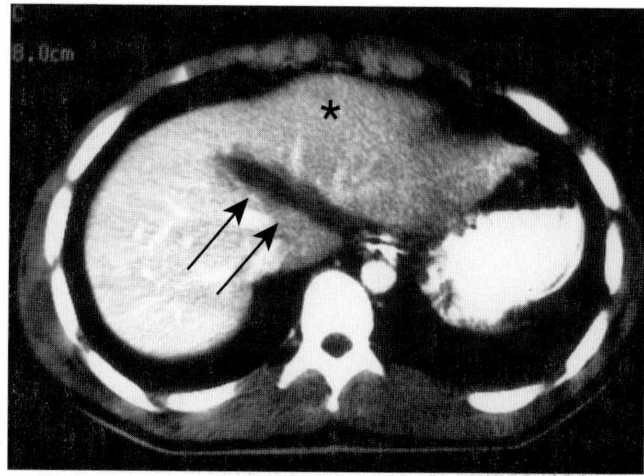

FIG. 8. Desvascularización hepática post-trauma. **A:** La TC demuestra hipodensidad difusa del lóbulo hepático izquierdo con bordes rectos y bien delimitados (*asterisco*). Además, se observa hemoperitoneo (*flechas*). **B:** Hipodensidad del lóbulo caudado y lóbulo izquierdo del hígado (*asterisco*) por devascularización secundaria a laceración hepática profunda (*flechas*).

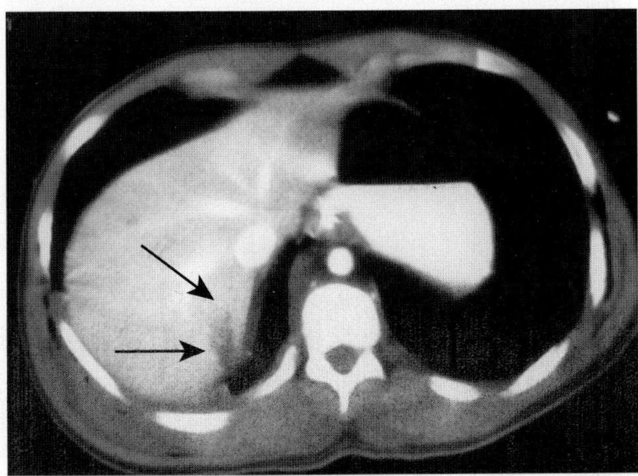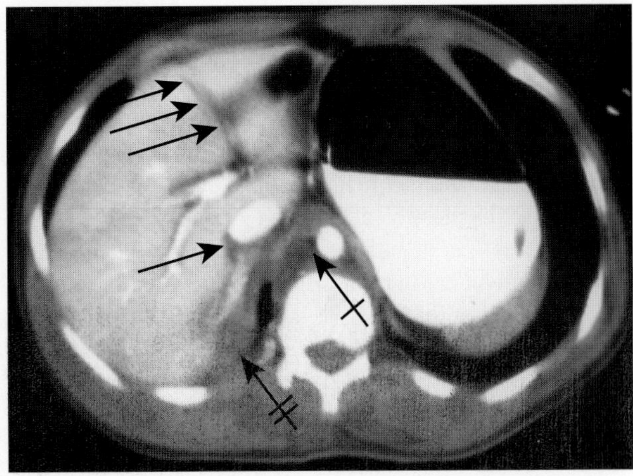

FIG. 10. Laceración del área denudada del hígado. **A:** Pequeña laceración del segmento VII del hígado con extensión al área denudada (superficie superior, posterior y medial del lóbulo derecho) (*flechas*). **B:** En el mismo paciente, se identifica líquido pericava (*flechas*), hematoma retrocrural (*flecha cruzada*) y suprarrenal derecho (*flecha doble cruzada*). Además, se identifica pequeño hematoma intrahepático anterior (*flechas superiores*).

de los pacientes. Este tipo de compromiso hepático se incluye entre las causas de lavados peritoneales y US como tamizaje con resultados falsos negativos (Fig. 10) (42).

Aunque anteriormente se consideraba la presencia de hipodensidad periportal como signo de trauma hepático, recientemente se ha descrito en algunas publicaciones que dicho hallazgo se debe generalmente a obstrucción del drenaje linfático por aumento de la presión venosa, ya sea por resucitación con altos volúmenes de líquidos intravenosos, taponamiento cardíaco o neumotórax a tensión. En estos pacientes se observa de manera asociada, dilatación de la vena cava y aumento del índice cava/aorta. Se considera que es un signo indicador de trauma hepático únicamente cuando se presenta de manera focal. Esta hipodensidad periportal se observa en 31% de los pacientes y es un proceso dinámico que puede desaparecer rápidamente (43–45).

En los últimos años existe una tendencia al tratamiento conservador de los pacientes con trauma hepático basada en un seguimiento clínico estricto y en la disponibilidad de la TC (39,46–48). La TC también nos permite realizar seguimiento y demostrar la resolución de las lesiones o la presencia de complicaciones. El momento ideal para reevaluar las lesiones hepáticas no se ha definido, ya que el tiempo de resolución de las lesiones es muy variable. Bulas y colaboradores (49), encontraron una correlación entre el tiempo de curación y la intensidad inicial. Un 80% de las

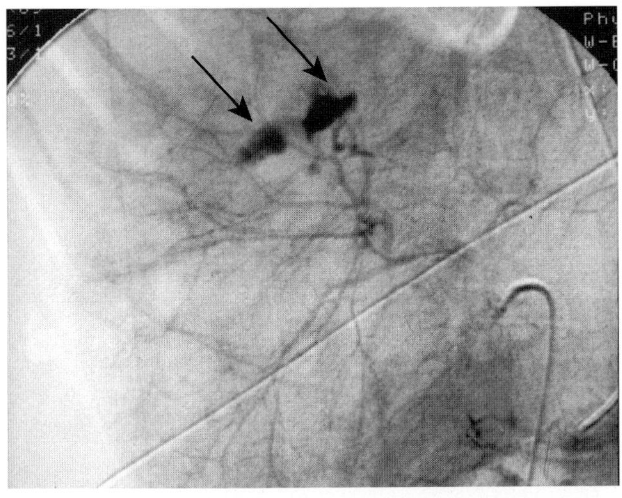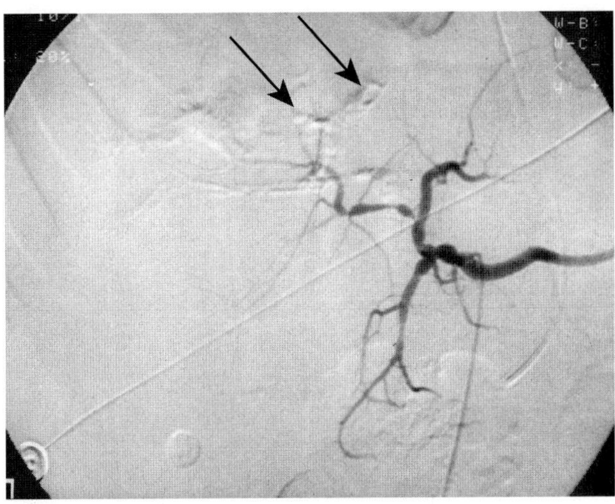

FIG. 11. Sangrado hepático tardío. **A:** Paciente en el décimo día post-trauma abdominal cerrado en el cual se identifica en la angiografía digital, extravasación activa del contraste (*flechas*). **B:** Angiografía posterior a la embolización con material particulado, demostrando oclusión completa del área de sangrado (*flechas*).

lesiones leves y moderadas se resolvieron en 6 meses; sin embargo, las lesiones graves mostraban alguna anormalidad a los 8 meses de seguimiento.

Las complicaciones del trauma hepático son: a) sangrado recurrente o tardío, un evento raro como lo demuestran varios trabajos (Fig. 11) y b) bilomas los cuales son frecuentes y se manifiestan usualmente una semana después del evento traumático. El diagnóstico definitivo lo da la aspiración percutánea de bilis o la demostración con medicina nuclear de comunicación con la vía biliar. El manejo es conservador si no hay signos de infección; en este último caso, el drenaje percutáneo es el tratamiento de elección. La infección es la segunda causa de mortalidad después de la hemorragia; el diagnóstico se establece por la clínica y por aspiración de líquido infectado y el manejo también se realiza con drenaje percutáneo y c) finalmente, la hemobilia se presenta con una tríada de dolor en el hipocondrio derecho, ictericia y hemorragia del tracto digestivo superior. El diagnóstico se establece por endoscopia y/o arteriografía, esta última también con fines terapéuticos.

LESIONES ESPLENICAS

El bazo es el órgano más frecuentemente comprometido después del trauma cerrado de abdomen. Las lesiones esplénicas se asocian en 25 a 50% con fracturas costales, en 21% con compromiso renal ipsilateral (1) y pueden ser de tres tipos (50): a) lesiones parenquimatosas sin solución de continuidad capsular que se manifiestan con hematomas subcapsulares; generalmente no se asocian con hemoperitoneo y en ocasiones pueden presentarse rupturas capsulares tardías, por lo que el seguimiento de estos pacientes es indispensable; b) rupturas lineales con disposición transversa que sigue los planos trabeculares y pueden comprometer la irrigación esplénica. En ocasiones, pueden extenderse al hilio. La

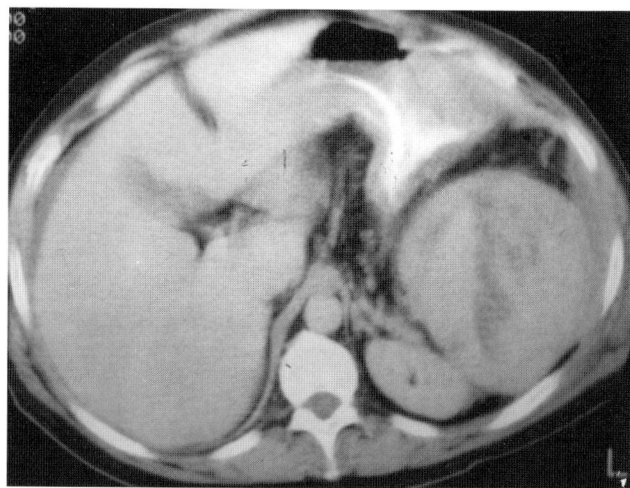

FIG. 13. Ruptura esplénica contenida. Además, se identifica un pequeño hemoperitoneo y laceración intrahepática.

gravedad de estas lesiones es variable. c) Fragmentación intensa, lo que puede llevar a hemorragia intraperitoneal masiva (Fig. 12, 13 y 14).

Los pacientes con esplenomegalia o patología preexistente del bazo son más susceptibles a lesiones esplénicas y traumas mínimos pueden desencadenar lesiones significativas (Fig. 15). En múltiples informes de la literatura, se ha demostrado la falta de correlación entre los hallazgos de TC con el estado hemodinámico y el pronóstico de los pacientes con lesión esplénica. Por tal motivo, la clasificación de las lesiones según las imágenes carece de valor clínico (51,52).

La presencia de fracturas costales inferiores izquierdas con colección pleural deben hacer sospechar la posibilidad de lesión traumática del bazo (Fig. 16). La TC tiene certeza diagnóstica de 98% en el trauma esplénico (53). Las lesiones

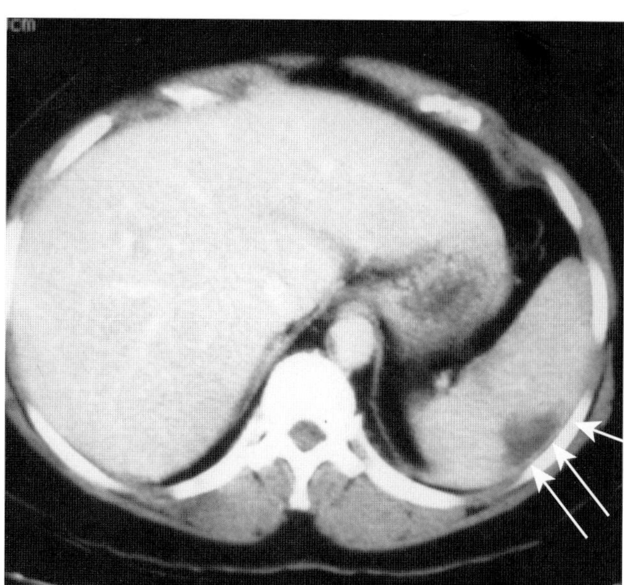

FIG. 12. Contusión esplénica aislada se manifiesta por una lesíon focal periférica (*flechas*).

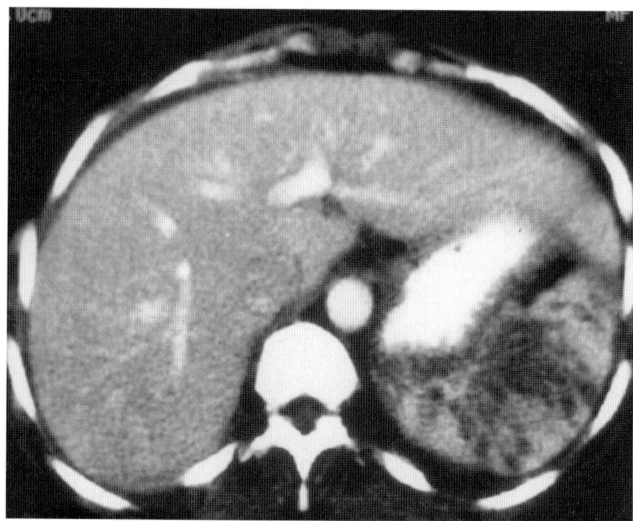

FIG. 14. Fragmentación esplénica

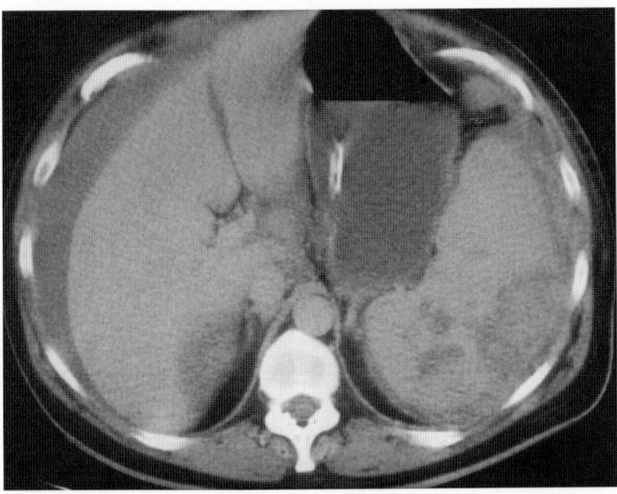

FIG. 15. Traumatismo en paciente con esplenomegalia. En la TC se observan laceraciones y hematoma esplénico con gran cantidad de hemoperitoneo, en un paciente con esplenomegalia por leucemia mieloide crónica, quien sufrió traumatismo abdominal mínimo.

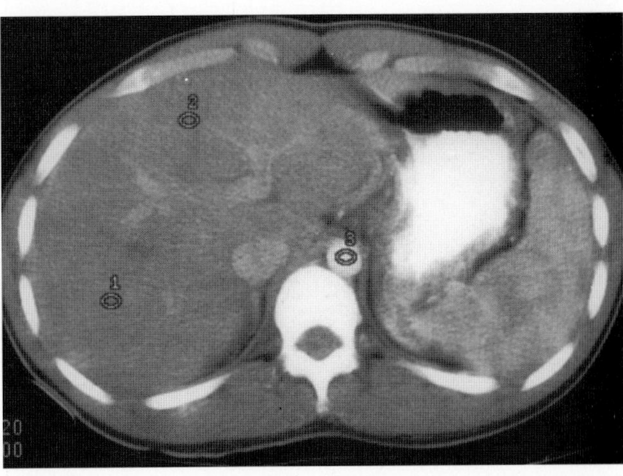

FIG. 17. Captación esplénica heterogénea del medio de contraste, como hallazgo normal en una fase arterial temprana de la TCH.

pueden ser diferentes; el hematoma subcapsular se manifiesta como colección líquida semilunar de baja densidad que comprime el margen lateral del bazo; mientras que las laceraciones se identifican como imágenes lineales hipodensas parenquimatosas. A veces, la única manifestación del trauma esplénico es la de una densidad heterogénea e irregularidad marginal.

Son frecuentes los falsos positivos de lesión esplénica por destello óseo y costal, destello aéreogástrico o movimientos diafragmáticos; estos errores diagnósticos se evitan haciendo cortes más delgados con TC convencional o con reconstrucciones interpoladas finas cuando se utiliza técnica helicoidal. Con la TCH, se puede ver heterogenicidad esplénica si se obtienen las imágenes en una fase temprana, lo que puede hacer pensar en lesiones esplénicas; lo anterior se debe a un flujo diferencial inicial de la sangre en la pulpa blanca y en la pulpa roja (Fig. 17) (54).

Las variantes anatómicas, tales como lobulaciones y hendiduras pueden semejar lesiones esplénicas en cortes axiales, pero generalmente éstas presentan márgenes lisos y no hay evidencia de líquido adyacente, a diferencia de las laceraciones que presentan bordes irregulares y se asocian con hemoperitoneo.

Como en las lesiones hepáticas, existe una tendencia a manejar las lesiones esplénicas de manera conservadora, no quirúrgica, desde el desarrollo de la TC que permite diagnósticos precisos y la posibilidad de un seguimiento adecuado y, además, por el riesgo conocido de infección grave después de esplenectomía total (55). Cuando se realiza un manejo quirúrgico, se trata de preservar tanto tejido esplénico como sea posible.

Sclafani (56) ha descrito un manejo exitoso del trauma esplénico combinando la TC y la arteriografía. Los pacientes hemodinámicamente estables, con lesiones esplénicas y sin otra indicación para hacer una laparotomía, pueden ser manejados de manera conservadora sin cirugía, especialmente cuando la lesión es bien caracterizada por la arteriografía. La ausencia de extravasación del medio de contraste en arteriografía parece ser un indicador confiable de un manejo no quirúrgico exitoso. Si hay demostración angiográfica de extravasación, la embolización de la arteria esplénica proximal con resortes metálicos es un método efectivo de hemostasia para estabilizar al paciente con lesión sangrante. Esto permite aumentar el número de pacientes que pueden ser manejados sin cirugía. En general, se deben hacer otros estudios que confirmen estos resultados preliminares.

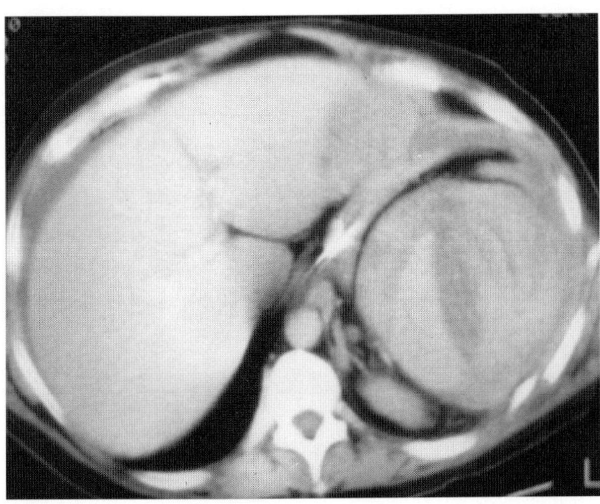

FIG. 16. En el mismo paciente de la fig. 14, se observan fracturas costales inferiores izquierdas que acompañan al traumatismo esplénico intenso.

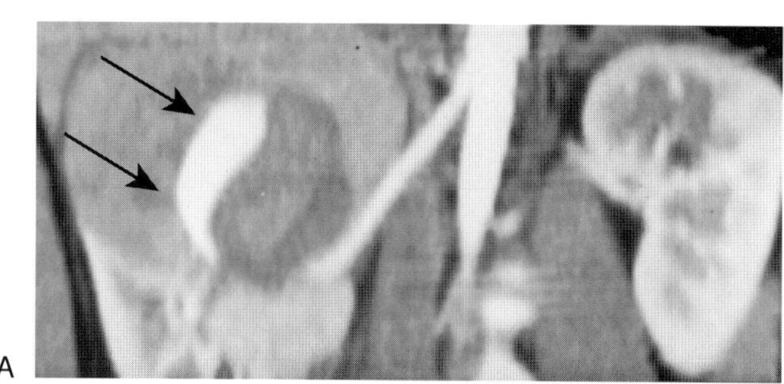
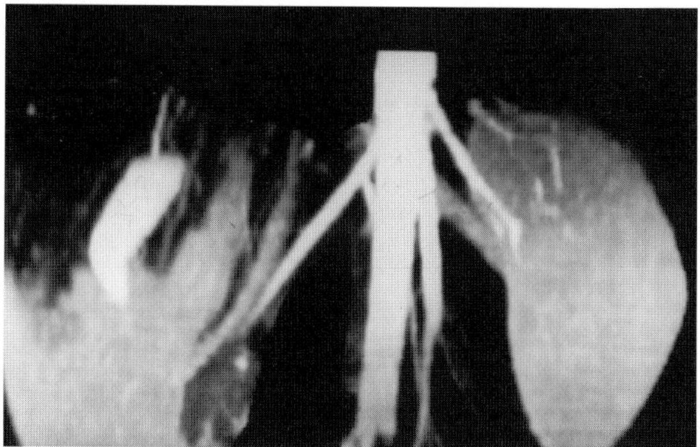

FIG. 18. Traumatismo con enfermedad renal previa Paciente con cáncer de células renales en el polo superior del riñón derecho; presenta hematuria posterior a trauma cerrado. **A:** Reconstrucción multiplantar coronal que demuestra el tumor renal derecho con un pseudoaneurisma postraumático (*flechas*) en su interior. **B:** Hallazgos similares en una reconstrucción 3D con máxima intensidad de proyecciones.

TRAUMA RENAL

El riñón es uno de los órganos más frecuentemente comprometidos en el traumatismo abdominal cerrado; sin embargo, su daño a menudo es menor y sana sin ningún tratamiento específico (57). El traumatismo renal intenso a menudo se acompaña de lesiones en otros órganos. El compromiso de órganos múltiples se presenta en 80% de los pacientes con traumatismo penetrante y en 20% de los casos de traumatismo abdominal cerrado (58,59). Los órganos afectados con mayor frecuencia en forma concomitante con el riñón en el trauma cerrado son el bazo y el hígado. En el caso del trauma penetrante por proyectil de arma de fuego casi siempre se asocia a lesiones del hígado, intestino, estómago o tórax. En las lesiones por armas punzocortantes, la incidencia de lesiones múltiples es menor, pero aún considerable. En el grupo de traumatismos penetrantes, se encuentra el trauma iatrogénico con el desarrollo de fístulas arteriovenosas y pseudoaneurismas como consecuencia de la realización de biopsias renales.

Un riñón que tenga una enfermedad previa es más susceptible al daño que un riñón normal. Cuando un traumatismo parezca desproporcionadamente leve para los hallazgos del paciente, debe sospecharse la existencia de una anormalidad renal previa, bien sea congénita como riñón en herradura, ectopia renal, o de otro tipo, como masas renales (Fig. 18 y 19) (60). El niño tiene una mayor incidencia de traumatismo renal debido a la poca protección por la escasa

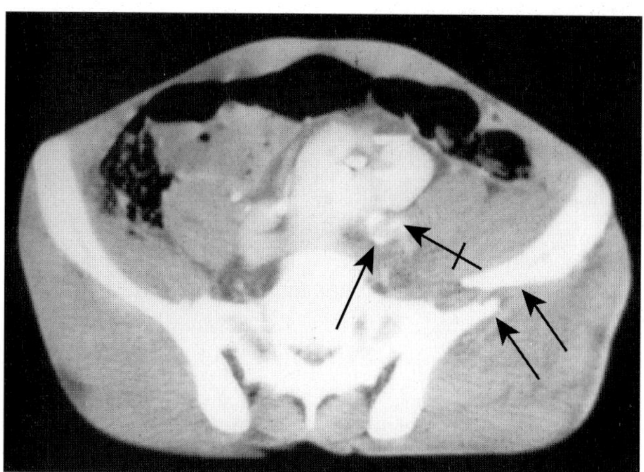

FIG. 19. Paciente transplantado renal con fractura del alerón ilíaco izquierdo (*flechas cortas*) y lesión traumática renal secundaria, manifestada por hematoma perineal (*flechas*) y pequeña laceración posterior (*flecha cruzada*).

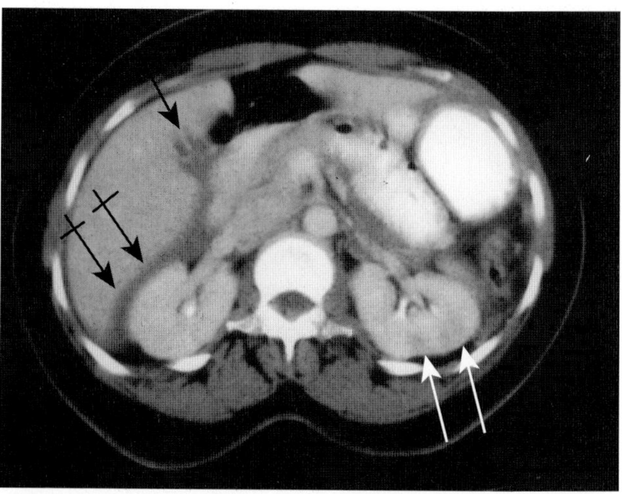

FIG. 20. Trauma renal menor. La TC muestra áreas de contusión renal izquierda posterior (*flechas*). Además, se observa hemoperitoneo en el espacio hepatorrenal (*flechas cruzadas*) y laceraciones hepáticas anteriores (*flecha superiore*).

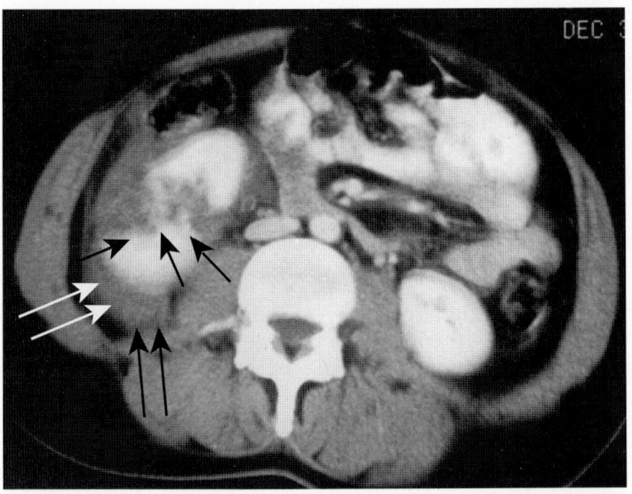

FIG. 21. Trauma renal mayor. La TC muestra una fractura renal derecha (*flechas cortas*) con hematoma perirrenal (*flechas*).

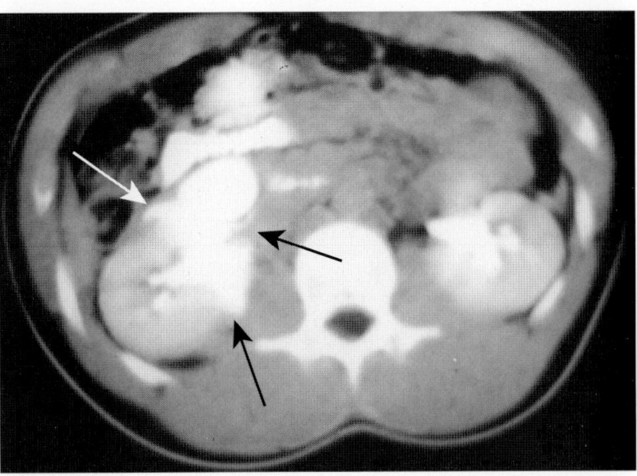

FIG. 23. Ruptura de la pelvis renal. Se observa ruptura de la pelvis renal derecha con extravasación del medio de contraste (*flechas*).

grasa perirrenal y la musculatura, su tamaño relativamente más grande en relación con la superficie corporal y la presencia de las lobulaciones fetales que hacen el riñón del niño más vulnerable al trauma (61). La clasificación del trauma renal se realiza según la extensión de la lesión (57,62), en la siguiente forma:

Trauma renal menor

En esta categoría se encuentran incluidas las contusiones renales, las laceraciones corticales superficiales que no comunican con el sistema colector y los pequeños hematomas perirrenales o subcapsulares. Son los traumatismos renales más comunes y constituyen 75 a 85% de todos los casos (Fig. 20).

Trauma renal mayor

Las anormalidades incluidas en este grupo son las laceraciones parenquimatosas que comunican con el sistema colector y se manifiestan con extravasación de orina, hemorragias perirrenales de tamaño moderado y fracturas renales, término reservado para las laceraciones profundas con separación de los polos renales por el hematoma (Fig. 21).

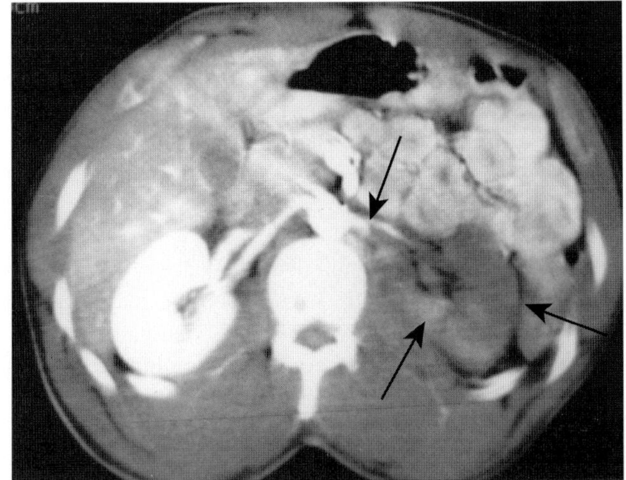

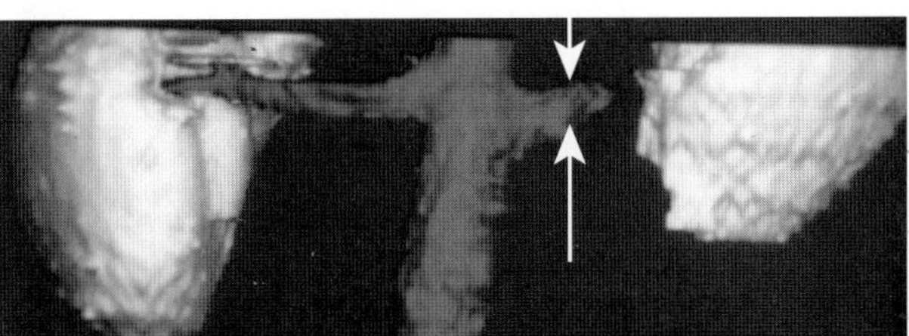

FIG. 22. Trauma renal catastrófico. **A:** La TC demuestra ausencia completa de captación del medio de contraste por el riñón izquierdo (*flechas inferiores)*, con interrupción abrupta de la arteria renal correspondiente (*flecha superior*). Se observan además contusiones hepáticas asociadas. **B:** Reconstrucción tridimensional obtenida en un paciente diferente, también con lesión del pedículo vascular del riñon izquierdo (*flechas*).

Catastróficas

Consisten en el estallido renal, hematoma perirrenal expansivo masivo y el trauma del pedículo vascular renal. Representan 5% de las lesiones renales (Fig. 22).

Ruptura de la pelvis renal

La ruptura primaria de la pelvis renal o en la unión uroteropélvica, sin que haya afectación parenquimatosa acompañante, es rara y casi siempre se presenta en niños por traumatismo de hiperextensión (Fig. 23).

En forma habitual, el traumatismo renal presenta hematuria; sin embargo, el grado de hematuria con frecuencia no se relaciona con la extensión de la lesión e incluso puede estar ausente en 25% de los traumatismos renales (63), especialmente en las lesiones del pedículo vascular.

Hallazgos radiológicos

Urografía intravenosa

En la mayoría de los pacientes, los hallazgos en la radiografía simple no se correlacionan adecuadamente con el grado de traumatismo renal. La urografía intravenosa debe realizarse con altas dosis de medio de contraste y los cortes tomográficos deben utilizarse porque los riñones frecuentemente se encuentran ocultos por la superposición de gas intestinal (58). Un nefrograma disminuido es un hallazgo inespecífico que puede verse en una laceración parenquimatosa, un estallido renal o una simple contusión. La existencia de extravasación del contraste indica que existe laceración del sistema colector. La ausencia de excreción del medio de contraste obliga a descartar una lesión del pedículo vascular, aunque otras lesiones la pueden causar, tales como hematoma subcapsular, trombosis venosa renal y espasmo arterial intenso (Fig. 24) (64).

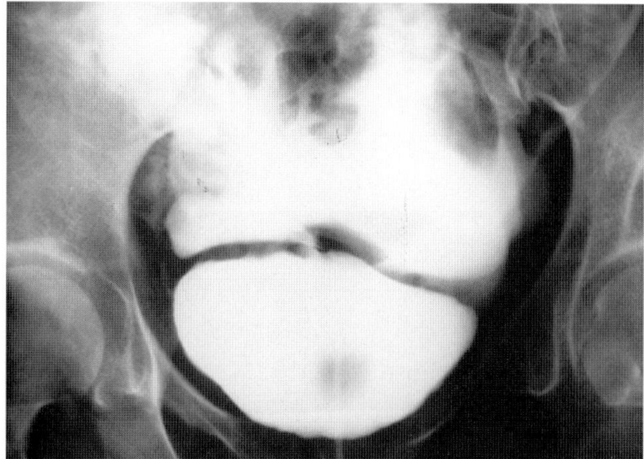

FIG. 24. Ruptura extraperitoneal de la vejiga. Cistografía convencional que demuestra extravasación masiva del medio de contraste.

En general, una urografía intravenosa normal en un paciente estable clínicamente indica que el riñón es normal o tiene un daño mínimo; no obstante, es posible que el examen no demuestre con exactitud la extensión completa de la lesión renal e incluso que algunas lesiones pasen completamente desapercibidas (65,66).

Tomografía computada

Ocupa un papel preponderante en el estudio del traumatismo renal. Es más sensible que la urografía intravenosa para la detección de contusiones renales, extravasación urinaria, evaluación de la profundidad y del número de las laceraciones renales, cuantificación de la hemorragia perirrenal y determinación de los fragmentos renales. Además, la TCH permite demostrar la presencia y localización de las lesiones del pedículo vascular renal con gran precisión. En estos casos, puede verse la oclusión vascular abrupta o la presencia de extravasación del contraste, generalmente de origen arterial, con defectos de perfusión totales o segmentarios, hematomas perihiliares y captación renal periférica en forma de anillo (67–70).

Angiografía

Existen algunos pocos casos en que la angiografía tiene valor diagnóstico y terapéutico, especialmente en el paciente hemodinámicamente estable con hematuria persistente. En estos pacientes, la angiografía permite la detección de fístulas arteriovenosas y/o pseudoaneurismas y su embolización (71,72).

Ultrasonido

El US sólo aporta información anatómica, sin evaluación de la función, y en el paciente traumatizado se encuentra limitado por la presencia de fracturas costales, vendajes y la dificultad de movilizar al paciente. Estos factores pueden hacer muy difícil la obtención de un estudio óptimo. La principal utilidad del US es en el seguimiento de colecciones perirrenales urinarias o sanguíneas, como guía para el drenaje percutáneo de estas colecciones cuando esté indicado y para el diagnóstico de hidronefrosis que complica el traumatismo renal (73,74).

El objetivo fundamental de la evaluación imagenológica en el traumatismo renal es definir con la mayor precisión posible la naturaleza y la extensión del traumatismo renal, de manera que el urólogo o el cirujano de trauma a cargo del paciente preserve la mayor cantidad posible de tejido renal funcionante, con el menor grado de complicaciones. Además, es fundamental establecer el estado del riñón contralateral y la presencia de lesiones asociadas. El método de imágenes diagnósticas que suministra esta información con la mayor exactitud es la TC y es por ello que ocupa un papel primordial en la evaluación del trauma renal.

La necesidad de cirugía en el traumatismo no penetrante depende de la gravedad de las lesiones. Las lesiones menores que representan 85% de los traumatismos no penetrantes son de tratamiento conservador. En el manejo de las lesiones mayores no hay acuerdo aunque la tendencia actual es hacia un manejo conservador en el paciente estable. Los traumatismos catastróficos y la ruptura de la pelvis renal son de manejo quirúrgico (véase la clasificación en páginas anteriores) (57).

A diferencia del trauma cerrado, el cual se maneja conservadoramente con mayor frecuencia, el trauma penetrante y, en especial, el trauma por arma de fuego es generalmente de manejo quirúrgico. En las heridas por armas punzocortantes, se establece un manejo de acuerdo al caso específico basado en la información detallada que se puede obtener con los métodos de imagen, especialmente la TC (75,76).

TRAUMATISMO URETERAL

La causa más frecuente del trauma ureteral es la cirugía o maniobras instrumentales en el uréter, seguida por los traumatismos penetrantes. La principal causa del trauma iatrogénico son las lesiones que se presentan durante los procedimientos quirúrgicos ginecológicos y, entre éstos, el más común es la lesión del uréter pélvico durante la realización de histerectomías. Los hallazgos en la urografía intravenosa pueden ser (58): a) obstrucción ureteral, que es la manifestación urográfica más frecuente; no obstante, la dilatación leve o moderada del uréter es un hallazgo postoperatorio frecuente en cirugías pélvicas, ginecológicas o retroperitoneales, por lo tanto, deberá sospecharse lesión ureteral ante la presencia de cambios unilaterales, aparición tardía del medio de contraste e hidronefrosis progresiva y b) extravasación o fistulización, lo que establece el diagnóstico de lesión ureteral. La pielografía, bien sea anterógrada o retrógrada, es el método empleado para confirmar el diagnóstico y determinar el curso, presencia de fístulas asociadas y el grado de fistulización.

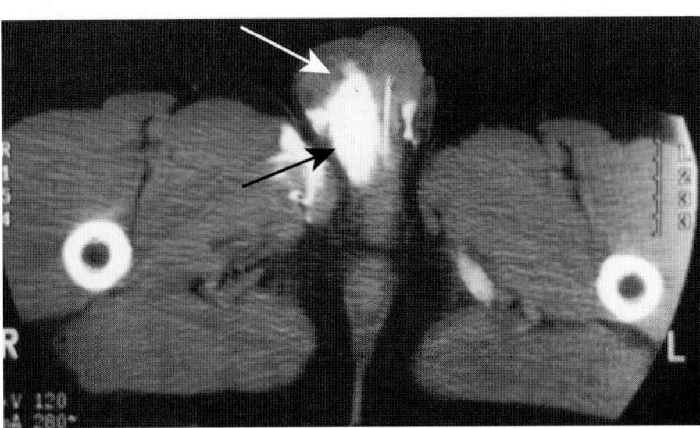

FIG. 25. Contraste extravesical en los espacios extraperitoneales (*flechas*).

TRAUMA VESICAL

Las lesiones de la vejiga urinaria generalmente ocurren a consecuencia de las fracturas pélvicas o por compresión de la vejiga distendida asociada o no a fractura pélvica. El diagnóstico de las rupturas vesicales exige una adecuada distensión con el material de contraste bien sea por vía anterógrada o retrógrada. La cistografía convencional sigue siendo el método preferido para el diagnóstico de las lesiones vesicales; sin embargo, a veces estos pacientes son evaluados por otras razones con TC. En estos casos, es indispensable cerrar la sonda para asegurar una buena repleción vesical. En aquellos pacientes donde persiste duda de ruptura vesical, puede realizarse una cistografía retrógrada por TC a través de la sonda vesical, lo que facilita la identificación de pequeñas extravasaciones de medio de contraste y permite de este modo su clasificación como intra o extraperitoneal (Fig. 24, 25 y 26).

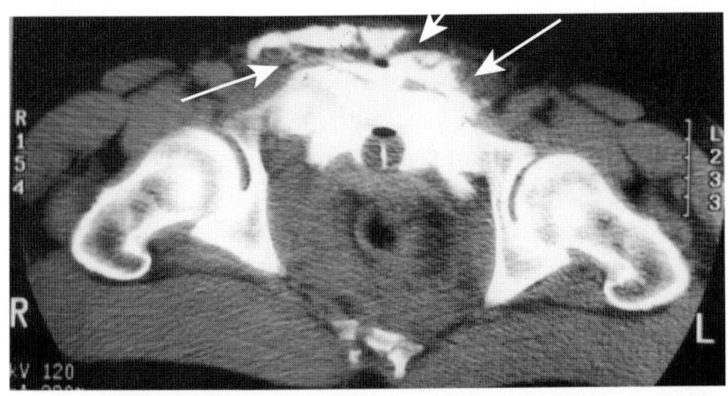

A   B

FIG. 26. Ruptura vesical extraperitoneal vista con TC. **A:** Se observa contraste extraperitoneal en el espacio de Retzius (*flechas*). **B:** Contraste escrotal (*flechas*).

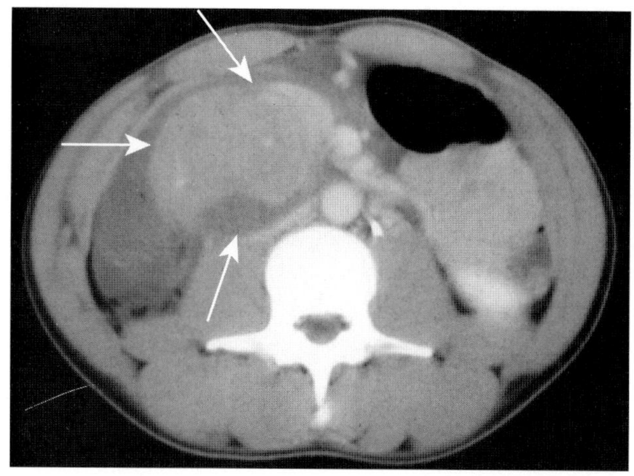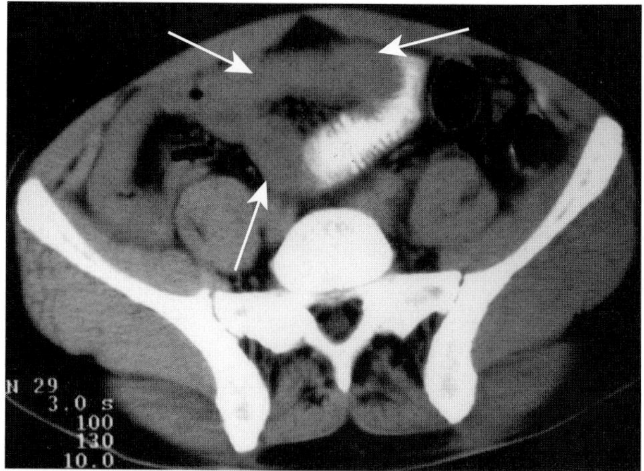

FIG. 27. **A:** Hematoma duodenal intramural. La TC muestra una zona de aumento de la densidad en la segunda porción del duodeno (*flechas*). No existe extravasación del medio de contraste ni neumoperitoneo. **B:** Hematomas del íleon (*flechas*).

TRAUMA GASTROINTESTINAL Y MESENTERICO

La lesión traumática gastrointestinal o mesentérica ocurre en aproximadamente 5% de los pacientes con trauma abdominal cerrado (77). La tríada clásica del dolor abdominal, rigidez y ausencia de ruidos intestinales, está presente en 31% de los pacientes con trauma intestinal y mesentérico intenso (77).

El análisis de la amilasa sérica en la fase temprana del trauma ha revelado falta de sensibilidad y especificidad con falsos positivos de hasta 33%. Una elevación persistente de la amilasa sérica tiene mejor correlación con trauma intestinal, pero retrasa el tratamiento con aumento de la morbilidad y la mortalidad (78).

La presencia del signo del cinturón de seguridad en la pared abdominal debe sugerir la posibilidad del compromiso traumático del intestino o el mesenterio.

Los traumatismos duodenales son frecuentes. La localización del duodeno fijo delante de la columna lo hace más susceptible al traumatismo que otras porciones intestinales. El hematoma intramural es la forma más común de las lesiones traumáticas del duodeno. Los estudios contrastados demuestran engrosamiento de los pliegues, masa intraluminal, habitualmente en el lado medial de la segunda y tercera porción del duodeno u obstrucción completa.

Estos pacientes pueden ser susceptibles de manejo conservador no quirúrgico, especialmente los niños, con resolución en 3 a 5 semanas (Fig. 27) (79). Los traumatismos de los segmentos distales del intestino delgado comprenden la hemorragia intramural, la avulsión y la perforación. La presencia de aire libre se encuentra aproximadamente en la mitad de los pacientes con rotura intestinal (80).

Las lesiones del colon y del recto suman sólo 3 a 5% de las lesiones gastrointestinales por trauma cerrado agudo (1). El trauma pélvico intenso con fracturas y trauma vesical deben hacer sospechar lesión del segmento fijo del recto ex-

traperitoneal. El aire libre se presenta en prácticamente todos los casos de perforación colónica y se acompaña usualmente de líquido libre intraperitoneal. En lesiones del intestino y el mesenterio por trauma cerrado de abdomen, la TC juega un papel muy importante en el diagnóstico y manejo terapéutico. Inicialmente, se consideraba que la TC no tenía la suficiente precisión diagnóstica en la evaluación del traumatismo intestinal y mesentérico. Ultimamente, la TC ha demostrado ser una buena modalidad diagnóstica en estos pacientes; sin embargo, es indispensable una adecuada técnica de administración del contraste oral para la óptima opacificación del intestino delgado (24,77,81–83).

En un trabajo publicado por Mirvis y colaboradores (81), se describieron los siguientes hallazgos como signos diagnósticos de lesión intestinal: neumoperitoneo sin lavado peritoneal previo; aire libre mesentérico, intramural o retroperitoneal; área de interrupción de la pared intestinal o extravasación del contenido intestinal. Los hallazgos considerados como sugestivos de lesión intestinal incluyen líquido peritoneal de causa desconocida, engrosamiento de la pared intestinal mayor de 4 mm, una notoria cantidad de líquido en el espacio pararrenal anterior sin causa establecida y hematoma de la pared intestinal o del mesenterio. Utilizando estos criterios, los hallazgos por TC, fueron diagnósticos o sugestivos de lesión intestinal en 15 de los 17 pacientes analizados prospectivamente y en la totalidad de los pacientes evaluados en forma retrospectiva.

La presencia de sangre o líquido libre entre las asas del intestino es un hallazgo clave que indica lesiones intestinales o mesentéricas, a diferencia del hemoperitoneo por lesión hepática o esplénica, que tiende a acumularse en los espacios subdiafragmáticos, en las goteras parietocólicas o en la pelvis (83).

En un estudio de Levin y colaboradores (84), que trató de establecer el significado clínico del líquido intraperitoneal detectado por TC en pacientes que no presentaban lesión de

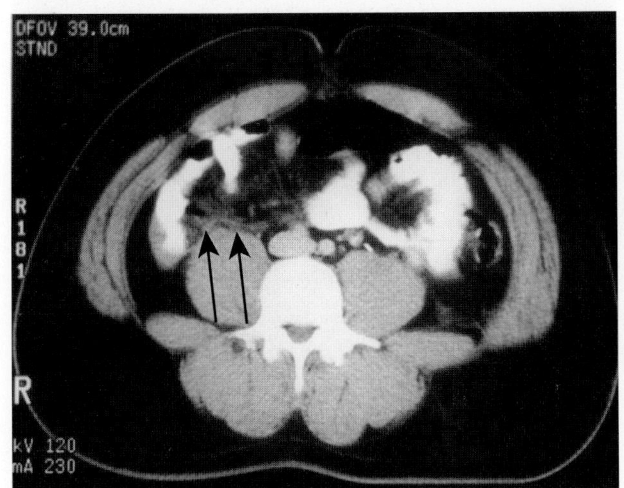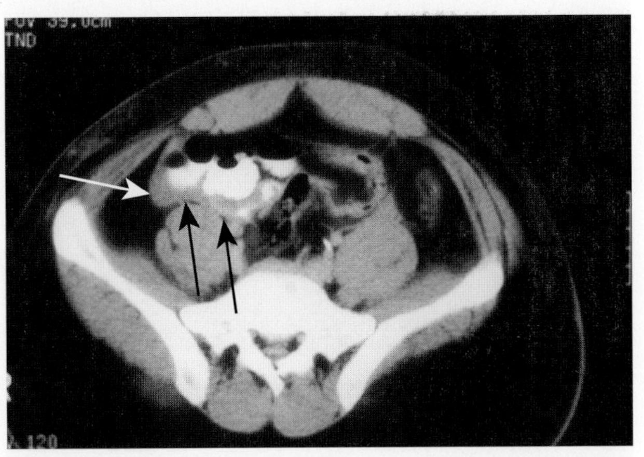

FIG. 28. Hematoma mesentérico asociado a lesión intestinal. **A:** Se observa aumento de la densidad del mesenterio anterior al músculo psoas derecho (*flechas*). **B:** En el mismo paciente, se observa líquido interasa (*flechas*), que sugirió el diagnóstico de lesión intestinal y mesentérica, lo cual fue comprobado quirúrgicamente.

órganos sólidos, se determinó que a 50% de los pacientes se les hizo una laparotomía que confirmó laceraciones mesentéricas. Esto corrobora los hallazgos de Nghiem y colaboradores (83) de que aun mínimas cantidades de líquido en el mesenterio son inusuales y sugieren la posibilidad de trauma mesentérico o intestinal.

Rizzo y colaboradores (77) analizaron los hallazgos tomográficos en 51 pacientes con sospecha de lesión intestinal o mesentérica después de trauma cerrado agudo. En esta serie, la TC identificó correctamente 93% pacientes comprobados quirúrgicamente con lesión traumática intestinal o mesentérica. La presencia de líquido libre en ausencia de lesión de víscera sólida, con signos de infiltración mesentérica es, por tanto, indicación de cirugía por sospecha de lesión intestinal. La presencia de neumoperitoneo establece un diagnóstico preoperatorio más preciso.

La presencia de un hematoma mesentérico puede elevar la sospecha de una lesión traumática grave del intestino adyacente, pero, como hallazgo aislado, puede ser una lesión sin importancia en pacientes con síntomas menores que pueden ser observados (Fig. 28).

LESIONES PANCREATICAS

Las dos terceras partes de las lesiones pancreáticas son resultado de trauma penetrante (85). Es frecuente la asociación del trauma pancreático con lesiones en otros órganos adyacentes. El uso generalizado del cinturón de seguridad ha aumentado la frecuencia del trauma pancreático (86).

El diagnóstico de las lesiones pancreáticas es difícil y generalmente se realiza de manera tardía o como hallazgo quirúrgico. La persistencia de dolor abdominal y un aumento de los valores séricos de amilasa deben alertar al médico sobre la posibilidad de lesión pancreática (87). El sitio que más frecuentemente se compromete en el trauma del páncreas es el cuerpo, distal a su relación con los vasos mesentéricos, pues es allí donde el páncreas está mas expuesto a compresión contra la columna (Fig. 29).

La TC es el método más confiable para el diagnóstico de lesiones pancreáticas, aunque hay publicaciones contradictorias con respecto a la sensibilidad del método (88–91). En nuestra opinión, la TCH aumentará la precisión diagnóstica por la posibilidad de realizar reconstrucciones interpoladas finas, permitiendo sobreposición parcial de las imágenes y una mejor resolución.

Los hallazgos tomográficos de las lesiones pancreáticas incluyen (86): aumento focal o difuso de tamaño glandular, irregularidad del contorno, heterogenicidad de la densidad o transección traumática del páncreas. Esta última puede no ser muy obvia, particularmente durante las primeras horas después del trauma, por lo cual algunos autores recomiendan la realización de TC de manera tardía (87). Las complicaciones son frecuentes e incluyen pancreatitis, pseudoquistes, abscesos, fístulas y estenosis ductales (92).

Cuando se confirma con TC la presencia de lesiones pancreáticas o cuando hay un alta sospecha clínica de las mismas, se debe realizar pancreatografía retrógrada por endoscopia, si la condición hemodinámica del paciente lo permite, para clasificar las lesiones con el fin de determinar el abordaje terapéutico (93).

TRAUMA ADRENAL

La glándula suprarrenal derecha se compromete con mayor frecuencia; generalmente se encuentra asociada a lesiones renales ipsilaterales y a compromiso del área denudada del hígado con laceraciones y líquido alrededor de la vena cava intrahepática (42). Las lesiones traumáticas bilaterales son excepcionales. La utilización rutinaria de la TC ha permitido identificar la hemorragia suprarrenal postraumática con

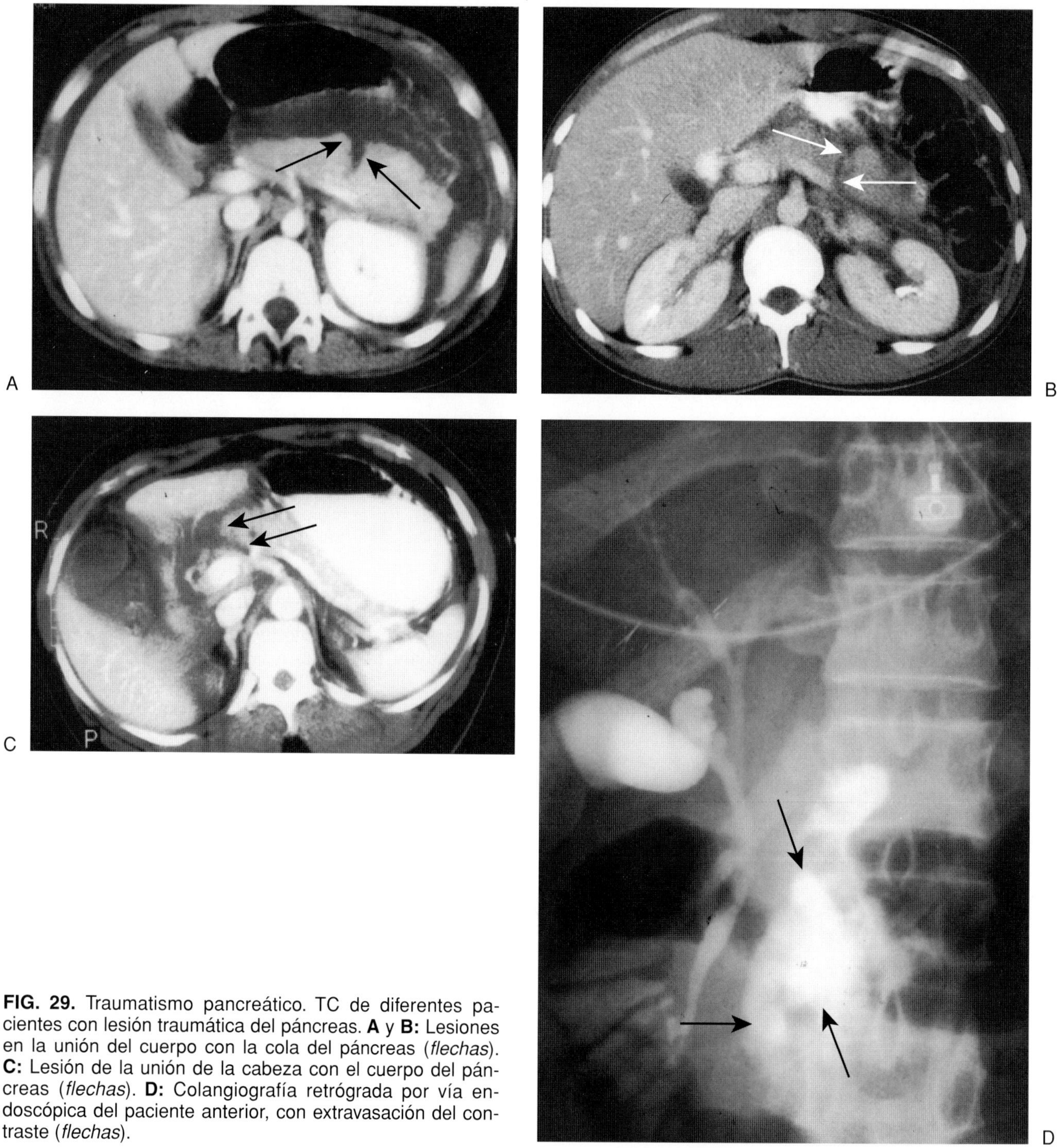

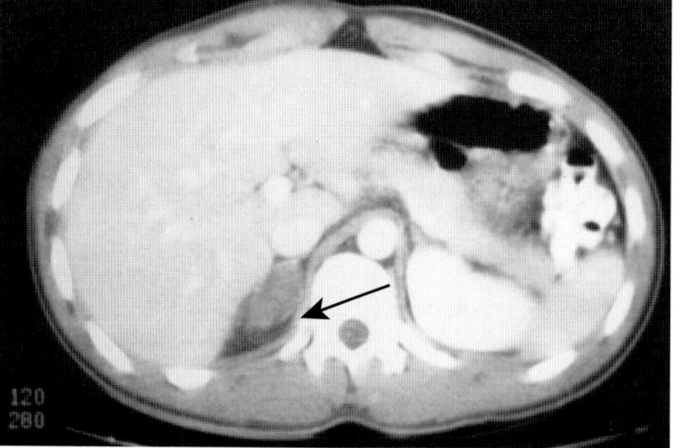

FIG. 29. Traumatismo pancreático. TC de diferentes pacientes con lesión traumática del páncreas. **A** y **B:** Lesiones en la unión del cuerpo con la cola del páncreas (*flechas*). **C:** Lesión de la unión de la cabeza con el cuerpo del páncreas (*flechas*). **D:** Colangiografía retrógrada por vía endoscópica del paciente anterior, con extravasación del contraste (*flechas*).

FIG. 30. Hematoma suprarrenal derecho (*flecha*).

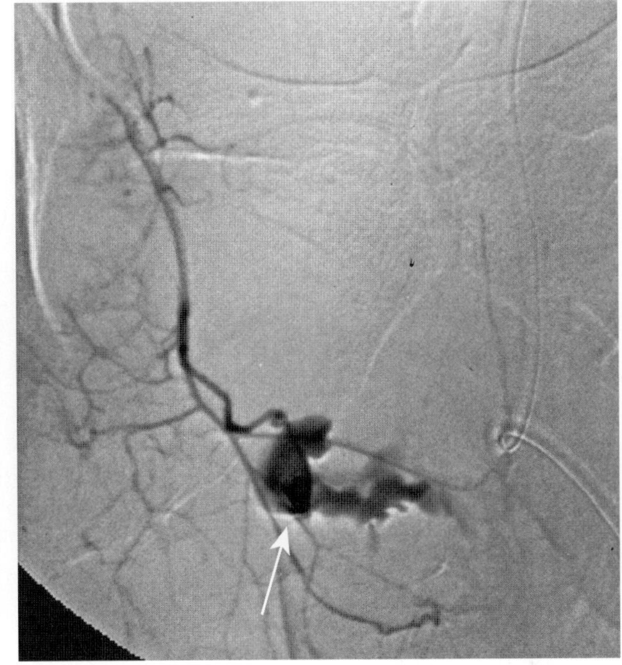

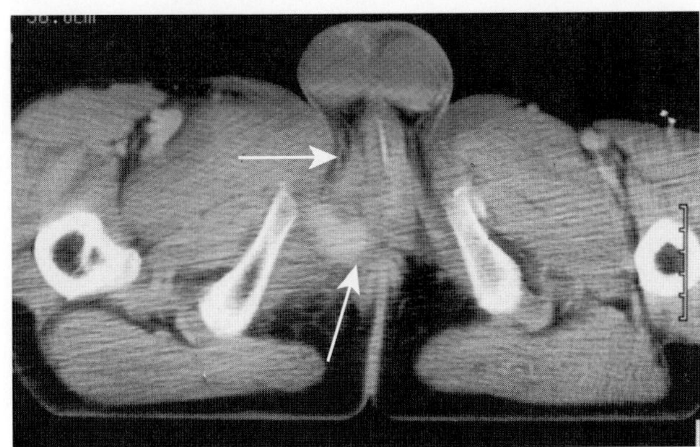

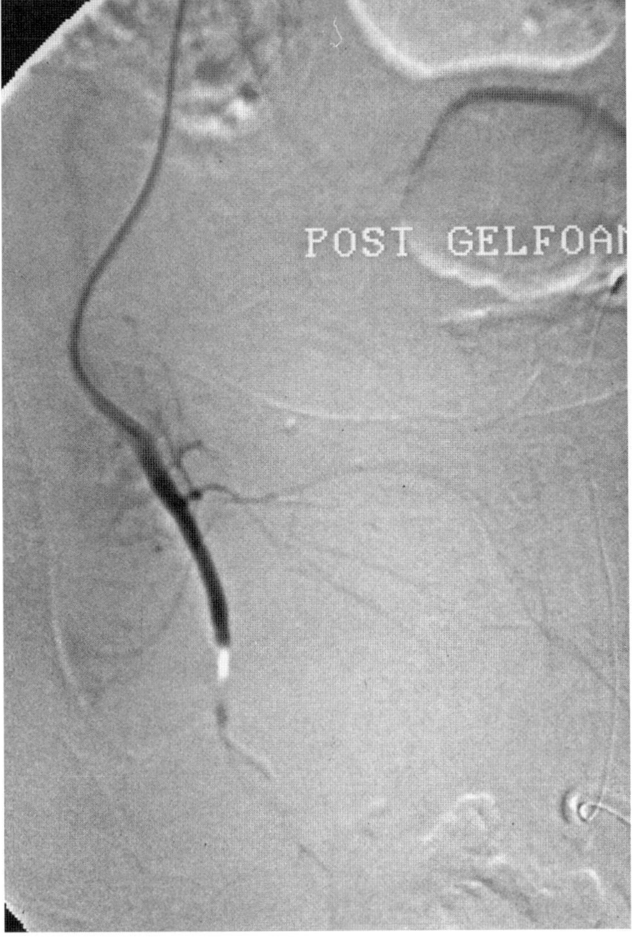

FIG. 31. Lesión vascular pélvica demostrada por TCH. **A:** Zona de extravasación activa del medio de contraste en territorio de la arteria pudenda derecha (*flecha superior*), con hematoma adyacente (*flecha inferior*). **B:** Angiografía con sustracción digital que corrobora el área de extravasación (*flecha*). **C:** Angiografía postembolización.

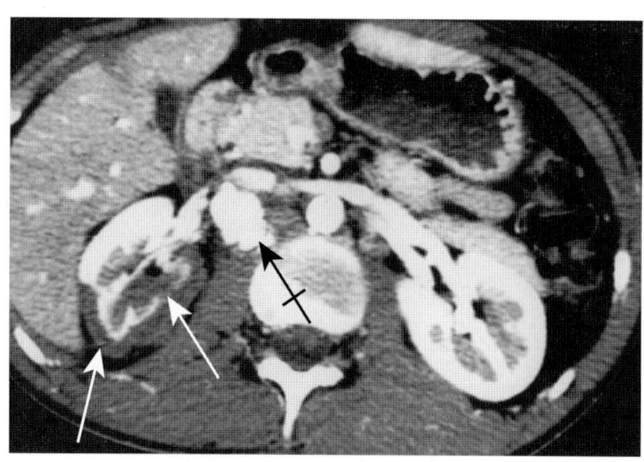
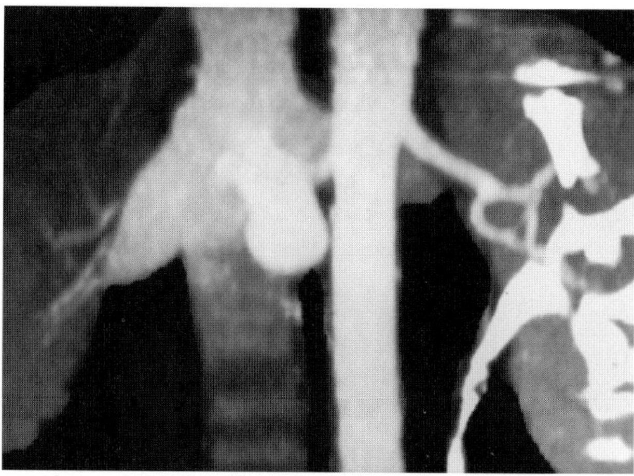

FIG. 32. Lesiones vasculares renales. **A:** Angio TCH que demuestra pseudoaneurisma de la arteria renal derecha (*flecha cruzada*), con fístula a la vena cava inferior y defectos en segmentos de perfusión (*flechas rectas*). **B:** Reconstrucción 3D del caso anterior.

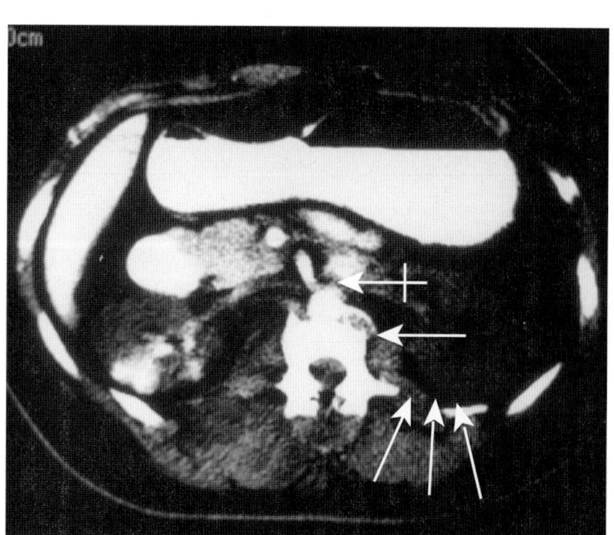
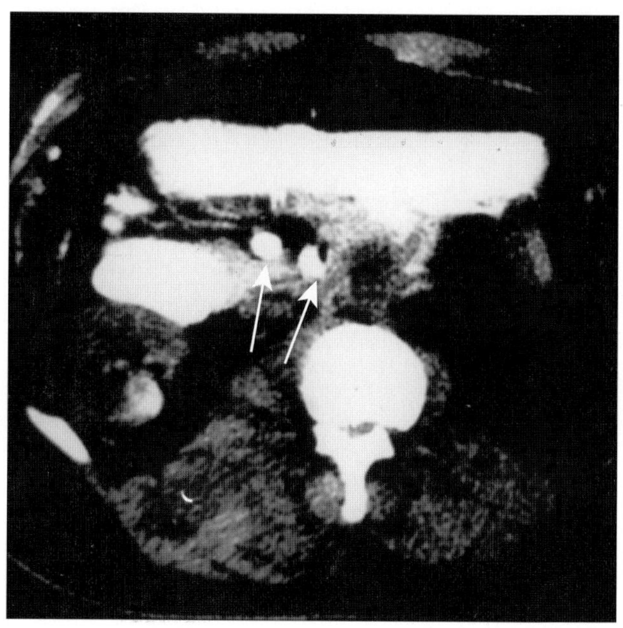
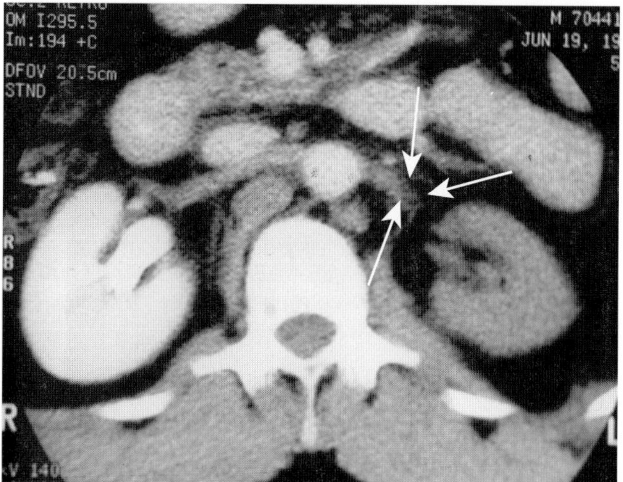

FIG. 33. A: Sección aórtica traumática. Fractura conminuta severa de la primera vértebra lumbar (*flecha*). La aorta (*flecha cruzada*) se encuentra incluida en los fragmentos óseos desplazados del cuerpo vertebral. Además, se observa ausencia completa de nefrograma izquierdo (*flechas inferiores*). **B:** Ausencia completa de la aorta abdominal con permeabilidad de los vasos mesentéricos (*flechas*). **C:** En un paciente diferente, lesión del pedículo vascular renal izquierdo (*flechas*).

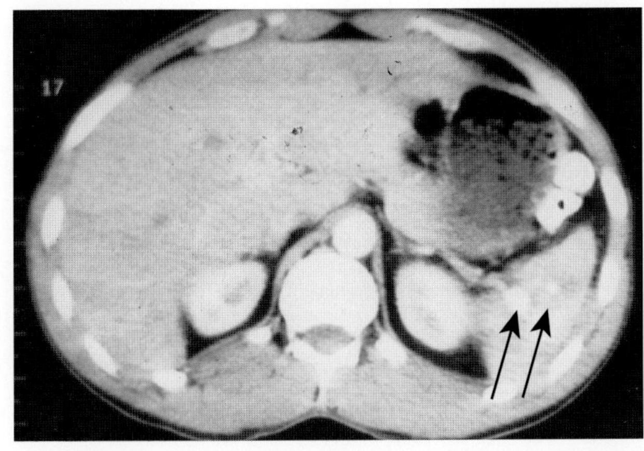
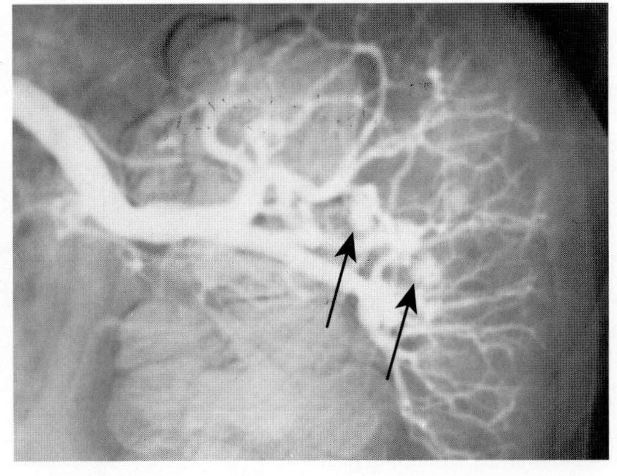

FIG. 34. Pseudoaneurismas esplénicos postraumáticos. **A:** Diagnóstico tomográfico (*flechas*). **B:** Confirmación con la angiografía selectiva (*flechas*).

mayor frecuencia. Los hematomas adrenales tienen usualmente forma oval o redondeada, con aumento de la densidad de la grasa perirrenal y lesión renal asociada. Generalmente existe resolución completa y espontánea de las lesiones, sin secuelas significativas (Fig. 30) (94).

LESIONES VASCULARES TRAUMATICAS

En nuestra experiencia, la utilización de la TCH ha demostrado ser efectiva para el diagnóstico de lesiones vasculares retroperitoneales y del hilio hepático, esplénico y renal. Los signos tomográficos más frecuentes son los de extravasación activa del medio de contraste, presencia de pseudoaneurisma y/o fístulas arteriovenosas, irregularidad asimétrica de la pared vascular, oclusión abrupta del vaso o presencia de hematomas perivasculares. La TCH ha permitido incluso diagnosticar lesiones tan dramáticas y de rara presentación como la laceración traumática de la aorta abdominal (Fig. 31, 32, 33 y 34) (95–98).

REFERENCIAS

1. Delany HM. *Abdominal trauma: surgical and radiology diagnosis.* New York: Springer-Verlag, 1981.
2. Budnick LD, Chaiquen BP. The probability of injuries by the year 2000. *JAMA* 1985;254:3350–3359.
3. McClellan BA, Hanna SS, Montoya DR et al. Analysis of peritoneal lavage parameters in blunt abdominal trauma. *J Trauma* 1985; 25:393–399.
4. Federle MP. Comparative value of computed tomography in the evaluation of trauma. *Emerg Med Reports* 1983;4:147–153.
5. Root HD, Hauser CW, McKinley CR et al. Diagnostic peritoneal lavage. *Surgery* 1965;57:633–638.
6. Fischer RP, Beverlin PC, Engrav LH et al. Diagnostic peritoneal lavage: fourteen years and 2586 patients later. *Am J Surg* 1978; 136:701–704.
7. Meyer DM, Thal ER, Weigelt JA et al. Evaluation of computed tomography and diagnostic peritoneal lavage in blunt abdominal trauma. *J Trauma* 1989;29:1168–1172.
8. Fabian TC, Mangiante EC, White TJ et al. A prospective study of 91 patients undergoing both computed tomography and peritoneal lavage following blunt abdominal trauma. *J Trauma* 1986;26:602–608.
9. Hawkins ML, Scofield WM, Carraway RP et al. Diagnostic peritoneal lavage in blunt trauma. *South Med J* 1988;81:293–296.
10. Drost TF, Rosemurgy AS, Kearney RE et al. Diagnostic peritoneal lavage. Limited indications due to evolving concepts in trauma care. *American Surgeon* 1991;57:126–128.
11. Gruessner R, Mentges B, Duber CH et al. Sonography versus peritoneal lavage in blunt abdominal trauma. *J Trauma* 1989;29:242–244.
12. McKenney M, Lentz K, Núñez D. Can ultrasound replace diagnostic peritoneal lavage in the assesment of blunt trauma? *J Trauma* 1994;37:439–441.
13. Rozycki G. Abdominal ultrasonography in trauma. *Surg Clin N Am* 1995;75:175–191.
14. Rozycki G, Ochsner MG, Schmidt JA. *J Trauma* 1995;39:492–500.
15. McKenney M, Martin L, Lentz K et al. 1000 consecutive ultrasounds for blunt abdominal trauma. *J Trauma* 1996;40:607–612.
16. Healey M, Simons R, Winchell R et al. A prospective evaluation of abdominal ultrasound in blunt trauma: is it useful? *J Trauma* 1996; 40:875–885.
17. Boulanger B, McLellan B, Brelleman F et al. Emergent abdominal sonography as screening test in a new diagnostic algorithm for blunt trauma. *J Trauma* 1996;40:867–873.
18. Federle MP, Goldberg HI, Kaiser JA et al. Evaluation of abdominal trauma by computed tomography. *Radiology* 1981;138:637–644.
19. Federle MP, Jeffrey RB Jr. Hemoperitoneum studies by computed tomography. *Radiology* 1983;148:187–192.
20. Mohamed G, Reyes HM, Fantus R. Computed tomography in the assessment of pediatric abdominal trauma. *Arch Surg* 1986;121: 703–707.
21. Fuchs WA, Robotti G. The diagnostic impact of computed tomography in blunt abdominal trauma. *Clin Radiol* 1983;34:261–265.
22. Goldstein AS. The diagnostic superiority of computerized tomography. *JAMA* 1986;255:1190–1193.
23. Núñez D, Munera F, Zuluaga A. Trauma abdominal. En: Pedrosa C, ed. *Diagnóstico por imágenes.* Salvat, 1998: (*En impresión*).
24. Federle MP, Peitzman A, Krugh J. Use of oral contrast material in abdominal trauma CT scans: is it dangerous? *J Trauma* 1995;38:51–53.
25. Schwartz RA, Teitelbaum GP, Kats MD. Effectiveness of transcatheter embolization in the control of hepatic vascular injuries. *JVIR* 1993;4:359–365.
26. Gartman DM, Zeman RK, Cahow CE et al. The value of hepatobiliary scaning in complex liver trauma. *J Trauma* 1985;25:887–891.
27. Townsend MC, Flancbaum L, Choban PS et al. Diagnostic laparoscopy as an adjunct to selective conservative management of solid organ injuries after blunt abdominal trauma. *J Trauma* 1993;35:647–651.
28. Selvino CK, Esposito TJ, Marshall WJ et al. The role of diagnostic laparoscopy in the management of trauma patients: a preliminary assessment. *J Trauma* 1993;34:4–6.
29. Poole GV, Thomae KR, Hauser CJ. Laparoscopy in trauma. *Surg Clin NA* 1996;76:547–556.

30. Hanna SS, Maheshwari Y, Harrison AW. Blunt liver trauma at the Sunny Brook regional trauma center. *Can J Surg* 1985;28:220–223.

31. Haney PJ, Whitley NO, Brotman S et al. Liver complications in the postoperative trauma patient: CT evaluation. *AJR* 1982;139:271–275.

32. Stalker HP, Kaufman RA, Towibin R. Patterns of liver injury in childhood: CT analysis. *AJR* 1986;147:1199–1205.

33. Oldham KT, Guice KS, Rychman F et al. Blunt liver injury in childhood: evolution of therapy and current perspective. *Surgery* 1986;160:542–549.

34. Athey GN, Rahman SU. Hepatic hematoma following blunt injury: nonoperative management. *Injury* 1982;13:302–306.

35. Volk P, Kehrer B, Tshaeppeler H. Blunt liver trauma in children: the role of computed tomography in diagnosis and treatment. *J Pediatric Surg* 1986;21:413–418.

36. Beal SL. Fatal hepatic hemorrhage: an unresolved problem in the management of complex liver injuries. *J Trauma* 1990;30:163–165.

37. Moore FA, Moore EE, Seagaves A. Nonresectional management of major trauma: an evolving concept. *Am J Surg* 1985;150:725–728.

38. Croce MA, Fabian TC, Kudsk KA et al. AAST organ injury scale: correlation of CT-graded liver injuries and operative findings. *J Trauma* 1991;31:806–812.

39. Mirvis SE, Whitley NO, Vainwright JR. Blunt hepatic trauma in adults: CT–based classification and correlation with prognosis and treatment. *Radiology* 1989;171:33–39.

40. Becker CD, Imre G, Hans UB et al. Blunt hepatic trauma in adults: correlation of CT injury grading with outcome. *Radiology* 1996;201:215–220.

41. Levine CD, Patel UJ, Silverman PM et al. Low attenuation of acute traumatic hemoperitoneum on CT scans. *AJR* 1996;166:1089–1093.

42. Patten RM, Spear RP, Vincent LM et al. Traumatic laceration of the liver limited to the bare area: CT findings in 25 patients. *AJR* 1993;160:1019–1022.

43. Macrander SJ, Lawson TL, Foley DW et al. Periportal tracking in hepatic trauma: CT Features. *J Comput Assist Tomogr* 1989;13:952–957.

44. Shanmuganathan K, Mirvis SE, Amoroso M. Periportal low density on CT in patients with blunt trauma: association with elevated venous pressure. *AJR* 1993;160:279–283.

45. Shanmuganathan K, Mirvis SE. Periportal low density on CT in patients with blunt trauma. *Crit Rev Diagn Imaging* 1995;35:73–113.

46. Meyer AA, Crass RA, Lim RC et al. Selective nonoperative management of blunt liver injury using computed tomography. *Arch Surg* 1985;120:550–554.

47. Cywes BS, Rode H, Miller AJW. Blunt liver trauma in children: nonoperative management. *J Pediatr Surgery* 1985;20:14–18.

48. Hiatt JR, Harrier HD, Koenig BV et al. Nonoperative management of major blunt liver trauma with hemoperitoneum. *Arch Surg* 1990;125:101–103.

49. Bulas DI, Eichelberger MR, Sivit SJ et al. Hepatic injury from blunt trauma in children: follow-up evaluation with CT. *AJR* 1993;160:347–351.

50. Amenta PS. The anatomy of the spleen. En: Bowdler AJ, ed. *The spleen.* New York: Van Nostrand Reinghold, 1990.

51. Becker CD, Spring P, Glattli A et al. Blunt splenic trauma in adults: can CT findings be used to determine the need for surgery? *AJR* 1994;162:343–347.

52. Kohn JS, Clark DE, Isler RJ. Is computed tomographic grading of splenic injury useful in the nonsurgical management of blunt trauma? *J Trauma* 1994;36:385–388.

53. Wing VW, Federle MP, Morris JA et al. The clinical impact of CT for blunt abdominal trauma *AJR* 1985;145:1191–1194.

54. Silverman PM, Cooper CJ, Weltman DI et al. Helical CT: practical considerations and potential pitfalls. *RadioGraphics* 1995;15:25–36.

55. Ginaldo BM, Mesbot M, Jarvis C. Overwhelming sepsis following splenectomy for trauma. *J Pediatr* 1976;88:458–461.

56. Sclafani SW, Shaftan GW, Scalea TM et al. Nonoperative salvage of CT-diagnosed splenic injuries: utilization of angiography for triage and embolization for hemostasis. *J Trauma* 1995;39:818–826.

57. Federle M. Evaluation of renal trauma. En: Pollack HM. *Clinical urography.* Philadelphia: WB Saunders, 1989:1472.

58. Pollack HM, Wein AJ. Imaging of renal trauma. *Radiology* 1989;172:297–308.

59. Sagalowsky AL, Maconnel JD, Peters PD. Renal trauma requiring surgery: an analysis of 185 cases. *J Trauma* 1983;23:128–131.

60. Zoller GW. Genitourinary trauma. En: Rosen P, ed. *Emergency medicine.* St. Louis: Mosby, 1992:497–519.

61. Mcaller IM, Kaplan GW, Scherz HC et al. Genitourinary trauma in the pediatric patient. *Pediatric Urol* 1993;42:563–568.

62. Mirvis SE. Diagnostic imaging of the urinary system following blunt trauma. *Clin Imag* 1989;13:269–280.

63. Peterson NE. Emergency management of urologic trauma. *Emergency Med Clin North Am* 1988;6:579–599.

64. Cass AS, Luxemberg M. Unilateral non-visualization on excretory urography after external trauma. *J Urol* 1984;132:225–227.

65. Herschom S, Radomski SB, Shoskes DA et al. Evaluation and treatment of blunt renal trauma. *J Urol* 1991;146:274–277.

66. Tang E, Berne TV. Intravenous pyelography in penetrating trauma. *American Surgeon* 1994;60:384–386.

67. Núñez DB Jr, Becerra JL, Fuentes DB. Traumatic occlusion of the renal artery: helical CT diagnosis. *AJR* 1996;167:777–780.

68. Cass AS, Vieira J. Comparison of IVP and findings in patients with suspected severe renal injury. *Urology* 1987;29:484–487.

69. Lang EK, Sullivan J, Frets G. Renal trauma: radiological studies. Comparison of urography, CT, angiography and radionuclide studies. *Radiology* 1985;154:1–6.

70. Fanney DR, Casillas VJ, Murphy BJ. CT in the diagnosis of renal trauma. *Radiographics* 1990;10:29–40.

71. Fisher RG, Menachem YB, Whaigham C. Stab wounds of the renal artery branches: angiographic diagnosis and treatment by embolization. *AJR* 1989;152:1231–1235.

72. Cark RA, Gallant TE, Alexander ES. Angiographic management of arterial venous fistulas: clinical results. *Radiology* 1983;146:9–13.

73. Furtschergger A, Egender G, Jakse G. The value of ultrasound in the diagnosis and follow-up of patients with blunt renal trauma. *Br J Urol* 1988;62:110–116.

74. Jakse G, Furtschergger A, Egender G. Ultrasound in blunt renal trauma managed by surgery. *J Urol* 1987;138:21–23.

75. Baniel J, Schein M. The management of penetrating trauma to the urinary tract. *J Am Coll Surg* 1994;178:417–425.

76. Hauser CJ, Huprich JE, Bosco P et al. Triple-contrast CT in the evaluation of penetrating posterior abdominal injuries. *Arch Surg* 1987;122:1112–1115.

77. Rizzo MJ, Federle MP, Griffiths BG. Bowel and mesenteric injury following blunt abdominal trauma: evaluation with CT. *Radiology* 1989;173:143–148.

78. Olsen WR. The serum amylase in blunt abdominal trauma. *J Trauma* 1973;13:200–204.

79. Stevens SL, Maull KI. Small bowel injuries. *Surg Clin North Am* 1990;70:541.

80. Winek TG, Mosley HS, Grout G et al. Pneumoperitoneum and its association with ruptured abdominal viscus. *Arch Surg* 1988;123:709–712.

81. Mirvis SE, Gens DR, Shanmuganathan K. Rupture of the bowel after blunt abdominal trauma: diagnosis with CT. *AJR* 1992;159:1217–1221.

82. Donohue JH, Federle MP, Griffiths BG et al. Computed tomography in the diagnosis of blunt intestinal and mesenteric injuries. *J Trauma* 1987;27:11–17.

83. Nghiem HV, Jeffrey RB Jr, Mindelzun RI. CT of blunt trauma to the bowel and mesentery. *AJR* 1993;160:53–58.

84. Levine CD, Pattel UJ, Wachsberg RH et al. CT in patients with blunt abdominal trauma: clinical significance of intraperitoneal fluid detected on a scan with otherwise normal findings. *AJR* 1995;164:1381–1385.

85. Linker CS, Deluca CA. Traumatic pancreatic transection. *Am Fam Physician* 1989;40:127–128.

86. Freeman CP. Isolated pancreatic damage following seat belt injury. *Injury* 1985;16:478–489.

87. Horst HM, Bivns BA. Pancreatic transection. A concept of evolving injury. *Arch Surg* 1989;124:1093–1095.

88. Cook DE, Walsh JW, Vick CW et al. Upper abdominal trauma: pitfalls in CT diagnosis. *Radiology* 1986;159:65–69.

89. Jeffrey RB Jr, Federle MP, Crass RA. Computed tomography of pancreatic trauma. *Radiology* 1983;147:491–494.

90. Lane MJ, Mindelzun RE, Sandhu JS et al. CT diagnosis of blunt pancreatic trauma: importance of detecting fluid between the pancreas and the splenic vein. *AJR* 1994;163:833–835.

91. Emmick RH Jr, Petersen SR. Evaluation of pancreatic injury after blunt abdominal trauma. *Annals of Emergency Medicine* 1996;27;658–661.

92. Carr ND, Cairns SJ, Lees WR et al. Late complications of pancreatic trauma. *Br J Surg* 1989;76:1244–1246.

93. Chandler C, Waxman K. Demonstration of pancreatic ductal integrity by endoscopic retrograde pancreatography allows conservative surgical management. *J Trauma* 1996;40:466–468.

94. Burks DW, Mirvis SE, Shanmuganathan K. Acute adrenal injury after blunt abdominal trauma: CT findings. *AJR* 1992;158:503–507.

95. Digiacomo J, McGonigal MD, Haskai ZJ. Arterial bleeding diagnosed by CT in hemodynamically stable victims of blunt trauma. *J Trauma* 1996;40:249–252.

96. Núñez DB Jr, Wester JD, Lentz KA et al. Helical computed tomography of liver injuries: a trial of dual phase imaging. *Emergency Radiology* 1996;3:20–24.

97. Sher R, Frydman GM, Russell TJ. Computed tomography detection of mesenteric hemorrhage following blunt abdominal trauma. *J Trauma* 1996;40:469–471.

98. Cerva DS Jr, Mirvis SE, Shanmuganathan K et al. Detection of bleeding in patients with major pelvic fractures: value of contrast-enhanced CT. *AJR* 1996;166:131–135.

Abdomen: El Tubo Digestivo, Tomo I.
Editores: M. E. Stoopen, K. Kimura y P. R. Ros.
Lippincott Williams & Wilkins, Philadelphia © 1999.

CAPITULO 23

Manifestaciones abdominales del SIDA

Javier Casillas Del Moral y Albert Weinfeld

El Síndrome de la inmunodeficiencia adquirida (SIDA) es una enfermedad fatal causada por el Virus de la inmunodeficiencia humana (VIH). Este es un retrovirus y pertenece a la familia de los virus del RNA. Este virus infecta y mata preferentemente los linfocitos "T" ayudantes. El receptor celular para el VIH es la molécula CD4, la cual se encuentra en la superficie de los linfocitos ayudantes "T" y, en menor grado, en los macrófagos y en las células microgliales.

Después de que la invasión celular de este virus ha ocurrido por la vía del CD4, la información genética se incorpora en el DNA cromosomal de la célula. Aunque la mayoría de los pacientes infectados por el virus se encuentran asintomáticos por años, la replicación viral continúa activa a través de la infección. La destrucción de las células T es la causa principal de la alteración inmunológica en estos pacientes. La cuantificación de estas células, provee un marcador clínico muy útil para determinar el nivel de compromiso immunológico en estos pacientes (1). Cuando el sistema immunológico de las personas infectadas por VIH se afecta al punto que organismos no patógenos producen infecciones clínicas, se dice que el paciente tiene SIDA. Además de la susceptibilidad a infecciones no oportunistas en estos pacientes, existe un aumento de la susceptibilidad a ciertas neoplasias. Estos factores son los que eventualmente van a causar la muerte de los pacientes. Se estima que en la actualidad existen en el mundo más de 14 millones de personas infectadas con el VIH y que este número puede llegar a 40 millones para el año 2000 (1,2).

El principal mecanismo de defensa del tracto gastrointestinal se encuentra en el tejido linfático, situado por debajo de la mucosa. La infección por el VIH altera la función normal de este tejido, por lo que el tracto gastrointestinal se con-

vierte en un sitio muy susceptible a las infecciones por organismos oportunistas y a ciertas neoplasias (1–3).

La evaluación clínica y radiológica de estos pacientes es muy difícil pues, por la alteración inmunológica, van a presentarse con síntomas y signos clínicos muy atípicos. Por eso, el estudio de estos pacientes exige el trabajo de un equipo multidisciplinario, además del uso de múltiples modalidades diagnósticas. La combinación de cultivos bacteriológicos, virales, coproparasistoscópicos, estudios de endoscopia, baritados, de Ultrasonido (US), de Tomografía computada (TC) y de Resonancia magnética (RM), así como las biopsias percutáneas para el estudio histopatológico, son esenciales para determinar la etiología, la severidad y el estadio de las infecciones y/o neoplasias que puedan afectar la cavidad abdominal.

INFECCIONES OPORTUNISTAS

Esófago

La disfagia y la odinofagia son un hallazgo común en pacientes con SIDA; la infección por cándida y la infección por *Citomegalovirus* son las causas más comunes de estos síntomas. Otra causa de esofagitis es la infección por el virus del herpes y por el VIH. Las manifestaciones clínicas y radiológicas de esta esofagitis son muy similares a la esofagitis causada por el *Citomegalovirus*. Ocasionalmente, se puede identificar la esofagitis por la micobacteria tuberculosa; sin embargo, la esofagitis por este agente tiene una apariencia radiológica muy distinta.

Candidiasis

La causa más común de esofagitis en pacientes con SIDA es la candidiasis. Los pacientes con esta infección pueden tener una historia reciente o coexistente de candidiasis en la mucosa oral. Esta infección puede asociarse con otras infecciones oportunistas del esófago, como la infección por *Citomegalovirus*. Por lo general, el esófago va a estar afectado en

Dr. J. Casillas Del Moral: Profesor Asociado de Radiología Clínica, University of Miami, Radiólogo del Departamento de Radiología del Jackson Memorial Hospital, Miami, FL, USA.
Dr. A. Weinfeld: University of Miami School of Medicine, Miami, FL, USA.

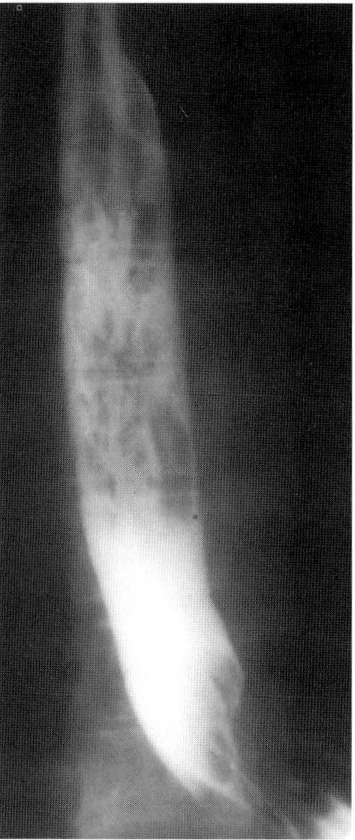

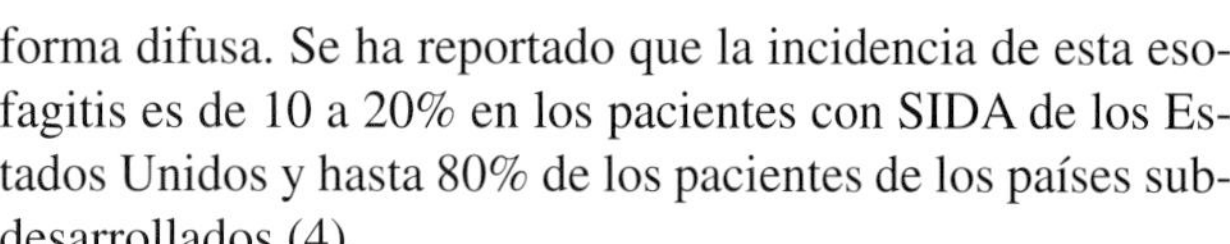

FIG. 1. Esofagitis por cándida. El esofagograma muestra la presencia de lesiones en forma de placas longitudinales que afectan en forma difusa el esófago.

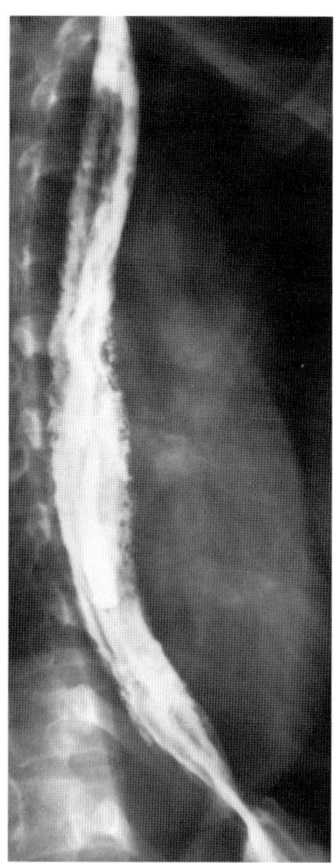

FIG. 2. Esofagitis por cándida. Nótese la presencia de placas longitudinales y de pequeñas ulceraciones múltiples, las cuales producen irregularidad del contorno del esófago. Obsérvese que el esófago está afectado en forma difusa.

forma difusa. Se ha reportado que la incidencia de esta esofagitis es de 10 a 20% en los pacientes con SIDA de los Estados Unidos y hasta 80% de los pacientes de los países subdesarrollados (4).

Los hallazgos radiológicos de la esofagitis por cándida dependen de la intensidad de la infección. Cuando la infección es incipiente, pueden observarse en los estudios baritados de doble contraste por medio de defectos de llenado lineares con una orientación longitudinal, engrosamiento de los pliegues esofágicos y trastornos de la motilidad. Los defectos de llenado representan placas en la mucosa esofágica. Estas placas están formadas por la combinación de colonias de hongos y material necrótico (Fig. 1). En caso de una esofagitis más intensa, el número de placas aumenta, y entonces se puede observar en la imagen la apariencia de un empedrado y la presencia de ulceraciones pequeñas múltiples en la mucosa esofágica (Fig. 2) (1,5).

Citomegalovirus

El *Citomegalovirus* es un virus de la familia del virus del herpes constituido por doble hélice de DNA. Esta infección viral en pacientes con SIDA se debe a la reactivación de un virus latente en un huésped previamente infectado (1). La infección por *Citomegalovirus* se presenta en estos pacientes cuando el recuento de células T se encuentra por debajo de

100 células por microlitro (6). Este virus infecta comúnmente las células mesenquimatosas y endoteliales. El diagnóstico de la infección por *Citomegalovirus* se establece histológicamente, al identificar cuerpos intranucleares o cuerpos intracitoplasmáticos de forma ovoide en las células del tejido infectado.

La invasión del tracto gastrointestinal por este virus produce una vasculitis necrotizante, caracterizada por hemorragia difusa de la submucosa, eritema, erosiones y ulceraciones de la mucosa (1,2). Los pacientes con esta infección se quejan de disfagia, odinofagia y/o de espasmo difuso del esófago.

Radiográficamente, la infección incipiente puede manifestarse con erosiones superficiales de la mucosa esofágica. Al progresar la infección, estos pacientes desarrollan úlceras planas en forma de diamante, únicas o múltiples, mayores de 2 cm, por lo general en el esófago distal, pudiéndose extender hacia la unión gastroesofágica (Fig. 3), aunque también pueden encontrarse en el esófago proximal y medio (Fig. 4). Las úlceras por *Citomegalovirus* pueden asociarse con engrosamiento de los pliegues gástricos. La apariencia radiográfica de esta esofagitis puede ser muy similar a la esofagitis causada por el VIH o por el virus del herpes, por lo tanto, se debe hacer una biopsia de las lesiones por vía endoscópica, para confirmar el diagnóstico con un estudio histopatológico (1–5).

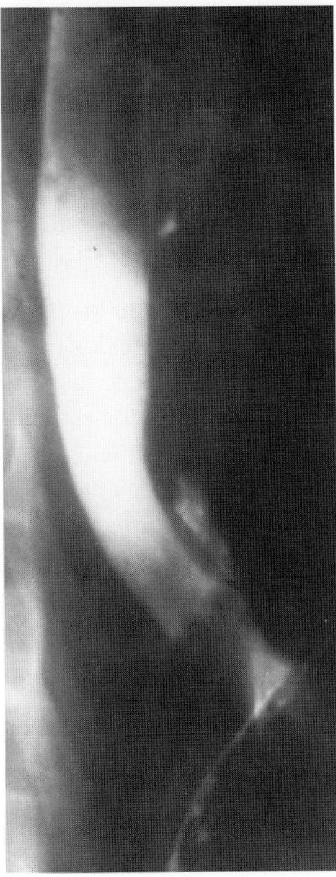

FIG. 3. Esofagitis por citomegalovirus. Nótese la presencia de una úlcera gigante en el tercio distal del esófago.

Virus del herpes

La infección inicial por el Virus del herpes simple (VHS), resulta por la inoculación directa del virus a las membranas de la mucosas. El virus viaja a través de los nervios aferentes y se localiza en la raíz de los ganglios nerviosos. En este sitio, el virus persiste en un estado latente. Cuando existe una reactivación, el virus se replica y viaja a través de los nervios eferentes hacia las membranas mucosas, donde va a producir lesiones clínicas aparentes. La presentación clínica de una esofagitis herpética no se puede diferenciar de una esofagitis por candidiasis.

Los hallazgos radiográficos de la esofagitis por el VHS consisten en la presencia de pequeñas ulceraciones en el esófago medio o distal, con forma lineal o estelar. A menudo, estas lesiones se asocian con un anillo de edema y se encuentran rodeadas de una mucosa de apariencia normal (Fig. 5). Si la infección es intensa, las úlceras aumentan de tamaño y no se pueden distinguir de las úlceras producidas por el citomegalovirus o VIH (1,3,6).

Virus de la inmunodeficiencia humana

Las lesiones ulcerosas causadas por este virus pueden presentarse durante la infección aguda o una vez que el diagnóstico de SIDA ya se haya establecido. El esófago es el órgano más frecuentemente afectado (1).

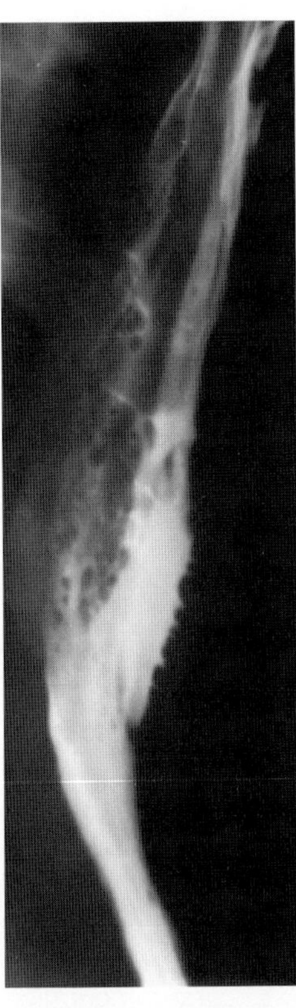

FIG. 4. Esofagitis por citomegalovirus. El esofagograma revela la presencia de una úlcera plana gigante con márgenes irregulares en la región del esófago medio-distal.

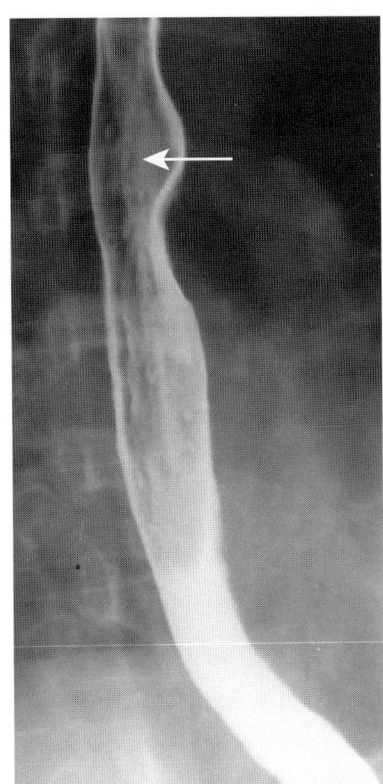

FIG. 5. Esofagitis herpética. El esófagograma de doble contraste muestra pequeñas ulceraciones numerosas en el esófago torácico. Nótese la apariencia normal de la mucosa esofágica adyacente.

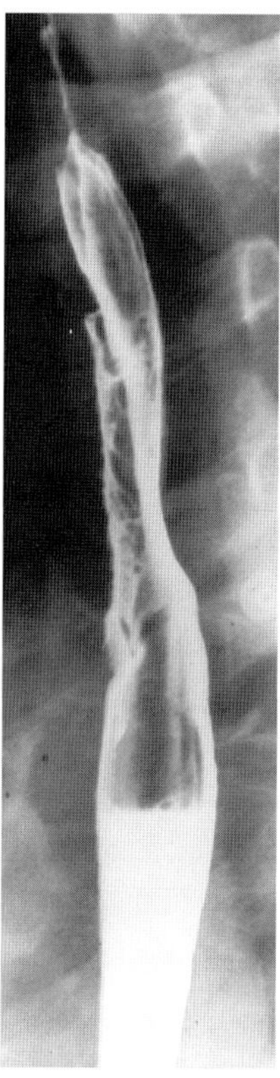

FIG. 6. Esofagitis por el VIH. El esofagograma muestra una úlcera gigante plana en el esófago medio. Nótese que la úlcera es igual a la lesión mostrada en la Fig. 4. Por lo tanto, para determinar una terapia adecuada, es necesario una biopsia de esta úlcera por endoscopia.

La infección produce una infiltración de células inflamatorias dentro de la submucosa, las cuales van a producir una destrucción de la mucosa esofágica adyacente, lo que favorece la formación de úlceras esofágicas. Las úlceras causadas por dicha infección son mayores de 2 cm (1,7) y, por lo general, son únicas, aunque también se ha descrito la presencia de pequeñas ulceraciones múltiples. El esófagograma puede mostrar una úlcera superficial única bien definida en el esófago medio o en el esófago distal. La mucosa que está alrededor de estas úlceras, tiene por lo general, una apariencia normal (Fig. 6).

La esofagitis por el VIH es un diagnóstico de exclusión en pacientes con SIDA. El diagnóstico de esta entidad es importante, ya que las úlceras responden adecuadamente al tratamiento con córticoesteroides (8,9).

Micobacteria tuberculosa

La esofagitis por la micobacteria tuberculosa es rara. Generalmente está asociada con una infección por tuberculosis de los ganglios linfáticos mediastinales. Los hallazgos del esófagograma incluyen: distorsión y desplazamiento del esófago por adenopatía y/o adherencias mediastinales, irregularidad de la mucosa, ulceraciones, espasmo y tractos fistulosos esofagotraqueales o esofagobronquiales (3–10). Las

radiografías del tórax pueden sugerir el diagnóstico de adenopatía mediastinal, hallazgo que puede confirmarse con una TC del tórax (Fig. 7A y B). En el diagnóstico diferencial de esta esofagitis, se debe incluir a la esofagitis de la actinomicosis.

Estómago

Aunque las gastritis infecciosas en los pacientes con SIDA a menudo producen síntomas asociados con dolor epigástrico y/o náusea o vómito, la mayoría de las lesiones gástricas se detectan en forma incidental en los estudios baritados efectuados para investigar otros problemas del tracto gastrointestinal. El sitio más frecuentemente afectado es el antro gástrico y los agentes etiológicos más frecuentemente asociados con esta infección son el *Criptosporidium* y el *Citomegalovirus* (11). Ocasionalmente, se han reportado gastritis secundarias a una infección por toxoplasmosis (12) tuberculosis o candidiasis (13).

Criptosporidium

El *Criptosporidium* es un protozoo intracelular de distribución mundial, asociado a enteritis en los animales. La infec-

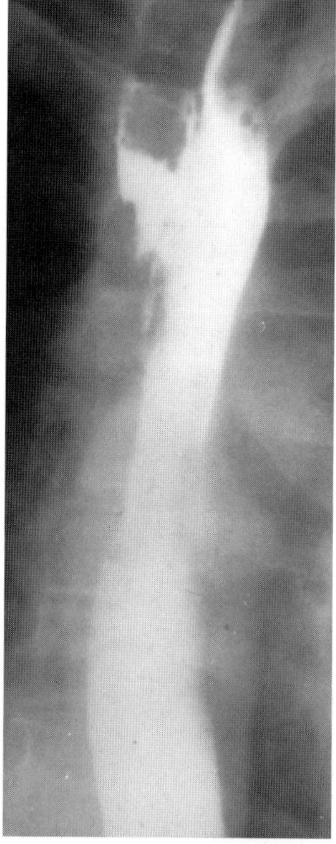

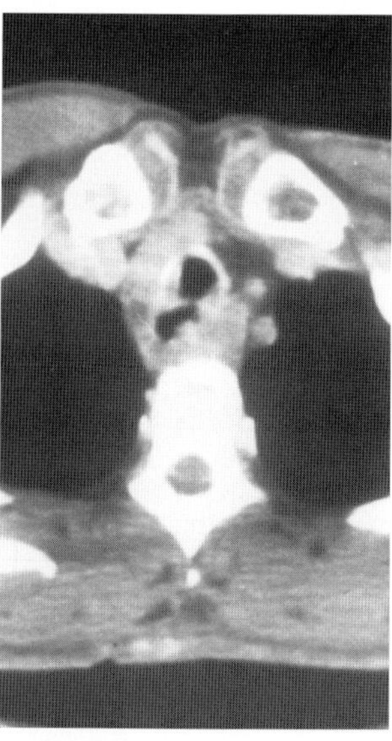

A   B

FIG. 7. A: Fístula esofagotraqueal por tuberculosis mediastinal. El esofagograma revela la presencia de un tracto fistuloso en el esófago proximal, el cual permite el paso de bario hacia la tráquea. **B:** El corte tomográfico del mediastino superior revela la presencia de adenopatía. Nótese la irregularidad de la pared posteromedial del esófago (adenopatía tuberculosa).

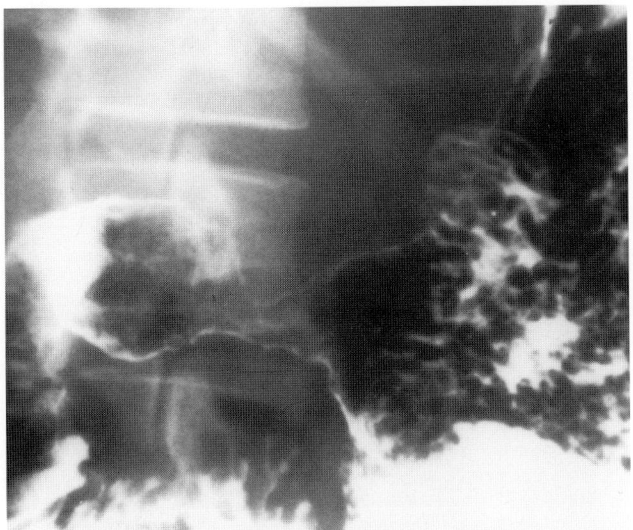

FIG. 8. Gastritis por *Criptosporidium*. Estudio con doble contraste muestra estenosis de la región antral.

ción humana se adquiere por el agua contaminada, la comida o fomites. La infección por inhalación de este parásito es materia de polémica. Este organismo se puede alojar en cualquier sitio del tracto gastrointestinal. Sin embargo, los sitios más frecuentemente afectados son el yeyuno, seguido por el estómago y el colon. Los hallazgos radiológicos asociados con esta gastritis infecciosa son la de rigidez y estenosis de la región antral (Fig. 8). Ocasionalmente, puede coexistir con una infección causada por el *Citomegalovirus*.

Citomegalovirus

Los hallazgos radiológicos en la gastritis por *Citomegalovirus* incluyen: estrechamiento de la región antral

(Fig. 9) o engrosamiento de los pliegues gástricos (Fig. 10) y, ocasionalmente, pueden identificarse ulceraciones superficiales o profundas, las cuales pueden perforarse y asociarse con la formación de abscesos (2,11,13).

Intestino delgado

El intestino delgado es la parte del tracto gastrointestinal más frecuentemente afectada en pacientes con SIDA, quienes pueden presentarse con diarrea y/o dolor abdominal. La etiología de la enteritis en los pacientes con SIDA puede ser multifactorial; entre los agentes más frecuentemente asociados con esta anormalidad se incluyen las infecciones por *Citomegalovirus, Criptosporidium, Micobacterium avium intracelularis,* estrongiloides, micobacteria tuberculosa, isospora y la infección por *Giardia lamblia* (1–3,14).

Los patrones radiológicos más frecuentes son el engrosamiento de las válvulas conniventes, la hipersecreción, la floculación del bario y la dilatación de las asas intestinales. Aunque los hallazgos radiológicos por lo general no son específicos, se puede sugerir un diagnóstico etiológico de la enteritis, dependiendo de la extensión y distribución de la afectación intestinal. Sin embargo, para establecer un diagnóstico definitivo de la etiología de las enteritis, frecuentemente es necesario hacer biopsias intestinales y cultivos de los líquidos aspirados o de la material fecal.

Criptosporidium

La infección por *Criptosporidium* por lo general afecta el intestino delgado proximal (yeyuno). Esta infección se puede acompañar por síntomas que pueden variar desde una diarrea moderada a una diarrea muy intensa, similar a la del cólera, que lleva al paciente a la deshidratación. Radiográficamente, se puede identificar engrosamiento de los pliegues

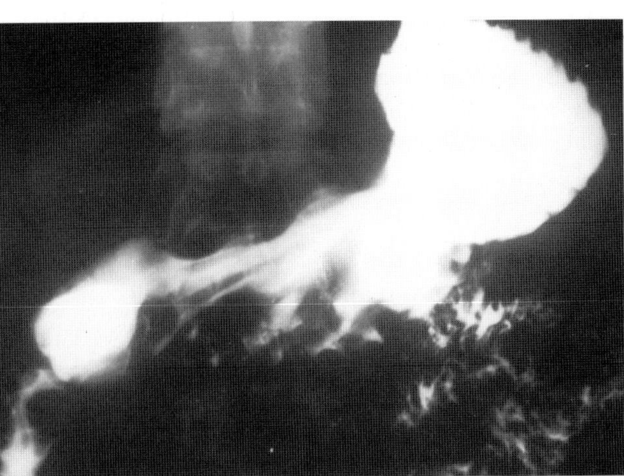

FIG. 9. Gastritis por *Citomegalovirus*. El estudio con doble contraste muestra una estrechez severa del antro gástrico.

FIG. 10. Gastritis por *Citomegalovirus*. Nótese el engrosamiento importante de los pliegues gástricos a nivel del cuerpo y antro del estómago en este paciente con SIDA.

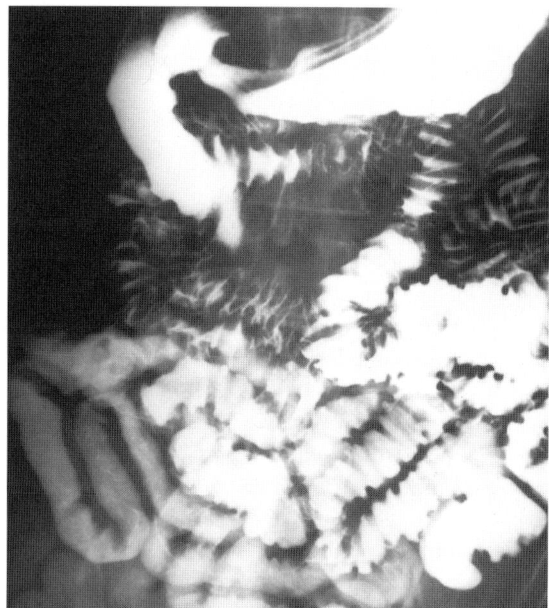

FIG. 11. Enteritis por *Criptosporidium*. El tránsito intestinal muestra engrosamiento de los pliegues intestinales del yeyuno proximal.

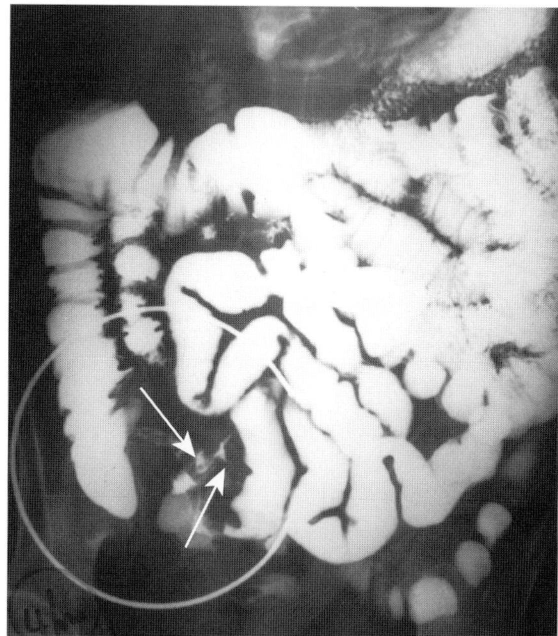

FIG. 12. Enteritis por *Citomegalovirus*. Nótese la presencia de áreas de estenosis en el íleon terminal, además de la irregularidad de la mucosa y la presencia de úlceras en las asas intestinales a este nivel (*flechas*).

del intestino delgado, hipersecreción, espasmo y dilatación del intestino delgado proximal (Fig. 11) (2,3,15).

Citomegalovirus

El *Citomegalovirus* produce una vasculitis isquémica de la submucosa, lo que resulta en la formación de una úlcera hemorrágica y/o perforación (1). El intestino delgado puede estar afectado difusamente pero, por lo general, el íleon terminal es el sitio más frecuentemente afectado.

Los hallazgos radiológicos en los estudios baritados incluyen estrechamiento de la luz intestinal, presencia de ulceraciones profundas, lesiones polipoideas, engrosamiento de los pliegues intestinales, así como la formación de tractos fistulosos (Fig. 12). Por medio de la TC, se puede observar engrosamiento de la pared del intestino delgado, principalmente a nivel del íleon terminal, y/o aumento de la densidad de la grasa adyacente y, a veces, tractos fistulosos (Fig. 13) (1–3,15,16).

Micobacteria tuberculosa

Aproximadamente 43% de los pacientes infectados con el VIH desarrollan tuberculosis en los países subdesarrollados (17), comparados con sólo 4% en los Estados Unidos (18). Esta infección tiende a ocurrir en etapas más tempranas en comparación con otras infecciones oportunistas observadas en pacientes con SIDA. La infección se presenta sólamente cuando el recuento de células CD4 es de 150 a 350 células por microlitro (1). Las manifestaciones extrapulmonares son

comunes y ocurren en 40 a 80% de los pacientes. En orden de frecuencia, los ganglios linfáticos, el peritoneo y el tracto gastrointestinal son los sitios más frecuentemente afectados por esta infección.

En el tracto gastrointestinal, las alteraciones más importantes ocurren en el íleon terminal, la válvula íleocecal y el colon (1–3). La infección del tracto gastrointestinal puede deberse a: a) la deglución de esputo infectado en un paciente con tuberculosis pulmonar, b) la diseminación hematógena de un foco de tuberculosis pulmonar activa y c) la directa ex-

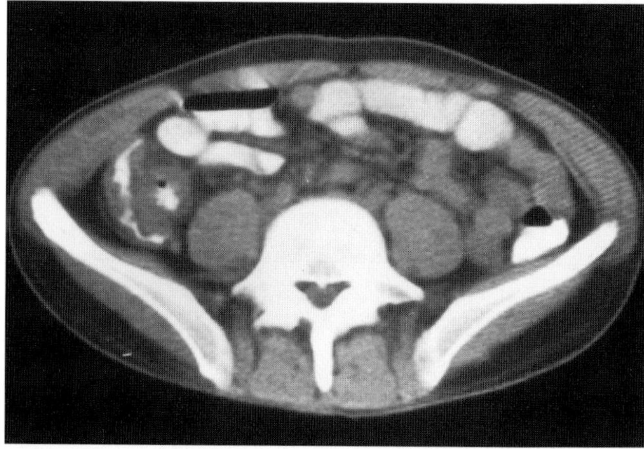

FIG. 13. Enteritis por *Citomegalovirus*. Corte axial del CID, en el cual se observa engrosamiento de la pared del íleo terminal y del ciego. Nótese el aumento de la densidad de la grasa adyacente al íleo terminal.

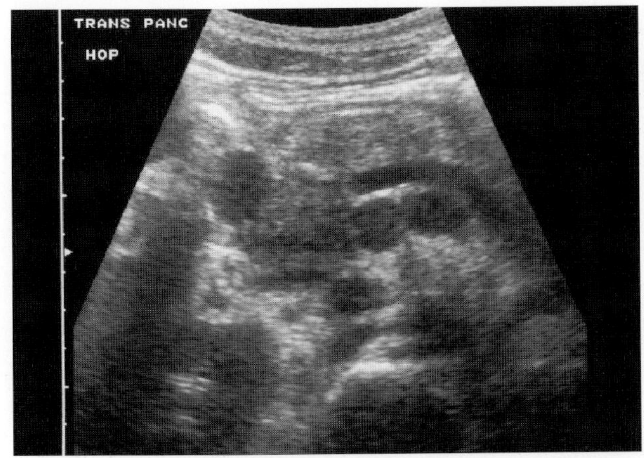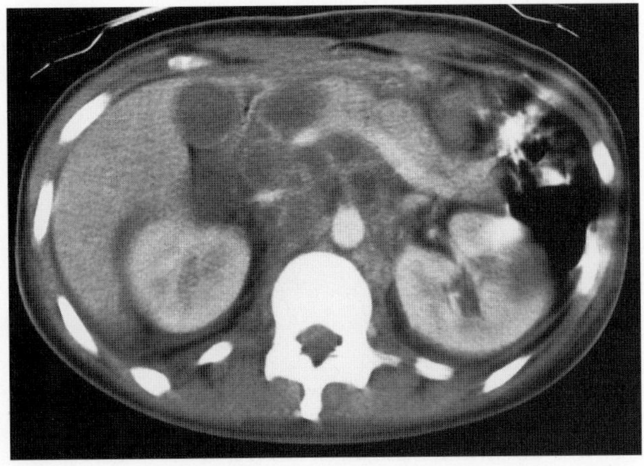

FIG. 14. A: Adenopatía por tuberculosis abdominal. US muestra la presencia de nódulos hipoecoicos, bien marginados en la región pericaval y peripancreática. **B:** TC con contraste intravenoso revela la presencia de adenopatía de baja atenuación adyacente a los grandes vasos y al páncreas.

tensión de la infección de los ganglios linfáticos a los tejidos adyacentes (1). El diagnóstico de la infección se basa en la identificación histológica del bacilo tuberculoso; para su confirmación, se debe hacer cultivos de las secreciones o aspirados.

Los hallazgos radiográficos reportados incluyen engrosamiento de la válvula íleocecal, engrosamiento circunferencial de la pared del íleon terminal y del ciego (1–3,19,20). Por TC, se pueden identificar ganglios mesentéricos y retroperitoneales con baja atenuación o de densidad similar a la de los tejidos blandos (Fig. 14) (21). Por US y TC se puede sugerir la presencia de peritonitis de origen tuberculoso en aquellos pacientes con SIDA en los cuales se identifique la presencia de ascitis libre o enquistada, engrosamiento nodular o difuso del peritoneo y/o del mesente-

rio o del epiplón mayor, asociado con o sin la presencia de adenopatía de baja atenuación (Fig. 15) (2,22).

Otro hallazgo común en la cavidad abdominal de los pacientes con esta infección es la presencia de abscesos tuberculosos. La localización más frecuente de tales abscesos son los músculos psoas (Fig. 16) el páncreas (23) y la región peripancreática, así como la pelvis (Fig. 17). El manejo de estos abscesos se efectúa con la combinación de medicamentos antifímicos y el drenaje percutáneo de los mismos.

Infección por el complejo de Micobacteria avium

La *Micobacteria avium* y la *Micobacteria intracelularis* son micobacterias atípicas, indistinguibles tanto morfológica como biológicamente. Anteriormente, se conocía a la

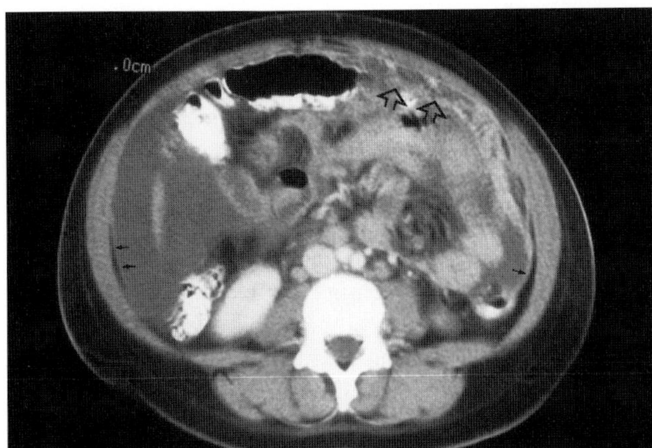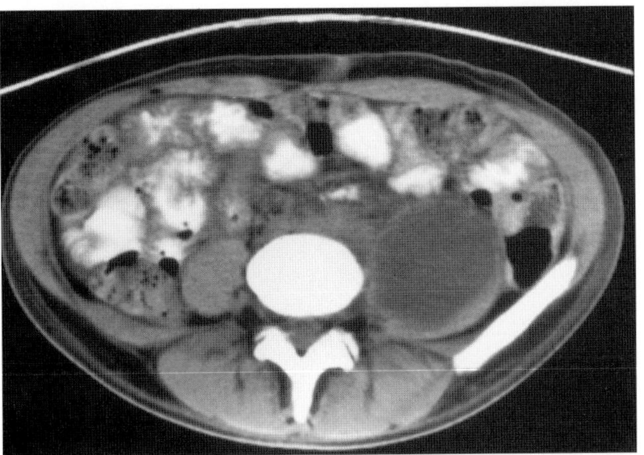

FIG. 15. Peritonitis tuberculosa. TC con contraste intravenoso que demuestra un aumento de la densidad de la grasa del epiplón mayor (*flechas*), engrosamiento irregular del peritoneo (*cabeza de flechas*) y la presencia de ascitis con una distribución irregular.

FIG. 16. Absceso del psoas de origen tuberculoso. Paciente con SIDA y dolor a la flexión de la extremidad inferior izquierda. La TC muestra una colección en el psoas izquierdo. Subsecuentemente, esta colección fue aspirada y drenada con un catéter percutáneo.

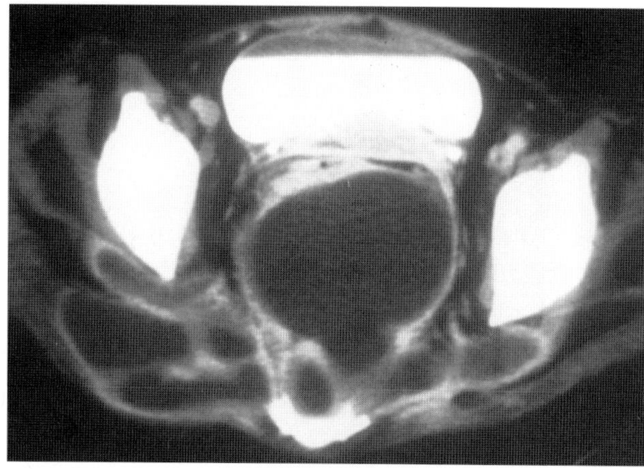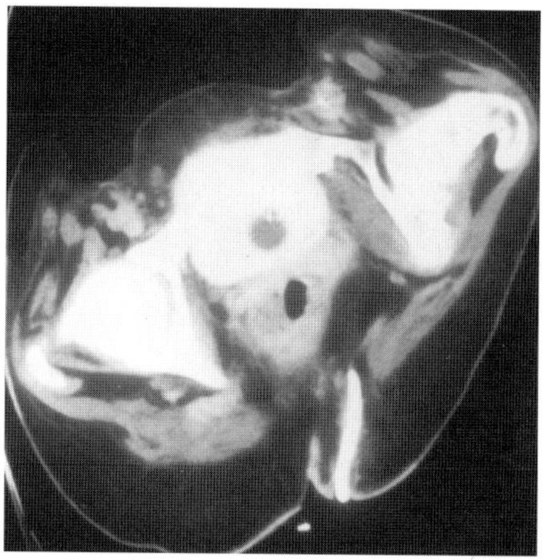

FIG. 17. A: Absceso pélvico de origen tuberculoso. Paciente del sexo femenino con SIDA y dolor pélvico intenso. La TC muestra la presencia de un absceso enorme, en la región de la pelvis, el cual se extiende a través de los agujeros obturadores a los músculos de la región glútea en forma bilateral. **B:** Esta colección fue drenada en forma percutánea con dos catéteres. El estudio de control dos semanas después muestra una resolución completa del absceso pélvico.

infección por estas micobacterias como una infección por el Complejo de las *Micobacteria avium intracelularis.* Sin embargo, genéticamente se ha demostrado que el organismo que causa la mayoría de las infecciones en este complejo es la *Micobacterium avium.* De ahí que ahora se le designe como el Complejo de la *Micobacteria avium,* que es la cau-

sante de la infección oportunista más común de origen bacteriano en los países subdesarrollados (23).

El cuadro clínico de los pacientes con este tipo de enteritis se caracteriza por dolor abdominal, diarrea, signos de mala absorción, sudores nocturnos y pérdida de peso. En el tubo gastrointestinal, el sitio más comúnmente infectado es el yeyuno, aunque cualquier sitio del intestino puede estar afectado. Los estudios radiológicos con bario pueden demostrar engrosamiento irregular de los pliegues intestinales y engrosamiento de la pared del intestino, sin que se observen ulceraciones (Fig. 18). Las asas del intestino delgado pueden aparecer separadas y desplazadas, hallazgo sugestivo de adenopatía mesentérica (Fig. 19) (1–3).

Por medio de la TC se puede observar también el engrosamiento de los pliegues y la pared del intestino, ademas que este método diagnóstico tiene la ventaja de demostrar la presencia de adenopatía. Los nódulos linfáticos anormales pueden identificarse en el retroperitoneo o en la raíz del mesenterio. Esta adenopatía tiene, por lo general, una densidad homogénea y similar a la densidad de los tejidos blandos (21,24). En la raíz del mesenterio de estos pacientes puede observarse adenopatía múltiple, la cual produce una imagen que se ha descrito como de racimo de uvas.

En los pacientes en los que existe una diseminación de esta infección, se puede detectar una hepatoesplenomegalia importante. En el parénquima del hígado, bazo y de los riñones se pueden identificar microabscesos. Estos abscesos aparecen como lesiones hipo o hiperecoicas en US, estas últimas son difíciles de distinguir de una infección extrapulmonar por *Pneumocystis carinii* (25). En la TC aparecen como pequeñas lesiones de baja densidad (Fig. 20).

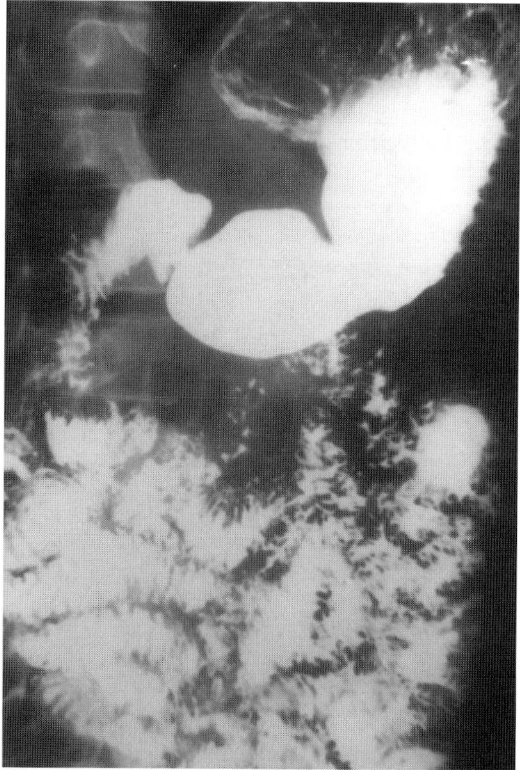

FIG. 18. Enteritis por el complejo de la *Micobacteria avium.* El tránsito intestinal muestra un engrosamiento difuso de los pliegues de intestino delgado.

Isospora belli y *Microsporidium*

La *Isospora belli* y el *Microsporidium* son protozoos patógenos que pueden causar una diarrea intensa. La infec-

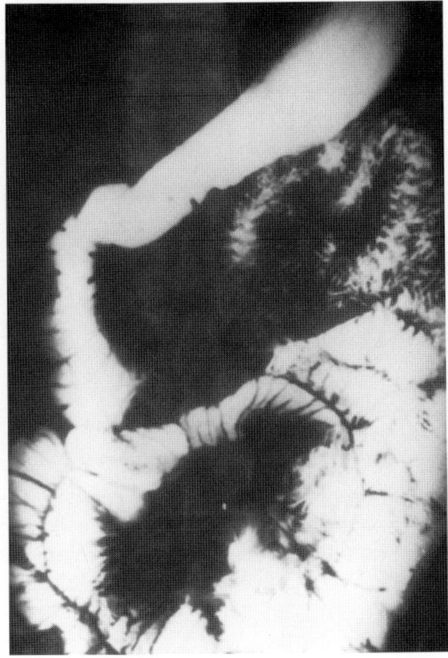
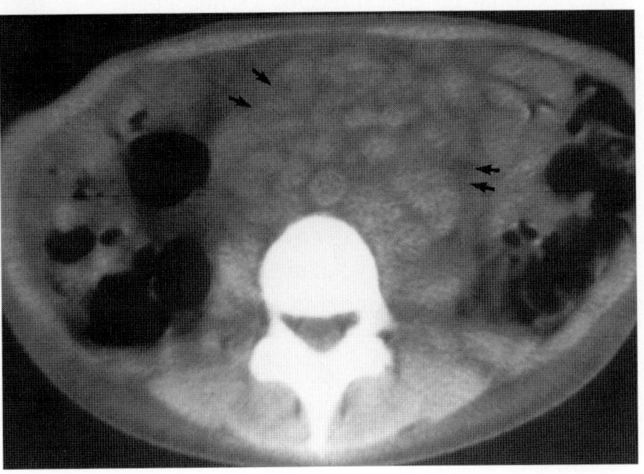

FIG. 19. Enteritis por el complejo de la *Micobacteria avium*. **A:** Paciente con SIDA y diarrea crónica. El estudio de tránsito intestinal muestra engrosamiento de los pliegues del yeyuno proximal y separación de las asas intestinales a este nivel. **B:** TC del abdomen en el mismo paciente mostró que el efecto de masa en las asas del yeyuno se debía a la presencia de adenopatía mesentérica (*flechas*).

ción por estos organismos es muy similar a la infección causada por el *Criptosporidium*. El intestino delgado es el sitio más frecuentemente afectado. Los estudios baritados usualmente muestran hallazgos poco específicos, como el engrosamiento de los pliegues del intestino delgado. Los hallazgos histológicos incluyen la presencia de oocitos dentro de la luz intestinal y dentro de las células epiteliales, así como la presencia de una inflamación localizada, asociada con atrofia intestinal (1,2).

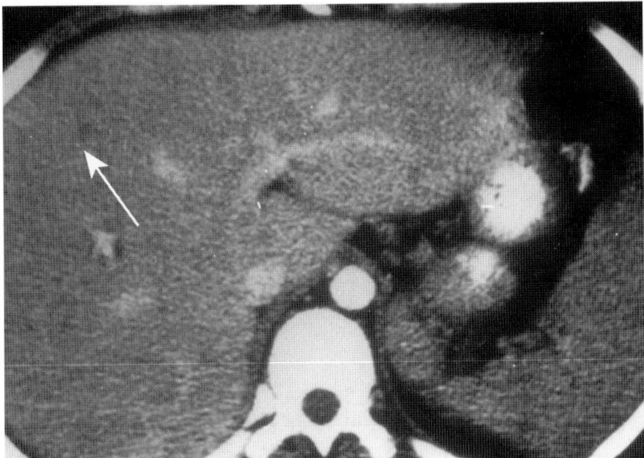

FIG. 20. Microabscesos hepáticos por una infección por el complejo de la *Micobacteria avium*. La TC con contraste intravenoso muestra pequeñas lesiones de baja atenuación en el parénquima hepático. Diagnóstico se confirmó con la aspiración percutánea de estas lesiones.

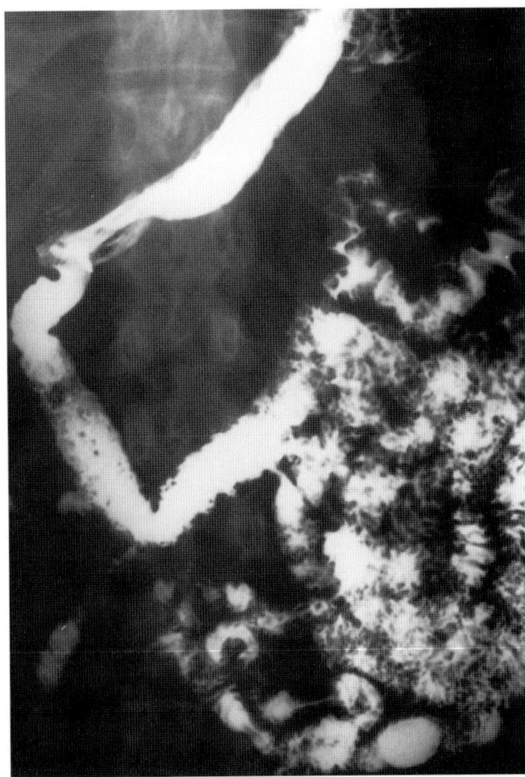

FIG. 21. Enteritis por estrongiloides. El estudio muestra estrechez e irregularidad de la mucosa del duodeno. Nótese el engrosamiento de los pliegues del intestino delgado proximal.

Estrongilioides

La infección por estrongiloides es una infección parasitaria cuya frecuencia está aumentando en los pacientes con SIDA. El cuadro clínico y radiológico de esta afección es muy similar al de la infección por *Criptosporidium*. Sin embargo, una característica peculiar de esta infección es que puede asociarse con estenosis intestinal (Fig. 21) (3).

Colon

La colitis infecciosa es un problema común en los pacientes con SIDA. Se puede manifestar clínicamente por dolor o distensión abdominal y/o hematoquezia. Los agentes infecciosos más frecuentemente asociados con esta infección son el *Citomegalovirus* y la infección por la micobacteria tuberculosa. La infección localizada perirrectal se ha asociado con múltiples agentes, entre los cuales se cuentan la *Neisseria gonorreae* y la infección por el VHS (3,15).

Citomegalovirus

La colitis por *Citomegalovirus* comúnmente afecta al ciego y al colon ascendente, aunque también se ha descrito la afección difusa del colon. En los estudios baritados se pueden apreciar inicialmente nódulos bien definidos, granulación o

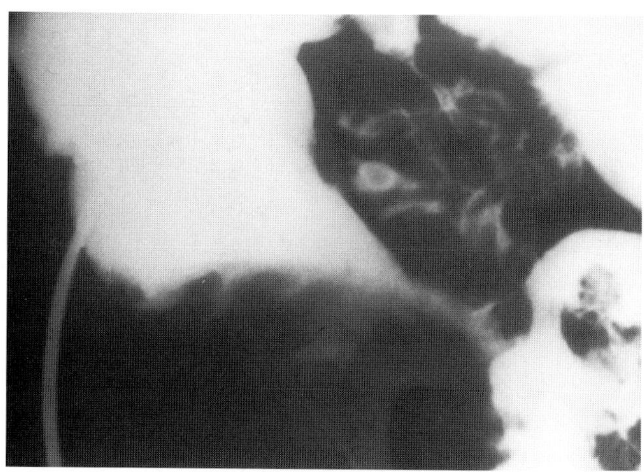

FIG. 23. Enterocolitis de origen tuberculoso. El examen del colon por enema muestra incompetencia de la válvula ileocecal, áreas de estenosis en el íleon terminal e irregularidad de la mucosa intestinal a este nivel. Además, nótese la rigidez y deformidad del ciego (forma cónica).

pequeñas ulceraciones en la mucosa colónica. Si la infección es intensa, las ulceraciones aumentan de tamaño, se vuelven más profundas y pueden incluso perforarse (Fig. 22). Por medio de la TC, se puede identificar el engrosamiento de la pared colónica y un aumento de densidad de la grasa pericolónica en las áreas afectadas. Entre las complicaciones de esta infección se puede mencionar la diarrea hemorrágica, el colon megatóxico, la isquemia intestinal y la perforación colónica (26–30).

Micobacteria tuberculosa

La colitis tuberculosa frecuentemente se debe a la extensión de un proceso inflamatorio tuberculoso del íleon terminal hacia la región cecal. Radiográficamente, se manifiesta por la presencia de ulceraciones, engrosamiento de la pared o estenosis del ciego. En los casos avanzados, existe retracción del ciego, éste puede deformarse y adoptar una forma cónica (Fig. 23). Este hallazgo puede asociarse con incompetencia de la válvula íleocecal (19,20).

Periproctitis infecciosa

La etiología de la periproctitis infecciosa en los pacientes con SIDA es multifactorial y se ha asociado con una variedad de agentes patógenos entre los que se incluyen la *Neisseria gonorreae*, la *Clamidia tracomatosis* y el VHS. Para efectuar este diagnóstico se requiere el estudio con TC. Los hallazgos indicativos de esta entidad son el engrosamiento circunferencial de la pared rectal y un aumento en la densidad de la grasa perirrectal (Fig. 24). Los estudios baritados pueden mostrar ulceraciones superficiales difusas, espasmo y estrechamiento de la luz intestinal. Para efectuar un diagnóstico definitivo de esta identidad, se requieren biopsias y cultivos de los tejidos de la región (15,31).

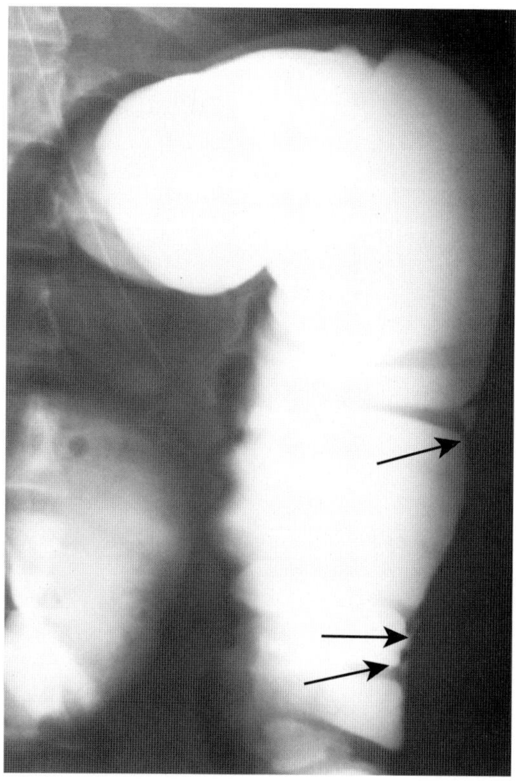

FIG. 22. Colitis por *Citomegalovirus*. El examen del colon por enema muestra ulceraciones profundas en el colon descendente (*flechas*).

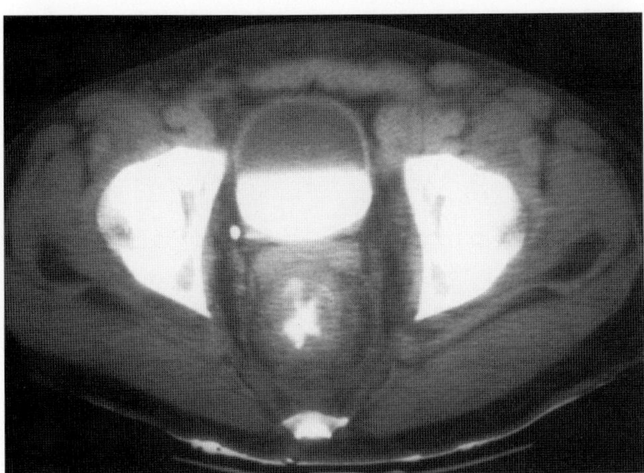

FIG. 24. Periproctitis infecciosa. Nótese el engrosamiento de la pared del recto y el aumento de la densidad de la grasa perirrectal.

OTRAS INFECCIONES

Angiomatosis bacilar

La angiomatosis bacilar se caracteriza por lesiones proliferativas vasculares. Esta infección es causada por las *Ricketsias Bartonelae* o *Henselae*. La angiomatosis bacilar ocurre principalmente en pacientes con SIDA y las manifestaciones clínicas más comunes son las lesiones cutáneas, similares a lesiones producidas por el sarcoma de Kaposi. Esta infección puede asociarse con peliosis del hígado y del bazo (espacios quísticos llenos de sangre). Otro hallazgo es

la presencia de adenopatía o de una masa abdominal, la cual puede asociarse con hemorragia intestinal masiva (Fig. 25). En la TC se puede observar, un aumento en la densidad de los ganglios afectados por la infección, después de la administración de material contraste intravenoso. El reconocimiento de dicha infección es extremadamente importante, ya que puede ser tratada con antibióticos (32,33).

Infección abdominal por *Pneumocystis carinii*

Antes de la epidemia del SIDA la infección extrapulmonar por *Pneumocistis carinii* nunca había sido identificada, pero se estima que la infección extrapulmonar ocurre en menos de 1% de los pacientes con SIDA (34,35). Esta infección se ha asociado con el uso profiláctico de pentamidina en aerosol. El hígado, el bazo, los riñones, las glándulas adrenales y los ganglios linfáticos son los sitios más frecuentemente afectados.

El diagnóstico de esta entidad puede hacerse por US si se identifican lesiones múltiples, focales, con ecos brillantes en el parénquima del hígado, el bazo, los riñones, el páncreas o las glándulas adrenales, así como en los ganglios intra y/o retroperitoneales (Fig. 26). En la TC, las lesiones causadas por esta infección se observan como pequeñas calcificaciones, las cuales pueden identificarse en el parénquima de los órganos previamente mencionados y en los ganglios linfáticos. También pueden observarse lesiones quísticas con o sin calcificaciones periféricas en el parénquima esplénico (Fig. 27) (36–38). Ocasionalmente, se ha reportado la presencia de pequeñas calcificaciones similares a las producidas por la infección del *P. carinii* en los órganos sólidos, en

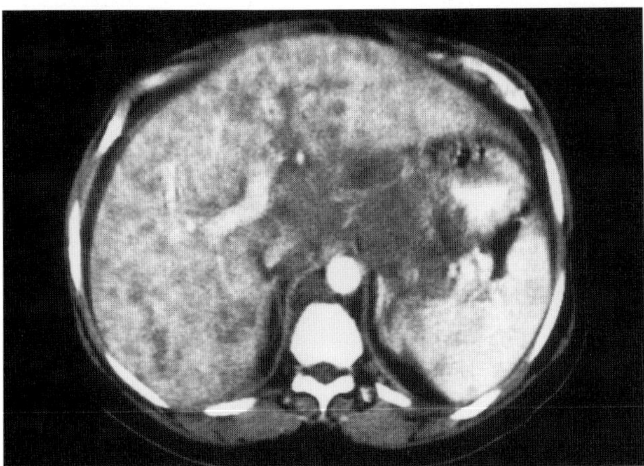

FIG. 25. Angiomatosis bacilar. La TC con contraste intravenoso muestra lesiones múltiples de baja atenuación en el parénquima hepático, además de la presencia de adenopatía en la región pericelíaca y en la región retrocrural. El diagnóstico se estableció por una biopsia percutánea de las lesiones hepáticas y lesiones cutáneas.

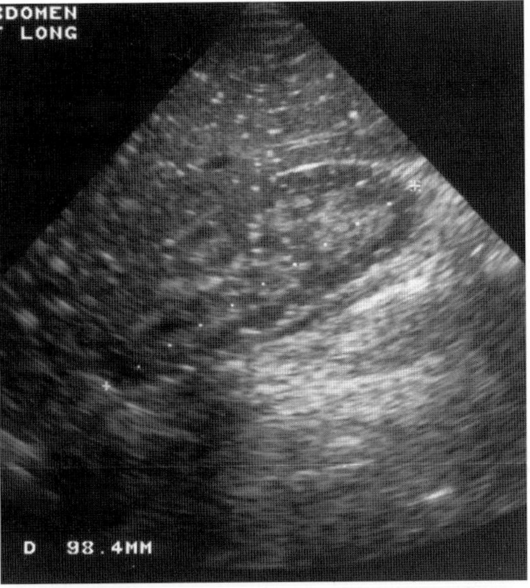

FIG. 26. Infección extrapulmonar por *Pneumocystis carinii*. El estudio US del CSD revela la presencia de lesiones pequeñas múltiples, de ecos brillantes, en el parénquima hepático y en el parénquima renal.

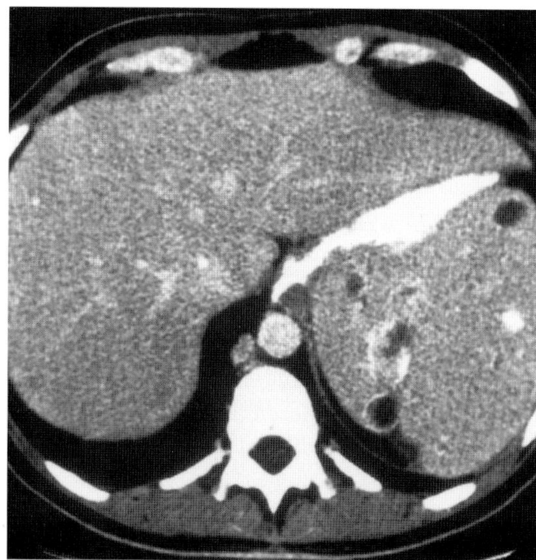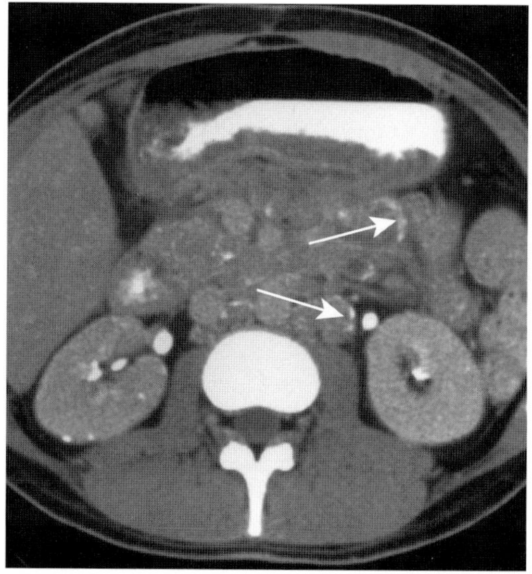

A

B

FIG. 27. Infección extrapulmonar por *Pneumocystis carinii*. Paciente con SIDA que recibió tratamiento profiláctico con pentamidina. **A:** La TC muestra lesiones quísticas con un anillo periférico total o parcialmente calcificado, además de calcificaciones de variable tamaño en el parénquima esplénico. **B:** Corte de TC en el mismo paciente revela la presencia de crecimiento ganglionar adyacente a los grandes vasos y en la raíz del mesenterio. Nótese la presencia de calcificaciones en la periferia o en la región central de los ganglios agrandados (*flechas*). Además, nótese la presencia de pequeñas calcificaciones en el riñón derecho.

infecciones producidas por el *Citomegalovirus* o el *M. avium intracelularis* (25).

Enfermedad biliar: colangiopatía relacionada con el SIDA

El sistema biliar también puede afectarse en los pacientes con SIDA. Los pacientes con una colangiopatía relacionada con SIDA pueden presentar dolor en el cuadrante superior derecho, náusea, vómito, fiebre y elevación del recuento leucocitario. Las pruebas funcionales hepáticas suelen estar alteradas y típicamente existe una elevación importante de la fosfatasa alcalina. Los niveles de bilirrubina habitualmente se encuentran dentro de los límites normales. Se piensa que los agentes etiológicos más comúnmente relacionados con esta entidad son el *Citomegalovirus* y el *Criptosporidium*, ya que ambos organismos han sido aislados en la vesícula, la bilis, la mucosa de los conductos biliares y en los aspirados duodenales. Otros agentes que se relacionan con esta infección, aunque con menor frecuencia, son el complejo *M. avium*, el *Microsporidium* y el *Isoporidium*. Para la evaluación radiológica de estos pacientes, frecuentemente se usa el US, la TC, el gamagrama hepatobiliar, la Colangiopancreatografía retrógrada por endoscopia (CPRE) y/o la colangiografía transhepática.

En estos pacientes, la afección del sistema biliar puede variar desde un proceso focalizado el cual puede manifestarse por una colecistitis acalculosa o por un proceso más difuso, que puede manifestarse por una colangitis esclerosante. En el US, la colecistitis acalculosa muestra engrosa-

miento de la pared de la vesícula, hallazgo que puede asociarse con líquido pericolicístico. La detección de un signo ultrasonográfico de Murphy positivo es de gran ayuda para efectuar este diagnóstico (Fig. 28). Por lo general, este proceso inflamatorio no se asocia con litiasis biliar. Radiológica y clínicamente, la colangitis relacionada con SIDA puede tener características muy similares a la colangitis primaria esclerosante. La CPRE puede mostrar áreas de dilatación y estenosis de la vía biliar intra y extrahepática. Este hallazgo

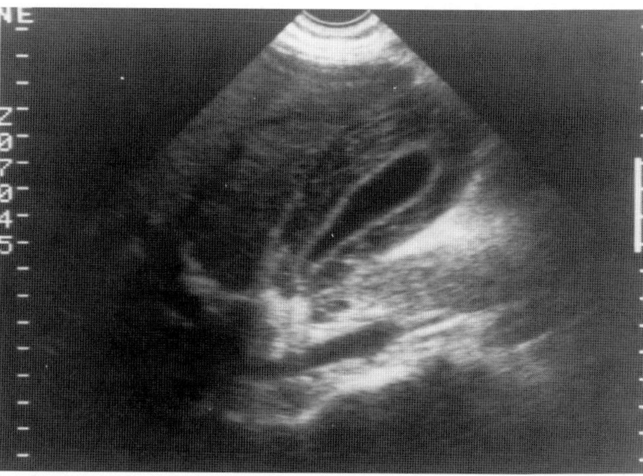

FIG. 28. Colecistitis acalculosa en paciente con SIDA. Paciente con dolor en el CSD. El US muestra engrosamiento difuso marcado de la pared de la vesícula biliar el cual se asociaba con un signo de Murphy ultrasonográfico positivo. Nótese la ausencia de litiasis biliar dentro de la vesícula.

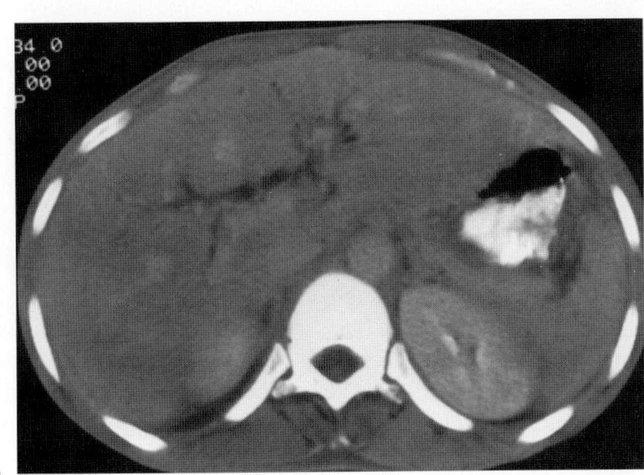

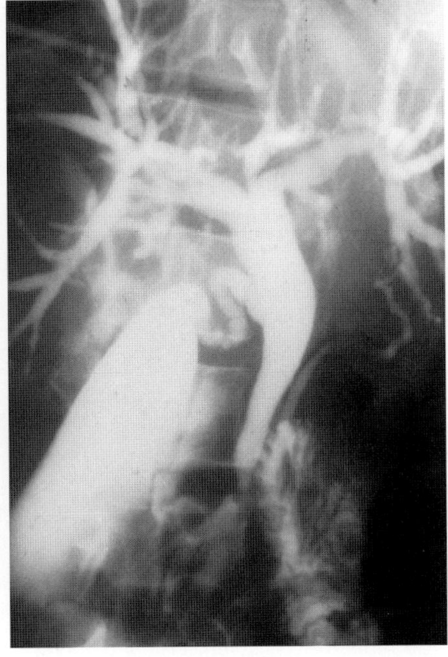

A B

FIG. 29. Colangiopatía asociada con el SIDA. Paciente con SIDA y con pruebas funcionales hepáticas anormales. **A:** El estudio de TC muestra dilatación de la vía biliar. Nótese la irregularidad de los conductos biliares. **B:** La CPRE efectuada en el mismo paciente, confirma la irregularidad del lumen de los conductos intrahepáticos y, además, la presencia de dilatación de la vía biliar extrahepática. El conducto pancréatico tiene una apariencia normal.

puede asociarse con defectos de llenado intraluminales, los cuales representan detritus o litiasis biliar. También se ha reportado la presencia de estenosis del conducto pancreático yuxtaampular. Este hallazgo está asociado frecuentemente con la estenosis del colédoco distal.

En el gamagrama hepatobiliar con Tc 99m-Disida se puede identificar la retención anormal del radiofármaco. Con el US y la TC se puede identificar la dilatación segmental y el engrosamiento de la pared en los conductos biliares (Fig. 29). Un hallazgo que puede ser útil para distinguir entre una colangitis primaria y una colangitis relacionada con el SIDA es la presencia de estenosis del ámpula, hallazgo que puede ser la única anormalidad del tracto biliar en estos pacientes (1,39–41).

Manifestaciones genitourinarias

Se ha reportado que el tracto genitourinario puede estar afectado en 38 a 68% de los pacientes con SIDA. Durante el curso de la enfermedad, estos pacientes pueden presentar azotermia, proteinuria, hematuria o piuria (42).

Las infecciones renales en estos individuos pueden ser causadas por organismos comunes o por gérmenes oportunistas. Los hallazgos radiológicos son similares a los de la población en general. Estos signos dependen de la intensidad de la infección y pueden variar desde signos de pielonefritis, pionefrosis o abscesos renales o perirrenales (Fig. 30). Como ya se comentó anteriormente, la infección por *P. carinii* puede también afectar el parénquima renal (42,43).

La nefropatía asociada al SIDA es un síndrome caracterizado por proteinuria y falla renal rápidamente progresiva. La insuficiencia renal es un cuadro clínico común en pacientes hospitalizados por este padecimiento. Este síndrome puede ocurrir en pacientes en los cuales se ha establecido el diagnóstico de SIDA o en pacientes infectados por el VIH. Desafortunadamente, en la actualidad no existe un tratamiento adecuado para el manejo de este síndrome. A

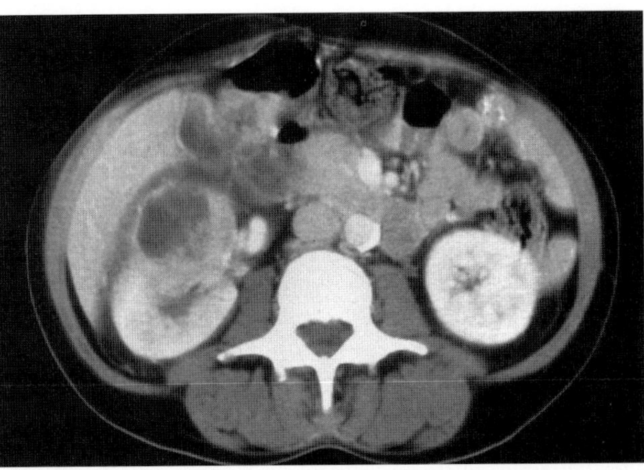

FIG. 30. Absceso renal. Paciente con SIDA y dolor en el flanco derecho y fiebre. La TC con contraste intravenoso muestra la presencia de una masa compleja, predominantemente quística, con elementos sólidos en el riñón derecho. Diagnóstico confirmado por aspiración de biopsia.

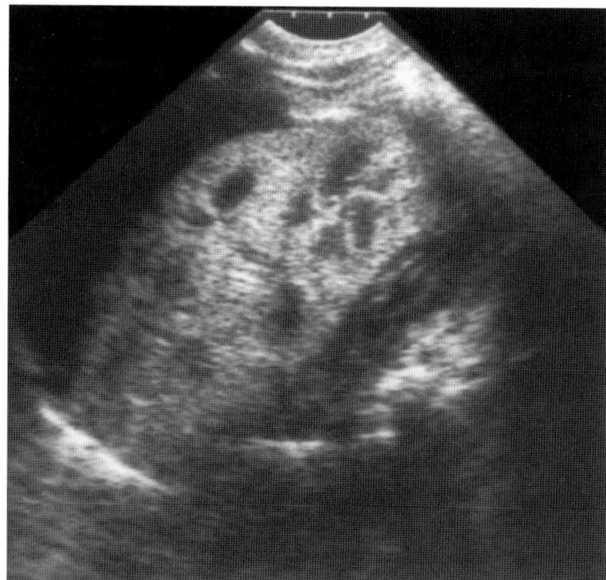

FIG. 31. Nefropatía asociada con SIDA. El estudio de US del riñón izquierdo muestra crecimiento renal globular y un aumento importante de la ecogenicidad del parénquima renal. Nótese que la diferenciación corticomedular se hace más evidente.

pesar del empleo de la hemodiálisis, la mayoría de los pacientes fallecen dentro de seis meses de haberse efectuado el diagnóstico (44,45).

Este síndrome se ha asociado con glomeruloesclerosis focal, glomerulonefritis proliferativa o membranoproliferativa, con necrosis tubular aguda, con nefrocalcinosis y con nefritis intersticial focal. Sonográficamente, los riñones de estos pacientes suelen estar aumentados de tamaño, adquieren una forma globular y se identifica un aumento marcado de la ecogenicidad de la corteza renal (Fig. 31), hallazgo que puede estar asociado con la pérdida de la identificación de la zona corticomedular. Sin embargo, se ha reportado que los riñones de los pacientes con este síndrome pueden tener una apariencia normal. Patológicamente, puede observarse glomeruloesclerosis y dilatación microquística de los túbulos renales, los cuales contienen moldes intratubulares de material proteináceo (42,43).

Enfermedad neoplásica

Los tumores malignos más comúnmente asociados con el SIDA son el sarcoma de Kaposi y el linfoma no-Hodgkin. A través de los años, se ha reconocido el sarcoma de Kaposi como una de las manifestaciones primarias del SIDA.

Sarcoma de Kaposi

El sarcoma de Kaposi es el tumor maligno más frecuente en los pacientes con SIDA. Los sitios más afectados por este tumor son en orden de frecuencia la piel, los ganglios linfáticos y el tubo gastrointestinal. Se ha reportado que la incidencia es de 15 a 20% en los pacientes con SIDA. Se le

observa más frecuentemente en los pacientes homosexuales o bisexuales (2,46). Su incidencia, sin embargo ha disminuido recientemente y esto aparentemente se explica por la expansión del VIH a pacientes que tienen un menor riesgo para adquirir este tumor coma además, debido a la mejoría de las prácticas sexuales, factor que ha disminuido la transmisión de un segundo agente infeccioso (*Citomegalovirus* o VHS), agente que puede actuar como cofactor para la inducción del tumor.

Los pacientes con sarcoma de Kaposi en el tubo gastrointestinal, por lo general, están asintomáticos. Clínicamente, se ha reportado que aproximadamente 50% de los pacientes con sarcoma de Kaposi en la piel o en los ganglios linfáticos también tiene una lesión del tubo gastrointestinal (47,48). Sin embargo, también se ha identificado la afección gastrointestinal sin que se identifiquen lesiones cutáneas por dicho tumor (49). El tumor puede encontrarse en el tracto gastrointestinal, desde la orofaringe hasta la región anal. El sitio más frecuentemente afectado es el duodeno (50).

El diagnóstico de sarcoma de Kaposi se sugiere generalmente por la visualización endoscópica de una masa o masas de color púrpura en la submucosa del tracto gastrointestinal. Los estudios histopatológicos obtenidos por biopsias percutáneas de las lesiones, por lo general, confirman este diagnóstico.

El hallazgo radiológico más común es la presencia de masas múltiples de localización submucosa, asociadas o no a una ulceración central en forma de "ojo de buey" o de "blanco de tiro" (Fig. 32). Otras manifestaciones radiológicas menos comunes, son las lesiones en forma de placa o la presencia de nódulos pequeños (1,2). La mejor manera de detectar las lesiones mencionadas anteriormente es por medio de estudios baritados de doble contraste. Entre las

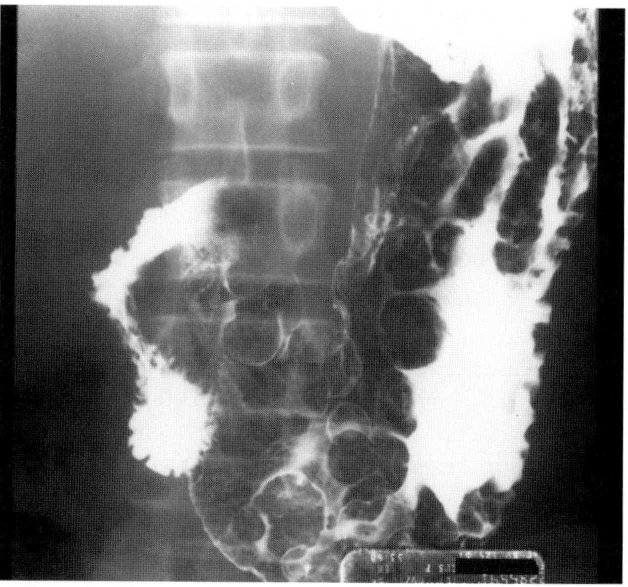

FIG. 32. Sarcoma de Kaposi en el estómago. El estudio de doble contraste muestra múltiples nódulos de márgenes bien circunscritos en la región submucosa del estómago. Nótese que el linfoma gástrico puede tener la misma apariencia.

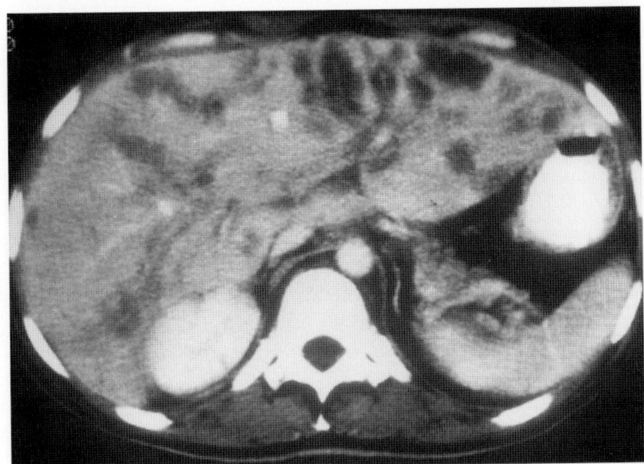

FIG. 33. Sarcoma de Kaposi en el hígado. La TC con medio de contraste intravenoso muestra lesiones en forma de banda de baja atenuación en las regiones periportales.

complicaciones se encuentran el sangrado, la obstrucción, la invaginación, la perforación, la diarrea y la enteropatía por pérdida de proteínas. En el diagnóstico diferencial se debe incluir la posibilidad de linfoma, infecciones oportunistas, metástasis hematógenas, pólipos y enfermedad de Crohn.

El tumor puede afectar cualquier órgano sólido dentro del abdomen pero su detección por estudios de imagenología es poco común (1), debido a que el sarcoma de Kaposi tiende a diseminarse microscópicamente a lo largo de los tractos vasculares. Sin embargo, se ha reportado que por medio del US se puede sugerir este diagnóstico, si se identifican bandas hipoecoicas en la región periportal o pequeños nódulos y bandas ecogénicas periportales (51,52). En la TC se puede hacer el diagnóstico, si se observa la presencia de lesiones de baja atenuación en el hígado o la región periportal, en estudios efectuados en forma dinámica con contraste intravenoso (Fig. 33) (52).

La adenopatía secundaria a este tumor se puede identificar en el abdomen y en la pelvis (Fig. 34). Por medio de la TC se puede detectar un aumento de densidad de los ganglios linfáticos infiltrados, con la administración de medio de contraste intravenoso, debido a la hipervascularidad de la neoplasia. Sin embargo, frecuentemente es necesario hacer biopsias percutáneas de los ganglios anormales para poder establecer un diagnóstico definitivo. El diagnóstico diferencial de la adenopatía por este tumor debe incluir las infecciones oportunistas coma el linfoma y las metástasis.

Linfomas relacionados con el SIDA

Después del sarcoma de Kaposi, el linfoma es el tumor que más frecuentemente afecta a los pacientes con SIDA. El más común es el linfoma no-Hodgkin. Este tumor se origina en los linfocitos B y su incidencia es de aproximadamente 5% de los pacientes con SIDA. Por lo general, estos tumores son agresivos, pobremente diferenciados, de alto grado y de pobre pronóstico. Cuando se detecta, los pacientes suelen presentar linfomas avanzados en etapas III o IV (53,54).

Estas neoplasias tienen frecuentemente una diseminación extranodal, particularmente hacia el cerebro, en la médula ósea, las vísceras abdominales o el tracto gastrointestinal (55). El cuadro clínico varía desde una presentación silenciosa, hasta un cuadro indicativo de una infección o de masa abdominal. La TC se ha convertido en el método preferido para la evaluación de los pacientes en los que se sospecha la presencia de este tumor, debido a que éste, por lo general, tiende a extenderse en forma multifocal. El hígado, el bazo y los riñones, son los órganos más frecuentemente afectados. Las glándulas adrenales y el páncreas pueden estar afectados en forma ocasional (1–5,56).

Típicamente, las lesiones pueden observarse con US como imágenes hipoecoicas múltiples o únicas en el parénquima de los órganos sólidos y por TC como lesiones de baja

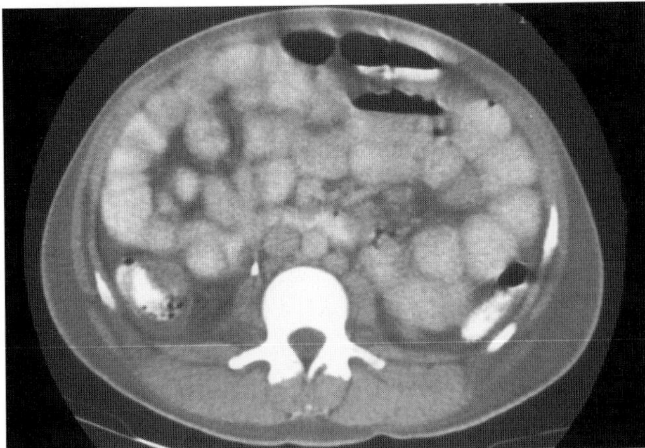

FIG. 34. Sarcoma de Kaposi en ganglios linfáticos. La TC revela un crecimiento ganglionar paraaórtico. En el diagnóstico diferencial se debe incluir la posibilidad de linfoma o un proceso inflamatorio. Frecuentemente es necesario hacer una biopsia percutánea para diferenciar estas entidades.

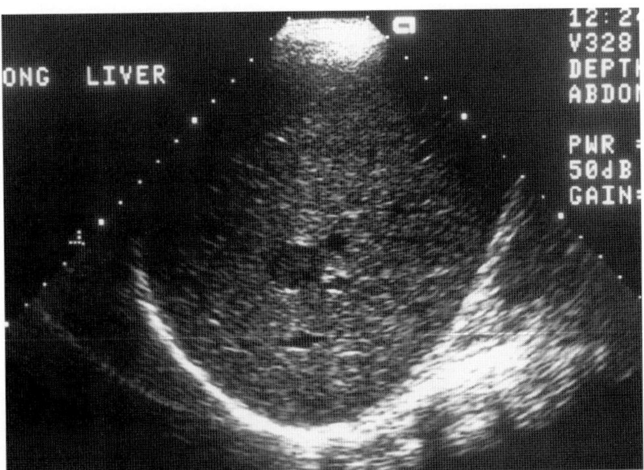

FIG. 35. Linfoma en el hígado. El US muestra una lesión única hipoecoica, bien marginada en el parénquima hepático del lóbulo derecho. En el diagnóstico diferencial se debe incluir la posibilidad de un proceso infeccioso o tumoral.

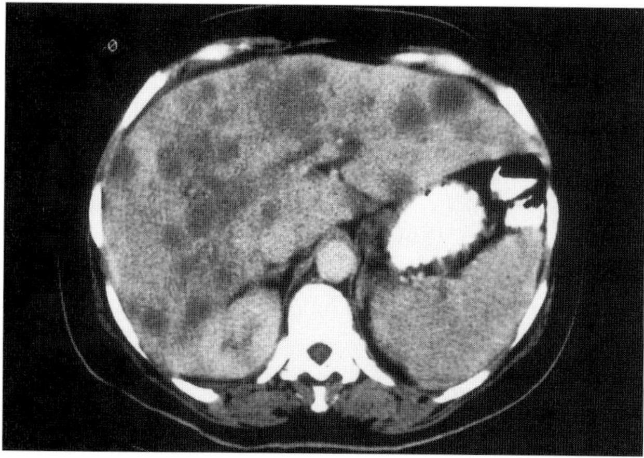

FIG. 36. Linfoma en el hígado. Paciente con SIDA; la TC muestra múltiples lesiones de baja atenuación en el parénquima hepático. El diagnóstico se estableció con una biopsia percutánea.

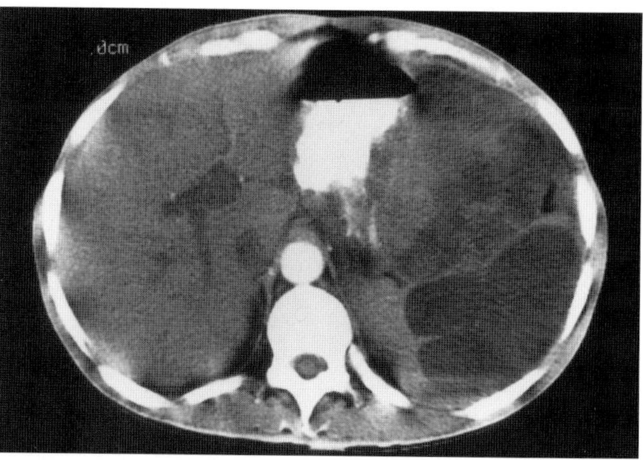

FIG. 37. Linfoma en el bazo. Nótese que el parénquima del bazo ha sido completamente reemplazado por una masa compleja, compuesta de áreas de baja atenuación y de atenuación similar a los tejidos blandos.

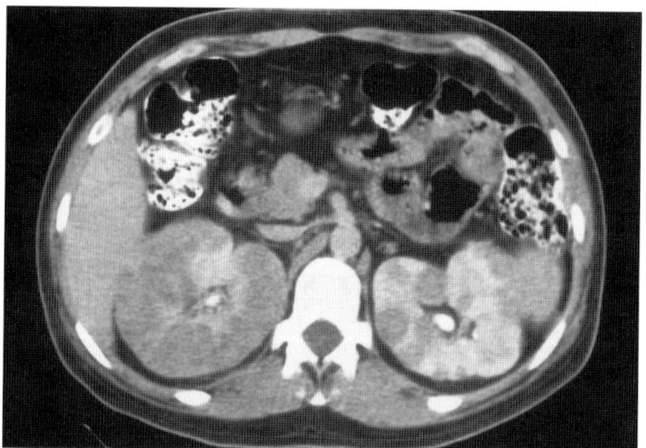

FIG. 38. Linfoma con afectación renal. La TC muestra lesiones múltiples de baja atenuación en el parénquima renal de ambos riñones. Nótese el crecimiento renal bilateral.

A

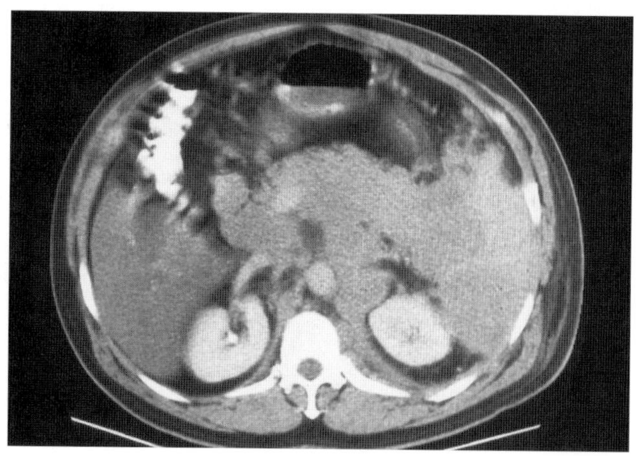

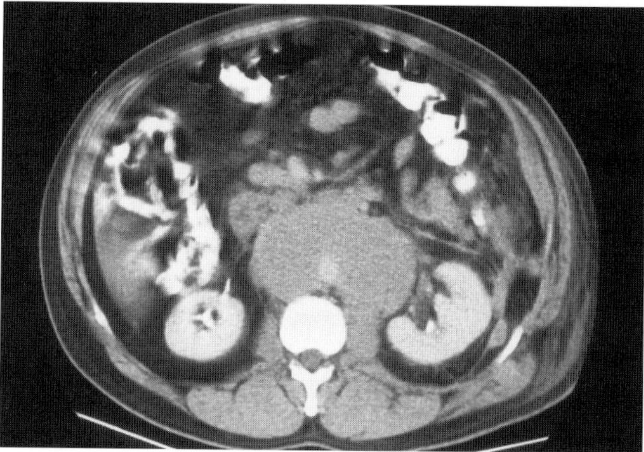

B

FIG. 39. A y **B:** Adenopatía secundaria a linfoma. Paciente con SIDA cuya TC muestra adenopatía difusa inseparable del bazo y del páncreas adyacente, además de crecimiento ganglionar retroperi-

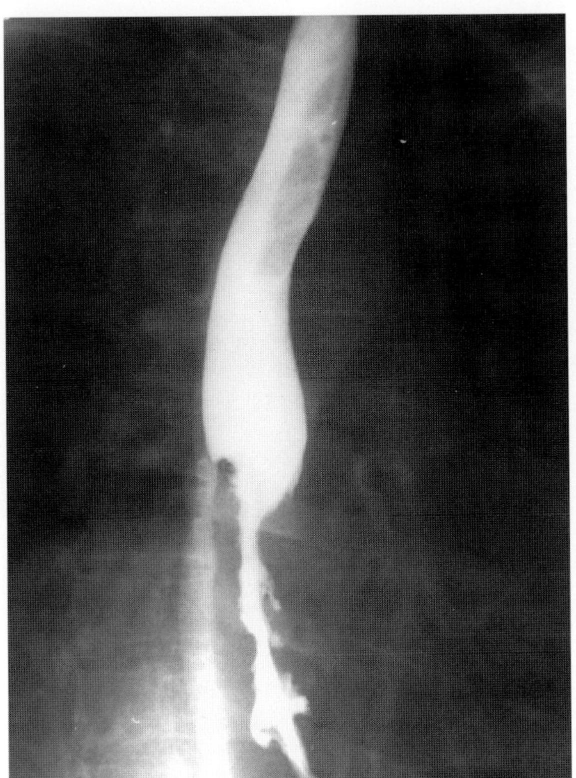

FIG. 40. Linfoma del esófago. Esofagograma muestra irregularidad de la mucosa y estrechamiento excéntrico del esófago distal.

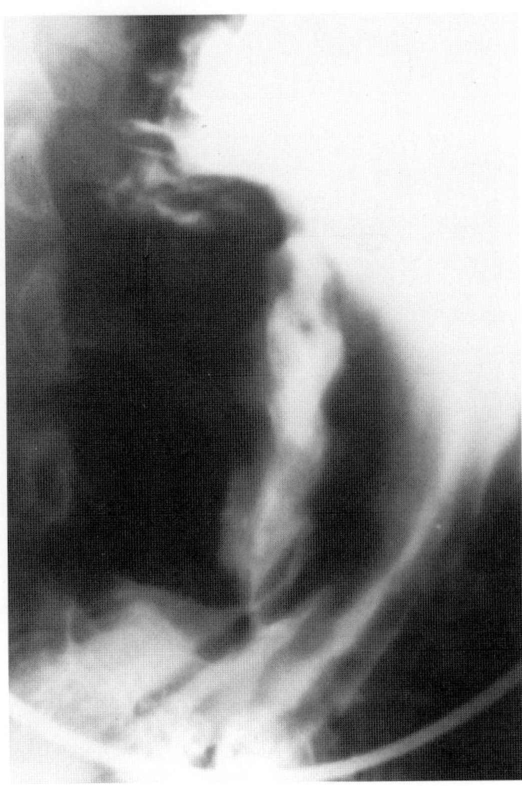

FIG. 41. Linfoma gástrico. Masa grande con excavación central en la curvatura menor del estómago.

atenuación (Fig. 35, 36, 37 y 38). Una manifestación común del linfoma es la presencia de adenopatía retroperitoneal o mesénterica (Fig. 39) (56). En el diagnóstico diferencial de este hallazgo debe incluirse la posibilidad de un sarcoma de Kaposi, infección tuberculosa o adenopatía secundaria a una hiperplasia reactiva.

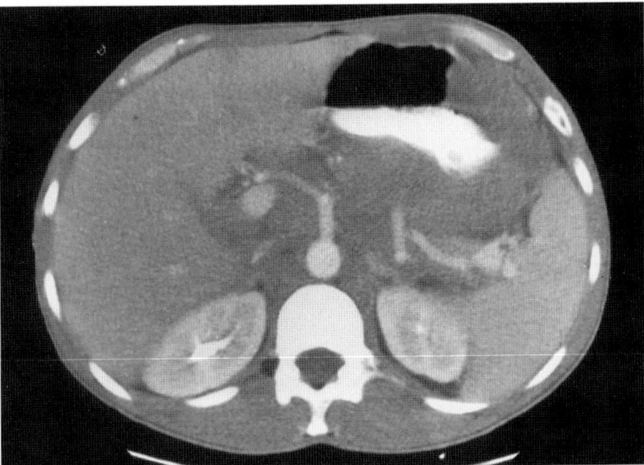

FIG. 42. Linfoma gástrico. Nótese el engrosamiento difuso de la pared del estómago. Además, obsérvese la presencia de adenopatía pericelíaca.

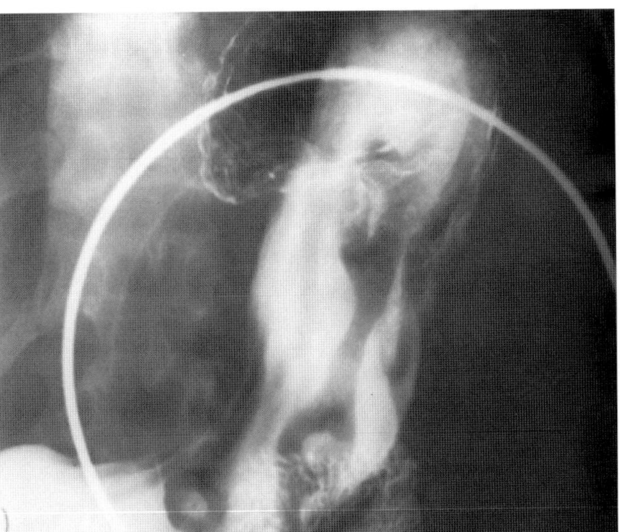

FIG. 43. Linfoma gástrico. Estudio de doble contraste muestra la presencia de nódulos subcutáneos circunscritos, con acumulación de medio de contraste en la región central (lesión en "blanco de tiro"). Además, nótese el engrosamiento de los pliegues gástricos. Diagnóstico diferencial: sarcoma de Kaposi.

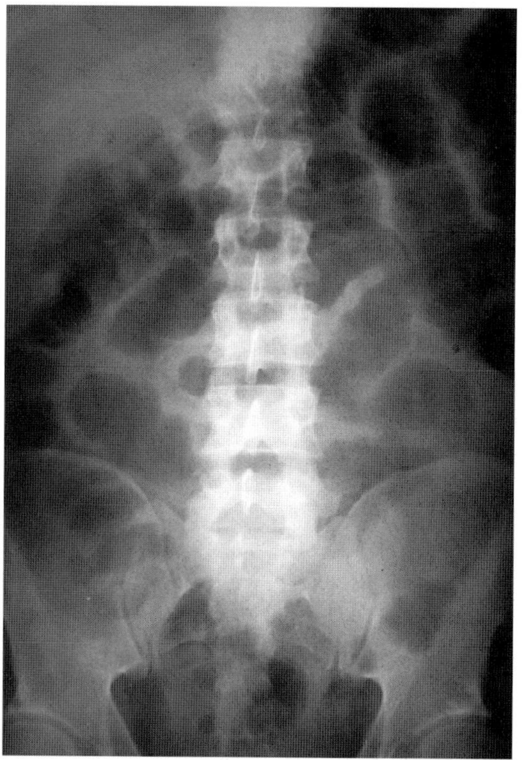

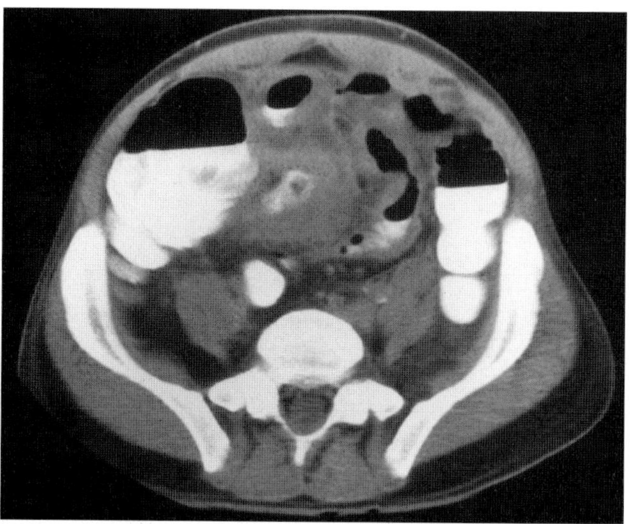

A

B

FIG. 44. Obstrucción intestinal secundaria a linfoma. **A:** Placa simple de abdomen muestra dilatación de las asas de intestino delgado. Nótese la presencia de gas en el colon ascendente. **B:** La TC de este mismo paciente muestra engrosamiento de la pared de las asas del íleo terminal. Cirugía: linfoma del íleo terminal con obstrucción intestinal parcial.

Cualquier segmento del tracto gastrointestinal puede estar afectado por este tumor en los pacientes con SIDA. Los órganos más frecuentemente afectados son el estómago y el intestino delgado. El linfoma primario del esófago es muy raro, por lo general es agresivo y puede simular un carcinoma escamoso primario del esófago (Fig. 40) (57).

Los hallazgos radiológicos del linfoma gástrico son el engrosamiento circunferencial o focal de la pared gástrica, la presencia de una masa mural con o sin ulceración (Fig. 41 y 42) y lesiones submucosas con apariencia de "blanco de tiro" u "ojo de buey" (Fig. 43). En el diagnóstico diferencial se debe incluir la posibilidad de un sarcoma de Kaposi.

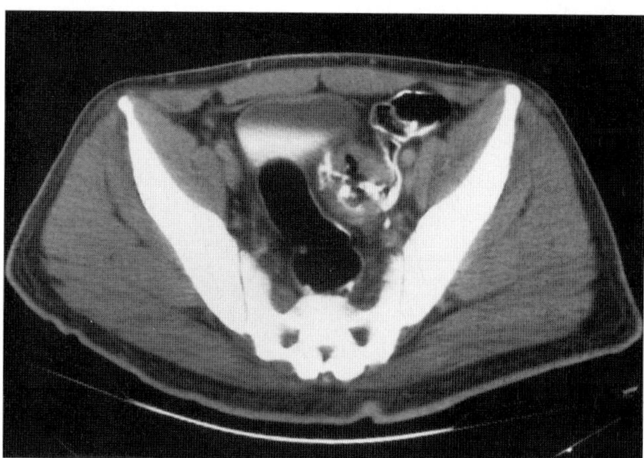

FIG. 45. Linfoma colónico. Paciente con SIDA y con sangrado del tubo digestivo bajo. La TC muestra una masa ulcerada en el sigmoides; nótese la acumulación intramural del medio de contraste oral (*flecha*).

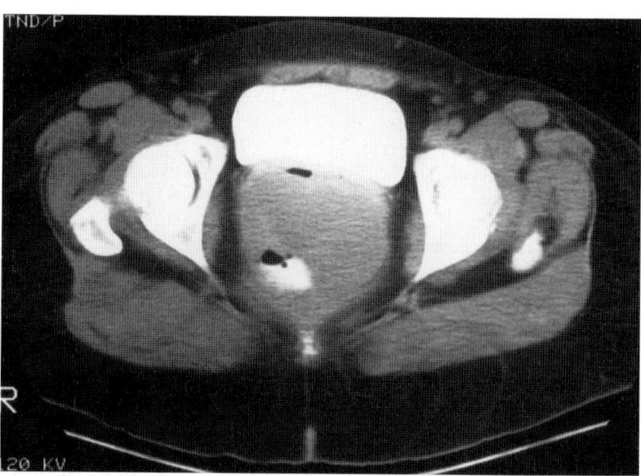

FIG. 46. Linfoma colónico. La TC muestra una masa de tejido blando en la región perirrectal y con extensión hacia la fosa isquiorrectal.

Cuando el intestino delgado o grueso están afectados, se puede observar engrosamiento focal o difuso de la pared intestinal o masas intramurales de gran tamaño que pueden estar ulceradas (Fig. 44 y 45) (2).

Entre las complicaciones del tumor se cuentan la invaginación y la perforación intestinal. Una de las características de este linfoma es que puede afectar únicamente la región anorrectal. Cuando esto sucede, radiológicamente se puede observar un engrosamiento concéntrico de la pared del recto y un engrosamiento del músculo elevador del ano. Otra forma de presentación es la de una masa sólida homogénea en la región perirrectal y en la fosa isquiorrectal (Fig. 46). En el diagnóstico diferencial se debe incluir la posibilidad de un carcinoma escamoso o de una infección por linfogranuloma venéreo.

REFERENCIAS

1. Pantongray-Brown L, Nelson AM, Brown AE, Buetow PC, Buck JL. Gastrointestinal manifestations of acquired immunodeficiency syndrome. Radiologic pathologic correlation. *RadioGraphics* 1995;15:1155–1178.
2. Redvanly RD, Silverstein JE. Intra-abdominal manifestations of AIDS. *Radiologic Clinics of North America.* 1997;35:1083–1125.
3. Wall SD, Ominsky S, Aitman DF, et al. Multifocal abnormalities of the gastrointestinal tract in AIDS. *AJR* 1986;146:1–5.
4. Malebranche R, Guerin JM, Laroche AC et al. Acquired immunodeficiency syndrome with severe gastrointestinal manifestations in Haiti. *Lancet* 1983;1:873–877.
5. Megibow AJ, Woll SD, Baltazar ED et al. Gastrointestinal radiology in AIDS patients. Chapter A. En: Federle MP, Megibow AJ, Naidich DP, ed. *Radiology of AIDS.* New York: Raven Press, 1988: 77–105.
6. Pertel P, Hirschtick R, Phaie J, Chmiel J et al. Risk of developing *Cytomegalovirus retinitis* in persons infected with the human immunodeficiency virus. *J Acquir Immune Def Synd* 1992;5:1069–1074.
7. LeBlang SD, Whiteman ML, Donovan Post MJ, Casillas VJ. Radiographic evaluation of AIDS patients. *Q J Nucl Med* 1995;39:187–200.
8. Kotler DP, Reka S, Orenstein JM et al. Chronic idiopathic esophageal ulceration in the acquired immunodeficiency syndrome: characterization and treatment with corticosteroid. *J Clin Gastroenterol* 1992;15:284–290.
9. Dretler RH, Rausher DB. Giant esophageal ulcer healed with steroid therapy in an AIDS patient. *Rev Infect Dis* 1989;11:768–769.
10. de Silva R, Stoopack PM, Raufman JP. Esophageal fistulas associated with mycobacterial infection in patients at risk for AIDS. *Radiology* 1990:449–453.
11. Falcone S, Murphy BJ, Weinfeld A. Gastric manifestations of AIDS: radiographic findings on upper gastrointestinal examination. *Gastrointest Radiol* 1991;16:95–98.
12. Smart PE, Weinfeld A, Thompson N, Defortuna S. Toxoplasmosis of the stomach: a cause of antral narrowing. *Radiology* 1990;174:369–370.
13. Wall SD, Jones B. Gastrointestinal tract in the immunocompromised host: opportunistic infections and other complications. *Radiology* 1992;185:327–335.
14. Wall SD, Ominsky S, Altman D et al. Multifocal abnormalities of the GI tract in AIDS. *AJR* 1986;146:1–5.
15. Reeders JW, Megibow AJ, Antonides HG et al. Radiology of gastrointestinal manifestations in AIDS. En: Reeders JWAS. *Diagnostic imaging of AIDS.* New York: Thieme Medical Publishers, 1992:92–123.
16. Baltazar EJ, Martino JM. Giant ulcers in the ileum and colon caused by cytomegalovirus in patients with AIDS. Case report. *AJR* 1996;166:1275–1246.
17. Nelson AM, Kalengay MR. The pathology of AIDS in Africa. En: Essey M, Mboup S, Kanki PJ, Kalengay MR, ed. *AIDS in Africa.* New York: Raven 1994:283–323.
18. Selwyn PA, Hartel D, Lewis VA et al. A prospective study of the risk of tuberculosis among intravenous drug users with human inmunodeficiency virus infection. *N Eng J Med* 1989;320:545–550.
19. Balthazar EJ, Gordon R, Hulnick D. Ileocecal tuberculosis: CT and radiologic evaluation. *AJR* 1990;154:499–503.
20. Bargallo N, Nicolau C, Luburick P, Ayuso C, Cardenal C, Gimeno F. Intestinal tuberculosis in AIDS. *Gastrointest Radiol* 1992;17:115–118.
21. Radin R. Intraabdominal *Mycobacterium tuberculosis* vs *Mycobacterium avium-intracellulare* infections in patients with AIDS: distinction based on CT findings. *AJR* 1991;156:487–491.
22. Hulnick DH, Megibow AJ, Naidich DP, Hilton S, Cho KC, Balthazar EJ. Abdominal tuberculosis: CT evaluation. *Radiology* 1985;157:199–204.
23. Kyunghee CC, Lucak SL, Delany HM, Morehouse HT, Jennings TA. CT Appearance in tuberculous pancreatic abscess. Case report. *J Comput Assist Tomogr* 1990;14:152–154.
24. Nyberg DA, Federle MP, Jeffrey RB, Bottles K, Wofsy CB. Abdominal CT findings of disseminated *Mycobacterium avium-intracellulare* in AIDS. *AJR* 1985;145:297–299.
25. Bray HJ, Lail VJ, Cooperberg PL. Tiny echogenic foci in the liver and kidney in patients with AIDS, not always due to disseminated *Pneumocystis carinii.* *AJR* 1992;158:81–82.
26. Teixidor HS, Honig CL, Norsoph E, Albert S, Mouradian JA, Whalen JP. Cytomegalovirus infection of the alimentary canal: radiologic findings with pathologic correlation. *Radiology* 1987;163:317–323.
27. Murray JG, Evans SJ, Jeffrey PB, Halvorsen RA. Cytomegalovirus colitis in AIDS: CT features. *AJR* 1995;165:67–71.
28. Mitsudo S, Bodner L, Brandt LJ, Beneventano TC. Cytomegalovirus colitis in acquired immune deficiency syndrome: radiologic spectrum. *Gastrointest Radiol* 1986;11:241–246.
29. Greyson F, Jones B, Fishman EK, Hamilton SR, Siegelman SS. Computed tomography findings in gastrointestinal involvement by opportunistic organisms in acquired immunodeficiency syndrome. *Journal of Computed Tomography* 1986;10:175–181.
30. Colebunders R, Desmidt P, Fleerackers Y et al. Cytomegalovirus colitis in a patient with AIDS: CT findings. *Journal Belge de Radiologie* 1994;77:284–285.
31. Sider L, Mintzer RA, Mendelson EB. Radiologic findings of infectious proctitis in gay men. *AJR* 1982;139:667–672.
32. Koehler JE, Cederberg L. Intra-abdominal mass associated with gastrointestinal hemorrhage: a new manifestation of bacillary angiomatosis. *Gastroenterology* 1995;109:2011–2014.
33. Haught WH, Steinbach J, Zander DS, Wingo CS. Case report: bacillary angiomatosis with massive visceral lymphadenopathy. *American Journal of the Medical Sciences* 1993;306:236–240.
34. Hardy WD, Nortufelt DW, Drake TA. Fatal disseminated pneumocystosis in a patient with acquired immunodeficiency syndrome receiving prophylactic aerolized pentamidine. *Am J Med* 1989;87:329–331.
35. Raviglione MC. Extrapulmonary pneumocystosis: the first 50 cases. *Reviews of Infectious Diseases* 1990;12:1127–1137.
36. Lubat E, Megibow AJ, Balthazar EJ, Goldenberg AS, Birnbaum BA, Bosniak MA. Extrapulmonary *Pneumocystis carinii* infection in AIDS: CT findings. *Radiology* 1990;174:157–160.
37. Fishman EK, Magid D, Kuhlman JE. *Pneumocystis carinii* involvement of the liver and spleen: CT demonstration. *J Comput Assist Tomogr* 1990;14:146–148.
38. Feuerstein IM, Francis P, Raffeld M, Pluda J. Widespread visceral calcifications in disseminated *Pneumocystis carinii* infection: CT characteristics. *J Comput Assist Tomogr* 1990;14:149–151.
39. Miller FH, Gore RM, Nemcek AA, Fitzgerald SW. Pancreatic biliary manifestations of AIDS. *AJR* 1996;166:1269–1274.
40. Farmau J, Bruenetti J, Baer JW, Comer GM, Scholz FJ, Koehler RE, Laffey K, Green P, Clemett R. AIDS related cholangiopancreatographic changes. *Abdom Imaging* 1994;19:417–422.
41. Brunetti JC, van Heertum RL, Kempf JS, Yudd AP, Farman J. Tc-99m DISIDA hepatobiliary scintigraphy in AIDS cholangitis. *Clinical Nuclear Medicine* 1994;19:36–42.
42. Kuhlman JE, Browne D, Sherma KM, Hamper U, Zerhonni EA, Fishman EK. Retroperitoneal and pelvic CT of patients with AIDS: primary and secondary involvement of the genitourinary tract. *RadioGraphics* 1991;11:473–483.
43. Miller FH, Parikh S, Gore RM, Nemcek AA, Fitzgerald SW, Vogelzang RL. Renal manifestations of AIDS. *RadioGraphics* 1993;13:587–597.
44. Bourgoignie JJ, Meneses R, Ortiz C et al. The clinical spectrum of renal disease associated with human immunodeficiency virus. *Am J Kidney D* 1988;12:131–137.

45. Valeri A, Neusy AJ. Acute and chronic renal disease in hospitalized AIDS patients. *Clin Nephrol* 1991;35:110–118.

46. Beral RN, Wall SD, McArdle CB et al. Kaposi's sarcoma among persons with AIDS: a sexually transmitted infection? *Lancet* 1990;335:123–128.

47. Freidman SL, Wright TC, Altman DF. Gastrointestinal Kaposi's sarcoma in patients with acquired immunodeficiency syndrome: endoscopic and autopsy findings. *Gastroenterology* 1985;89:102–108.

48. Nyberg DA, Federle MP. AIDS-related Kaposi sarcoma and lymphoma. *Semin Roentgenol* 1987;2:54–65.

49. Kadakia SC, Kadakia AS, Westphal KW. Gastrointestinal Kaposi's sarcoma as the first manifestation of acquired immunodeficiency syndrome. *South Med J* 1992;85:37–39.

50. Wall SE, Friedman SL, Margulus AR. Gastrointestinal Kaposi's sarcoma in AIDS: radiographic manifestations. *J Clin Gastroenterol* 1989;6:165–171.

51. Towers MJ, Withers CE, Rachlis AR, Pappas SC, Kolin A. Ultrasound diagnosis of hepatic Kaposi sarcoma. *J Ultrasound Med* 1991;10:701–703.

52. Luburick P, Bru C, Ayuso MC, Azon A, Condon E. Hepatic Kaposi sarcoma in AIDS. US and CT findings. *Radiology* 1990;175:172–174.

53. Levine AM. Non-Hodgkin's lymphoma and other malignancies in the acquired immunodeficiency syndrome. *Sem Oncol* 1987;14(Suppl. 3):34–39.

54. Loachin HL, Cooper MC, Hellmon GC et al. Lymphomas in men at high risk for acquired immunodeficiency syndrome (AIDS). *Cancer* 1985;56:2831–2842.

55. Ziegler JC, Beckstead JA, Valberding PA et al. Non-Hodgkin's lymphoma relation to generalized lymphaadenopathy and the acquired immunodeficiency syndrome. *N Engl J Med* 1984;311:565–570.

56. Radin R, Esplin JA, Levine AM, Ralls PW. Aids-related non-Hodgkin's lymphoma: abdominal CT findings in 112 patients. *AJR* 1993;160:1133–1139.

57. Randall R. Primary esophageal lymphoma in AIDS. *Abdom Imaging* 1993;18:223–224.

PARTE VII

Imagenología Pediátrica

Abdomen: El Tubo Digestivo, Tomo I.
Editores: M. E. Stoopen, K. Kimura y P. R. Ros.
Lippincott Williams & Wilkins, Philadelphia © 1999.

CAPITULO **24**

Radiología gastrointestinal pediátrica

Cecilia de Castro Cuellar, Aida Pérez Lara y Rodolfo de Castro Curti

CONSIDERACIONES GENERALES

La mayoría de los radiólogos, técnicos y enfermeras generales en los servicios de imagen realizan procedimientos de diagnóstico en niños aunque su paso por los servicios pediátricos, durante su entrenamiento, haya sido corto. Algunos de estos servicios no se han modificado en la última década, sin embargo otros, como el Ultrasonido (US), medicina nuclear, manometría y endoscopia han mostrado gran avance en el estudio integral del paciente con padecimientos de tubo digestivo (1).

El propósito de este capítulo es revisar la patología general del tubo digestivo pediátrico, con especial énfasis en los padecimientos en los que el US ha causado impacto diagnóstico.

Debido a la alta tecnología de los equipos actuales y su disponibilidad en costo y presentación portátil, el US ha reemplazado en forma gradual el uso de la radiología convencional en la práctica diaria de la gastroenterología pediátrica, que utiliza radiaciones ionizantes y requiere en algunos casos preparaciones de limpieza intestinal y aplicación de medios de contraste que no en todos los casos resultan satisfactorios o incluso convenientes (2). La modalidad Doppler es útil en la demostración de presencia, dirección y características del flujo vascular. Aún no hay experiencia en la adaptación de US en equipos de endoscopia para niños.

Dra. C. de Castro Cuellar: Profesor Conferencista, Departamento de Imagenología, Universidad Nacional Autónoma de México, Médico Radiólogo, Unidad Radiológica, Clínica Londres, México D.F.

Dra. A. Pérez Lara: Profesor Titular del Diplomado Universitario en Radiología Pediátrica Básica y Avanzada, Universidad Nacional Autónoma de México, Jefe del Departamento de Radiología, Hospital Infantil de México "Federico Gómez," México D.F.

Dr. R. de Castro Curti: Profesor Conferencista, Curso Universitario de Radiología Clínica Londres, Universidad Nacional Autónoma de México, Radiólogo de la Unidad Radiológica Clínica Londres, México D.F.

El US requiere mínima preparación consistente en ayuno de 3 horas en recién nacidos, 6 horas en niños de 1 a 2 años y 8 horas en mayores. No se necesita inmovilizar al paciente, a diferencia de otros procedimientos que incluso requieren sedación o bien son condicionantes de desarrollo de hipotermia o ansiedad que dificultan el manejo de los pequeños (3).

La pared intestinal está formada por varias capas que pueden distinguirse por su diferente ecogenicidad. Dan por resultado el patrón de imagen normal en forma de círculos concéntricos alternantes conocida como "blanco de tiro". Cuando se altera una o más de las capas se modifica el grosor y de acuerdo a esto adopta patrones patológicos conocidos como "pseudoriñón", "dona" u "ojo de buey" (4).

Además de las características propias de la pared, el US permite evaluar el contenido sólido, líquido o gaseoso del intestino, su cantidad y peristalsis, así como órganos adyacentes al asa afectada para la investigación de extensión en casos de padecimientos inflamatorios o neoplásicos. Es por todo esto que el US ha resultado ser un excelente método de exploración inicial en la patología abdominal en niños y en algunos casos incluso en la terapéutica, como drenaje de abscesos o toma de biopsias guiadas.

DETECCION PRENATAL DE PATOLOGIA DEL TUBO DIGESTIVO

La embriogénesis de las anomalías congénitas y del desarrollo del tubo digestivo no es el objeto primordial de estudio en este capítulo. Sin embargo, es muy importante conocerla para poder detectarlas y planear el tiempo, lugar y tipo de parto mas conveniente así como programar el manejo del recién nacido.

Cuando el US muestra la posibilidad de algún defecto en el cierre del tubo neural o de la pared anterior del abdomen es útil medir la alfafetoproteína en el suero materno y líquido amniótico cuya elevación puede indicar que exista una alteración patológica del sistema nervioso como espina bífida o anencefalia o del aparato digestivo como atresia duodenal o esofágica, gastrosquisis, onfalocele o ileo meconial que suelen asociarse a alteraciones del desarrollo de otros órganos (5,6).

Para examinar el embrión se utiliza la vía endovaginal. En etapas posteriores puede valorarse el feto por vía abdominal con los transductores sectoriales habituales. La falla en el cierre de la pared anterior abdominal del embrión no debe confundirse con la herniación "fisiológica" umbilical a la décima semana. La atresia duodenal se detecta por la presencia de imágenes quísticas asociadas a polidramnios (Fig. 1). El cuadro obstructivo prenatal causado por cualquier tipo de atresia, malrotaciones o ano imperforado puede causar ileo y peritonitis meconial con múltiples imágenes heterogéneas incluso calcificaciones. Los quistes de duplicación pueden verse como tumoraciones quísticas o sólidas. La atresia de esófago se puede sospechar y confirmar con el empleo de métodos convencionales en etapa postnatal y demostrar si existe o no fístula con la vía respiratoria.

TRASTORNOS DE LA FUNCION MOTORA GASTROINTESTINAL

Un cuadro clínico sugestivo de alteración en la función motora del tubo digestivo es sin duda una de las condiciones que deben estudiarse por US. La edad del niño y síntomas como vómito, dolor o falta de evacuación, así como la presencia de distensión o de tumoración abdominal, orientan a la búsqueda de signos ultrasonográficos específicos y de otros procedimientos de imagen para llegar al diagnóstico e incluso la resolución de algunos problemas. El estudio de estas alteraciones requieren de personal capacitado pues es necesaria la valoración dinámica de las mismas.

Reflujo gastroesofágico

En las primeras semanas y hasta los 2 o 3 meses de edad, existe el llamado reflujo "fisiológico". Para el estudio del reflujo gastroesofágico "patológico" que suele asociarse a cuadros respiratorios frecuentes, son útiles la medicina nuclear con observación prolongada y la medición del pH esofágico por 24 horas. El uso de fluoroscopía con maniobras especiales puede también demostrar la presencia y grado de reflujo (Fig. 2A). El US suele detectarlo durante la investigación de la etiología en problemas del vaciamiento gástrico (Fig. 2B y C). El US Doppler ha demostrado gran sensibilidad en la detección de pequeñas cantidades de reflujo (7,8).

Disquinesia antral

Se conoce con este nombre la condición en la cual se altera el vaciamiento gástrico por píloroespasmo, con modificación del patrón de ondas peristálticas. Debido a que esta entidad puede confundirse clínicamente con hipertrofia pilórica y ser causa de interpretación errónea en el estudio baritado, el US resulta de utilidad al demostrar que el canal pilórico es normal o elongado con grosor del músculo menor de 3 mm. Una vez vencido el espasmo, el paso de líquido del estómago al intestino es libre y continuo (8).

OBSTRUCCION Y SUBOCLUSION INTESTINAL

Existen causas de obstrucción intestinal como ileo meconial, hernias, malrotaciones, bandas y atresias a diversos niveles, ano imperforado o enfermedad de Hirschprung en las que los otros procedimientos radiológicos simples y baritados tienen un papel preponderante en el diagnóstico. El US no puede definir en estos casos el sitio ni la causa de la obstrucción, pero proporciona información complementaria sobra la forma, posición y grado de dilatación del segmento comprometido, la prominencia de válvulas conniventes, y permite estudiar las características de las capas de la pared y su grosor, así como la presencia o ausencia de ondas peristálticas y su efecto en el contenido: progresión normal, turbulencia, flujo laminar o peristalsis de lucha. También detecta tempranamente posibles complicaciones como peritonitis por la presencia de líquido extraluminal y el US Doppler puede revelar compromiso vascular y de otros órganos (9).

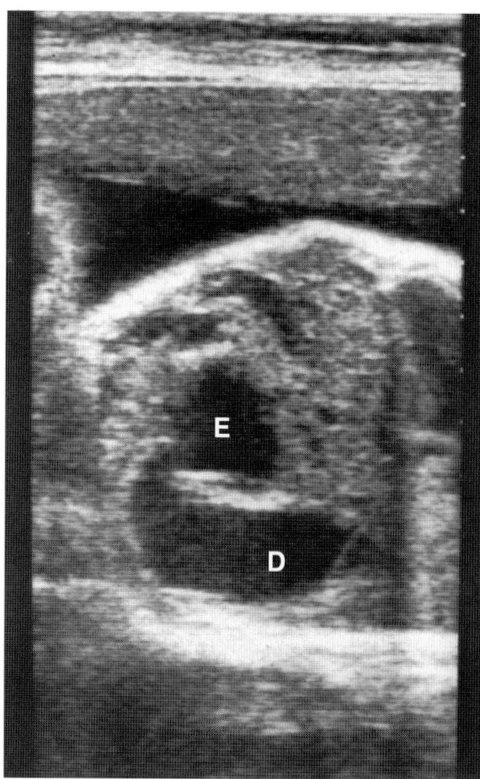

FIG. 1. Atresia duodenal. La exploración ultrasonográfica prenatal mostró dilatación de estómago (*E*) y duodeno (*D*). El diagnóstico fue confirmado por estudio baritado después del nacimiento.

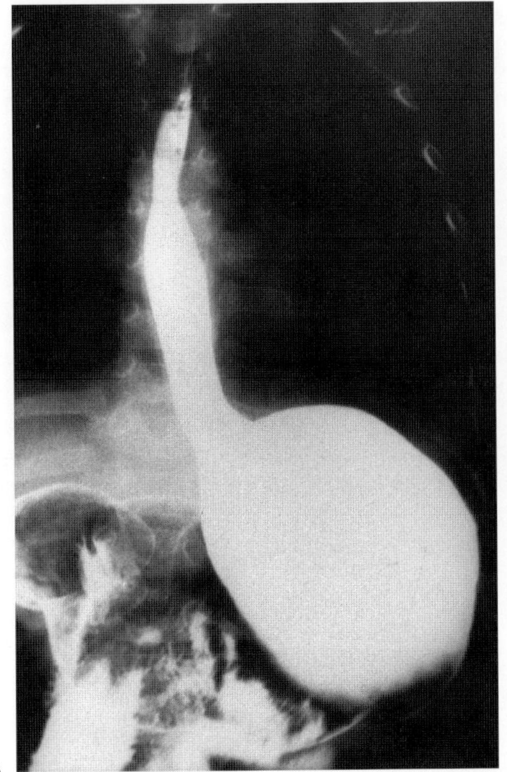

A

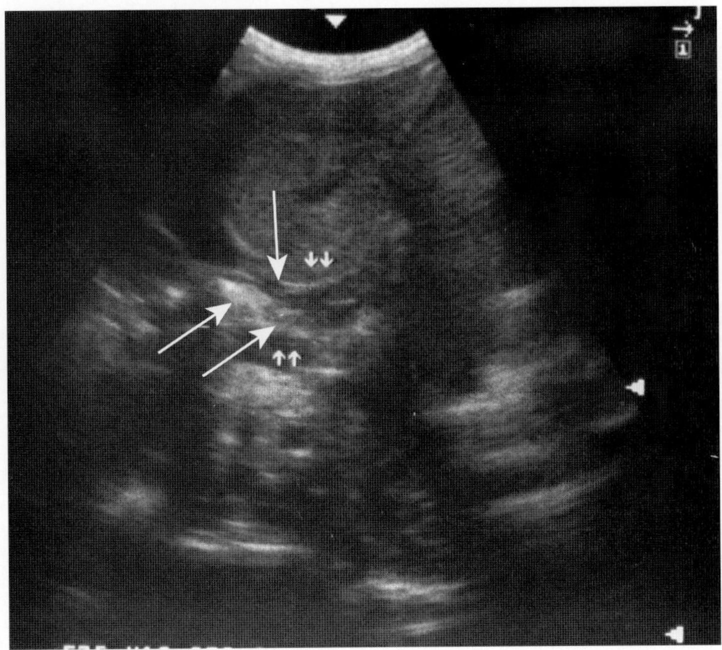

B

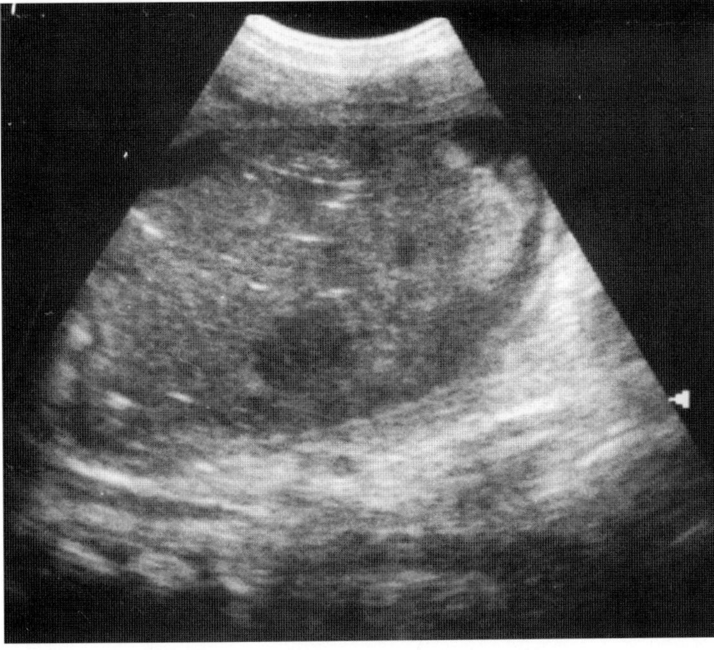

C

FIG. 2. Reflujo gastroesofágico. **A:** Obsérvese la dilatación del esfínter esofágico inferior y la apertura del ángulo de Hiss en el caso de reflujo persistente hasta el tercio superior del esófago. **B:** En US se aprecia la dilatación del esfínter esofágico inferior (*flechas*) y la corrección del ángulo de Hiss. **C:** El US mostró el estómago dilatado por gran cantidad de residuo alimentario en forma tardía y la ausencia de ondas peristálticas.

Bezoar

Este es la acumulación de cualquier material ingerido en exceso en la cámara gástrica. El más frecuente es el tricobezoar que ocurre en niñas adolescentes con alteraciones emocionales que se comen el cabello. El fitobezoar debido a la ingesta de raíces y fibras naturales o sintéticas y el lactobezoar en niños pequeños alimentados con fórmulas lácteas en polvo espesas son menos frecuentes.

Se ubican generalmente en el estómago y la sintomatología caracterizada por vómito, deshidratación y masa epigástrica aparece en forma tardía. La radiografía simple del abdomen muestra una imagen heterogénea que recuerda la morfología gástrica distendida por repleción total del órgano (Fig. 3A). En el US se observa una masa sólida ecogénica y heterogénea de bordes bien definidos y que suele proyectar sombra acústica (Fig. 3B–D). El tratamiento se basa en la rehidratación por vía parenteral y dilución por vía oral, aunque en ocasiones puede ser quirúrgico. La evolución y resultado del tratamiento puede valorarse por medio del US (10,11,12).

Hipertrofia pilórica

Esta entidad de etiología desconocida, se manifiesta por vómito en proyectil, no biliar, signos de deshidratación y palpación de "oliva pilórica". En 5% de los pacientes se acompaña de ictericia del recién nacido. Un 80% de los pacientes son varones primigestos entre 1 y 2 meses de vida.

La radiografía simple del abdomen muestra distensión gástrica por retención en el contenido de leche o gas. La imagen típica en el estudio baritado es la presencia del signo de la "cuerda" que corresponde al píloro elongado acompañado por retardo o ausencia en el vaciamiento gástrico dependiendo del grado de obstrucción y ondas peristálticas profundas (Fig. 4A).

El examen con US tiende a desplazar al estudio baritado convencional ya que logra mostrar de manera directa el aumento en el grosor de la pared a nivel del píloro que normal-

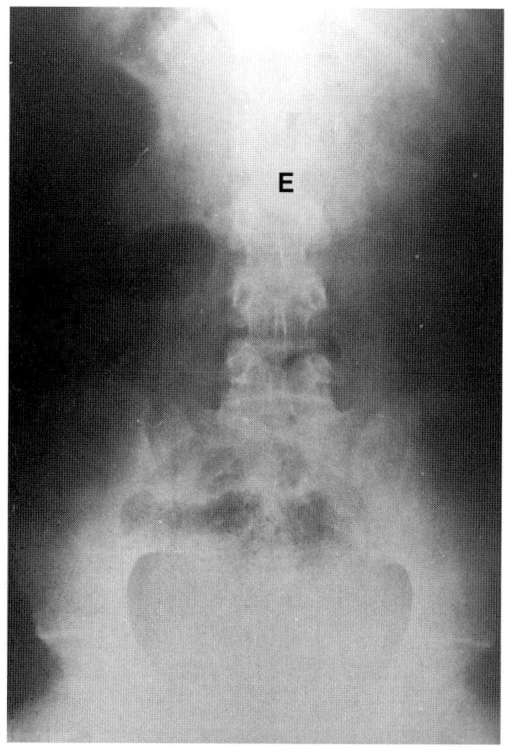

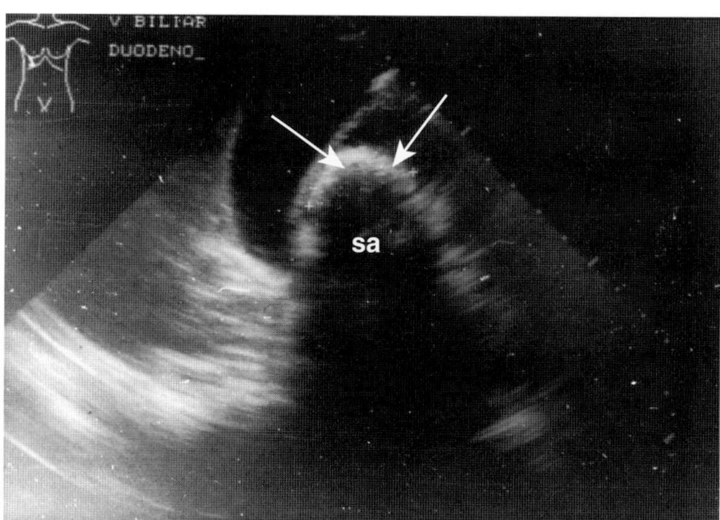

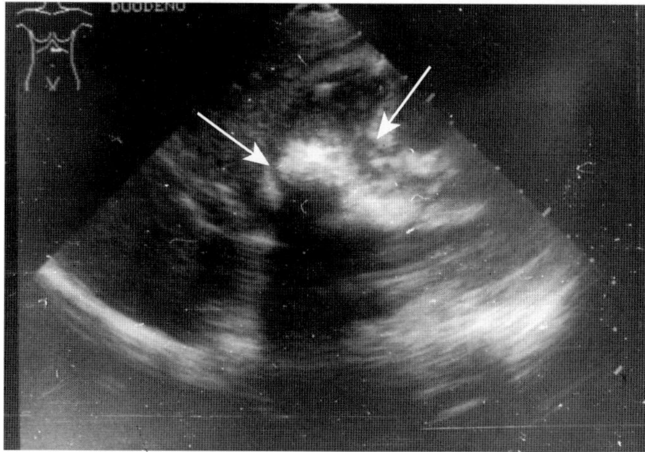

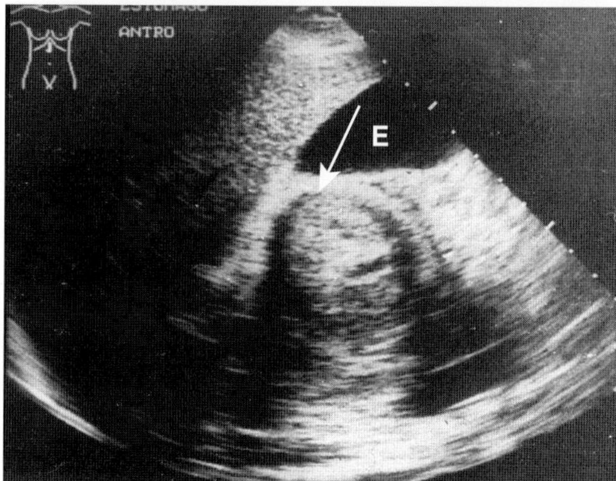

FIG. 3. Bezoar. **A:** En la radiografía es evidente en estómago a repleción (*E*). **B:** En el ultrasonido es evidente una imagen hiperecoica curva (*flechas*) que proyecta sombra acústica (*sa*), compatible con tricobezoar. **C:** En el US se detecta una imagen heterogénea sin sombra acústica (*flechas*), la cual corresponde un fitobezoar. **D:** Se observa líquido en el estómago (*E*), que permite delimitar el borde anterior del fitobezoar (*flecha*).

mente es de 2 mm. El diagnóstico se hace cuando la medición del músculo pilórico en sentido transverso es igual o mayor a 3.5 mm con una imagen en "dona" y la longitud del canal pilórico igual o mayor a 17 mm (Fig. 4B y C). Algunos autores consideran incluso que longitudes desde 13 mm sugieren ya la presencia de hipertrofia. La combinación de ambas mediciones eleva la sensibilidad y especificidad del diagnóstico a casi el 100% (Fig. 4) (13,14).

Atresia intestinal, membranas y estenosis

La obstrucción intestinal generada por atresias, membranas y otras causas de estenosis pueden ser diagnosticadas desde la etapa neonatal hasta etapas tardías de la infancia, como es el caso de las membranas y estenosis.

Las atresias se pueden presentar en cualquier nivel en el tubo digestivo. El sitio más frecuente es el duodeno y se asocia hasta en un 30% al síndrome de Down. El diagnóstico se sospecha clínicamente por la presencia de vómito bilioso y ausencia de evacuación, con trastornos hidroelectrolíticos de intensidad acorde con el sitio de la atresia. La radiología convencional muestra características de signo de la doble o triple burbuja y microcolon (Fig. 5A). El US puede ser útil para descartar otro tipo de alteraciones como membranas y estenosis (15,16).

El estudio más útil para confirmar las atresias es el examen de colon por enema, que pone en evidencia un microcolon debido a inutilización de este segmento intestinal (Fig. 5B).

En el caso de las membranas y estenosis, el diagnóstico se sospecha después del período neonatal por la existencia de síntomas de suboclusión. Ultrasonográficamente se observa dilatación gástrica y duodenal, con una banda ecogénica pre o postduodenal, dependiendo del sitio de localización.

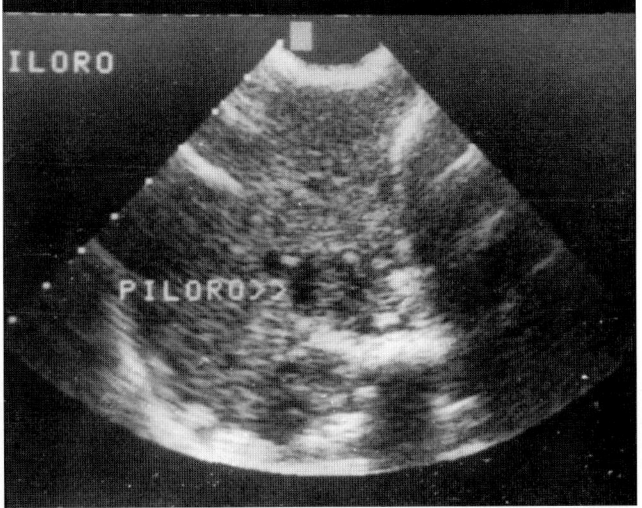

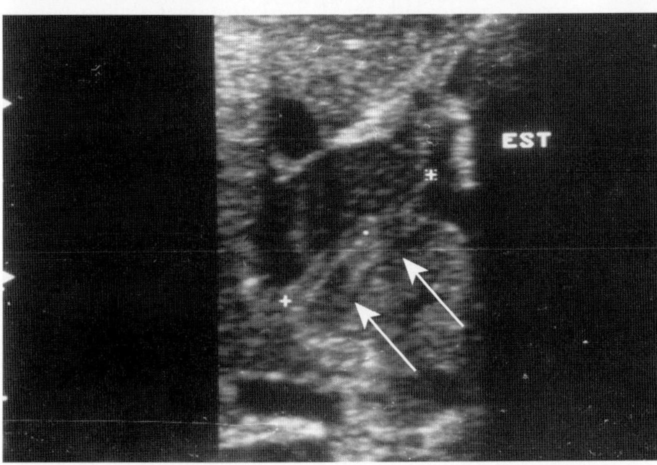

FIG. 4. Hipertrofia pilórica. **A:** Estudio baritado. Signo de la "cuerda" (*flechas*) **B:** La proyección axial del ultrasonido permite identificar el signo de la "dona", dado por engrosamiento del músculo pilórico. **C:** La proyección longitudinal permite evaluar la longitud del canal pilórico (*flechas*). Apréciese el grosor del músculo.

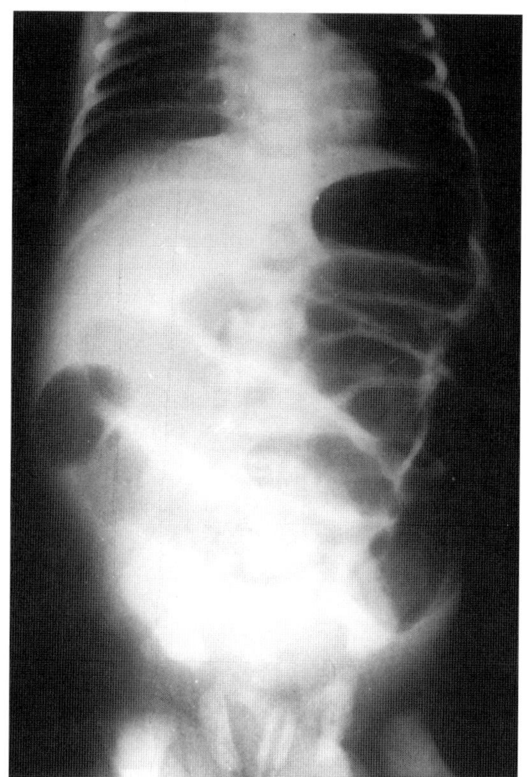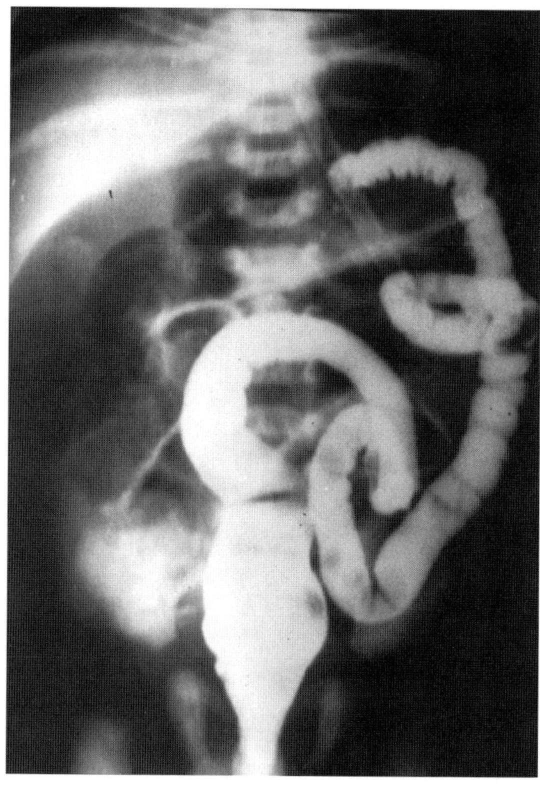

FIG. 5. Atresia intestinal. **A:** Radiografía simple con dilatación aérea de asas de intestino delgado. **B:** Microcolon.

En otros niveles del intestino la imagen de atresias o membranas es poco característica y se describen múltiples asas dilatadas con peristalsis presente como signo indirecto de la obstrucción; sin embargo, el diagnóstico etiológico se realiza habitualmente durante la cirugía (Fig. 6A y B). En algunos casos el diagnóstico se realiza hasta la edad adulta.

Ileo meconial y síndrome de tapón de meconio

Esta obstrucción funcional ocurre por la falla en la inercia colónica neonatal. El tapón de meconio es el resultado y no la causa del cuadro oclusivo intestinal. Se asocia a prematurez, diabetes materna, preeclampsia y uso de drogas durante el embarazo. La deficiencia de la enzima pancreática altera la consistencia del meconio que se endurece y dificulta su progresión a lo largo de las asas de intestino. Se presenta en 10 a 20% de casos de fibrosis quística y es siempre manifestación de esta enfermedad, por lo que al sospecharla debe investigarse el aumento del nivel de cloruros en el sudor (17).

La radiografía simple del abdomen muestra asas de intestino delgado dilatadas y ocasionalmente niveles hidroaéreos. Cuando la obstrucción ocurre *in utero,* puede producirse un evento de perforación intestinal, generando una peritonitis meconial (Fig. 7A y B). La perforación habitualmente se sella, dejando como secuela únicamente masas que se pueden calcificar en el peritoneo y que pueden ser detectadas también en una radiografía simple del abdomen (18). El

US puede detectar estas masas en etapa prenatal. El diagnóstico diferencial se realiza con masas como teratomas, pero finalmente el cuadro clínico determina el diagnóstico. El ileo meconial postnatal se resuelve con uso de enemas (19).

Hernia inguinal

Es la causa más frecuente de obstrucción intestinal entre la primera semana y el cuarto mes de vida. El 90% de los casos se presenta en varones y 80% en el lado derecho. Se manifiesta por vómito y distensión abdominal. La radiografía simple del abdomen puede demostrar asimetría de las regiones inguinales con ileo focal caracterizado por un asa centinela y/o patrón suboclusivo. El US puede ayudar a analizar el asa atrapada en el canal inguinal y su estado vascular por medio del Doppler (Fig. 8) (20).

Invaginación intestinal

Es la introducción de un segmento de intestino dentro de otro. Generalmente es de tipo ileocecal o ileoileocecal. Más de 90% de las invaginaciones se encuentran asociadas a hiperplasia linfoide secundaria a padecimientos inflamatorios gastrointestinales (Fig. 9A).

El 50% de las invaginaciones se presentan antes del primer año con un pico de frecuencia entre los 5 y 9 meses pero también puede presentarse en niños de hasta 3 años.

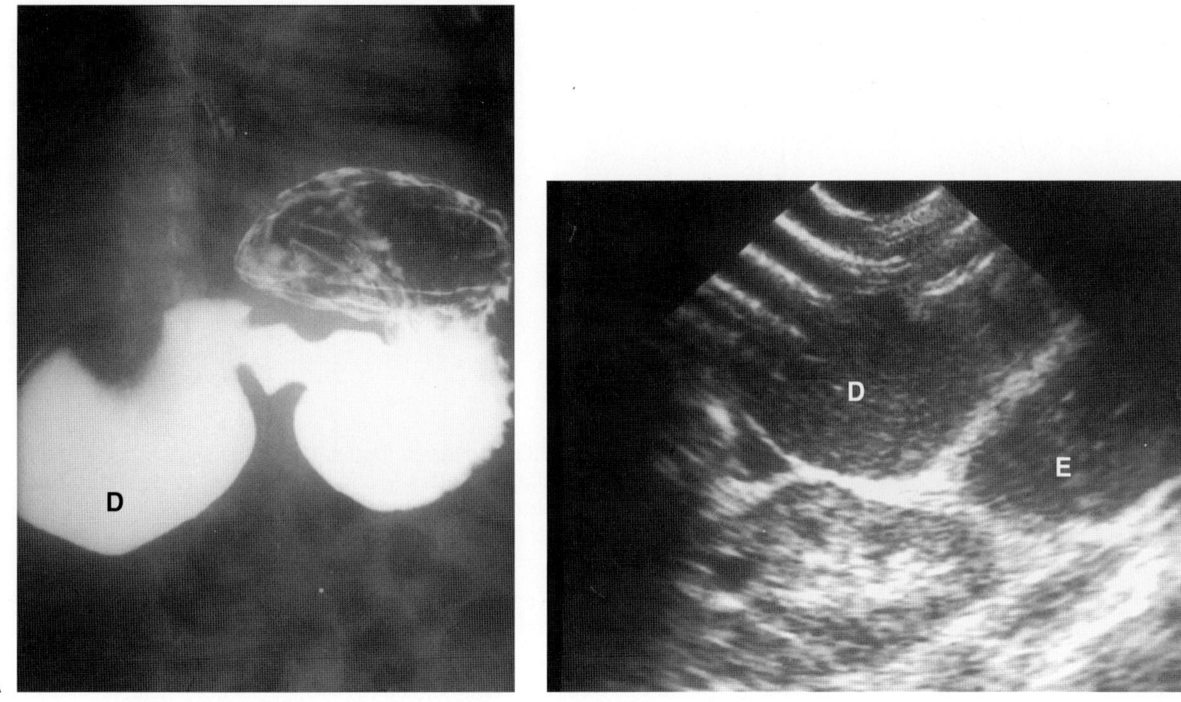

FIG. 6. Atresia duodenal. **A:** El estudio baritado demuestra dilatación de estómago y sobre todo del duodeno. (*D*) **B:** US de abdomen superior que muestra el bulbo del duodeno (*D*) y el estómago (*E*) dilatados.

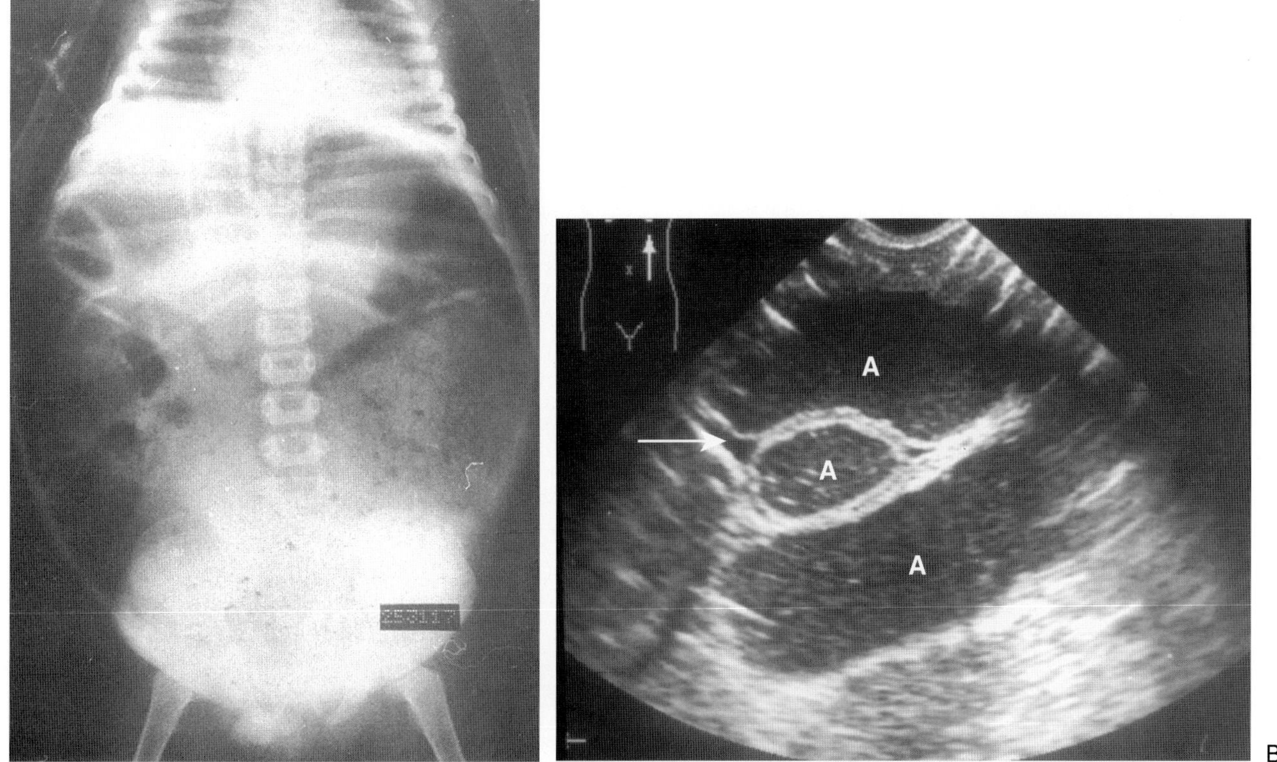

FIG. 7. Peritonitis meconial. **A:** Radiografía simple con dilatación aérea de asas y aire en peritoneo. **B:** El US muestra dilatación de asas (*A*) de contenido meconial y líquido extraintestinal (*flecha*).

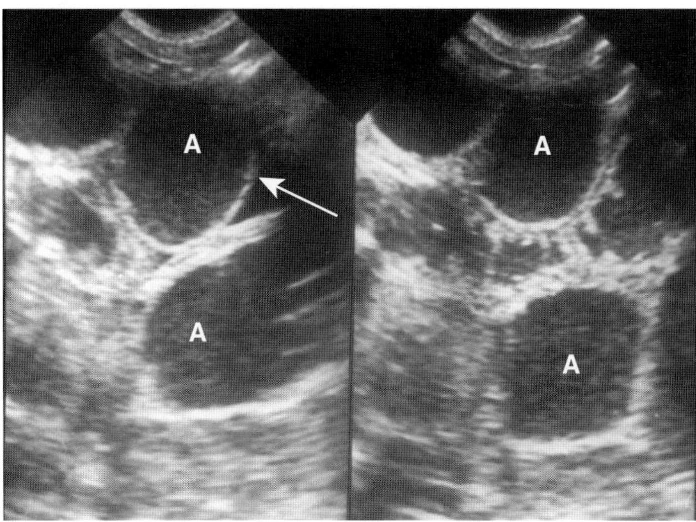

FIG. 8. Hernia inguinal. En el US las asas (*A*) se aprecian dilatadas y con engrosamiento de sus paredes y líquido por peritonitis (*flecha*).

Hay predominancia en los varones de 2:1 y durante la época de primavera y otoño, en la cual ocurren, en donde se presentan con más frecuencia diarreas infecciosas (21).

La presentación clínica de un cuadro de dolor cólico agudo, vómito, hematoquezia y la palpación de tumoración abdominal en niño previamente sano sugiere el diagnóstico. En la radiografía simple del abdomen se ve una opacidad en el hemiabdomen derecho con ausencia de gas en el ciego. El US en este sitio muestra una imagen en "pseudoriñón" cuya complejidad depende del número de asas involucradas, el tiempo de evolución y grado de compromiso vascular de la porción invaginada e invaginante. Puede detectarse edema y líquido libre debido a perforación. Es por esto que el US es un método excelente para predecir si la reducción de la invaginación con métodos convencionales va a ser exitosa o no (22).

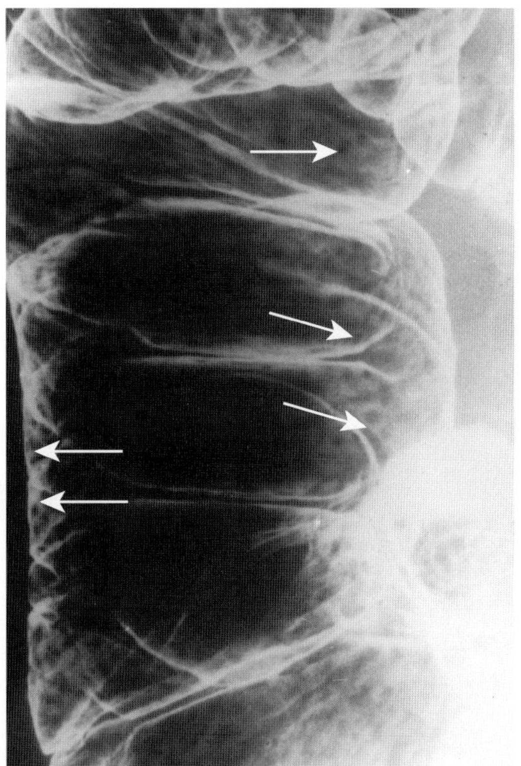

A

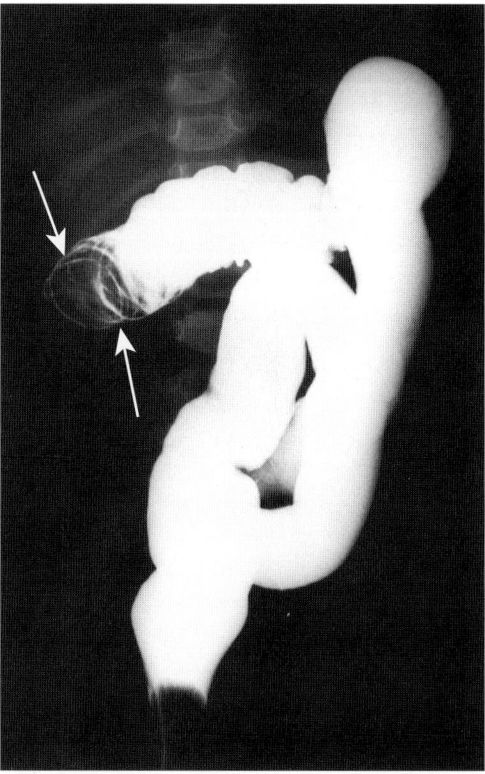

B

FIG. 9. Invaginación intestinal. **A:** Hiperplasia linfoide. Observense los defectos de llenado (*flechas*) con centro radioopaco por el medio de contraste en un segmento del colon ascendente. **B:** El estudio baritado muestra obstrucción del paso del bario en el ángulo hepático que corresponde al sitio de invaginación (*flechas*).

El examen de colon por enema muestra la columna de bario abruptamente interrumpida a nivel del ángulo hepático o ascendente por una masa que obstruye el paso retrógrado del medio de contraste con una apariencia que se conoce como "resorte de tambor" (Fig. 9B).

El tratamiento puede llevarse a cabo bajo control fluoroscópico o ultrasonográfico utilizando la presión hidrostática de la bolsa de enema a una altura de 90 cm sobre el nivel de la mesa. Pueden hacerse un máximo de 3 intentos de 10 minutos o bien utilizar aire con presión de insuflación de 120 mm Hg. Algunos autores han demostrado que la reducción neumática es más fácil, rápida y efectiva que el uso de contraste baritado, especialmente si se llega a complicar con perforación, lo cual ocurre en el 0.4% de los casos (23,24). Con cualquiera de los métodos mencionados el objetivo es lograr el paso libre del bario hacia el íleon y la reducción de la invaginación. Los pacientes se deben vigilar estrechamente después del procedimiento de reducción ya que en 4 a 11% puede haber recurrencia. La reducción está contraindicada en casos de peritonitis, perforación o estado de choque séptico; en estos, el tratamiento es médico-quirúrgico (25).

Enfermedad de Hirschprung

El peristaltismo normal requiere de la integridad anatómica y fisiológica del órgano. En la enfermedad de Hirschsprung debida a la ausencia congénita del plexo mientérico se produce una obstrucción de tipo funcional por la falla en el arco reflejo que relaja el músculo liso intestinal y por lo tanto, la progresión del contenido. La etiología es desconocida y se cree que se debe a la falla en la migración caudal de neuroblastos. Esta entidad causa 20% de los cuadros obstructivos en neonatos.

El sitio más frecuente de agangliosis es el colon distal. Se distinguen: un segmento corto a nivel del rectosigmoides en 80%, un segmento largo en situación variable y por arriba de la unión rectosigmoidea en 15% y agangliosis total en 5% de los pacientes.

La enfermedad se presenta en niños de término. Es de 3 a 4 veces más frecuente en varones para la enfermedad de segmento corto y con igual frecuencia si es total. Los síntomas aparecen en las primeras 6 semanas con cuadro de distensión abdominal, vómito de bilis y retardo en la evacuación.

La radiografía simple de abdomen puede variar en sus manifestaciones. La mas característica es el patrón obstructivo bajo con gran cantidad de residuo fecal. El examen de colon por enema sin preparación, suele demostrar una zona de menor calibre o de transición (Fig. 10). La biopsia y análisis histopatológico confirman el diagnóstico y es indispensable la corrección quirúrgica provisional (colostomía) o definitiva en un corto tiempo ya que puede llegar a la deshidratación y tener un desenlace fatal si se retarda el diagnóstico (26,27).

En niños mayores se debe hacer el diagnóstico diferencial con otras causas de estreñimiento crónico. El US demuestra

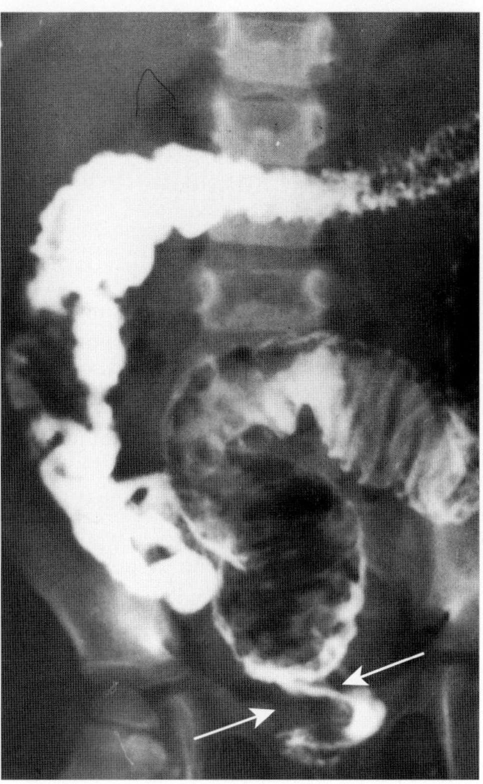

FIG. 10. Enfermedad de Hirschprung. El estudio baritado permite demostrar la zona de "transición" (*flechas*).

dilatación de asas de intestino delgado y colon y ayuda al diagnóstico de complicaciones (28).

Malrotación intestinal

Se clasifica de acuerdo a la falla o error ocurrido durante alguna de las 3 fases de la rotación del intestino *in utero*. En el neonato se manifiesta por vómito de bilis y peristalsis visible a través de la pared abdominal, sin distensión. Puede complicarse con vólvulus y desencadenar desequilibrio hidroelectrolítico con desenlace fatal si no se procede a realizar con rapidez la fijación quirúrgica.

La radiografía simple del abdomen muestra la distribución anormal de asas, y el examen de colon por enema y tránsito intestinal son útiles para identificar el tipo de malposición. El US en estos casos es útil para excluir otras causas de obstrucción (29).

Malformaciones anorectales

La frecuencia es de 1:5000 nacimientos con predominio en las varones. Existen 4 tipos de malformaciones: altas, intermedias, bajas y misceláneas que incluyen extrofia cloacal de acuerdo al nivel y complejidad de estructuras involucradas.

En pacientes con ano imperforado, el US demuestra al intestino lleno de meconio y a través del periné es posible medir la distancia del fondo de saco hacia la piel. Si esta es menor de 1.5 cm, se considera que la lesión es baja, pero si termina más arriba es alta. El examen se complementa con procedimientos convencionales como son la radiografía lateral en posición invertida llamada invertograma y los cistogramas o fistulografías para la evaluación integral (Fig. 11) (30).

Duplicación intestinal

Algunos quistes, especialmente los no comunicados a la luz, suelen llenarse de líquido debido a que conservan la capa mucosa funcionante y pueden manifestarse como causa de obstrucción intestinal por invaginación, o bien, pueden pasar inadvertidos y diagnosticarse solamente como un hallazgo durante la cirugía.

Cuando se comunican con la luz intestinal pueden diagnosticarse por métodos baritados (Fig. 12A). El examen con US demuestra una tumoración de contenido anecoico o mixto y a veces se logran distinguir las capas de la pared intestinal del quiste (Fig. 12B) (31,32). El divertículo de Meckel puede tener una apariencia similar al quiste de duplicación.

Gastroenterocolitis infecciosa

En nuestro medio las enfermedades infecciosas bacterianas y parasitarias son causa frecuente de deshidratación por diarrea y vómito.

Las gastroenteritis asociadas a bacterias y virus en muy raras ocasiones requieren exploración radiológica, ya que el diagnóstico clínico es apoyado por pruebas de laboratorio. Sin embargo, en casos graves o ante la posibilidad de complicaciones se recurre a las radiografías simples del ab-

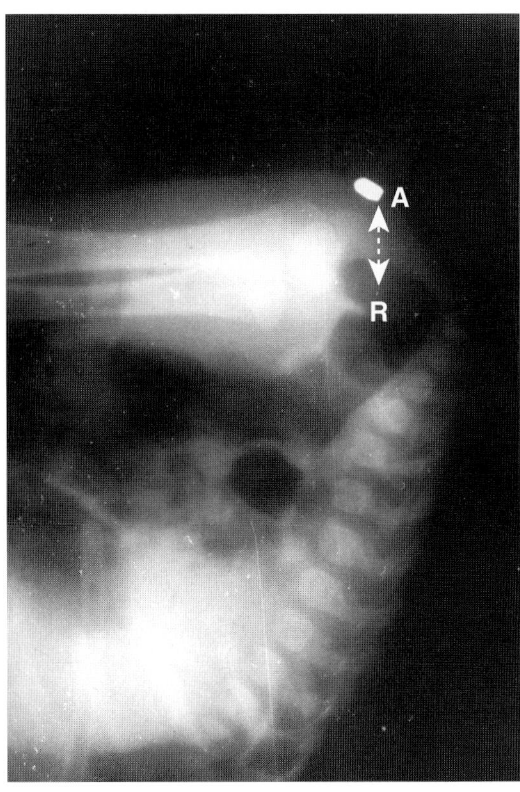

FIG. 11. Ano imperforado. Radiografía en posición invertida que muestra la distancia entre el gas del recto (*R*) y el marcador en el sitio del ano (*A*).

domen para su diagnóstico (Fig. 13A). El US es inespecífico pero puede detectar desde la presencia de ileo, con estasis de líquido dentro de las asas, aumento o disminución de la peristalsis, hasta la presencia del franco engrosamiento de la

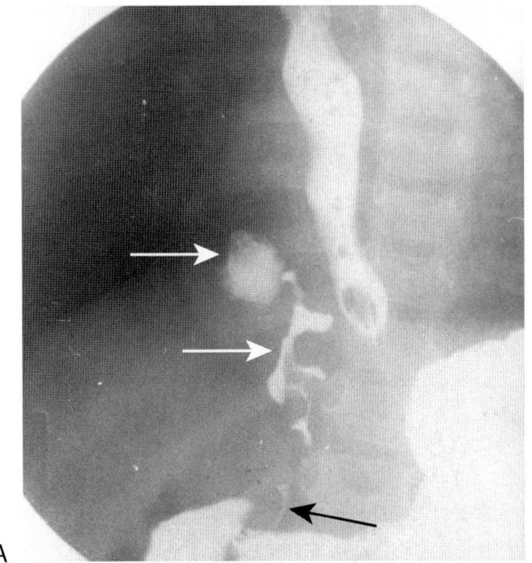

A

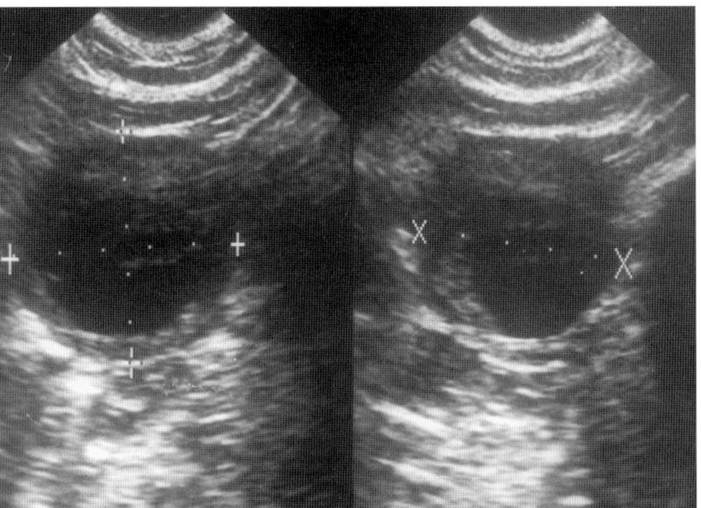

B

FIG. 12. Duplicación intestinal. **A:** En el estudio baritado se observa el llenado de la cavidad de un quiste de duplicación (*flechas superiores*), que se llena desde el duodeno (*flecha inferior*). **B:** El estudio ultrasonográfico por vía abdominal desde el abdomen muestra una imagen quística que corresponde a la duplicación intestinal.

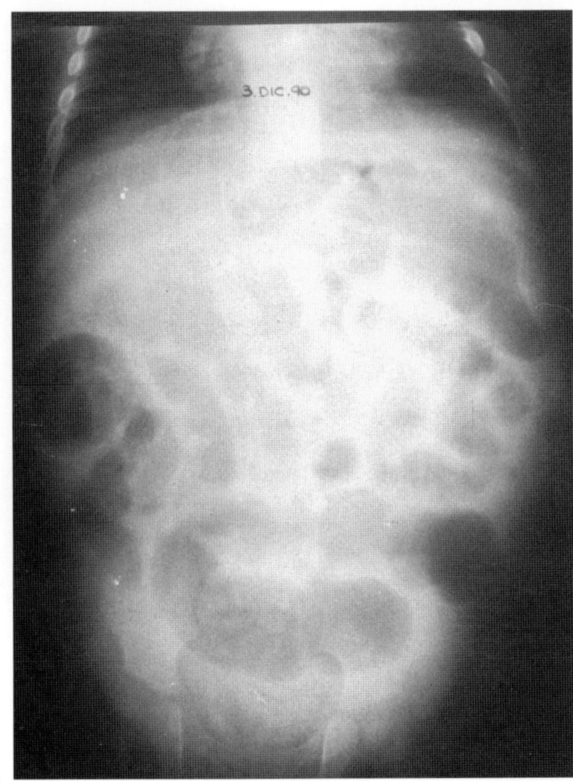

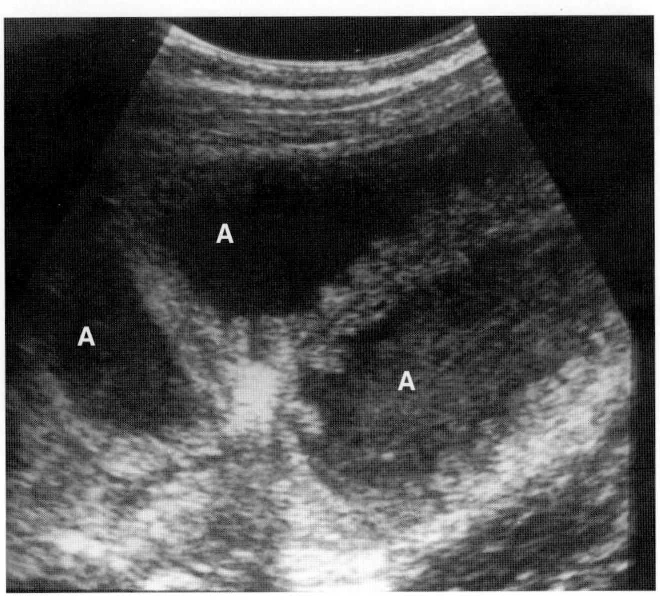

A

B

FIG. 13. Gastroenteritis infecciosa. **A:** Radiografía simple del abdomen en la que se aprecia distensión aérea de asas de delgado y colon. **B:** En el ultrasonido las asas se observaron dilatadas (*A*) y con engrosamiento de la pared, así como prominencia de las válvulas conniventes.

pared, edema de la mucosa y la submucosa, líquido libre entre asas o complicaciones como peritonitis o abscesos e invaginación intestinal, en donde generalmente hay antecedentes de diarrea (Fig. 13B) (9).

En las infestaciones por helmintos, la radiografía del tórax puede mostrar, en ocasiones, cambios durante la fase de migración o infiltrados transitorios, que caracterizan una neumonitis parasitaria y las radiografías simples del abdomen pueden mostrar imágenes de densidad heterogénea o moteada que es la apariencia que dá el cúmulo de parásitos en el intestino (33). Rara vez se recurre a estudios contrastados con bario para realizar el diagnóstico, siendo los hallazgos incidentales en estos casos (Fig. 14).

En la infección por *Entameba histolytica* la sintomatología puede variar de acuerdo a la localización intra o extraintestinal y en el caso de amibiasis intestinal grave con prueba de amiba en fresco positiva y síntomas floridos de dolor y evacuaciones con moco y sangre, el estudio de colon por enema suele mostrar signos inflamatorios con úlceras con apariencia de "botón de camisa" cuando el parásito ha invadido la submucosa, o bien, la presencia de masa colónica conocida como "ameboma". Cuando la infección se ha extendido hacia el hígado y desarrolla un absceso, el US dará el diagnóstico (34).

El *Mycobacterium tuberculosis,* suele afectar al íleon terminal y se extiende por vía linfática hacia los ganglios regionales. El diagnóstico diferencial debe hacerse con otros padecimientos inflamatorios o neoplásicos de esta región (Fig. 15) (35,36).

En todos los pacientes con gastroenteritis infecciosa, cualquiera que sea el agente causal, puede llegar a producirse ileo, asi como aumento en el grosor de la pared intestinal con la presencia de líquido y gas (neumatosis) debido a la ruptura de la integridad de la mucosa. En estos casos el tratamiento debe ser quirúrgico ya que la mortalidad asciende a 30 y 40% una vez perforado el intestino (37).

La necrosis de la mucosa y su autólisis en neonatos prematuros se asocia a enterocolitis necrozante avanzada en 5 a 15% de los pacientes, aunque puede haber pacientes con enfermedad grave sin la presencia de neumatosis. La imagen característica en la radiografía simple del abdomen es la presencia de líneas radiolúcidas a lo largo de la pared intestinal o en forma de burbujas que corresponden a aire en la pared y correlacionan con la presencia en US de focos ecogénicos sobre la pared engrosada del segmento afectado (Fig. 16A y B).

El paso de gas hacia los vasos mesentéricos condiciona su presencia en la vena porta, hecho que ocurre en enterocolitis grave pero no necesariamente como un signo de fatalidad. Por medio del US se ven focos ecogénicos en el hígado que representan pequeñas burbujas en los vasos portales periféricos que siguen una distribución centrífuga en el hígado (38).

Los estudios contrastados del colon por enema no son recomendables en estos pacientes debido al alto riesgo de

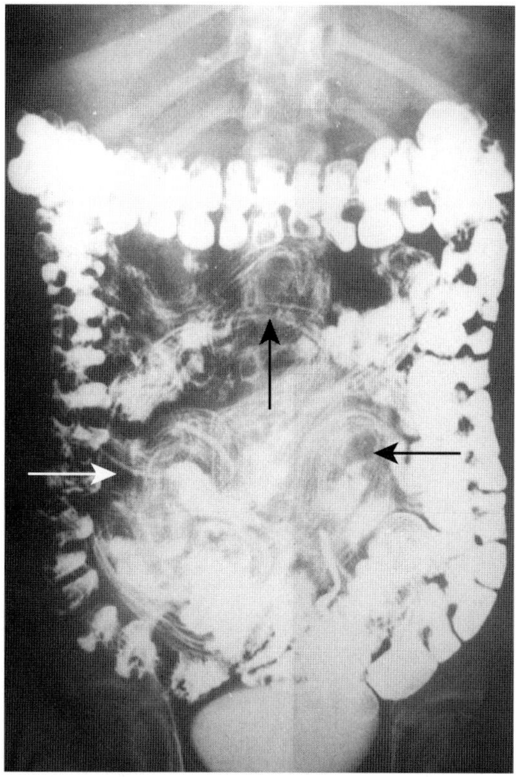

FIG. 14. Infestación por *Ascaris lumbricoides.* Estudio baritado con múltiples defectos de llenado lineares que corresponden al parásito en la luz intestinal (*flechas*).

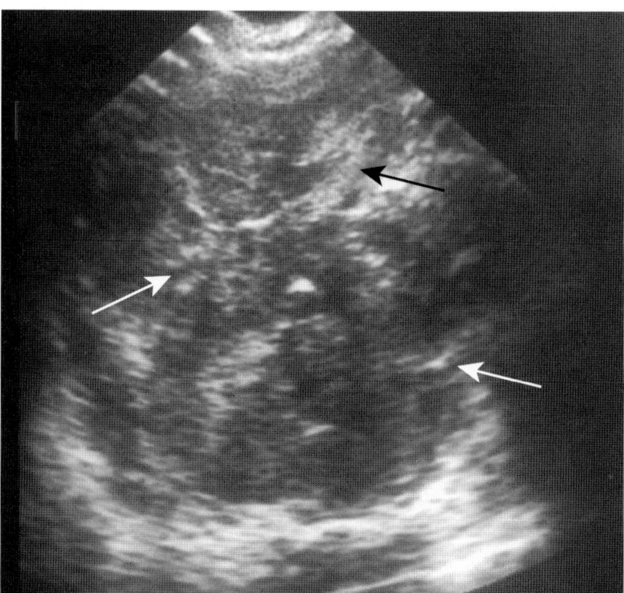

FIG. 15. Tuberculosis. El US de la fosa iliaca derecha demuestra una masa heterogénea (*flechas*) por engrosamiento de la pared de las asas.

perforación. Es por esto que el seguimiento debe realizarse con las radiografías simples.

Las complicaciones tardías más frecuentes en la enterocolitis necrosante son la fibrosis y la estenosis secundaria del colon. Dichas estenosis pueden ser múltiples y el tratamiento se puede realizar a base de dilataciones neumáticas que suelen hacerse bajo control fluoroscópico con catéteres especiales.

Apendicitis aguda

Es esta la causa de cirugía abdominal más frecuente en la edad pediátrica. Se debe a la obstrucción de su base por

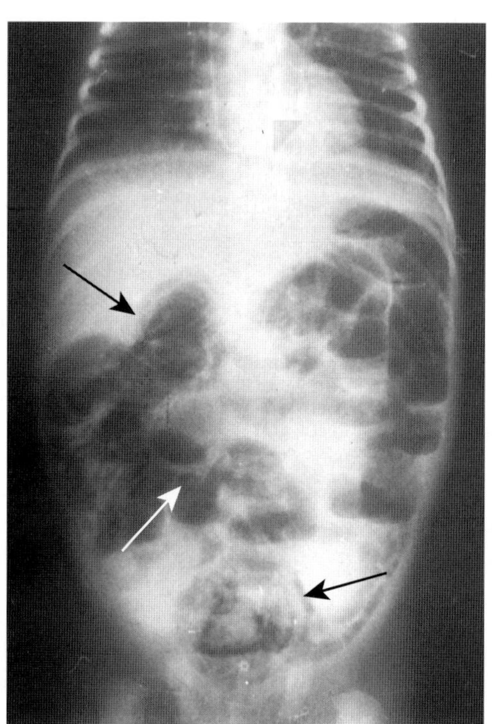

A

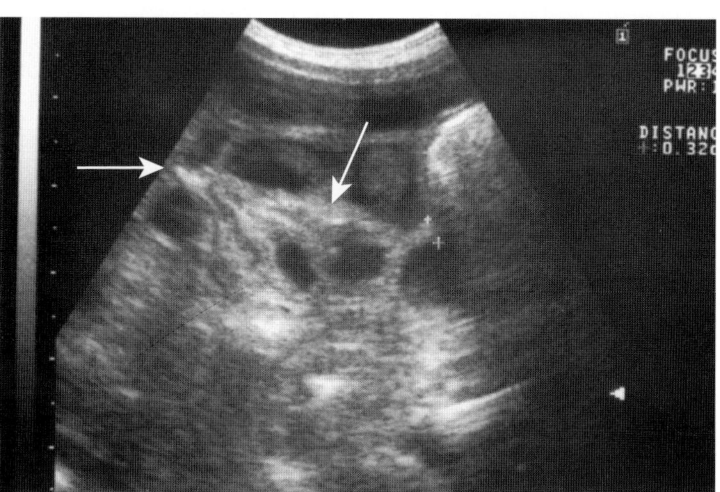

B

FIG. 16. Enterocolitis necrosante. **A:** Radiografía simple con gran cantidad de gas en asas dilatadas y neumatosis (*flechas*). **B:** Además de la dilatación de las asas por líquido, en US se observan múltiples imágenes ecogénicas (*flechas*) en la pared gruesa que corresponden a burbujas de aire.

heces, apendicolito, hiperplasia linfoide o parásitos. Menos de 2% ocurren antes de los 2 años de edad.

El cuadro clínico típico se caracteriza por dolor abdominal que se inicia en epigastrio y posteriormente se localiza en la fosa iliaca derecha con vómito y ataque al estado general con fiebre y leucocitosis, a veces acompañado de constipación o diarrea. La perforación y peritonitis secundaria se presenta en 25% de los pacientes, por lo que es necesario el diagnóstico temprano.

La radiografía simple de abdomen puede ser normal, o presentar poca cantidad de gas intestinal o pequeños niveles hidroaéreos, asi como una o más asas centinelas en el hueco pélvico o fosa iliaca derecha, borramiento de la línea del psoas, presencia de fecalito y escoliosis antiálgica. Cuando el cuadro clínico se complica con perforación, aumenta el gas intraabdominal. En estos pacientes es difícil observar aire libre pero suele verse un "plastrón" debido a la colección pericolónica (Fig. 17A).

El estudio ultrasonográfico se ha utilizado con éxito y cada vez con mayor frecuencia para el diagnóstico de apendicitis aguda y absceso periapendicular. Un transductor lineal de alta frecuencia que se apoya suavemente sobre la fosa iliaca derecha revela una estructura tubular de pared gruesa, llena de líquido y fija, con cambios en los flujos vasculares. En ocasiones se encuentra la presencia de líquido periapendicular o absceso, con ecos heterogéneos y contornos poco nítidos (Fig. 17B). El tratamiento de elección de apendicitis aguda es quirúrgico y de apendicitis complicada, en combinación con antibioticoterapia (39,40,41). El examen US de la pelvis es útil además, para descartar que el origen del cuadro clínico sea debido a patología de los anexos (Fig. 17C).

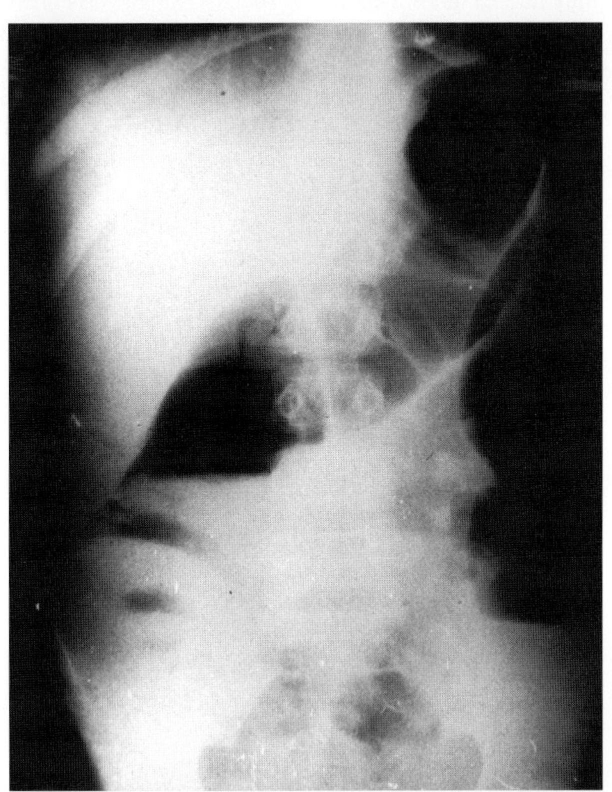

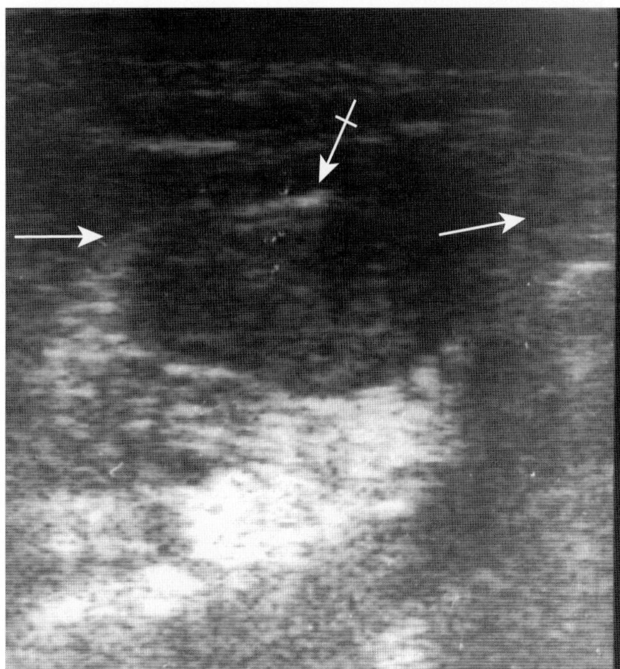

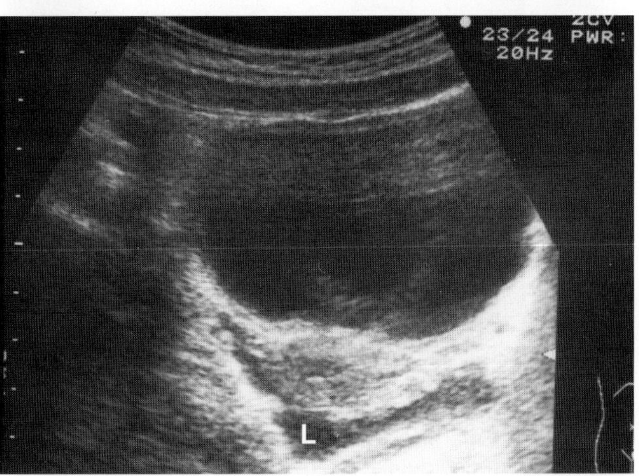

FIG. 17. Apendicitis. **A:** Radiografía simple. Asa centinela en fosa iliaca derecha. Borramiento del psoas y escoliosis. **B:** La exploración de la fosa iliaca derecha permite identificar una imagen hipoecoica que corresponde a un absceso (*flechas*). Los ecos en el interior sugieren aire dentro del mismo (*flecha cruzada*). **C:** Como hallazgos adicionales, es frecuente la presencia de líquido libre en fondo de saco (*L*).

ENFERMEDAD INTESTINAL INFLAMATORIA IDIOPATICA

En este conjunto de enfermedades el diagnóstico se realiza en base a las manifestaciones clínicas y por medio de estudios de imagen como tránsito intestinal y examen de colon por enema. El US puede demostrar el engrosamiento de la pared de las asas por inflamación, la presencia de adenitis, fibrosis peritoneal y complicaciones como los abscesos, aunque estos hallazgos sean inespecíficos (42).

Colitis ulcerativa crónica inespecífica (CUCI)

La CUCI es una enfermedad de etiología desconocida, probablemente autoinmune que afecta esencialmente la mucosa y submucosa. Su frecuencia en la infancia es muy baja y suele presentarse en niños mayores de 10 años sin diferencia en sexos. La diarrea sanguinolenta de inicio agudo es el signo más frecuente que a menudo fácilmente se confunde con la diarrea de otras gastroenteritis agudas de origen infeccioso o parasitario. Cuando clínicamente se sospecha el diagnóstico, el examen endoscópico lo confirma con facilidad. El papel del radiólogo es el de dilucidar la extensión del proceso y la presencia de complicaciones como son estenosis, perforación, fístulas y pseudopólipos. Los hallazgos radiológicos en el examen del colon por enema son similares a los encontrados en el adulto (Fig. 18) (43).

En pacientes graves puede existir gran dilatación del colon e incluso un megacolon tóxico. En la radiografía simple del abdomen y en el US se observa engrosamiento de la pared del colon. El estudio de colon por enema está contraindicado en estos enfermos por el riesgo de perforación.

Las manifestaciones extraintestinales de la enfermedad: uveítis, estomatitis, gingivitis, artritis y hepatitis son más intensas en los niños que en los adultos y cursan con gran ataque al estado general, desnutrición y retardo en el crecimiento. El manejo requiere terapia esteroidea y colectomía en caso necesario.

Enfermedad de Crohn o enteritis regional

Esta enfermedad afecta especialmente a adultos jóvenes y es muy rara en niños menores de 16 años. La mayoría presenta síntomas de larga evolución como ocurre en la CUCI y puede haber antecedente familiar de la enfermedad. La totalidad de las capas de la pared intestinal y el tejido linfático adyacente están afectados y se producen úlceras profundas con fístulas y fibrosis extensas. Suele iniciarse a nivel del colon derecho y se caracteriza por afectar áreas que alternan con zonas de mucosa normal y de ahí su apariencia segmentaria y "salteada".

Puede manifestarse como fiebre recurrente de origen desconocido, retardo en el crecimiento y síntomas gastro-

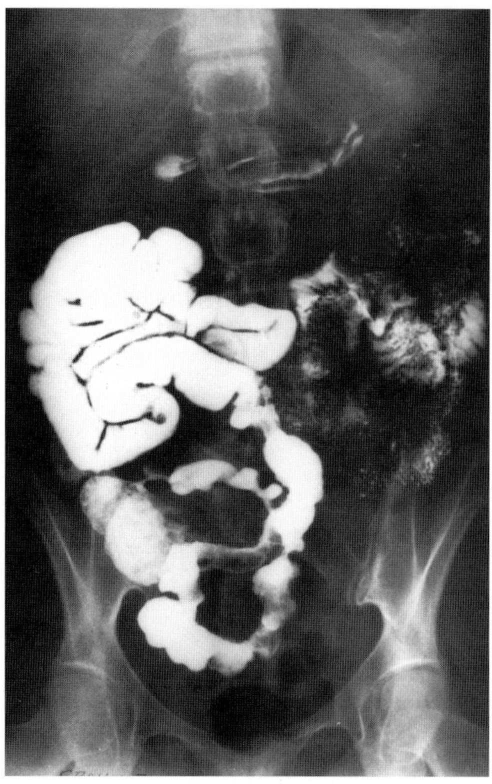

FIG. 18. Colitis ulcerativa crónica inespecífica. Estudio baritado donde es evidente el rectosigmoides estrecho con úlceras.

FIG. 19. Enfermedad de Crohn. Se observa engrosamiento de las paredes del íleon terminal y el colon ascendente.

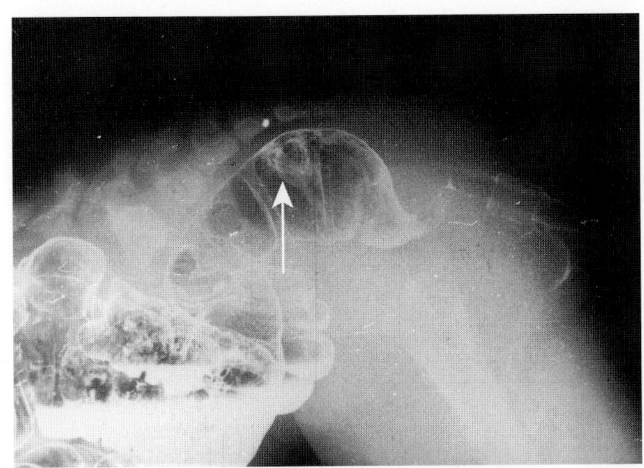

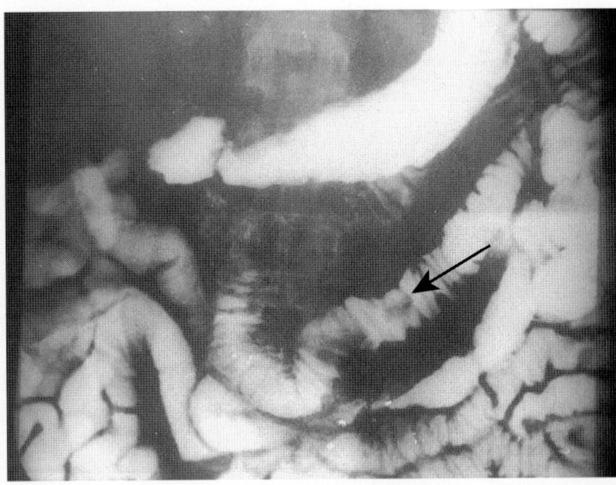

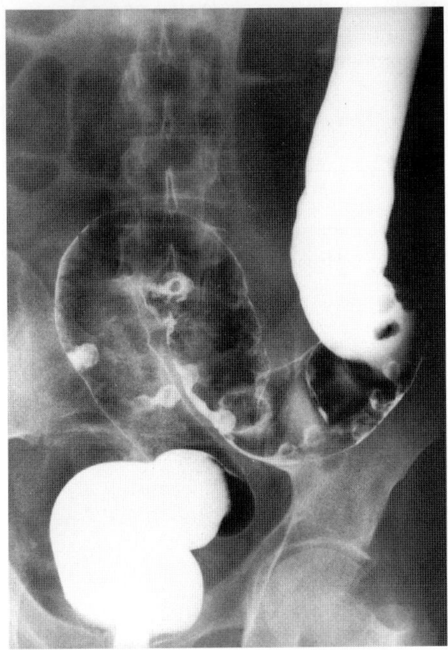

FIG. 20. Pólipos. **A:** Pólipo en recto. El estudio baritado muestra lesión única (*flecha*) de contorno irregular. **B:** Obsérvese el pólipo en intestino delgado, manifestado por defecto de llenado en el íleon (*flecha*). **C:** *Poliposis familiar múltiple* que puede degenerar en cáncer en el adulto. Obsérvense las imágenes redondeadas dependientes de la pared intestinal.

intestinales intermitentes con dolor en la fosa iliaca derecha y diarrea sanguinolenta, en ocasiones hay manifestaciones extraintestinales dermatológicas, artritis o espondilitis progresiva.

Las radiografías simples del abdomen pueden demostrar engrosamiento de pared de las asas con ensanchamiento de haustras o bien una masa de tejidos blandos en fosa iliaca derecha con signos de suboclusión intestinal y escaso residuo.

Ultrasonográficamente puede observarse el engrosamiento de la pared intestinal, así como la presencia de adenitis con nódulos hipoecoicos y abscesos periileocecales (44).

Los estudios con bario del intestino delgado y colon son fundamentales en el diagnóstico y los signos radiólogicos son esencialmente los mismos que en el adulto (Fig. 19). El tratamiento quirúrgico está indicado en presencia de complicaciones tales como obstrucción intestinal, fístula, absceso o hemorragia.

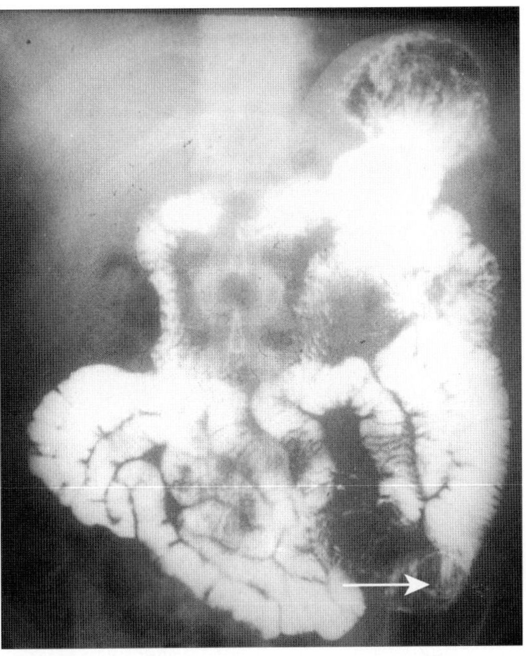

FIG. 21. Linfoma. Pólipo invaginado en yeyuno. Se manifiesta por imagen en "resorte de tambor" (*flecha*).

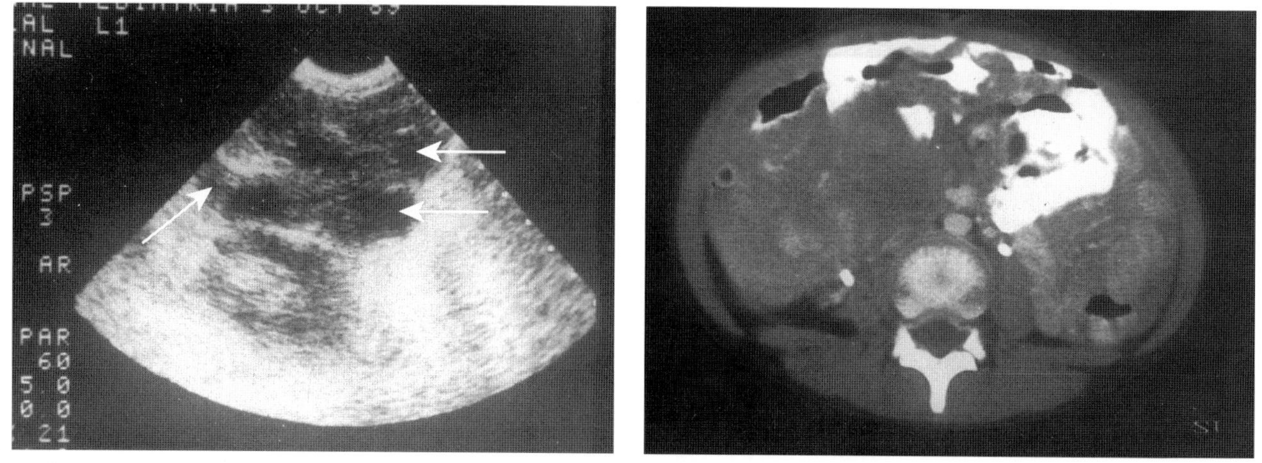

FIG. 22 Linfoma. **A:** En el US las masas hipoecoicas detectadas en abdomen son características de crecimientos ganglionares (*flechas*). **B:** La TC confirma la presencia de grandes masas de ganglios abdominales y retroperitoneo, desplazando las asas intestinales hacia la pared abdominal anterior y hacia la izquierda.

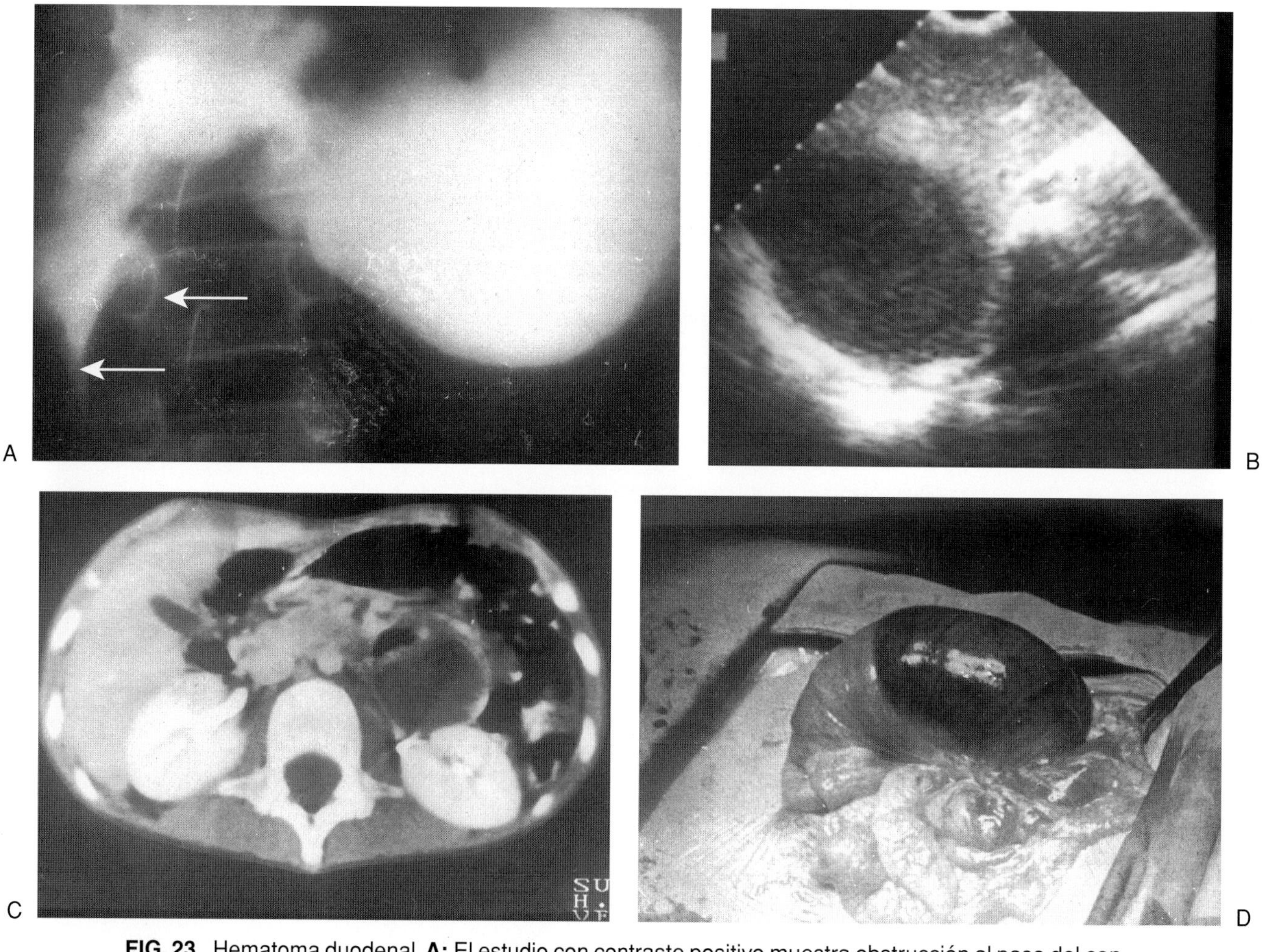

FIG. 23. Hematoma duodenal. **A:** El estudio con contraste positivo muestra obstrucción al paso del contraste a nivel del duodeno (*flechas*), en paciente con antecedente traumático intenso. **B:** El estudio ultrasonográfico detecta una gran masa hipoecoica en epimesogastrio. **C:** La TC corrobora la colección en la pared del duodeno y desplaza la luz intestinal. **D:** Pieza quirúrgica del paciente.

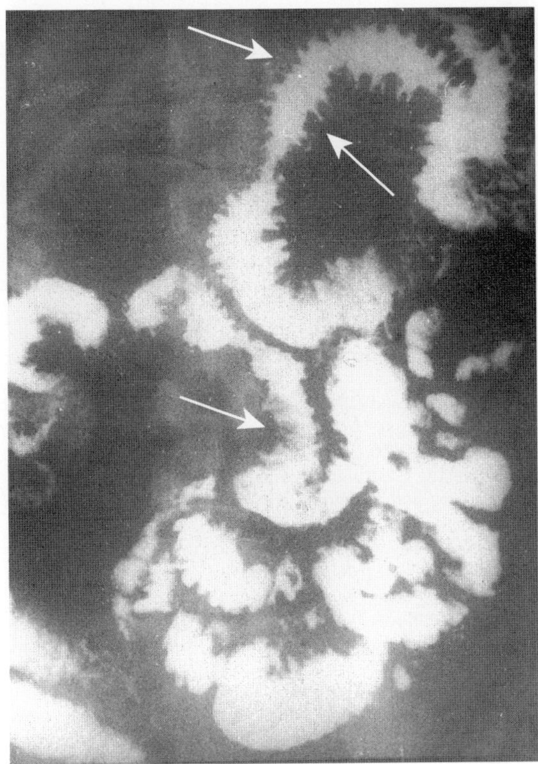
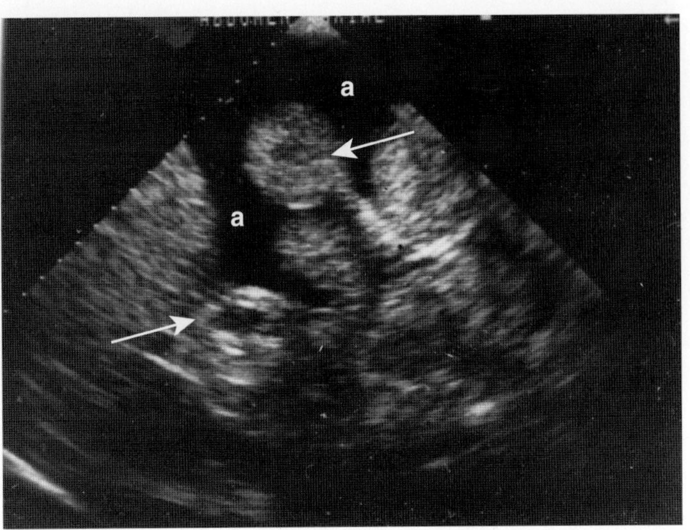

FIG. 24. Linfangiectasia intestinal. **A:** El estudio baritado de intestino delgado muestra deformidad y engrosamiento de asas de yeyuno e íleon (*flechas*). **B:** El US detecta ascitis quilosa (*a*) donde flotan asas de paredes gruesas (*flechas*).

NEOPLASIAS DEL TRACTO DIGESTIVO

Estas son entidades poco frecuentes en los niños (45,46). Las enfermedades polipoideas (Fig. 20), el linfoma (Fig. 21 y 22) y otras menos comunes.

Por US en este tipo de neoplasias de la mucosa intestinal se han descrito imágenes ecogénicas de la pared que se proyectan hacia la luz, pero es de poca utilidad a menos de que se detecte engrosamiento de la pared debido a infiltración maligna de otras capas de la misma y su extensión a ganglios mesentéricos u otros órganos abdominales (9,45).

Poliposis familiar

Se trata de síndromes raros que pueden diagnosticarse en niños pero con mayor frecuencia se tienen manifestaciones hasta la edad adulta.

Hematomas gastrointestinales

En los neonatos, es la causa principal de trauma del rectosigmoides a 3 cm del ano debido al uso poco cuidadoso de termómetros, catéteres, y otros instrumentos. En niños mayores, es más frecuente el trauma por accidente en vehículo automotor (automóvil o bicicleta) y el trauma directo por maltrato infantil que condiciona hematoma intramural, laceración, hemorragia y perforación (47).

Otras causas de hematomas de la pared son las enfermedades conocidas como "discrasias sanguíneas", por ejemplo, púrpura trombocitopénica, o la infiltración por leucemia, donde hay alteración en la composición de la sangre y los factores de la coagulación que pueden causar hemorragias espontáneas o secundarias a traumatismos mínimos (48,49).

Las hemorragias se presentan básicamente en la submucosa intestinal. Es de ahí que los estudios contrastados del tubo digestivo muestran el patrón de imágen en "pila de monedas" y el US detecta la presencia de engrosamiento focal de la pared anecoica, con reforzamiento posterior en caso de sangrado agudo y con aumento en la ecogenicidad de acuerdo a la cronicidad del sangrado, con estratificación por sedimentación de los elementos sanguíneos o retracción del coágulo (Fig. 23A y B). Hay que recordar que en caso de trauma abdominal tiene suma importancia la investigación de lesiones en otros órganos intra y retroperitoneales, ya que en niños la causa más frecuente de pancreatitis aguda es precisamente traumática (Fig. 23C y D) (50,51).

Lesiones misceláneas

Los síndromes de malabsorción, fibrosis quística y linfangiectasia son entidades patológicas muy raras. En todas hay engrosamiento de la pared del intestino delgado que alteran los hallazgos normales de la morfología de yeyuno e íleon tanto en radiografías simples del abdomen como en estudios contrastados (Fig. 24A). En la linfangiectasia intestinal hay anormalidad en los conductos linfáticos que se caracteriza por la dilatación dentro de la pared intestinal y que en el examen con US se aprecia como asas de pared gruesa donde ocasionalmente se ven los conductos linfáticos dilatados y la presencia de ascitis quilosa (Fig. 24B) (16).

REFERENCIAS

1. Merten DF. Practical approaches to pediatric gastrointestinal radiology. *Radiol Clin North Am* 1993;31:1395–1407.
2. Singleton EB. History of gastrointestinal imaging in pediatrics. *Pediatric Radiol* 1995;25:108–110
3. Stringer DA. *Pediatric gastrointestinal imaging.* Toronto: Decker, 1989:11,176,193–449.
4. Kimmey MB, Martin RW, Haggitt RC et al. Histologic correlations of gastrointestinal ultrasound images. *Gastroenterology* 1989;96:433–441.
5. Filly RA. Polyhidramnios. En: De Gooding, ed. *Diagnostic radiology,* Berkeley: UC Press 1995.
6. Hertzberg BS. Sonography of the fetal gastrointestinal tract: anatomic variants, diagnostic pitfalls and abnormalities. *AJR* 1994;162:1175–1182.
7. Gomes H, Lallemand A, Lallemand PP. US of esophageal junction. *Pediatr Radiol* 1993;23:94–99.
8. Hirsch W, Kedar R, Preib U. Color Doppler in diagnosis of the gastroesophageal reflux in children: comparison with pH measurements and B-mode ultrasound. *Pediatr Radiol* 1996;26:232–235
9. Kirks DR. *Practical pediatric imaging,* 2nd ed. Boston: Little Brown, 1991:708–895.
10. Domopoulos PA, Pech P, Thomas KA et al. Tricobezoar: a multimodality evaluation. *Eur Radiol* 1992;2:159.
11. Ko YT, Lim JH, Lee DH et al. Small intestinal phytobezoars: sonographic detection. *Abdom Imag* 1993;18:271.
12. Weinberg B, Diakoumakis EE, Aldoroty RA. Proximal duodenal phytobezoar with gastric outlet obstruction: sonographic appearance. *JCU* 1993;21:547.
13. Van der Schouw YT, Van der Velden MTW, Hitge-Boetes C et al. Diagnosis of hypertrophic pyloric stenosis: value of sonography when used in conjuction with clinical findings and laboratory data. *AJR* 1994;163:905–909.
14. Hernanz-Schulman M, Sells LL, Ambrosino MM et al. Hypertrophic pyloric stenosis in the infant without a palpable olive: accuracy of sonographic diagnosis. *Radiology* 1994;193:771–776.
15. Rumack CM, Wilson SR, Charboneau SW. *Diagnostic ultrasound,* vol 2. St. Louis: Mosby Year Book, 1991:181–207;1201–1219.
16. Siegel MJ. *Pediatric sonography,* 2nd ed. New York: Raven Press, 1995:263–300.
17. Fakhoury K, Durie PR, Levison H et al. *Meconium ileus* in the absence of cystic fibrosis. *Arch Dis Chil* 1992;67:1204–1206.
18. Lang I, Daneman A, Cutz E et al. Abdominal calcifications in cystic fibrosis with meconial ileum: radiologic-pathologic correlation. *Pediatr Radiol* 1997;27:523–527.
19. Kao SCS, Franken EA Jr. Nonoperative treatment of simple *Meconium ileus:* a survey of the Society for Pediatric Radiology. *Pediatr Radiol* 1995;25:97–100.
20. Chow TY, Cho CC, Yeu G et al. Inguinal hernia in children: US versus exploratory surgery and operative contralateral laparoscopy. *Radiology* 1996;201(2):85–88.
21. Del Pozo G, Albillos JC, Tejedor D et al. Intussusception: US findings with pathologic correlation: the crescent-in-doughnut sign. *Radiology* 1996;199:688–692.
22. Lim HK, Bae SH, Lee KH et al. Assessment of reductibilty of ileocolic intussusception in children: usefulness of color US. *Radiology* 1994;191:781–785.
23. Kirks DR. Air instussusception: "the winds of change." *Pediatr Radiol* 1995 25:89–91.
24. Poznanski AK. Why I still use barium for intussusception. *Pediatr Radiol* 1995;25:92–93.
25. Rohrschneider WK, Trôger J. Hidrostatic reduction of intussusception under US guidance. *Pediatr Radiol* 1995;25:530–534.
26. Silverman FN, Kuhn JP. Caffey's pediatric x-ray diagnosis. An integrated imaging approach—abdomen and gastrointestinal tract, 9th ed., vol 1. St.Louis: Mosby Year Book, 1993:991–1129.
27. Cilley RE, Statter MB, Hirschl RB et al. Definitive treatment of Hirschprung's disease in the newborn with a one-stage procedure. *Surgery* 1994;115:551–556.
28. Blane CE, Elhalaby E, Coran AG. Enterocolitis following endorectal pull-through procedure in children with Hirschprung's disease. *Pediatr Radiol* 1994;24:164–166.
29. Long FR, Kramer SS, Markowitz RI et al. Intestinal malrotation in children: tutorial on radiographic diagnosis in difficult cases. *Radiology* 1996;198:775–780.
30. Vinnicombe SJ, Good CD, Hall CM. Posterior urethral diverticula: a comparison of surgery for high anorectal malformations. *Pediatr Radiol* 1996;26:120–126.
31. Macpherson IR. Gastrointestinal tract duplications: clinical, pathologic, etiologic and radiologic considerations. *RadioGraphics* 1993;13:1063–1080.
32. Spottswood SE. Peristalsis in duplication cyst: a new diagnostic sonographic finding. *Pediatr Radiol* 1994;24:344–345.
33. Oezmen MN, Oguzkurt L, Ahmet B et al. Ultrasonographic diagnosis of intestinal ascariasis. *Pediatr Radiol* 1995;25:171–172
34. Dâhnert W. *Radiological review manual*, 3rd ed. Baltimore: Williams & Wilkins, 1996.
35. Ablin DS, Jain KA, Azouz EM. Abdominal tuberculosis in children. *Pediatr Radiol* 1994;24:473–477.
36. Brown JH, Berman JJ, Blickman JC. Primary ileocecal TB. *AJR* 1993;160:278.
37. Burton EM, Mercado-Deane MG, Patel K. *Pneumatosis intestinalis* in child with AIDS and pseudomembranous colitis. *Pediatr Radiol* 1995;24:609–610.
38. Soboleski D, Chait P, Shuckelt B et al. Sonographic diagnosis of system venous gas in a patient with *pneumatosis intestinalis*. *Pediatr Radiol* 1995;25:480–481.
39. Sivit CJ. Diagnosis of acute appendicitis in children: spectrum of sonographic findings. *AJR* 1994;161:147–152.
40. Jeffrey RB, Jin KA, Nghiem HV. Sonographic diagnosis of acute appendicitis: interpretive pitfalls. *AJR* 1994;162:55–59
41. Quillin SP, Siegel MJ. Appendicitis. Efficacy of color Doppler sonography. *Radiology* 1994;191:557–560.
42. Lim JH, Ko YT, Lee DH et al. Sonography of inflammatory bowel disease: findings and value in differential diagnosis. *AJR* 1994;163:343–347.
43. Dijktra J, Reeder JWA, Tytgat GNT. Idiopathic inflammatory bowel disease: endoscopic-radiologic correlation. *Radiology* 1995;197:369–375.
44. Sarrazin J, Wilson SR. Manifestations of Crohn disease with US. *RadioGraphics* 1996;16:499–520.
45. Gupta AK, Berry M, Mitra DK. Gastrointestinal smooth muscle tumors in children: report of three cases. *Pediatr Radiol* 1994;24:498–499
46. Aideyan UO, Kao SCS. Gastric adenocarcinoma metastatic to the testes in Peutz-Jeghers syndrome. *Pediatr Radiol* 1994;24:496–497.
47. Shah P, Applegate KE, Buonomo C. Stricture of the duodenum and jejunum in an abused child. *Pediatric Radiol* 1997;27:281–383.
48. Couture A, Veyrac C, Baud C et al. Evaluation of abdominal pain in Henoch-Schönlein syndrome by high frequency ultrasound. *Pediatr Radiol* 1992;22:12–17.
49. Lipson SA, Golstein RB. Iatrogenic intramural duodenal hematoma: report of three cases in leukemic patients and review of the literature. *Gastrointest Endosc* 1996;44:620–623.
50. Taylor GA, O'Donnell R, Sivit CJ et al. Abdominal injury score: a clinical score for the assignment of risk in children after blunt trauma. *Radiology* 1994;190:689–694.
51. Sint CJ, Kaufman RA. Commentary: sonography in the evaluation of children following blunt trauma. Is it to be or not to be? *Pediatr Radiol* 1995;25:326–327.

Abdomen: El Tubo Digestivo, Tomo I.
Editores: M. E. Stoopen, K. Kimura y P. R. Ros.
Lippincott Williams & Wilkins, Philadelphia © 1999.

CAPITULO **25**

Oncología pediátrica del tubo digestivo

Vanildo José Ozelame, Telma Sakuno y Rodrigo Vieira Ozelame

Las neoplasias del aparato digestivo en niños, tanto las benignas como las malignas, son poco frecuentes. Se manifiestan clínicamente como masa abdominal, dolor abdominal tipo cólico, generalmente crónico e intermitente, hemorragia y anemia. Cuando causan estenosis o invaginación se presentan con cuadro de obstrucción intestinal.

El estudio contrastado y la endoscopia son los mejores métodos para la evaluación de las lesiones del aparato digestivo con crecimiento intraluminal ya que informan sobre el calibre, relieve mucoso, elasticidad y espesor de la pared.

La radiografía simple del abdomen, principalmente en los casos de obstrucción y perforación intestinal, evalúa el patrón de distribución gaseosa, proporciona señales de masa en la pared del asa y la presencia de calcificaciones (Fig. 1).

La Ultrasonido (US) es muy sensible para la evaluación de los procesos que espesan la pared gastrointestinal. Sin embargo no es específica, ya que no diferencia los procesos neoplásicos de las lesiones inflamatorias o vasculares.

La Tomografía computada (TC) y la Resonancia magnética (RM) tienen un importante papel en la definición del grado de afectación de la pared intestinal, en la evaluación de la extensión hacia estructuras adyacentes y presencia de implantes en el mesenterio, peritoneo, linfonodos, hígado, bazo y riñones.

Dr. V.J. Ozelame: Profesor Asociado de Radiología, Universidade Federal de Santa Catarina, Jefe del Servicio de Radiología, Hospital Infantil Joana de Gusmäo, Florianópolis, Santa Catarina, Brasil.

Dra. T. Sakuno: Radiólogo Pediatra, Hospital Infantil Joana de Gusmäo, Florianópolis, Santa Catarina, Brasil.

Dr. R. Vieira Ozelame: Practicante de Radiología, Hospital Universitário, Universidad Federal de Santa Catarina, Florianópolis, Santa Catarina, Brasil.

TUMORES BENIGNOS

Pólipos gastrointestinales

Los pólipos del tracto gastrointestinal pueden ser clasificados en inflamatorios, adenomatosos y hamartomatosos. Cuando son sintomáticos se manifiestan a través de sangramiento, dolor abdominal u obstrucción intestinal. Los pólipos inflamatorios son responsables en cerca de 90% de las lesiones polipoideas en la población pediátrica, pudiendo presentarse como pólipos inflamatorios aislados o poliposis juvenil (Fig. 2). Esto se debe a que los síndromes polipoideos más importantes en el niño son la poliposis familiar, el síndrome de Gardner y el síndrome de Peutz-Jeghers. El enema opaco de doble contraste y la endoscopia son los exámenes indicados para el diagnóstico de los pólipos.

Pólipos inflamatorios aislados

Estas son las lesiones polipoideas más comunes encontradas en la población pediátrica, estando presente en 1% de los niños en el período preescolar y escolar. Su frecuencia predomina en niños de 2 a 5 años y especialmente en el sexo masculino. El recto y el sigmoide son los segmentos más atacados y el sangramiento es el síntoma más importante. Los pólipos inflamatorios presentan un bajo grado de malignidad (1).

Poliposis juvenil

Es una enfermedad caracterizada por múltiples pólipos inflamatorios encontrados en los segmentos cólicos. El sangramiento rectal y el prolapso rectal son los hallazgos clínicos más importantes. Los aspectos clínicos son muy semejantes a los de la poliposis familiar.

Síndromes polipoideos familiares

Los síndromes polipoideos familiares más importantes son la poliposis familiar; el síndrome de Gardner, cuyos pólipos

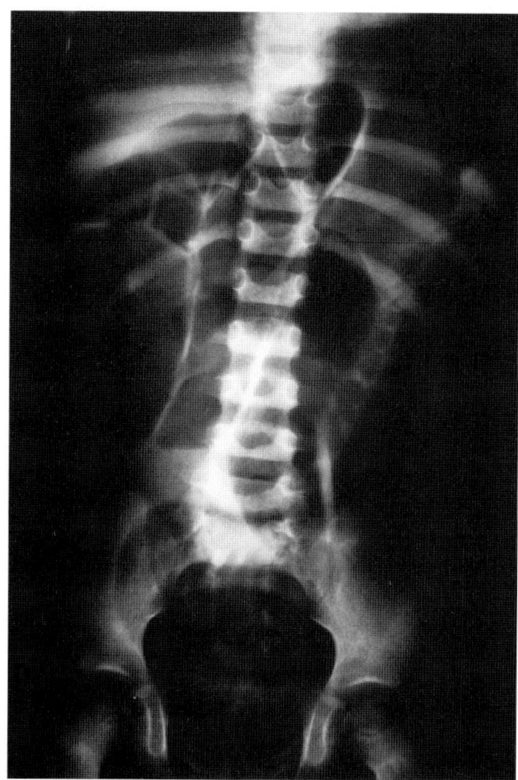
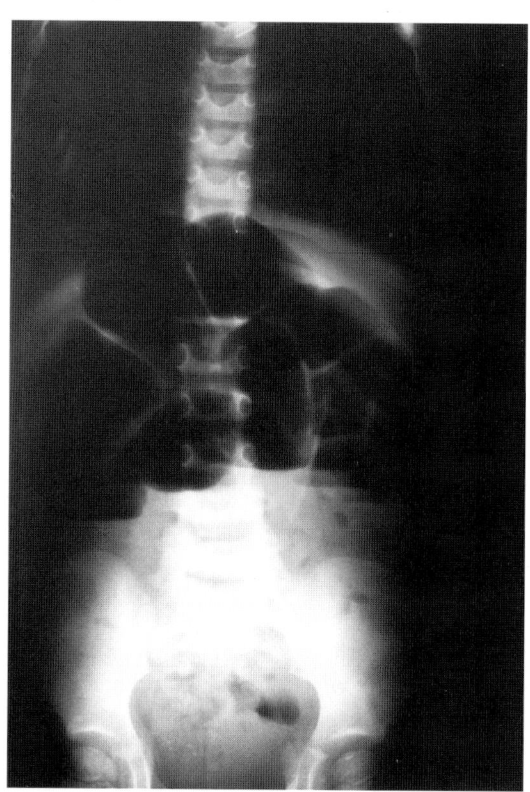

A

B

FIG. 1. Linfoma no Hodgkin manifestándose con cuadro de obstrucción intestinal. **A:** Radiografía del abdomen en decúbito dorsal. **B:** Radiografía del abdomen de pie. Distensión de las asas del intestino delgado con niveles hidroaéreos. Este paciente de 4 años de edad fue operado por obstrucción intestinal y en el transoperatorio se encontró el tumor.

son adenomatosos y encontrados más frecuentemente en el colon y el síndrome de Peutz-Jeghers, en el que los pólipos son hamartomatosos y generalmente encontrados en el intestino delgado, pudiendo también atacar el colon y el estómago. Estos síndromes son enfermedades autosómicas dominantes. Difícilmente son los pólipos identificados en el primer año de vida y se manifiestan comúnmente por sangramiento u obstrucción por invaginación intestinal.

Existe una gran tendencia a que los pólipos adenomatosos se vuelvan malignos, pues casi todo adenocarcinoma se desarrolla a partir de un adenoma preexistente.

En la poliposis familiar encontramos múltiples (centenas o millares) pólipos colónicos. Su frecuencia es de 1 en 8000 nacimientos y cerca de 20% de los pacientes no presentan historia familiar. Los pólipos generalmente se presentan después de la pubertad y, si no son tratados, el riesgo de que este paciente desarrolle cáncer de colon cuando llegue a los 55 años es de casi 100% (1).

El síndrome de Gardner también se caracteriza por la presencia de múltiples pólipos adenomatosos colónicos (Fig. 3). Estos raramente pueden también ser localizados en el estómago y duodeno y en 98% de los casos se presentan con diámetro inferior a 0.5 cm (1). Las manifestaciones extracolónicas, como los tumores de tejidos blandos y óseos forman parte de este síndrome. Una manifestación importante para el diagnóstico de síndrome de Gardner es la hipertrofia del epitelio pigmentoso de la retina, identificada en 90% de los casos, siendo bilateral en el 75% de éstos (1).

El síndrome de Peutz-Jeghers está caracterizado por pólipos de intestino delgado y por pigmentación muco-cutánea en labios, mucosa oral, nariz, manos y pies, que son depósitos de melanocitos (Fig. 4). Son hamartomas de la *muscularis mucosae,* caracterizados por músculo liso recubierto por tejido glandular maduro. Los pólipos pueden variar de tamaño, ser sésiles o pediculados. Los más comunes son lesiones en racimo, grandes y con superficie lobulada. El tratamiento es la exéresis de los pólipos, pues son considerados como lesiones premalignas, por haber coexistencia de pólipos adenomatosos o alteraciones displásicas dentro de un pólipo hamartomatoso (2).

Leiomioma

Es un tumor originario de la musculatura lisa, con crecimiento submucoso y por eso presenta la superficie mucosa regular. Estos tumores se pueden necrosar o infectar creando un trayecto fistuloso con la luz intestinal (3).

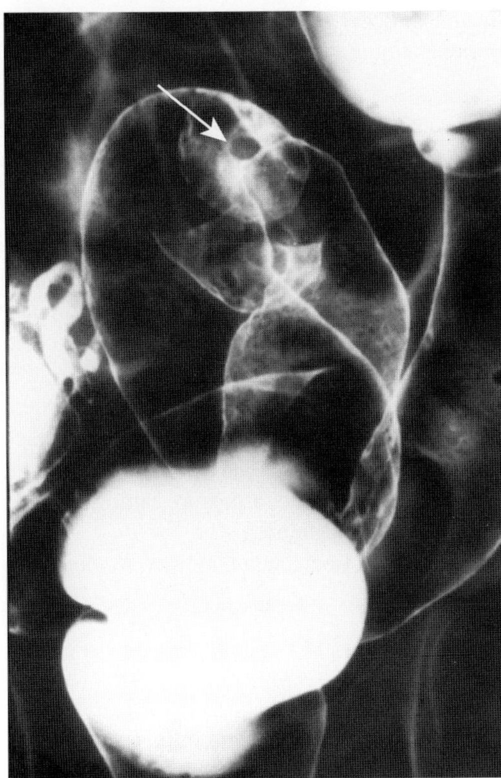

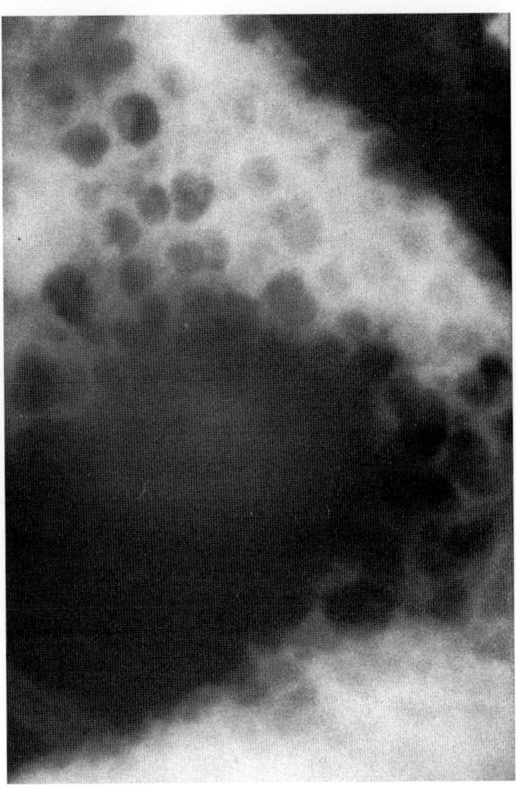

FIG. 2. Pólipo inflamatorio aislado en un niño de 3 años de edad. Enema opaco que demuestra lesión polipoidea pediculada en el sigmoide. Pedículo (*flecha*).

FIG. 3. Síndrome de Gardner. Enema opaco con radiografía localizada del sigmoide mostrando múltiples pequeños defectos de relleno en la luz del sigmoide, correspondientes a los numerosos pólipos. Niño de 12 años de edad.

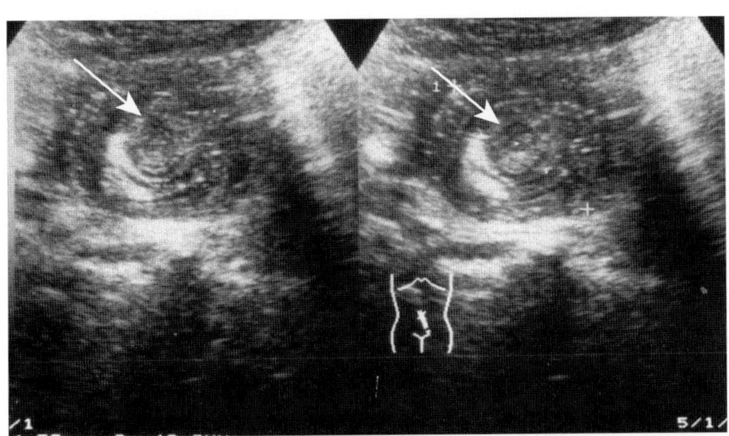

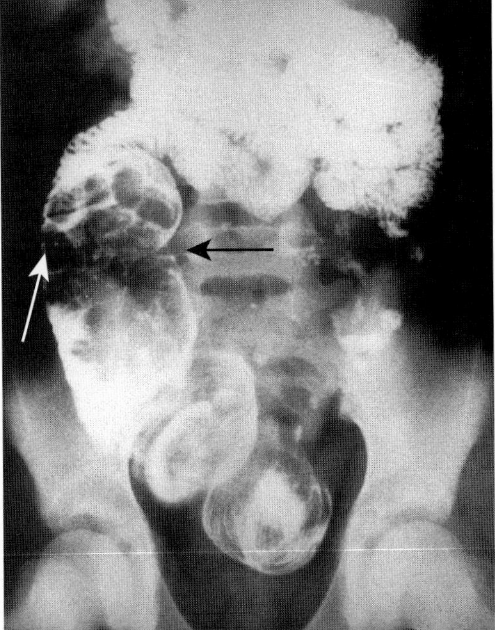

FIG. 4. Síndrome de Peutz-Jeghers, presentándose con cuadro de invaginación intestinal yeyunoyeyunal en un niño de 13 años. **A:** US. Corte transversal del flanco derecho demostrando un segmento de asa intestinal engrosado; observar la imagen redondeada en el centro de la lesión (*flecha*), correspondiente al pólipo. **B:** Tránsito intestinal mostrando la invaginación yeyunoyeyunal y la presencia de una gran falla de relleno con superficie lobulada (lesión en racimo) en el interior de la invaginación.

Son menos frecuentes que los leiomiosarcomas (4). Gupta et al. (3,5) describieron dos casos de leiomioma en intestino delgado y uno en estómago, todos grandes y con calcificaciones difusas y extensas.

Los exámenes contrastados demuestran una masa en la pared del aparato digestivo con crecimiento extramucoso, mientras que en la ecografía y en la TC se caracterizan por lesiones expansivas sólidas, redondeadas, con contornos regulares y bien definidos, y muestran el carácter benigno de la lesión. La presencia de calcificaciones es común, pudiendo ser exuberantes. El diagnóstico diferencial debe ser hecho con teratomas.

Teratoma

Es un tumor originado en células pluripotentes y contiene tejidos derivados de más de una capa embrionaria (endodermo, mesodermo y ectodermo) y se localiza en un órgano o región anatómica en la cual ésta estructura normalmente no existe. Por lo tanto podemos encontrar en estos tumores tejido adiposo, líquido, calcificado, dental, cabelludo, nervioso y otros.

En el aparato digestivo tiene crecimiento extraluminal, por eso clínicamente se manifiesta por dolor o masa abdominal. Más frecuentemente es encontrado en el estómago, al cual está relacionado con la gran curvatura. Este tumor predomina en el sexo masculino y generalmente es diagnosticado en el primer año de vida.

En la radiografía simple del abdomen puede ser identificado por la imagen de una masa con calcificaciones. En el examen ultrasonográfico puede presentarse como una lesión sólida quística única, quística con septos o mixta con componente quístico y sólido (Fig. 5). En la TC, además de las calcificaciones, podemos identificar tejido adiposo y áreas de colecciones líquidas.

Carcinoide

Es el tumor más frecuente del aparato digestivo en la infancia y la adolescencia. Es un tumor benigno pero con potencial maligno. Puede atacar el esófago, bronquios, intestino delgado, colon, páncreas y ovario. El sitio más común es el apéndice, manifestándose con cuadro de apendicitis y por eso, generalmente es descubierto en las apendicectomías, siendo la cirugía curativa (6).

Estos tumores presentan células argentafines productoras de serotonina e histamina responsables del síndrome carcinoide. Con todo, el síndrome carcinoide con rush cutáneo, diarrea, taquicardia y broncoespasmo, raramente es encontrado en la población pediátrica.

Existe una mayor frecuencia en el sexo femenino (6).

TUMORES MALIGNOS

Linfoma

El linfoma es el tercer tumor maligno más frecuente en niños, precedido solamente por la leucemia y los tumores del sistema nervioso central.

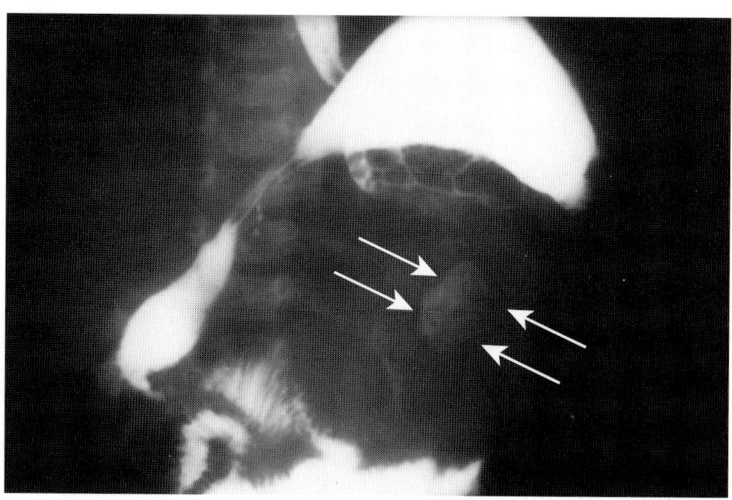
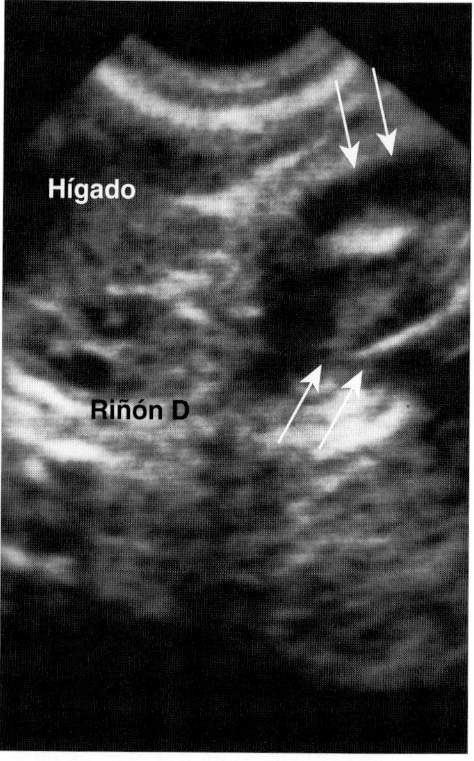

FIG. 5. Teratoma de estómago en un niño de 18 meses de edad. **A:** Examen contrastado demostrando lesión expansiva en la pared gástrica, extramucosa, comprimiendo la gran curvatura y pared posterior del estómago. Calcificación central (*flechas*). **B:** US. Corte transversal del epigastrio mostrando la masa con ecotextura heterogénea (*flechas*), con la periferia hipoecoica y la calcificación central hiperecoica.

Aproximadamente 60% de los linfomas en niños son Linfomas no Hodgkin (LNH) y son divididos en tres subtipos: indiferenciado, linfoblástico y de células grandes. La enfermedad extranodal con afectación del tracto gastrointestinal, riñón, páncreas, hueso, ovario y testículo es más común en el niño que en el adulto.

Existe un fuerte predominio en el sexo masculino, cerca de 70% (7,8). El promedio de edad es de 10 años y generalmente se presenta antes de los 15 años, pero difícilmente antes de los 5 años.

El subtipo indiferenciado, también llamado de "células pequeñas", es el tipo de linfoma más frecuentemente encontrado en cerca de 39% de los pacientes pediátricos. Este deriva de las células B y se divide entre linfoma no Burkitt y linfoma Burkitt. El principal lugar de ataque del LNH del tipo indiferenciado es el abdomen, siendo el íleon terminal, el ciego y el apéndice, los sitios más frecuentes. En 50% de los casos pediátricos, el niño presenta enfermedad diseminada en el momento del diagnóstico (Fig. 6) (8).

El subtipo linfoblástico es el segundo más frecuentemente diagnosticado en niños, siendo responsable de, aproximadamente 28% de los casos. Es originario de las células T. Ataca más la porción supradiafragmática, manifestándose a menudo como masa mediastinal. Presenta una fuerte tendencia hacia la diseminación rápida, pudiendo presentar compromiso del sistema nervioso central, huesos y gónadas (8).

El subtipo de "células grandes" representa cerca de 26% de los casos pediátricos. En su gran mayoría se originan de células B, pudiendo en una minoría originarse de células T. Atacan con frecuencia el anillo de Waldeyer, abdomen, ganglios periféricos, piel, pulmón, huesos y cerebro. El ataque mediastinal no es común (8).

Clínicamente el linfoma del tracto gastrointestinal puede manifestarse por dolor abdominal, pérdida de peso, masa abdominal, obstrucción intestinal e invaginación intestinal. Una de las características de la masa abdominal por linfoma es su crecimiento rápido.

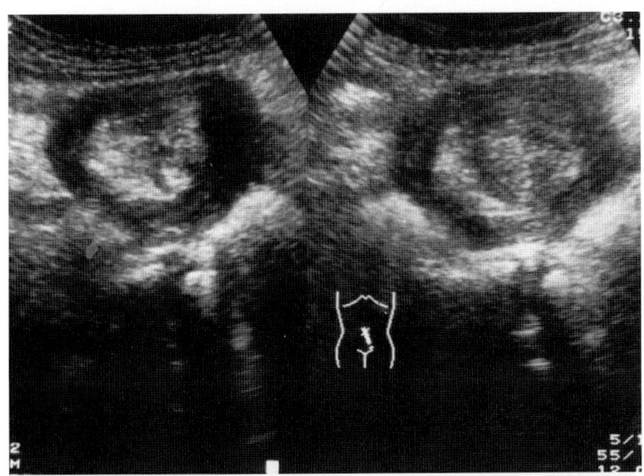

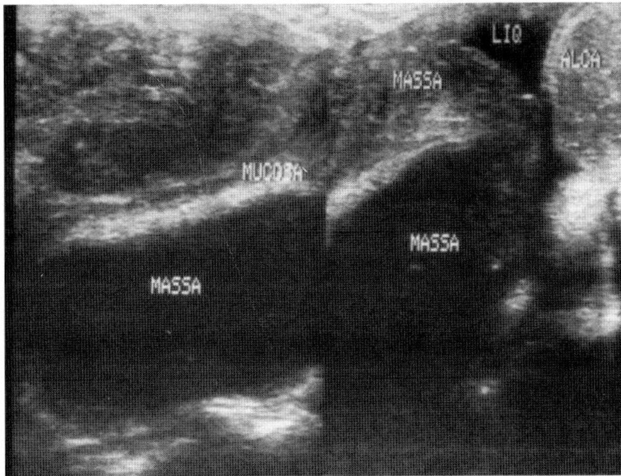

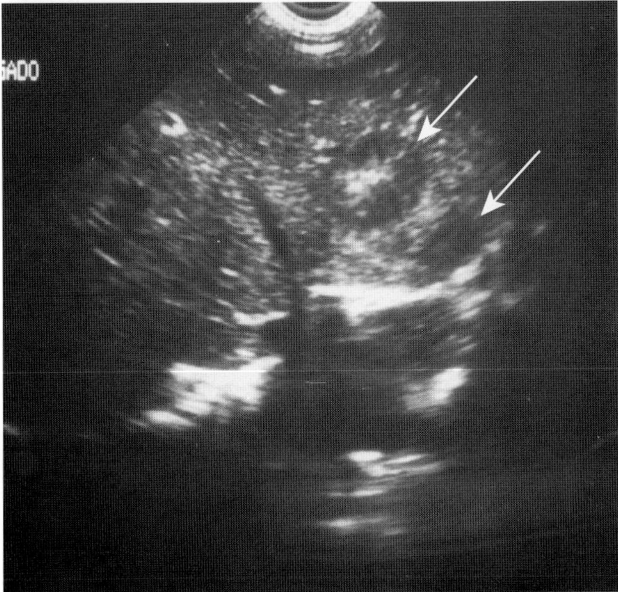

FIG. 6. Linfoma no Hodgkin de íleon terminal presentándose con cuadro diseminado en un niño de 5 años. **A:** US. Corte oblicuo del hipogastrio que muestra lesión en "blanco de tiro". **B:** Corte longitudinal de la misma lesión con transductor de 7.5 MHz muestra más detalladamente el engrosamiento de la pared intestinal, centro hiperecoico (mucosa) y la periferia hipoecoica (muscular). Había una pequeña cantidad de líquido libre en la cavidad. **C:** Corte transversal del hígado con lesiones focales nodulares (*flechas*). (*continúa*)

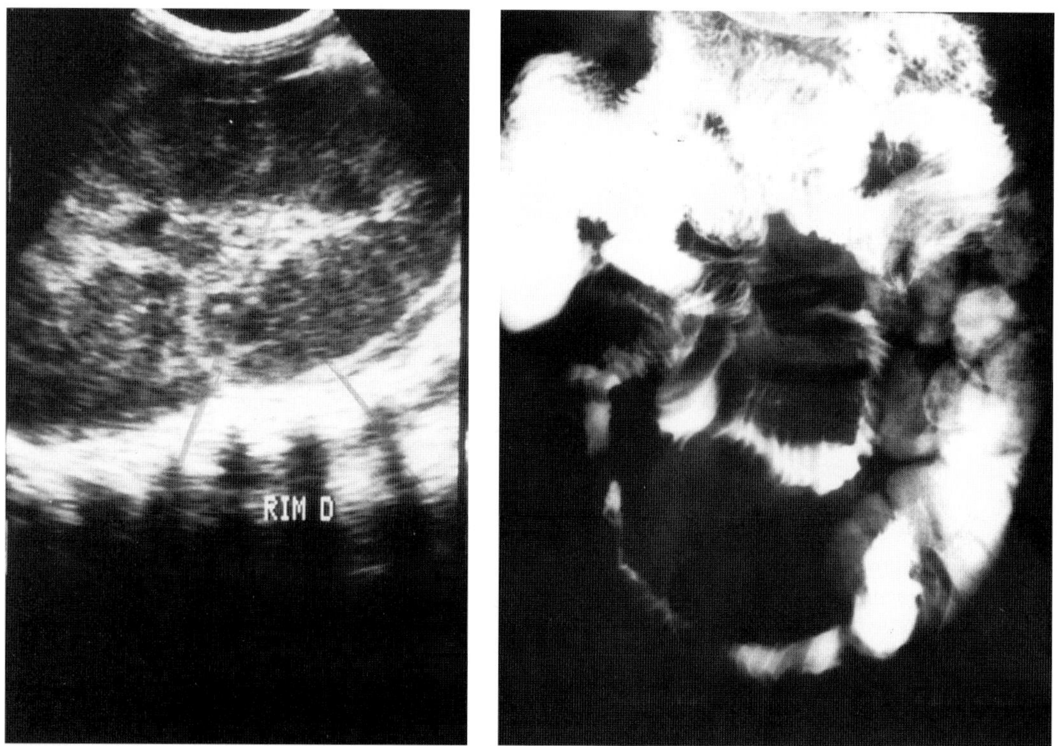

FIG. 6. (*continúa de la página anterior*) **D:** Infiltración difusa del parénquima renal derecho, el cual se presenta aumentado de volumen y con múltiples lesiones nodulares hipoecoicas; los mismos hallazgos también se encontraban en el riñón izquierdo. **E:** Tránsito intestinal demostrando el extenso compromiso del íleon terminal, irregularidad de la mucosa y engrosamiento de la pared intestinal con alejamiento de las asas.

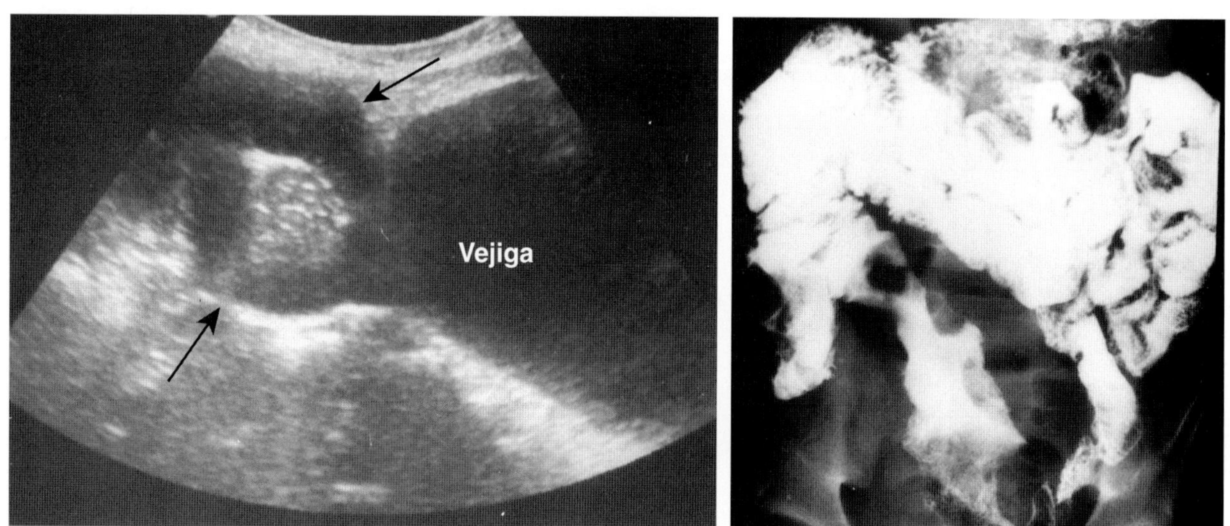

FIG. 7. Linfoma no Hodgkin de íleon terminal en un niño de 6 años, con dilatación aneurismática del asa. **A:** US. Corte longitudinal del hipogastrio muestra lesión en tiro al blanco, centro ecogénico y periferia hipoecoica (*flechas*), correspondientes a infiltración linfomatosa de la pared del íleon terminal. **B:** Tránsito intestinal mostrando el íleon terminal dilatado (asa aneurismática) con irregularidad de su mucosa y engrosamiento de su pared. (*continúa*)

El linfoma en el aparato digestivo puede tener un aspecto infiltrante, llevando a una reducción de la luz intestinal y desarrollo de proceso obstructivo, o aspecto de "asa aneurismática", como resultado de la destrucción de parte de la pared del asa y consecuente aumento de su calibre (Fig. 7). En el íleon terminal el linfoma puede presentarse como una lesión polipoidea, facilitando la aparición de invaginación ileocólica (Fig. 8). Además del ataque primario de la pared intestinal, la enfermedad puede atacar ganglios intra y extraperitoneales, hígado, bazo y riñones, y no es raro encontrar un cuadro diseminado en el momento del diagnóstico (Fig. 6) (8).

Las radiografías simples del abdomen aportan informaciones referentes a la distribución gaseosa y el efecto de masa sobre las asas, especialmente en los casos de masa abdominal y obstrucción intestinal (Fig. 1).

Los exámenes contrastados convencionales del aparato digestivo son muy útiles para una mejor definición del calibre del segmento atacado, así como de las alteraciones de la mucosa, ulceraciones y efecto de masa que el proceso linfomatoso puede ocasionar. En el intestino delgado, el tránsito intestinal puede revelar reducción de la luz intestinal, aumento del calibre, engrosamiento de la pared intestinal, alteración de la mucosa o lesiones polipoideas. En el colon, el enema opaco identifica lesiones estenosantes e invaginación ileoncólica.

Debido al importante engrosamiento de la pared del tracto gastrointestinal el examen US identifica una lesión expansiva, de aspecto hipoecoico y sólido que se desarrolla en las paredes de los segmentos atacados o menos comúnmente, masa compleja caracterizada por masas hipoecogénicas sólidas y áreas anecoicas que corresponden a necrosis. Algunas veces la masa puede tener una configuración de pseudoriñón o lesión en "tiro al blanco", presentando un centro ecogénico equivalente a mucosa y submucosa, y un halo hipoecoico periférico correspondiente al engrosamiento de las demás capas del tracto gastrointestinal por el proceso linfomatoso (Fig. 6 y 7).

Además de mostrar la lesión primaria del asa intestinal, tanto la ecografía como la TC demuestran el compromiso de otras estructuras como el hígado, riñón, bazo, la presencia de ascitis y adenomegalias. Sin embargo, la TC determina mejor el estadio que la ecografía en lo que respecta la extensión local, compromiso del mesenterio, omento y retroperitoneo (Fig. 9).

Rutinariamente, se realiza la TC de abdomen y del tórax en los pacientes con LNH, con el objeto de observar el estadio y documentar los locales atacados por la enfermedad, para futura evaluación de la respuesta al tratamiento instituido (9). Debido a la necesidad de sedación, la RM está reservada para los casos de ataque del sistema nervioso central y huesos, siendo la TC el método elegido para la determinación del estadio de los linfomas (8).

La centelleografía con Gallium 67 (Ga 67), en los casos de los linfomas captadores de Ga 67, también tiene un importante papel en el seguimiento, pues puede diferenciar fibrosis posterapia de tumor residual (8).

Leiomiosarcoma

Es un tumor maligno originario de la musculatura lisa del aparato digestivo, que puede atacar desde el esófago hasta el recto. Sin embargo, en la población pediátrica es más frecuente en el yeyuno y colon, seguidos por el íleon, recto y duodeno (10). Ataca a cualquier edad, pero en la mitad de los casos descritos en la literatura se trata de niños con menos de 1 año de vida (10,11).

Los leiomiosarcomas generalmente presentan un cuadro clínico de obstrucción por estenosis o invaginación entre segmentos de intestino delgado o ileocólico (Fig. 10). También perforación intestinal presentan y menos frecuentemente se manifiestan por adelgazamiento, sangramiento y anemia (11). Cerca de 40% presentan masa palpable al examen físico (10). Tienden a ser menores en el momento del diagnóstico que en los adultos y por eso generalmente son totalmente resecados (10). La extensión local es común por infiltración del mesenterio y omento. Las metástasis ocurren en los linfonodos locales, peritoneo, hígado, pulmón y hueso.

El éxito del tratamiento está en la extirpación completa del tumor. Aunque aún no esté claro el papel de la quimioterapia y radioterapia en el tratamiento de este tumor, se cree que éstas tienen efecto coadyuvante (10).

Los exámenes contrastados pueden demostrar irregularidades de la mucosa, ulceración y estrechamiento de la luz. La ecografía demuestra masa de ecotextura heterogénea o

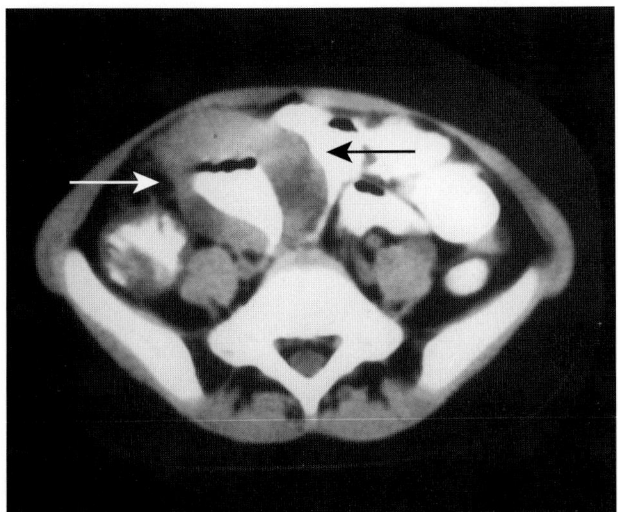

C

FIG. 7. (*continúa de la página anterior*) **C:** TC. Corte a nivel de la pelvis mostrando el íleon terminal dilatado con su luz llena de contraste y el engrosamiento circular de su pared.

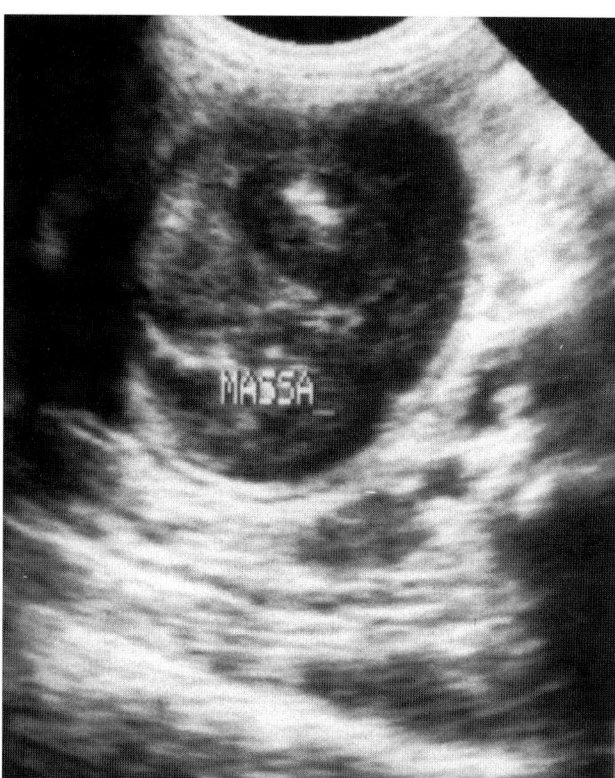

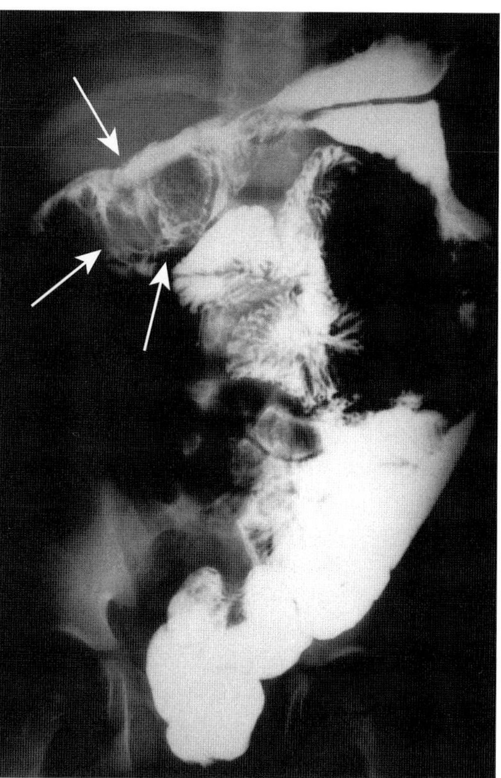

A   B

FIG. 8. Linfoma no Hodgkin de intestino delgado presentándose en un niño de 4 años, con cuadro de invaginación intestinal. **A:** US. Corte transversal del hipocondrio derecho que muestra lesión expansiva sólida de ecotextura heterogénea, correspondiente a un segmento del asa intestinal engrosada. **B:** Tránsito intestinal mostrando falla de relleno en la flexura hepática del colon correspondiente a la cabeza de invaginación ileonciegocólica. Este paciente fue operado y durante la cirugía se encontró el tumor polipoideo. La anatomía patológica reveló un linfoma no Hodgkin tipo Burkitt.

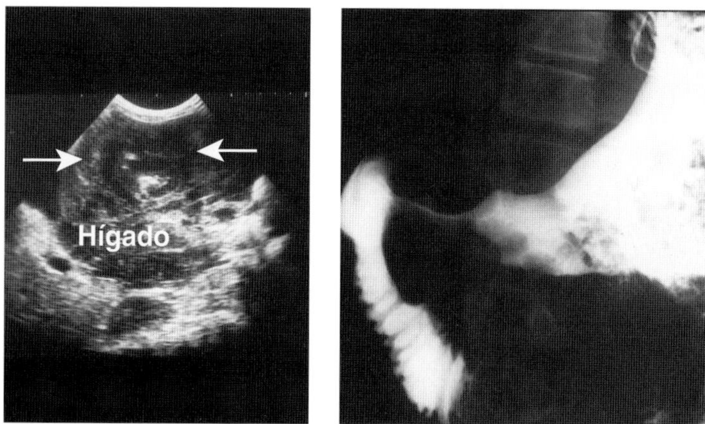

A   B

FIG. 9. Linfoma no Hodgkin de estómago en un niño de 14 años. **A:** US. Corte longitudinal del epigastrio, voluminosa lesión expansiva sólida con el centro hiperecoico y la periferia hipoecoica, sin plano de clivaje con el hígado. **B:** Examen contrastado del estómago mostrando el estrechamiento de la luz del antro con alteración de su mucosa. (*continúa*)

engrosamiento de la pared intestinal. En la TC se puede identificar la tumoración en la pared intestinal, a veces con calcificaciones, focos de necrosis y hemorragia que confieren una característica heterogénea en los cortes tomográficos antes y después de la inyección del contraste endovenoso.

Carcinoma

La mayoría de los carcinomas de esófago son carcinomas de células escamosas y aunque sea raro en niños, existe una serie de factores que predisponen su desarrollo como la ingestión de cáusticos, irradiación, acalasia, membranas esofágicas, esofagitis crónica y, principalmente, epitelio de Barrett, generalmente secundario a la esofagitis de reflujo (4). La displasia del epitelio de Barrett es considerada el factor de degeneración maligna más importante. Las metástasis por vía linfática ocurren precozmente. Los síntomas más importantes son: disfagia, dolor y hematemesis.

El carcinoma del estómago en niños también es raro. Los síndromes polipoideos adenomatosos y hamartomatosos pueden desarrollar adenocarcinomas gástricos cuando las lesiones están presentes en el estómago. Masa, dolor abdominal, anorexia y pérdida de peso son los síntomas más importantes.

Los adenocarcinomas en los niños son más frecuentes en el colon, siendo el colon ascendente y el transverso los más atacados (Fig. 11) (4). Son responsables de 1% de todas las neoplasias en niños. Aunque su frecuencia ha aumentado los últimos años en los EUA, aún es un tumor muy poco frecuente (12,13).

La poliposis adenomatosa familiar, el síndrome de Gardner y la colitis ulcerativa son factores que predisponen al desarrollo de esta neoplasia.

Los síntomas son inespecíficos tales como el dolor abdominal, vómito, diarrea, sangramiento y pérdida de peso. Más de 50% de los tumores son de colon derecho y transverso, justificando que sea más frecuente el dolor abdominal periumbilical y epigástrico que el dolor abdominal bajo, sangramiento o alteración del ritmo intestinal. Este cuadro clínico vago lleva a una demora en el diagnóstico y cuando éste se realiza, generalmente ya manifiesta un estadio avanzado de la enfermedad. Además, en los niños los subtipos histológicos, generalmente productores de mucina, son más agresivos, haciendo que los adenocarcinomas en niños sean de peor pronóstico que en los adultos (12).

Las metástasis son frecuentes en el hígado, peritoneo y ovarios, y generalmente están presentes en el momento del diagnóstico (14). En la serie descrita por Brown et al. (12), todos los 7 pacientes fallecieron por carcinomatosis diseminada en un período de 11 meses tras la realización del diagnóstico.

La investigación inicial se hace a través de exámenes contrastados de bario, los cuales muestran defecto de relleno en caso de lesión vegetante mientras que en los pacientes de lesión infiltrativa se aprecia ulceración o lesión estenosante con irregularidad de la mucosa. El examen endoscópico es esencial para el diagnóstico histológico.

La ecografía podrá demostar engrosamiento de la pared del asa intestinal. En la TC estas lesiones presentan densidad heterogénea con realce moderado tras la inyección de contraste, sin embargo, el principal papel de la TC es el de determinar el estadio.

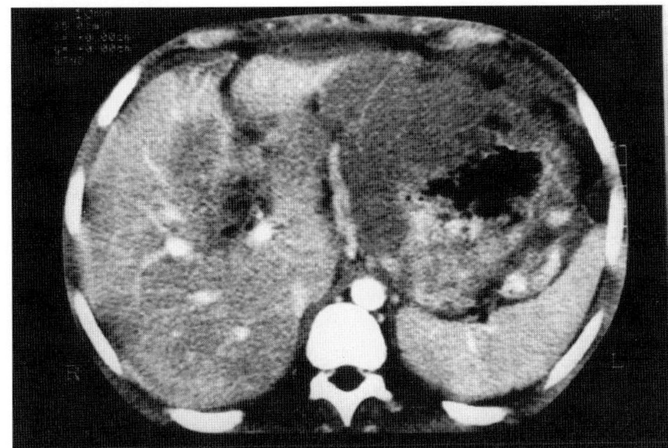
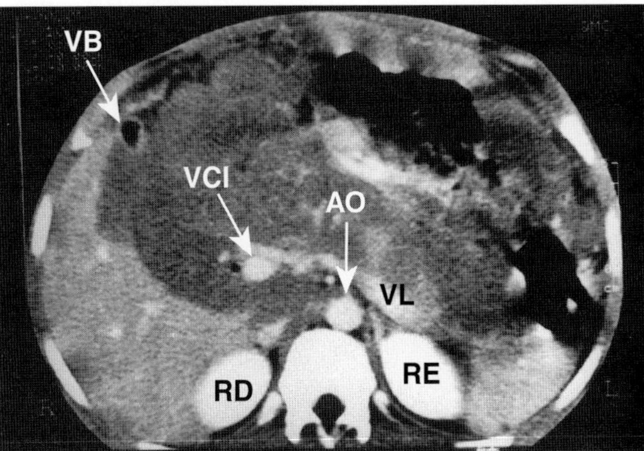

FIG. 9. (*continúa de la página anterior*) **C** y **D:** TC muestra el comprometimiento difuso de la pared gástrica con captación heterogénea del contraste endovenoso. Extensión del tumor a través del ligamento hepatogástrico envolviendo la vesícula biliar (*VB*). El tumor se extiende hasta el retroperitoneo e infiltra el páncreas. (*AO, aorta; VCI, vena cava inferior; VL, vena esplénica*)

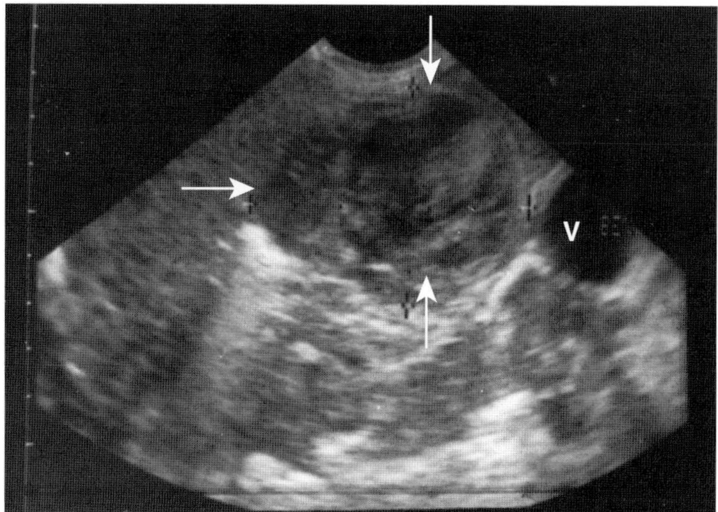

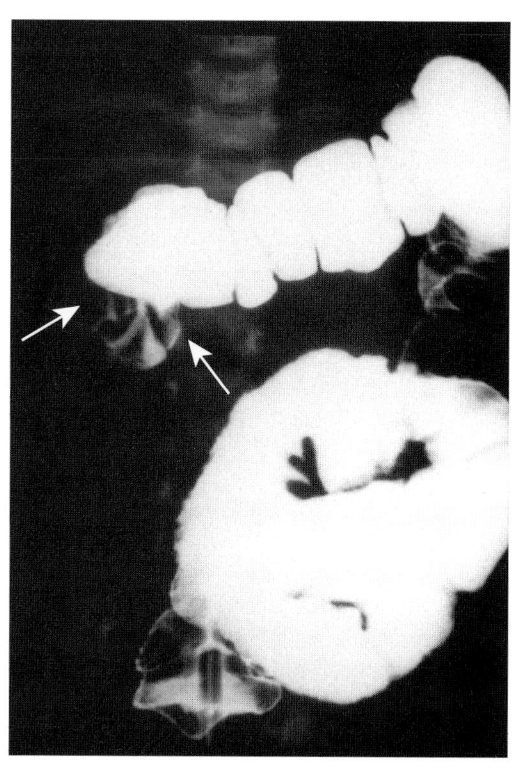

FIG. 10. Leiomiosarcoma de íleon terminal en un recién nacido de 50 días, con cuadro de invaginación intestinal. **A:** US. Corte longitudinal del hipogastrio muestra lesión expansiva sólida, heterogénea, correspondiente al segmento de asa intestinal invaginada. **B:** Enema opaco confirma la invaginación intestinal con la cabeza localizada en el colon derecho y que correlaciona bien con la lesión expansiva observada en la US previa **(A)** (*flechas*). Este paciente fue operado y durante la cirugía se observó un tumor en el íleon terminal; la anatomía patológica reveló un leiomiosarcoma (*V, vejiga*).

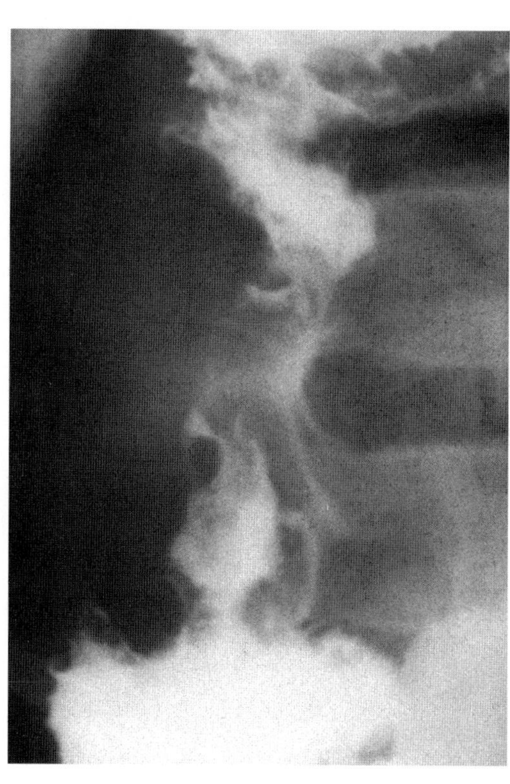

FIG. 11. Adenocarcinoma de colon. **A:** US. Corte longitudinal (izquierdo) y transverso (derecho) del flanco derecho, que muestran una lesión en pseudoriñón, con el centro hiperecoico y la periferia hipoecoica. **B:** Enema opaco mostrando lesión estenosante circular del colon derecho con irregularidad de la mucosa, en un niño de 11 años.

REFERENCIAS

1. Winter HS. Intestinal polyps. En: Walker WA, Durie PR, Hamilton JR et al, ed. *Pediatric disease: pathophysiology, diagnosis, management.* 2nd ed. St. Louis: Mosby Year Book, 1996:891–907.

2. Cho GJ, Bergquist K, Schwartz AM. Peutz-Jeghers syndrome and the hamartomatous polyposis syndromes: Radiologic-pathologic correlation. *RadioGraphics* 1997;17:785–791.

3. Gupta AK, Berry M, Mitra DK. Ossified gastric leiomyoma in a child: a case report. *Pediatric Radiology* 1995;25:48–49.

4. Leichtner AM, Hoppin AG. Esophageal and gastric neoplasms. En: Walker WA, Durie PR, Hamilton JR et al, ed. *Pediatric disease: pathophysiology, diagnosis, management,* 2nd ed. St.Louis: Mosby Year Book, 1996;533–542.

5. Gupta AK, Berry M, Mitra DK. Gastrointestinal smooth muscle tumors in children. *Pediatric Radiology* 1994;24:498–499.

6. Parkes SE, Muir KR, Sheyyab MA. Carcinoid tumors of the appendix in children 1957–1986: incidence, treatment and outcome. *Br J Surg* 1993;80:502–504.

7. Healy JC, Vincent JM, Kingston JE et al. The radiology of non-Hodgkin's lymphoma in childhood: a review of 80 cases. *Clinical Radiology* 1994;49:594–600.

8. Turner HJE, Saif MS, Powers CI et al. Imaging of childhood non-Hodgkin's lymphoma: assessment by histologic subtype. *RadioGraphics* 1994;14:11–28.

9. Davey MS, Cohen MD. Imaging of gastrointestinal malignancy in childhood. *Radiologic Clinic N Am* 1996;34:717–742.

10. McGrath PC, Neifeld JP, Kay S et al. Principles in the management of pediatric intestinal leiomyosarcomas. *J Ped Surg* 1988;23:939–941.

11. Fleet M, Mellon AF, Lee JA et al. Duodenal leiomyosarcoma presenting with iron deficiency anemia. *J Ped Surg* 1994;29:1601–1603.

12. Brown RA, Rode H, Millar AJW et al. Colorectal carcinoma in children. *J Ped Surg* 1992;27:919–921.

13. Odone V, Chang L, Caces J et al. The natural history of colorectal carcinoma in adolescents. *Cancer* 1982; 49:1716–1720.

14. Kauffman WM, Jenkins III JJ, Helton K et al. Imaging features of ovarian metastases from colonic adenocarcinoma in adolescents. *Pediatric Radiology* 1995;25:286–288.

Indice de Materias

Los números en cursiva se refieren a las figuras.

(continúa)

(continúa)

(continúa)

(continúa)